Lippincott Illustrated Reviews: Pharmacology

# 图解药理学

第 7 版


Karen Whalen 主编
Carinda Feild
Rajan Radhakrishnan

李文运　白仁仁 主译
谢　恬 主审


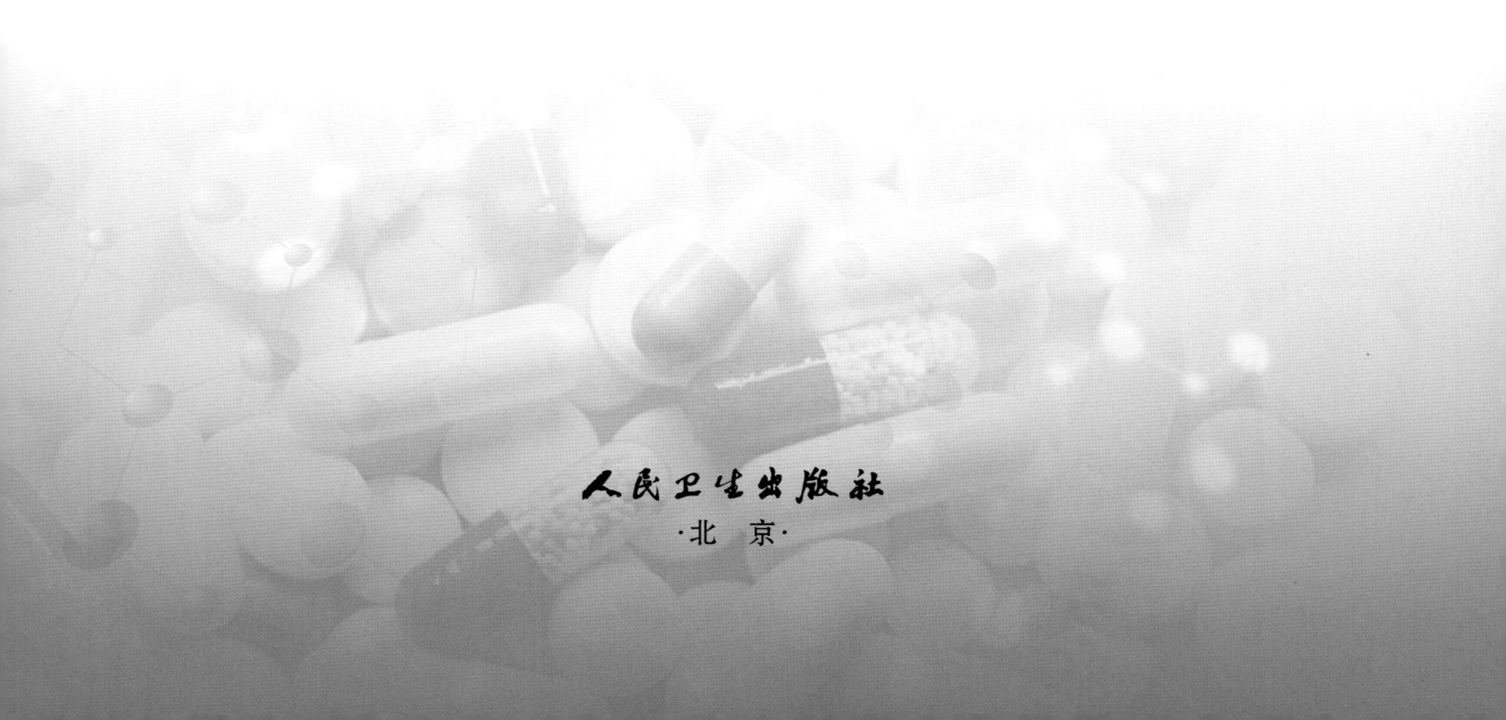


人民卫生出版社
·北　京·

**图书在版编目（CIP）数据**

图解药理学/（美）卡伦·惠伦（Karen Whalen），（美）卡林达·费尔德（Carinda Feild），（阿联酋）拉扬·拉达克里希南（Rajan Radhakrishnan）主编；李文运，白仁仁主译. —北京：人民卫生出版社，2023.4

ISBN 978-7-117-34456-2

Ⅰ.①图… Ⅱ.①卡…②卡…③拉…④李…⑤白… Ⅲ.①药理学-图解 Ⅳ.①R96-64

中国国家版本馆 CIP 数据核字(2023)第 026703 号



**图字：01-2019-5662**

**图解药理学**

Tujie Yaolixue

**主　　译**：李文运　白仁仁
**出版发行**：人民卫生出版社(中继线 010-59780011)
**地　　址**：北京市朝阳区潘家园南里 19 号
**邮　　编**：100021
**E - mail**：pmph @ pmph.com
**购书热线**：010-59787592　010-59787584　010-65264830
**印　　刷**：天津市光明印务有限公司
**经　　销**：新华书店
**开　　本**：889×1194　1/16　　**印张**：25.5
**字　　数**：1082 千字
**版　　次**：2023 年 4 月第 1 版
**印　　次**：2023 年 5 月第 1 次印刷
**标准书号**：ISBN 978-7-117-34456-2
**定　　价**：369.00 元

**打击盗版举报电话：010-59787491　E-mail：WQ @ pmph.com**
**质量问题联系电话：010-59787234　E-mail：zhiliang @ pmph.com**
**数字融合服务电话：4001118166　E-mail：zengzhi @ pmph.com**

# 译者（排名不分先后）


白仁仁　杭州师范大学
刘伟伟　沈阳药科大学
李达翃　沈阳药科大学
李子元　四川大学
续繁星　沈阳药科大学
徐盛涛　中国药科大学
刘双萍　大连大学
臧凌鹤　沈阳药科大学
吴　睿　国科大杭州高等研究院
林美花　浙江大学医学院附属第一医院
张　翀　浙大城市学院
胡　苹　沈阳医学院
李成檀　杭州师范大学
齐敏友　浙江工业大学
李文运　美国加利福尼亚大学尔湾分校
王竟华　美国西部健康科学大学
李　琳　四川大学华西医学中心(原)
胡世玉　重庆医科大学第二附属医院

# 编 者

**Katherine Vogel Anderson, PharmD, BCACP**
Associate Professor
Colleges of Pharmacy and Medicine
University of Florida
Gainesville, Florida

**Shawn Anderson, PharmD, BCACP**
Clinical Pharmacy Specialist—Cardiology
NF/SG Veterans Medical Center
Adjunct Clinical Assistant Professor
College of Pharmacy
University of Florida
Gainesville, Florida

**Angela K. Birnbaum, PhD**
Professor
Department of Experimental and Clinical Pharmacology
College of Pharmacy
University of Minnesota
Minneapolis, Minnesota

**Nancy Borja-Hart, PharmD**
Associate Professor
The University of Tennessee Health Science Center
College of Pharmacy
Nashville, Tennessee

**Lindsey Childs-Kean, PharmD, MPH, BCPS**
Clinical Assistant Professor
College of Pharmacy
University of Florida
Gainesville, Florida

**Jonathan C. Cho, PharmD, MBA**
Clinical Assistant Professor
The University of Texas at Tyler
Tyler, Texas

**Michelle Chung, PharmD**
Clinical Pharmacy Specialist—Cardiology
NF/SG Veterans Medical Center
Gainesville, Florida

**Jeannine M. Conway, PharmD**
Associate Professor
College of Pharmacy
University of Minnesota
Minneapolis, Minnesota

**Kevin Cowart, PharmD, MPH, BCACP**
Assistant Professor
College of Pharmacy
University of South Florida
Tampa, Florida

**Zachary L. Cox, PharmD**
Associate Professor
College of Pharmacy
Lipscomb University
Heart Failure Clinical Pharmacist
Vanderbilt University Medical Center
Nashville, Tennessee

**Stacey Curtis, PharmD**
Clinical Assistant Professor
College of Pharmacy
University of Florida
Gainesville, Florida

**Eric Dietrich, PharmD, BCPS**
Clinical Assistant Professor
College of Pharmacy
University of Florida
Gainesville, Florida

**Lori Dupree, PharmD, BCPS**
Clinical Assistant Professor
College of Pharmacy
University of Florida
Jacksonville, Florida

**Eric F. Egelund, PharmD, PhD**
Clinical Assistant Professor
College of Pharmacy
University of Florida
Jacksonville, Florida

**Carinda Feild, PharmD, FCCM**
Clinical Associate Professor
Department of Pharmacotherapy and Translational Research
College of Pharmacy
University of Florida
St. Petersburg, Florida

**Chris Giordano, MD**
Associate Professor
Department of Anesthesiology
College of Medicine
University of Florida
Gainesville, Florida

**Benjamin Gross, PharmD, MBA**
Associate Professor
College of Pharmacy
Lipscomb University
Nashville, Tennessee
Clinical Pharmacist
Maury Regional Medical Group
Columbia, Tennessee

**Jennifer Jebrock, PharmD, BCPS**
Liver and GI Transplant Clinical Pharmacist
Jackson Memorial Hospital
Miami, Florida

**Sandhya Jinesh, BPharm, MS, PharmD, RPh**
Chief Pharmacist
West Haven Pharmacy
West Haven, Connecticut

**Jacqueline Jourjy, PharmD, BCPS**
Clinical Assistant Professor
College of Pharmacy
University of Florida
Orlando, Florida

**Adonice Khoury, PharmD, BCPS**
Clinical Assistant Professor
College of Pharmacy
University of Florida
UF Health Shands Hospital
Clinical Pharmacy Specialist
Gainesville, Florida

**Jamie Kisgen, PharmD**
Pharmacotherapy Specialist—Infectious Diseases
Sarasota Memorial Health Care System
Sarasota, Florida

**Kenneth P. Klinker, PharmD**
Clinical Associate Professor
College of Pharmacy
University of Florida
Gainesville, Florida

**Kourtney LaPlant, PharmD, BCOP**
Clinical Pharmacy Program Manager—Oncology
Department of Veterans Affairs
Gainesville, Florida

**Robin Moorman Li, PharmD, BCACP, CPE**
Clinical Associate Professor
College of Pharmacy
University of Florida
Jacksonville, Florida

**Brandon Lopez, MD**
Clinical Assistant Professor
Department of Anesthesiology
College of Medicine
University of Florida
Gainesville, Florida

**Paige May, PharmD, BCOP**
Oncology Pharmacy Specialist
Malcom Randall VA Medical Center
Clinical Assistant Professor
University of Florida
Gainesville, Florida

**Kyle Melin, PharmD, BCPS**
Assistant Professor
School of Pharmacy
University of Puerto Rico
San Juan, Puerto Rico

**Shannon Miller, PharmD, BCACP**
Clinical Associate Professor
College of Pharmacy
University of Florida
Orlando, Florida

**W. Cary Mobley, BS Pharmacy, PhD**
Clinical Associate Professor
College of Pharmacy
University of Florida
Gainesville, Florida

**Cynthia Moreau, PharmD, BCACP**
Assistant Professor
College of Pharmacy
Nova Southeastern University
Fort Lauderdale, Florida

**Carol Motycka, PharmD, BCACP**
Clinical Associate Professor
College of Pharmacy
University of Florida
Jacksonville, Florida

**Joseph Pardo, PharmD, BCPS-AQ ID, AAHIVP**
Infectious Diseases Clinical Specialist
North Florida/South Georgia Veterans Health System
Gainesville, Florida

**Kristyn Pardo, PharmD, BCPS**
Ambulatory Care Clinical Specialist
Department of Pharmacy
North Florida/South Georgia VA Medical Center
Gainesville, Florida

**Charles A. Peloquin, PharmD**
Professor
College of Pharmacy
University of Florida
Gainesville, Florida

**Joanna Peris, PhD**
Associate Professor
College of Pharmacy
University of Florida
Gainesville, Florida

**Rajan Radhakrishnan, BPharm, MSc, PhD**
Professor of Pharmacology
College of Medicine
Mohammed Bin Rashid University of Medicine and Health Sciences
Dubai, United Arab Emirates

**Jane Revollo, PharmD, BCPS**
Kidney/Pancreas Transplant Clinical Pharmacist
Jackson Memorial Hospital
Miami, Florida

**Jose A. Rey, MS, PharmD, BCPP**
Professor
Nova Southeastern University
Davie, Florida
Clinical Psychopharmacologist
South Florida State Hospital
Pembroke Pines, Florida

**Karen Sando, PharmD, BCACP, BC-ADM**
Associate Professor
College of Pharmacy
Nova Southeastern University
Fort Lauderdale, Florida

**Elizabeth Sherman, PharmD**
Associate Professor
Nova Southeastern University
Fort Lauderdale, Florida
HIV/AIDS Clinical Pharmacy Specialist
Division of Infectious Disease
Memorial Healthcare System
Hollywood, Florida

**Kaylie Smith, PharmD**
Instructor
College of Pharmacy
University of Florida
Gainesville, Florida

**Dawn Sollee, PharmD**
Assistant Director
Florida/USVI Poison Information Center—Jacksonville
Associate Professor
Department of Emergency Medicine
College of Medicine
University of Florida
Jacksonville, Florida

**Joseph Spillane, PharmD, DABAT**
Courtesy Associate Professor
Department of Emergency Medicine
College of Medicine
University of Florida
Jacksonville, Florida

**Amy Talana, BS, PharmD**
Instructor
College of Pharmacy
University of Florida
Gainesville, Florida

**Veena Venugopalan, PharmD**
Clinical Assistant Professor
College of Pharmacy
University of Florida
Gainesville, Florida

**Karen Whalen, PharmD, BCPS, FAPhA**
Clinical Professor
Department of Pharmacotherapy and Translational Research
College of Pharmacy
University of Florida
Gainesville, Florida

**Emily Jaynes Winograd, PharmD**
Clinical Toxicology/Emergency Medicine Fellow
Florida/USVI Poison Information Center—Jacksonville
Jacksonville, Florida

**Marylee V. Worley, PharmD, BCPS**
Assistant Professor
College of Pharmacy
Nova Southeastern University
Fort Lauderdale, Florida

**Venkata Yellepeddi, BPharm, PhD**
Associate Professor
Department of Pediatrics
School of Medicine
University of Utah
Salt Lake City, Utah

## 审校

### Faculty Reviewers

**Ronald Bolen, RN, BSN, CFRN, CEN, CCRN, EMT-P**
Flight Nurse
Vanderbilt University LifeFlight
Nashville, Tennessee

**Mary G. Flanagan, MS, PA-C**
Associate Director
PA Program
Touro College
New York, New York

**Eyad Qunaibi, PhD**

### Student Reviewers

**Sarah Corral**
**Yewande Dayo**
**Wanda Lai**
**Lorenzo R. Sewanan**
**Melissa M. Vega**

## 绘图

**Michael Cooper**
Cooper Graphic
www.cooper247.com

**Claire Hess**
hess2 Design
Louisville, Kentucky

# 序 二

无论是对于医药学专业学生与新药研发科研人员，还是医院临床医护工作者，药理学都是一门极其重要的基础学科，它已成为药学、医学相关专业的核心课程。在新药研发领域，药理学不能被看作单纯的辅助性学科，因为深入掌握药理学基本理论和机制通路，有利于开展有针对性的药物设计，同时可以帮助药物发现人员更好地理解和解释相关生物活性数据，作出明智的决策。而对于临床医生和药师，药理学可以帮助其准确地理解药物分子发挥药效和引起毒副作用的确切机制，将药物用活、用好，更好地服务于患者。因此，药理学的学习及相关知识的掌握，具有重要的意义。

*Illustrated Reviews*:*Pharmacology*，中文译名《图解药理学》，自首次出版即获得国外师生和科研人员的广泛欢迎，一直位列国外药学和药理学销售排行榜前列，是一本广受好评的药理学专著和必备参考书。本书打破了传统药理学专著的架构，不再单纯以长篇文字来介绍基本原理和机制理论，而是借助于精美的原创图片，把抽象的理论形象化，使复杂的机制简单化，将枯燥的知识趣味化。书中内容丰富的药理学知识论跃然纸上、通俗易懂，对于读者的理解和记忆带来巨大的帮助。

我很欣慰地看到，主译李文运教授、白仁仁教授，以及主审谢恬教授，组织了相关领域的青年才俊，将本书翻译成中文，让我国师生和科研人员有机会更好地学习这一重要的药理学专著。虽然本书内容繁多，翻译任务很重，但译者凭借深厚扎实的专业造诣和语言能力出色地完成了这项工作。译书表达专业流畅，语言规范准确，很好地展现了原著的精髓。

相信本书的出版，一定会为药理学的学习提供新的思路，使药理学的学习和理解变得简单而有趣。本书可作为教科书和工具书，适合于高校院所的师生、从事药理学研究的科研人员，以及临床医护工作者。

陳凯先

中国科学院院士

2023 年 4 月

# 序 二

首先，热烈祝贺以李文运和白仁仁为首的团队所翻译的经典药理学参考书 *Lippincott Illustrated Reviews：Pharmacology* 第 7 版中译本的出版！

众所周知，药理学是一门桥梁——连接医学与药学、基础与临床的学科，其内容涉及范围很广，既需其他医学基础课程为先导，又负指导临床合理使用药物之重任，因此，药理学的授课和学习都有一定的难度。因此教师在讲授过程中既要循循善诱地使学生理解主要的药理学理论部分，更要以“授之以渔”的方式使知识易于理解、能记住、学生会运用；而学生则在自学或复习时要加强理解和记忆，掌握运用的方法。

*Lippincott Illustrated Reviews：Pharmacology* 第 1 版于 1992 年出版，至今已有 30 年，已成为一本长版、药理学“教和学”的经典参考书。其中采用的图解方法可以化解上述授课和学习药理学过程中的困难，因此颇受药理学教师和学生的好评和欢迎。

当今，随着精准医学的发展，在作用于新靶点的药物层出不尽之际，本版的图解内容也与时俱进，其质量和数量均有较大提高。*Lippincott Illustrated Reviews：Pharmacology* 第 7 版中译本的出版，定将受到广大读者的欢迎，我对翻译和出版人员的辛勤劳动衷心感谢！

金有豫

首都医科大学原药理教研室主任、药物研究所所长

2023 年 4 月于北京

# 序 三

热烈祝贺长达30年历史的*Lippincott Illustrated Reviews*:*Pharmacology*的第7版在李文运和白仁仁两位老师的带领下翻译成中文出版。其内容丰富新颖,彩色图解对药理学的教学与学习大有帮助。全书47章,内容涵盖从药物的治疗原理到临床毒理,到不良反应和药物作用范围,涉及神经系统、心血管系统、内分泌系统、呼吸系统、消化系统、泌尿系统以及皮肤等。

李文运先生来美国研究药学36年,曾参与天然药物成分和疗效分析,新药设计、合成、药代动力学和构效分析,通晓本书内容,翻译恰当、正确。本书中文翻译版将为国内外中文读者提供优质和方便的学术资源,适用对象包括医药学院学生、研究生以及临床医生,对于医药教学、研究和技术相关人员而言,这也是一本有用的教材和参考书。

预祝本书出版后广受欢迎。

连荣吉
美国南加利福尼亚大学药学院名誉教授
中国山东省医学科学院荣誉教授
2023年4月于洛杉矶

# 前言

有人说药理学是一门枯燥的学科，也有人认为药理学的学习是对记忆力的考验。翻开药理学教材或参考书，大多都是整页整页的文字。回想起自己本科时的药理学学习，确实记忆多于理解，当时可能片面关注了药理中的“药”，付出了大量的精力来记忆诸多药物的适应证和不良反应；却在一定程度上忽视了药理中的“理”，没有重视“药”字背后的深层次缘由和机制。理解和记忆其实是一种相辅相成的关系，理解有助于记忆，而记忆又强化了理解。因此，药理学的学习如能够兼顾“生动理解”和“形象记忆”，那么一定会取得满意的效果。

*Lippincott Illustrated Reviews*：*Pharmacology* 中文译名为《图解药理学》，是一本由精美图示来讲述基本机制原理和相关专业知识的药理学经典专著，已连续出版至第 7 版，足见其受读者的欢迎程度。2020 年 4 月，受人民卫生出版社委托，我来继续组织完成本书的翻译工作。仅翻阅第 1 章数页，我就被其生动形象的图片和讲授形式深深吸引。以图 1-3 为例，通过注射器针尖的不同位置和深度，简单明了地展示了真皮注射、皮下注射、静脉注射和肌内注射的区别。书中数百幅生动精美的彩色图片，非常形象地展示了抽象的机制通路和基本原理。这正是前文提及的可实现理解和记忆有机结合的理想药理学专著。精美的图示，不仅有助于读者学习药理学知识，甚至对学术科研工作中的图文设计也有重要的启示和参考价值。

为此，我们邀请了来自多所高校的青年教师，迅速组建了翻译团队。从接受翻译委托到正式定稿，全体翻译成员齐心协力，高效完成了全书 47 章的翻译，付出了大量心力。各位老师大多工作于药理学教学一线，对翻译工作亲力亲为，体现了出色的专业能力和严谨的治学态度。在此，对各位老师表示衷心的感谢！感谢大家的付出和支持！

感谢李文运老师的努力，将 *Lippincott Illustrated Reviews*：*Pharmacology* 引进国内出版，惠及国内读者。

感谢陈凯先院士、金有豫教授、连荣吉教授为本书作序推荐，并给予了大力支持。

特别感谢谢恬教授在百忙之中抽出时间担任本书主审，为译著提出了许多宝贵意见，对本书的翻译工作给予了宝贵的支持和帮助。

《图解药理学》可作为高等院校的药理学教材及医药从业人员的必备参考书。相信本书新颖独特的架构、图解讲授的方式和丰富全面的知识一定会对读者有所帮助，使药理学的学习更加轻松、高效而有趣。中文版沿用英文原版体例格式；书中所有插图、表格均按图（Figure）统一编号处理，特此说明。

白仁仁

renrenbai@126.com

2023 年 4 月于杭州

# 目录


## 第一单元 总论

第 1 章 药代动力学 …… 1
第 2 章 药物-受体相互作用和药效学 …… 16

## 第二单元 自主神经系统药物

第 3 章 自主神经系统 …… 25
第 4 章 胆碱能受体激动药 …… 33
第 5 章 胆碱能受体拮抗药 …… 41
第 6 章 肾上腺素能受体激动药 …… 48
第 7 章 肾上腺素能受体拮抗药 …… 60

## 第三单元 中枢神经系统药物

第 8 章 神经退行性疾病治疗药物 …… 67
第 9 章 抗焦虑药和催眠药 …… 75
第 10 章 抗抑郁药 …… 83
第 11 章 抗精神病药 …… 90
第 12 章 抗癫痫药 …… 95
第 13 章 麻醉药 …… 104
第 14 章 阿片类药物 …… 115
第 15 章 中枢神经系统兴奋药 …… 124

## 第四单元 心血管系统药物

第 16 章 抗高血压药 …… 129
第 17 章 利尿药 …… 139
第 18 章 抗心力衰竭药 …… 146
第 19 章 抗心律失常药 …… 156
第 20 章 抗心绞痛药 …… 164
第 21 章 抗凝药和抗血小板药 …… 169
第 22 章 抗高血脂药 …… 182

## 第五单元 内分泌系统药物

第 23 章 垂体和甲状腺 …… 191
第 24 章 抗糖尿病药 …… 198
第 25 章 雌激素和雄激素 …… 208
第 26 章 肾上腺激素 …… 217
第 27 章 影响骨代谢的药物 …… 222

## 第六单元 化疗药物

第 28 章 抗菌治疗原理 …… 225
第 29 章 细胞壁抑制药 …… 232
第 30 章 蛋白合成抑制药 …… 243
第 31 章 喹诺酮类药物、叶酸拮抗药和尿路抗菌药 …… 253
第 32 章 抗分枝杆菌药 …… 261
第 33 章 抗真菌药 …… 267
第 34 章 抗病毒药 …… 275
第 35 章 抗癌药 …… 287
第 36 章 免疫抑制药 …… 307

## 第七单元 药理学特殊主题

第 37 章 组胺与 5-羟色胺 …… 313
第 38 章 解热、镇痛、抗炎药 …… 322
第 39 章 呼吸系统疾病治疗药 …… 335
第 40 章 消化系统疾病治疗药 …… 342
第 41 章 泌尿系统疾病治疗药 …… 353
第 42 章 贫血治疗药 …… 357
第 43 章 皮肤病治疗药 …… 361
第 44 章 临床毒理学 …… 367
第 45 章 药物滥用 …… 373
第 46 章 抗原虫药 …… 379
第 47 章 驱蠕虫药 …… 388

# 第一单元
# 总　论

## 第 1 章　药代动力学

### Ⅰ. 概述

药代动力学(pharmacokinetics)是指机体对药物的作用,而药效学(pharmacodynamics,参见第 2 章)则是指药物对机体的作用。四种药代动力学特性决定了药物的起效、强度和持续时间(图 1.1):

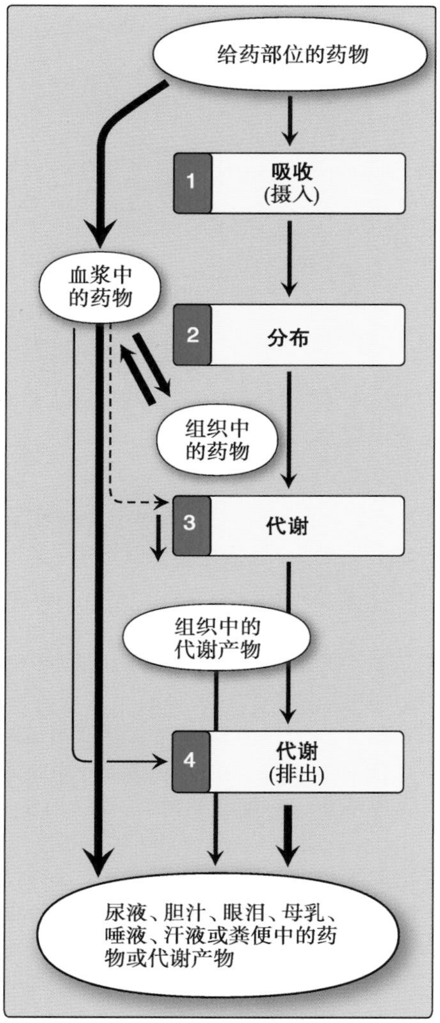
给药部位的药物
1
吸收
(摄入)
血浆中
的药物
2
分布
组织中
的药物
3
代谢
组织中的
代谢产物
4
代谢
(排出)
尿液、胆汁、眼泪、母乳、
唾液、汗液或粪便中的药
物或代谢产物

图 1.1　药物吸收、分布、代谢和消除的示意图

- 吸收(absorption):给药部位的吸收可使药物(直接或间接)进入血浆。
- 分布(distribution):药物可能以可逆的方式在血浆与组织间隙、细胞内液之间进行分布。
- 代谢(metabolism):药物可通过肝脏或其他组织的代谢而发生生物转化。
- 消除(elimination):药物及其代谢产物经尿液、胆汁或粪便排出体外。

根据药代动力学参数数据,临床医生可以设计最佳的给药方案,包括给药途径、剂量、频率和治疗持续时间等。

### Ⅱ. 给药途径

给药途径取决于药物的性质(例如,在水或脂质中的溶解度、离子化程度)和治疗目的(例如,需要快速起效、需要长期治疗或限制分布到局部位置)。药物的主要给药途径包括肠内(enteral)、肠胃外(parenteral)和局部(topical)给药等多种方式(图 1.2)。

#### A. 肠内给药

肠内给药(通过口服给药)是最常见、最方便且最经济的给药方法。可以通过吞咽药物进行口服给药,也可将其放置在舌下(sublingual)或牙龈与脸颊之间[颊部(buccal)],以利于药物被直接吸收进入血液。

1. 口服给药:口服给药具有许多优点。口服药物易于自我管理,口服解毒剂(如活性炭)可以克服口服药物的毒性或过量。但是,口服药物的吸收途径最为复杂,胃液较低的 pH 可能会使某些药物失活。临床上应用多种口服制剂,如肠溶衣(enteric-coated)和缓释(extended-release)制剂。

a. **肠溶衣制剂**:肠溶衣是一种化学包膜,可保护药物免受胃酸的侵蚀,而将其输送至酸性较低的肠道,最后肠溶衣溶解并释放药物。肠溶衣可用于某些酸不稳定的药物[如奥美拉唑(omeprazole)]以及对胃部具有刺激性的药物[如阿司匹林(aspirin)]。

b. **缓释制剂**:缓释(缩写为 ER、XR、XL、SR 等)药物具有特殊的包衣或控制药物释放的成分,从而可减缓药物的吸收并

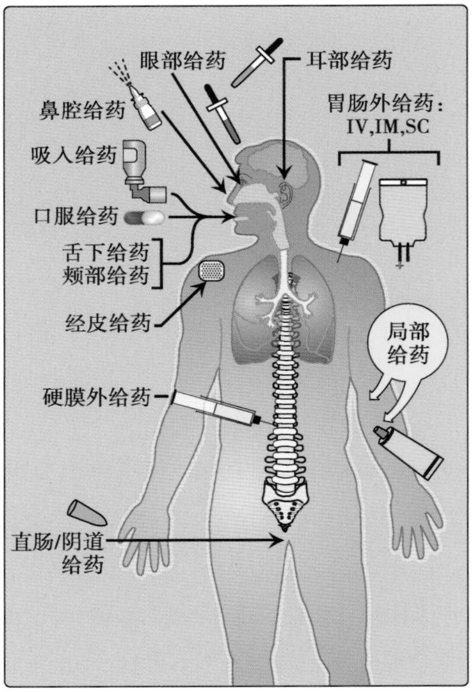
眼部给药
耳部给药
鼻腔给药
胃肠外给药：
IV,IM,SC
吸入给药
口服给药
舌下给药
颊部给药
经皮给药
局部
给药
硬膜外给药
直肠/阴道
给药

图 1.2 药物常见给药途径

延长作用时间。缓释制剂的给药频率较低，可改善患者的依从性。此外，与立即释放剂型相反，缓释制剂可在更长的时间内持续将药物浓度保持在治疗范围内，这可能导致血浆浓度呈现更大的波峰和波谷。缓释制剂相对于半衰期（half-life，$t_{1/2}$）短的药物尤为有利。例如，口服吗啡（morphine）的半衰期为 2~4 h，必须每天服用 6 次，以持续缓解疼痛。然而，当使用缓释片剂时，仅需要口服 2 次即可。

2. 舌下/颊部给药：舌下给药途径主要是将药物置于舌下，而颊部（口腔）给药途径主要是将药物放置于脸颊和牙龈之间。舌下和颊部吸收途径均具有多个优点，包括易于给药，吸收快速，绕过苛刻的胃肠道（gastrointestinal，GI）环境，以及避免首关代谢（first-pass metabolism）。

### B. 肠胃外给药

肠胃外给药途径是指将药物直接引入全身循环。肠胃外给药途径主要用于胃肠道吸收不良的药物[如肝素（heparin）]或在胃肠道不稳定的药物[如胰岛素（insulin）]，还可用于无法口服药物的患者（昏迷患者）及需要快速起效的情况。此外，肠胃外给药可最大限度地控制输送至体内的药物剂量。然而，这种给药途径是不可逆的，并且可能引起疼痛、恐惧、局部组织损伤和感染等不良反应。肠胃外给药主要包括四种主要途径，分别是血管内给药[intravascular，如静脉（intravenous，IV）或动脉（intra-arterial）给药]，肌内给药（intramuscular，IM），皮下给药（subcutaneous，SC）和皮内给药（intradermal，ID）（图 1.3）。

1. 静脉注射给药：静脉注射是最常见的肠胃外给药途径，主要用于不经口服吸收的药物，如神经肌肉阻滞药罗库溴铵（rocuronium）。静脉注射可使药物快速起效并最大限度地

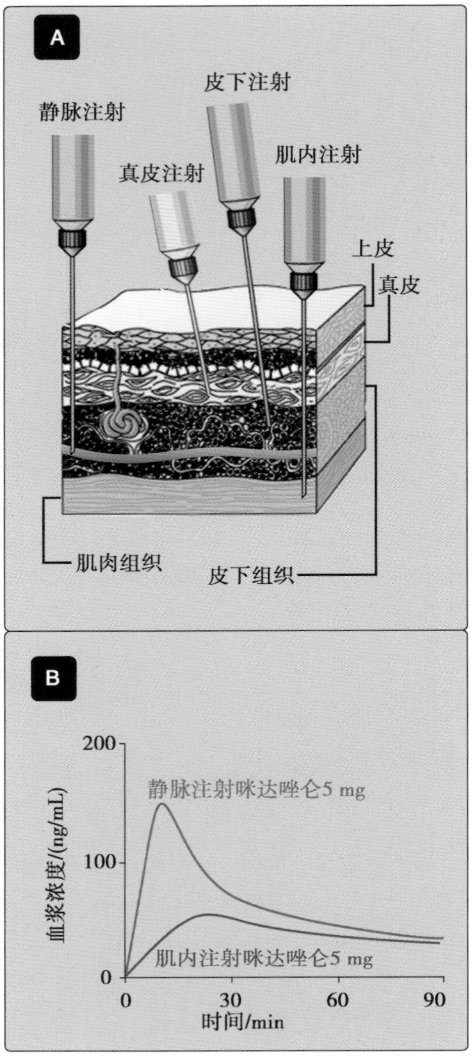
A
皮下注射
静脉注射
真皮注射
肌内注射
上皮
真皮
肌肉组织
皮下组织
B
200
静脉注射咪达唑仑5 mg
血浆浓度/(ng/mL)
100
肌内注射咪达唑仑5 mg
0
0
30
60
90
时间/min

图 1.3 A. 皮下和肌内注射的示意图。B. 静脉和肌内注射后咪达唑仑（midazolam）的血浆浓度

控制给药剂量。当以大剂量注射时，可立即将几乎全部药物输送至体循环。如果以静脉输注的方式给药，则药物的输注时间较长，导致其血浆浓度降低且循环药物的持续作用时间增加。

2. 肌内注射给药：肌内注射给药的药物可在水溶液中快速吸收，也可制成专门的长效制剂以实现缓慢吸收。注射剂通常由药物在非水性溶媒中的悬浮液组成，如聚乙二醇。随着溶媒从肌肉中扩散出来，药物会在注射部位沉淀。随后，药物缓慢溶解，在延长的时间间隔内提供持续的剂量。

3. 皮下注射给药：皮下注射给药类似于肌内注射给药，通过简单扩散使药物吸收，并且比静脉注射途径更慢。皮下注射可最大限度地降低与静脉注射相关的溶血或血栓形成的风险，并可实现恒定、缓慢和持续的作用。但是，皮下注射不适用于可引起组织刺激的药物，避免发生严重的疼痛和坏死。

4. 皮内注射给药：皮内注射给药是指将药物注射到真皮中，即表皮下具有更多血管的皮肤层。皮内注射通常用于诊断和脱敏制剂。

## C. 其他给药途径

1. 吸入和鼻腔给药：吸入（inhalation）和鼻腔（nasal）给药途径都可以通过呼吸道和肺上皮细胞的大表面积黏膜实现快速的药物递送，而药物疗效的发挥几乎与静脉推注一样快。气体（如某些麻醉剂）和可以分散在气雾剂中的药物可通过吸入方式给药。对于患有呼吸系统疾病（如哮喘、慢性阻塞性肺疾病）的患者而言，吸入给药途径既有效又方便，因为药物可被直接递送至作用部位，从而将全身性副作用降至最低。鼻腔给药途径涉及将药物直接局部施用于鼻部，通常用于过敏性鼻炎患者。

2. 鞘内/脑室内给药：血-脑屏障（blood-brain barrier，BBB）通常会延迟或阻止药物吸收到中枢神经系统（central nervous system，CNS）中。当需要局部快速作用时，有必要将药物直接引入脑脊液中。

3. 外用给药：当需要药物在局部发挥作用时，可使用局部外用给药途径。

4. 经皮给药：经皮给药（transdermal）途径通常是通过透皮贴剂（transdermal patch）将药物应用到皮肤上以达到全身作用（图 1.4）。不同药物的吸收速率差异很大，主要取决于应用部位皮肤的物理特性及药物的脂溶性。

5. 直肠给药：由于直肠区域约 50% 的血流绕过了门脉循环，因此直肠给药（rectal）可最大限度地减少肝脏对药物的生物转化。此外，直肠给药途径具有防止药物在胃肠道环境中被破坏的优点。如果药物口服时诱发呕吐、患者已经呕吐或失去知觉，则直肠给药也很实用。直肠内药物的吸收通常不稳定也不完全，且许多药物还会刺激直肠黏膜。图 1.5 总结了常见给药途径的特点及相关药物实例。

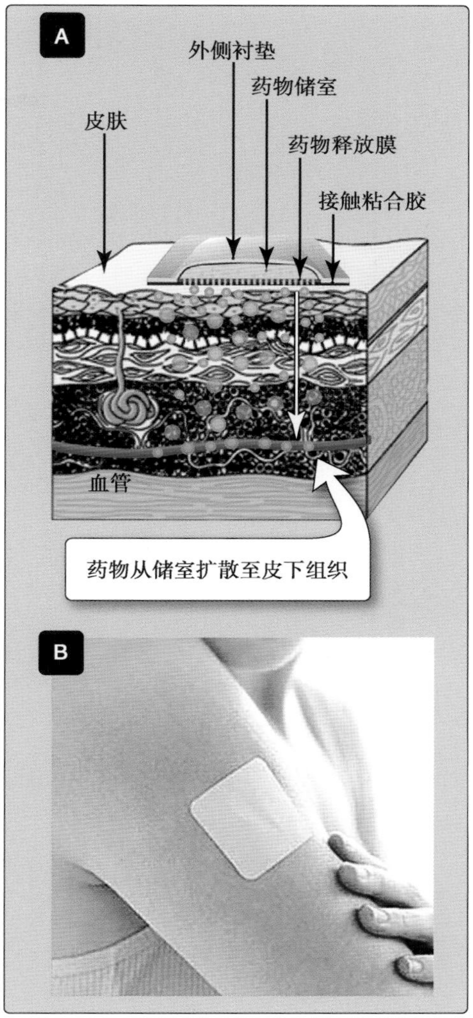
A
外侧衬垫
药物储室
皮肤
药物释放膜
接触粘合胶
血管
药物从储室扩散至皮下组织
B

图 1.4　A. 透皮贴剂示意图；B. 应用于手臂的尼古丁（nicotine）经皮贴剂

| 给药途径 | 吸收模式 | 优点 | 缺点 | 举例 |
|---|---|---|---|---|
| 口服 | • 多变；受多种因素影响 | • 最安全、最普遍、便捷和经济的给药途径 | • 某些药物吸收有限<br>• 食物可能会影响药物的吸收<br>• 患者依从性很重要<br>• 药物在全身吸收前可能会被代谢 | • 对乙酰氨基酚(acetaminophen)片<br>• 阿莫西林(amoxicillin)悬浮液 |
| 舌下给药 | • 取决于药物本身：很少有药物(如硝酸甘油)具有快速直接的全身性吸收作用。大多数药物属于不规则或不完全的吸收 | • 绕过首关代谢<br>• 避免胃酸的破坏<br>• 由于唾液的pH值相对呈中性，因此维持了药物的稳定性<br>• 可能会立即发挥药理作用 | • 仅限于某些类型的药物<br>• 仅限于可以小剂量服用的药物<br>• 吞食可能会损失部分药物剂量 | • 硝酸甘油(nitroglycerin)<br>• 丁丙诺啡(buprenorphine) |

图 1.5　最常见给药途径的吸收方式和优缺点

| 给药途径 | 吸收模式 | 优点 | 缺点 | 举例 |
|---|---|---|---|---|
| 静脉注射 | • 不需要经过吸收过程 | • 可以立即起效<br>• 理想的大剂量给药途径<br>• 适用于刺激性药物和复杂的药物混合物<br>• 在紧急情况下具有重要价值<br>• 可实现剂量爬坡<br>• 是高分子量蛋白和肽类药物的理想给药途径 | • 不适合油性药物<br>• 快速注射可能会引起不良反应<br>• 大多数药物必须缓慢注射<br>• 需要严格的无菌技术 | • 万古霉素(vancomycin)<br>• 肝素 |
| 肌内注射 | • 取决于药物稀释剂，在水溶液中：吸收迅速；在储备溶剂中：吸收缓慢而持久 | • 适用于剂量适中的药物<br>• 适用于油性和某些刺激性药物<br>• 如果患者必须自行给药，则优于静脉注射 | • 影响某些实验室测试(肌酸激酶)<br>• 会引起痛苦<br>• 可能导致肌肉内出血(抗凝治疗期间除外) | • 氟哌啶醇(haloperidol)<br>• 甲羟孕酮(medroxy-progesterone) |
| 皮下注射 | • 取决于药物稀释剂，在水溶液中：吸收迅速；在储备溶剂中：吸收缓慢而持久 | • 适用于缓释药物<br>• 非常适合一些难溶的悬浮液 | • 如果药物具有刺激性可引起疼痛或坏死<br>• 不适合大剂量给药 | • 肾上腺素(epinephrine)<br>• 胰岛素<br>• 肝素 |
| 吸入给药 | • 可能发生全身吸收，但这并不总是可取的 | • 吸收迅速；可发挥立竿见影的疗效<br>• 气体的理想给药方式<br>• 对呼吸系统疾病患者最为有效<br>• 可实现剂量爬坡<br>• 对肺部发挥局部作用；与口服或肠胃外给药相比的剂量更低<br>• 较少的全身性副作用 | • 最容易引发上瘾的给药途径(药物可以迅速进入大脑)<br>• 患者可能难以调节剂量<br>• 有些患者可能难以使用吸入器 | • 沙丁胺醇(albuterol)<br>• 氟替卡松(fluticasone) |
| 局部给药 | • 多变；受皮肤情况、皮肤部位和其他因素的影响 | • 适用于需要药物发挥局部作用的情况<br>• 可用于皮肤、眼部、阴道内和鼻部<br>• 减少全身性吸收<br>• 方便患者使用 | • 可能会发生全身性吸收<br>• 不适合高分子量或脂溶性差的药物 | • 克霉唑(clotrimazole)乳<br>• 氢化可的松(hydrocortisone)乳<br>• 噻吗洛尔(timolol)滴眼液 |
| 经皮给药 | • 缓慢且持久 | • 绕过首关代谢<br>• 方便且无痛<br>• 非常适用于亲脂性和口服生物利用度较差的药物<br>• 适用于可迅速从体内清除的药物 | • 有些患者会对贴剂过敏，这可能会引起刺激<br>• 药物必须具有高度的亲脂性<br>• 可能导致药物延迟到达药理作用部位<br>• 仅限于可以每日小剂量给药的药物 | • 硝酸甘油<br>• 尼古丁<br>• 东莨菪碱(scopolamine) |
| 直肠给药 | • 多变、不稳定的 | • 部分绕过首过代谢<br>• 避免胃酸的破坏<br>• 如果药物能引起呕吐，则是理想选择<br>• 非常适用于呕吐或昏迷的患者 | • 药物可能会刺激直肠黏膜<br>• 并不能得到广泛接受 | • 比沙可啶(bisacodyl)<br>• 异丙嗪(promethazine) |

图 1.5（续）

## Ⅲ. 药物的吸收

吸收是指药物从给药部位转移至血液的过程。吸收的速率和程度取决于药物吸收的环境、药物的化学特性和给药途径(影响生物利用度)。静脉注射以外的给药途径可能导致仅部分药物被吸收和较低的生物利用度。

### A. 药物胃肠道吸收的机制

根据药物的化学性质，药物可能通过被动扩散(passive diffusion)、易化扩散(facilitated diffusion)、主动转运(active transport)或胞吞作用(endocytosis)被胃肠道吸收(图 1.6)。

1. 被动扩散：药物被动扩散的驱动力是跨细胞膜两侧的浓度梯度。换言之，药物通过被动扩散从高浓度区域移动到低浓度区域一侧。被动扩散不涉及载体，不会发生饱和，并且显示出较低的结构特异性。被动扩散是绝大多数药物的吸收机制。水溶性药物通过水性通道或孔穿过细胞膜，而脂溶性药物由于在膜结构脂质双分子层中的良好溶解性而易于穿过大多数生物膜。

2. 易化扩散：某些药物可以通过促进大分子通过的专门跨膜载体蛋白(也称为转运体或转运蛋白)进入细胞。这些载体蛋白通过构象变化，促使药物或内源性分子进入细胞内部。该过程被称为易化扩散。易化扩散不需要能量，可以达到饱和，并且可被竞争载体的化合物所抑制。

3. 主动运输：主动运输涉及跨膜的特定载体蛋白，并且需要消耗能量，受三磷酸腺苷(adenosine triphosphate，ATP)水解的驱动。主动运输可以实现逆浓度梯度将药物从低浓度区域运输到高浓度区域。这一过程可以达到饱和。此外，主动运输系统还具有选择性，并可能被其他共同运输的物质竞争性地抑制。

4. 胞吞和胞吐：胞吞作用(也称为内吞作用)主要是在细胞膜上转运分子体积特别大的药物。在胞吞过程中，药物首先被细胞膜吞噬，并通过充满药物的囊泡转运到细胞中。胞吐作用(exocytosis)是与胞吞作用相反的过程。许多细胞利用胞吐作用通过囊泡形成过程将物质分泌到细胞外。例如，维生素 $B_{12}$ 可通过胞吞作用转运通过肠上皮细胞；而某些神经递质，如去甲肾上腺素（norepinephrine），则存储于神经末梢的细胞内囊泡中，并通过胞吐作用释放。

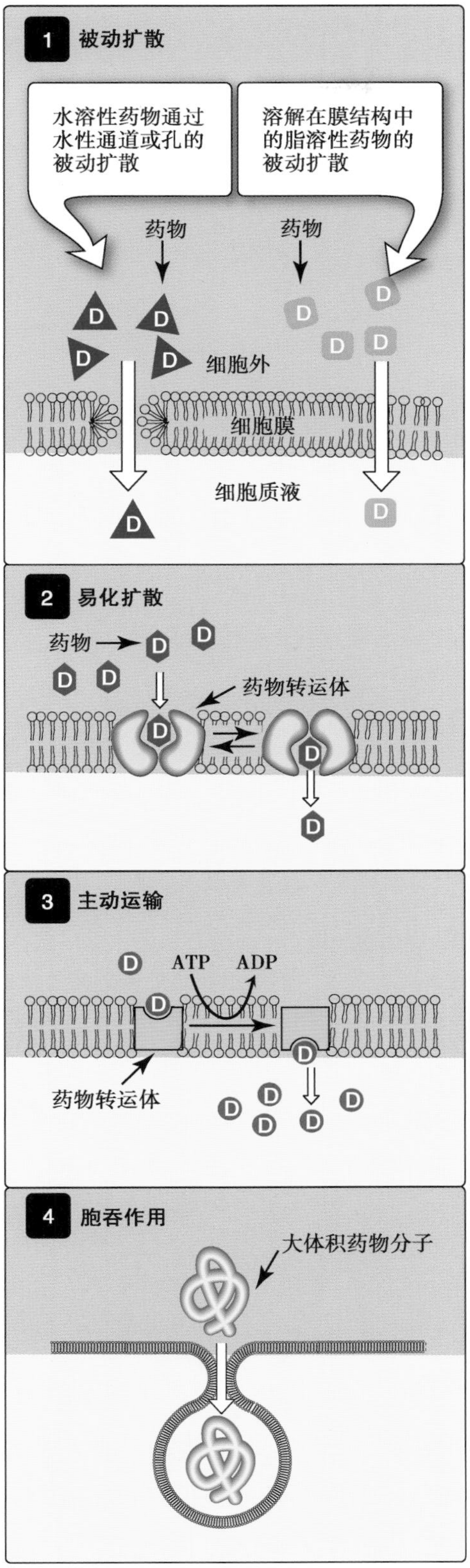
1 被动扩散
水溶性药物通过水性通道或孔的被动扩散
溶解在膜结构中的脂溶性药物的被动扩散
药物
药物
细胞外
细胞膜
细胞质液
2 易化扩散
药物
药物转运体
3 主动运输
ATP
ADP
药物转运体
4 胞吞作用
大体积药物分子

图 1.6　药物透过细胞膜的示意图。ATP，三磷酸腺苷；ADP，二磷酸腺苷

### B. 影响药物吸收的因素

1. pH 值对药物吸收的影响：大多数药物都是弱酸或弱碱性物质。酸性药物（HA）释放质子（$H^+$），导致带电阴离子（$A^-$）的形成：

$$HA \leftrightarrows H^+ + A^-$$

弱碱性药物（$BH^+$）也可以释放 $H^+$。但是，碱性药物的质子化形式通常带电，而质子的损失会产生不带电荷的碱性药物（B）：

$$BH^+ \leftrightarrows B + H^+$$

如果药物不带电，则更容易通过细胞膜（图 1.7）。对于弱酸性药物，不带电荷的质子化 HA 可透过膜结构，而 $A^-$ 则不能；对于弱碱性药物，不带电荷的形式 B 更容易透过细胞膜，而质

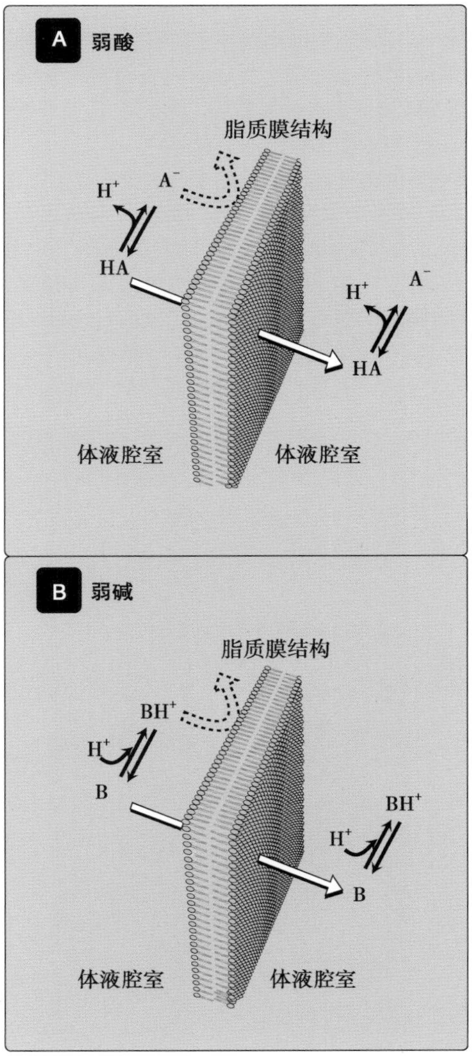
A 弱酸
脂质膜结构
H+
A−
HA
H+
A−
HA
体液腔室
体液腔室
B 弱碱
脂质膜结构
BH+
H+
B
BH+
H+
B
体液腔室
体液腔室

图 1.7　A. 弱酸的非离子形式通过脂质膜结构的扩散。B. 弱碱的非离子形式通过脂质膜结构的扩散

子化形式 $BH^+$ 则不能发生透膜渗透。因此,每种药物在其吸收部位的可渗透形式的有效浓度取决于带电和不带电形式的相对浓度。两种形式之间的比例又取决于吸收位点的 pH 值和药物弱酸或弱碱性的强度,这一强度主要以电离常数 $pK_a$ 表示(图 1.8)。(注:$pK_a$ 是化合物与质子相互作用强度的量度。药物的 $pK_a$ 越低,则其酸性越强;相反,药物 $pK_a$ 越高,则其碱性越强。)当药物的可渗透形式在所有人体水空间中达到相同浓度时,就会达到分布平衡。

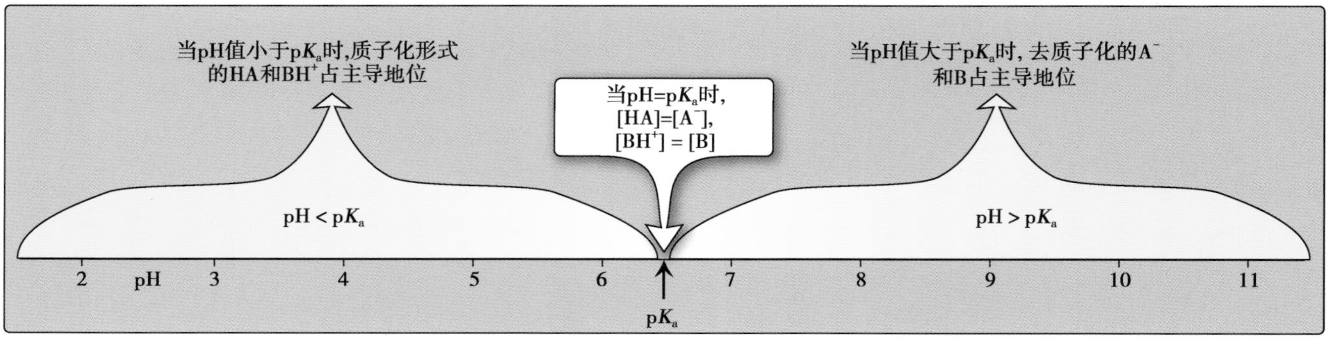

当pH值小于pKa时,质子化形式的HA和BH+占主导地位
当pH=pKa时,[HA]=[A⁻],[BH+] = [B]
当pH值大于pKa时,去质子化的A⁻和B占主导地位
pH < pKa
pH > pKa
2 pH 3 4 5 6 7 8 9 10 11
pKa


图 1.8 药物在其离子化和非离子化形式之间的分布取决于环境的 pH 和药物的 $pK_a$。图中药物的 $pK_a$ 被设定为 6.5

2. 流向吸收部位的血流:流经小肠的血流比胃部更多,因此药物的肠道吸收优于胃部。(注:休克严重地减少了流向皮肤组织的血液,从而最大限度地减少了皮下注射药物的吸收。)

3. 可吸收的总表面积:小肠的内表面富含微绒毛的刷状边缘,其总表面积约为胃表面积的 1 000 倍,从而有效促进了药物在整个小肠部位的吸收。

4. 吸收表面的接触时间:如果药物快速地通过胃肠道(如严重的腹泻),则会导致吸收不良。相反,任何延迟药物从胃到肠的传输都会延迟吸收速率。(注:胃中食物的存在会稀释药物并减缓胃的排空,因此,随餐服用药物的吸收通常较慢。)

5. P-糖蛋白的表达:P-糖蛋白(P-glycoprotein,P-gp)是一种跨膜转运体,负责跨细胞膜转运包括药物在内的多种分子(图 1.9)。P-gp 在包括肝、肾、胎盘、肠和脑毛细血管在内的全身组织中表达,并参与药物从组织到血液的运输。换言之,P-gp 可将药物从细胞中"泵出"。因此,在高表达区域,P-gp 会减少药物的吸收。除了将许多药物外排出细胞,P-gp 还与多药耐药(multidrug resistance)有关。

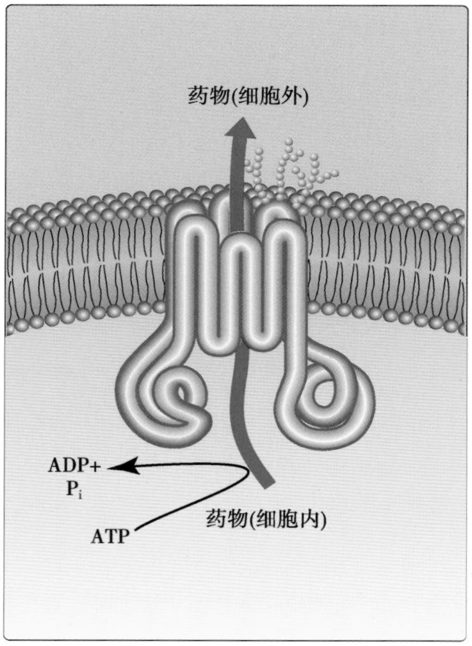

药物(细胞外)
ADP+ Pi
ATP
药物(细胞内)


图 1.9 P-gp 的六个跨膜环状结构形成了一个中心通道,用于 ATP 依赖性地从细胞内外排药物

## C. 生物利用度

生物利用度(bioavailability,% $F$)是指所用药物到达体循环的速率和程度。例如,如果口服 100 mg 药物而其中 70 mg 被吸收进入血液循环,则该药物的生物利用度为 0.7 或 70%。确定生物利用度对于计算非静脉给药途径的药物剂量非常重要。

1. 生物利用度的确定:通过将特定途径给药(如口服给药)后的血浆药物浓度与静脉给药后的血浆药物浓度进行比较,可确定该药物的生物利用度。静脉给药后,药物 100% 迅速进入血液循环系统。而口服后,仅有部分给药剂量的药物能进入血浆。通过绘制药物的血浆浓度与时间的关系曲线,可以计算药时曲线下面积(area under the curve,AUC)。图 1.10 显示

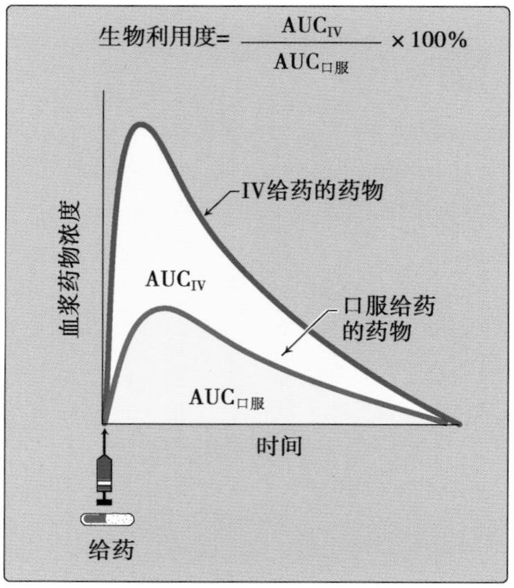

生物利用度= AUC口服 / AUCIV × 100%
血浆药物浓度
IV给药的药物
AUCIV
口服给药的药物
AUC口服
时间
给药


图 1.10 药物生物利用度的确定。AUC,曲线下面积

了确定药物生物利用度的示意图。

2. 影响生物利用度的因素：与静脉给药具有100%的生物利用度相比，口服药物通常会经历首关代谢。除了药物的化学和物理特性外，药物所经历的生物转化过程决定了其到达体循环的速度和程度。

a. **肝脏的首关代谢：**当药物在胃肠道被吸收后，首先进入门脉循环，然后进入全身循环（图1.11）。如果药物在肠壁或肝脏中被迅速代谢，则进入体循环的原形药物量将减少，这一过程被称为首关代谢。（注：肠道或肝脏的首关代谢限制了许多口服药物的功效。例如，在首关代谢过程中，90%以上的硝酸甘油会被清除。因此，其主要通过舌下、经皮或静脉注射途径给药。）对于会发生高首关代谢的药物而言，其给药剂量需要足够高以确保足够的药物能够到达作用部位。

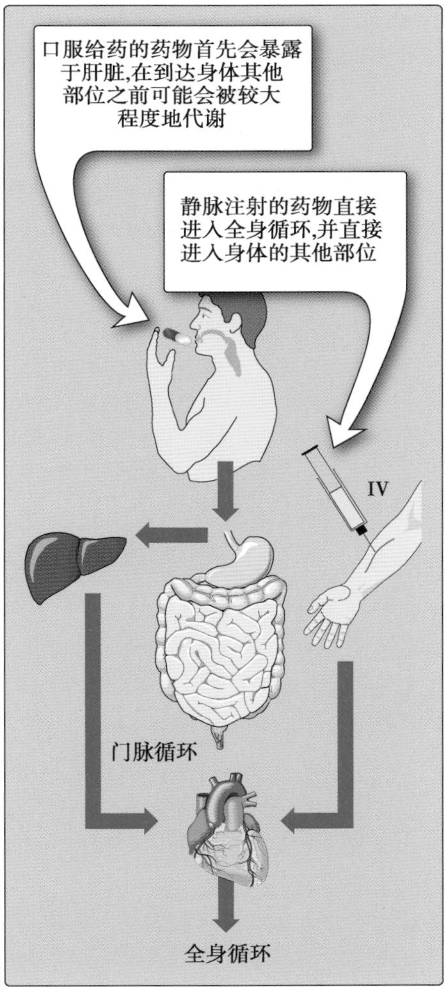
口服给药的药物首先会暴露于肝脏,在到达身体其他部位之前可能会被较大程度地代谢
静脉注射的药物直接进入全身循环,并直接进入身体的其他部位
IV
门脉循环
全身循环

图1.11 口服药物会发生首关代谢

b. **药物的溶解度：**由于无法透过富含脂质的细胞膜，亲水性强的药物往往吸收不良。矛盾的是，具有高度亲脂性的药物也不易于吸收，因为它们不溶于水性液体，因此无法到达细胞表面。药物必须在一定程度上具有亲脂性，且在水溶液中具有一定的溶解性，才能易于吸收，这就是许多药物是弱酸或弱碱的原因之一。

c. **化学不稳定性：**部分药物［如青霉素G（penicillin G）］在胃液中的pH条件下是不稳定的，其他诸如胰岛素之类的多肽药物会被胃肠道中的降解酶破坏。

d. **药物制剂的性质：**药物的吸收还可能会因与药物化学性质无关的因素而改变。例如，粒径、盐型、晶体多态性，以及肠溶衣和赋形剂（如黏合剂和分散剂）的存在都可能会影响药物的溶解度和溶出度，进而改变其吸收速率。

### D. 生物等效性及其他等效性

如果某一药物的两种制剂显示出可比的生物利用度，并且达到峰值血药浓度的时间（达峰时间）相似，则这两种制剂具有生物等效性（bioequivalent）。如果两种制剂具有相同的临床和安全性特性，且在药学上是等效的（即具有相同的剂型，以相同的活性强度包含相同的活性成分，并且使用相同的给药途径），则其在治疗上也是等效的。因此，治疗等效性（therapeutic equivalence）要求药品具有生物等效性和药学等效性（pharmaceutically equivalent）。

## Ⅳ. 药物的分布

药物的分布是指药物可逆地离开血液并进入细胞外液和组织的过程。对于静脉给药的药物而言，不存在吸收过程，给药后的初始阶段即代表药物的分布阶段。在此阶段，药物迅速离开血液循环并进入组织（图1.12）。药物从血浆到间质的分布取决于心输出量和局部的血流量、毛细血管通透性、组织体积、药物与血浆和组织蛋白的结合程度，以及药物的相对亲脂性。

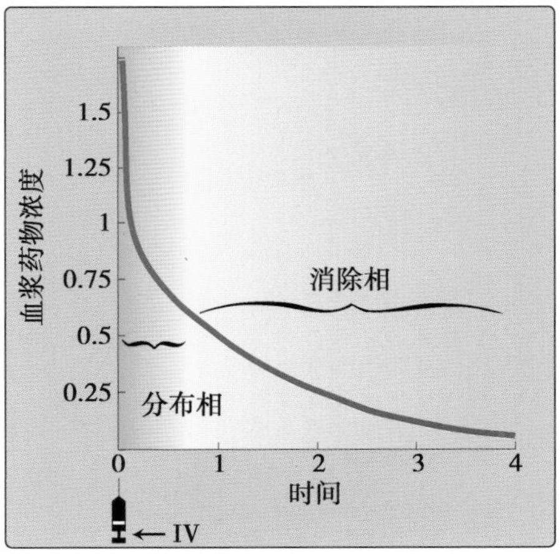
血浆药物浓度
1.5
1.25
1
0.75
0.5
0.25
消除相
分布相
0
1
2
3
4
时间
IV

图1.12 单次注射药物后血清中的药物浓度（假设药物全身分布后被消除）

### A. 血流量

流向组织毛细血管的血流速度随组织的不同而不同。例如，流向“血管丰富的器官”（如脑、肝、肾）的血流量大于流向骨骼肌的血流量。脂肪组织、皮肤和内脏的血流速度同样较低。血流的变化部分解释了静脉注射异丙酚（propofol）后催眠时间较短的原因（参见第13章）。高血流量和异丙酚的高亲脂性使其可以迅速分布到CNS中并产生麻醉作用。随后向骨骼肌和脂肪组织的较慢分布降低了其血浆浓度，从而使药物从CNS扩散出来，降低了浓度梯度，并恢复了机体的意识。

## B. 毛细血管的渗透性

毛细血管的渗透性取决于毛细血管的结构和药物的化学性质。不同毛细管在内皮细胞之间的连接缝隙所暴露的基底膜部分有所不同。在肝脏和脾脏中,由于大的不连续毛细血管可使较大的血浆蛋白通过毛细血管(图 1.13A),因此基底膜的很大一部分暴露在外。而在大脑中,毛细血管结构是连续的,没有连接缝隙(图 1.13B)。药物进入大脑,必须通过 CNS 毛细血管的内皮细胞或借助于主动转运。例如,特定的转运体可将左旋多巴(levodopa)转运至大脑。脂溶性药物更易于溶解在内皮细胞膜结构中。相比之下,离子或极性药物通常无法进入 CNS,因为其无法穿过没有连接缝隙的内皮细胞(图 1.13C)。这些紧密排列的细胞形成了紧密的连接,构成了血-脑屏障。

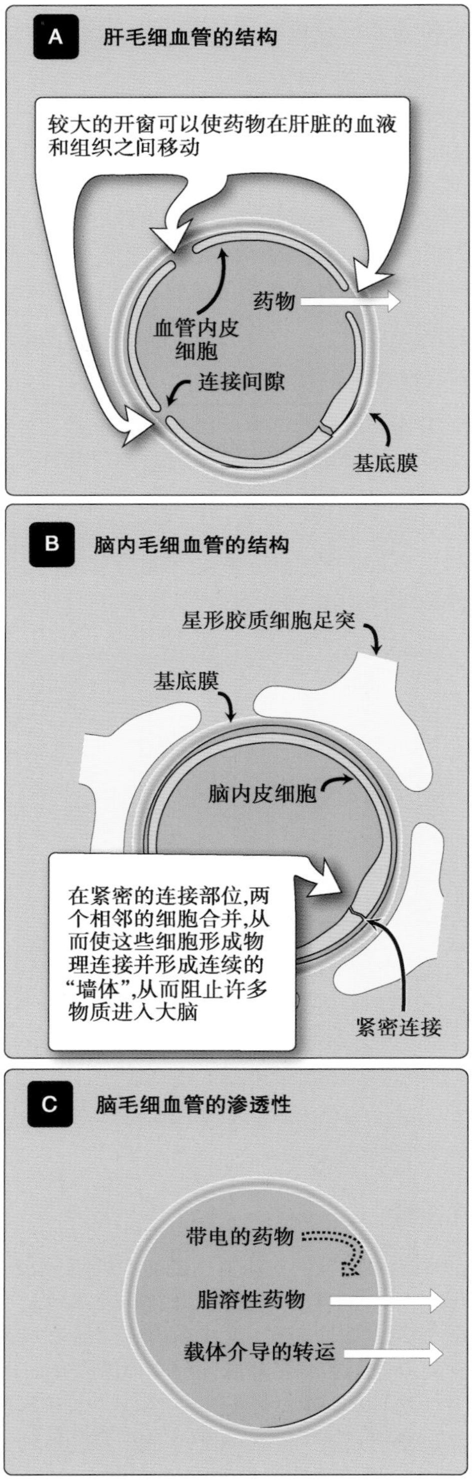
A
肝毛细血管的结构
较大的开窗可以使药物在肝脏的血液和组织之间移动
药物
血管内皮细胞
连接间隙
基底膜
B
脑内毛细血管的结构
星形胶质细胞足突
基底膜
脑内皮细胞
在紧密的连接部位,两个相邻的细胞合并,从而使这些细胞形成物理连接并形成连续的"墙体",从而阻止许多物质进入大脑
紧密连接
C
脑毛细血管的渗透性
带电的药物
脂溶性药物
载体介导的转运

图 1.13 肝和脑毛细血管的横截面

## C. 药物与血浆蛋白和组织的结合

1. 药物与血浆蛋白的结合:药物与血浆蛋白的可逆结合以不可扩散的形式将药物隔离,并减缓了其从血管向外转移的速度。白蛋白(albumin)是主要的药物结合蛋白,可以充当药物的储库。随着游离药物(free drug)浓度因消除而降低,结合药物(bound drug)逐渐与白蛋白解离。这一过程使游离药物浓度保持为相对于血浆总药物浓度的恒定分数。

2. 药物与组织蛋白的结合:许多药物可在组织中蓄积,导致药物在组织中的浓度高于组织液和血液中的浓度。药物可能由于与脂质、蛋白或核酸的结合而积聚,但也可能经过主动运输进入组织。组织储库可能是药物的主要来源,并延长其作用时间,也可能引起局部药物毒性。例如,环磷酰胺(cyclophosphamide)的代谢产物丙烯醛(acrolein)会积聚在膀胱中,从而引起出血性膀胱炎。

## D. 亲脂性

药物的化学性质显著影响其透过细胞膜的能力。亲脂性药物很易于在大多数生物膜上移动,这些药物溶解在脂质膜中并穿透整个细胞表面。影响亲脂性药物分布的主要因素是流向该区域的血流量。与之相反,亲水性药物则不易透过细胞膜,必须穿过细胞连接部位的狭缝。

## E. 分布容积

表观分布体积(volume of distribution, $V_d$)是指在血浆中所测量的相同浓度下,将全部药物溶解在体内所需的体液体积,通过将最终进入全身循环的剂量除以时间为零时的血浆药物浓度($C_0$)来计算的:

$$V_d = \frac{\text{进入全身循环的药物剂量}}{C_0}$$

尽管 $V_d$ 并非基于生理或物理性质,但将药物的分布与体内水室的容积进行比较非常实用。

1. 分配至体内的水室:一旦药物进入人体,就有可能分布到人体内三种功能不同的水性隔室中的任何一种,或被隔离在细胞内。

a. **等离子室**:如果药物具有较高的分子量或可广泛地与蛋白结合,则由于其体积过大而无法透过毛细血管的连接缝隙,因此会被有效地隔离在血浆(血管)腔室内。因此,其 $V_d$ 较低,接近于血浆体积,在 70 kg 体重的人体中约为 4 L。例如,肝素表现出这一分布特点(参见第 21 章)。

b. **细胞外液**:如果药物分子量较低且具有亲水性,则可透过毛细血管的内皮连接狭缝并进入组织液中。但是,亲水性药物不能透过细胞的脂质双层膜而进入细胞内液。因此,这些药

物的 $V_d$ 为血浆体积和组织液的总和，它们共同构成了细胞外液（约占体重的20%，相对于体重70 kg约为14 L）。例如，氨基糖苷类抗生素呈现这一分布特点（参见第30章）。

c. **体内总水量**：如果药物的分子量低且具有足够的亲脂性，则其可以通过细胞连接缝隙进入间质，并穿过细胞膜进入细胞内液。在70 kg的人体中，这些药物的分布量约占体重的60%，即约为42 L。例如，乙醇表现出这一分布特点。（注：通常 $V_d$ 越大表示组织分布越大；较小的 $V_d$ 表示药物局限于血浆或细胞外液中。）

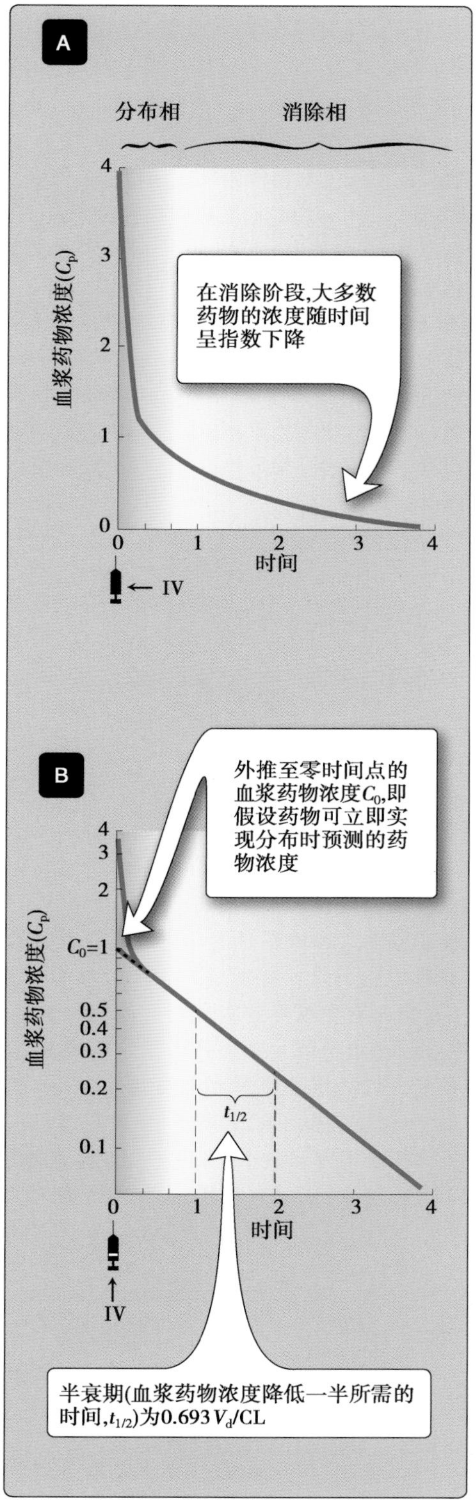
A
分布相
消除相
血浆药物浓度($C_p$)
在消除阶段,大多数药物的浓度随时间呈指数下降
时间
IV
B
外推至零时间点的血浆药物浓度$C_0$,即假设药物可立即实现分布时预测的药物浓度
$C_0$=1
血浆药物浓度($C_p$)
$t_{1/2}$
时间
IV
半衰期(血浆药物浓度降低一半所需的时间,$t_{1/2}$)为0.693 $V_d$/CL

图1.14 在零时间点，单次注射给药后的血浆药物浓度。A. 浓度数据以线性比例绘制。B. 浓度数据以对数数据绘制

2. $V_d$的测定：药物的清除通常是一阶过程（first-order process），因此可以计算 $V_d$。一阶是指每单位时间内消除恒定比例的药物。通过绘制血浆药物浓度（$C_p$）与时间的对数曲线，可以容易地分析该过程（图1.14）。可将血浆中的药物浓度外推回 $y$ 轴上的零时间点（IV推注的时间）以确定 $C_0$，而 $C_0$ 是指分布阶段立即发生时的药物浓度。$V_d$ 可通过以下公式计算：

$$V_d = \frac{\text{药物剂量}}{C_0}$$

例如，如果将10 mg的药物静脉注射入患者体内，并将血浆浓度外推至零时间点，且 $C_0$ = 1 mg/L（图1.14B），则 $V_d$ = 10 mg/1 mg/L = 10 L。

3. $V_d$对药物半衰期的影响：$V_d$ 对药物的半衰期具有重要影响，因为药物的清除取决于每单位时间内传递至肝脏或肾脏（或发生代谢的其他器官）的药物量。药物向消除器官的输送不仅取决于血流量，还取决于血浆中药物的比例。如果药物的 $V_d$ 较大，则大多数药物位于细胞外空间，而分泌器官无法获得药物。因此，任何增加 $V_d$ 的因素均可延长药物的半衰期及药物作用的持续时间。（注：$V_d$ 值过大表明该药物在某些组织或隔室中被大量隔离。）

## V. 药物的代谢清除

一旦药物进入体内，消除过程即已开始。药物的三个主要消除途径分别是肝脏代谢、胆汁消除和尿液排泄。［注：消除是指从体内不可逆地去除药物，涉及生物转化（药物代谢）和排泄。排泄是指从体内清除完整的药物。］总体而言，这些消除过程以指数形式降低了血浆药物浓度。换言之，机体在单位时间内以恒定比例消除药物（图1.14A）。代谢后的产物往往极性增强，进而易于药物的消除。清除率（clearance，CL）是指机体单位时间内清除药物的血浆容积。总CL（$CL_{total}$ 或 $CL_{总}$）反映了所有药物消除机制的总和，其计算方法如下：

$$CL = 0.693 \times V_d / t_{1/2}$$

其中 $t_{1/2}$ 为消除半衰期，$V_d$ 为表观分布容积，0.639是自然对数，为一常数。药物的消除半衰期常用于测定药物的清除率，因为对于多数药而言，$V_d$ 为常数。

### A. 代谢动力学

1. 一级动力学：由酶催化的药物代谢转化，大多数反应符合米-曼动力学（Michaelis-Menten kinetics），其中 $K_m$ 为米-曼常数（最大消除速率一半时的底物浓度）。

$$v = \text{药物代谢速率} = \frac{V_{max}[C]}{K_m + [C]}$$

在大多数临床情况下，药物浓度 $C$ 远低于米-曼常数 $K_m$，而米-曼方程可简化为：

$$v = 药物代谢速率 = \frac{V_{max}[C]}{K_m}$$

也就是说，药物代谢和消除的速率与游离药物的浓度成正比，表现出一级动力学（first-order kinetics）（图 1.15）的特点。这意味着每单位时间内都会代谢恒定比例的药物（换言之，每隔一个半衰期，药物浓度降低 50%）。因此，一级动力学也称为线性动力学（linear kinetics）。

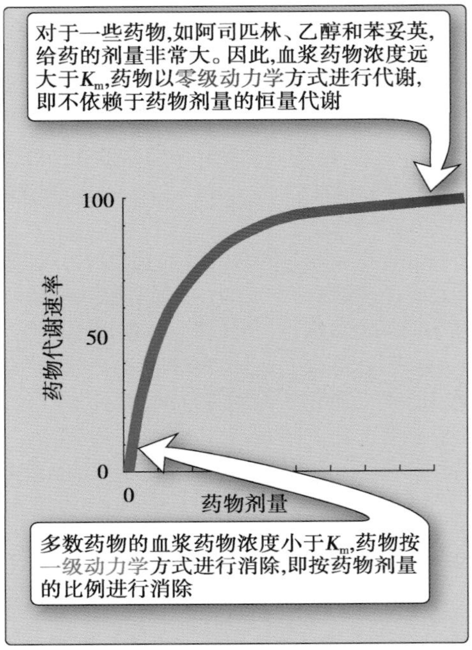
对于一些药物，如阿司匹林、乙醇和苯妥英，给药的剂量非常大。因此，血浆药物浓度远大于$K_m$，药物以零级动力学方式进行代谢，即不依赖于药物剂量的恒量代谢
100
50
0
药物代谢速率
0
药物剂量
多数药物的血浆药物浓度小于$K_m$，药物按一级动力学方式进行消除，即按药物剂量的比例进行消除

图 1.15 药物剂量对代谢速率的影响

2. 零级动力学：少数药物，如阿司匹林（aspirin）、乙醇（ethanol）和苯妥英（phenytoin），用药剂量非常大。因此 $C$ 远远大于 $K_m$，此时代谢速率公式可变换为：

$$v = 药物代谢速率 = \frac{V_{max}[C]}{[C]} = V_{max}$$

当游离药物浓度较高时，代谢酶已达到饱和，在一定时间内药物代谢速率仍然是恒定的，这被称为零级动力学（zero-order kinetics），又称为非线性动力学（nonlinear kinetics）。此时，单位时间内药物的消除量不变，药物消除速率恒定，不依赖于药物浓度。

## B. 药物的代谢反应

脂类药物容易透过细胞膜，可在远曲小管被重吸收，不易于通过肾脏排泄。因此，脂溶性高的药物通常首先在肝脏中经过两相代谢反应，即Ⅰ相（phase Ⅰ）代谢和Ⅱ相（phase Ⅱ）代谢，转化为强极性（水溶性）的物质（图 1.16）。

1. Ⅰ相代谢反应：Ⅰ相代谢反应通过引入或脱去一些极性功能基团，如—OH、—$NH_2$ 而生成强极性分子。Ⅰ相代谢反应通常包括还原、氧化和水解反应，代谢后可能增加、降低或不影响药物的药理活性。

**a. 利用 P450 酶系进行Ⅰ相代谢反应：**药物代谢中的Ⅰ相反应通常是被细胞色素 P450（cytochrome P450，CYP450）酶系所催化。P450 酶系对许多内源性物质（如激素、脂类）的代谢和外源物质（如药物、致癌物质和环境污染物）的生物转化都非常重要。CYP 是大多数细胞中含有血红素的同工酶超家族，但主要分布于肝脏和胃肠道中。

［1］**系统命名法：**CYP 家族命名是在 CYP 后加上数字，大写字母表示亚家族，如 CYP3A（图 1.17），而第二个数字表示单个同工酶，如 CYP3A4。

［2］**特异性：**因为许多不同基因可编码多种 CYP 酶，因此存在很多不同的 P450 同工酶，而这些酶能够催化代谢具有不同结构的底物。此外，单个药物还可能是多个同工酶的底物。4 种同工酶（CYP3A4/5、CYP2D6、CYP2C8/9、CYP1A2）参与了绝大多数的 P450 催化反应（图 1.17）。大多数 CYP3A4/5 分布于胃肠黏膜，参与如氯丙嗪和氯硝西泮等药物的首关代谢。

［3］**遗传变异性：**P450 酶系在不同人群和不同种族间有明显的遗传变异性。P450 活性的变化可改变药物的效能，增加药物不良反应的风险。特别是 CYP2D6，具有明显的遗传多样性。CYP2D6 突变可导致对底物代谢能力的明显下降。例如，有些患者在给予阿片镇痛药可乐定（codeine）后，并未发挥镇痛效果，因为他们缺乏激活药物的 CYP2D6 酶。此外，在 CYP2C19 代谢能力低下的患者中，氯吡格雷（clopidogrel）的抗血小板作用会下降，因此可考虑选用其他药物。氯吡格雷是一种前药，经 CYP2C19 酶代谢后的产物才具有药理活性。

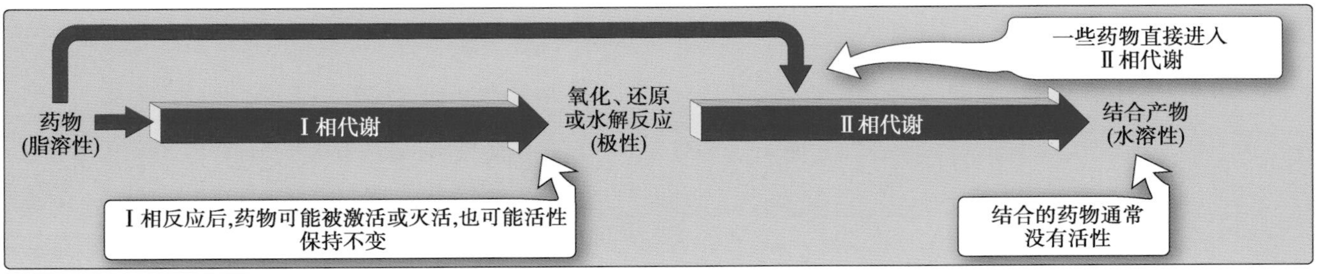
一些药物直接进入Ⅱ相代谢
药物（脂溶性）
Ⅰ相代谢
氧化、还原或水解反应（极性）
Ⅱ相代谢
结合产物（水溶性）
Ⅰ相反应后，药物可能被激活或灭活，也可能活性保持不变
结合的药物通常没有活性

图 1.16 药物的生物转化

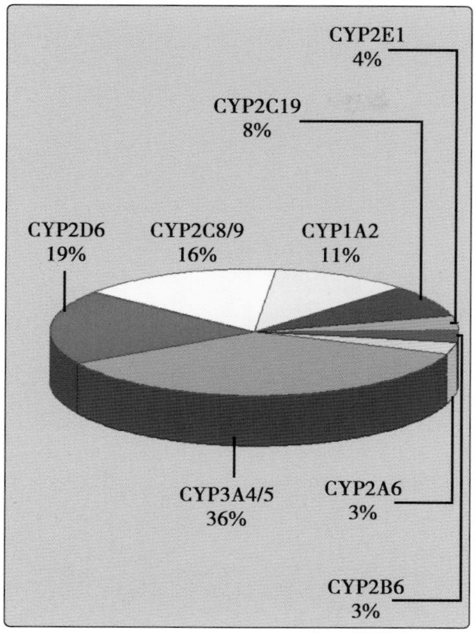
CYP2E1
4%
CYP2C19
8%
CYP2D6
19%
CYP2C8/9
16%
CYP1A2
11%
CYP3A4/5
36%
CYP2A6
3%
CYP2B6
3%

图 1.17　细胞色素 P450 同工酶对药物生物转化的相对贡献

［4］ CYP **诱导剂**：CYP450 依赖性酶是药物代谢动力学方面药物相互作用的重要靶点。特定药物［如苯巴比妥（phenobarbital）、利福平（rifampin）、卡马西平（carbamazepine）］能够诱导 CYP 同工酶。这一诱导加快了药物的生物转化，显著降低了经 CYP 同工酶代谢药物的血浆浓度，进而导致药物药理效应的降低，甚至是消失。例如，抗结核病药利福平可显著降低人类免疫缺陷病毒（human immunodeficiency virus，HIV）蛋白酶抑制药的血浆药物浓度，进而降低了其抑制 HIV 复制的能力。图 1.18 列举了一些典型 CYP 同工酶重要的诱导剂。

［5］ CYP **抑制剂**：抑制药物代谢可显著增加药物的血浆浓度，导致不良反应和药物毒性。最常见的抑制剂类型是竞争结合同一种同工酶。但是，某些药物能够抑制并不是 CYP 底物的药物的代谢反应［如酮康唑（ketoconazole）］，进而导致药物相互作用。多数药物抑制了一条或多条 CYP 依赖性的华法林（warfarin）生物转化途径。例如，奥美拉唑（omeprazole）是一种强效抑制剂，可抑制三条通过 CYP 同工酶介导的华法林生物转化途径。当与奥美拉唑联用时，华法林的血浆药物浓度将显著升高，导致抗凝血作用明显增强，并增加了出血危险［注：红霉素（erythromycin）、酮康唑和利托那韦（ritonavir）是比较重要的 CPY 抑制剂，每一种药物都可抑制多个 CYP 同工酶］。

b. **不包含于 CYP 的Ⅰ相代谢反应酶系**：这些反应包括胺氧化反应（如儿茶酚胺或组胺氧化）、乙醇脱氢（如乙醇氧化）、酯酶（esterase）催化的酯水解（如阿司匹林在肝脏中的代谢），以及水解反应［如普鲁卡因（procaine）］。

2. Ⅱ相代谢反应：Ⅱ相代谢反应主要包括结合反应。如果经Ⅰ相代谢后的产物极性较大，则可直接经肾脏排泄。但是，许多Ⅰ相代谢产物脂溶性较高，仍不能顺利排泄。随后，这

**同工酶：CYP2C9**

| 共同底物 | 诱导剂 |
|---|---|
| 塞来昔布 | 卡马西平 |
| 格列美脲 | 苯巴比妥 |
| 布洛芬 | 利福平 |
| 苯妥英 | |
| 华法林 | |

**同工酶：CYP2D6**

| 共同底物 | 诱导剂 |
|---|---|
| 氟西汀 | 无* |
| 氟哌啶醇 | |
| 帕罗西汀 | |
| 普萘洛尔 | |

**同工酶：CYP3A4/5**

| 共同底物 | 诱导剂 |
|---|---|
| 卡马西平 | 卡马西平 |
| 环孢霉素 | 地塞米松 |
| 红霉素 | 苯巴比妥 |
| 硝苯地平 | 苯妥英 |
| 辛伐他汀 | 利福平 |
| 维拉帕米 | |

图 1.18　一些代表性的细胞色素 P450 同工酶。* 不同于大多数 CYP450 酶，CYP2D6 不易发生酶诱导

些Ⅰ相代谢产物可与内源性物质，如葡糖醛酸、硫酸、醋酸、甘氨酸等，发生结合反应，导致结合产物的极性增加、水溶性增强、疗效消失。例外的是吗啡-6-葡糖醛酸，其药理活性强于吗啡。葡糖醛酸化是最常见，也是最重要的结合反应。［注：含有—OH，—$NH_2$，—COOH 基团的药物，可绕过Ⅰ相代谢，直接进入Ⅱ相代谢反应（图 1.16）。］结合后的强极性药物代谢产物可通过肾脏或胆汁进行排泄。

## Ⅵ. 药物的肾脏清除

药物只有达到足够的极性才能被清除体外。药物可通过多种途径排出体外，其中最重要的途径是通过尿液经肾脏排出体外。具有肾功能障碍的患者将不能排出药物及其代谢产物，导致药物在体内蓄积，增加了不良反应的风险。

### A. 药物的肾脏消除

药物消除前在肾脏中经历多个过程：肾小球滤过、肾小管主动分泌和肾小管被动重吸收。

1. 肾小球滤过：药物通过肾动脉进入肾脏，肾动脉分支形成肾小球毛细血管丛。游离型药物（未结合血浆蛋白）通过毛细血管间隙流入肾小囊腔（图 1.19）。肾小球滤过率（glomerular filtration rate，GFR）在正常情况下为 120 mL/（min · 1.73 $m^2$），但在肾脏发生疾病时显著降低。脂溶性和 pH 值并

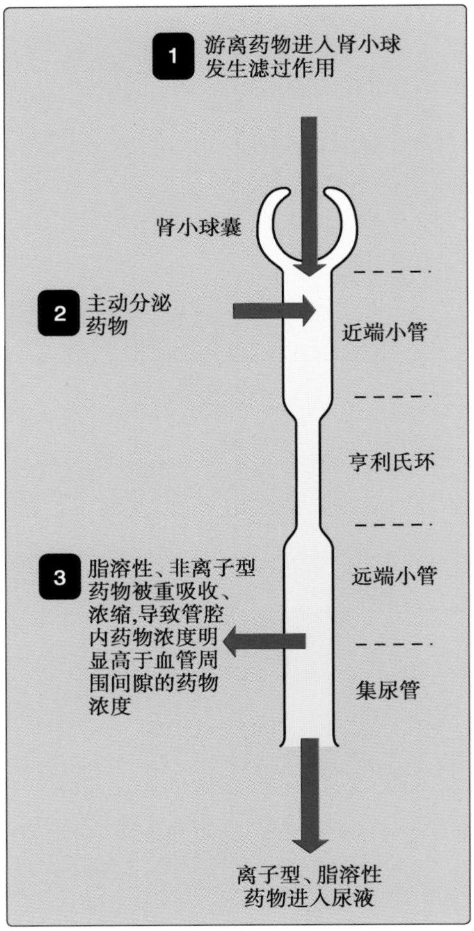
1
游离药物进入肾小球
发生滤过作用
肾小球囊
2
主动分泌
药物
近端小管
亨利氏环
3
脂溶性、非离子型
药物被重吸收、
浓缩,导致管腔
内药物浓度明
显高于血管周
围间隙的药物
浓度
远端小管
集尿管
离子型、脂溶性
药物进入尿液

图 1.19 肾脏的药物消除

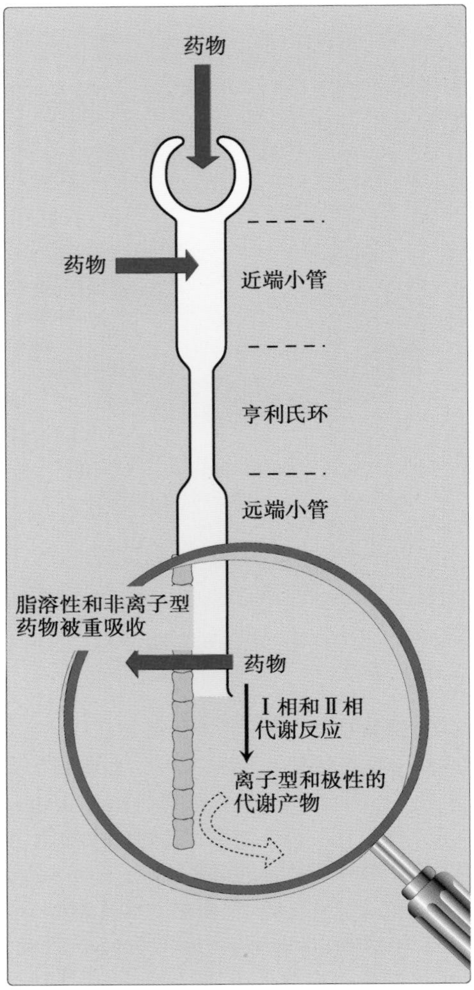
药物
药物
近端小管
亨利氏环
远端小管
脂溶性和非离子型
药物被重吸收
药物
Ⅰ相和Ⅱ相
代谢反应
离子型和极性的
代谢产物

图 1.20 药物代谢对远端小管重吸收的影响

不影响药物的肾小球滤过作用,但 GFR 的改变及药物与蛋白的结合却会影响其滤过作用。

2. 近曲小管分泌:未经过肾小球滤过的药物通过输出动脉血管离开肾小囊,输出动脉血管分支形成小管近端包绕小囊腔的毛细血管丛。分泌作用主要发生在近曲小管的两个需要能量的主动转运系统,一个分泌有机阴离子(酸性药物离子),另一个分泌有机阳离子(碱性药物离子)。这些转运系统表现为低特异性,可转运多种化合物。因此,经同一机制分泌的药物可竞争性结合转运体。(注:早产儿和新生儿的小管分泌功能未发育完全,因此某些药物将停留在血中)。

3. 远曲小管重吸收:当药物到达远曲小管时,药物浓度增加并超过血管周围间隙中的药物浓度。如果未带电荷,药物将从肾腔中被吸收再次进入全身血液循环系统(图 1.20)。改变尿液的 pH 值、增加肾小管内离子型药物的浓度,将会减少药物的重吸收,增加药物的清除量。一般而言,碱化尿液将增加酸性药物的排泄,而酸化尿液将增加碱性药物的排泄。这一过程称为“离子障”(ion trapping)。例如,过量服用苯巴比妥(酸性药物)的患者,可使用 $NaHCO_3$ 碱化尿液,使其形成离子型药物,以减少药物的再吸收。

## Ⅶ. 药物经其他器官的排泄

药物可通过肠道、胆汁、肺部和乳汁等其他途径进行排泄。口服后未被吸收的药物、直接分泌至肠道或胆汁中的药物将通过粪便排出体外。麻醉性气体[如地氟烷(desflurane)]主要通过肺部进行消除。母亲服用通过乳汁消除的药物后,药物或代谢产物将会对哺乳期婴儿产生作用,可能导致婴儿发生不良反应。许多药物可通过汗液、唾液、泪液、头发和皮肤进行少量地排泄。机体总清除率和药物半衰期是测定药物清除的重要指标,常用于优化药物的治疗方案及减少药物的毒性。

### A. 机体总清除率

机体总清除率($CL_{total}$)是所有药物代谢和排泄器官的清除率的总和。肾脏是主要的排泄器官,肝脏也可以通过代谢或排入胆汁来清除药物。$CL_{total}$ 可按以下公式进行计算:

$$CL_{total}=CL_{肝}+CL_{肾}+CL_{肺}+CL_{其他}$$

其中 $CL_{肝}$ 和 $CL_{肾}$ 是最主要的。

### B. 临床情况导致药物半衰期的改变

当患者出现异常并导致药物半衰期发生改变时，非常有必要调整药物的给药剂量。可能使药物半衰期增加的情况包括：①肾脏和肝脏血流量的减少，如心源性休克、心力衰竭和出血；②从血浆中过滤药物的能力下降，如肾脏疾病；③药物代谢率下降，如同时联用抑制药物代谢的药物，或肝硬化导致的肝功能不良。这些病人需要降低用药剂量或减少给药次数。相反，当肝血流量增加、蛋白结合力下降，以及药物代谢增加时，药物血浆半衰期将下降。此时需要提高给药剂量或增加给药次数。

## Ⅷ. 药物剂量的设计和优化

在开始用药治疗时，临床医生需要选择合适的给药方式、给药剂量和给药间隔时间。选择方案主要依赖于病人情况和药物因素，例如必须多快达到药物的治疗水平。治疗可以是单次给药，如催眠药唑吡坦(zolpidem)，但更常见的是持续应用药物。常见的给药方式包括静脉滴注、静脉注射、固定剂量口服或固定间隔时间连续给药(如每 4 h 口服 1 片)。连续或重复给药可使体内药物浓度增加直至达到稳态。当体内药物消除量等于进入体内给药量时，体内药物达到稳态浓度，这时血浆和组织中药物水平维持恒定。

### A. 连续输液方案

连续静脉滴注时，药物进入机体的速率是恒定的。多数药物以一级动力学进行消除，也就是体内药物按恒定的比率发生消除。因此，当血浆药物浓度增加时，药物的消除量也相应增加。

1. 连续静脉滴注后的血浆药物浓度：当开始连续静脉滴注后，血浆药物浓度开始增加直至达到稳态(药物消除量等于给药量)，此时血浆药物浓度保持恒定。

a. **静脉滴注速度对药物稳态浓度的影响：**血浆稳态浓度(steady-state plasma concentration，$C_{ss}$)与静脉滴注速度成正比。例如，如果滴注速度加倍，$C_{ss}$ 也将加倍(图 1.21)。此外，$C_{ss}$ 与药物的清除速率成反比。因此，任何降低药物清除速率的因素，如肝脏疾病和肾脏疾病，都会增加滴注药物的 $C_{ss}$(假设 $V_d$ 是恒定的)。增加清除率的因素，如增加药物的代谢，将降低 $C_{ss}$。

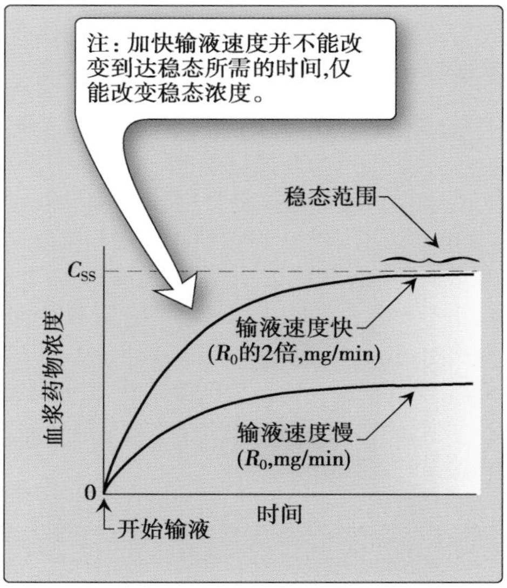
注：加快输液速度并不能改变到达稳态所需的时间，仅能改变稳态浓度。
稳态范围
$C_{SS}$
血浆药物浓度
输液速度快
($R_0$的2倍,mg/min)
输液速度慢
($R_0$,mg/min)
0
开始输液
时间

图 1.21　输液速度对血浆药物稳态浓度的影响。$R_0$：药物输液速度

b. **达到血浆稳态浓度的时间：**血药浓度从药物开始注射时的 0 逐渐增加，最后达到稳定水平，即 $C_{ss}$(图 1.21)。达到稳态时的稳定速率等于机体消除药物的稳定速率。因此，随着时间增加，可观察到药物浓度达到 $C_{ss}$ 的 50%。由于是静脉滴注，此时的时间 $t$ 就等于药物的半衰期，而半衰期即为血浆药物浓度下降一半时所需要的时间。经过另外一个半衰期，药物浓度接近 $C_{ss}$ 的 75%(图 1.22)。经过第三个半衰期，药物浓度大约是 $C_{ss}$ 的 87.5%。而经过 3.3 个半衰期后，药物浓度约为 $C_{ss}$ 的 90%。因此，大约经历 4~5 个半衰期后，药物的浓度接

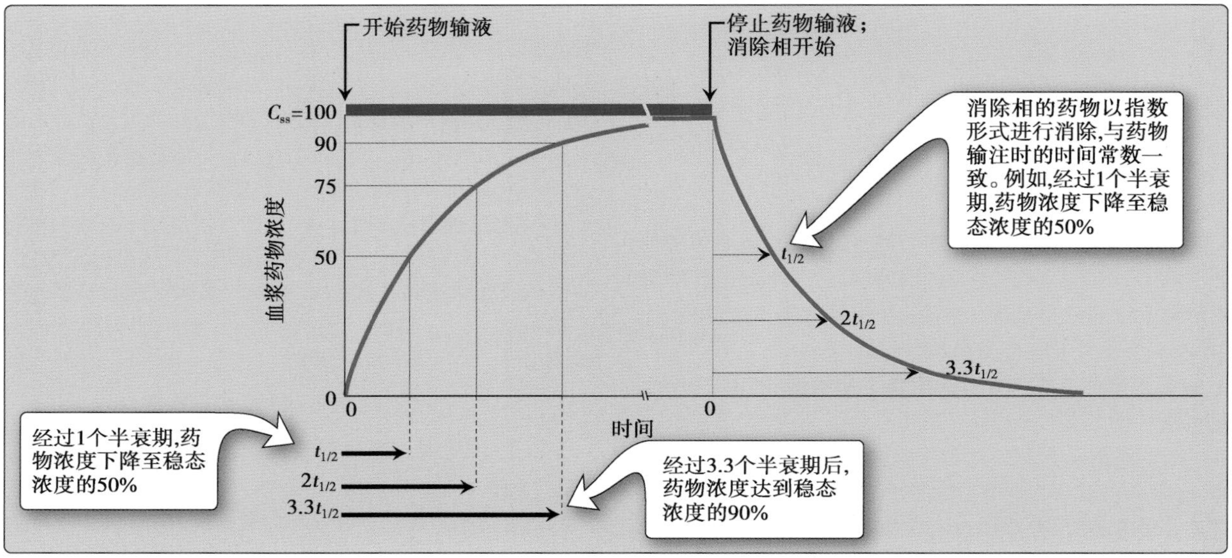
开始药物输液
停止药物输液；
消除相开始
$C_{ss}$=100
90
75
50
0
血浆药物浓度
消除相的药物以指数形式进行消除，与药物输注时的时间常数一致。例如，经过1个半衰期，药物浓度下降至稳态浓度的50%
$t_{1/2}$
$2t_{1/2}$
$3.3t_{1/2}$
时间
经过1个半衰期，药物浓度下降至稳态浓度的50%
经过3.3个半衰期后，药物浓度达到稳态浓度的90%

图 1.22　药物静脉输注后血浆药物浓度达到稳态时的速度

近于稳态。

药物半衰期是决定药物达到稳态的唯一决定性因素。影响半衰期的因素都可能影响药物达到稳态的速率,而给药速度不会影响药物达到稳态的速率。当停止给药后,血浆药物浓度开始下降(消除相)至0,可观察到与到达稳态浓度一致的药时曲线(图1.22)。

### B. 固定剂量/固定时间的给药方案

固定剂量给药较连续给药更为方便。与连续静脉滴注后药物浓度的持续升高相比,静脉固定剂量给药或固定间隔时间口服给药,均会导致血液循环中药物水平随时间的依赖性波动。

1. 多次静脉注射:当药物按照固定间隔重复给药时,血浆药物浓度增加直至达到稳态(图1.23)。因为多数药物的给药间隔时间小于5个半衰期,所以药物随时间迅速消除。一些药物在第2次给药时,第1次的药物剂量仍存在于体内,而在第3次给药时,第2次的药物剂量仍然存在,以此类推。因此,在每次给药间期,药物的浓度都会增加,直至药物的清除量等于药物的给药量时,药物达到稳态。

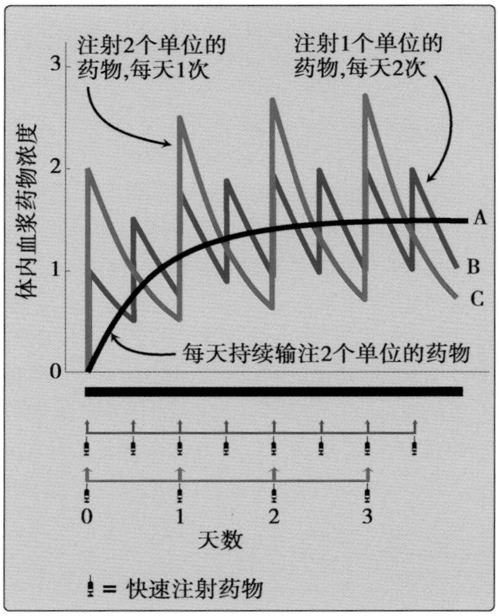
注射2个单位的药物,每天1次
注射1个单位的药物,每天2次
体内血浆药物浓度
3
2
1
0
A
B
C
每天持续输注2个单位的药物
0
1
2
3
天数
= 快速注射药物

图1.23 通过输注(A)、每日注射两次(B)或每日注射1次(C)预测药物的血浆浓度。该模型假设药物在单一个体房室内快速混合,半衰期为12h

a. **给药频率的影响:**每隔一定时间重复给药,血浆药物浓度将在均值附近波动。缩短给药间隔时间,给予小剂量药物后可减少药物浓度的波动范围。但是,给药频率既不能改变 $C_{ss}$ 的大小,也不能改变达到 $C_{ss}$ 时间。

b. **应用不同剂量给药方案达到稳态的实例:**图1.23中曲线B是每隔一个半衰期经静脉注射1个单位的药物,多次给药后体内的药物总量示意图。在第1次给药后末期进行第2次给药时,血浆中仍有0.5个单位的药物。而在第2次给药后末期进行第3次给药时,血浆中含有0.75个单位的药物。随着给药次数的不断增加,在给药间隔期间剩余的最小药物量逐渐接近1个单位时,紧随给药后量的最大值逐渐接近于2个单位。因此,在稳态时,给药间隔期机体消除了1个单位的药物量,但被随后的给药精确补充,也就意味着消除量和给药量相等。在静脉滴注时,大约经历3.3个半衰期时的药物量可达到稳态的90%。

2. 多次口服给药:以门诊病人为基础的多数药物均为口服给药,采用特殊剂量每日给药1次、2次或多次。与静脉注射不同,口服药物吸收较慢,血浆药物浓度受吸收速度和消除速度的双重影响(图1.24)。

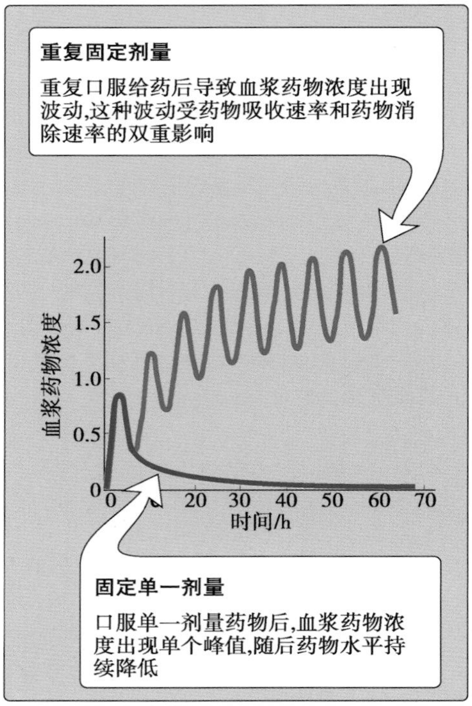
重复固定剂量
重复口服给药后导致血浆药物浓度出现波动,这种波动受药物吸收速率和药物消除速率的双重影响
2.0
1.5
1.0
0.5
0
血浆药物浓度
0
20
30
40
50
60
70
时间/h
固定单一剂量
口服单一剂量药物后,血浆药物浓度出现单个峰值,随后药物水平持续降低

图1.24 重复口服给药后预测血浆中的药物浓度

### C. 优化给药剂量

药物治疗的目的是将药物浓度维持在治疗窗范围内,以最低程度地降低药物的毒性反应和不良反应。大多数药物可达到这一目的。如果药物的治疗窗很小[如地高辛(digoxin)或锂(lithium)],则在选择治疗剂量方面需特别注意,且需要监测药物浓度以确保其维持在治疗窗范围之内。药物治疗通常是给予维持剂量(maintenance dose),想要实现快速疗效还需要给予负荷剂量。

1. 维持剂量:一般而言,给药目的是在治疗窗内维持 $C_{ss}$。达到 $C_{ss}$ 一般需要4~5个药物半衰期。为达到给定浓度,药物的给药速度和消除速度非常重要。根据目标血药浓度(target concentration in plasma, $C_p$),药物CL和生物利用度(bioavailability, $F$),可计算出给药速度:

$$给药速度 = 目标\ C_p \times CL/F$$

2. 负荷剂量:有时需要迅速获得理想的血浆药物浓度(如严重感染和心律失常)。因此,需给予药物负荷剂量(loading dose)以便迅速获得理想的药物浓度,然后给予维持剂量以维持稳态(图1.25)。一般采用以下公式计算负荷剂量:

$$负荷剂量 = V_d \times 理想\ C_{ss}/F$$

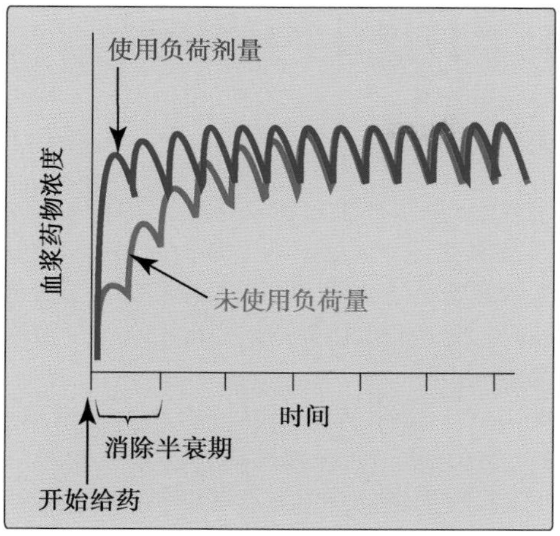
使用负荷剂量
血浆药物浓度
未使用负荷量
时间
消除半衰期
开始给药

图 1.25　未使用负荷量和初次单次负荷剂量口服给药后，药物在血浆中蓄积的情况

负荷剂量的缺点包括可能增加药物毒性的风险，以及过高的药物浓度需要较长的时间降低至合适的药物浓度。

3. 剂量调整：在给定条件下的药物给药量是以“普通患者”为基础估算而得的。这种方法忽略了个体患者在药代动力学方面的差异，如在某些情况下非常重要的 CL 和 $V_d$。药代动力学基本知识广泛应用于用药剂量的调整，以获得理想的治疗效果。监测药物治疗效果和临床获益可为个体化治疗提供了实用的工具。

为定义药物的治疗效果，需测定药物的浓度，以随时调整给药剂量和给药频率。当决定调整负荷剂量时，可利用 $V_d$ 计算需要多少药物才能达到理想的血药浓度。例如，由于地高辛血浆药物浓度的不足，心衰病情不易得到控制。假设地高辛血浆药物浓度为 $C_1$，理想目标浓度为更高的 $C_2$，则可通过以下公式计算地高辛从 $C_1$ 达到 $C_2$ 需要增加的药量。

$$V_d \times C_1 = \text{体内最初的药物量}$$

$$V_d \times C_2 = \text{达到理想血药浓度时体内的药物量}$$

两者相减即为需要增加的药物量，即 $V_d \times (C_2 - C_1)$。

图 1.26 显示了治疗开始时的药物浓度或剂量改变后的药时曲线图。

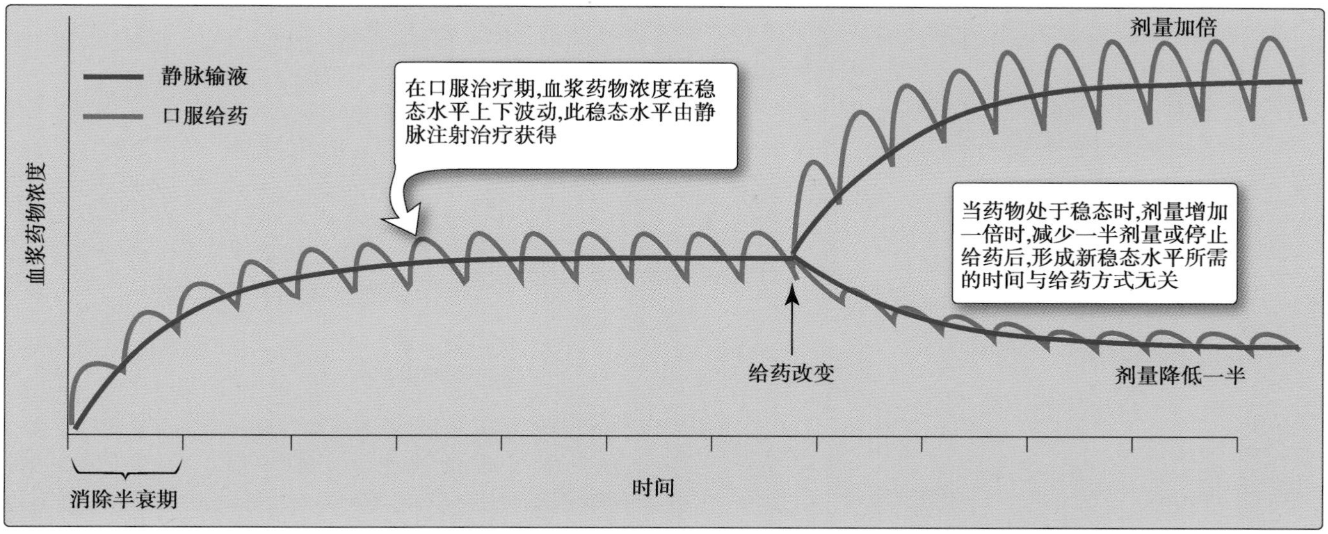
剂量加倍
静脉输液
口服给药
在口服治疗期,血浆药物浓度在稳态水平上下波动,此稳态水平由静脉注射治疗获得
血浆药物浓度
当药物处于稳态时,剂量增加一倍时,减少一半剂量或停止给药后,形成新稳态水平所需的时间与给药方式无关
给药改变
剂量降低一半
消除半衰期
时间

图 1.26　持续给药并改变给药剂量后药物蓄积的情况。以半衰期的一半作为口服给药的间隔时间点

（白仁仁，李成檀）

## 思考题

扫描二维码
获取思考题

# 第 2 章　药物-受体相互作用和药效学

## Ⅰ. 概述

药效学（pharmacodynamics）描述了药物对机体的作用。大多数药物通过与细胞内或细胞上特殊目标大分子之间的相互作用而产生有益或有害的作用，这种目标大分子蛋白被称为受体（receptor）。药物-受体复合物（drug-receptor complex）通过一种被称为信号转导（signal transduction）的过程来改变细胞生化和分子活性（图 2.1）。

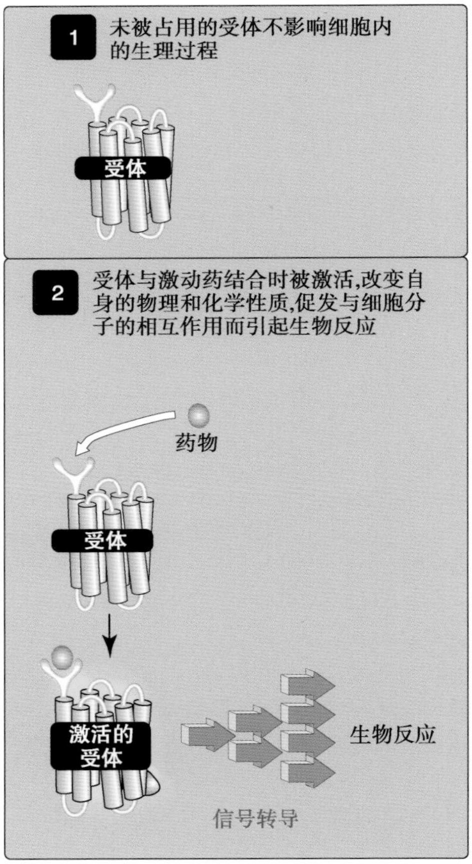

1
未被占用的受体不影响细胞内的生理过程
受体
2
受体与激动药结合时被激活，改变自身的物理和化学性质，促发与细胞分子的相互作用而引起生物反应
药物
受体
激活的受体
生物反应
信号转导


图 2.1　受体对药物的识别会引起相应的生物反应

## Ⅱ. 信号转导

药物就如同信号，而受体则发挥信号的接收作用。如果一种药物与受体上某个位点结合并激活受体蛋白，并引发一系列反应，最终导致特定的胞内反应，那么这种药物就被称为受体的"激动药"（agonist）。"第二信使"（second messenger）或效应分子是将激动药结合转化为细胞响应的级联反应的一部分。

### A. 药物-受体复合物

细胞具有许多不同类型的受体，每一种受体都是特定激动药的特异性受体，并可产生独特的反应。例如，心肌细胞膜含有与肾上腺素或去甲肾上腺素结合的 β 肾上腺素能受体，同时也含有与乙酰胆碱结合并对其作出反应的毒蕈碱受体（muscarinic receptor）。这两种受体群体呈现出动态相互作用，以控制心脏的重要功能。

细胞响应的强度与药物-受体复合物的数量成正比。这与酶和底物之间形成的复合物在概念上是类似的，并且具有许多共同特征，比如激动药对其受体具有特异性。尽管本章的大部分内容都集中在药物与特定受体的相互作用，但需要清楚的是，并非所有药物都是通过与受体发生相互作用来发挥药效。例如，抗酸药是通过中和过量的胃酸，从而减少胃部不适。

### B. 受体状态

受体至少以两种状态存在，即未激活态（inactive，R）和激活态（active，$R^*$），两者处于可逆的平衡状态，平衡方向通常倾向于未激活的状态。与激动药结合后，平衡从 R 转向 $R^*$，并产生相应的生物效应。拮抗药（antagonist）是一类与受体结合后不增加 $R^*$ 比例，反而保持 R 比例的药物。部分药物可使平衡从 R 移向 $R^*$，但 $R^*$ 的比例小于激动药所引起的比例，此类药物被称为"部分激动药"（partial agonist）。生物效应的大小与 $R^*$ 的比例直接相关。总之，分子或配体与受体上的活性位点结合并影响 $R^*$ 的比例，激动药、拮抗药和部分激动药都是典型的实例。

### C. 主要的受体家族

受体被定义为任何可与药物结合并产生可检测的生化反应的分子。因此，酶、核酸和结构蛋白都可以作为药物或内源性激动药的受体。然而，最主要的受体类别是膜结合蛋白，可将细胞外信号转化为细胞内反应。此类受体大致可分为四大类：①配体门控离子通道（ligand-gated ion channel）、②G 蛋白偶联受体（G protein-coupled receptor）、③酶联受体（enzyme-linked receptor）和④细胞内受体（intracellular receptor）（图 2.2）。一般而言，亲水性配体主要与细胞表面的受体产生相互作用（图 2.2A-C），而疏水性配体则通过细胞膜的磷脂双分子层进入细胞，并与细胞内的受体发生相互作用（图 2.2D）。

1. 跨膜配体门控离子通道：配体门控离子通道的胞外部分含有与药物的结合位点。该位点调节离子进出细胞膜通道的开放性（图 2.2A）。离子通道通常是关闭的，直至受体被激动药激活，可将通道暂时打开几毫秒。通过控制这些通道相关离子的内流和外流，相关受体介导了多种生理功能，如神经信号传递和肌肉收缩。例如，乙酰胆碱可刺激烟碱受体打开通道，引发神经元或肌肉细胞发生钠离子内流和钾离子外流。细胞膜两侧离子浓度的变化在神经元中产生动作电位，引起骨骼肌和心肌收缩。另一方面，激动药刺激 γ-氨基丁酸（γ-aminobutyric acid，GABA）受体的 A 亚型，增加氯离子的内流，导致

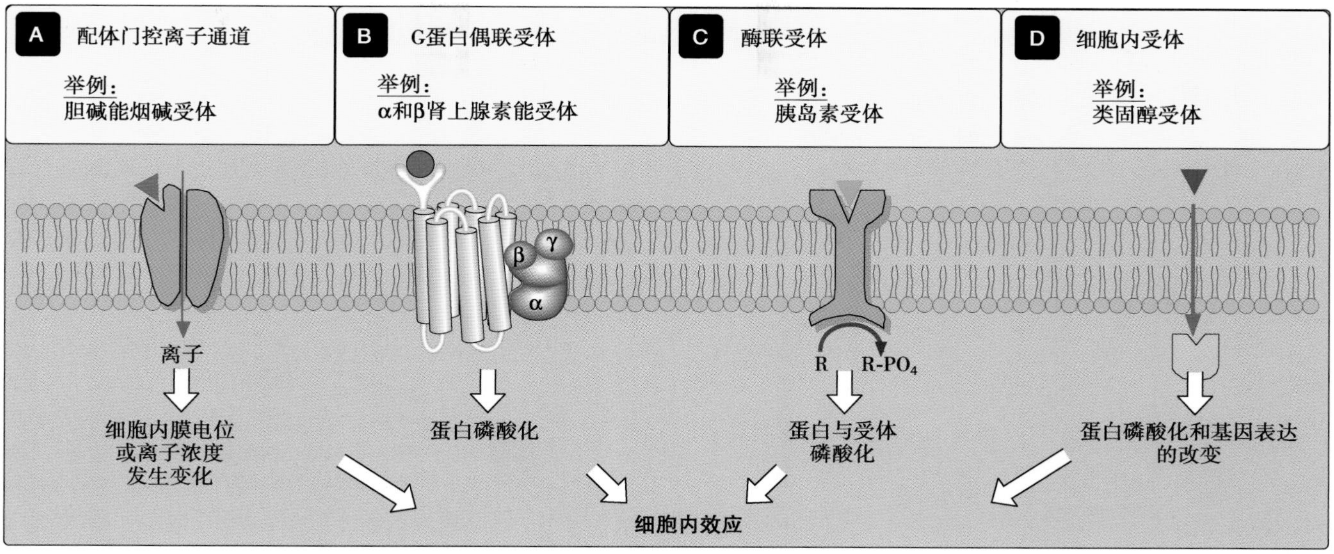
A 配体门控离子通道
举例：
胆碱能烟碱受体
B G蛋白偶联受体
举例：
α和β肾上腺素能受体
C 酶联受体
举例：
胰岛素受体
D 细胞内受体
举例：
类固醇受体
β
γ
α
离子
R
R-PO4
细胞内膜电位
或离子浓度
发生变化
蛋白磷酸化
蛋白与受体
磷酸化
蛋白磷酸化和基因表达
的改变
细胞内效应

图 2.2　跨膜信号转导的机制。A. 配体与配体门控离子通道的胞外结构域结合。B. 配体与 G 蛋白偶联跨膜受体的结合。C. 配体与激活激酶的受体的胞外结构域结合。D. 脂溶性配体穿过细胞膜并与细胞内受体相互作用。R=非活性蛋白

神经元超极化，减少动作电位的产生。在许多电压门控离子通道（voltage-gated ion channel）上也发现了药物结合的位点，可以调节相关通道的功能。例如，局麻药可与电压门控钠通道结合，抑制钠离子内流以减少神经冲动的传导。

2. 跨膜 G 蛋白偶联受体：该受体的胞外部分包含配体结合位点，胞内部分（激活时）可与 G 蛋白产生相互作用。G 蛋白的亚型有很多（如 $G_s$、$G_i$、$G_q$），但所有亚型均由三个蛋白亚基组成。α 亚基结合于三磷酸鸟苷（guanosine triphosphate，GTP），而 β 和 γ 亚基将 G 蛋白锚定在细胞膜上（图 2.3）。激动药与受体的结合促进了 GTP 与 α 亚基的结合，进而导致 α-GTP 复合物与 βγ 复合物的解离。随后，α 和 βγ 亚基可以自由地与特定的细胞效应器（通常是酶或离子通道）发生相互作用，从而进一步引起胞内效应。这些响应一般持续几秒至几分钟。通常，激活的效应子会产生"第二信使"分子，从而进一步激活细胞中的其他效应子，引发信号级联效应。

腺苷酸环化酶（adenylyl cyclase）是一种由 $G_s$ 激活、$G_i$ 抑制的常见效应器，其可产生第二信使环磷酸腺苷（cyclic adenosine monophosphate，cAMP）。当效应器磷脂酶 C（phospholipase C）被 $G_q$ 激活时，可产生两个第二信使分子：肌醇 1，4，5-三磷酸（inositol 1，4，5-trisphosphate，$IP_3$）和二酰基甘油（diacylglycerol，DAG）。DAG 和 cAMP 通过激活细胞内的特异性蛋白激酶，产生多种生理效应。$IP_3$ 可增加细胞内的钙离子浓度，进而激活其他蛋白激酶。

3. 酶联受体：当被配体激活时，酶联受体会发生构象变化，导致细胞内酶活性的增加（图 2.4）。这种反应可持续几分钟至几小时。最常见的酶联受体（如生长因子和胰岛素受体）具有酪氨酸激酶活性。当被激活时，该受体磷酸化自身的酪氨酸残基和其他特异功能蛋白（图 2.4）。磷酸化可以大幅改变靶蛋白的结构，从而起到分子的开关作用。例如，磷酸化的胰岛素受体反过来又磷酸化了其他活跃的蛋白。因此，酶联受体常引起信号级联效应，就如同 G 蛋白偶联受体引起的信号级联效应一样。

4. 胞内受体：第四种受体与其他三种受体存在很大的不同，因为受体完全处于细胞内，因此配体（如类固醇激素）必须具有充分的脂溶性，才能扩散到细胞内与受体发生相互作用（图 2.5）。激活的胞内受体的主要靶点是细胞核内调节基因表达的转录因子。转录因子的激活或失活会改变 DNA 向 RNA 的转录，以及随后 RNA 翻译为蛋白质的过程。药物或内源性配体激活胞内受体的作用需要数小时至数天才能发生。胞内配体的其他靶点还包括结构蛋白、酶、RNA 和核糖体。例如，微管蛋白是抗癌药（如紫杉醇）的靶点（参见第 35 章）；二氢叶酸还原酶是抗菌药（如甲氧苄啶）的靶点（参见第 31 章）；细菌核糖体的 50S 亚基是大环内酯抗生素（如红霉素）的靶点（参见第 30 章）。

## D. 信号转导的特点

信号转导具有两个重要特征：①放大信号和②保护细胞免受过度刺激。

1. 信号放大：G 蛋白偶联型和酶偶联型受体的一个特点是能够通过信号级联效应放大信号强度并延长持续时间。此外，活化的 G 蛋白比原激动药受体复合物持续的时间更长。例如，受体与沙丁胺醇的结合可能只存在几毫秒，但激活后的 G 蛋白可持续数百毫秒。初始信号的进一步延长和放大是由 G 蛋白与对应的胞内靶蛋白之间的相互作用介导的。由于这种放大作用，一种特定的配体只需要占据总受体的一小部分就可以引起最大的反应。表现出这种行为的系统一般具有过剩的受体。大约 99% 的胰岛素受体是处于"备用"的状态[这些受体被称为储备受体（reserve receptor）]，这提供了一个巨大的功能储备，确保足够的葡萄糖进入细胞。而另一方面，心脏中只有大约 5%～10% 的 β 肾上腺素受体处于备用状态。这导致心衰时心脏几乎没有多余的功能储备，因为大部分的受体必须被占据才能发挥最大的收缩力。

2. 受体的脱敏和下调：重复或持续性地使用激动药或拮抗药大多会导致受体的反应能力发生变化。受体可能会因为

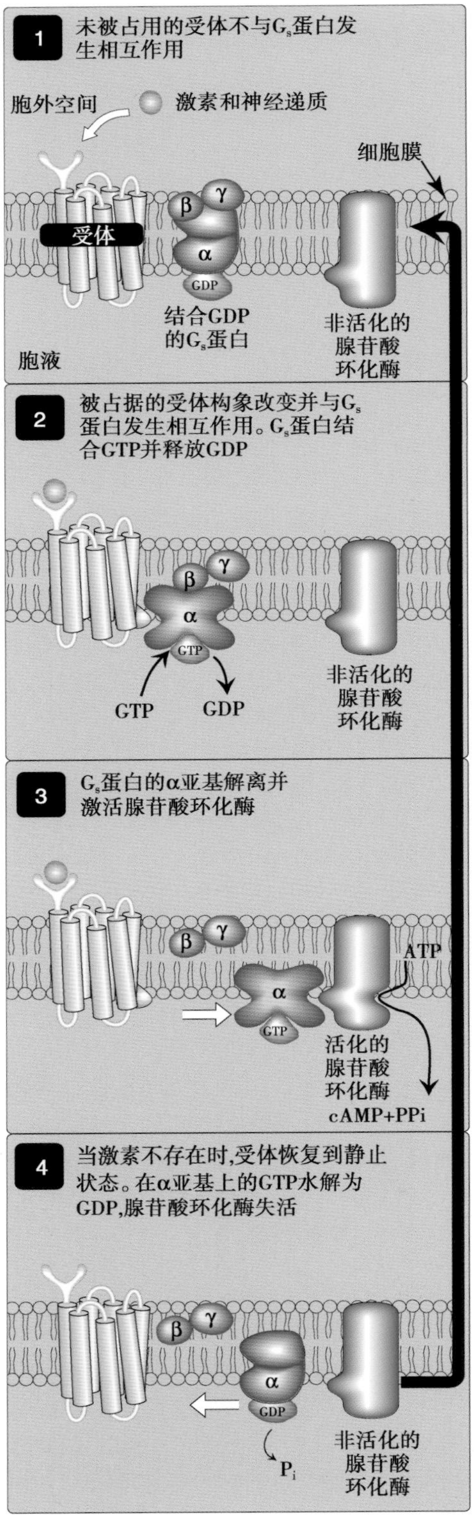
1
未被占用的受体不与$G_s$蛋白发生相互作用
胞外空间
激素和神经递质
细胞膜
受体
β
γ
α
GDP
结合GDP的$G_s$蛋白
非活化的腺苷酸环化酶
胞液
2
被占据的受体构象改变并与$G_s$蛋白发生相互作用。$G_s$蛋白结合GTP并释放GDP
β
γ
α
GTP
GTP
GDP
非活化的腺苷酸环化酶
3
$G_s$蛋白的α亚基解离并激活腺苷酸环化酶
β
γ
α
GTP
ATP
活化的腺苷酸环化酶
cAMP+PPi
4
当激素不存在时,受体恢复到静止状态。在α亚基上的GTP水解为GDP,腺苷酸环化酶失活
β
γ
α
GDP
$P_i$
非活化的腺苷酸环化酶

图 2.3 G蛋白偶联膜受体对化学信号的识别会影响腺苷酸环化酶的活性。$PP_i$，无机焦磷酸盐；GDP，二磷酸鸟苷

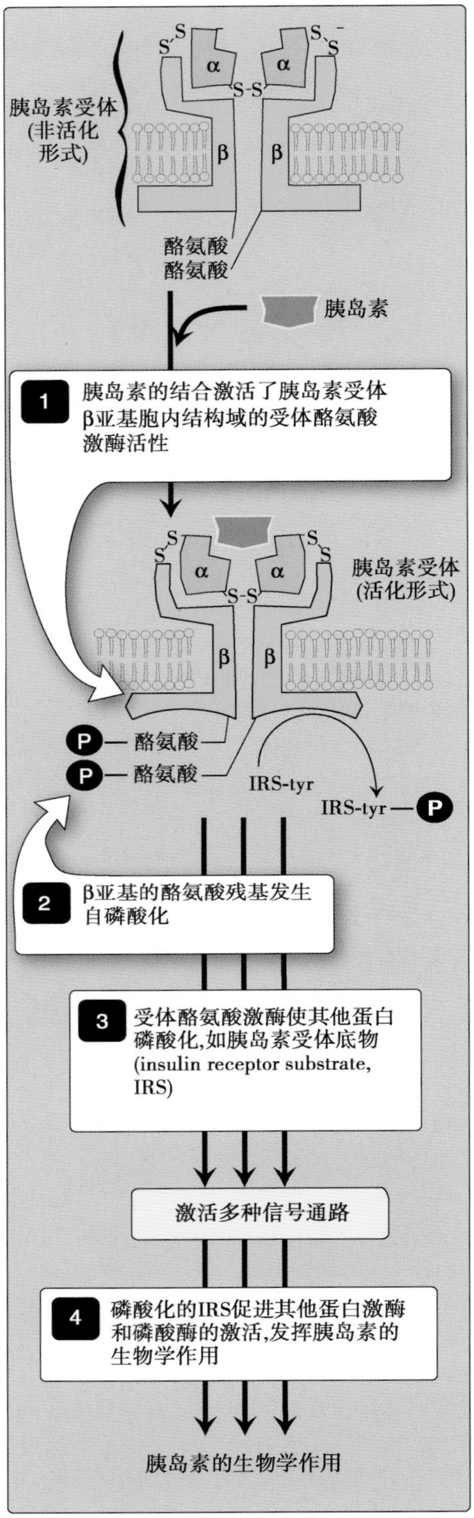
S-S
α
α
S-S
S-S
胰岛素受体(非活化形式)
β
β
酪氨酸
酪氨酸
胰岛素
1
胰岛素的结合激活了胰岛素受体β亚基胞内结构域的受体酪氨酸激酶活性
S-S
α
α
S-S
S-S
胰岛素受体(活化形式)
β
β
P 酪氨酸
P 酪氨酸
IRS-tyr
IRS-tyr P
2
β亚基的酪氨酸残基发生自磷酸化
3
受体酪氨酸激酶使其他蛋白磷酸化,如胰岛素受体底物(insulin receptor substrate, IRS)
激活多种信号通路
4
磷酸化的IRS促进其他蛋白激酶和磷酸酶的激活,发挥胰岛素的生物学作用
胰岛素的生物学作用

图 2.4 胰岛素受体

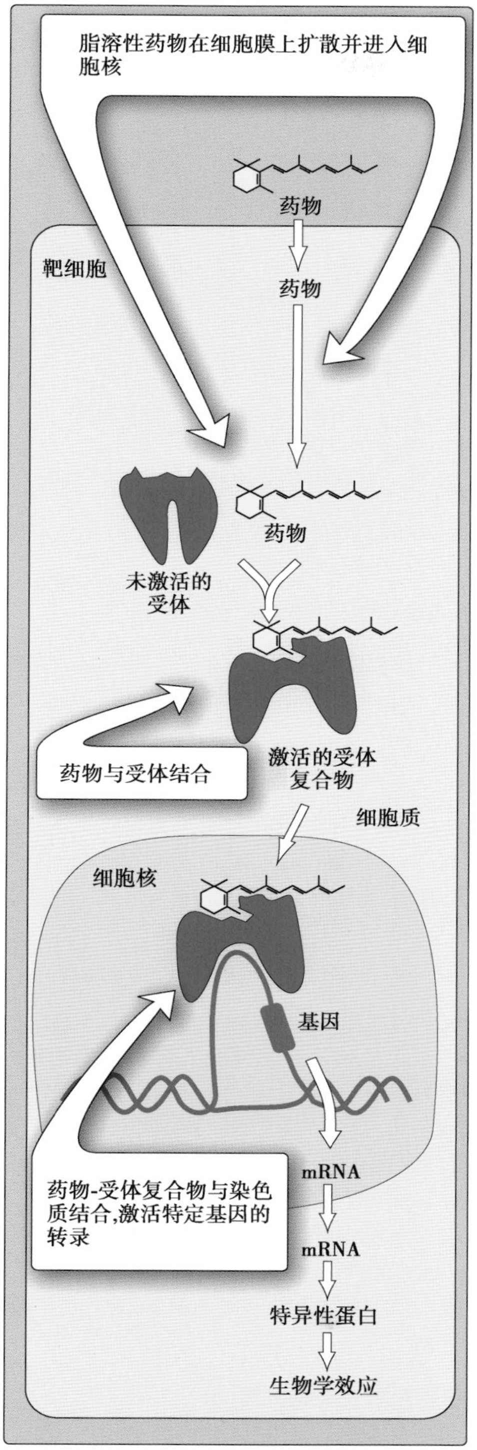

脂溶性药物在细胞膜上扩散并进入细胞核
药物
靶细胞
药物
药物
未激活的受体
药物与受体结合
激活的受体复合物
细胞质
细胞核
基因
mRNA
药物-受体复合物与染色质结合,激活特定基因的转录
mRNA
特异性蛋白
生物学效应


图 2.5　细胞内受体的作用机制

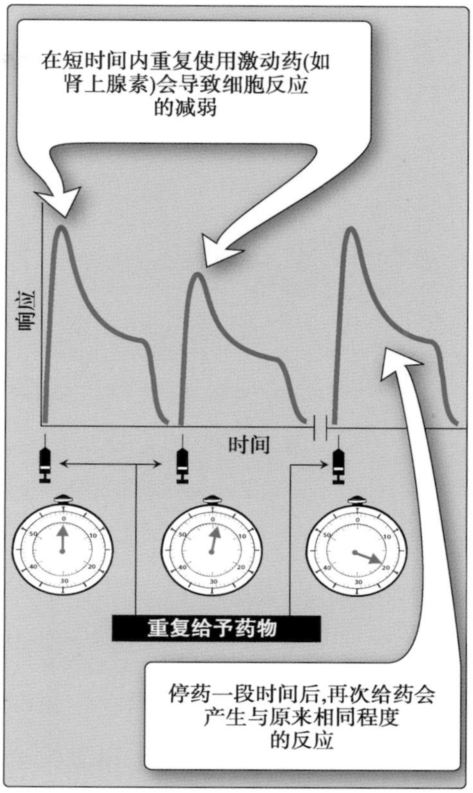

在短时间内重复使用激动药(如肾上腺素)会导致细胞反应的减弱
响应
时间
重复给予药物
停药一段时间后,再次给药会产生与原来相同程度的反应


图 2.6　受体的脱敏作用

受到激动药的过度刺激而变得不敏感(图 2.6),进而导致响应减弱,这被称为快速耐受(tachyphylaxis)现象,通常是由于磷酸化而使受体对激动药不再响应。此外,受体可能内化到细胞内,使它们不能继续与激动药相互作用(下调)。某些受体,特别是离子通道,在刺激后需要一定的时间才能再次激活。在这段恢复期内,无法响应的受体被认为是惰性的。另一方面,受体反复暴露于拮抗药中会导致受体的上调,从而增加了可用的受体数量。上调受体数目可以使细胞对激动药更加敏感或增强对拮抗药的抵抗作用。

## Ⅲ. 量效关系

激动药能够模仿受体内源性配体的作用(如异丙肾上腺素模仿与心脏 $\beta_1$ 受体结合的去甲肾上腺素)。药物效应的大小取决于受体对药物的敏感性和受体部位的药物浓度,而这又取决于给药的剂量和药物的药代动力学特征,如吸收、分布、代谢和消除的速度。

### A. 量反应量效关系

量效关系(dose-response relationship),也称为剂量-反应关系,是指药理效应与药物剂量在一定范围内随着剂量或浓度的增加而增强的规律性变化。随着药物浓度的增加,其药理作用也逐渐增强,直至全部受体被占据(最大效应)。通过描绘不同剂量药物导致反应的强弱可得到量反应量效关系(graded dose-response relationship,也称为"剂量-量反应关系")曲线,其形状一般如图 2.7A 所示。效价(potency)和效能(efficacy)这两个重要的药物特性可以通过量反应量效关系曲线来确定。

1. 效价:效价是衡量产生治疗效果所需的药物浓度。通常以产生最大治疗效应的 50% 的药物浓度($EC_{50}$)来表示。在图 2.7 中,药物 A 和 B 的 $EC_{50}$ 表明药物 A 比药物 B 更有效,因为只需要较少的药物 A 即能达到 50% 的效果。药物的制剂规格体现了它们的效价。例如,坎地沙坦(candesartan)和厄贝沙坦(irbesartan)是用来治疗高血压的血管紧张素受体阻滞药。坎地沙坦的治疗剂量范围为 4~32 mg,而厄贝沙坦的治疗剂量

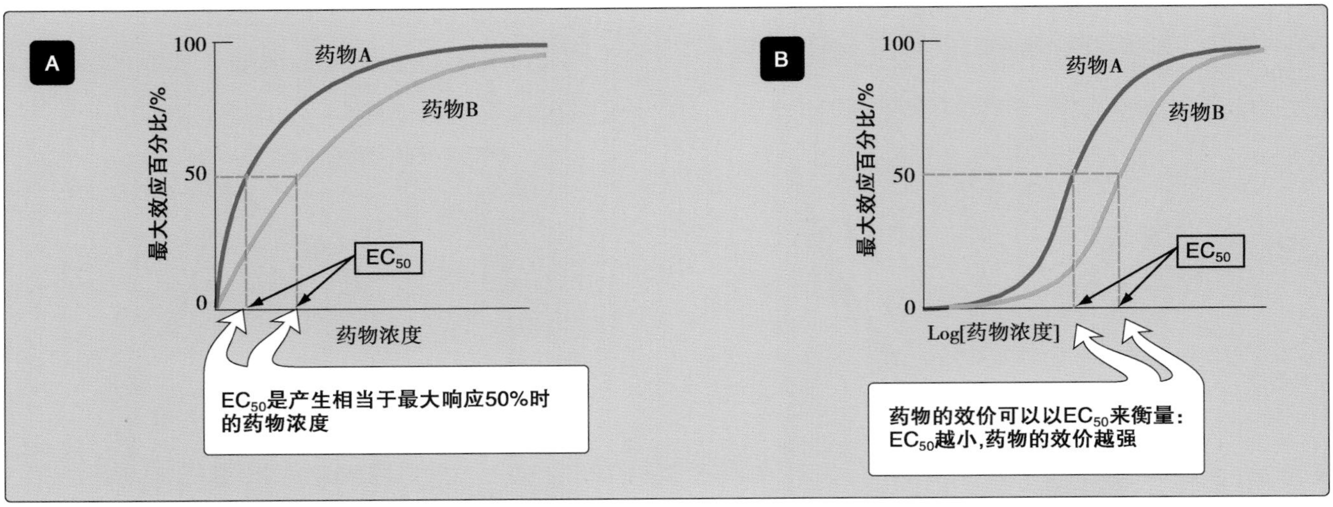
A
100
药物A
药物B
最大效应百分比/%
50
0
EC50
药物浓度
EC50是产生相当于最大响应50%时的药物浓度
B
100
药物A
药物B
最大效应百分比/%
50
0
EC50
Log[药物浓度]
药物的效价可以以EC50来衡量：EC50越小，药物的效价越强

图 2.7 剂量对药理反应强弱的影响。A.个线状图。B.相同数据的对数曲线图

范围为 75~300 mg。因此，坎地沙坦比伊贝沙坦效价更高（其 $EC_{50}$ 值较低）。由于引起最大响应 1%~99% 范围内的药物浓度通常跨越几个数量级，所以使用半对数曲线图来显示完整的剂量范围。如图 2.7B 所示，曲线被转化为 S 形，简化了量效关系曲线。

2. 效能：效能是药物与受体相互作用时引起反应的大小。效能取决于形成药物受体复合体的数量和药物的固有活性（其激活受体并引起细胞响应的能力）。药物的最大效能（$E_{max}$）被假定为该药物占据所有受体，并且没有观察到响应继续随药物浓度上升而增加时的效能。即使药物占据了 100% 的受体，完全激动药和部分激动药的最大响应仍然是不同的。同样，即使拮抗药占据 100% 的受体位点，如果没有激活受体，$E_{max}$ 仍为零。效能比效价在临床上更为实用，因为更有效能的药物比效价更高的药物在治疗上更具益处。图 2.8 显示了不同效价和效能药物的治疗反应。

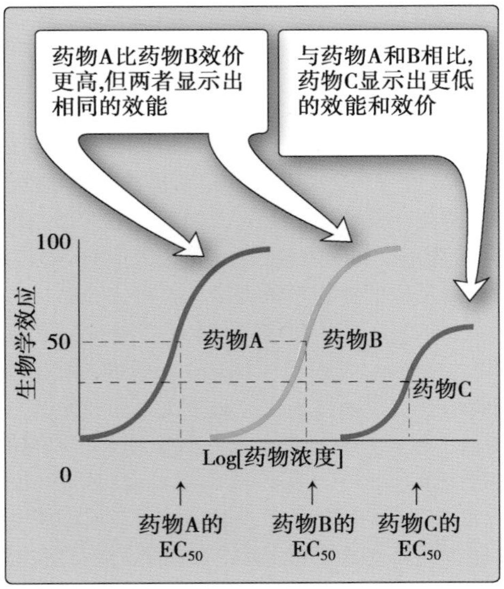
药物A比药物B效价更高，但两者显示出相同的效能
与药物A和B相比，药物C显示出更低的效能和效价
100
生物学效应
50
0
药物A
药物B
药物C
Log[药物浓度]
药物A的 EC50
药物B的 EC50
药物C的 EC50

图 2.8 典型的药物量效关系曲线显示出药物效价和效能之间的区别

## B. 药物浓度对受体结合的影响

在考察药物浓度与受体占有率之间的定量关系时，可将质量作用定律（law of mass action）应用到药物与受体分子结合的动力学中。

药物+受体 ⇆ 药物-受体复合体 → 生物效应

通过假定一个药物分子的结合不改变后续分子的结合，并应用质量作用定律（law of mass action），可以通过数学方式表示结合受体的百分比（或比例）与药物浓度之间的关系：

$$\frac{[DR]}{[R_t]}=\frac{[D]}{K_d+[D]}$$

式中[D]=游离药物的浓度，[DR]=结合药物浓度，$[R_t]$=受体总数，$K_d$=药物与受体的解离平衡常数。$K_d$ 值可用来确定药物与其受体的亲和力。亲和力描述了配体与其受体之间相互作用（结合）的强度。$K_d$ 值越高，相互作用越弱，亲和力越低，反之亦然。方程式（1）定义了一条曲线，当以药物浓度（图 2.9A）或对数药物浓度（图 2.9B）表示时，该曲线具有图 2.9 所示的形状。随着游离药物浓度的增加，结合受体浓度与总受体浓度之比趋向于 1，从而产生最大效应。因此，图 2.9 中所展示的曲线与代表量效关系的曲线（图 2.7）相似也就不足为奇了。

## C. 药物结合与药效的关系

如果满足以下假设：①响应的大小与药物占据的受体数量成正比；②$E_{max}$ 出现在当所有受体都被结合时；③一个药物分子只与一个受体分子结合，那么质量作用定律可用于描述药物浓度和响应之间的关系。在这种情况下，

$$\frac{[E]}{[E_{max}]}=\frac{[D]}{K_d+[D]}$$

式中，[E]=药物在浓度[D]时的药效，$[E_{max}]$=药物的最大效能。

因此，如果某一特定的受体对于调节生理效应至关重要，

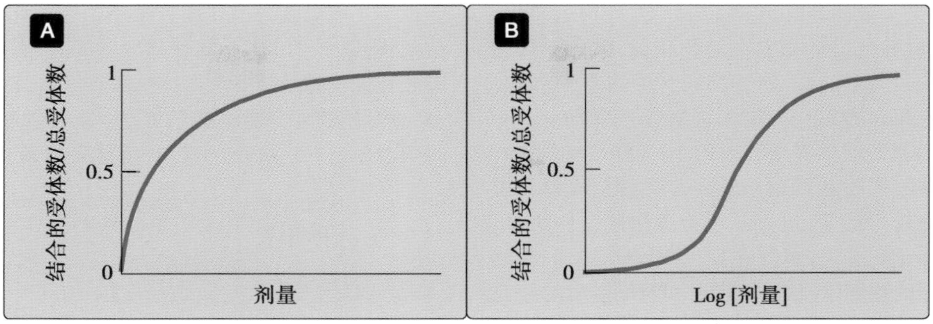
A
结合的受体数/总受体数
1
0.5
0
剂量
B
结合的受体数/总受体数
1
0.5
0
Log [剂量]

图 2.9　剂量对药物结合量的影响

那么激动药与这些受体结合的亲和力应该与该药物所引起的生理效应的效价有关。许多药物和大多数神经递质可以与一种以上的受体结合，从而在产生预期疗效的同时，也会产生与治疗无关的不良反应。为了建立特定受体亚型的药物占有率和该药物相应生物学效应之间的关系，通常需要构建受体亲和力和药物效价之间的相关曲线（图 2.10）。

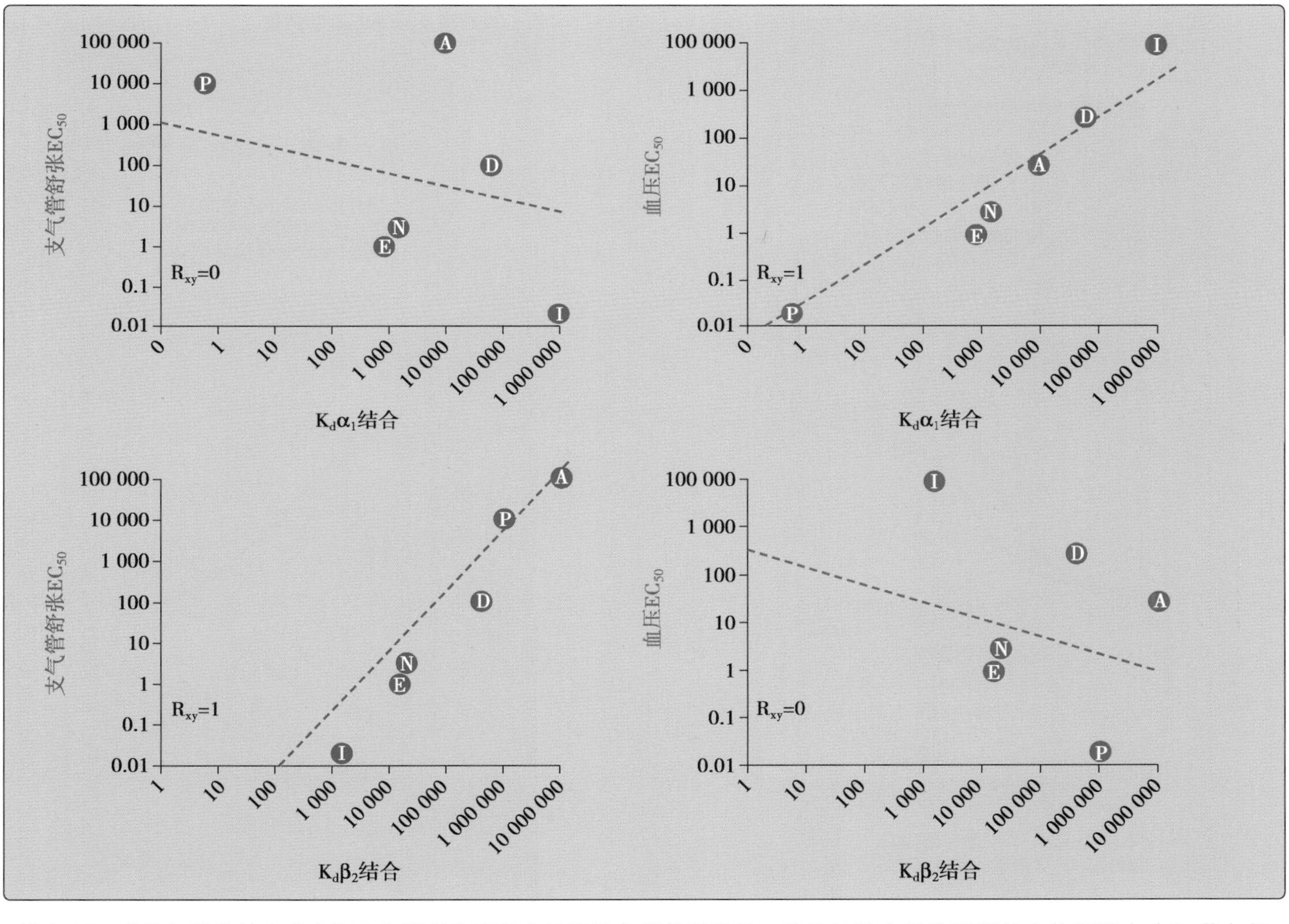
支气管舒张EC50
$R_{xy}$=0
$K_d\alpha_1$结合
血压EC50
$R_{xy}$=1
$K_d\alpha_1$结合
支气管舒张EC50
$R_{xy}$=1
$K_d\beta_2$结合
血压EC50
$R_{xy}$=0
$K_d\beta_2$结合

图 2.10　药物与受体结合的亲和力与引起生理效应的活性之间的相关性。药物与特定受体亚型结合的亲和力（$K_d$ 值）与药物通过该受体介导的生理反应的药效（$EC_{50}$ 值）之间应存在正相关性。例如，许多药物对 $\alpha_1$ 和 $\beta_2$ 肾上腺素能受体都具有亲和力。图中的圆圈字母表示与 $\alpha_1$ 和 $\beta_2$ 受体具有不同亲和力的激动药。然而，从图中的数据可以清楚地看出，$\alpha_1$ 受体只介导血压的变化，而 $\beta_2$ 受体只介导支气管舒张的变化

## Ⅳ. 固有活性

如上所述，激动药与受体结合后，将根据激动药的浓度、对受体的亲和力及所结合受体的比例产生相应的生物效应。然而，药物的固有活性进一步决定了其能完全激活受体还是部分激活受体。可根据药物的固有活性和由此产生的 $E_{max}$ 值对药物进行分类。

### A. 完全激动药

如果一种药物与受体结合，并模拟内源性配体产生最大生

物学效应，则称之为完全激动药(full agonist)(图 2.11)。完全激动药可与受体结合，并使受体稳定在活化状态，因此被认为具有固有活性(intrinsic activity)。对于同一种受体，所有的完全激动药都应该产生相同的 $E_{max}$。例如，去氧肾上腺素(phenylephrine)是 $\alpha_1$ 肾上腺素能受体完全激动药，因为其可与内源性配体——去甲肾上腺素产生相同的 $E_{max}$。去甲肾上腺素和去氧肾上腺素可以和血管平滑肌上的 $\alpha_1$ 肾上腺素能受体结合，从而稳定该受体的活化状态，进而促进 $G_q$ 的激活。$G_q$ 的激活增加了细胞内钙离子的浓度，导致肌动蛋白和肌球蛋白的相互作用，促使平滑肌细胞收缩。最终导致小动脉的直径减小，血管阻力增加，血压升高。因此，激动药对细胞内分子、细胞、组织和完整生物体的作用都可归因于药物与受体的相互作用。对于完全激动药，受体结合和每种生物效应之间的量效关系曲线之间应该是类似的。

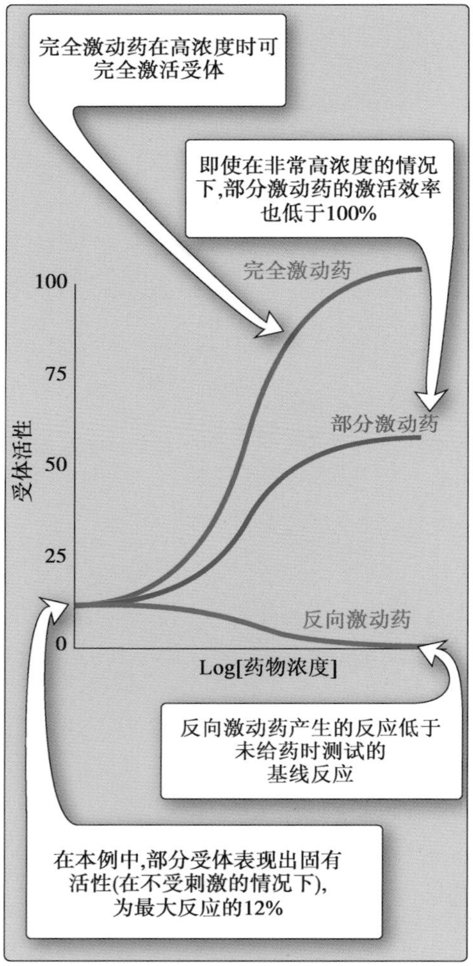
完全激动药在高浓度时可完全激活受体
即使在非常高浓度的情况下，部分激动药的激活效率也低于100%
完全激动药
部分激动药
反向激动药
100
75
50
25
0
受体活性
Log[药物浓度]
反向激动药产生的反应低于未给药时测试的基线反应
在本例中，部分受体表现出固有活性(在不受刺激的情况下)，为最大反应的12%

图 2.11　完全激动药、部分激动药和反向激动药对受体活性的影响

## B. 部分激动药

部分激动药具有大于 0 但小于 1 的固有活性(图 2.11)。即使所有受体都被占据，部分激动药也不能产生与完全激动药相同的 $E_{max}$。即便如此，部分激动药的亲和力也可能大于、小于或等于完全激动药。部分激动药也可作为完全激动药的部分拮抗药(图 2.12)。随着部分激动药所占受体数量的增加，导致被完全激动药所占据的受体数量减少，因此 $E_{max}$ 会相应减少，直到达到部分激动药的 $E_{max}$。这种部分激动药，有着同时作为激动药和拮抗药的潜力，可能具有治疗作用。例如，非典

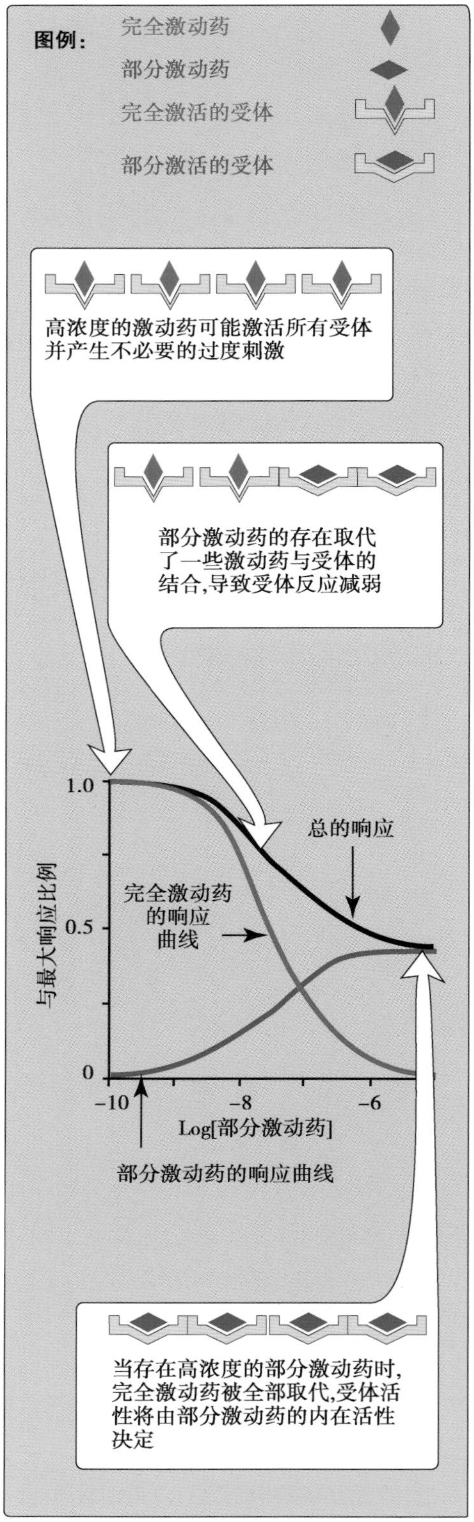
图例：
完全激动药
部分激动药
完全激活的受体
部分激活的受体
高浓度的激动药可能激活所有受体并产生不必要的过度刺激
部分激动药的存在取代了一些激动药与受体的结合，导致受体反应减弱
1.0
0.5
0
与最大响应比例
总的响应
完全激动药的响应曲线
−10
−8
−6
Log[部分激动药]
部分激动药的响应曲线
当存在高浓度的部分激动药时，完全激动药被全部取代，受体活性将由部分激动药的内在活性决定

图 2.12　部分激动药的作用

型抗精神病药阿立哌唑（aripiprazole），是一种多巴胺受体选择性部分激动药，过度活跃的多巴胺能通路被阿立哌唑抑制，而不活跃的通路则可被激活。这可能解释了为什么阿立哌唑在改善精神分裂症症状的同时会有一定的引起锥体外系不良反应的风险（参见第 11 章）。

### C. 反向激动药

通常情况下，未结合的受体是不活跃的，需要与激动药发生相互作用后才能形成激活构象。然而，一些受体在缺乏激动药的情况下会自发地从 R 向 $R^*$ 转化。与完全激动药不同，反向激动药稳定了不活跃的 R 型，并使 $R^*$ 转化为 R，从而使激活受体的数量低于无药物情况下观察到的数量（图 2.11）。因此，反向激动药的固有活性小于零，逆转了受体的激活状态，发挥了与激动药相反的药理作用。

### D. 拮抗药

拮抗药（antagonist）可与受体紧密结合，但没有固有活性。在没有激动药的情况下，拮抗药对生物功能没有影响，但在激动药存在时可降低激动药的作用。拮抗药可以通过拮抗药物与受体结合的能力或拮抗其激活受体的能力来发挥作用。

1. 竞争性拮抗药：如果拮抗药以可逆的方式与受体结合，并与激动药结合位点一致，则该拮抗药具有竞争性，称为竞争性拮抗药（competitive antagonist）。竞争性拮抗药干扰激动药与受体的结合，使受体维持在非活性状态。例如，抗高血压药物特拉唑嗪（terazosin）与内源性配体去甲肾上腺素竞争性结合 $\alpha_1$ 肾上腺素能受体，从而减少血管平滑肌张力，降低血压。然而，增加激动药相对于拮抗药的浓度可以克服这种抑制作用。因此，竞争性拮抗药可在不影响 $E_{max}$ 的情况下将激动药的量效曲线向右平移（$EC_{50}$ 增加）（图 2.13）。

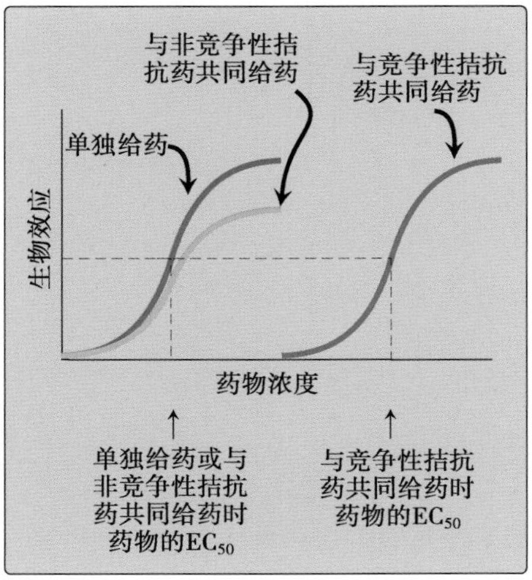
与非竞争性拮抗药共同给药
与竞争性拮抗药共同给药
单独给药
生物效应
药物浓度
单独给药或与非竞争性拮抗药共同给药时药物的$EC_{50}$
与竞争性拮抗药共同给药时药物的$EC_{50}$

图 2.13 拮抗药对量效曲线的影响

2. 不可逆拮抗药：不可逆拮抗药（irreversible antagonist）与受体活性位点发生共价结合，从而永久性地减少激动药可用受体的数量。不可逆拮抗药引起 $E_{max}$ 向下移动，而 $EC_{50}$ 值没有改变（图 2.13）。与竞争性拮抗药相比，增加更多的激动药并不能克服不可逆拮抗药的影响。因此，不可逆拮抗药和变构拮抗药（见下文）都被认为是非竞争性拮抗药（noncompetitive antagonist）。竞争性拮抗药与非竞争性拮抗药的根本区别在于竞争性拮抗药可降低激动药的效价（增加 $EC_{50}$），而非竞争性拮抗药可降低激动药的效能（降低 $E_{max}$）。

3. 变构拮抗药：变构拮抗药（allosteric antagonist）与激动药结合位点以外的位点（变构位点）相结合，并拮抗激动药激活受体。这种类型的拮抗药也会导致激动药的 $E_{max}$ 向下移动，而 $EC_{50}$ 值不会发生变化。变构激动药的一个例子是印防己毒素（picrotoxin），其可与 GABA 控制的氯离子通道内部结合。当印防己毒素在通道内结合时，即使 GABA 完全占据了受体，氯离子也不能通过通道。

4. 功能性拮抗作用（functional antagonism）：拮抗药可能作用于完全不相关的受体，引发与激动药功能相反的效应。一个典型的例子是肾上腺素对组胺引起的支气管收缩的功能性拮抗。组胺与支气管平滑肌上的 $H_1$ 组胺受体结合，引起支气管收缩。肾上腺素是支气管平滑肌上 $\beta_2$ 肾上腺素能受体激动药，可松弛支气管平滑肌，这种功能性拮抗也称为“生理拮抗”（physiologic antagonism）。

## V. 质反应量效关系

另一个重要的量效关系是质反应量效关系（quantal dose-response relationship，也称为“剂量-质反应关系”），即药物的剂量与对药物有响应的人群比例之间的关系。这一反应被称为质反应（quantal response），因为对任何个体而言，这种效应要么发生，要么不发生。通过指定一个预先确定的水平作为响应发生或不发生的点，可以将量反应（graded response）转换为质反应。例如，可以确定抗高血压药物阿替洛尔（atenolol）在患者中的质反应量效关系，阳性反应是指舒张压下降至少 5mmHg。质反应量效关系对于确定大多数群体对剂量的反应是非常实用的。其形状类似于对数量效关系曲线，而 $ED_{50}$ 是半数群体产生治疗反应时的药物剂量。

### A. 治疗指数

药物的治疗指数（therapeutic index，TI）是指在半数群体中产生毒性反应的剂量（$TD_{50}$）与半数群体中产生临床期望或有效反应的剂量（$ED_{50}$）之间的比值：

$$TI = TD_{50}/ED_{50}$$

TI 可用于度量一种药物的安全性，因为较大的 TI 值表示有效剂量和有毒剂量之间存在较大的差距。

### B. 治疗指数的临床实用性

药物的 TI 是通过药物试验和积累的临床经验来确定的。这些数据通常反映了有效剂量范围与毒性剂量范围之间的差异，但有时两者的范围会有部分重叠。虽然大多数药物需要较高的 TI 值，但部分治疗指数较低的药物也有可能被用于治疗某些严重的疾病。在这些病例中，发生不良反应的风险小于不治疗所引发的风险。图 2.14 显示了人体对华法林（warfarin，一种低 TI 的口服抗凝剂）和青霉素（penicillin，一种高 TI 的抗菌药物）的响应曲线。

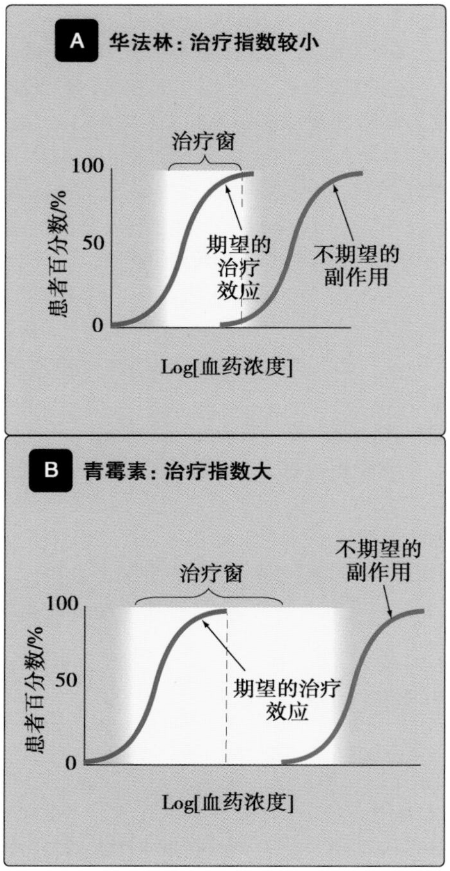
A 华法林：治疗指数较小
治疗窗
100
50
0
患者百分数/%
期望的治疗效应
不期望的副作用
Log[血药浓度]
B 青霉素：治疗指数大
治疗窗
不期望的副作用
100
50
0
患者百分数/%
期望的治疗效应
Log[血药浓度]

图 2.14 对华法林和青霉素血浆水平具有响应的患者的累积百分比

1. 华法林（一种 TI 较小的药物）：随着华法林剂量的增加，在更大比例的患者中产生药效[对于这种药物期望的反应是国际标准化比率（international normalized ratio，INR）的 2～3 倍]，直至最终在所有患者中产生药效（图 2.14A）。然而，较高剂量的华法林，会导致一部分患者在抗凝的同时引发出血副作用。对于低 TI 的药物（即剂量至关重要的药物），其生物利用度会极大地改变治疗效果（参见第 1 章）。

2. 青霉素（一种 TI 较大的药物）：对于青霉素（图 2.14B）这一常见的药物，如果剂量超过了达到预期反应所需的最低剂量，也没有产生明显副作用的风险，因此是较为安全的。在这种情况下，生物利用度不会极大地改变治疗或临床效果。

（徐盛涛，白仁仁）

## 思考题

扫描二维码

获取思考题

# 第二单元
# 自主神经系统药物

# 第3章　自主神经系统

## Ⅰ. 概述

自主神经系统(autonomic nervous system,ANS)与内分泌系统共同调节身体的功能。内分泌系统通过改变血液激素水平向目标组织递送信号。相比之下,自主神经系统通过神经纤维将电脉冲快速传递至能响应特定神经介质的效应细胞而发挥作用。通过模仿或改变 ANS 功能而发挥主要疗效的药物称为自主神经系统药物(autonomic drug),将在后续四章中进行讨论。自主神经系统药物的作用方式是激活 ANS 或阻滞自主神经的活动。本章将概述 ANS 的基础生理学,并描述神经递质在介导细胞外事件和细胞内化学反应间的作用。

## Ⅱ. 神经系统简介

根据解剖学结构,神经系统可分为两部分:中枢神经系统(central nervous system,CNS),由大脑和脊髓组成;外周神经系统(peripheral nervous system),由位于大脑和脊髓外的神经元组成,即任何传入或传出 CNS 的神经(图 3.1)。外周神经系统又分为传入神经系统和传出神经系统。传出神经元将信号从大脑和脊髓传递至外周组织,而传入神经元则将信号从外周传递至 CNS。传入神经元通过反射弧(reflex arcs)或介导反射动作的神经通路提供感观输入,从而调节传出神经的功能。

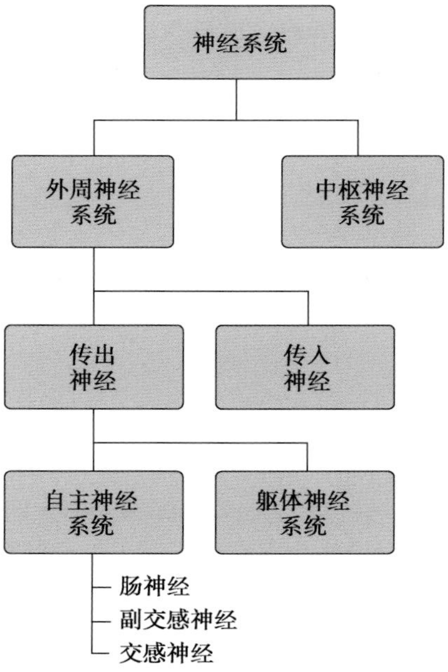

神经系统
外周神经系统
中枢神经系统
传出神经
传入神经
自主神经系统
躯体神经系统
肠神经
副交感神经
交感神经


图 3.1　神经系统的组成

### A. 神经系统的功能划分

外周神经系统的传出神经可进一步被划分为两个主要的功能部分:躯体神经系统(somatic nervous system)和自主神经系统(ANS)(图 3.1)。躯体传出神经元(somatic efferent neuron)参与功能的自主调控,如运动所必需的骨骼肌收缩。相反,ANS 无需大脑有意识地参与即可调节人体日常所必需的关键功能。由于 ANS 不受意识支配的性质和功能,因此也被称为内脏神经系统(visceral nervous system)、自主神经系统(vegetative nervous system)或无意识神经系统(involuntary nervous system)。其由支配内脏平滑肌、心肌、脉管系统和外分泌腺的传出神经元组成,从而控制消化、心输出量、血流量和腺体分泌。

### B. 自主神经系统(ANS)的解剖学特征

1. 传出神经元:ANS 通过两种类型的传出神经元将神经冲动从 CNS 传递至效应器官:节前神经元(preganglionic neuron)和节后神经元(postganglionic neuron)(图 3.2)。节前神经元的细胞体位于 CNS,节前神经元始于脑干或脊髓,在神经节(ganglia,外周神经系统中神经细胞主体的聚合体)中形成突触连接。神经节在节前神经元和第二级神经细胞(节后神经元)之间起到“中继站”的作用。节后神经元的细胞体起源于神经节,终止于效应器官,如内脏平滑肌、心肌和外分泌腺等,其通常无髓鞘。

2. 传入神经元:ANS 的传入神经元(纤维)在该系统的反射调节(如感知颈动脉窦和主动脉弓的血压)中,以及在向 CNS 发出信号以影响系统的传出分支响应时,发挥着重要的作用。

3. 交感神经元:ANS 的传出神经系统分为交感神经系统(sympathetic nervous system)、副交感神经系统(parasympathetic nervous system)和肠神经系统(enteric nervous sys-

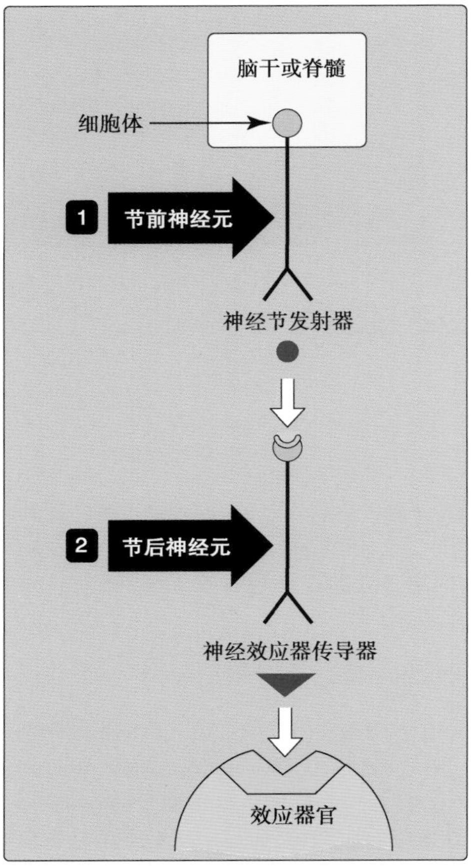
脑干或脊髓
细胞体
1 节前神经元
神经节发射器
2 节后神经元
神经效应器传导器
效应器官

图 3.2 自主神经系统的传出神经元

tem)(图 3.1)。解剖学上,交感神经元和副交感神经元起源于 CNS,从两个不同的脊髓区段开始出现(图 3.3)。交感神经系统的节前神经元来自脊髓的胸段和腰段($T_1$ ~ $L_2$),随后,其在与脊髓平行的邻近两侧,以两条绳状神经节链的形式形成突触。节前神经元较节后神经元短。节后神经元的轴突从神经节延伸到其支配和调节的组织(参见第 6 章)。在大多数情况下,交感神经系统的节前神经末梢高度分叉,使一个节前神经元与多个节后神经元相互作用,这样可以同时激活多个效应器官。(注:肾上腺髓质像交感神经节一样,接受来自交感系统的节前神经纤维。肾上腺髓质在神经节神经递质乙酰胆碱的刺激下,分泌肾上腺素和少量去甲肾上腺素,并直接进入血液。)

4. 副交感神经元:副交感神经节前纤维起源于以下几对脑神经:第Ⅲ对(动眼神经)、第Ⅶ对(面部神经)、第Ⅸ对(舌咽神经)和第Ⅹ对(迷走神经),以及位于效应器上或其附近的神经节突触和脊髓的骶区($S_2$ ~ $S_4$)。(注:迷走神经占副交感神经节前纤维的 90%。来自该神经的节后神经元支配着胸腔和腹腔中的大多数器官。)因此,与交感神经系统相反,副交感神经节前纤维较长,而节后纤维较短,神经节靠近其支配的器官或位于该器官内。在大多数情况下,节前神经元和节后神经元之间存在着一对一的连接关系,从而使该系统对刺激产生独立的响应。

5. 肠神经元:肠神经系统是 ANS 的第三部分。它是若干神经纤维的集合体,可支配胃肠道(gastrointestinal,GI)、胰腺和胆囊,并且构成"肠脑"(brain of the gut)。该系统独立于 CNS 而发挥作用,控制 GI 的运动、外分泌和内分泌,并调节其微循环。该系统受交感神经系统和副交感神经系统的综合调节。

### C. 交感神经系统的功能

尽管交感神经能持续保持一定程度的活跃(如维持血管床的张力),但其能在应激条件下(如创伤、恐惧、低血糖、寒冷和运动)做出响应并进行调节(图 3.4)。

1. 刺激交感神经的效应:交感神经刺激的效果是心率增加、血压升高、调动能量存储、增加骨骼肌和心脏的血流量,同时使皮肤和内脏器官的血流进行转移,还会导致瞳孔和细支气管扩张(图 3.4)。此外,刺激交感神经还会降低胃肠道蠕动并影响膀胱和性器官的功能。

2. "攻击或逃避"反应:身体在紧急情况下经历的变化称为"攻击或逃避"(fight or flight)反应(图 3.5)。这些应答是由交感神经直接激活效应器官,并刺激肾上腺髓质释放肾上腺素和少量去甲肾上腺素而引起。肾上腺髓质释放的激素直接进入血液并促进含有肾上腺素能受体的效应器官进行应答(参见第 6 章)。交感神经系统趋向于作为一个单元发挥作用,并经常作为一个完整的系统输出信号,如在剧烈运动或应对恐惧时的反应(图 3.5)。该系统参与机体的各项生理活动,其神经节后纤维是以分散形式分布的。尽管这对于生存不是必需的,但对于使身体做好准备以应对不确定的情况和意外刺激却是至关重要的。

### D. 副交感神经系统的功能

副交感神经系统的主要作用是维持机体生理活动的稳态和平衡。由于其能确保像消化、排泄此类基本功能的顺利进行,因此该系统是生命所必需的。副交感神经系统通常起着拮抗或平衡交感神经系统的作用。在"休息和消化"(rest-and-digest)的状态下,副交感神经系统通常占主导作用。与交感神经系统不同,副交感系统从不作为一个完整的系统而发挥作用,否则,会产生大量不良症状,导致机体紊乱,如大小便失禁。事实上支配特定器官(如肠道、心脏或眼)的副交感神经纤维是被单独激活、互不影响的。

### E. 中枢神经系统(CNS)在自主功能调控中的作用

尽管 ANS 是神经调节的一个输出系统,但其仍需要来自外周结构的感知输入以提供有关身体当前状态的信息。这一反馈是由源自内脏和其他自主神经支配的结构传入的电流脉冲所提供的,该信号被继续传导至 CNS 的整合中心,如下丘脑、延髓和脊髓。这些中心再通过 ANS 发出反射传出神经信号,从而对刺激做出相关的反应。

1. 反射弧:大多数传入的冲动会被转化为反射反应。例如,血压下降会导致压力敏感神经元(心脏、腔静脉、主动脉弓和颈动脉窦的压力感受器)向大脑的心血管中枢传入较少的冲

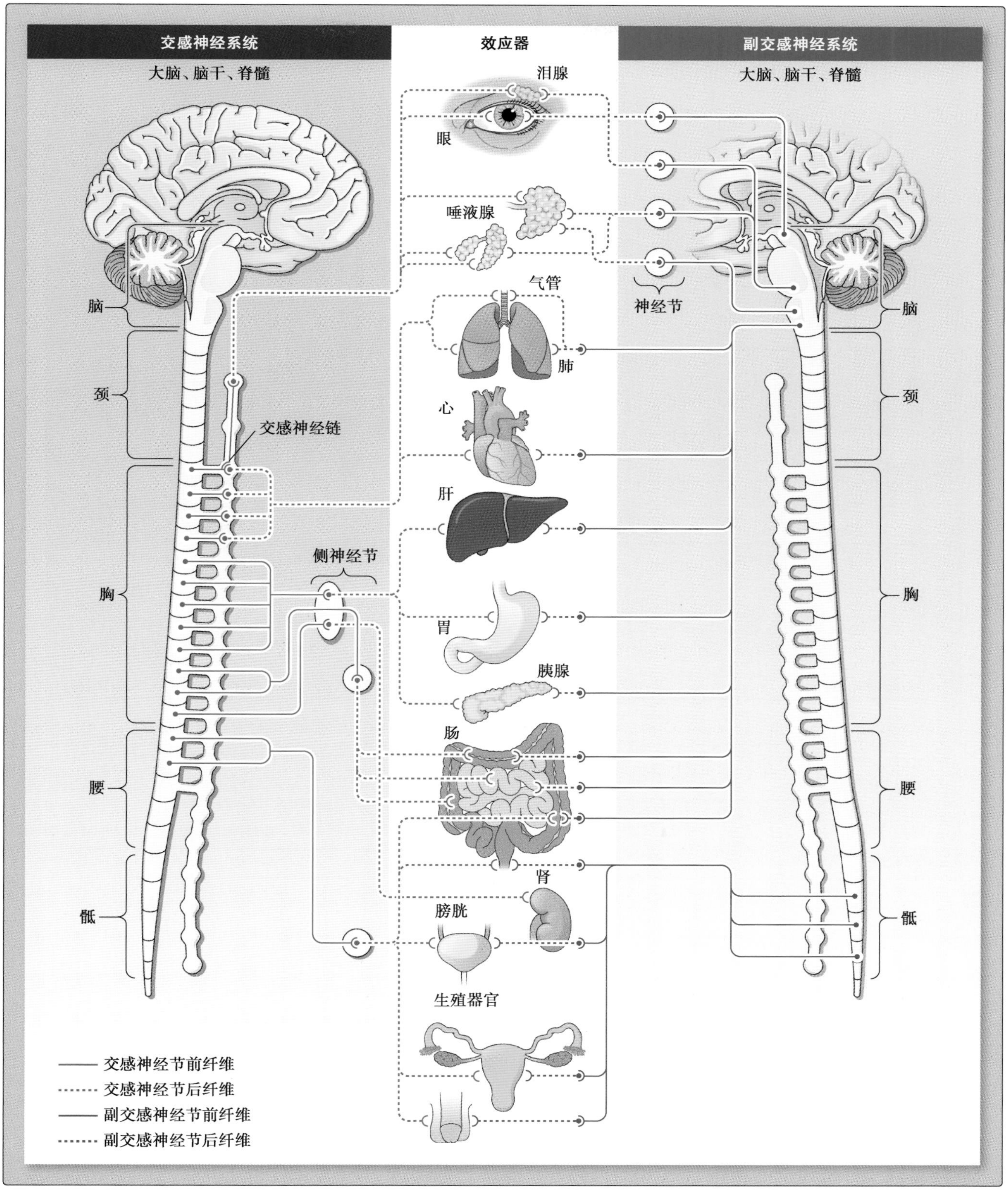
交感神经系统
效应器
副交感神经系统
大脑、脑干、脊髓
大脑、脑干、脊髓
泪腺
眼
唾液腺
气管
肺
神经节
心
交感神经链
肝
侧神经节
胃
胰腺
肠
肾
膀胱
生殖器官
脑
颈
胸
腰
骶
脑
颈
胸
腰
骶
交感神经节前纤维
交感神经节后纤维
副交感神经节前纤维
副交感神经节后纤维

图 3.3 自主神经系统

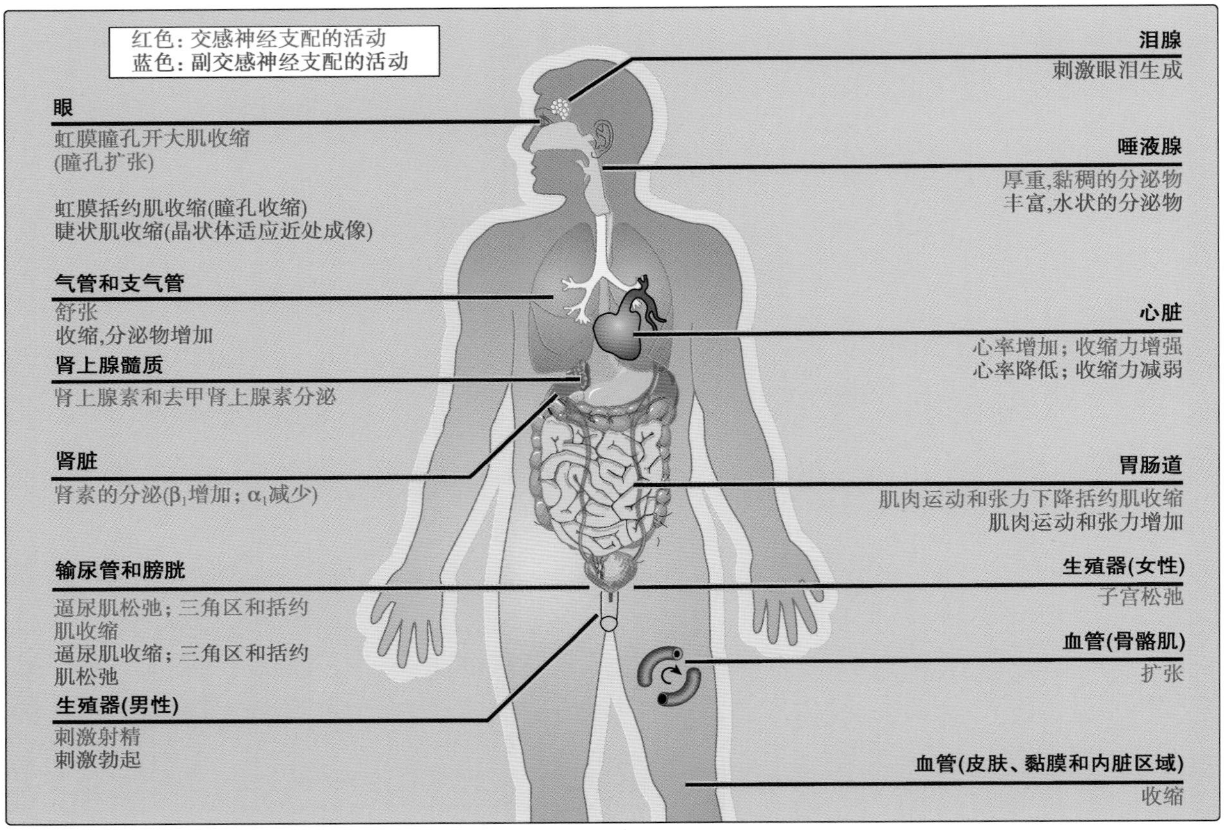
红色：交感神经支配的活动
蓝色：副交感神经支配的活动
眼
虹膜瞳孔开大肌收缩
(瞳孔扩张)
虹膜括约肌收缩(瞳孔收缩)
睫状肌收缩(晶状体适应近处成像)
气管和支气管
舒张
收缩，分泌物增加
肾上腺髓质
肾上腺素和去甲肾上腺素分泌
肾脏
肾素的分泌(β1增加；α1减少)
输尿管和膀胱
逼尿肌松弛；三角区和括约肌收缩
逼尿肌收缩；三角区和括约肌松弛
生殖器(男性)
刺激射精
刺激勃起
泪腺
刺激眼泪生成
唾液腺
厚重，黏稠的分泌物
丰富，水状的分泌物
心脏
心率增加；收缩力增强
心率降低；收缩力减弱
胃肠道
肌肉运动和张力下降括约肌收缩
肌肉运动和张力增加
生殖器(女性)
子宫松弛
血管(骨骼肌)
扩张
血管(皮肤、黏膜和内脏区域)
收缩

图 3.4 交感神经和副交感神经系统对所支配器官的作用

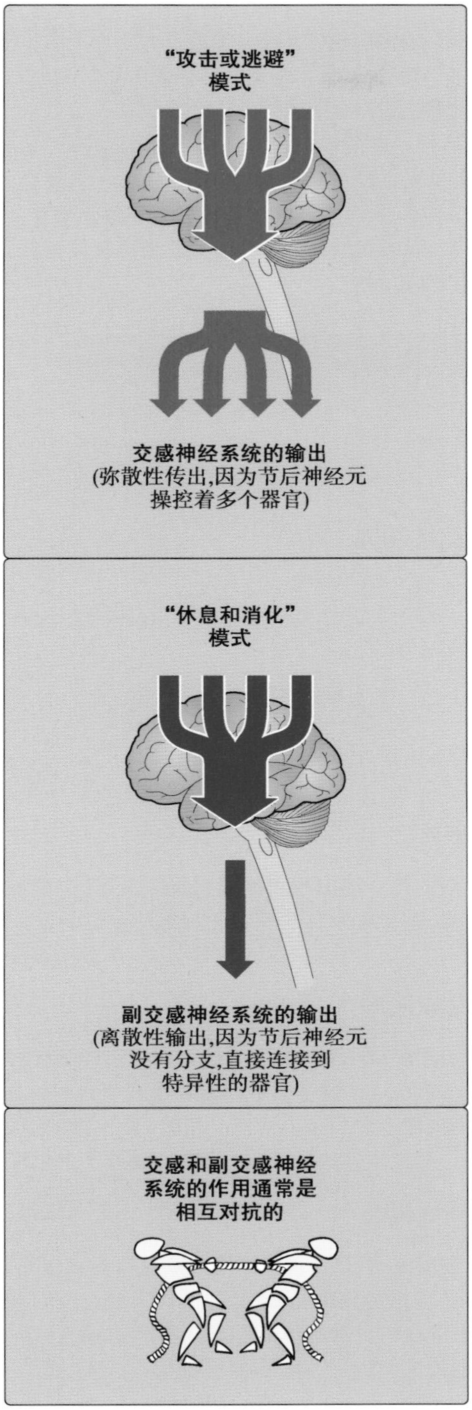
"攻击或逃避"
模式
交感神经系统的输出
(弥散性传出,因为节后神经元
操控着多个器官)
"休息和消化"
模式
副交感神经系统的输出
(离散性输出,因为节后神经元
没有分支,直接连接到
特异性的器官)
交感和副交感神经
系统的作用通常是
相互对抗的

图 3.5　交感神经和副交感神经的效应由不同的刺激来促发

动。这将促使对心脏和脉管系统的交感神经的信号传出增加，以及对心脏副交感神经的信号传出减少，从而产生反射反应，最终导致血压和心率的代偿性上升（图 3.6）。[注：在各种情况下，ANS 的反射弧均包括感受器（传入信号）和效应器（传出信号）。]

2. 情绪与 ANS：引起情绪剧烈波动（如愤怒、恐惧和愉悦）的刺激可影响 ANS 的活动。

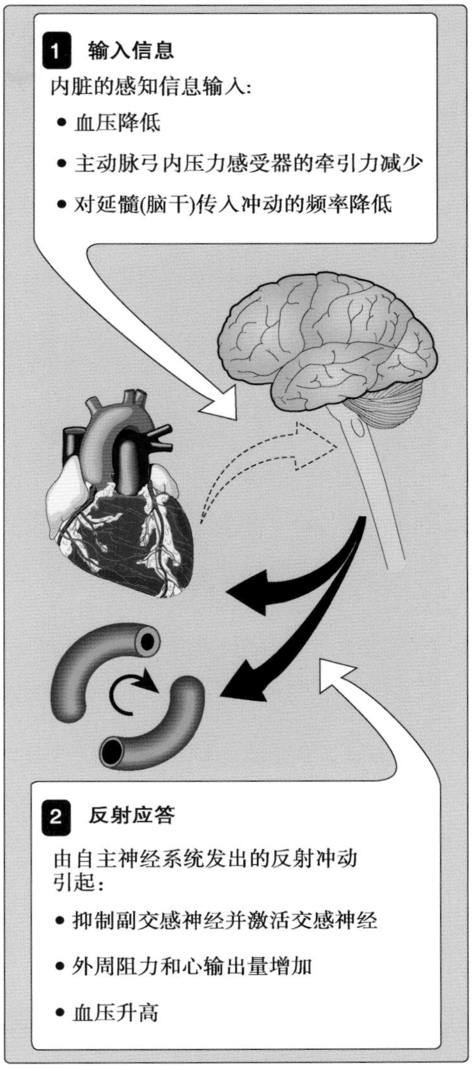
1 输入信息
内脏的感知信息输入:
• 血压降低
• 主动脉弓内压力感受器的牵引力减少
• 对延髓(脑干)传入冲动的频率降低
2 反射应答
由自主神经系统发出的反射冲动
引起:
• 抑制副交感神经并激活交感神经
• 外周阻力和心输出量增加
• 血压升高

图 3.6　压力感受器反射弧对血压降低的反应

## F. 自主神经系统（ANS）的神经支配特点

1. 双重神经支配：大多数器官都由 ANS 的两个系统所同时支配。例如，副交感神经系统中的迷走神经使心率减慢，而交感神经则使心率增加。尽管存在这种双重支配的现象，但在控制特定器官的活动方面，通常还是以一种系统为主导。例如，迷走神经是控制心率的主要因素。器官的双重神经支配是动态的，并通过不断的微调以保持体内各项生理活动的平衡。

2. 交感神经支配：尽管大多数组织受神经系统的双重支配，但某些效应器器官（如肾上腺髓质、肾脏、立毛肌和汗腺）仅由交感神经系统控制。

## G. 躯体神经系统

躯体神经系统的传出过程与 ANS 的不同之处在于，起源于 CNS 的单个有髓鞘的运动神经元直接行进至骨骼肌，而没有经过神经节的中继传递。如前所述，躯体神经系统处于自主控制之下，而 ANS 是非自主的。因此躯体神经系统的响应通常比 ANS 的响应更快。

### H. 交感神经、副交感神经和运动神经之间的差异

神经元在解剖结构上的主要差异导致不同神经系统的功能不同(图 3.7)。交感神经系统分布广泛,几乎支配着体内的所有效应器系统。相比之下,副交感神经系统的分布更为有限。交感神经节前纤维比副交感神经纤维具有更广泛的影响,并且与大量的节后神经纤维形成神经突触。这种类型的结构允许交感神经系统的弥散性放电。副交感神经系统则大部分被局限为一对一的相互作用,神经节也靠近它们所支配的器官或位于器官内。这限制了副交感神经系统的神经分支的数量。[注:一个明显的例外位于肌间神经丛(胃肠道的主要传入神经),其一个节前神经元可与 8 000 根或更多的节后纤维发生相互作用。]副交感神经系统的解剖学排布导致了该部分独特的功能。躯体神经系统支配骨骼肌。躯体运动神经元轴突高度分支,每个分支支配一条肌肉纤维。因此,一个躯体运动神经元可以支配 100 条肌肉纤维。这种分布导致运动单元的形成。神经节的缺乏和运动神经髓鞘的生成使得躯体神经系统能够快速对刺激作出响应。

| | 交感神经 | 副交感神经 |
|---|---|---|
| 分布部位 | 脊髓的胸段和腰段(胸腰段) | 大脑和脊髓骶段(颅骶) |
| 纤维长度 | 节前纤维短<br>节后纤维长 | 节前纤维长<br>节后纤维短 |
| 神经节位置 | 脊髓附近 | 效应器官内或附近 |
| 节前纤维分支 | 大量 | 较小 |
| 分布 | 广泛 | 局限 |
| 应答类型 | 弥散型 | 离散型 |

图 3.7 交感神经和副交感神经系统的特点

## Ⅲ. 细胞间的化学信号转导

ANS 中的神经传递是细胞间化学信号转导的一个实例。除神经传递外,其他类型的化学信号还包括激素的分泌和局部介质的释放(图 3.8)。

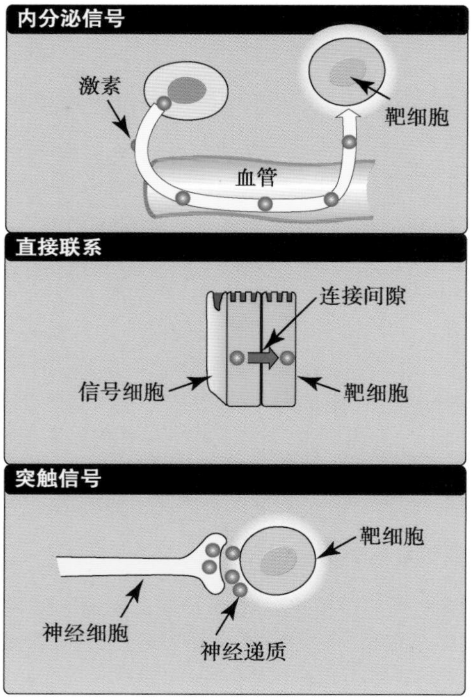
内分泌信号
激素
靶细胞
血管
直接联系
连接间隙
信号细胞
靶细胞
突触信号
靶细胞
神经细胞
神经递质

图 3.8 细胞之间传递调节信号的常见机制

### A. 激素

由专门的内分泌细胞将激素(hormone)分泌到血液中,并运送至全身,进而对分布广泛的靶细胞产生影响(参见第 23~26 章)。

### B. 局部介质

大多数细胞会在周围环境中分泌对局部细胞发挥作用的化学物质。由于这些化学信号可被迅速破坏或消除,因此其不会进入血液,也不会分布至全身。组胺(参见第 37 章)和前列腺素就是局部介质(local mediator)的典型例子。

### C. 神经递质

神经细胞之间,以及神经细胞与效应器器官之间的通信是通过从神经末梢释放的特定化学信号[神经递质(neurotransmitter)]来进行的。当动作电位到达神经末梢,神经递质被释放,触发去极化。

细胞内钙离子的增加引起突触囊泡与突触前膜的融合并释放其内容物。神经递质迅速扩散穿过神经元之间的突触间隙及空间,并与相关突触后靶细胞上的特定受体相结合。

1. 膜受体:所有的神经递质,以及大多数激素和局部介质,都过于亲水,以至无法穿透靶细胞膜上的磷脂双分子层。因此,它们的信号是通过与靶器官细胞表面的特定受体结合来介导的。[注:受体被定义为一种物质的识别位点,具有结合特异性,并参与最终引起生物响应的过程。大多数受体是蛋白质(参见第 2 章)]。

2. 神经递质的类型:虽然在神经系统中已经发现了超过 50 种的信号分子,但只有去甲肾上腺素(以及与其密切相关的

肾上腺素)、乙酰胆碱、多巴胺、5-羟色胺、组胺、谷氨酸和γ-氨基丁酸等物质才是药物开发的最常见靶点。每一种化学信号都与特定的受体家族结合。乙酰胆碱和去甲肾上腺素是ANS中的主要化学信号,而在CNS中则有多种神经递质在发挥作用。

3. 乙酰胆碱:根据释放的神经递质的类型,自主神经纤维可分为两类。如果信号传递是由乙酰胆碱介导的,则神经元被称为胆碱能神经元(cholinergic neuron)(参见图3.9和第4、5章)。在交感神经和副交感神经系统中,乙酰胆碱介导的神经冲动通过自主神经节进行传递。乙酰胆碱还是肾上腺髓质中的神经递质。从自主神经节后神经元到副交感神经系统和少数交感系统效应器官的信号传递也涉及乙酰胆碱的释放。在躯体神经系统中,神经-肌肉接头[神经纤维和随意肌(voluntary muscle)的连接处]的信号传递也是由胆碱能介导的(图3.9)。

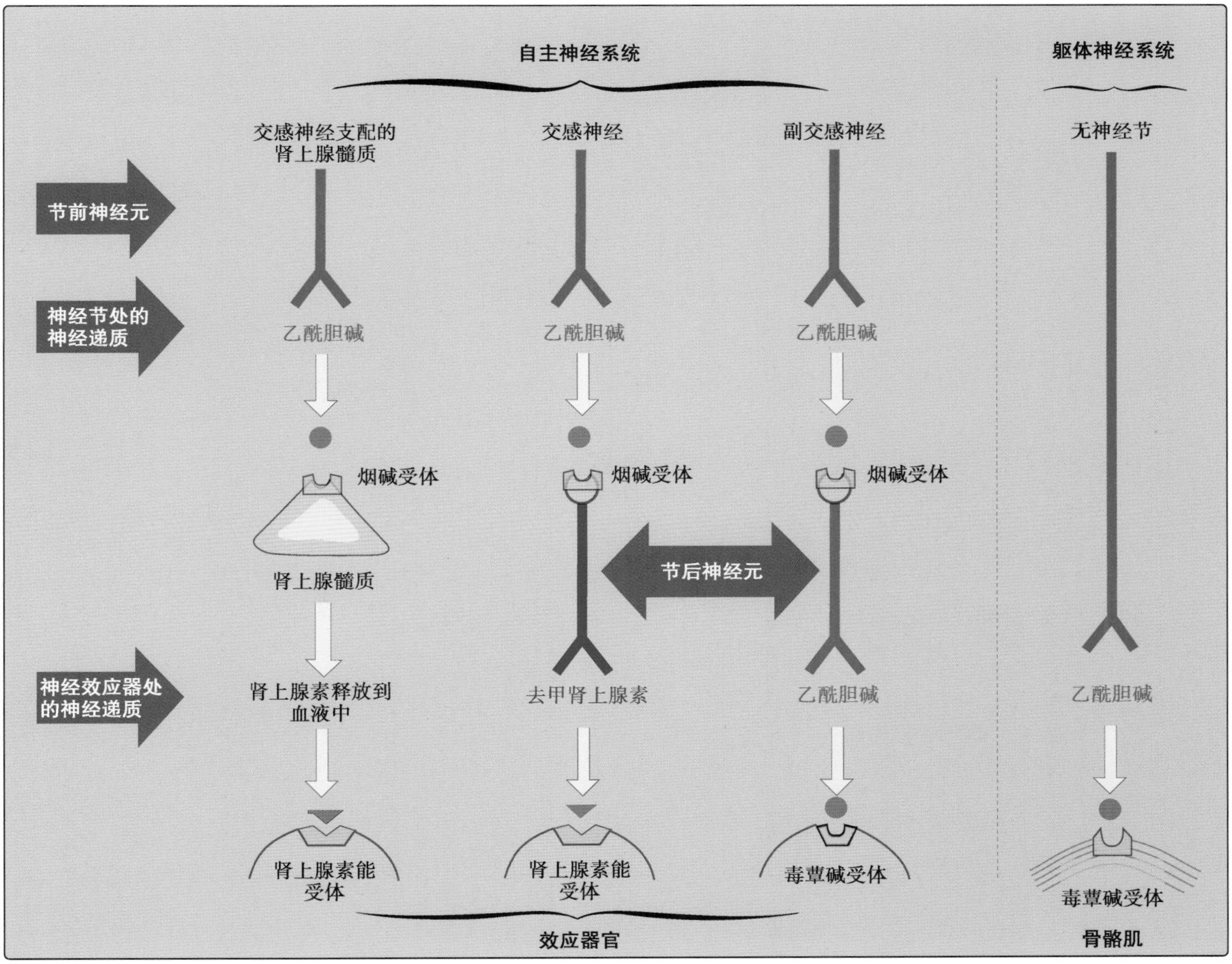
自主神经系统
躯体神经系统
交感神经支配的
肾上腺髓质
交感神经
副交感神经
无神经节
节前神经元
神经节处的
神经递质
乙酰胆碱
乙酰胆碱
乙酰胆碱
烟碱受体
烟碱受体
烟碱受体
肾上腺髓质
节后神经元
神经效应器处
的神经递质
肾上腺素释放到
血液中
去甲肾上腺素
乙酰胆碱
乙酰胆碱
肾上腺素能
受体
肾上腺素能
受体
毒蕈碱受体
毒蕈碱受体
效应器官
骨骼肌

图3.9　自主神经和躯体神经系统中释放的神经递质、受体类型和神经元类型总结。胆碱能神经元以红色表示,肾上腺素能神经元以蓝色表示。[注:本示意图未显示副交感神经节靠近或位于效应器官表面,以及节后纤维通常短于节前纤维的特征。相反地,交感神经系统的神经节靠近脊髓。神经节后纤维很长,允许广泛的分支并支配多个器官系统。这允许交感神经系统作为一个整体放电。]* 80%的肾上腺素和20%的去甲肾上腺素是从肾上腺髓质释放

4. 去甲肾上腺素和肾上腺素:当去甲肾上腺素是神经递质时,该神经元被称为肾上腺素能神经元(adrenergic neuron)(参见图3.9和第6、7章)。在交感神经系统中,去甲肾上腺素介导从自主神经节后神经元到效应器官的神经冲动。肾上腺髓质(非交感神经元)分泌的肾上腺素在效应器官中也发挥了化学信使的作用。(注:一些交感神经纤维,如涉及出汗的交感神经纤维也是胆碱能介导的,为简化图表,图3.9中未标出。)

## Ⅳ. 效应细胞的信号转导

化学信号与受体的结合激活了细胞膜内的酶促过程,最终导致细胞反应,如细胞内蛋白质的磷酸化或离子通道的导电性变化(参见第2章)。神经递质可看作一种信号,而受体可看作是信号的检测器和传感器。根据与之结合的神经递质或激素,ANS效应细胞中的受体可分为肾上腺素能受体和胆碱能受体。肾上腺素和去甲肾上腺素与肾上腺素能受体结合,乙酰胆碱则

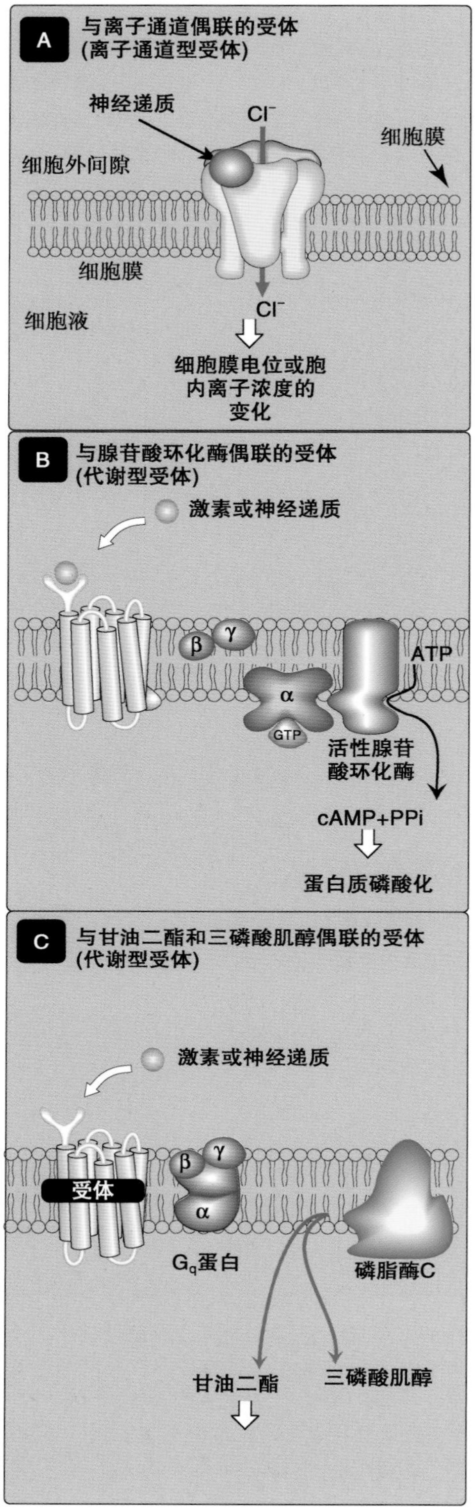
A
与离子通道偶联的受体
(离子通道型受体)
神经递质
Cl⁻
细胞膜
细胞外间隙
细胞膜
Cl⁻
细胞液
细胞膜电位或胞内离子浓度的变化
B
与腺苷酸环化酶偶联的受体
(代谢型受体)
激素或神经递质
β
γ
α
GTP
ATP
活性腺苷酸环化酶
cAMP+PPi
蛋白质磷酸化
C
与甘油二酯和三磷酸肌醇偶联的受体
(代谢型受体)
激素或神经递质
受体
β
γ
α
Gq蛋白
磷脂酶C
甘油二酯
三磷酸肌醇

图 3.10 神经递质结合导致细胞效应的三种机制

与胆碱能受体结合。胆碱能受体进一步分类为烟碱受体（nicotinic receptor）或毒蕈碱受体（muscarinic receptor）。一些受体直接与膜离子通道相连，这些受体被称为离子通道型受体（ionotropic receptor），如骨骼肌细胞中的突触后胆碱能烟碱受体。神经递质与离子通道型受体的结合直接影响离子的渗透性（图 3.10A）。

所有肾上腺素能受体和胆碱能毒蕈碱受体都是 G 蛋白偶联受体［代谢型受体（metabotropic receptor）］。代谢型受体通过激活细胞内的第二信使系统介导配体的作用。公认的两种最常见的第二信使是腺苷酸环化酶系统（adenylyl cyclase system）和钙/磷脂酰肌醇系统（calcium/phosphatidylinositol system）（图 3.10B、C）。

（徐盛涛，白仁仁）

## 思考题

扫描二维码

获取思考题

# 第 4 章　胆碱能受体激动药

## Ⅰ. 概述

根据药物作用的神经元类型，可将影响自主神经系统（autonomic nervous system，ANS）的药物分为两种类型，即胆碱能药物（cholinergic drug）和肾上腺素能药物（adrenergic drug）。本章和下一章中介绍的胆碱能药物作用于可由乙酰胆碱（acetylcholine，ACh）激活的受体，而肾上腺素能药物作用于可由去甲肾上腺素或肾上腺素激活的受体（第 6 和第 7 章）。胆碱能和肾上腺素能药物通过激活或拮抗 ANS 中的相应受体而发挥药效。图 4.1 总结了本章中讨论的主要胆碱能激动药。

| 直接作用药物 |
| --- |
| 乙酰胆碱 (acetylcholine, MIOCHOL-E) |
| 氯贝胆碱 (bethanechol, URECHOLINE) |
| 卡巴胆碱 (carbachol, MIOSTAT, ISOPTO CARBACHOL) |
| 西维美林 (methacholine, EVOXAC) |
| 醋甲胆碱 (nicotine, PROVOCHOLINE) |
| 烟碱 (nicotine, NICORETTE) |
| 毛果芸香碱 (pilocarpine, SALAGEN, ISOPTO CARPINE) |
| **间接作用药物(可逆)** |
| 多奈哌齐 (donepezil, ARICEPT) |
| 依酚氯铵 (edrophonium, ENLON) |
| 加兰他敏 (galantamine, RAZADYNE) |
| 新斯的明 (neostigmine, BLOXIVERZ) |
| 毒扁豆碱 (physostigmine, 仅有通用名) |
| 吡斯的明 (pyridostigmine, MESTINON) |
| 卡巴拉汀 (rivastigmine, EXELON) |
| **间接作用药物(不可逆)** |
| 乙膦硫胆碱 (echothiophate, PHOSPHOLINE IODIDE) |
| **乙酰胆碱酯酶再活化药物** |
| 磷解定 (pralidoxime, PROTOPAM) |

图 4.1　胆碱能激动药物总结

## Ⅱ. 胆碱能神经元

以 ACh 为神经递质的神经包括终止于肾上腺髓质的节前纤维、自主神经节（包括副交感神经和交感神经）和副交感神经节后纤维（图 4.2）。汗腺的交感神经节后部分也以 ACh 作为神经递质。此外，胆碱能神经元支配着运动系统的肌肉组织，同时在中枢神经系统（central nervous system，CNS）中也发挥着重要的作用。

### A. 胆碱能神经元的神经传递

胆碱能神经元的神经传递过程包括六个连续的步骤：①ACh 的合成；②储存；③释放；④ACh 与受体的结合；⑤突触间隙（synaptic cleft，神经末梢与相邻神经或效应器官上受体间的空隙）中 ACh 的降解；⑥胆碱（choline）的再循环（图 4.3）。

1. 乙酰胆碱的合成：胆碱通过能量依赖的载体系统从细胞外液被转运至胆碱能神经元的细胞质中。该转运体协同转运钠离子，并且可被密胆碱（hemicholinium）抑制。（注：胆碱含有四价氮结构，带有永久性正电荷，因此不能透过膜结构。）胆碱的摄取是 ACh 合成中的限速步骤。在胞质中，胆碱乙酰转移酶（choline acetyltransferase）可催化胆碱与乙酰辅酶 A（acetyl coenzyme A，乙酰 CoA）酯化生成 ACh。

2. 乙酰胆碱在囊泡中的储存：ACh 通过主动转运过程被包装并储存于突触前神经元的囊泡中。成熟的囊泡中不仅含有 ACh，还包含三磷酸腺苷（adenosine triphosphate，ATP）和蛋白聚糖（proteoglycan）。自主神经元神经递质的共同传递是普遍存在的，这意味着大多数突触囊泡中包含主要的神经递质（此处为 ACh）和共转递质（cotransmitter，此处为 ATP），可增强或减弱主要神经递质的作用。

3. 乙酰胆碱的释放：当电压敏感型钠离子通道传递的动作电位到达神经末梢时，突触前膜上的电压敏感型钙离子通道打开，导致细胞内钙离子浓度增加。钙离子水平升高促进突触囊泡与细胞膜的融合，并将囊泡内物质释放至突触间隙。这种释放可被肉毒毒素（botulinum toxin）所抑制。相反，黑寡妇蜘蛛毒液中的毒素会导致所有储存于突触囊泡中的 ACh 排空至突触间隙中。

4. 乙酰胆碱与受体结合：从突触囊泡中释放的 ACh 通过扩散穿过突触间隙，并与靶细胞上的突触后受体、释放 ACh 的神经元膜上的突触前受体或其他特定的突触前受体结合。效应器官表面的突触后胆碱能受体分为两类：毒蕈碱受体（muscarinic receptor）和烟碱受体（nicotinic receptor）（图 4.2）。与受体的结合将导致细胞内的生物反应，如由第二信使分子介导的神经节后纤维中神经冲动的启动或效应细胞中特定酶的激活。

5. 乙酰胆碱的降解：由于乙酰胆碱酯酶（acetylcholinesterase，AChE）可将突触间隙中的 ACh 裂解为胆碱和乙酸，因此细胞连接后效应位点的信号能被迅速终止。

6. 胆碱的再循环：胆碱可被钠偶联的高亲和力摄取系统所捕获，该系统将胆碱分子运送回神经元，并在此将其乙酰化为 ACh。

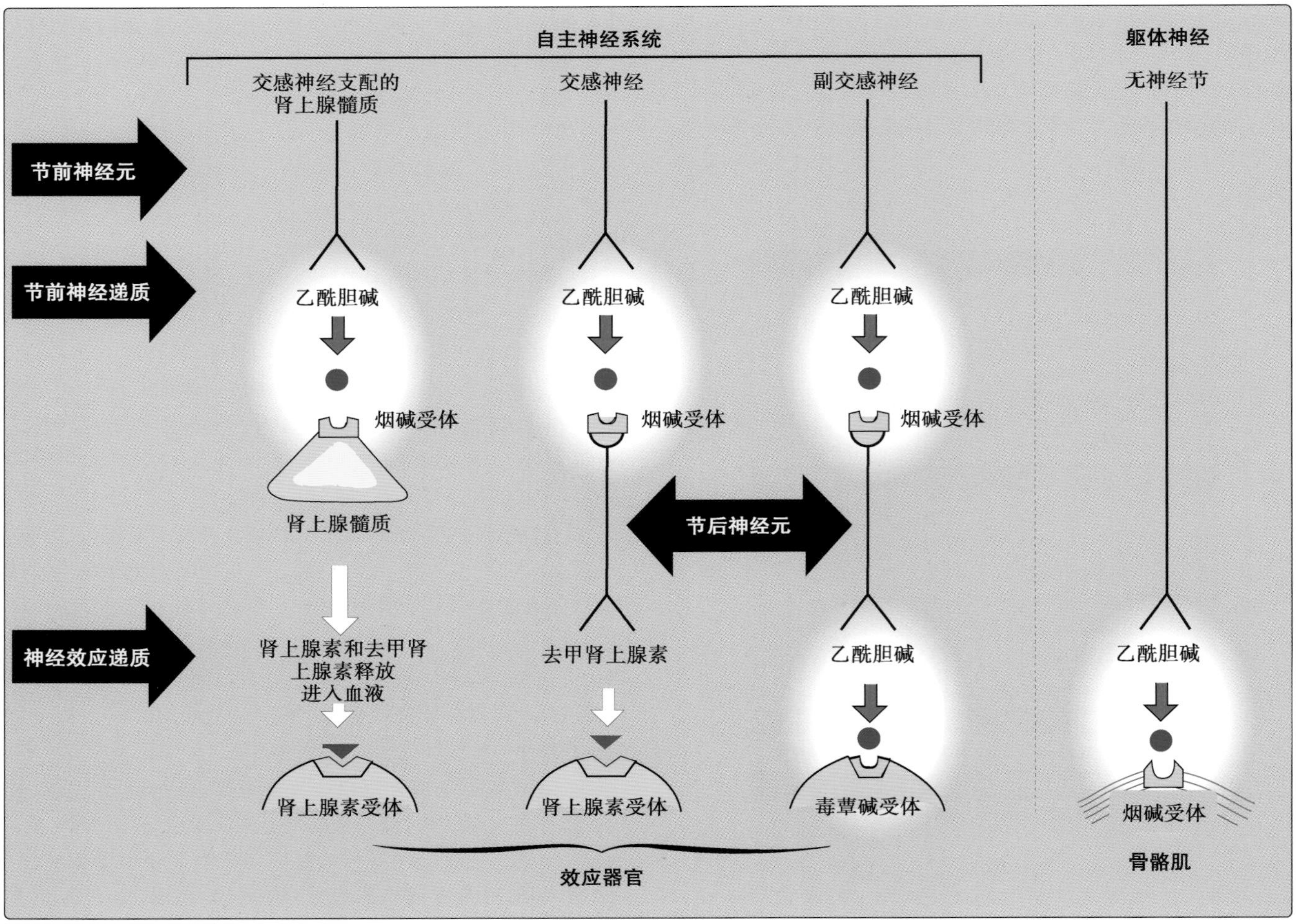
自主神经系统
躯体神经
交感神经支配的
肾上腺髓质
交感神经
副交感神经
无神经节
节前神经元
节前神经递质
乙酰胆碱
乙酰胆碱
乙酰胆碱
烟碱受体
烟碱受体
烟碱受体
肾上腺髓质
节后神经元
神经效应递质
肾上腺素和去甲肾
上腺素释放
进入血液
去甲肾上腺素
乙酰胆碱
乙酰胆碱
肾上腺素受体
肾上腺素受体
毒蕈碱受体
烟碱受体
骨骼肌
效应器官

图 4.2 胆碱能激动药在自主神经系统和躯体神经系统中的作用位点

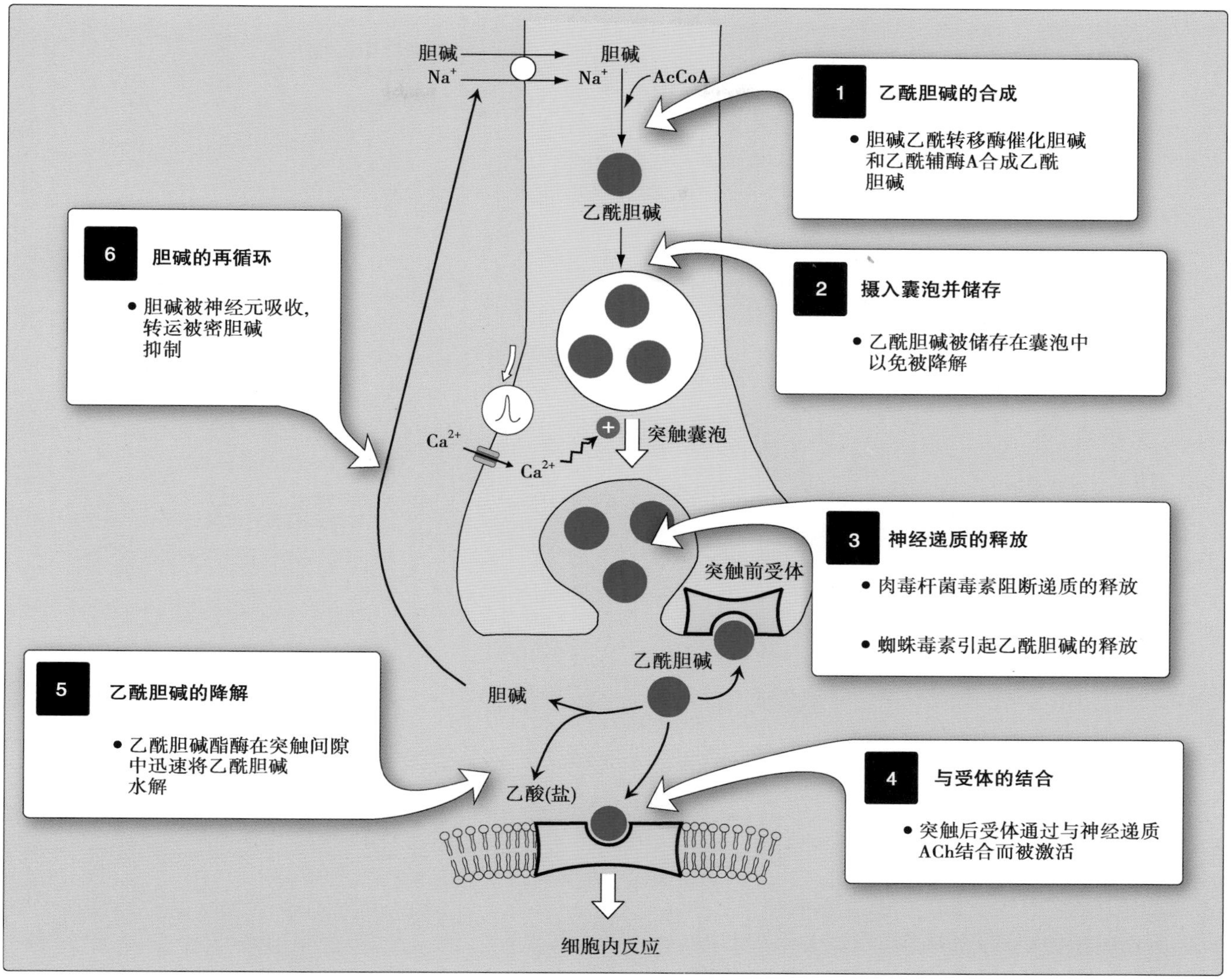
胆碱
Na+
胆碱
Na+
AcCoA
1 乙酰胆碱的合成
• 胆碱乙酰转移酶催化胆碱和乙酰辅酶A合成乙酰胆碱
乙酰胆碱
2 摄入囊泡并储存
• 乙酰胆碱被储存在囊泡中以免被降解
6 胆碱的再循环
• 胆碱被神经元吸收，转运被密胆碱抑制
Ca2+
Ca2+
突触囊泡
3 神经递质的释放
• 肉毒杆菌毒素阻断递质的释放
• 蜘蛛毒素引起乙酰胆碱的释放
突触前受体
乙酰胆碱
胆碱
5 乙酰胆碱的降解
• 乙酰胆碱酯酶在突触间隙中迅速将乙酰胆碱水解
乙酸(盐)
4 与受体的结合
• 突触后受体通过与神经递质ACh结合而被激活
细胞内反应

图 4.3　胆碱能神经元中乙酰胆碱的合成与释放

## Ⅲ. 胆碱能受体

作为两类胆碱能受体，毒蕈碱受体和烟碱受体之间的区别在于其对具有拟 ACh 作用药物（拟胆碱药，cholinomimetic agents）的亲和力有所不同。

### A. 毒蕈碱受体

毒蕈碱受体属于 G 蛋白偶联受体（代谢型受体）。这些受体除了可与 ACh 结合，还能识别毒蕈碱——某些毒蘑菇中的一种生物碱。相比之下，毒蕈碱受体与烟碱（在烟草和其他植物中发现的生物碱）的亲和力很弱（图 4.4A）。毒蕈碱受体包含五个亚型，但目前只有 $M_1$、$M_2$ 和 $M_3$ 受体的药理学功能被探明。

1. 毒蕈碱受体的分布：毒蕈碱受体存在于自主性效应器官上，如心脏、平滑肌、大脑和外分泌腺。在神经元中发现了所有五种亚型的受体，在胃壁细胞中发现了 $M_1$ 受体，在心肌细胞和平滑肌中发现了 $M_2$ 受体，并在膀胱、外分泌腺和平滑肌中发现了 $M_3$ 受体。（注：具有毒蕈碱作用的药物会优先激活这些组织中的毒蕈碱受体，但在高浓度时，也可能对烟碱受体发挥一定的活性。）

2. 乙酰胆碱信号的转导机制：ACh 占据受体后产生的信号可由多种不同机制的分子进行转导。例如，当 $M_1$ 或 $M_3$ 受体被激活时，该受体经历构象变化并与可激活磷脂酶 C（phospholipase C）的 G 蛋白发生相互作用，最终导致第二信使的产生：肌醇-1,4,5-三磷酸（inositol-1,4,5-trisphosphate，$IP_3$）和二酰甘油（diacylglycerol，DAG）。$IP_3$ 可引起细胞内钙离子水平的增加，而钙离子可以与某些酶发生相互作用并激活或抑制酶的活性，或引起超极化，以及诱导分泌或收缩作用。DAG 可激活蛋白激酶 C（protein kinase C），一种可磷酸化细胞内多种蛋白质的酶。相反，心肌上 $M_2$ 受体的激活进一步激活了可抑制腺苷酸环化酶（adenylyl cyclase）并增加钾离子电导的 G 蛋白，导致心率和心肌收缩力降低。

3. 毒蕈碱激动药：毛果芸香碱（pilocarpine）是用于治疗口干症和青光眼的非选择性毒蕈碱激动药。目前正在尝试开发针对特定亚型受体的毒蕈碱受体激动药。

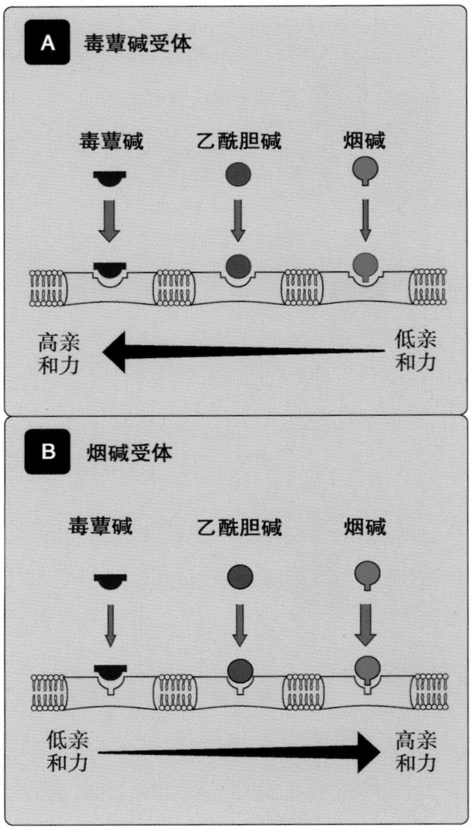
A 毒蕈碱受体
毒蕈碱
乙酰胆碱
烟碱
高亲和力
低亲和力
B 烟碱受体
毒蕈碱
乙酰胆碱
烟碱
低亲和力
高亲和力

图 4.4 胆碱能受体的类型

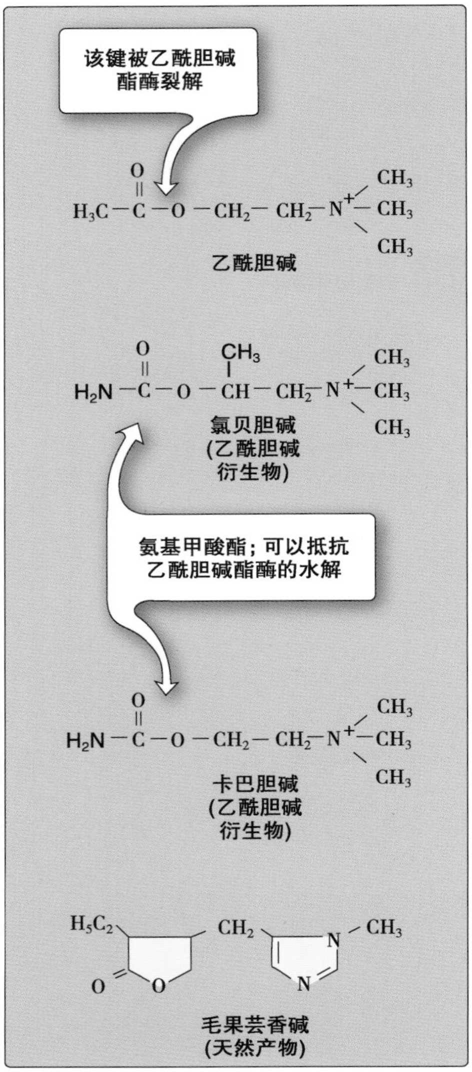
该键被乙酰胆碱酯酶裂解
乙酰胆碱
氯贝胆碱
(乙酰胆碱衍生物)
氨基甲酸酯；可以抵抗乙酰胆碱酯酶的水解
卡巴胆碱
(乙酰胆碱衍生物)
毛果芸香碱
(天然产物)

图 4.5 几种胆碱能激动药的结构比较

### B. 烟碱受体

烟碱受体除了能与 ACh 结合外，还能识别尼古丁(nicotine)，但对毒蕈碱的亲和力很弱(图 4.4B)。烟碱受体由五个亚基组成，发挥着配体门控离子通道(离子型受体)的功能。烟碱受体在结合了两个 ACh 分子之后会引起构象的变化，从而允许钠离子进入，并导致效应细胞的去极化。低浓度的尼古丁可激活烟碱受体，而高浓度的尼古丁则会拮抗该受体。烟碱受体位于 CNS、肾上腺髓质、自主神经节和骨骼肌的神经肌肉接头(neuromuscular junction，NMJ)。在 NMJ 处存在两种类型的烟碱受体：$N_N$ 和 $N_M$。自主神经节的烟碱受体与 NMJ 的烟碱受体不同。例如，神经节细胞受体可被美卡拉明(mecamylamine)选择性拮抗，而 NMJ 受体则可被阿曲库铵(atracurium)特异性拮抗。

## Ⅳ. 直接作用的胆碱能激动药

胆碱能激动药通过直接与胆碱受体(毒蕈碱受体和烟碱受体)结合来模拟 ACh 的作用。这些激动药大致可以分为两类：①胆碱酯类药物，包括内源性的 ACh 和人工合成的胆碱酯，如卡巴胆碱(carbachol)和氯贝胆碱(bethanechol)；②天然生物碱，如烟碱和毛果芸香碱(图 4.5)。所有直接作用胆碱能药物的作用时间均比 ACh 长。在治疗上更有价值的药物(毛果芸香碱和氯贝胆碱)优先与毒蕈碱受体结合，有时也被称为毒蕈碱类药物。然而，这类直接作用的激动药几乎都没有特异性，这大大限制了其在临床上的应用。

### A. 乙酰胆碱

ACh 是一种不能透过生物膜的季铵盐类化合物。虽然 ACh 为副交感神经、躯体神经和自主神经节的神经递质，但由于其作用的多样性(导致弥散性的作用)，以及胆碱酯酶催化而引起的快速水解失活，导致其缺乏治疗价值。ACh 既有毒蕈碱活性，又有烟碱活性。其药理作用如下：

1. 降低心率和心输出量：ACh 对心脏的作用模拟了迷走神经的激活效果。例如，静脉注射 ACh 会导致心率的短暂下降(心动过缓)和心输出量的短暂下降，这主要是因为窦房结(sinoatrial node，SA node)处的起搏频率降低造成的。(注：在正常情况下，迷走神经兴奋将通过在 SA 结处释放 ACh 而对心脏进行调节。)

2. 降低血压：注射 ACh 可通过间接作用引起血管扩张和血压下降。ACh 通过激活附着于血管平滑肌内皮细胞上的 $M_3$ 受体，促进了精氨酸分解释放一氧化氮(nitric oxide，NO)。NO 随后扩散至血管平滑肌细胞，激活蛋白激酶 G(protein kinase G)，从而通过抑制磷酸二酯酶-3(phosphodiesterase-3)引起超极化和平滑肌松弛。在没有给予胆碱能药物的情况下，血管胆碱能受体不会产生明显的作用，因为 ACh 不可能会被大量释放到血液中。阿托品（atropine）可以拮抗毒蕈碱受体，并抑制 ACh 产生血管舒张作用。

3. 其他功能：在胃肠道（gastrointestinal，GI）中，ACh 可增加唾液分泌，增加胃酸分泌，刺激肠道的分泌和运动。ACh 还能增加细支气管分泌，引起支气管收缩。［注：醋甲胆碱（methacholine）是一种直接作用的胆碱能激动药，由于其具有引起支气管收缩的特性，被用于哮喘的辅助诊断。］在泌尿生殖道，ACh 可增加逼尿肌的张力，促进排尿；在眼部，ACh 可刺激睫状肌收缩以视近物，并引起瞳孔括约肌的收缩，进而导致缩瞳（明显的瞳孔收缩）；在眼科手术中，将 ACh（1% 溶液）滴入眼球前房，可使瞳孔缩小。

### B. 氯贝胆碱

氯贝胆碱是一种未被取代的氨基甲酸酯，结构上与 ACh 类似（图 4.5）。该药是氨基甲酸的酯类衍生物，尽管会被其他酯酶水解而失活，但不会被 AChE 水解。由于其结构中添加了甲基，使其缺乏烟碱活性，但却具有很强的毒蕈碱活性。氯贝胆碱主要作用于膀胱和胃肠道的平滑肌系统，其作用持续时间约为 1 h。

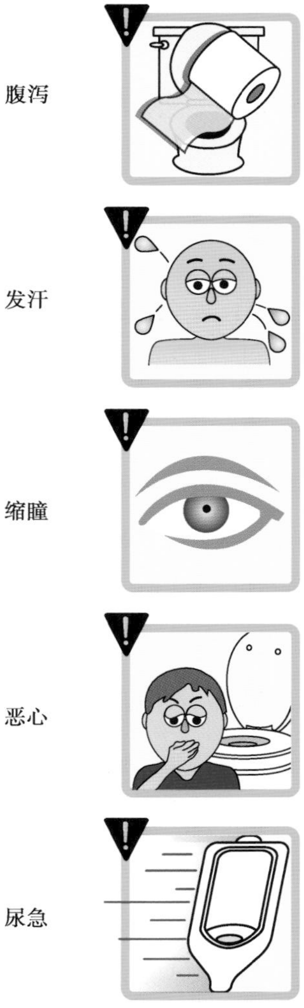
腹泻
发汗
缩瞳
恶心
尿急

图 4.6　胆碱能激动药的常见不良反应

1. 药理作用：氯贝胆碱可直接刺激毒蕈碱受体，导致肠道运动和张力增加。该药还可刺激膀胱的逼尿肌，同时放松三角肌和括约肌进而刺激排尿。

2. 治疗用途：在泌尿外科治疗中，氯贝胆碱被用来刺激无张力的膀胱，特别是在产后或术后导致的非梗阻性尿潴留。该药还可用于治疗神经源性肌无力和巨结肠症。

3. 不良反应：氯贝胆碱可引起全身性胆碱能刺激（图 4.6），伴有出汗、流涎、潮红、血压降低（伴有反射性心动过速）、恶心、腹痛、腹泻和支气管痉挛等副作用。硫酸阿托品可用于克服对该药的严重心血管或支气管收缩不良反应。

### C. 卡巴胆碱（氨甲酰胆碱，carbamylcholine）

卡巴胆碱既具有毒蕈碱样作用，又具有烟碱样作用。和氯贝胆碱一样，卡巴胆碱是氨基甲酸的一种酯类衍生（图 4.5），难以被 AChE 降解，但可被其他酯酶降解，且降解速度很慢。

1. 药理作用：卡巴胆碱因具有神经节刺激活性，因此对心血管系统和胃肠道系统都具有明显影响。该药物可能会先刺激、后抑制这些系统。卡巴胆碱可通过烟碱样作用促使肾上腺髓质释放肾上腺素。眼部局部滴入给药后，可通过模拟 ACh 作用引起缩瞳和调节痉挛，并且使眼部的睫状肌保持持续收缩状态，使视觉固定在某一特定距离内，从而无法对焦（图 4.7）。（注：毒蕈碱拮抗药阿托品对眼部会产生相反的影响。）

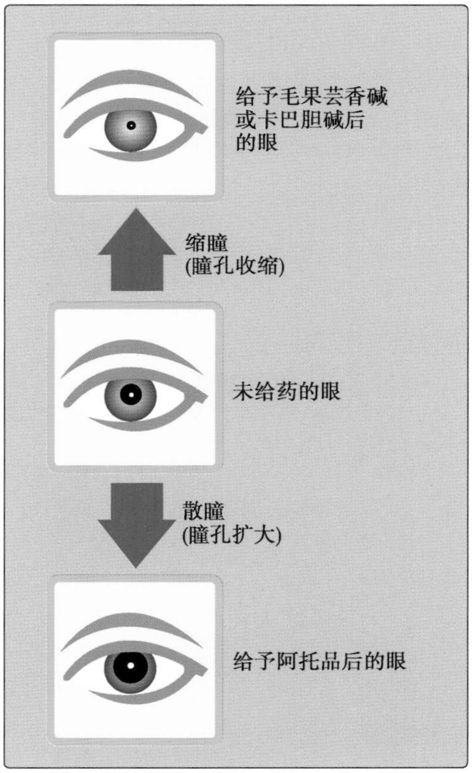
给予毛果芸香碱
或卡巴胆碱后
的眼
缩瞳
(瞳孔收缩)
未给药的眼
散瞳
(瞳孔扩大)
给予阿托品后的眼

图 4.7　毛果芸香碱、卡巴胆碱和阿托品对虹膜和睫状肌的作用

2. 治疗用途：由于药效强、对受体的非选择性和相对较长的作用时间，卡巴胆碱临床上已很少被应用，一般作为眼内用药在眼科手术中用于缩瞳，并在青光眼治疗中用于降低

眼压。

3. 不良反应：由于仅在眼部使用，并且缺乏渗透性（季铵盐），所以该药几乎没有不良反应。

### D. 毛果芸香碱

毛果芸香碱是一种叔胺，对 AChE 水解作用较为耐受（图 4.5）。与 ACh 及其衍生物相比，其药效要小得多，但由于不带电荷，可在治疗剂量下进入 CNS。毛果芸香碱具有毒蕈碱样作用，主要用于眼部治疗。

1. 药理作用：毛果芸香碱局部应用于眼部，会导致快速缩瞳、睫状肌收缩，并用于调节痉挛。毛果芸香碱是最有效的刺激汗液、泪液和唾液等分泌物分泌的药物之一，但由于缺乏选择性，其在该方面的应用一直受到限制。

2. 治疗用途：毛果芸香碱主要用于治疗青光眼，是开角型青光眼和闭角型青光眼紧急降眼压的首选药物。毛果芸香碱在打开巩膜静脉窦周围的小梁网（trabecular meshwork）方面非常有效，由于房水排出增加，导致眼压立即下降。这种作用可在几分钟内出现，并持续 4~8 h，可通过重复给药以维持疗效。[注：局部给药碳酸酐酶（carbonic anhydrase）抑制药，如多唑胺（dorzolamide），或 β 肾上腺素受体拮抗药，如噻吗洛尔（timolol），在青光眼治疗方面是有效的，但并不用于紧急降低眼压。]毛果芸香碱的缩瞳作用也有助于逆转阿托品引起的散瞳。

此外，该药有益于促进头颈部放疗引起的口干症患者分泌唾液。干燥综合征（Sjögren syndrome）的特点是口干、泪液分泌减少，治疗方法是口服毛果芸香碱片剂和西维美林（cevimeline，一种也具有非特异性缺点的胆碱能药物）。

3. 不良反应：毛果芸香碱会导致视力模糊、夜盲和偏头痛。使用该药所产生的中毒反应特点是各种副交感神经效应的放大，包括大量出汗和流涎。这种症状与食用含有毒蕈碱的丝盖伞属（*Inocybe*）蘑菇所产生的症状相似。静脉注射可透过血-脑屏障的阿托品，可用于阻断毛果芸香碱的毒性。

## V. 间接作用的胆碱能激动药：可逆性胆碱酯酶抑制药

AChE 可特异性地将 ACh 裂解为乙酸盐和胆碱，进而终止其作用。AChE 位于神经末梢的突触前膜和突触后膜附近。AChE 抑制药（抗胆碱酯酶药或胆碱酯酶抑制药）可以通过抑制 ACh 降解而间接产生胆碱能作用。这导致了 ACh 在突触间隙中的累积（图 4.8）。因此，此类药物可引起所有胆碱受体的反应，包括自主神经系统中的毒蕈碱受体和烟碱受体，以及神经肌肉接头和大脑内的受体。可逆的胆碱酯酶抑制药可大致分为短效和中效两种。

### A. 依酚氯铵

依酚氯铵（edrophonium）是一种典型的短效 AChE 抑制剂，可与 AChE 活性中心发生可逆性结合，从而抑制 ACh 的水解。依酚氯铵在肾脏中被快速清除，因此作用持续时间很短，只有 10~20 min。该药属于季胺类化合物，作用仅限于外周。依酚氯铵常用于重症肌无力（由 NMJ 处烟碱受体的抗体引起的一种自身免疫性疾病）的诊断。由于烟碱受体被降解，导致可与

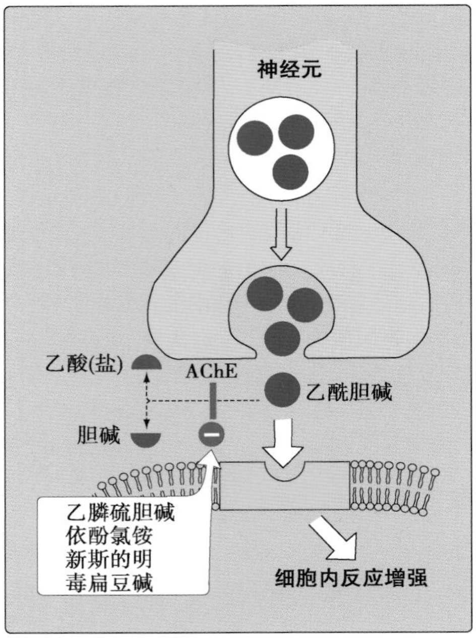
神经元
乙酸(盐)
AChE
乙酰胆碱
胆碱
乙膦硫胆碱
依酚氯铵
新斯的明
毒扁豆碱
细胞内反应增强

图 4.8 间接作用的胆碱能激动药的作用机制

ACh 发生相互作用的受体数量减少。静脉注射依酚氯铵可使重症肌无力患者的肌肉收缩力迅速增加，但是过量的药物可能引起胆碱能危象（cholinergic crisis）（阿托品可作为解毒剂），因此需谨慎使用。依酚氯铵还可用于评估 AChE 抑制剂的疗效、鉴别胆碱能和肌无力危象，以及逆转术后非去极化型神经肌肉阻滞药（nondepolarizing neuromuscular blocker，NMB）的作用。随着其他 AChE 抑制剂的开发，依酚氯铵的应用逐渐减少。

### B. 毒扁豆碱

毒扁豆碱（physostigmine）是一种天然存在于植物中的含氮氨基甲酸酯，属于叔胺类化合物。毒扁豆碱是 AChE 的底物，其与酶形成相对稳定的氨甲酰化中间体进而使酶可逆性失活，导致全身胆碱能活性增强。

1. 药理作用：毒扁豆碱具有广泛的药理作用，可刺激 ANS 的毒蕈碱和烟碱位点，以及 NMJ 的烟碱受体。刺激毒蕈碱型受体会导致胃肠道平滑肌收缩、缩瞳、心动过缓和低血压（图 4.9）。刺激烟碱型受体会引起骨骼肌收缩，更高剂量时会引起骨骼肌麻痹。其作用持续时间约为 30 min~2 h，属于中效抑制剂。此外，毒扁豆碱还可进入 CNS 并刺激脑内胆碱能位点。

2. 治疗用途：毒扁豆碱可用于治疗由过量的抗胆碱药物（如阿托品）引起的危象，并逆转 NMB 的作用。

3. 不良反应：高剂量毒扁豆碱可能导致惊厥、心动过缓、心输出量下降等症状。抑制 NMJ 中的 AChE 会导致 ACh 的累积，最终通过持续去极化导致骨骼肌麻痹，但在治疗剂量下很少出现这些副作用。

### C. 新斯的明

新斯的明（neostigmine）是一种化学合成的氨基甲酸酯，以类似于毒扁豆碱的方式可逆地抑制 AChE。

1. 药理作用：不同于毒扁豆碱，新斯的明为季胺类化合

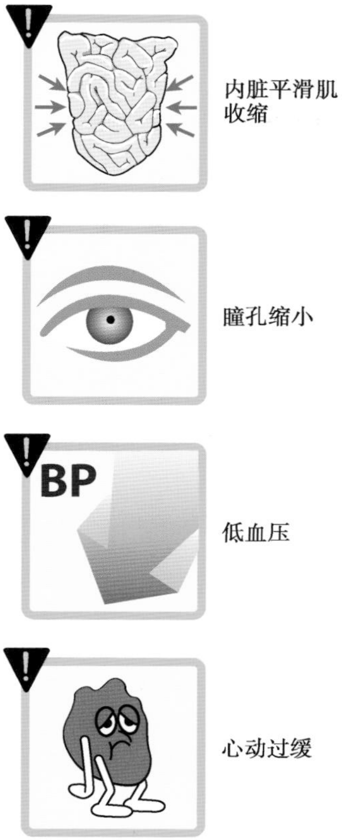
内脏平滑肌收缩
瞳孔缩小
BP
低血压
心动过缓

图 4.9　毒扁豆碱的主要药理作用

物，与毒扁豆碱相比具有更大的极性，因此胃肠道吸收差且不会进入 CNS。新斯的明对骨骼肌的作用强于毒扁豆碱，可在麻痹之前刺激收缩。该药作用时间中等，通常为 30 min~2 h。

2. 治疗用途：新斯的明可刺激膀胱和胃肠道，并作为竞争性神经肌肉阻滞药的解毒剂，也可用于缓解重症肌无力的症状。

3. 不良反应：新斯的明的副作用包括全身胆碱样作用，如流涎、潮红、血压下降、恶心、腹痛、腹泻和支气管痉挛。该药不会引起 CNS 副作用，也不能用于拮抗具有中枢样作用的抗毒蕈碱药物（如阿托品）的毒性。当出现肠或膀胱梗阻时，禁用新斯的明。

### D. 吡斯的明

吡斯的明（pyridostigmine）是另一种胆碱酯酶抑制药，用于重症肌无力的长期治疗。该药属于中效抑制剂，作用持续时间 3~6 h，长于新斯的明。不良反应与新斯的明相似。

### E. 他克林、多奈哌齐、利斯的明和加兰他敏

阿尔茨海默病（Alzheimer's disease，AD）患者由于胆碱能神经元不足，导致 CNS 中的 ACh 含量较低。以此发现为基础，胆碱酯酶抑制剂被开发用于治疗认知功能的丧失。最先研发的药物是他克林（tacrine），但由于表现出肝毒性已被其他药物取代。目前只有多奈哌齐（donepezil）、利斯的明（rivastigmine）和加兰他敏（galantamine）具有延缓 AD 进展的能力，但并不能阻止疾病的进展。胃肠道反应是其主要的不良反应（参见第 8 章）。

## Ⅵ. 间接作用的胆碱能激动药：不可逆抗胆碱酯酶药物

许多人工合成的有机磷化合物具有与 AChE 共价结合的能力，这导致在所有释放部位的 ACh 含量长期增加。此类药物大多具有剧毒性，因此被军方研制为神经毒剂。相关化合物，

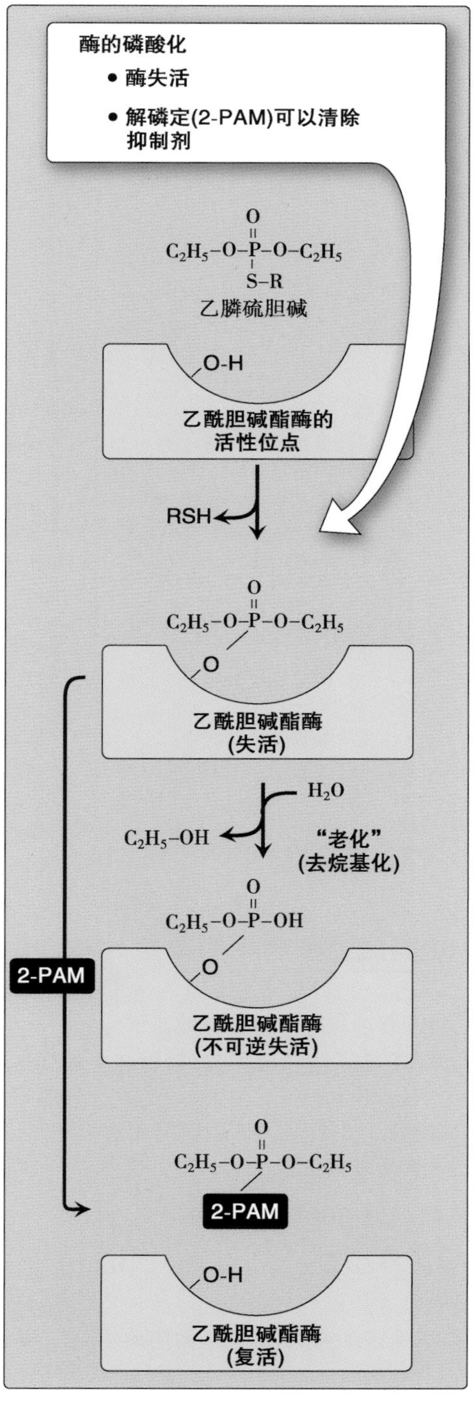
酶的磷酸化
• 酶失活
• 解磷定(2-PAM)可以清除抑制剂
O
C2H5–O–P–O–C2H5
S–R
乙膦硫胆碱
O-H
乙酰胆碱酯酶的活性位点
RSH
O
C2H5–O–P–O–C2H5
O
乙酰胆碱酯酶
(失活)
H2O
C2H5–OH
"老化"
(去烷基化)
O
C2H5–O–P–OH
O
乙酰胆碱酯酶
(不可逆失活)
2-PAM
O
C2H5–O–P–O–C2H5
2-PAM
O-H
乙酰胆碱酯酶
(复活)

图 4.10　乙膦硫胆碱共价修饰乙酰胆碱酯酶及解磷定（2-PAM）对酶的复活。R =（$CH_3$）$_3N^+$—$CH_2$—$CH_2$—；RSH =（$CH_3$）$_3N^+$—$CH_2$—$CH_2$—S-H

如对硫磷(parathion)和马拉硫磷(malathion)则被用作杀虫剂。

### A. 乙膦硫胆碱

1. 作用机制：乙膦硫胆碱(echothiophate)是一种有机磷酸酯，通过其磷酸基团与 AChE 活性部位共价结合(图 4.10)。这种结合一旦发生，酶将被永久性灭活，再次恢复 AChE 活性需要合成新的酶。AChE 经共价修饰后，磷酸化酶会缓慢释放结构中的一个乙基。烷基丢失后(也被称为老化)，化学活化剂[如解磷定(pralidoxime，2-PAM)]将不能再破坏剩余药物与酶之间的结合键。

2. 药理作用：乙膦硫胆碱的作用包括全身胆碱能刺激、运动功能麻痹(引起呼吸困难)和抽搐。乙膦硫胆碱可导致强烈的缩瞳作用，引起房水的快速流出，导致眼压下降。高剂量的阿托品可以逆转乙膦硫胆碱大多数外周和部分中枢的毒蕈碱样作用。

3. 治疗用途：乙膦硫胆碱滴眼液可用于治疗开角型青光眼，但由于其存在引发白内障的风险而很少被使用。图 4.11 总结了部分胆碱能激动药的作用。

| | | |
|---|---|---|
| **氯贝胆碱**<br>• 用于治疗尿潴留<br>• 优先与毒蕈碱受体结合 | **毒扁豆碱**<br>• 增加肠道和膀胱的运动<br>• 逆转三环类抗抑郁药对CNS和心脏的影响<br>• 逆转阿托品对CNS的影响<br>• 不带电的叔胺，可渗透进入CNS | **利斯的明、加兰他敏、多奈哌齐**<br>• 作为治疗阿尔茨海默病的一线药物，但收效甚微<br>• 没有证据表明可以减少护理费用或延迟进入护理机构<br>• 可联合美金刚(*N*-甲基-*D*-天冬氨酸拮抗药)用于治疗中重度阿尔茨海默病 |
| **卡巴胆碱**<br>• 既可与毒蕈碱受体结合，也可与烟碱受体结合<br>• 在眼科手术中用于缩瞳<br>• 局部用于降低开角型或窄角型青光眼患者的眼压，特别是对毛果芸香碱耐受的患者 | **新斯的明**<br>• 预防术后腹胀和尿潴留<br>• 用于治疗重症肌无力<br>• 用作竞争性神经肌肉阻滞药的解毒剂<br>• 中等作用时间(0.5~2 h) | **乙膦硫胆碱**<br>• 用于开角型青光眼的治疗<br>• 作用持续时间长(100 h) |
| **毛果芸香碱**<br>• 降低开角型和窄角型青光眼患者的眼压<br>• 优先与毒蕈碱受体结合<br>• 不带电的叔胺，可渗透进入CNS | **依酚氯铵**<br>• 用于重症肌无力的诊断<br>• 用作竞争性神经肌肉阻滞药的解毒剂<br>• 作用时间短(10~20 min) | **乙酰胆碱**<br>• 用于眼科手术中缩瞳 |

图 4.11 胆碱能激动药的药理作用总结

## Ⅶ. 抗胆碱酯酶药物的毒性

不可逆 AChE 抑制剂(主要是有机磷化合物)在美国常用作农业杀虫剂，这也导致了大量的意外中毒病例。此外，此类药物还常被用于自杀或行凶投毒，有机磷神经气体[如沙林(sarin)]被用作战争和恐怖主义的化学毒气。这些药物的毒性表现为烟碱样和毒蕈碱样症状(胆碱能危象)。根据药物的不同，其作用可能是影响外周，也可能影响全身。

### A. 乙酰胆碱酯酶的复活

解磷定可复活被抑制的 AChE(图 4.10)。然而，其无法渗透到 CNS，因此在应对有机磷农药导致的 CNS 症状时是无效的。带电基团的存在使其接近酶上的阴离子位点，并进一步取代有机磷的磷酸基团，促使酶再生。如果在烷基化酶“老化”前给药，解磷定可逆转有机磷导致的外周毒蕈碱样和烟碱样效应，但不能逆转 CNS 效应。新型的神经毒剂可在几秒钟内使酶复合物“老化”，此时解磷定的解毒效果较差，已不能克服可逆性 AChE 抑制剂的毒性(如毒扁豆碱)。

### B. 其他疗法

注射阿托品可用于治疗此类药物的毒蕈碱样中毒症状，包括支气管和唾液分泌增加、支气管收缩和心动过缓。地西泮(diazepam)也可用于减少此类药物引起的持续性惊厥。常规的辅助治疗，如保持通畅的气道、供氧和人工呼吸可能也是必要的。

(徐盛涛)

思考题

04章

扫描二维码

获取思考题

# 第 5 章　胆碱能受体拮抗药

## Ⅰ. 概述

胆碱能受体拮抗药(cholinergic antagonist)是一类可与胆碱受体(毒蕈碱受体或烟碱受体)结合并阻断乙酰胆碱(acetylcholine,ACh)和其他胆碱能受体激动药作用的药物总称。此类药物在临床上应用最广泛的是毒蕈碱受体的选择性拮抗药,通常被称为抗胆碱能药物(anticholinergic agent,但这一名称并不准确,因为此类药物只拮抗毒蕈碱受体)、抗毒蕈碱药物(antimuscarinic agent,这一名称更为准确)或副交感神经阻滞药(parasympatholytics)。因此,副交感神经支配的作用会被这些药物阻滞,而交感神经支配的作用则不会。第二类药物是神经节阻滞药(ganglionic blocker),此类药物显示出了对交感神经节和副交感神经节上烟碱受体的选择性。临床上,此类药物是最不常用的一类胆碱能拮抗药。第三类药物是神经肌肉阻滞药(neuromuscular blocking agent,主要是烟碱类拮抗药),此类药物可干扰信号由传出神经向骨骼肌的传递,在外科麻醉中被用作骨骼肌松弛药,也在外科和危重病人中用作辅助插管的药物。图 5.1 总结了本章介绍的主要胆碱能受体拮抗药。

**抗毒蕈碱药物**

阿地溴铵 (aclidinium, TUDORZA)
阿托品 (atropine, 仅有通用名)
苯扎托品 (benztropine, COGENTIN)
环喷托酯 (cyclopentolate, AKPENTOLATE, CYCLOGYL)
达非那新 (darifenacin, ENABLEX)
非索罗定 (fesoterodine TOVIAZ)
格隆溴铵 (glycopyrrolate, ROBINUL, SEEBRI)
莨菪碱 (hyoscyamine, LEVSIN, OSCIMIN, SYMAX)
异丙托铵 (ipratropium, ATROVENTHFA)
奥昔布宁 (oxybutynin, DITROPAN, GELNIQUE, OXYTROL)
东莨菪碱 (scopolamine, TRANSDERM, SCÔP)
索利那新 (solifenacin, VESICARE)
噻托溴铵 (tiotropium, SPIRIVA RESPIMAT)
托特罗定 (tolterodine, DETROL)
苯海索 (trihexyphenidyl, 仅有通用名)
托吡卡胺 (tropicamide, MYDRIACYL, TROPICACYL)
曲司氯铵 (trospium, 仅有通用名)

**神经节阻滞药**

烟碱 (nicotine, NICODERM, NICORETTE, NICOTROL)

**神经肌肉阻滞药**

顺阿曲库铵 (cisatracurium, NIMBEX)
米库氯铵 (mivacurium, MIVACRON)
泮库溴铵 (pancuronium,仅有通用名)
罗库溴铵 (rocuronium,仅有通用名)
琥珀酰胆碱 (succinylcholine, ANECTINE, QUELICIN)
维库溴铵 (vecuronium, 仅有通用名)

图 5.1　选择性胆碱能拮抗药物总结

## Ⅱ. 抗胆碱能药物

抗胆碱能药物,如阿托品(atropine)和东莨菪碱(scopolamine),可拮抗毒蕈碱受体(图 5.2),并抑制毒蕈碱的功能。此外,此类药物能阻断少数特殊的胆碱能交感神经元,如控制唾液腺和汗腺的交感神经元。由于此类药物不能拮抗烟碱受体,因此抗胆碱能药物(称为抗毒蕈碱药更为准确)在神经-骨骼肌接头(skeletal neuromuscular junction,skeletal NMJ)或自主神经节中几乎没有作用。抗胆碱能药物在临床上具有广泛的用途。[注:部分抗组胺药和抗抑郁药(主要是三环类抗抑郁药)也具有抗毒蕈碱作用。]

### A. 阿托品

阿托品是从颠茄生物碱中提取的一种叔胺类化合物。其对毒蕈碱受体具有很高的亲和力,并且与其竞争性结合,进而阻断了 ACh 与该受体的结合(图 5.3)。阿托品既可作用于中枢神经又可作用于外周神经。其作用一般持续约 4h,但眼部局部给药的药效可能持续数天。神经效应器官对阿托品的敏感性不同,最大的抑制作用常见于支气管组织、唾液腺、汗腺及心脏。

1. 药理作用

a. **眼部**:阿托品可阻断眼部毒蕈碱样作用,导致扩瞳(瞳孔扩大)、对光无反应,以及睫状肌麻痹(无法聚焦近物)。在闭角型青光眼患者中,可能会导致眼压过高。

b. **胃肠道**(gastrointestinal,GI):阿托品[以 *L*-莨菪碱(*L*-hyoscyamine)为活性异构体]可作为解痉药来减弱胃肠道的活动。阿托品和东莨菪碱是最有效的解痉药物。尽管在药物作用下胃动力会降低,但胃酸的产生并未受到明显影响。因此,阿托品无法用于胃溃疡的治疗。解痉剂量下的阿托品也会减少唾液的分泌,影响眼部肌肉调节和排尿。这些副作用降低了阿托品的依从性。

c. **心血管**:阿托品根据用药剂量差异可对心血管系统产生不同的影响(图 5.4)。在低剂量时,其主要影响是导致心率轻微下降。这种作用是由于抑制性突触前神经元上的 $M_1$ 受体被拮抗,导致 ACh 的释放增加。高剂量时,阿托品通过拮抗窦房结上的 $M_2$ 受体,导致心率逐渐上升。

d. **分泌**:阿托品可拮抗唾液腺上的毒蕈碱受体,导致口腔干燥(口干症)。唾液腺对阿托品非常敏感,汗腺和泪腺也会受到类似的影响。(注:抑制汗腺分泌可导致体温升高,对于儿童和老年人而言是较危险的。)

2. 治疗用途

a. **眼部**:眼部局部使用阿托品会产生扩瞳和睫状肌麻痹的双重作用,可在不受眼睛调节能力干扰的情况下测量屈光不正。由于阿托品引起的扩瞳持续时间过长(7~14 d,而其他药物为 6~24 h),因此短效抗毒蕈碱药物[如环喷托酯(cyclopentolate)

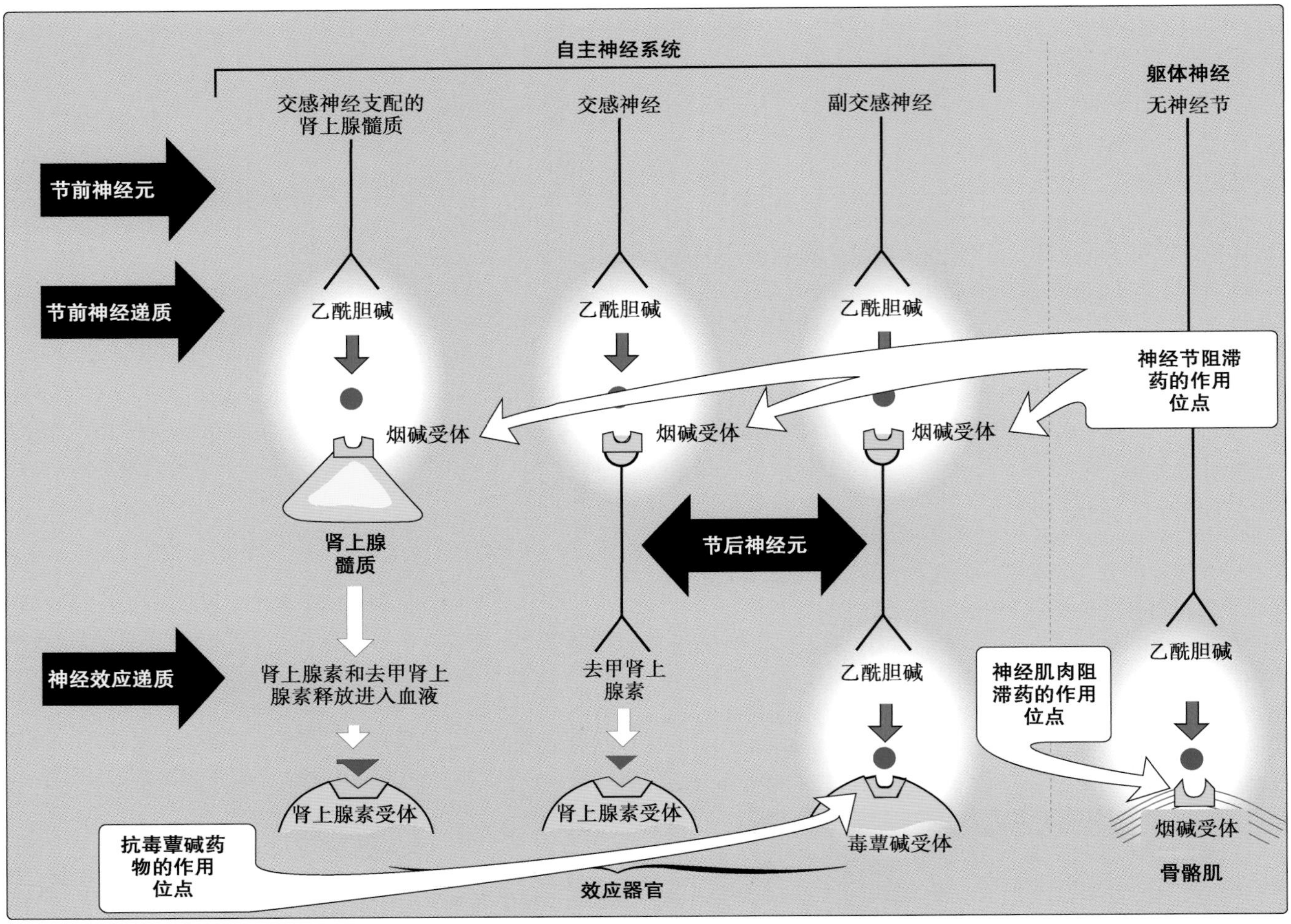
自主神经系统
躯体神经
交感神经支配的
肾上腺髓质
交感神经
副交感神经
无神经节
节前神经元
节前神经递质
乙酰胆碱
乙酰胆碱
乙酰胆碱
神经节阻滞
药的作用
位点
烟碱受体
烟碱受体
烟碱受体
肾上腺
髓质
节后神经元
神经效应递质
肾上腺素和去甲肾上
腺素释放进入血液
去甲肾上
腺素
乙酰胆碱
神经肌肉阻
滞药的作用
位点
乙酰胆碱
肾上腺素受体
肾上腺素受体
抗毒蕈碱药
物的作用
位点
毒蕈碱受体
烟碱受体
效应器官
骨骼肌

图 5.2 胆碱能拮抗药的作用位点

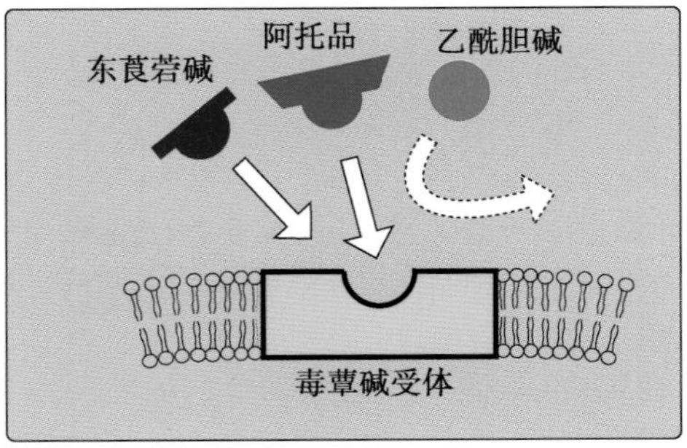
东莨菪碱
阿托品
乙酰胆碱
毒蕈碱受体

图 5.3 阿托品和莨菪碱与乙酰胆碱竞争性结合毒蕈碱受体

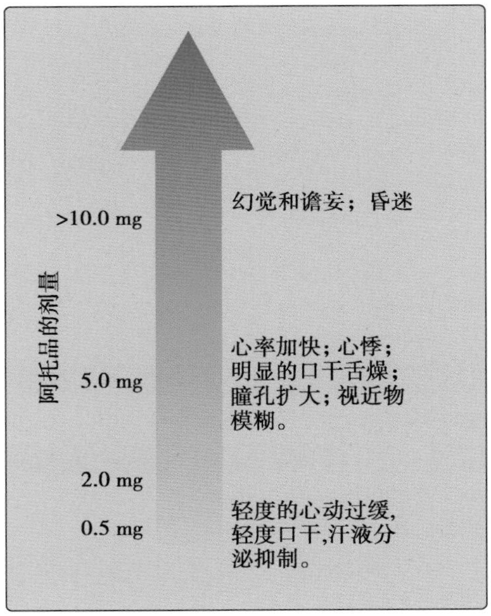
阿托品的剂量
>10.0 mg
幻觉和谵妄；昏迷
5.0 mg
心率加快；心悸；
明显的口干舌燥；
瞳孔扩大；视近物
模糊。
2.0 mg
0.5 mg
轻度的心动过缓，
轻度口干，汗液分
泌抑制。

图 5.4 阿托品的剂量依赖性效应

和托吡卡胺(tropicamide)]在很大程度上已取代了阿托品。[注:如果不需要睫状肌麻痹,则首选去氧肾上腺素(phenylephrine)或类似的α肾上腺素能药物进行扩瞳。]

b. **解痉**:阿托品是一种解痉药,用于松弛胃肠道。

c. **心血管**:阿托品注射剂可用于治疗多种病因引起的心动过缓。

d. **分泌抑制**:阿托品有时被用作抗分泌药,在手术前给药以阻断呼吸道分泌。[注:格隆溴铵(glycopyrrolate)也用于此适应证。]

e. **胆碱能激动药的解毒药**:阿托品可用于治疗有机磷(杀虫剂、神经毒气)中毒,以及临床上过量使用抗胆碱酯酶药物(如毒扁豆碱)和食用某些蘑菇(含有能拮抗胆碱酯酶的胆碱能物质)所引起的中毒。治疗中,可能需要长期大剂量注射阿托品以抵消这种毒性。阿托品对中枢神经系统(central nervous system,CNS)的渗透性对于治疗抗胆碱酯酶药物的中枢毒性作用特别重要。

3. 药物代谢动力学:阿托品易于吸收,部分经肝脏代谢,主要通过尿液排泄。其半衰期约为 4 h。

4. 不良反应:根据剂量的不同,阿托品可引起口干、视物模糊、"沙眼"、心动过速、尿潴留和便秘。对 CNS 的影响包括坐立不安、意识错乱、幻觉和谵妄,这些症状可能发展为抑郁、循环系统和呼吸系统的衰竭,甚至引起死亡。低剂量的胆碱酯酶抑制剂(如毒扁豆碱)可用于治疗阿托品的毒性。阿托品也可能引起尿潴留。该药对儿童可能是危险的,因为儿童对阿托品的作用非常敏感,特别是对于药物引起的体温迅速升高。

## B. 东莨菪碱

东莨菪碱是另一种叔胺类植物生物碱,其外周效应与阿托品相似。但是,东莨菪碱对 CNS 的作用强于阿托品(与阿托品不同,在治疗剂量下可观察到东莨菪碱的 CNS 作用),作用时间长于阿托品。

1. 药理作用:东莨菪碱是治疗晕动病(motion sickness)最有效的药物之一(图 5.5)。该药还具有阻断短时记忆的特殊效果。与阿托品相比,东莨菪碱可产生镇静作用,但在较高剂量下,也可产生兴奋作用。东莨菪碱还可能会产生欣快感,容易被滥用。

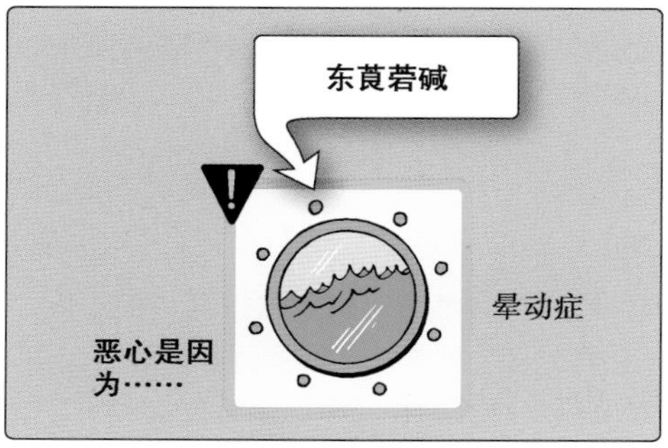
东莨菪碱
晕动症
恶心是因为……

图 5.5　东莨菪碱是治疗晕动症的有效药物

2. 治疗用途:东莨菪碱主要用于预防晕动病和术后的恶心呕吐。对于晕动病,其可以作为外用贴剂,发挥长达 3 d 的疗效。(注:与所有其他治疗晕动病的药物一样,用于预防晕车比晕车发生后再用药更为有效。)

3. 药物代谢动力学和不良反应:与阿托品相似,但半衰期较长。

## C. 阿地溴铵、格隆溴铵、异丙托铵和噻托溴铵

异丙托铵(ipratropium)和噻托溴铵(tiotropium)是阿托品的季铵盐衍生物,格隆溴铵(glycopyrrolate)和阿地溴铵(aclidinium)是人工合成的季铵盐化合物。异丙托铵被归类为短效毒蕈碱拮抗药(short-acting muscarinic antagonist,SAMA),而格隆溴铵、异丙托铵和噻托溴铵则为长效毒蕈碱拮抗药(long-acting muscarinic antagonist,LAMA)。这些药物被批准用作支气管扩张药,用于与支气管痉挛相关的慢性阻塞性肺疾病(chronic obstructive pulmonary disease,COPD)的维持治疗。异丙托铵和噻托溴铵也分别用于哮喘支气管痉挛的急性治疗和哮喘的慢性治疗(参见第 39 章)。此类药物都是通过吸入给药方式来发挥药效。由于带正电荷,此类药物不会进入体循环或 CNS,从而仅将作用局限在肺部系统。

## D. 托吡卡胺和环喷托酯

托吡卡胺(tropicamide)和环喷托酯(cyclopentolate)主要制备为用于扩瞳和睫状肌麻痹的滴眼液。其作用持续时间较阿托品短,托吡卡胺的扩瞳作用持续时间为 6 h,而环喷托酯为 24 h。

## E. 苯扎托品和苯海索

苯扎托品(benztropine)和苯海索(trihexyphenidyl)常作为辅助药物,可与其他抗帕金森病药物联用治疗帕金森病(参见第 8 章)及其他类型的帕金森综合征(包括抗精神病药物诱发的锥体外系症状)。

## F. 奥昔布宁和治疗膀胱过度活动症的其他类抗毒蕈碱药物

奥昔布宁(oxybutynin)、达非那新(darifenacin)、非索罗定(fesoterodine)、索利那新(solifenacin)、托特罗定(tolterodine)和曲司氯铵(trospium)均为具有抗毒蕈碱作用的人工合成阿托品类药物。

1. 药理作用:通过竞争性拮抗膀胱的毒蕈碱受体($M_3$),可降低膀胱内压力,增加膀胱容量,并降低膀胱收缩的频率。对胃肠道、唾液腺、CNS 和眼部 $M_3$ 受体的抗毒蕈碱样作用可能会引起不良反应。达非那新和索利那新是选择性相对更高的 $M_3$ 毒蕈碱受体拮抗药,其他药物主要是非选择性毒蕈碱受体拮抗药,而与其他毒蕈碱受体亚型的结合可能导致不良反应。

2. 治疗用途:此类药物主要用于治疗膀胱过度活动症(overactive bladder,OAB)和尿失禁。奥昔布宁还可用于治疗神经性膀胱功能障碍。

3. 药物代谢动力学：上述药物均为口服剂型。大多数药物的半衰期很长，可每天给药 1 次。（注：速释奥昔布宁和托特罗定必须每天服用 2 次或 2 次以上，其缓释制剂可每天给药 1 次。）奥昔布宁还有透皮贴剂和局部凝胶制剂。这些药物主要由细胞色素 P450 系统（主要是 CYP3A4 和 CYP2D6）进行肝脏代谢，但曲司氯铵除外，其会发生酯水解。

4. 不良反应：相关不良反应主要包括口干、便秘和视物模糊，这也限制了以上药物的耐受性。缓释制剂和透皮贴剂的不良反应发生率较低，具有更好的耐受性。曲司氯铵是一种季铵碱类化合物，与其他药物相比，其穿过血-脑屏障的程度最小，因此对 CNS 的影响较小，是治疗痴呆症患者膀胱过度活动症的首选药物。毒蕈碱拮抗药的重要特性如图 5.6 和图 5.7 所示。

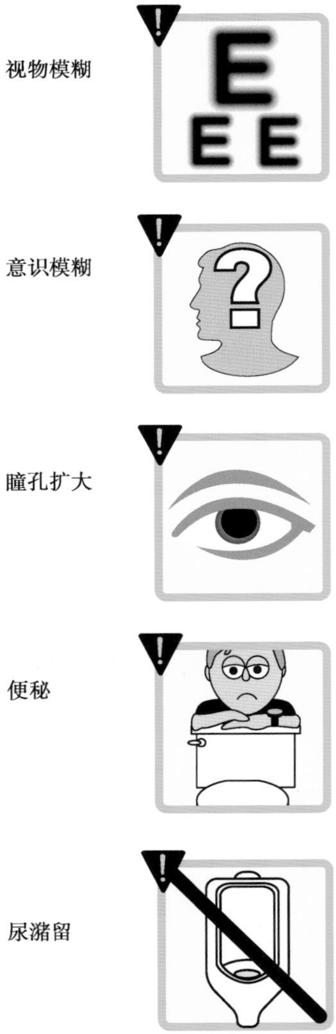
视物模糊
E
E E
意识模糊
瞳孔扩大
便秘
尿潴留

图 5.6 毒蕈碱拮抗药的常见不良反应

| 药物 | 治疗用途 |
|---|---|
| **毒蕈碱拮抗药** | |
| 苯海索<br>苯扎托品 | • 帕金森病的治疗<br>• 抗精神病药物诱发的锥体外系效应的控制 |
| 达非那新<br>非索罗定<br>奥昔布宁<br>索利那新<br>托特罗定<br>曲司氯铵 | • 膀胱过度活动症的治疗 |
| 环喷托酯<br>托吡卡胺<br>阿托品* | • 眼科中，在屈光检查前引发扩瞳和调节麻痹 |
| 阿托品* | • 治疗胃肠道痉挛性疾病<br>• 治疗有机磷化合物中毒<br>• 在手术前抑制呼吸道分泌物<br>• 治疗心动过缓 |
| 东莨菪碱 | • 防止晕动症 |
| 阿地溴铵<br>格隆溴铵<br>异丙托铵<br>噻托溴铵 | • COPD的治疗 |
| **神经节阻滞药** | |
| 尼古丁 | • 戒烟 |

图 5.7 胆碱能拮抗药的适应证总结。* 闭角型青光眼禁用

## Ⅲ. 神经节阻滞药

神经节阻滞药（ganglionic blocker）针对性作用于副交感神经和交感神经自主神经节的烟碱受体。部分阻滞药还阻滞了自主神经节的离子通道。这些药物对副交感神经或交感神经节缺乏选择性，并且没有神经肌肉阻滞作用。因此，相关药物阻滞了自主神经系统向烟碱受体的全部信号输出。除尼古丁（nicotine）外，此类药物中的其他药物均为非去极化的（nondepolarizing）竞争性阻滞药，大多会引发复杂、不可预测的药物反应。因此，神经节阻滞药很少用于临床治疗，通常作为实验药理学的工具药。

### A. 尼古丁

尼古丁是香烟烟雾中的一种成分，具有很大的危害性。其没有治疗益处，并且对健康有害。根据剂量的不同，尼古丁会使自主神经节去极化，刺激甚至麻痹所有神经节。由于尼古丁对交感神经和副交感神经神经节的影响（关于尼古丁的全面讨论请参见第 15 章），导致神经递质释放增加，进而引发复杂的刺激效应（图 5.8）。

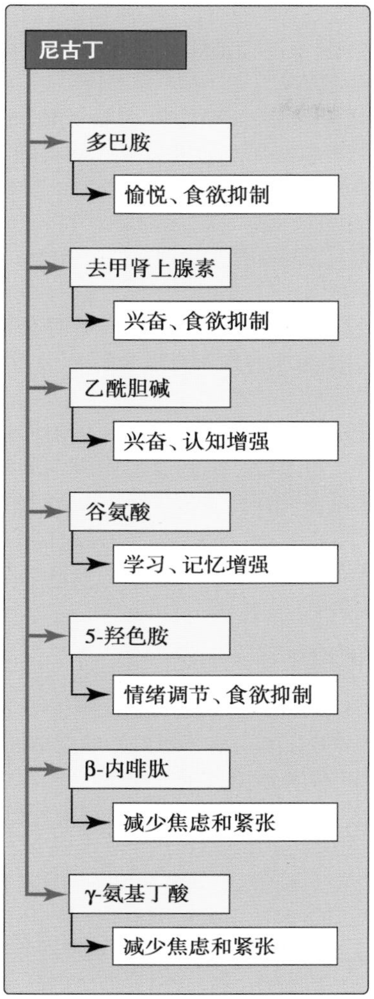
尼古丁
多巴胺
愉悦、食欲抑制
去甲肾上腺素
兴奋、食欲抑制
乙酰胆碱
兴奋、认知增强
谷氨酸
学习、记忆增强
5-羟色胺
情绪调节、食欲抑制
β-内啡肽
减少焦虑和紧张
γ-氨基丁酸
减少焦虑和紧张

图 5.8 尼古丁的神经化学作用

## Ⅳ. 神经肌肉阻滞药

神经肌肉阻滞药(neuromuscular blocker,NMB)可阻滞运动神经末梢和骨骼肌烟碱受体之间的胆碱能神经递质的传递(图5.2)。此类药物与 ACh 在化学上具有一些相似之处,充当 NMJ 终板(endplate)上受体的拮抗药(非去极化)或激动药(去极化)。NMB 在临床上可用于因呼吸衰竭而需要的快速插管(快速序列插管法)治疗。在手术中,其被用于辅助气管插管,并在较低的麻醉剂量下提供完全的肌肉松弛。NMB 通过使患者快速完全地恢复呼吸功能,增加了麻醉的安全性。但 NMB 不能作为非深度麻醉的替代品。在重症监护病房(intensive care unit,ICU)也使用 NMB 作为危重患者的插管和机械通气的辅助药物。

### A. 非去极化(竞争性)阻滞药

第一个已知的 NMB 是箭毒(curare),亚马逊猎人曾用其麻痹猎物。随后发现了筒箭毒碱(tubocurarine),但其最终被副作用较小的药物所取代,如顺阿曲库铵(cisatracurium)、米库氯铵(mivacurium)、泮库溴铵(pancuronium)、罗库溴铵(rocuronium)和维库溴铵(vecuronium)。

1. 作用机制

a. **低剂量:**NMB 可竞争性地阻断 ACh 对烟碱受体的作用(图 5.9)。两者竞争性与受体结合,但并不刺激受体,从而抑制了肌肉细胞细胞膜的去极化,并抑制了肌肉的收缩。其竞争作用可以通过服用胆碱酯酶抑制剂以增加 ACh 在 NMJ 的浓度来克服,如新斯的明(neostigmine)和依酚氯铵(edrophonium)。临床医生采用这一策略来缩短神经肌肉阻滞持续的时间。此外,在低剂量下,根据肌肉对周围神经的直接电刺激反应程度的不同,可用于监测神经肌肉的阻滞程度。

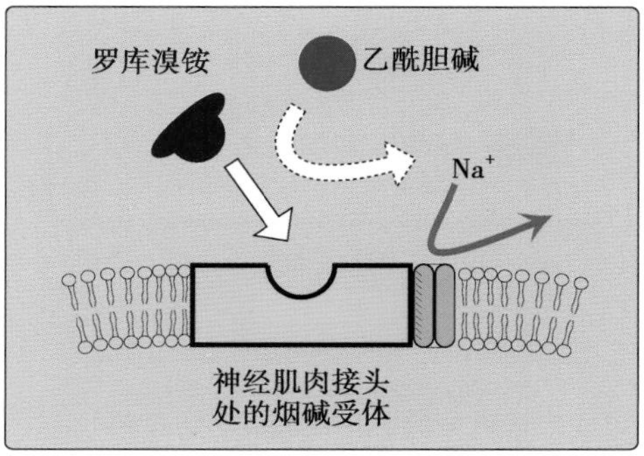
罗库溴铵
乙酰胆碱
$Na^+$
神经肌肉接头
处的烟碱受体

图 5.9 竞争性神经肌肉阻滞药的作用机制

b. **高剂量:**非去极化阻滞药可阻滞运动终板处的离子通道,这进一步减弱了神经肌肉信号的转导,从而降低了胆碱酯酶抑制药逆转非极化阻滞药作用的能力。完全阻滞后,肌肉将对直接电刺激失去反应。

2. 药理作用:不同肌肉对竞争性阻滞药的敏感性不同。小型且可迅速收缩的面部和眼部肌肉最易受到影响且最先被麻痹,其次是手指、四肢、颈部和躯干肌肉。接下来,肋间肌受到影响,最后是横膈膜。肌肉恢复时则以相反的顺序。[注:舒更葡糖(sugammadex)是一种选择性肌肉松弛药,可以终止罗库溴铵和维库溴铵的作用从而加速恢复(参见第 13 章)。]

3. 药物代谢动力学:所有 NMB 均通过静脉注射或肌内

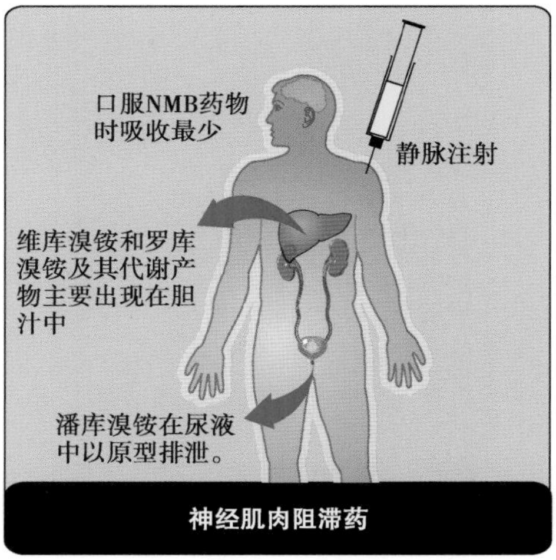
口服NMB药物
时吸收最少
静脉注射
维库溴铵和罗库
溴铵及其代谢产
物主要出现在胆
汁中
潘库溴铵在尿液
中以原型排泄。
神经肌肉阻滞药

图 5.10 神经肌肉阻滞药的药物代谢动力学。顺阿曲库铵表现为器官非依赖性代谢;而米库氯铵和琥珀酰胆碱由血浆胆碱酯酶代谢

注射方式给药。在这些药物庞大的环系结构中，一般具有两个或多个季胺基团，阻止了药物的肠道吸收。由于药物的渗透性较差，因此难以进入细胞和透过血-脑屏障（blood-brain barrier，BBB）。此类药物可以多种方式进行代谢和排泄（图 5.10）。泮库溴铵以药物原型经尿液排泄；顺阿曲库铵经器官非依赖性代谢（通过霍夫曼消除）为劳丹素（laudanosine），后者被进一步代谢并经肾脏排出；氨基类固醇药维库溴铵和罗库溴铵可经肝脏脱乙酰化，或在胆汁中以药物原型排泄；米库氯铵则经血浆胆碱酯酶消除。临床上选用哪种药物主要取决于肌肉松弛开始和持续的时间，以及消除途径。神经肌肉阻滞药的主要特性如图 5.11 所示。

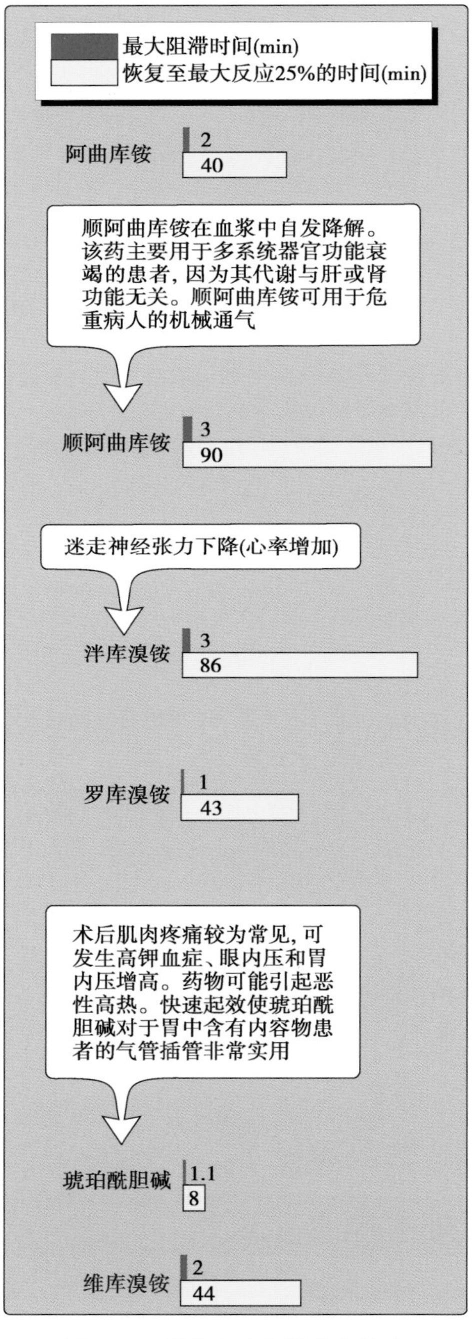
最大阻滞时间(min)
恢复至最大反应25%的时间(min)
阿曲库铵
2
40
顺阿曲库铵在血浆中自发降解。该药主要用于多系统器官功能衰竭的患者，因为其代谢与肝或肾功能无关。顺阿曲库铵可用于危重病人的机械通气
顺阿曲库铵
3
90
迷走神经张力下降(心率增加)
泮库溴铵
3
86
罗库溴铵
1
43
术后肌肉疼痛较为常见，可发生高钾血症、眼内压和胃内压增高。药物可能引起恶性高热。快速起效使琥珀酰胆碱对于胃中含有内容物患者的气管插管非常实用
琥珀酰胆碱
1.1
8
维库溴铵
2
44

图 5.11　神经肌肉阻滞药的特点

4. 不良反应：一般而言，这些药物较为安全，副作用很小。NMB 的具体不良反应如图 5.11 所示。

5. 药物相互作用

a. **胆碱酯酶抑制剂**：新斯的明、毒扁豆碱、吡斯的明（pyridostigmine）和依酚氯铵等药物可抑制 NMB 的非去极化作用。然而，随着剂量的增加，胆碱酯酶抑制药会由于终板膜 ACh 浓度的升高而引起去极化阻滞作用。如果 NMB 已经进入离子通道（与受体结合），胆碱酯酶抑制剂在抑制阻滞方面的疗效将大打折扣。

b. **卤代烃麻醉药**：地氟烷（desflurane）等药物通过在 NMJ 处提高稳定作用来增强神经肌肉阻滞作用，使 NMJ 对 NMB 的作用变得敏感。

c. **氨基糖苷类抗生素**：庆大霉素（gentamicin）和妥布霉素（tobramycin）等药物通过与钙离子竞争，抑制胆碱能神经释放 ACh。它们与竞争性阻滞药发挥协同作用，增强了对神经肌肉的阻滞作用。

d. **钙通道阻滞药**：此类药物可能会增强竞争性阻滞药的神经肌肉阻滞作用。

## B. 去极化药物

去极化阻滞药通过使肌肉纤维的质膜去极化而发挥作用，类似于 ACh 的作用。但这些药物对乙酰胆碱酯酶（acetylcholinesterase，AChE）的降解更具抵抗性，并且能够更持久地使肌肉纤维去极化。琥珀酰胆碱（succinylcholine）是目前唯一临床应用的去极化肌肉松弛药。

1. 作用机制：琥珀酰胆碱可与烟碱受体结合而发挥类似于 ACh 的作用，使神经肌肉接头去极化（图 5.12）。由于无法像 ACh 一样被 AChE 所代谢，去极化药物可在突触间隙保持较高的浓度，进而长时间与受体结合，并使肌肉细胞持续去极化。（注：作用持续时间取决于药物从运动终板的扩散程度和血清胆碱酯酶［plasma cholinesterase，也称为丁酰胆碱酯酶（butyrylcholinesterase）或拟胆碱酯酶（pseudocholinesterase）］的水解。）遗传变异导致的血清胆碱酯酶水平较低或缺失会使神经肌肉麻痹延长。去极化药物首先引起与烟碱受体相关的钠通道开放，进而导致受体去极化（Ⅰ期），这会造成肌肉的短暂抽搐（肌束震颤）。与去极化药物的持续结合将使受体不能传递更多的脉冲信号。随着时间的推移，钠离子通道被关闭或阻滞，连续的去极化逐渐被复极化所取代，引起对去极化（Ⅱ期）和弛缓性麻痹的耐受。

2. 药理作用：与竞争性阻滞药一样，去极化阻滞药最终导致呼吸肌麻痹。琥珀酰胆碱最初会产生短暂的肌束震颤，引起肌肉酸痛。可在使用琥珀酰胆碱之前先采用小剂量的非去极化 NMB 来预防。通常，由于血浆胆碱酯酶的快速水解，琥珀酰胆碱的作用时间非常短。然而，由于到达 NMJ 的琥珀酰胆碱无法被代谢，因此会与烟碱受体结合，需要再次分布到血浆中才能被代谢。

3. 治疗作用：由于琥珀酰胆碱起效迅速，因此在需要快速气管插管时非常实用。琥珀酰胆碱也可用于电休克疗法。

4. 药物代谢动力学：琥珀酰胆碱主要采用静脉注射方式给药。由于再分布和血浆胆碱酯酶的快速水解，其作用持续时间较短，停药后药物作用迅速消失。

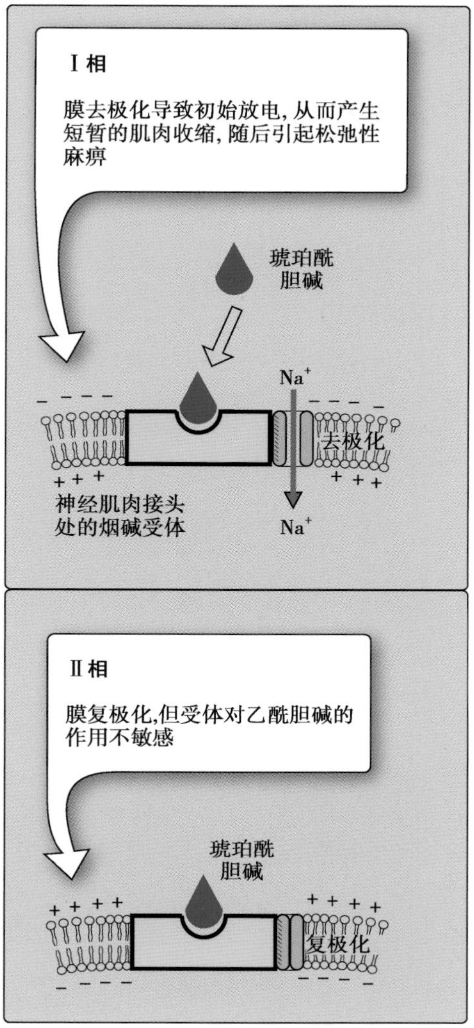
Ⅰ相
膜去极化导致初始放电，从而产生短暂的肌肉收缩，随后引起松弛性麻痹
琥珀酰胆碱
$Na^+$
去极化
神经肌肉接头处的烟碱受体
$Na^+$
Ⅱ相
膜复极化，但受体对乙酰胆碱的作用不敏感
琥珀酰胆碱
复极化

图 5.12 去极化的神经肌肉阻滞药的作用机制

5. 不良反应

a. **高热**：琥珀酰胆碱可能在过敏患者中诱发恶性高热（参见第 13 章）。

b. **窒息**：对于患有血浆胆碱酯酶缺乏症或功能障碍的患者，琥珀酰胆碱可能会由于膈肌麻痹而造成窒息。而对于电解质不平衡的患者，钾离子的快速释放也可能导致持续的窒息。对于在接受地高辛（digoxin）或利尿药治疗的电解质紊乱患者（如心力衰竭患者），应谨慎使用或禁用琥珀酰胆碱。

c. **高钾血症**：琥珀酰胆碱可导致细胞内储存的钾离子释放。这对于钾离子快速流失的烧伤和大面积组织创伤的患者，以及肾功能损伤的患者尤其危险。

（徐盛涛）

## 思考题

扫描二维码

获取思考题

# 第 6 章　肾上腺素能受体激动药

## Ⅰ. 概述

肾上腺素能药物（adrenergic drug）所调节的受体是指能够被去甲肾上腺素（norepinephrine，noradrenaline）和肾上腺素（epinephrine，adrenaline）所激活的受体，此类受体被称为肾上腺素能受体（adrenergic receptor）或肾上腺素受体（adrenoceptor）。能够激活肾上腺素能受体的药物被称为拟交感神经药（sympathomimetics），而能够阻滞肾上腺素能受体的药物则被称为交感神经阻滞药或抗交感神经药（sympatholytics）。一些拟交感神经药物可直接激动肾上腺素受体（直接作用的激动药），而另一些药物则通过间接作用促进去甲肾上腺素的释放或阻断其再摄取而发挥作用（间接作用的激动药）。本章主要介绍直接和间接激动肾上腺素受体的药物（图 6.1），交感神经阻滞药将在第 7 章中讨论。

**直接作用的药物**

沙丁胺醇 (albuterol, ACCUNEB、PROAIR、VENTOLIN)
阿福特罗 (arformoterol, BROVANA)
可乐定 (clonidine, CATAPRES, DURACLON)
多巴酚丁胺* (dobutamine, 仅有通用名)
多巴胺* (dopamine, 仅有通用名)
肾上腺素* (epinephrine, ADRENALIN, EPIPEN)
非诺多巴 (fenoldopam, CORLOPAM)
福莫特罗 (formoterol, FORADIL,PERFOROMIST)
胍法辛 (guanfacine, INTUNIV,TENEX)
茚哚卡特罗 (indacaterol, ARCAPTA)
异丙肾上腺素* (isoproterenol, ISUPREL)
奥西那林 (metaproterenol, 仅有通用名)
米多君 (midodrine, 仅有通用名)
米拉贝隆 (mirabegron, MYRBETRIQ)
去甲肾上腺素* (norepinephrine, LEVOPHED)
羟甲唑啉 (oxymetazoline, AFRIN, VISINE)
去氧肾上腺素 (phenylephrine, NEO-SYNEPHRINE, SUDAFED PE)
沙美特罗 (salmeterol, SEREVENT)
特布他林 (terbutaline, 仅有通用名)

**间接作用的药物**

安非他明 (amphetamine, ADDERALL)
可卡因 (cocaine, 仅通用名)

**直接和间接作用(混合作用)的药物**

麻黄碱 (ephedrine, AKOVAZ)
伪麻黄碱 (pseudoephedrine, SUDAFED)

图 6.1　肾上腺素能激动药物。标记星号（*）的药物为儿茶酚胺类药物

## Ⅱ. 肾上腺素能神经元

肾上腺素能神经元（adrenergic neuron）释放的主要神经递质是去甲肾上腺素。这些神经元主要分布于中枢神经系统（central nervous system，CNS）和交感神经系统中，作为神经节与效应器官之间的连接。肾上腺素能药物主要作用于神经元突触前膜或效应器官突触后膜上的肾上腺素能受体（图 6.2）。

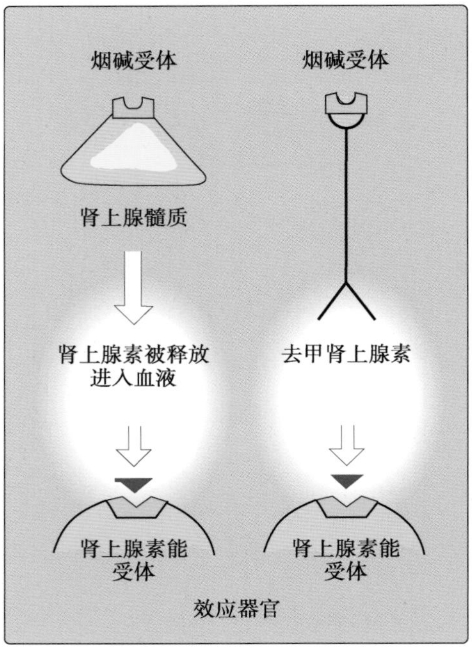

烟碱受体
烟碱受体
肾上腺髓质
肾上腺素被释放
进入血液
去甲肾上腺素
肾上腺素能
受体
肾上腺素能
受体
效应器官


图 6.2　肾上腺素能激动药的作用位点

### A. 肾上腺素能神经元的神经传递

肾上腺素能神经元的神经信号转导与胆碱能神经元（cholinergic neuron）极为相似（参见第 4 章），唯一的不同是神经递质为去甲肾上腺素而不是乙酰胆碱。神经信号转导主要包含以下步骤：去甲肾上腺素的合成、贮存、释放、与受体的结合，以及随后神经递质从突触间隙的消除（图 6.3）。

1. 去甲肾上腺素的合成：酪氨酸经载体转运进入肾上腺素能神经元后，在酪氨酸羟化酶的催化下被羟基化为多巴（DOPA），这也是去甲肾上腺素合成的限速步骤。随后，DOPA 在突触前膜神经元中被芳香族 L-氨基酸脱羧酶催化脱羧生成多巴胺（dopamine）。

2. 去甲肾上腺素在囊泡中的贮存：多巴胺可经胺转运系统转运至突触囊泡中储存。该转运系统可被利血平（reserpine）阻断（参见第 7 章）。随后，多巴胺在多巴胺 β-羟化酶的催化下发生羟基化生成去甲肾上腺素。

3. 去甲肾上腺素的释放：当动作电位到达神经元连接处时，会触发钙离子从神经元胞外液向胞浆的内流。钙离子浓度的增加导致突触囊泡与细胞膜融合从而发生胞吐作用，并将其内容物释放至神经突触。胍乙啶（guanethidine）等药物可阻断这一释放过程。

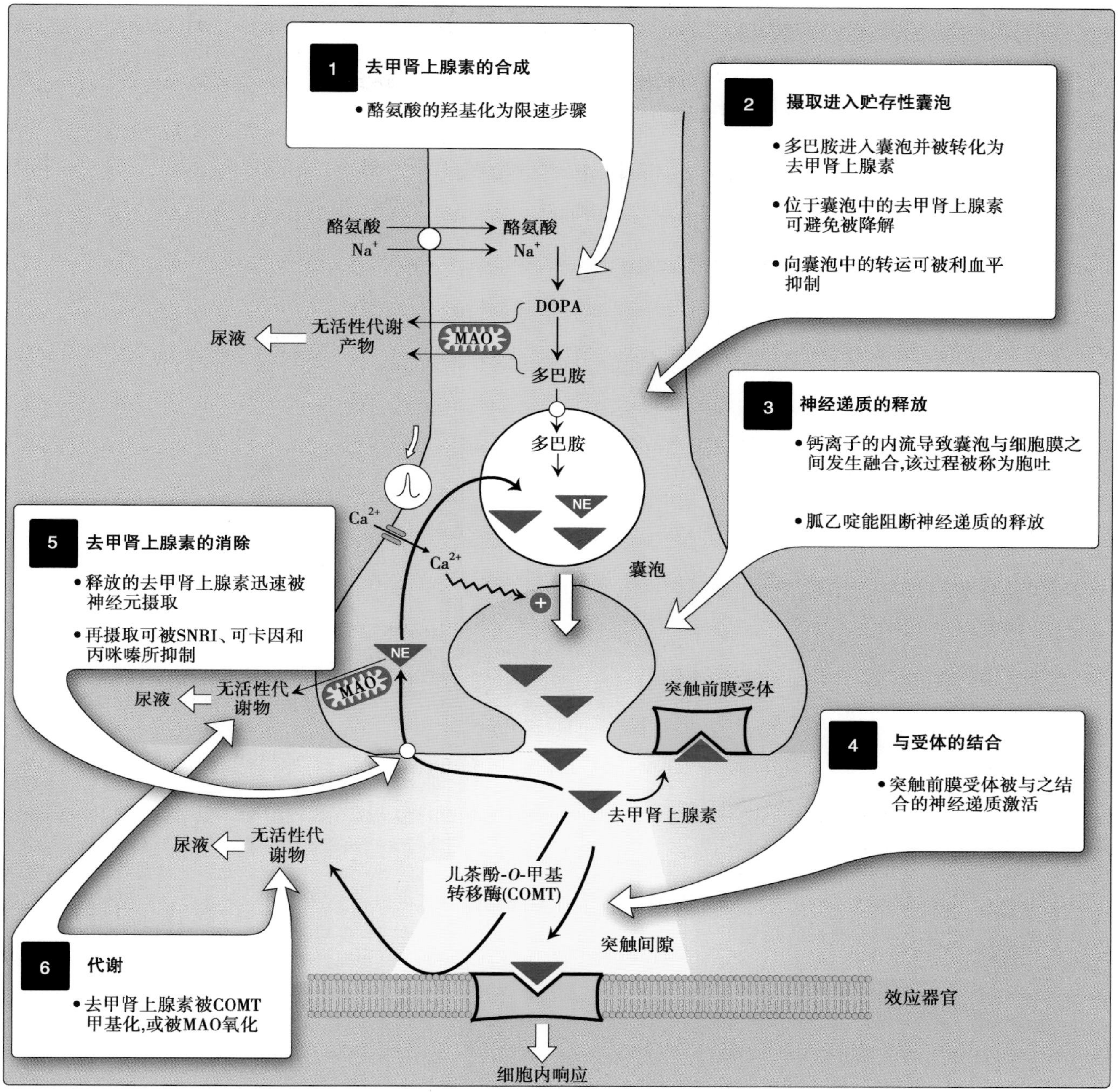
1 去甲肾上腺素的合成
•酪氨酸的羟基化为限速步骤
2 摄取进入贮存性囊泡
•多巴胺进入囊泡并被转化为去甲肾上腺素
•位于囊泡中的去甲肾上腺素可避免被降解
•向囊泡中的转运可被利血平抑制
3 神经递质的释放
•钙离子的内流导致囊泡与细胞膜之间发生融合,该过程被称为胞吐
•胍乙啶能阻断神经递质的释放
4 与受体的结合
•突触前膜受体被与之结合的神经递质激活
5 去甲肾上腺素的消除
•释放的去甲肾上腺素迅速被神经元摄取
•再摄取可被SNRI、可卡因和丙咪嗪所抑制
6 代谢
•去甲肾上腺素被COMT甲基化,或被MAO氧化
酪氨酸
Na+
酪氨酸
Na+
DOPA
无活性代谢产物
尿液
MAO
多巴胺
多巴胺
NE
Ca2+
Ca2+
囊泡
NE
MAO
无活性代谢物
尿液
突触前膜受体
去甲肾上腺素
尿液
无活性代谢物
儿茶酚-O-甲基转移酶(COMT)
突触间隙
效应器官
细胞内响应

图6.3　去甲肾上腺素在肾上腺素能神经元中的合成和释放

4. 去甲肾上腺素与受体的结合：从突触囊泡释放出的去甲肾上腺素扩散至突触间隙,并与效应器官突触后膜受体或神经末梢的突触前膜受体相结合。去甲肾上腺素与受体的结合将触发一系列细胞内事件,促使细胞内第二信使的生成,成为神经递质介导效应器细胞效应的通讯连接(换能器)。肾上腺素受体同时通过环腺苷一磷酸(cyclic adenosine monophosphate,cAMP)第二信使系统和磷脂酰肌醇(phosphatidylinositol)循环将信号转化为相应的效应。去甲肾上腺素也可与突触前膜受体相结合(主要为 $\alpha_2$ 亚型),进而调节神经递质的释放。

5. 去甲肾上腺素的消除：去甲肾上腺素可通过以下途径进行消除:①弥散离开突触间隙并进入循环系统;②在突触间隙被儿茶酚-*O*-甲基转移酶(catechol-*O*-methyltransferase,COMT)代谢为无活性的代谢产物;③被再摄取回到神经元中。神经元细胞膜的再摄取是通过钠-氯($Na^+/Cl^-$)-依赖性去甲肾上腺素转运体而实现的,该转运体可被三环类抗抑郁药(tricyclic antidepressant,TCA)抑制,如丙咪嗪(imipramine);或被5-羟色胺(serotonin)-去甲肾上腺素再摄取抑制剂抑制,如度洛西汀(duloxetine);或被可卡因(cocaine)抑制。突触前膜神经元的再摄取是终止去甲肾上腺素效应的最主要机制。

6. 去甲肾上腺素再摄取后的可能代谢途径：去甲肾上腺素一旦重新进入肾上腺素能神经元,可能会通过胺转运系统再次被摄取进入突触囊泡内贮存,用于下一次动作电位到来时的释放,或者在胞浆中的保护池内存留。此外,去甲肾上腺素也可被神经元线粒体中的单胺氧化酶(monoamine oxidase,MAO)氧化。

### B. 肾上腺素能受体(肾上腺素受体)

在交感神经系统中,可基于药理学对肾上腺素受体进行分类。基于对肾上腺素能激动药肾上腺素、去甲肾上腺素和异丙肾上腺素(isoproterenol)的应答可将其分为两种主要的受体家族,分别命名为α受体和β受体。α和β受体都包括一系列的特异性受体亚型。受体一级结构发生的改变会影响其对于不同药物的亲和力。

1. α 肾上腺素受体:α肾上腺素受体对于激动药异丙肾上腺素仅具有较弱的应答,但是它们对天然存在的儿茶酚胺类肾上腺素和去甲肾上腺素都可产生应答(图 6.4)。对于α受体,效价和亲和力的顺序是:肾上腺素≥去甲肾上腺素≫异丙肾上腺素。基于对α受体激动药和拮抗药的亲和力,α肾上腺素受体被分为$\alpha_1$和$\alpha_2$两种亚型。例如,$\alpha_1$受体对去氧肾上腺素(phenylephrine)的亲和力高于$\alpha_2$受体。相反,可乐定(clonidine)可选择性结合于$\alpha_2$受体,但对$\alpha_1$受体影响较小。

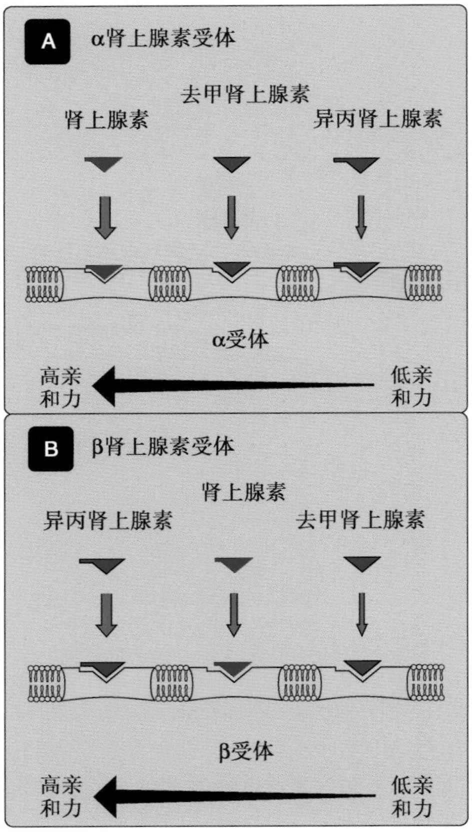
A α肾上腺素受体
去甲肾上腺素
肾上腺素
异丙肾上腺素
α受体
高亲和力
低亲和力
B β肾上腺素受体
肾上腺素
异丙肾上腺素
去甲肾上腺素
β受体
高亲和力
低亲和力

图 6.4 肾上腺素能受体的类型

a. $\alpha_1$ 受体:$\alpha_1$受体存在于突触后膜的效应器官上,介导很多经典的效应,最初被定义为α肾上腺素能效应,包括平滑肌的收缩。$\alpha_1$受体的活化启动了一系列反应,通过G-蛋白激活磷脂酶C,最终导致第二信使肌醇-1,4,5-三磷酸(inositol-1,4,5-trisphosphate,$IP_3$)和二酰甘油(diacylglycerol,DAG)的生成。$IP_3$诱发钙离子从内质网释放进入胞浆,而DAG可活化细胞内的其他蛋白(图 6.5)。

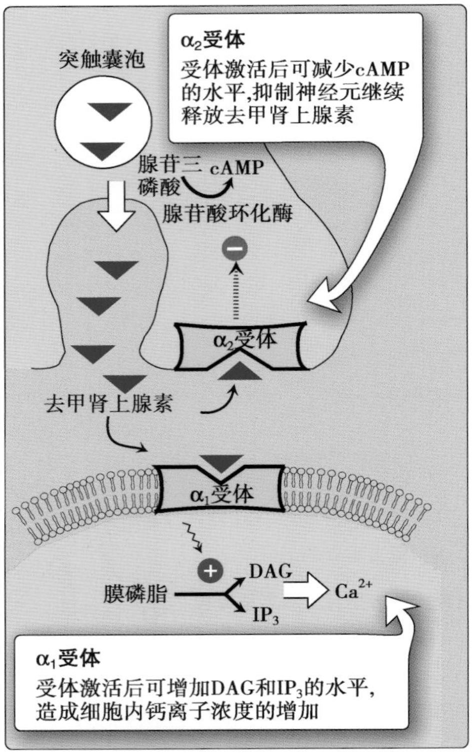
α₂受体
受体激活后可减少cAMP的水平,抑制神经元继续释放去甲肾上腺素
突触囊泡
腺苷三磷酸
cAMP
腺苷酸环化酶
α₂受体
去甲肾上腺素
α₁受体
膜磷脂
DAG
IP₃
Ca²⁺
α₁受体
受体激活后可增加DAG和IP₃的水平,造成细胞内钙离子浓度的增加

图 6.5 介导 α 受体效应的第二信使

b. $\alpha_2$ 受体:$\alpha_2$受体主要分布于交感神经突触前的神经末梢,调控去甲肾上腺素的释放。当交感肾上腺素能神经受到刺激时,一部分释放的去甲肾上腺素会"折返回来"与突触前膜上的$\alpha_2$受体结合(图 6.5)。$\alpha_2$受体的激活导致反馈性抑制,从而抑制被激活的肾上腺素能神经元继续释放去甲肾上腺素。这种抑制作用作为一种基本机制,可在交感系统活性高的情况下调控去甲肾上腺素的释放。(注:在这种情况下,通过抑制去甲肾上腺素从肾上腺素能神经元的持续释放,这些受体可发挥抑制自身受体的作用。)$\alpha_2$受体也分布于副交感神经元的突触前膜上。突触前交感神经元释放的去甲肾上腺素可扩散并结合于这些受体,进而抑制乙酰胆碱的释放。[注:在这种情况下,相关受体的角色为抑制性异身受体(heteroreceptor)。]这是在特定部位调控自主神经活力的另一种机制。与$\alpha_1$受体不同,结合$\alpha_2$受体后的效应是通过抑制腺苷酸环化酶以降低细胞内cAMP水平而实现的。

c. 亚型细分:$\alpha_1$和$\alpha_2$受体可进一步分为$\alpha_{1A}$、$\alpha_{1B}$、$\alpha_{1C}$和$\alpha_{1D}$,以及$\alpha_{2A}$、$\alpha_{2B}$和$\alpha_{2C}$。这种更详细的分类对于理解某些药物的选择性是非常重要的。例如,坦洛新(tamsulosin)是一个选择性的$\alpha_{1A}$受体拮抗药,用于治疗良性前列腺增生。该药的心血管副作用较少,因为其所作用的$\alpha_{1A}$受体亚型主要分布于泌尿道和前列腺,并不影响血管中的$\alpha_{1B}$受体亚型。

2. β-肾上腺素受体:β受体的应答与α受体不同,其对异丙肾上腺素有很强的应答,而对肾上腺素和去甲肾上腺素则不那么敏感(图 6.4)。对于β受体,效价的顺序是:异丙肾上腺素>肾上腺素>去甲肾上腺素。基于对肾上腺素能受体激动药和拮抗药的亲和力，β 肾上腺素受体可被分为 $\beta_1$、$\beta_2$ 和 $\beta_3$ 三种主要的亚组。$\beta_1$ 受体对肾上腺素和去甲肾上腺素有几乎相同的亲和力，而 $\beta_2$ 受体对肾上腺素的亲和力则高于去甲肾上腺素。因此，$\beta_2$ 受体占优势的组织（如骨骼肌血管）对肾上腺髓质所释放的肾上腺素尤为敏感。神经递质结合于这三种类型 β 受体中的任何一种都会导致腺苷酸环化酶的激活，促使细胞内 cAMP 浓度的增加。

3. 受体的分布：肾上腺素能神经支配的器官和组织往往存在某一种主导类型的受体。例如，骨骼肌血管上同时存在 $\alpha_1$ 和 $\beta_2$ 受体，但 $\beta_2$ 受体占主导。而其他一些组织可能几乎只存在一种类型的受体。例如，心脏组织中主要存在的是 $\beta_1$ 受体。

4. 肾上腺素受体介导的特征性应答：将肾上腺素能刺激所引起的生理学效应按照受体类型进行分类是非常实用的，因为很多药物主要激活或阻滞一种类型的受体。图 6.6 总结了肾上腺素受体介导的最主要效应。概括而言，$\alpha_1$ 受体的激活以产生血管收缩效应为特征（尤其是皮肤和腹腔脏器中），造成整体外周阻力和血压的上升。激活 $\beta_1$ 受体以产生心血管激动（心率和收缩性的增加）为特征，而激活 $\beta_2$ 受体会导致血管扩张（在骨骼肌血管床）和平滑肌舒张效应。$\beta_3$ 受体主要参与脂肪的水解（与 $\beta_1$ 受体一起），同时对膀胱逼尿肌具有调节效应。

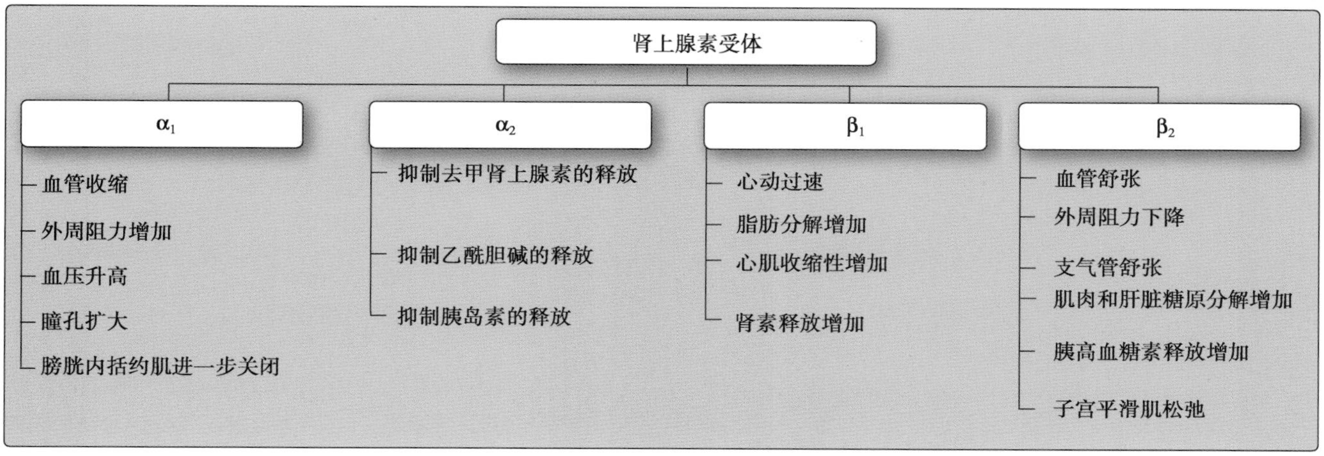
肾上腺素受体
α1
血管收缩
外周阻力增加
血压升高
瞳孔扩大
膀胱内括约肌进一步关闭
α2
抑制去甲肾上腺素的释放
抑制乙酰胆碱的释放
抑制胰岛素的释放
β1
心动过速
脂肪分解增加
心肌收缩性增加
肾素释放增加
β2
血管舒张
外周阻力下降
支气管舒张
肌肉和肝脏糖原分解增加
胰高血糖素释放增加
子宫平滑肌松弛

图 6.6　α 和 β 肾上腺素能受体介导的主要效应

5. 受体的脱敏：长期暴露于儿茶酚胺会降低这些受体的敏感性，这种现象被称为脱敏（desensitization）。可通过三种机制来解释脱敏现象：①受体被隔离从而不能与配体接触；②受体下调，即受体合成减少或被破坏；③因受体的胞浆侧被磷酸化而不能与 G-蛋白偶联。

## Ⅲ. 肾上腺素能激动药的特征

大部分肾上腺素能药物都是 β-苯乙胺的衍生物（图 6.7）。苯环或乙胺侧链的取代产生了一系列对 α 和 β 受体具有不同亲和力，或对 CNS 具有不同渗透能力的化合物。这些药物的两种主要结构特征分别是：①苯环上 OH 取代基的数目和位置；②氨基氮上取代基的性质。

### A. 儿茶酚胺类药物

含有 3，4-二羟基苯基的拟交感胺类（如肾上腺素、去甲肾上腺素、异丙肾上腺素和多巴胺）被称为儿茶酚胺类药物。这些化合物具有以下共同特点：

1. 高效价：儿茶酚胺类药物在直接激动 α 或 β 受体方面具有最高的效价。

2. 快速灭活：儿茶酚胺类药物可被突触前膜的 COMT、神经元内的 MAO、肠壁的 COMT 和 MAO，以及肝脏中的 MAO 所代谢。因此，儿茶酚胺类药物口服后并不能发挥活性，而胃肠道外给药后仅能在很短的时间内发挥药效。

3. CNS 渗透能力弱：儿茶酚胺类药物属于极性药物，因此，不能迅速透过 CNS。尽管如此，大多数儿茶酚胺类药物仍会产生一些 CNS 相关的临床副作用（焦虑、颤抖和头痛）。

### B. 非儿茶酚胺类药物

缺少邻苯二酚羟基的化合物具有更长的半衰期，因为不会被 COMT 灭活。非儿茶酚胺类药物主要包括去氧肾上腺素、麻黄碱（ephedrine）和安非他明（amphetamine）（图 6.7）。这些药物并不是 MAO 的良好底物，因此作用时间较长。很多非儿茶酚胺类药物的脂溶性较强（因极性的羟基缺失），可以更好地进入 CNS。

### C. 氨基氮的取代基

氨基中氮取代基的性质对于肾上腺素能激动药的 β 受体选择性是至关重要的。例如，在氨基氮处含有—$CH_3$ 取代的肾上腺素比没有氨基取代的去甲肾上腺素的 β 受体选择性更好。类似地，氨基氮上含有异丙基—$CH(CH_3)_2$ 取代基的异丙肾上腺素（图 6.7）是一个强效的 β 受体激动药，而对 α 受体的影响很小（图 6.4）。

### D. 肾上腺素能激动药的作用机制

1. 直接作用的激动药：这些药物直接作用于 α 或 β 受体，产生类似于交感神经激动或肾上腺髓质释放肾上腺素后的效应（图 6.8）。直接作用激动药的典型代表药物包括肾上腺素、去甲肾上腺素、异丙肾上腺素、多巴胺和去氧肾上腺素。

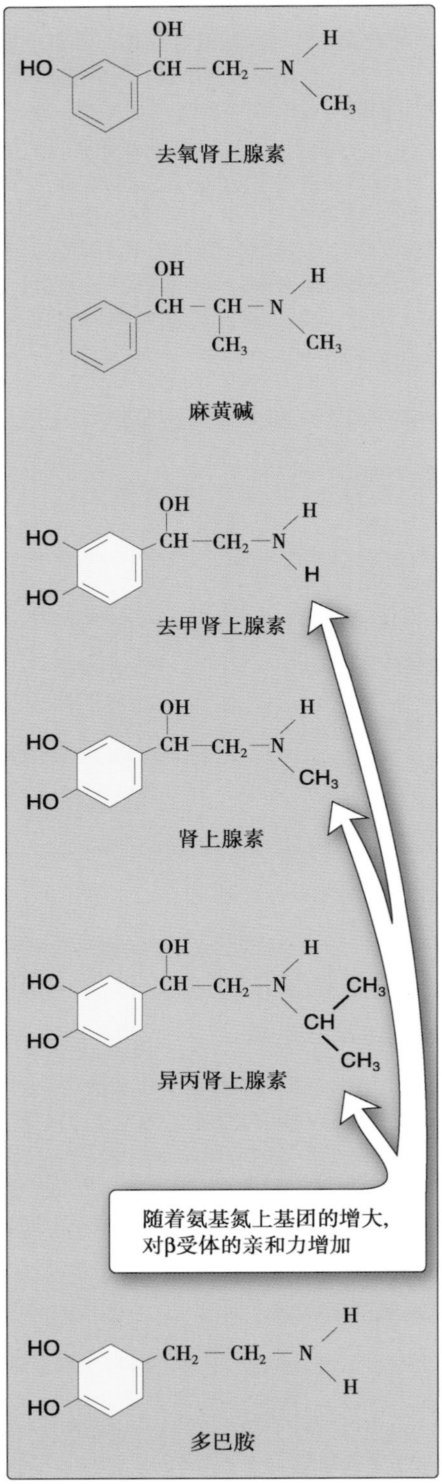
去氧肾上腺素
麻黄碱
去甲肾上腺素
肾上腺素
异丙肾上腺素
随着氨基氮上基团的增大，对β受体的亲和力增加
多巴胺

图 6.7 几种重要的肾上腺素能激动药的结构。药物中的儿茶酚环被标记为黄色

2. 间接作用的激动药：这些药物会阻断去甲肾上腺素的再摄取或导致去甲肾上腺素从肾上腺素能神经元胞浆池或囊泡中释放（图 6.8）。随后，去甲肾上腺素穿过突触部位并与 α 或 β 受体发生结合。再摄取抑制药和促进去甲肾上腺素释放的代表药物包括可卡因和安非他明。

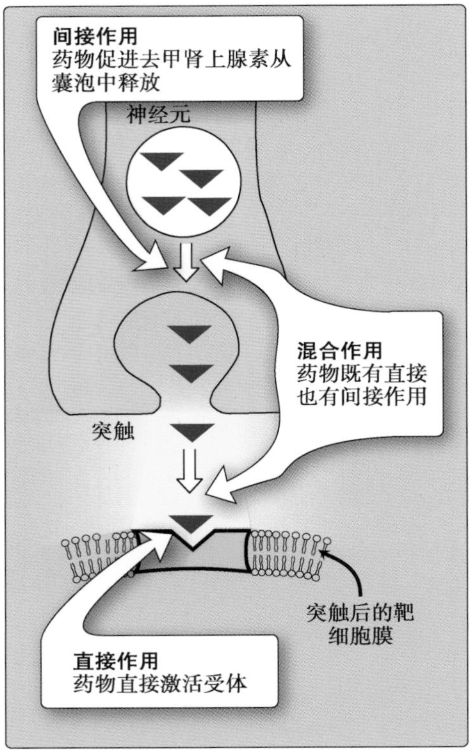
间接作用
药物促进去甲肾上腺素从囊泡中释放
神经元
混合作用
药物既有直接也有间接作用
突触
突触后的靶细胞膜
直接作用
药物直接激活受体

图 6.8 直接、间接和混合作用的肾上腺素能激动药的作用位点

3. 混合作用的激动药：麻黄碱（ephedrine）和它的立体异构体伪麻黄碱（pseudoephedrine）既能直接激动肾上腺素受体，又能增加肾上腺素能神经元对去甲肾上腺素的释放（图 6.8）。

## Ⅳ. 直接作用的肾上腺素能激动药

直接作用的激动药结合于效应器官上的肾上腺素受体而不影响突触前神经元，此类药物在临床中广泛应用。

### A. 肾上腺素

肾上腺素（epinephrine）是临床治疗中广泛使用的四种儿茶酚胺类药物（肾上腺素、去甲肾上腺素、多巴胺和多巴酚丁胺；前三种都是天然存在的神经递质，而最后一种是人工合成药物）之一。在肾上腺髓质中，去甲肾上腺素被甲基化生成肾上腺素，与去甲肾上腺素共同储存于嗜铬细胞（chromaffin cell）中。当受到刺激时，肾上腺髓质释放约 80% 的肾上腺素和 20% 的去甲肾上腺素使之直接进入血液循环。肾上腺素同时作用于 α 和 β 受体。在低剂量时，血液系统中 β 效应（血管舒张）发挥主导作用；而在高剂量时，α 效应（血管收缩）占主导作用。

1. 药理作用

a. **心血管**：肾上腺素主要作用于心血管系统。肾上腺素可增强心肌的收缩性（正性肌力：$\beta_1$ 效应），并增强收缩的频率（正性频率：$\beta_1$ 效应）。因此，增加了心输出量，同时增加了心肌的需氧量。肾上腺素激动肾脏的 $\beta_1$ 受体可导致肾素（renin）的释放。肾素是介导血管收缩的血管紧张素Ⅱ（angiotensin Ⅱ）合成中所需的一种酶。肾上腺素可收缩皮肤、黏膜和内脏的小动脉（α 效应），同时舒张进入肝脏和骨骼肌的血管（$β_2$ 效应），这些综合效应导致肾血流量的减少。因此，肾上腺素累积的效应是使心脏收缩压升高，伴随舒张压的轻微下降，这是由 $β_2$ 受体介导的骨骼肌血管床的血管舒张作用所引起的（图 6.9）。

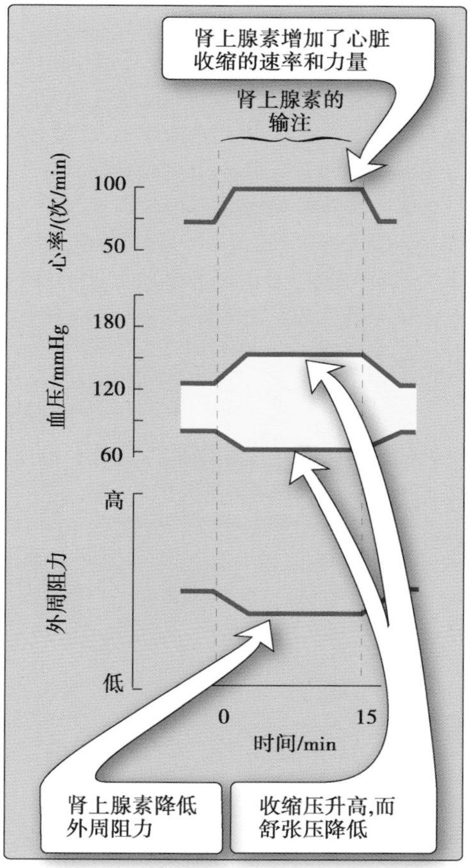
肾上腺素增加了心脏收缩的速率和力量
肾上腺素的输注
心率/(次/min)
100
50
血压/mmHg
180
120
60
外周阻力
高
低
0
15
时间/min
肾上腺素降低外周阻力
收缩压升高，而舒张压降低

图 6.9　低剂量肾上腺素静脉输注后的心血管效应

b. **呼吸系统**：肾上腺素直接作用于支气管平滑肌并引起强烈的支气管扩张（$β_2$ 效应）。此外，也可抑制过敏性介质（如组胺）从肥大细胞的释放。

c. **升高血糖**：肾上腺素具有明显的升高血糖的作用，这是由于肝脏中的糖原分解增加（$β_2$ 效应），胰高血糖素释放增加（$β_2$ 效应），以及胰岛素释放减少（$α_2$ 效应）所导致的。

d. **脂肪分解**：肾上腺素通过对脂肪组织 β 受体的激动效应诱发脂肪的分解。cAMP 水平的增加激动了一种激素敏感型脂肪酶，催化甘油三酯水解为游离脂肪酸和甘油。

2. 临床应用

a. **支气管痉挛**：肾上腺素是支气管收缩导致呼吸功能下降时紧急应对呼吸道症状的首选药物。因此，在治疗变应性休克时，肾上腺素是抢救生命的首选药物。皮下注射后数分钟内，呼吸功能就能得到大幅改善。

b. **过敏性休克**：肾上腺素是治疗变应原引起的 Ⅰ 型超敏反应（包括过敏反应）的首选药物。

c. **心脏停搏**：肾上腺素可用于心脏停搏患者的心律恢复。

d. **局部麻醉**：局部麻醉药物溶液可以含有低浓度（如 1∶100 000）的肾上腺素。肾上腺素通过在注射位点诱导血管收缩而延长局麻药的作用持续时间。此外，肾上腺素也能降低局麻药的全身吸收，并促进局部止血。

e. **眼内手术**：肾上腺素在眼内手术中用于诱导和维持瞳孔的散大。

3. 药动学：肾上腺素作用迅速且短暂（因快速降解）。门诊治疗过敏反应时推荐的给药途径为肌内注射（IM，股前区），使之迅速吸收。在急救时，肾上腺素采用静脉注射（IV）以最快发挥疗效。也可以采用皮下给药、气管导管给药或吸入给药方式（图 6.10）。肾上腺素可快速被 MAO 和 COMT 代谢，代谢产物甲氧基肾上腺素和香草基扁桃酸随尿液排出体外。

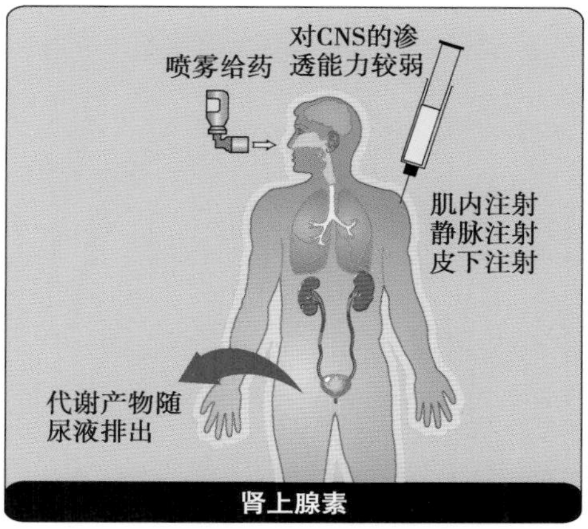
对CNS的渗透能力较弱
喷雾给药
肌内注射
静脉注射
皮下注射
代谢产物随尿液排出
肾上腺素

图 6.10　肾上腺素的体内代谢

4. 不良反应：肾上腺素能产生 CNS 不良反应，包括焦虑、恐惧、紧张、头痛和震颤，也可能会诱发心律失常，尤其是对于服用地高辛（digoxin）的患者。肾上腺素也会引起肺水肿，这是药物收缩血管增加后负荷所导致的。甲亢患者血管中肾上腺素受体可能表达增多，会导致对肾上腺素的应答增强，因此这些患者需要减少用药剂量。吸入性麻醉药也会增加心脏对肾上腺素的敏感性，可能造成心动过速。肾上腺素可增加贮存性的内源性葡萄糖的释放，因此对于糖尿病患者，胰岛素的给药剂量需要相应增加。非选择性 β 受体拮抗药可抑制肾上腺素与 $β_2$ 受体结合而产生的血管舒张作用，使得 α 受体的激动效应不能被抵消，进而造成外周阻力的增加和血压的升高。

## B. 去甲肾上腺素

去甲肾上腺素（norepinephrine）是肾上腺素能神经元的神经递质。理论上而言，其应该能够激动所有类型的肾上腺素能受体。但是，在治疗剂量下，其对 α 肾上腺素受体的调节作用最为明显。

1. 心血管作用

a. **血管收缩**：由于去甲肾上腺素对包括肾脏在内的大多数血管床的强烈收缩（$α_1$ 效应）而导致外周阻力的增加，可同时增加收缩压和舒张压（图 6.11）。（注：由于去甲肾上腺素不会通过骨骼肌血管上的 $β_2$ 受体而引起抵消性的血管舒张，因此其血管收缩作用强于肾上腺素。去甲肾上腺素较弱的 $β_2$ 效应也解释了其不用于支气管痉挛或过敏反应治疗的原因。）

b. **压力感受器反射**：去甲肾上腺素可升高血压，刺激压力

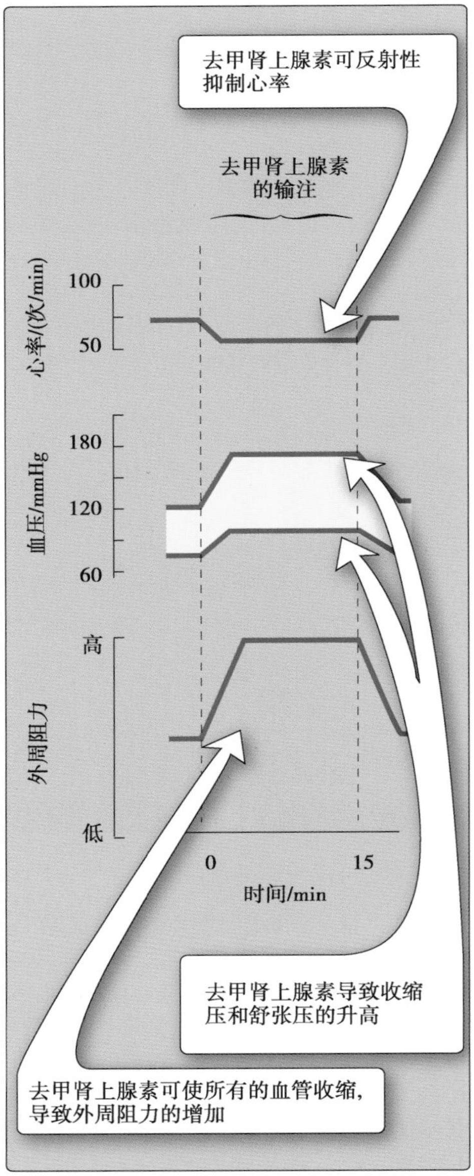
去甲肾上腺素可反射性抑制心率
去甲肾上腺素的输注
心率/(次/min)
100
50
血压/mmHg
180
120
60
外周阻力
高
低
0
15
时间/min
去甲肾上腺素导致收缩压和舒张压的升高
去甲肾上腺素可使所有的血管收缩，导致外周阻力的增加

图 6.11 静脉输注去甲肾上腺素的心血管效应

感受器，导致迷走神经活力增强。这种增强的迷走神经活力将引起反射性心动过缓，足以对抗去甲肾上腺素对心脏的局部作用，但这种反射性代偿并不影响药物的正性肌力作用（图 6.11）。给予去甲肾上腺素治疗前，若先行使用阿托品阻断迷走神经的作用，去甲肾上腺素对于心脏的刺激作用则可以体现出来，表现出增加心率的活性。

2. 临床应用：去甲肾上腺素可增加血管阻力从而升高血压，因此主要用于治疗休克（如感染性休克），但并没有其他的临床应用。

3. 药动学：去甲肾上腺素静脉注射后可快速起效，作用持续时间为注射后 1~2 min。去甲肾上腺素可迅速被 MAO 和 COMT 代谢，无活性的代谢产物被分泌到尿液中，排出体外。

4. 不良反应：去甲肾上腺素的不良反应类似于肾上腺素。此外，去甲肾上腺素是一个强效的血管收缩药，会导致注射静脉处皮肤的发白或脱皮。如果药物出现外渗（药物从血管渗漏到注射位点周围的组织中），可能会导致组织坏死。如果可能的话，尽量不要在外周进行静脉注射。去甲肾上腺素导致的循环不畅可通过使用 α 受体拮抗药酚妥拉明（phentolamine）来治疗。除了酚妥拉明，还可以使用皮内注射特布他林（terbutaline）和硝酸甘油（nitroglycerin）来改善。

### C. 异丙肾上腺素

异丙肾上腺素（isoproterenol）是一种直接作用的人工合成儿茶酚胺类药物，能够同时激动 $\beta_1$ 和 $\beta_2$ 肾上腺素能受体。它的非选择性是一种不利因素，因此在治疗中应用较少。异丙肾上腺素对 α 受体的作用并不明显，其可对心脏产生较强的刺激（$\beta_1$ 效应），增强心脏频率、收缩性和心输出量（图 6.12），其在这方面的作用与肾上腺素相当。异丙肾上腺素是一个强效的支气管舒张药（$\beta_2$ 效应）。异丙肾上腺素也可舒张骨骼肌的小动脉（$\beta_2$ 效应），导致外周阻力下降。由于异丙肾上腺素的心

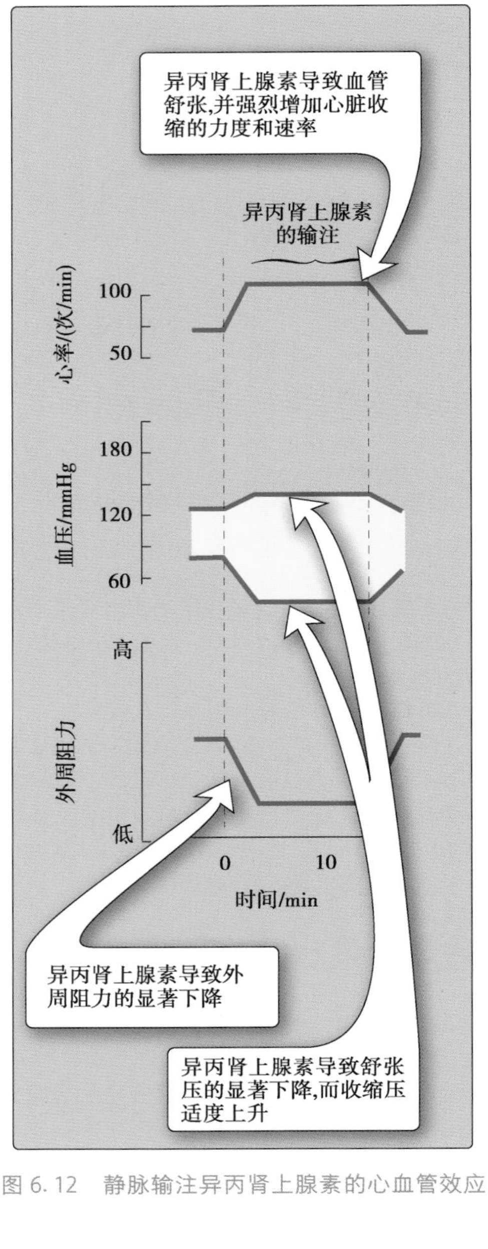
异丙肾上腺素导致血管舒张，并强烈增加心脏收缩的力度和速率
异丙肾上腺素的输注
心率/(次/min)
100
50
血压/mmHg
180
120
60
外周阻力
高
低
0
10
时间/min
异丙肾上腺素导致外周阻力的显著下降
异丙肾上腺素导致舒张压的显著下降，而收缩压适度上升

图 6.12 静脉输注异丙肾上腺素的心血管效应

脏激动作用，可微弱提高系统血压，但会明显降低平均动脉压和收缩压(图 6.12)。此外，异丙肾上腺素的不良反应与肾上腺素的 β 受体相关副作用类似。

### D. 多巴胺

多巴胺(dopamine)是去甲肾上腺素合成代谢中的一个中间体，在 CNS 的基底核以及肾上腺髓质中生成，作为一种神经递质而发挥作用。多巴胺可激活 α 和 β 肾上腺素能受体。例如，在高剂量下，其通过激动 $\alpha_1$ 受体而导致血管收缩；而在低剂量下，可激活心脏 $\beta_1$ 受体。此外，与 α 和 β 肾上腺素能受体不同的 $D_1$ 和 $D_2$ 多巴胺能受体存在于外周肠系膜和肾脏血管床中，与多巴胺结合后可引起血管舒张。$D_2$ 受体也分布于突触前肾上腺素能神经元中，其激活可干扰去甲肾上腺素的释放。

1. 药理作用

a. **心血管：**多巴胺对心脏的 $\beta_1$ 受体具有激动作用，产生正性肌力效应(图 6.13)。在极高的剂量下，多巴胺可激活血管中的 $\alpha_1$ 受体，引起血管收缩。

b. **肾脏和内脏：**多巴胺通过激活多巴胺受体舒张肾脏和内脏的小动脉，从而增加进入肾脏和其他内脏的血流(图 6.13)。这些受体不受 α 或 β 拮抗药的影响。在过去，低剂量("肾剂量")多巴胺常用于预防或治疗急性肾衰竭。但是，近期的更多数据显示，多巴胺的肾脏保护作用在临床上的应用价值十分有限。

2. 临床应用：多巴胺连续输注可用于治疗心源性和感染性休克。其通过激活心脏的 $\beta_1$ 受体增加心输出量而提高血压，激动血管的 $\alpha_1$ 受体而增加总体外周阻力。如前所述，多巴胺还可增加肾脏和内脏区域的血流灌注。肾脏的血流增加提高了肾小球滤过率进而导致多尿。相反地，去甲肾上腺素会减少肾脏的血流供应并降低肾脏功能。多巴胺也可能用于治疗其他药物无效的低血压、严重心力衰竭和心动过缓。

3. 不良反应：过量的多巴胺可引起类似交感神经兴奋的效应。多巴胺能被 MAO 和 COMT 快速代谢，因此它的不良反应(恶心、高血压和心律失常)都是短暂的。

### E. 非诺多巴

非诺多巴(fenoldopam)是一种外周多巴胺 $D_1$ 受体激动药，作用于冠状动脉、肾小动脉和肠系膜动脉，用作速效血管舒张药，主要用于治疗住院患者的严重高血压。非诺多巴是外消旋混合物，R-异构体是活性成分。此外，非诺多巴具有明显的首关代谢，静脉注射后消除半衰期为 10 min。在治疗过程中，可能出现头痛、脸红、头晕、恶心、呕吐和心动过速(由于血管扩张)等副作用。

### F. 多巴酚丁胺

多巴酚丁胺(dobutamine)是一种人工合成的直接作用儿茶酚胺类药物，主要激活 $\beta_1$ 受体，同时具有轻微的 $\beta_2$ 和 $\alpha_1$ 效应。多巴酚丁胺可增加心率和心输出量，而其血管效应很弱。多巴酚丁胺主要用于增加急性心力衰竭患者的心输出量(参见第 18 章)，以及心脏手术后心脏收缩的支持用药。但其增加心输出量时并不像其他拟交感药物那样强烈地增加心肌的耗氧量。心房纤颤患者应慎用多巴酚丁胺，因为其可增强房室传导。多巴酚丁胺的其他不良反应类似于肾上腺素，长时间使用还可能导致耐受性。

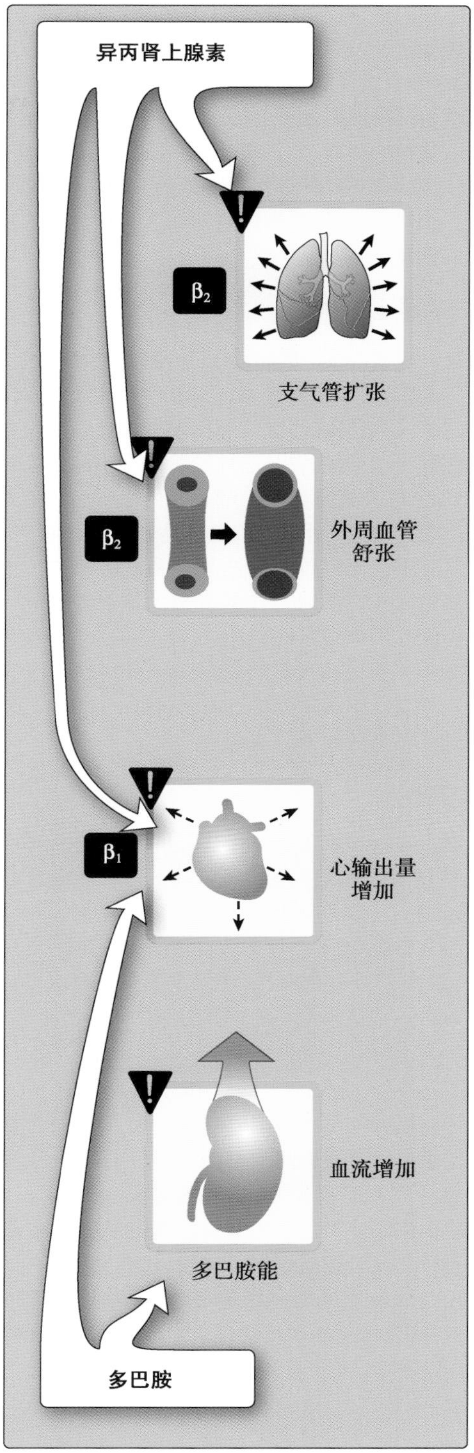

异丙肾上腺素
$\beta_2$
支气管扩张
$\beta_2$
外周血管舒张
$\beta_1$
心输出量增加
血流增加
多巴胺能
多巴胺


图 6.13　异丙肾上腺素和多巴胺在临床上的重要作用

### G. 羟甲唑啉

羟甲唑啉(oxymetazoline)是一种具有直接作用的人工合成

肾上腺素能激动药，可同时激动 $\alpha_1$ 和 $\alpha_2$ 肾上腺素能受体。羟甲唑啉是很多非处方类鼻喷雾剂及眼药水中的成分，用于缓解与游泳、感冒和角膜接触镜有关的眼睛发红。羟甲唑啉可直接刺激鼻黏膜和结膜供血血管上的 $\alpha$ 受体，进而收缩血管并减少充血。无论哪种给药途径，药物都可能进入全身循环，产生紧张、头痛和睡眠困难等副作用。鼻内给药可能会引发局部刺激和打喷嚏。此外，不建议使用该药超过 3 d，因为可能造成反弹性充血和依赖性。

### H. 去氧肾上腺素

去氧肾上腺素（phenylephrine）是一种直接作用的人工合成肾上腺素类药物，主要结合于 $\alpha_1$ 受体。去氧肾上腺素是一种血管收缩药，可同时升高心脏收缩压和舒张血压。虽然其对心脏本身没有影响，但是当胃肠道外给药时会引起反射性心动过缓，因此可用于阵发性室上性心动过速的治疗。去氧肾上腺素也可用于治疗住院或手术患者（尤其是心率快的患者）的低血压。大剂量应用会导致高血压性头痛和心律不齐。去氧肾上腺素在局部用药或口服时可作为鼻部的抗充血药物。虽然数据表明其可能并不那么有效，但去氧肾上腺素已经取代了许多口服抗充血药中的伪麻黄碱（pseudoephedrine），因为伪麻黄碱可能被滥用于制造甲基苯丙胺（methamphetamine）。此外，去氧肾上腺素也可作为散瞳用的滴眼液。

### I. 米多君

米多君（midodrine）是一种前药，可被代谢为具有药理学活性的脱甘氨酸米多君（desglymidodrine）。米多君是一个选择性 $\alpha_1$ 激动药，可在外周升高动脉和静脉张力。米多君主要用于治疗直立性低血压。可每天给药 3 次，每次给药间隔为 3~4 h。为避免仰卧位高血压，建议不要在睡前 4 h 内服用该药物。

### J. 可乐定

可乐定（clonidine）是一个 $\alpha_2$ 激动药，主要用于治疗高血压。可乐定也可用于减轻阿片类药物、吸烟和苯二氮䓬类药物的戒断症状。可乐定和 $\alpha_2$ 激动药胍法辛（guanfacine）可用于控制注意缺陷多动障碍。可乐定集中作用于突触前 $\alpha_2$ 受体而产生对交感神经血管运动中枢的抑制，降低交感信号向外周的输出。可乐定的最常见副作用是嗜睡、镇静、便秘和口干。必须避免突然停药，以防出现反跳性高血压。可乐定和另外一个 $\alpha_2$ 激动药甲基多巴（methyldopa）将在第 16 章抗高血压药中详细讨论。

### K. 沙丁胺醇、奥西那林和特布他林

沙丁胺醇（albuterol）、奥西那林（metaproterenol）和特布他林（terbutaline）都是短效 $\beta_2$ 激动药（short-acting $\beta_2$ agonist，SABA），主要用作支气管舒张药，以定量吸入器给药（图 6.14）。沙丁胺醇对 $\beta_2$ 受体的选择性比奥西那林更强，因此是治疗哮喘的首选 SABA。吸入性特布他林已不在美国使用，但仍在其他国家应用。在适应证之外，注射用特布他林被用作子宫松弛剂来抑制早产，但使用时间不超过 72 h。这些药物最常见的副作用之一是震颤，但患者大多可耐受这一副作用。其他副作用包括不安、恐惧和焦虑。当口服此类药物时，可能会引起心动过速或心律失常（由于 $\beta_1$ 受体激活），特别是对于患有潜在心脏病的患者。单胺氧化酶抑制剂（monoamine oxidase inhibitor，MAOI）可增加心血管不良反应的风险，应避免药物联用。

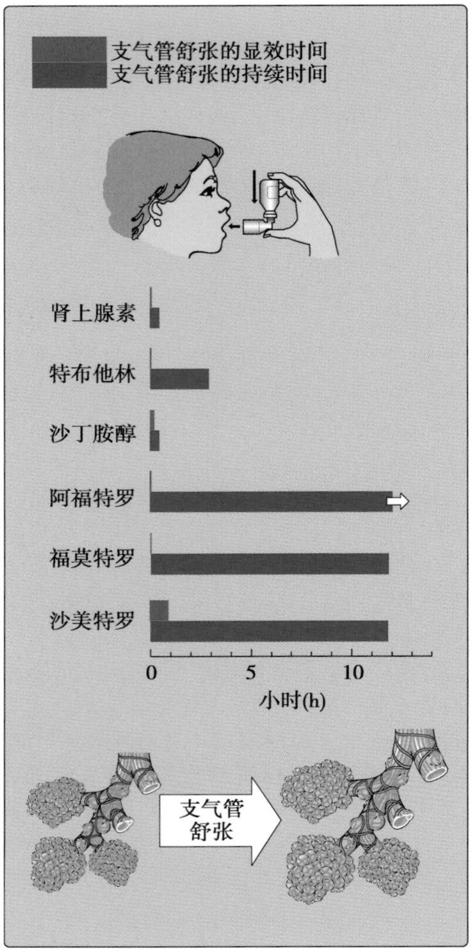
支气管舒张的显效时间
支气管舒张的持续时间
肾上腺素
特布他林
沙丁胺醇
阿福特罗
福莫特罗
沙美特罗
0
5
10
小时(h)
支气管
舒张

图 6.14 吸入肾上腺素能激动药后支气管舒张效应的显效和持续时间

### L. 沙美特罗、福莫特罗、阿福特罗和茚达卡特罗

沙美特罗（salmeterol）、福莫特罗（formoterol）、阿福特罗［arformoterol，福莫特罗的（R，R）-对映体］和茚达卡特罗（indacaterol）都是长效 $\beta_2$ 选择性激动药（long-acting $\beta_2$ agonist，LABA），用于治疗哮喘和慢性阻塞性肺疾病等呼吸系统病变（参见第 39 章）。通过定量吸入装置（如干粉吸入器）给药 1 次，可维持 12 h 以上的支气管舒张作用，而沙丁胺醇仅能维持不足 3 h。与福莫特罗不同，沙美特罗药效的发挥具有一定程度的延迟（图 6.14）。LABA 不推荐单独用于治疗哮喘，因为可增加发生哮喘相关死亡的风险，但这些药物在与其他哮喘控制药物，如吸入性糖皮质激素联用时非常有效。

### M. 米拉贝隆

米拉贝隆（mirabegron）是一种 $\beta_3$ 激动药，可松弛逼尿平

滑肌并增加膀胱容量，适用于膀胱过度活跃的患者。米拉贝隆可升高血压，因此不能用于高血压未能被控制的患者。米拉贝隆可增加地高辛（digoxin）的水平，通过抑制 CYP2D6 同工酶，可能增强经该酶代谢的其他药物的效果，如美托洛尔（metoprolol）。

## V．间接作用的肾上腺素能激动药

间接作用的肾上腺素能激动药可导致肾上腺素或去甲肾上腺素的释放、再摄取的抑制或其降解的抑制（图 6.8）。此类药物可增强内源性肾上腺素或者去甲肾上腺素的作用效果，但并不直接影响突触后膜的受体。

### A．安非他明

安非他明（amphetamine）明显的中枢刺激作用使其经常被吸毒者误认为这是它的唯一作用。然而，由于其对血管的 $\alpha_1$ 激动作用，以及对心脏的 $\beta_1$ 激动作用，该药物还能显著升高血压。安非他明的作用主要通过增加神经末梢处多巴胺和去甲肾上腺素等儿茶酚胺类物质的非囊泡释放来实现。因此，安非他明是一种间接作用的肾上腺素能药物。安非他明及其衍生药物的作用和临床应用将在 CNS 兴奋剂部分进行讨论（参见第 15 章）。

### B．酪胺

酪胺（tyramine）虽不是临床上应用的药物，但其非常重要。酪胺主要存在于如陈奶酪和 Chianti 葡萄酒等发酵食品中。酪胺是酪氨酸代谢的正常副产物。通常，酪胺可被胃肠道中存在的 MAO 氧化。如果患者使用 MAOI，则会导致严重的血管紧张发作。类似于安非他明，酪胺能进入神经末梢而置换出贮存的去甲肾上腺素。随后，释放的儿茶酚胺类药物可作用于肾上腺素受体。

### C．可卡因

可卡因（cocaine）是一种独特的局麻药，能够阻滞钠-氯（$Na^+/Cl^-$）-依赖性去甲肾上腺素转运体，该转运体主要负责肾上腺素能神经元对去甲肾上腺素的细胞摄取。因此，去甲肾上腺素聚积于突触间隙，导致交感活性的提高和肾上腺素及去甲肾上腺素作用的增强。小剂量的儿茶酚胺类药物在联用了可卡因的个体中的作用效果会明显增强。此外，肾上腺素和去甲肾上腺素的作用时间也将得到延长。类似于安非他明，可卡因能够通过 $\alpha_1$ 激动作用和 β 激动作用升高血压。可卡因的药物滥用将在第 45 章中讨论。

## Ⅵ．混合作用的肾上腺素能激动药

麻黄碱（ephedrine）和伪麻黄碱（pseudoephedrine）是混合作用的肾上腺素能药物。它们不仅可增强去甲肾上腺素从神经末梢的释放（图 6.8），还可直接激动 α 和 β 受体。因此，其很多肾上腺素能作用都与肾上腺素相似，但是效果相对较弱。麻黄碱和伪麻黄碱并不是儿茶酚胺类药物，所以不是 COMT 和 MAO 的适宜底物。因此其作用时间较长。麻黄碱和伪麻黄碱口服吸收很好，而且能够渗透到 CNS，但伪麻黄碱的 CNS 作用略弱。麻黄碱大部分以原形形式经尿液排出，而伪麻黄碱在通过尿液消除前需要经过肝脏的不完全代谢。麻黄碱可通过血管收缩和心脏刺激升高收缩压和舒张压，适用于治疗麻醉诱导的低血压。麻黄碱可诱导支气管舒张，但比肾上腺素或异丙肾上腺素的效果弱且作用较慢。其曾用于预防哮喘发作，但已被更有效的药物替代。麻黄碱可产生对于 CNS 的轻度刺激，增加警觉性、减少疲劳并抑制睡眠，也能提高运动成绩。［注：麻黄素的临床使用逐渐减少是因为已有更好、更有效且不良反应更少的药物可供临床应用。含有麻黄碱的草本添加剂（主要是含有麻黄属的植物产品）由于存在危及生命的心血管副作用，已被美国 FDA 所禁止。］口服伪麻黄碱主要用于治疗鼻部和鼻窦出血。伪麻黄碱曾被非法用于制造甲基苯丙胺（methamphetamine）。因此，含有伪麻黄碱的产品在美国有一定的限制。肾上腺素能激动药的重要特征汇总于图 6.15～图 6.17 中。

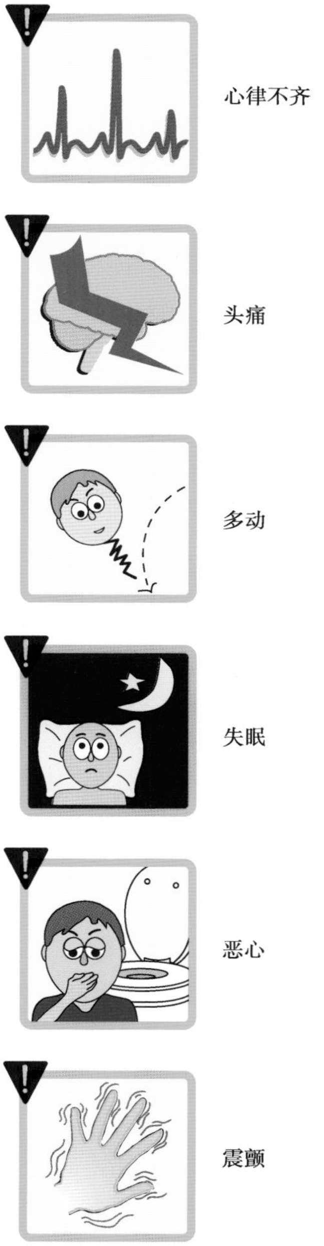
心律不齐
头痛
多动
失眠
恶心
震颤

图 6.15　肾上腺素能激动药的部分不良反应

| 组织 | 受体类型 | 作用 | 反向作用 |
|---|---|---|---|
| 心脏<br>•窦房结和房室结<br>•传导通路<br>•肌纤维 | $\beta_1$<br>$\beta_1$<br>$\beta_1$ | ↑自律性<br>↑传导速度、自律性<br>↑收缩性、自律性 | 胆碱能受体<br>胆碱能受体 |
| 血管平滑肌 | $\beta_2$ | 血管舒张 | α肾上腺素能受体 |
| 支气管平滑肌 | $\beta_2$ | 支气管舒张 | 胆碱能受体 |
| 肾脏 | $\beta_1$ | ↑肾素释放 | $\alpha_1$肾上腺素能受体 |
| 肝脏 | $\beta_2$, $\alpha_1$ | ↑糖原分解和糖异生 | — |
| 脂肪组织 | $\beta_1$, $\beta_3$ | ↑脂肪分解 | $\alpha_2$肾上腺素能受体 |
| 骨骼肌 | $\beta_2$ | ↑收缩力增加<br>钾摄取；糖原分解<br>扩张骨骼肌的动脉<br>颤抖 | — |
| 眼睫状肌 | $\beta_2$ | 松弛 | 胆碱能受体 |
| 胃肠道 | $\beta_2$ | ↓蠕动 | 胆碱能受体 |
| 胆囊 | $\beta_2$ | 松弛 | 胆碱能受体 |
| 膀胱逼尿肌 | $\beta_2$, $\beta_3$ | 松弛 | 胆碱能受体 |
| 子宫 | $\beta_2$ | 松弛 | 催产素 |

图 6.16 β 肾上腺素能受体的汇总

| | 药物 | 受体特异性 | 临床应用 |
|---|---|---|---|
| **儿茶酚胺类**<br>• 显效迅速<br>• 作用持续时间短<br>• 不能口服给药<br>• 不透过BBB | 肾上腺素 | $\alpha_1$, $\alpha_2$<br>$\beta_1$, $\beta_2$ | 变应性休克<br>心脏停搏<br>增强局麻药的作用持续时间 |
| | 去甲肾上腺素 | $\alpha_1$, $\alpha_2$<br>$\beta_1$ | 治疗休克 |
| | 异丙肾上腺素 | $\beta_1$, $\beta_2$ | 作为心脏刺激剂 |
| | 多巴胺 | 多巴胺能<br>$\alpha_1$, $\beta_1$ | 治疗休克<br>治疗充血性心力衰竭<br>升高血压 |
| | 多巴酚丁胺 | $\beta_1$ | 治疗急性心力衰竭 |
| **非儿茶酚胺类**<br>与儿茶酚胺类相比：<br>• 作用持续时间更长<br>• 所有药物都可以口服或吸入给药 | 羟甲唑啉 | $\alpha_1$ | 缓解鼻充血<br>缓解眼部充血 |
| | 苯肾上腺素 | $\alpha_1$ | 缓解鼻充血<br>升高血压<br>治疗阵发性室上性心动过速 |
| | 可乐定 | $\alpha_2$ | 治疗高血压 |
| | 沙丁胺醇<br>间羟异丙肾上腺素<br>特布他林 | $\beta_2$ | 治疗支气管痉挛(短效) |
| | 阿福特罗<br>福莫特罗<br>吲哚卡特罗<br>沙美特罗 | $\beta_2$ | 治疗支气管痉挛(长效) |
| | 安非他明 | $\alpha$, $\beta$, CNS | 作为CNS刺激剂治疗儿童ADHD、嗜睡症和控制食欲 |
| | 麻黄碱<br>伪麻黄碱 | $\alpha$, $\beta$, CNS | 升高血压<br>缓解鼻充血 |

图 6.17　肾上腺素能激动药的临床应用汇总

（刘伟伟，白仁仁）

## 思考题

扫描二维码
获取思考题

# 第 7 章　肾上腺素能受体拮抗药

## Ⅰ. 概述

肾上腺素能受体拮抗药(adrenergic antagonist),也被称为肾上腺素能受体阻滞药(adrenergic blocker)或交感神经阻滞药(sympatholytic),可与肾上腺素受体结合,但是并不触发受体的常规细胞内效应。这些药物可逆或不可逆地结合于肾上腺素受体而使受体不能被内源性或外源性激动药所激活,从而发挥受体拮抗作用。与激动药一样,可根据肾上腺素能受体拮抗药对交感神经系统中 α 或 β 受体的相对亲和力对其进行分类。很多肾上腺素能受体拮抗药都是重要的临床用药,主要用于治疗心血管系统相关疾病。[注:拮抗多巴胺受体的拮抗药在中枢神经系统(central nervous system,CNS)中非常重要,因此将在相关章节中介绍。]本章介绍的肾上腺素能受体拮抗药总结于图 7.1 中。

| α受体拮抗药 |
|---|
| 阿夫唑嗪 (alfuzosin, UROXATRAL) |
| 多沙唑嗪 (doxazosin, CARDURA) |
| 酚苄明 (phenoxybenzamine, DIBENZYLINE) |
| 酚妥拉明 (phentolamine, 仅有通用名) |
| 哌唑嗪 (prazosin, MINIPRESS) |
| 西洛多辛 (silodosin, RAPAFLO) |
| 坦洛新 (tamsulosin, FLOMAX) |
| 特拉唑嗪 (terazosin, 仅有通用名) |
| 育亨宾 (yohimbine, YOCON) |
| **β受体拮抗药** |
| 醋丁洛尔 (acebutolol, 仅有通用名) |
| 阿替洛尔 (atenolol, TENORMIN) |
| 倍他洛尔 (betaxolol, BETOPTIC-S) |
| 比索洛尔 (bisoprolol, 仅有通用名) |
| 卡替洛尔 (carteolol, 仅有通用名) |
| 卡维地洛 (carvedilol, COREG, COREG CR) |
| 艾司洛尔 (esmolol, BREVIBLOC) |
| 拉贝洛尔 (labetalol, 仅有通用名) |
| 左布诺洛尔 (levobunolol, BETAGAN) |
| 美替洛尔 (metipranolol, 仅有通用名) |
| 美托洛尔 (metoprolol, LOPRESSOR, TOPROL-XL) |
| 纳多洛尔 (nadolol, CORGARD) |
| 奈必洛尔 (nebivolol, BYSTOLIC) |
| 吲哚洛尔 (pindolol, 仅有通用名) |
| 普萘洛尔 (propranolol, INDERAL LA, INNOPRAN XL) |
| 噻吗洛尔 (timolol, BETIMOL, ISTALOL, TIMOPTIC) |
| **影响神经递质摄取或释放的药物** |
| 利血平 (reserpine, 仅有通用名) |

图 7.1　拮抗药和影响神经递质摄取或释放的药物总结

## Ⅱ. α 肾上腺素能受体拮抗药

α 肾上腺素能拮抗药对 α 肾上腺素能受体不同亚型($\alpha_1$ 或 $\alpha_2$)的拮抗取决于药物对受体亚型的特异性。拮抗 $\alpha_1$ 肾上腺素受体的药物可显著影响血压,因为血管的正常交感神经控制在很大程度上是通过对 $\alpha_1$ 肾上腺素能受体的激动作用而实现的,拮抗这些受体会降低血管的交感神经张力,导致外周血管阻力的降低。这种血压降低可引起反射性心动过速。药物效应的大小取决于患者服药时的交感神经张力。但是,选择性 $\alpha_2$ 肾上腺素能受体拮抗药的临床应用价值较为有限。

### A. 酚苄明

酚苄明(phenoxybenzamine)是一种非选择性、非竞争性的 $\alpha_1$ 和 $\alpha_2$ 肾上腺素能受体拮抗药。

1. 药理作用

a. **心血管作用:**酚苄明可防止内源性儿茶酚胺激动外周血管的 $\alpha_1$ 受体而引起血管收缩,导致外周阻力降低,并由此产生反射性心动过速。但是,由于酚苄明拮抗心脏交感神经末梢突触前膜的 $\alpha_2$ 受体,会导致去甲肾上腺素释放的增加,从而增加心率和心输出量(由 $\beta_1$ 受体介导)。这也可能导致心律失常和心绞痛。因此,酚苄明在高血压患者中不能成功地维持较低的血压,故并不用于治疗高血压。

b. **肾上腺素作用的翻转:**所有的 α 肾上腺素能受体拮抗药都能逆转肾上腺素的 α 激动效应。例如,在酚苄明存在的情况下,肾上腺素的血管收缩效应被干扰,但激动 $\beta_2$ 受体产生的其他血管床的舒张作用不会被拮抗,因此,导致系统血压下降(图 7.2)。(注:去甲肾上腺素的作用不会被翻转,但是会被削弱,因为去甲肾上腺素没有对血管的显著 β 激动作用。)酚苄明对异丙肾上腺素的作用没有影响,因为其是单纯的 β 激动药(图 7.2)。

2. 临床应用:酚苄明主要用于治疗出汗和嗜铬细胞瘤(一种来源于肾上腺髓质细胞的儿茶酚胺分泌型肿瘤)有关的高血压,也可用于治疗雷诺病(Raynaud disease)和冻伤。

3. 不良反应:酚苄明可引起体位性低血压、鼻塞、恶心和呕吐,也可能会抑制射精。酚苄明还可能引起反射性心动过速,这是由压力感受器反射所导致的。此外,酚苄明需慎用于脑血管或心血管疾病患者。

### B. 酚妥拉明

与酚苄明不同,酚妥拉明(phentolamine)对 $\alpha_1$ 和 $\alpha_2$ 受体的拮抗作用是竞争性的。单次注射后作用持续约为 4h。酚妥拉明的药理学效应与酚苄明非常相似。酚妥拉明主要用于嗜铬细胞瘤的诊断和短期控制,也被局部用于预防去甲肾上腺素外渗导致的皮肤坏死。此外,酚妥拉明对可乐定突然停药或服用单胺氧化酶抑制剂的患者摄入含酪胺食物所引起的高血压

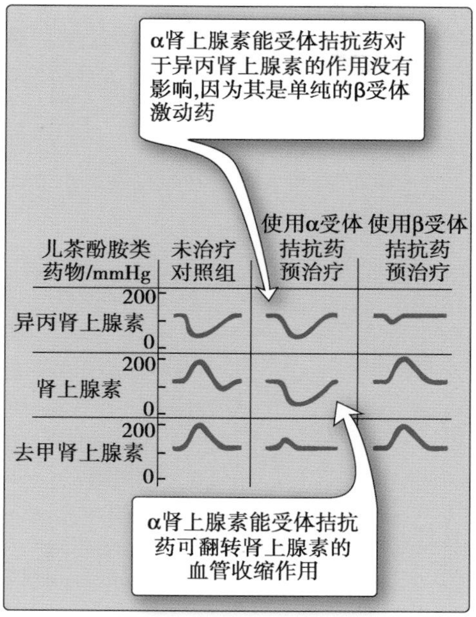
α肾上腺素能受体拮抗药对于异丙肾上腺素的作用没有影响,因为其是单纯的β受体激动药
儿茶酚胺类药物/mmHg
未治疗对照组
使用α受体拮抗药预治疗
使用β受体拮抗药预治疗
异丙肾上腺素
肾上腺素
去甲肾上腺素
200
0
α肾上腺素能受体拮抗药可翻转肾上腺素的血管收缩作用

图 7.2 肾上腺素能受体拮抗药对异丙肾上腺素、肾上腺素和去甲肾上腺素血压改变的调节效应汇总

危象也具有治疗作用。

### C. 哌唑嗪、特拉唑嗪和多沙唑嗪

哌唑嗪(prazosin)、特拉唑嗪(terazosin)和多沙唑嗪(doxazosin)是 $\alpha_1$ 受体的选择性、竞争性拮抗药。与酚苄明和酚妥拉明不同,它们在治疗高血压方面是有效的。[注:其他的选择性 $\alpha_1$ 拮抗药还包括坦洛新(tamsulosin)、阿夫唑嗪(alfuzosin)和西洛多辛(silodosin),用于治疗良性前列腺增生(参见第 41 章)。]这些药物代谢产生的无活性代谢产物可被分泌到尿液中,仅多沙唑嗪的代谢产物会出现在粪便中。多沙唑嗪是这些药物中作用时间最长的。

1. 作用机制:这些药物通过松弛动脉和静脉的平滑肌而降低外周血管阻力,并降低血压。与酚苄明和酚妥拉明不同,这些药物很少改变心输出量、肾血流量和肾小球滤过率。坦洛新、阿夫唑嗪和西洛多辛对血压的影响不大,因为其对血管中的 $\alpha_{1B}$ 受体选择性较低,而对前列腺和膀胱中的 $\alpha_{1A}$ 受体的选择性更高。拮抗 $\alpha_{1A}$ 受体会减少膀胱颈部和前列腺平滑肌的张力,改善尿液的流动。

2. 临床应用:高血压患者服用此类药物不会产生对药物作用的耐受。但是,首次服用此类药物可能产生强烈的直立性低血压反应(图 7.3),可能引起晕厥,这种作用被称为"首剂"效应("first-dose" effect)。为减少这一效应,可将首次给药剂量调整为常规剂量的 1/3 或者 1/4,或在睡前服用药物。这些药物还可能会引起高血压患者脂质和葡萄糖代谢的适度改善。与其他抗高血压药物相比,$\alpha_1$ 拮抗药的心血管疗效较差,因此并不单独用于治疗高血压(参见第 16 章)。

3. 不良反应:哌唑嗪和多沙唑嗪可能导致头晕、无力、鼻塞、头痛、嗜睡和直立性低血压(尽管比酚苄明和酚妥拉明的不良反应要轻一些)。$\alpha_1$ 拮抗药与血管扩张药(如硝酸盐)或 PDE-5 抑制药[如西地那非(sildenafil)]联用会出现降压效应

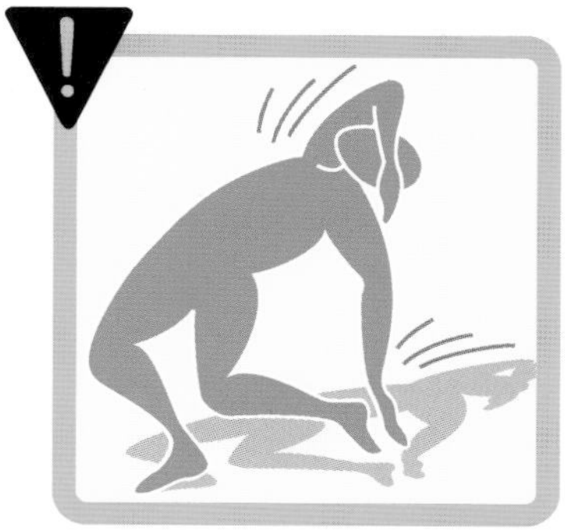

图 7.3 第一次服用 $\alpha_1$ 受体拮抗药可能产生体位性低血压反应并导致晕厥

的叠加,因此,需要谨慎确定用药剂量,在尽可能低的剂量下使用。这些药物还可能导致"软虹膜综合征"(floppy iris syndrome,一种虹膜对眼科手术产生的波动反应)。图 7.4 总结了 α 受体拮抗药的一些常见不良反应。

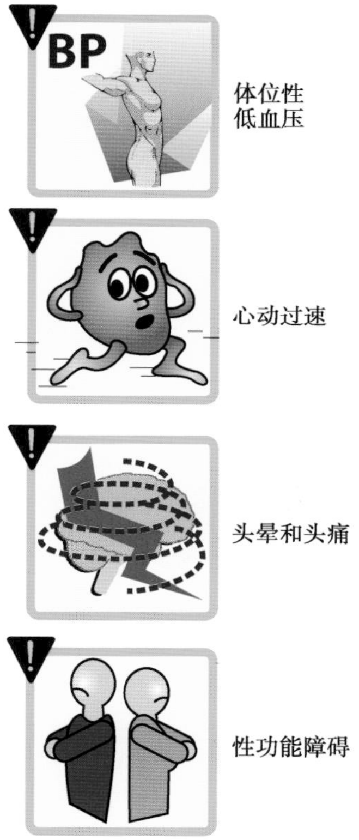
BP
体位性低血压
心动过速
头晕和头痛
性功能障碍

图 7.4 α 肾上腺素能受体拮抗药的一些常见不良反应

### D. 育亨宾

育亨宾(yohimbine)是育亨宾树(*Pausinystalia yohimbe*)树皮的有效成分,是一种选择性、竞争性 $\alpha_2$ 受体拮抗药,在 CNS 中可增加向外周的交感神经的信号输出。育亨宾已被用作性兴奋剂,以及勃起功能障碍的治疗药物。由于缺乏有效性证据,并不推荐将其用于这些疾病的治疗。

## Ⅲ. β 肾上腺素能受体拮抗药

所有临床应用的 β 受体拮抗药都属于竞争性拮抗药。非选择性的 β 受体拮抗药可同时作用于 $\beta_1$ 和 $\beta_2$ 受体，而心脏选择性的 β 受体拮抗药主要拮抗 $\beta_1$ 受体。（注：目前没有临床有效的 $\beta_2$ 选择性受体拮抗药。）这些药物在内在拟交感活性（intrinsic sympathomimetic activity，ISA）、CNS 效应、交感神经受体拮抗、血管扩张和药代动力学等方面也都有所不同（图 7.5）。虽然所有的 β 受体拮抗药都能降低血压，但并不会诱发体位性低血压，因为 α 肾上腺素受体仍保持活性。所以，机体可以维持对血管的正常交感神经控制。β 受体拮抗药可以有效治疗全身及门静脉高压、心绞痛、心律失常、心肌梗死、心力衰竭、甲亢及青光眼，也可用于预防偏头痛。［注：除拉贝洛尔（labetalol）和卡维地洛（carvedilol）外，所有 β 受体拮抗药的名称都以"-洛尔（-olol）"结尾。］

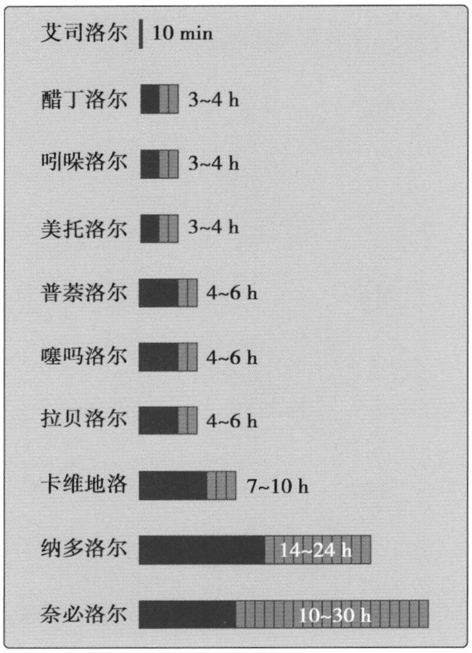
艾司洛尔 10 min
醋丁洛尔 3~4 h
吲哚洛尔 3~4 h
美托洛尔 3~4 h
普萘洛尔 4~6 h
噻吗洛尔 4~6 h
拉贝洛尔 4~6 h
卡维地洛 7~10 h
纳多洛尔 14~24 h
奈必洛尔 10~30 h

图 7.5 部分 β 受体拮抗药的消除半衰期

### A. 普萘洛尔：非选择性 β 受体拮抗药

普萘洛尔（propranolol）是 β 肾上腺素能受体拮抗药的原型，以相同的亲和力拮抗 $\beta_1$ 和 $\beta_2$ 受体。患者可每日 1 次服用含 1 日剂量的缓释制剂。包括普萘洛尔在内的非选择性 β 受体拮抗药能拮抗异丙肾上腺素（$\beta_1$、$\beta_2$ 激动药）对心血管系统的影响。因此，在 β 受体拮抗药存在的情况下，异丙肾上腺素不会产生心脏刺激（$\beta_1$ 受体介导）或平均动脉压和舒张压的降低（$\beta_2$ 介导；图 7.2）。［注：在非选择性 β 受体拮抗药存在的情况下，肾上腺素不再降低舒张压或刺激心脏，但其血管收缩作用（由 α 受体介导）未受到影响。去甲肾上腺素的心血管系统作用主要由 α 受体介导，因此大多不受影响。］

1. 药理作用

a. **心血管**：普萘洛尔可降低心输出量，具有负性肌力和频率效应（图 7.6）。其可直接抑制窦房结和房室结活动，由此产生的心动过缓通常限制了药物的剂量。在运动或应激条件下，交感神经系统被激活，β 受体拮抗药减弱了可预期的心率增加。心输出量和耗氧量因 $\beta_1$ 受体的拮抗而下降，这些效应在治疗心绞痛方面非常实用（参见第 20 章）。β 受体拮抗药可有效减轻室上性心律失常，但一般对室性心律失常无效（运动引起的除外）。

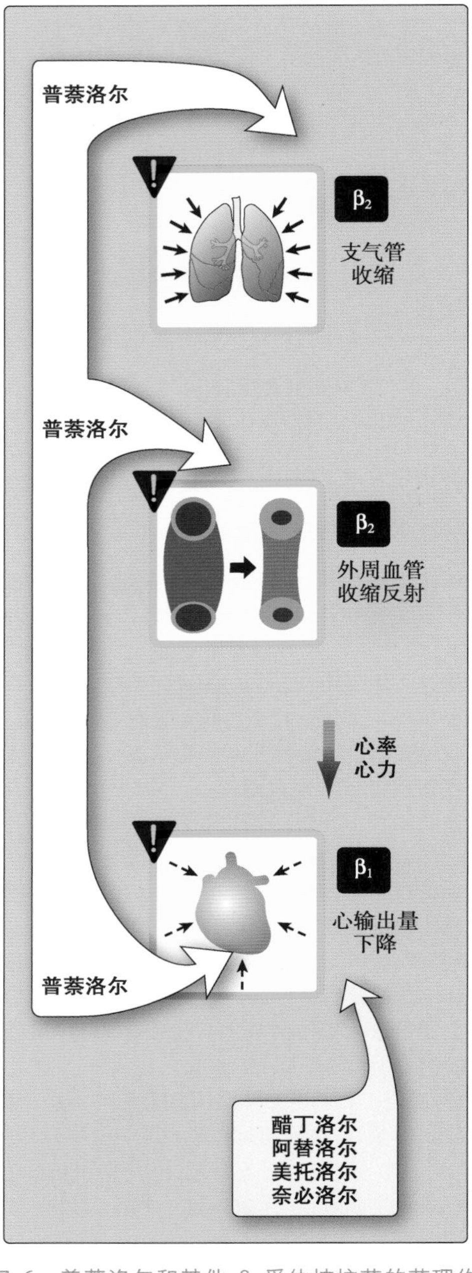
普萘洛尔
$\beta_2$
支气管收缩
普萘洛尔
$\beta_2$
外周血管收缩反射
心率
心力
$\beta_1$
心输出量下降
普萘洛尔
醋丁洛尔
阿替洛尔
美托洛尔
奈必洛尔

图 7.6 普萘洛尔和其他 β 受体拮抗药的药理作用

b. **外周血管收缩**：非选择性拮抗 β 受体可抑制 $\beta_2$ 受体介导的骨骼肌血管扩张，导致外周血管阻力增加（图 7.6）。所有 β 受体拮抗药都能使心输出量减少，从而导致血压的下降，这会触发外周血管的收缩反射，表现为血液向外周流动减少。高血压患者长期使用普萘洛尔后，由于 β 受体下调而使总外周阻力恢复正常或下降，其收缩压和舒张压都逐渐降低。

c. **支气管收缩**：敏感患者肺中的 $\beta_2$ 受体被拮抗后会引起细支气管平滑肌的收缩（图 7.6），导致慢性阻塞性肺疾病（chronic obstructive pulmonary disease，COPD）或哮喘患者的病情恶化。因此，β 受体拮抗药，尤其是非选择性拮抗药，禁用于哮喘患者，也避免用于 COPD 患者。

d. **葡萄糖代谢的紊乱**：β 受体拮抗导致糖原分解减少和胰高血糖素分泌的减少。因此，如果正接受胰岛素治疗的糖尿病患者服用普萘洛尔，对血糖的仔细监测是十分必要的，因为胰岛素注射后可能发生明显的低血糖。β 受体拮抗药也会减弱机体对低血糖的正常生理响应。（注：低血糖引起的出汗仍然会发生，因为这是由神经递质乙酰胆碱所介导的。）

2. 临床应用

a. **高血压**：普萘洛尔不会使正常人的血压进一步降低，其降低高血压患者血压是通过几种不同的机制实现的。其中，心输出量减少是最主要的机制，但抑制肾素从肾脏的释放、长期使用外周阻力的降低，以及 CNS 交感输出的减少也有助于血压的降低（参见第 16 章）。

b. **心绞痛**：普萘洛尔可降低心肌的需氧量，能有效减少心绞痛患者常见的劳累性胸痛。因此，普萘洛尔可用于慢性稳定性心绞痛的治疗。

c. **心肌梗死**：普萘洛尔和其他 β 受体拮抗药对心肌具有保护作用。因此，曾出现一次心肌梗死的病人预防性使用 β 受体拮抗药可避免第二次心脏病发作。此外，心肌梗死后立即使用 β 受体拮抗药可减少梗死面积及早期死亡率。这些效应的产生机制可能是减少了循环儿茶酚胺的作用，避免增加已经缺血的心肌的需氧量。普萘洛尔也降低了心肌梗死后突发心律失常性死亡的发生率。

d. **偏头痛**：普萘洛尔预防性使用时能有效减少偏头痛的发作（参见第 37 章）。因为普萘洛尔的亲脂性允许其透过 CNS，因此是较为有效地预防偏头痛的 β 受体拮抗药。［注：偏头痛的急性治疗通常使用 5-羟色胺激动药，如舒马曲坦（sumatriptan）和其他药物。］

e. **甲亢**：普萘洛尔和其他 β 受体拮抗药能有效地减弱甲亢中广泛发生的交感神经刺激。在急性甲亢（甲状腺风暴）中，β 受体拮抗药可对抗严重的心律失常从而拯救生命。

3. 药动学：普萘洛尔口服后几乎完全被吸收，但因受到首关代谢的影响，只有给药剂量的约 25% 可进入血液循环。普萘洛尔的分布容积很大（4 L/kg），且由于其亲脂性强，很容易透过血-脑屏障。普萘洛尔可被广泛代谢，大多数代谢产物随尿液排泄。

4. 不良反应

a. **支气管收缩**：普萘洛尔可能因拮抗 $\beta_2$ 受体而引起强烈的支气管收缩（图 7.7）。据报道，哮喘患者无意中服用普萘洛尔可能导致窒息性死亡。因此，普萘洛尔禁用于 COPD 和哮喘患者。

b. **心律失常**：β 受体拮抗药治疗过程中绝不能突然停药，否则可能导致严重的心律失常。β 受体拮抗药必须在至少几周的时间内逐渐减量。长期使用 β 受体拮抗药可导致 β 受体的上调。在暂停治疗时，由于内源性儿茶酚胺对上调的 β 受体的作用，水平升高的受体可能诱发心绞痛或高血压的恶化。

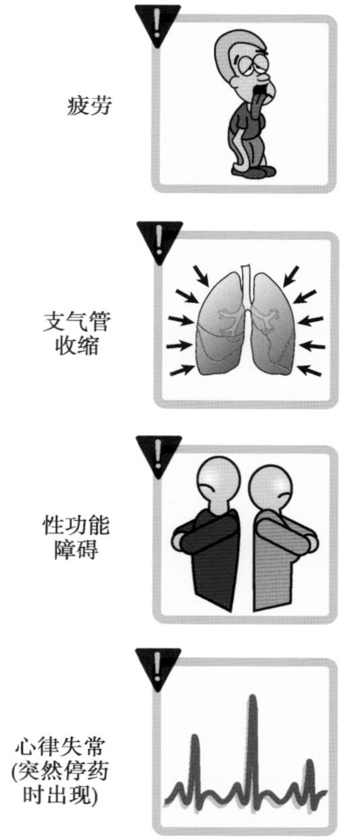
疲劳
支气管收缩
性功能障碍
心律失常（突然停药时出现）

图 7.7　服用普萘洛尔的患者常见的不良反应

c. **性功能下降**：服用普萘洛尔的男性患者会出现性活动的下降。其中的原因尚不清楚，可能与 β 受体拮抗无关，但 β 受体拮抗药不会影响射精（由 α 受体介导）。

d. **扰乱代谢**：β 受体拮抗导致糖原分解减少和胰高血糖素分泌减少。禁食时可能诱发低血糖。此外，β 受体拮抗药可抑制儿茶酚胺在低血糖下的对抗性调节作用。因此，低血糖的感知症状（如震颤、心动过速和紧张）都会被 β 受体拮抗药所减弱。β 受体的一个重要作用是动员能量分子，如游离脂肪酸。（注：脂肪细胞中的脂肪酶主要被活化的 β 受体所激活，导致甘油三酯代谢成游离脂肪酸。）病人使用非选择性 β 受体拮抗药可能引起甘油三酯水平的增加和高密度脂蛋白水平的减少。使用 $\beta_1$ 受体选择性拮抗药（如美托洛尔）可能不会对血脂产生十分明显的影响。

e. **CNS 效应**：普萘洛尔具有多种 CNS 介导的效应，包括抑郁、头晕、嗜睡、疲劳、虚弱、视觉障碍、幻觉、短期记忆丧失、情绪不稳定、多梦（包括噩梦）和抑郁。由于亲水性较强的 β 受体拮抗药（如阿替洛尔）不易透过血-脑屏障，其 CNS 效应较弱。

f. **药物相互作用**：干扰或抑制普萘洛尔代谢的药物，如西咪替丁（cimetidine）、氟西汀（fluoxetine）、帕罗西汀（paroxetine）和利托那韦（ritonavir）可增强其降压作用。相反，那些刺激或诱导其代谢的药物，如巴比妥类、苯妥英（phenytoin）和利福平（rifampin），会减弱其药理作用。此外，非选择性 β 受体拮抗药（如普萘洛尔）会抑制肾上腺素对过敏反应的抢救作用。

## B. 纳多洛尔和噻吗洛尔：非选择性 β 受体拮抗药

纳多洛尔（nadolol）和噻吗洛尔（timolol）也可拮抗 $\beta_1$ 和 $\beta_2$ 肾上腺素受体，而且比普萘洛尔更为强效，且纳多洛尔的作用持续时间很长（图 7.5）。噻吗洛尔可减少眼部房水的生成，用于局部治疗慢性开角型青光眼。

青光眼的治疗：局部应用 β 受体拮抗药噻吗洛尔能有效降低青光眼的眼压（图 7.8），这是通过减少睫状体的房水分泌而实现的。卡替洛尔（carteolol）、左布诺洛尔（levobunolol）和美替洛尔（metipranolol）是非选择性 β 受体拮抗药，而倍他洛尔（betaxolol）则是选择性 $\beta_1$ 受体拮抗药。与胆碱能药物不同，这些药物既不影响眼睛向近视物体的聚焦，也不改变瞳孔的大小。眼内给药约 30 min 后起效，药效持续 12~24 h。β 受体拮抗药仅用于青光眼的慢性治疗。在急性青光眼发作时，毛果芸香碱（pilocarpine）仍然是快速降低眼压的首选药物。治疗青光眼的其他治疗药物总结于图 7.8。

| 药物类别 | 药物名称 | 作用机制 | 副作用 |
|---|---|---|---|
| β肾上腺素能拮抗药（局部用药） | 倍他洛尔(betaxolol)、卡替洛尔(carteolol)、左布诺洛尔(levobunolol)、美替洛尔(metipranolol)、噻吗洛尔(timolol) | 房水产生减少 | 眼部刺激；禁用于哮喘、阻塞性气道疾病、心动过缓和充血性心力衰竭的患者 |
| α-肾上腺素能拮抗药（局部用药） | 阿拉可乐定(apraclonidine)、溴莫尼定(brimonidine) | 房水产生减少、增加房水流出 | 红眼和眼部刺激、过敏反应、不适和头痛 |
| 胆碱能激动药（局部用药） | 毛果芸香碱(pilocarpine)、卡巴胆碱(carbachol) | 增加房水流出 | 眼睛或眉毛疼痛、近视增加和视力下降 |
| 前列腺素样类似物（局部用药） | 拉坦前列素(latanoprost)、曲伏前列素(travoprost)、比马前列素(bimatoprost) | 增加房水流出 | 红眼和眼部刺激、虹膜色素沉着增加,眼睫毛过度生长 |
| 碳酸酐酶抑制药（局部和全身用药） | 多佐胺(dorzolamide)和布林佐胺(brinzolamide)(局部用药)；乙酰唑胺(acetazolamide)和醋甲唑胺(methazolamide(口服) | 房水生成减少 | 短暂性近视、恶心、腹泻、食欲和味觉减退、以及肾结石(口服药物) |

图 7.8 用于治疗青光眼的药物分类

## C. 醋丁洛尔、阿替洛尔、倍他洛尔、比索洛尔、艾司洛尔、美托洛尔和奈必洛尔：选择性 $\beta_1$ 受体拮抗药

哮喘患者服用选择性拮抗 $\beta_1$ 受体的药物时，非选择性药物可能造成的支气管收缩作用（$\beta_2$ 效应）会最大限度地减少。心脏选择性 β 受体拮抗药，如醋丁洛尔（acebutolol）、阿替洛尔（atenolol）和美托洛尔（metoprolol），拮抗 $\beta_1$ 受体的剂量比拮抗 $\beta_2$ 受体所需的剂量低 50~100 倍。这种心脏选择性在低剂量下是最显著的，而在高剂量下消失。（注：因为高剂量时这些药物的 $\beta_1$ 受体选择性消失，可能引起 $\beta_2$ 受体拮抗作用。）

1. 药理作用：这些药物可降低高血压患者的血压，增加心绞痛患者的运动耐受性（图 7.6）。艾司洛尔（esmolol）由于酯键的代谢，导致半衰期很短（图 7.5），只能通过静脉注射给药，用于控制危重病人或正在接受手术或诊断病人的血压或心律。除心脏选择性 β 受体拮抗作用外，奈必洛尔（nebivolol）可使内皮细胞释放一氧化氮（nitric oxide，NO）而导致血管扩张。与普萘洛尔相反，心脏选择性 β 受体拮抗药对肺功能、外周阻力和碳水化合物代谢的影响较小。但仍需仔细监测服用这些药物的哮喘患者，以确保呼吸活动未被抑制。由于选择性 $\beta_1$ 受体拮抗药对外周血管 $\beta_2$ 受体的影响较小，因此，非选择性 β 受体拮抗药的常见副作用（四肢冰冷，即雷诺现象）明显减少。

2. 临床应用：心脏选择性 β 受体拮抗药对于肺功能受损的高血压患者而言非常重要，同时也是慢性稳定性心绞痛的一线治疗药物。比索洛尔（bisoprolol）和美托洛尔（metoprolol）的缓释制剂主要用于治疗慢性心力衰竭。

## D. 醋丁洛尔和吲哚洛尔：部分激动作用的受体拮抗药

1. 药理作用

a. **心血管**：醋丁洛尔（acebutolol，$\beta_1$ 选择性拮抗药）和吲哚洛尔（pindolol，非选择性 β 受体拮抗药）并不是单纯的拮抗药，也能对 $\beta_1$ 和 $\beta_2$ 受体产生较弱的激动作用（图 7.9），这被称为具有内在拟交感活性。这些部分激动药可激动所结合的 β 受体，但却抑制更为强效的内源性儿茶酚胺肾上腺素和去甲肾上腺素对受体的激动作用。这些相反作用产生的结果是，相对于没有 ISA 的 β 受体拮抗药，其对心率和心输出量的减少并不十分明显。

b. **代谢效应降低**：具有 ISA 的 β 受体拮抗药不易产生其他 β 受体拮抗药经常出现的脂质和碳水化合物代谢紊乱。例如，这些药物不会降低血浆的 HDL 水平。

2. 临床应用：由于具有 ISA 的 β 受体拮抗药不会导致心

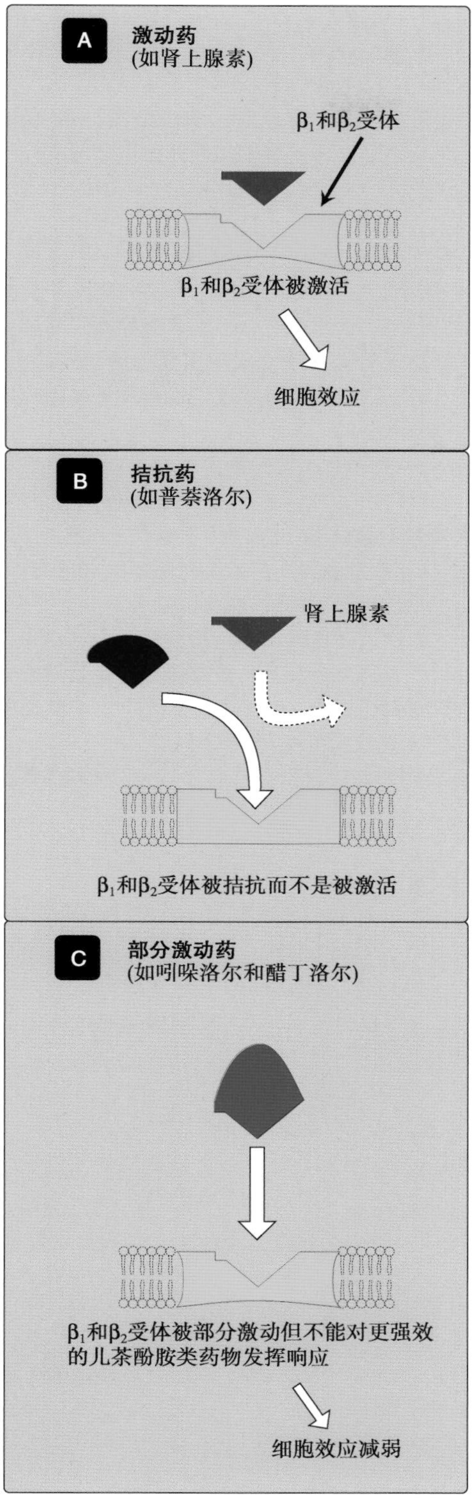
A
激动药
(如肾上腺素)
$\beta_1$和$\beta_2$受体
$\beta_1$和$\beta_2$受体被激活
细胞效应
B
拮抗药
(如普萘洛尔)
肾上腺素
$\beta_1$和$\beta_2$受体被拮抗而不是被激活
C
部分激动药
(如吲哚洛尔和醋丁洛尔)
$\beta_1$和$\beta_2$受体被部分激动但不能对更强效的儿茶酚胺类药物发挥响应
细胞效应减弱

图 7.9　β 肾上腺素受体激动药、拮抗药和部分激动药的对比

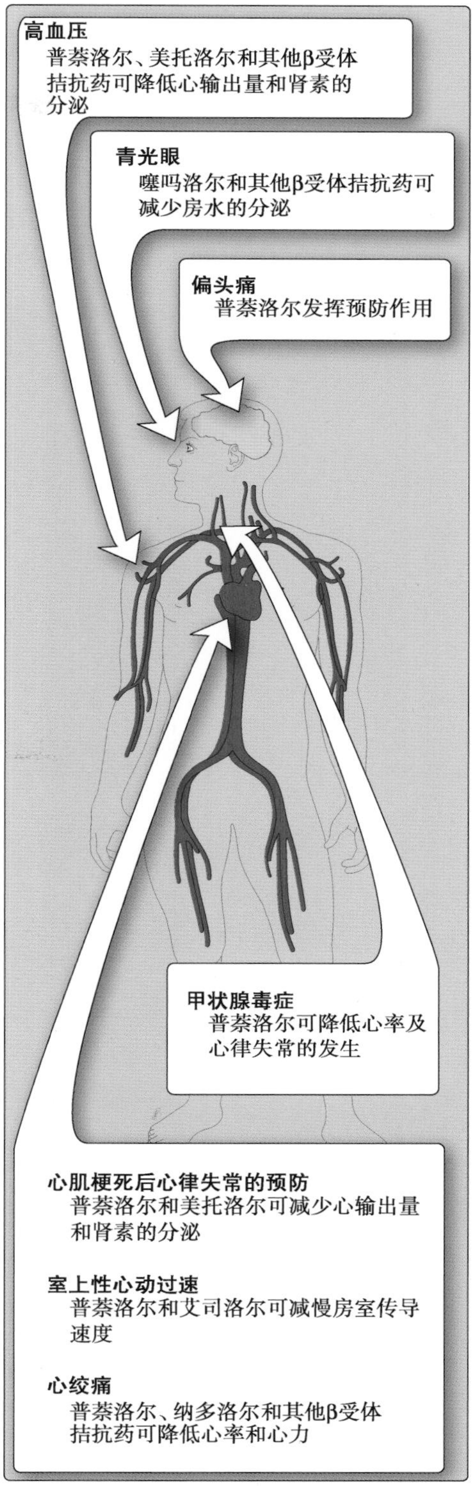
高血压
普萘洛尔、美托洛尔和其他β受体拮抗药可降低心输出量和肾素的分泌
青光眼
噻吗洛尔和其他β受体拮抗药可减少房水的分泌
偏头痛
普萘洛尔发挥预防作用
甲状腺毒症
普萘洛尔可降低心率及心律失常的发生
心肌梗死后心律失常的预防
普萘洛尔和美托洛尔可减少心输出量和肾素的分泌
室上性心动过速
普萘洛尔和艾司洛尔可减慢房室传导速度
心绞痛
普萘洛尔、纳多洛尔和其他β受体拮抗药可降低心率和心力

图 7.10　β 受体拮抗药的主要临床应用

率进一步的明显下降，因此可用于中度心动过缓的高血压患者。（注：具有 ISA 的 β 受体拮抗药不能用于稳定性心绞痛或心律失常患者，因为其表现出部分激动的作用。）总体而言，具有 ISA 的 β 受体拮抗药在临床治疗上的应用较少。图 7.10 总结了 β 受体拮抗药的一些临床适应证。

### E. 拉贝洛尔和卡维地洛：α 和 β 肾上腺素能受体拮抗药

1. 药理作用：拉贝洛尔（labetalol）和卡维地洛（carvedilol）是非选择性 β 受体拮抗药，同时具有 $\alpha_1$ 受体拮抗作用，能引起外周血管舒张，进而降低血压。它们与其他直接导致外周血管

收缩的 β 受体拮抗药形成鲜明对比，在外周血管阻力增加的高血压患者的治疗中是非常实用的。卡维地洛还能降低脂质过氧化和血管壁的增厚，对治疗心力衰竭较为有利。

2. 基于高血压和心力衰竭的临床应用：拉贝洛尔可替代甲基多巴用于治疗妊娠高血压。因其可迅速降低血压，静脉注射拉贝洛尔也用于治疗高血压急症（参见第 16 章）。由于会使病情恶化，β 受体拮抗药不能用于急性严重心力衰竭的患者。然而，卡维地洛、美托洛尔和比索洛尔对稳定的慢性心力衰竭患者较为有益。这些药物通过阻滞交感神经刺激对心脏的影响而发挥作用，这会随着时间的推移而造成心力衰竭的恶化（参见第 18 章）。

3. 不良反应：直立性低血压和头晕都与 $\alpha_1$ 受体拮抗有关。图 7.11 总结了 β 肾上腺素能受体拮抗药的受体特异性和临床应用。

| 药物 | 受体特异性 | 临床应用 |
|---|---|---|
| 普萘洛尔 | $\beta_1, \beta_2$ | 高血压<br>偏头痛<br>甲状腺功能亢进<br>心绞痛<br>心肌梗死 |
| 纳多洛尔<br>吲哚洛尔[1] | $\beta_1, \beta_2$ | 高血压 |
| 噻吗洛尔 | $\beta_1, \beta_2$ | 青光眼、高血压 |
| 阿替洛尔<br>比索洛尔[2]<br>艾司洛尔<br>美托洛尔[2] | $\beta_1$ | 高血压<br>心绞痛<br>心肌梗死<br>心房颤动 |
| 醋丁洛尔[1] | $\beta_1$ | 高血压 |
| 奈必洛尔 | $\beta_1$, NO ↑ | 高血压 |
| 卡维地洛[2]<br>拉贝洛尔 | $\alpha_1, \beta_1, \beta_2$ | 高血压 |

图 7.11 β 肾上腺素能受体拮抗药的汇总。[1] 醋丁洛尔和吲哚洛尔也是部分激动药。[2] 比索洛尔、美托洛尔和卡维地洛也能用于治疗心力衰竭

## Ⅳ. 影响神经递质释放或摄取的药物

一些作用于肾上腺素能神经元的药物，要么干扰神经递质从储存囊泡的释放，要么改变肾上腺素能神经元对神经递质的摄取。然而，由于更为有效且副作用更少的新药的出现，此类药物已很少引用于临床，而利血平（reserpine）是仍应用于临床的少数此类药物之一。

利血平是一种植物来源的生物碱，可阻滞所有机体组织中肾上腺素能神经末梢内依赖于 $Mg^{2+}$/三磷酸腺苷的生物胺类神经递质（去甲肾上腺素、多巴胺和 5-羟色胺）从细胞质向储存囊泡的转运。这导致神经递质的最终耗竭。一般情况下，交感神经功能因去甲肾上腺素释放的减少而降低。利血平起效缓慢，作用持续时间长，停药后作用仍可持续数天。利血平主要用于控制高血压，但在很大程度上已被副作用较小且药物相互作用较少的新药所替代。利血平也适用于治疗处于激动的精神病状态（如精神分裂症），可减轻相关症状。

（刘伟伟，白仁仁）

思考题

扫描二维码

获取思考题

# 第三单元
# 中枢神经系统药物

## 第 8 章　神经退行性疾病治疗药物

### Ⅰ. 概述

大多数中枢神经系统(central nervous system,CNS)治疗药物都是通过改变神经信号传递过程中的某个步骤来发挥作用的。CNS 治疗药物可能通过影响神经递质的产生、贮存、释放及作用终止而发挥突触前的调节作用,部分药物也可能会激活或阻断突触后的受体。本章对 CNS 进行了概述,重点集中在临床应用的 CNS 药物作用相关的神经递质,相关概念有助于理解那些对药物治疗有响应的神经退行性疾病的病因和治疗策略,如帕金森病(Parkinson disease)、阿尔茨海默病(Alzheimer's disease,AD)、多发性硬化症(multiple sclerosis,MS)和肌萎缩侧索硬化症(amyotrophic lateral sclerosis,ALS)(图 8.1)。

| 抗帕金森病药 |
| --- |
| 金刚烷胺 (amantadine, GOCOVRI) |
| 阿扑吗啡 (apomorphine, APOKYN) |
| 苯扎托品 (benztropine, COGENTIN) |
| 溴隐亭 (bromocriptine, PARLODEL) |
| 卡比多巴 (carbidopa, LODOSYN) |
| 恩他卡朋 (entacapone, COMTAN) |
| 左旋多巴 (levodopa, 与卡比多巴联合, SINEMET) |
| 左旋多巴 (levodopa, 与卡比多巴和恩他卡朋联合, STALEVO) |
| 普拉克索 (pramipexole, MIRAPEX) |
| 雷沙吉兰 (rasagiline, AZILECT) |
| 罗匹尼罗 (ropinirole, REQUIP) |
| 罗替高汀(rotigotine, NEUPRO) |
| 沙芬酰胺 (safinamide, XADAGO) |
| 司来吉兰 (selegiline, Deprenyl, ELDEPRYL, ZELAPAR) |
| 托卡朋 (tolcapone, TASMAR) |
| 苯海索 (trihexyphenidyl, 仅有通用名) |
| **抗阿尔茨海默病药** |
| 多奈哌齐 (donepezil, ARICEPT) |
| 加兰他敏 (galantamine, RAZADYNE) |
| 美金刚 (memantine, NAMENDA) |
| 卡巴拉汀 (rivastigmine, EXELON) |
| **抗多发性硬化症药** |
| 阿仑单抗 (alemtuzumab, LEMTRADA) |
| 硫唑嘌呤 (azathioprine, AZASAN, IMURAN) |
| 环磷酰胺 (cyclophosphamide, 仅有通用名) |
| 达利珠单抗 (daclizumab, ZINBRYTA) |
| 达方吡啶 (dalfampridine, AMPYRA) |
| 地塞米松 (dexamethasone, DECADRON) |
| 富马酸二甲酯 (dimethyl fumarate, TECFIDERA) |
| 芬戈莫德 (fingolimod, GILENYA) |
| 格拉默 (glatiramer, COPAXONE) |
| 干扰素$\beta_{1a}$ (interferon $\beta_{1a}$, AVONEX, REBIF) |
| 干扰素$\beta_{1b}$ (interferon $\beta_{1b}$, BETASERON, EXTAVIA) |
| 那他珠单抗 (natalizumab, TYSABRI) |
| 奥瑞珠单抗 (ocrelizumab, OCREVUS) |
| 泼尼松 (prednisone, DELTASONE) |
| 特立氟胺 (teriflunomide, AUBAGIO) |
| **抗肌萎缩侧索硬化症药** |
| 依达拉奉 (edaravone, RADICAVA) |
| 利鲁唑 (riluzole, RILUTEK) |

图 8.1　用于治疗帕金森病、阿尔茨海默病、多发性硬化症和肌萎缩侧索硬化症的药物汇总

## Ⅱ. 中枢神经系统中的神经传递

CNS 中神经元的基本功能与第 3 章中介绍的自主神经系统(autonomic nervous system, ANS)中的神经元较为相似。例如,CNS 和外周的信息传递都涉及神经递质的释放,这些神经递质扩散到突触间隙,进而与突触后神经元上的特定受体结合。在这两个系统中,突触后神经元的膜受体对神经递质的识别会触发细胞内的变化。然而,外周 ANS 与 CNS 神经元之间还是存在着几个重要的差异:CNS 的神经通路较 ANS 更为复杂,其突触数量要大得多;与外周 ANS 不同,CNS 包含抑制性神经元网络,在调节神经元传递速率方面保持活跃;此外,CNS 通过多种神经递质进行信号转导,而 ANS 只采用乙酰胆碱(acetylcholine, ACh)和去甲肾上腺素这两种主要的神经递质。

## Ⅲ. 突触电位

在 CNS 中,大多数突触中的受体与离子通道相偶联。神经递质与突触后膜受体的结合引起离子通道快速而短暂的开放。开放的通道允许细胞膜内外的特定离子沿着其浓度梯度流动。神经元细胞膜上离子组成的变化改变了突触后电位,导致突触后膜的去极化或超极化(取决于特定的离子及其运动方向)。

### A. 兴奋性通路

神经递质可分为兴奋性或抑制性,具体取决于其所引起作用的性质。兴奋性神经元的活化所导致的离子运动引起突触后膜的去极化。这些兴奋性突触后电位(excitatory postsynaptic potentials, EPSP)是由以下因素产生的:①兴奋性神经元的活化导致谷氨酸或 ACh 等神经递质的释放,并与突触后细胞膜上的受体结合,引起钠离子通透性的短暂增加;②钠离子的内流导致较弱的去极化或 EPSP,使突触后电位向其触发阈值移动;③如果受刺激的兴奋性神经元数目增加,则更多的兴奋性神经递质被释放,最终导致突触后细胞的 EPSP 去极化至超过阈值,从而产生"全有或全无"(all-or-none)的动作电位。(注:一次神经冲动的产生通常反映了由许多神经纤维释放的数千个兴奋性神经递质分子对突触受体的激活。)图 8.2 列举了兴奋性通路的一个实例。

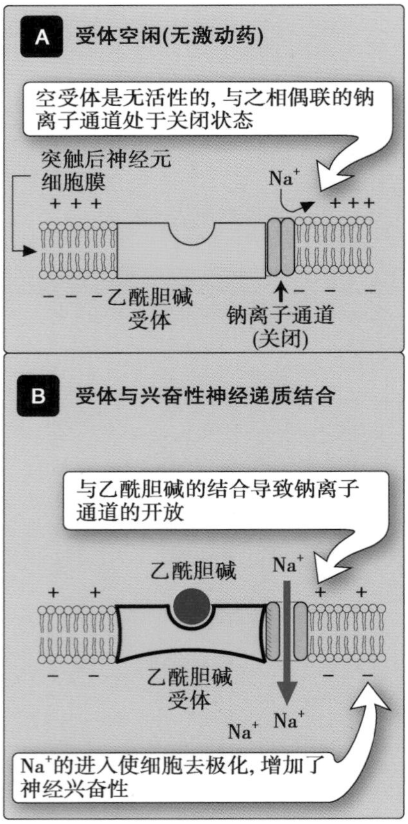
A 受体空闲(无激动药)
空受体是无活性的,与之相偶联的钠离子通道处于关闭状态
突触后神经元细胞膜
$Na^+$
乙酰胆碱受体
钠离子通道(关闭)
B 受体与兴奋性神经递质结合
与乙酰胆碱的结合导致钠离子通道的开放
乙酰胆碱
乙酰胆碱受体
$Na^+$
$Na^+$的进入使细胞去极化,增加了神经兴奋性

图 8.2 兴奋性神经递质乙酰胆碱的结合导致神经元的去极化

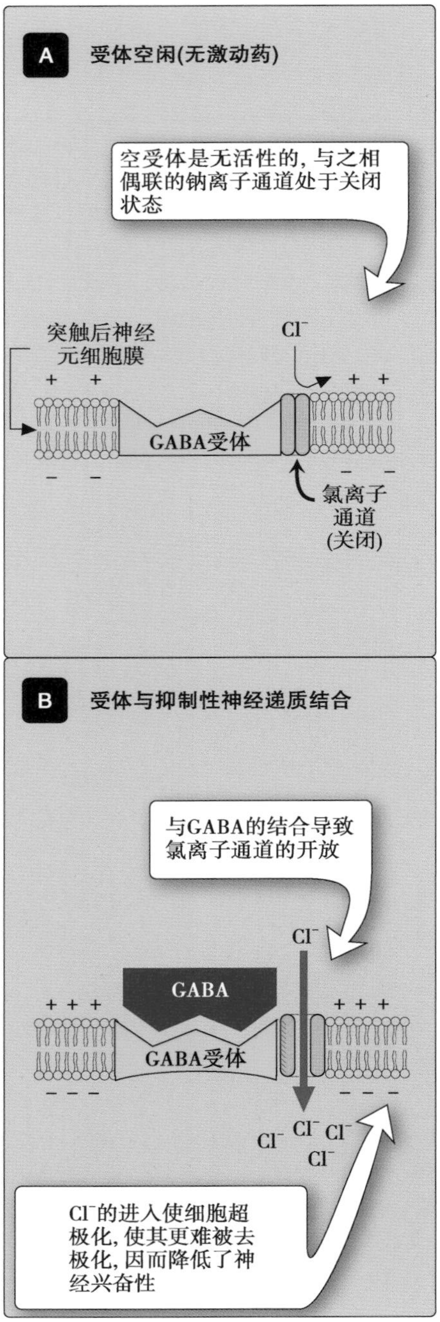
A 受体空闲(无激动药)
空受体是无活性的,与之相偶联的钠离子通道处于关闭状态
突触后神经元细胞膜
$Cl^-$
GABA受体
氯离子通道(关闭)
B 受体与抑制性神经递质结合
与GABA的结合导致氯离子通道的开放
GABA
GABA受体
$Cl^-$
$Cl^-$的进入使细胞超极化,使其更难被去极化,因而降低了神经兴奋性

图 8.3 抑制性神经递质 GABA 的结合导致神经元的超极化

### B. 抑制性通路

抑制性神经元的活化所导致的离子运动将引起突触后膜的超极化。这些抑制性突触后电位(inhibitory postsynaptic potentials,IPSP)是通过以下途径产生的:①抑制性神经元活化后释放 γ-氨基丁酸(γ-aminobutyric acid,GABA)或甘氨酸(glycine)等神经递质,并结合于突触后细胞膜上的受体而导致特定离子(如钾离子和氯离子)通透性的短暂增加;②氯离子的流入和钾离子的流出产生较弱的超极化或 IPSP,使突触后电位远离其触发阈值,从而减少了动作电位的产生。图 8.3 列举了一个抑制性通路的实例。

### C. EPSP 和 IPSP 的混合效应

CNS 中的大多数神经元同时接收 EPSP 和 IPSP 的输入。因此,几种不同类型的神经递质可能作用于同一神经元,但每一种神经递质都与自己特定的受体相结合,最终的整体作用是各种神经递质对神经元具体作用的总和。神经递质不是均匀分布于 CNS 中,而是定位于特定的神经元簇,神经元的轴突可与大脑的特定区域形成突触。因此,许多神经元束(neuronal tract)似乎被化学编码,这使得对某些神经元通路进行选择性药理学调节具有了更大的可能性。

## Ⅳ. 神经退行性疾病

CNS 的神经退行性疾病包括帕金森病、AD、MS 和 ALS。这些破坏性疾病的特点是在离散的大脑区域中逐渐缺失了特定的神经元,导致运动、认知或两者兼而有之的特征性障碍。

## Ⅴ. 帕金森病概述

帕金森病是肌肉运动的一种进行性神经障碍,其特征是震颤、肌肉僵硬、运动迟缓、姿势和步态异常。大多数病例涉及 65 岁以上的人群,大约每 100 人中就有 1 人发病。

### A. 病因

大多数患者的帕金森病病因都是未知的。帕金森病的产生与黑质多巴胺能神经元(dopaminergic neuron)的破坏有关,进而减弱了纹状体(corpus striatum,参与运动控制的基底神经节系统的一部分)中多巴胺(dopamine)的作用。

1. 黑质:黑质是锥体外系的一部分,是多巴胺能神经元的来源(如图 8.4 中红色所示),这些神经元终止于新纹状体(neostriatum)。每个多巴胺能神经元在新纹状体内产生数千个突触接触,从而调节很多细胞的活性。这些来自黑质的多巴胺能投射是补充触发的,而不是对特定的肌肉运动或感觉输入进行应答。因此,多巴胺能系统似乎是一种补充作用,其对肌肉活动具有调节作用,但并不参与特定的运动。

2. 新纹状体:通常,新纹状体通过末端分泌抑制性递质 GABA 的神经元连接到黑质(如图 8.4 中橙色所示)。反过来,黑质的细胞也将神经元送回新纹状体,在其末端分泌抑制性递质多巴胺。这种相互抑制的途径通常保持对两个区域一定程度的抑制。在帕金森病中,黑质细胞的破坏导致新纹状体区域分泌多巴胺的神经末梢退化。因此,多巴胺对新纹状体胆碱能神经元的正常抑制作用明显减弱,造成刺激性神经元过度生成 ACh 或活动相对过度(如图 8.4 中绿色所示),进而触发一系列异常信号,导致肌肉运动控制的丧失。

3. 继发性帕金森病(secondary parkinsonism):如吩噻嗪(phenothiazine)和氟哌啶醇(haloperidol)等药物,其主要药理作用是阻断大脑中的多巴胺受体,可产生帕金森病症状,也称为假帕金森综合征(pseudoparkinsonism)。这些药物应谨慎用于帕金森病患者。

### B. 治疗策略

除了大量的抑制性多巴胺能神经元外,新纹状体还富含与多巴胺作用相反的兴奋性胆碱能神经元(图 8.4)。帕金森病的许多症状反映了兴奋性胆碱能神经元与数量大大减少的抑制性多巴胺能神经元之间的不平衡。其治疗策略旨在恢复基底神经节的多巴胺水平,拮抗胆碱能神经元的兴奋作用,从而重建合理的多巴胺/ACh 平衡。

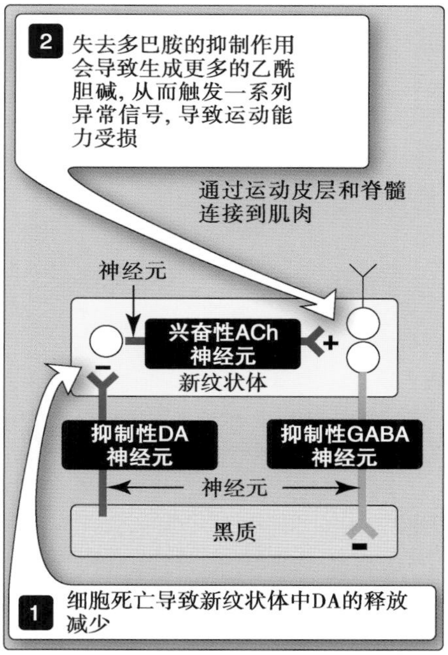
2 失去多巴胺的抑制作用会导致生成更多的乙酰胆碱,从而触发一系列异常信号,导致运动能力受损
通过运动皮层和脊髓连接到肌肉
神经元
兴奋性ACh 神经元
+
新纹状体
抑制性DA 神经元
抑制性GABA 神经元
神经元
黑质
1 细胞死亡导致新纹状体中DA的释放减少

图 8.4　黑质在帕金森病中的作用。DA,多巴胺

## Ⅵ. 帕金森病的治疗药物

目前许多可用的药物旨在保持 CNS 多巴胺水平或信号的稳定。这些药物可以暂时缓解疾病的症状,但并不会阻止或逆转由疾病引起的神经元变性。

### A. 左旋多巴和卡比多巴

左旋多巴(levodopa)是多巴胺的代谢前体(图 8.5)。其通过增强黑质部分存活的神经元中多巴胺的合成,恢复新纹状体的多巴胺能神经传递。在疾病早期,黑质残留多巴胺能神经元的数量(通常约为正常的 20%)足以将左旋多巴转化为多巴胺。因此,在新患者中,对左旋多巴的治疗反应是稳定的,患者很少抱怨药物效应的“减弱”(wear off)。不幸的是,随着时间的推移,神经元的数量持续减少,能够将外源性左旋多巴转化

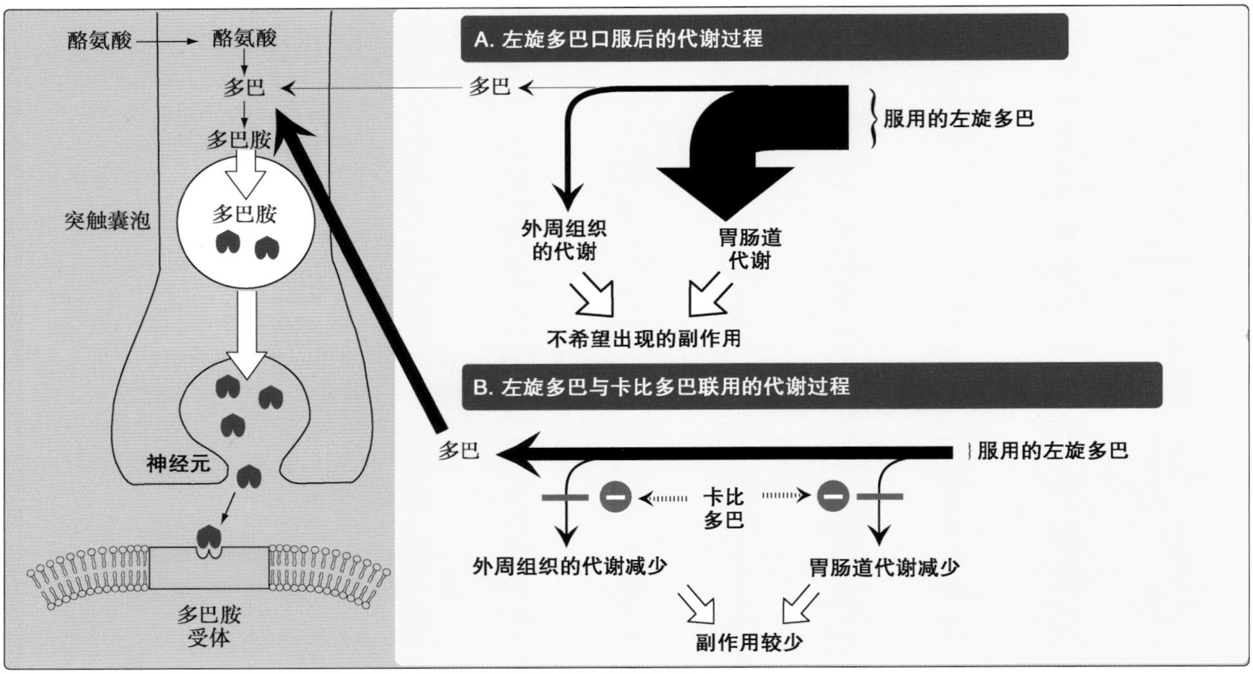

酪氨酸
酪氨酸
多巴
多巴胺
突触囊泡
多巴胺
神经元
多巴胺
受体
A. 左旋多巴口服后的代谢过程
多巴
服用的左旋多巴
外周组织
的代谢
胃肠道
代谢
不希望出现的副作用
B. 左旋多巴与卡比多巴联用的代谢过程
多巴
服用的左旋多巴
卡比
多巴
外周组织的代谢减少
胃肠道代谢减少
副作用较少


图 8.5 在外周组织多巴胺脱羧酶抑制剂卡比多巴不存在或存在的条件下，左旋多巴代谢为多巴胺的情况

为多巴胺的细胞大大减少，导致对运动的控制开始出现波动。左旋多巴提供的缓解只针对疾病症状，并且只有当药物存在于体内时才会持续。

1. 作用机制

a. **左旋多巴**：多巴胺不能透过血-脑屏障，但其直接前体左旋多巴可被主动转运至 CNS 并转化为多巴胺（图 8.5）。左旋多巴必须与卡比多巴（carbidopa）一起使用才能发挥更好的疗效。缺少卡比多巴，大部分左旋多巴将在外周组织中被脱羧为多巴胺，导致疗效减弱，以及恶心、呕吐、心律失常和低血压等不良反应的产生。

b. **卡比多巴**：多巴胺脱羧酶（dopamine decarboxylase）抑制剂卡比多巴降低了左旋多巴在外周的代谢，从而促使左旋多巴更多地进入 CNS。卡比多巴的加入使所需左旋多巴的剂量降低了 4~5 倍，从而降低了外周生成的多巴胺所引起不良反应的严重程度。

2. 临床应用：左旋多巴与卡比多巴联用是治疗帕金森病的有效方案，可减少僵硬、震颤和其他帕金森病症状。在使用左旋多巴-卡比多巴治疗的最初几年，大约 2/3 的帕金森病患者的症状严重程度得到明显减轻，通常在治疗的第 3~5 年出现药物效应的下降。此外，停用药物必须逐渐减少剂量。

3. 吸收和代谢：左旋多巴可迅速被小肠吸收（当没有食物时），但半衰期很短（1~2 h），会产生血浆浓度的波动。这可能引起运动反应的波动，主要与左旋多巴的血浆浓度有关。也可能导致更严重的“开-关”（on-off）现象，但其运动波动与血浆水平不是简单的相关。运动波动可能导致病人突然失去正常的活动能力，并引起震颤、抽筋和不动。摄入食物，特别是蛋白质含量高的食物，会干扰左旋多巴向 CNS 的转运。因此，左旋多巴应空腹服用，通常在饭前 30 min 服用。

4. 不良反应

a. **外周反应**：厌食症、恶心和呕吐是由于化学感受器触发区的刺激而发生的（图 8.6），心动过速和室性期前收缩是由心脏多巴胺能作用引起的，也可能出现低血压，对虹膜的肾上腺素能的作用还可能导致扩瞳。此外，一些患者可能出现血液失调和对 Coombs 试验的阳性反应，唾液和尿液可能因儿茶酚胺氧化产生的黑色素而会变成棕色。

b. **CNS 反应**：可能出现视觉和听觉上的幻觉，以及异常的不自主运动（运动障碍），这些效应与帕金森病症状相反，反映了基底神经节多巴胺的活性过高。左旋多巴还可引起情绪变化、抑郁、精神病和焦虑。

5. 相互作用：维生素吡哆醇（pyridoxine，$B_6$）可增加左旋多巴的外周降解，进而降低其效果（图 8.7）。同时服用左旋多巴和非选择性单胺氧化酶抑制剂（monoamine oxidase inhibitor，MAOI），如苯乙肼（phenelzine），可产生由儿茶酚胺增多引起的高血压危象。因此，这些药物不能同时使用。在许多精神病患者中，左旋多巴可能因增加中枢儿茶酚胺水平而加重症状。此外，心脏病患者应仔细监测发生心律失常的可能性。抗精神病药物在帕金森病中通常是禁用的，因为其能有效地阻断多巴胺受体，导致帕金森病的恶化。然而，低剂量的非典型抗精神病药物，如喹硫平（quetiapine）或氯氮平（clozapine），有时被用来治疗左旋多巴引起的精神病症状。

## B. 司来吉兰、雷沙吉兰和沙芬酰胺

司来吉兰（selegiline）也被称为苄甲炔胺（deprenyl），可选择性抑制代谢多巴胺的 B 型单胺氧化酶（monoamine oxidase，MAO）。司来吉兰不会抑制 A 型 MAO（代谢去甲肾上腺素和 5-羟色胺），除非超出推荐剂量而导致选择性丧失。通过降低多

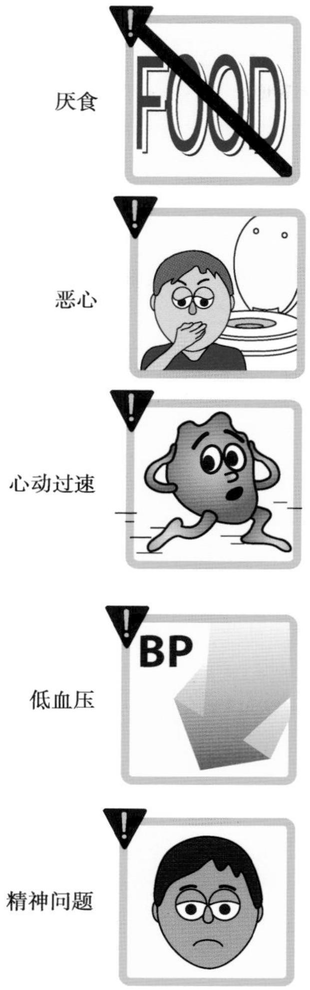
厌食
FOOD
恶心
心动过速
低血压
BP
精神问题

图 8.6　左旋多巴的不良反应

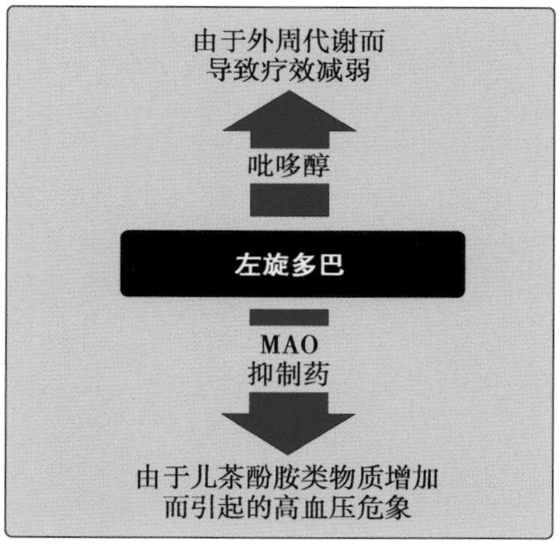
由于外周代谢而
导致疗效减弱
吡哆醇
左旋多巴
MAO
抑制药
由于儿茶酚胺类物质增加
而引起的高血压危象

图 8.7　左旋多巴的部分药物相互作用

巴胺的代谢，司来吉兰增加了大脑中的多巴胺水平（图 8.8）。当与左旋多巴联用时，司来吉兰可增强左旋多巴的作用，并大大减少其所需的剂量。与非选择性 MAOI 不同，司来吉兰在推荐剂量下几乎不会引起高血压危象，但在高剂量下失去选择性，可能引起严重的高血压风险。司来吉兰可被代谢为甲基苯丙胺（methamphetamine）和安非他明（amphetamine），如果在下午晚些时候服用药物，其效应可能会导致失眠。

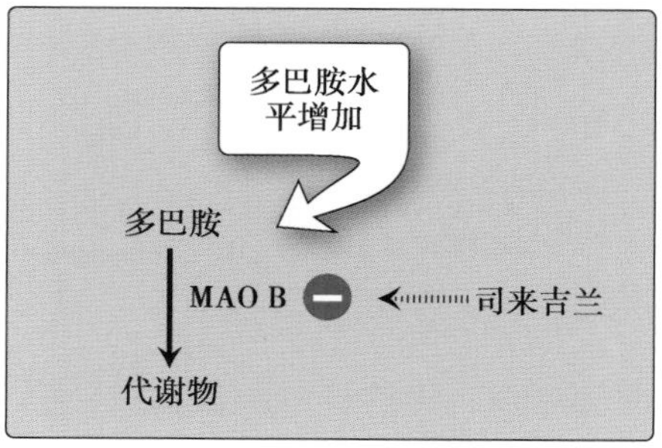
多巴胺水
平增加
多巴胺
MAO B
司来吉兰
代谢物

图 8.8　司来吉兰（苄甲炔胺）在多巴胺代谢中的作用

雷沙吉兰（rasagiline）是一种不可逆和选择性的 B 型 MAO 抑制药，效价是司来吉兰的 5 倍。与司来吉兰不同的是，雷沙吉兰不会被代谢成苯丙胺类物质。沙芬酰胺（safinamide）也属于 B 型 MAO 的选择性抑制药，可用作左旋多巴-卡比多巴的辅助药物。

## C. 儿茶酚-*O*-甲基转移酶抑制药

在通常情况下，儿茶酚-*O*-甲基转移酶（catechol-*O*-methyltransferase，COMT）可将左旋多巴甲基化为 3-*O*-甲基多巴，这也是左旋多巴代谢的次要途径。然而，当外周多巴胺脱羧酶活性被卡比多巴抑制时，3-*O*-甲基多巴的浓度明显升高，并与左旋多巴竞争性向 CNS 中主动转运（图 8.9）。恩他卡朋（entacapone）和托卡朋（tolcapone）可选择性且可逆地抑制 COMT，导致血浆中 3-*O*-甲基多巴浓度降低，左旋多巴中枢摄取增加，进而增加了脑内多巴胺的浓度。这两个药物都减轻了联用左旋多巴-卡比多巴患者出现的“疗效减弱”现象，其区别主要在于药代动力学和不良反应方面。

1. 药代动力学：恩他卡朋和托卡朋口服吸收迅速，且不受食物的影响。其可与血浆白蛋白广泛结合，因此分布容积有限。与需要频繁给药的恩他卡朋相比，托卡朋的作用时间相对较长（可能是由于其对酶的亲和力）。两者主要经粪便和尿液排泄。对于中度或重度肝硬化患者，剂量可能需要调整。

2. 不良反应：恩他卡朋和托卡朋在同时服用左旋多巴-卡比多巴的患者中都表现出多种不良反应，包括腹泻、体位性低血压、恶心、厌食症、运动障碍、幻觉和睡眠障碍。最严重的是，托卡朋的使用可能导致暴发性肝坏死（fulminating hepatic necrosis）。因此，服用时应进行肝功能监测，并且仅在其他治疗失败的患者中使用。恩他卡朋并没有表现出这种毒性，已经在很大程度上取代了托卡朋。

## D. 多巴胺受体激动药

多巴胺受体激动药主要包括一种麦角衍生物溴隐亭（bromocriptine），以及非麦角药物罗匹尼罗（ropinirole）、普拉克索（pramipexole）、罗替高汀（rotigotine）和阿扑吗啡（apomorphine）。此类药物的作用时间比左旋多巴更长，在对左旋多巴响应出现波动的患者中是有效的。与开始治疗时使用左旋多巴的患者相比，此类药物在初始治疗中发生运动障碍和运动波

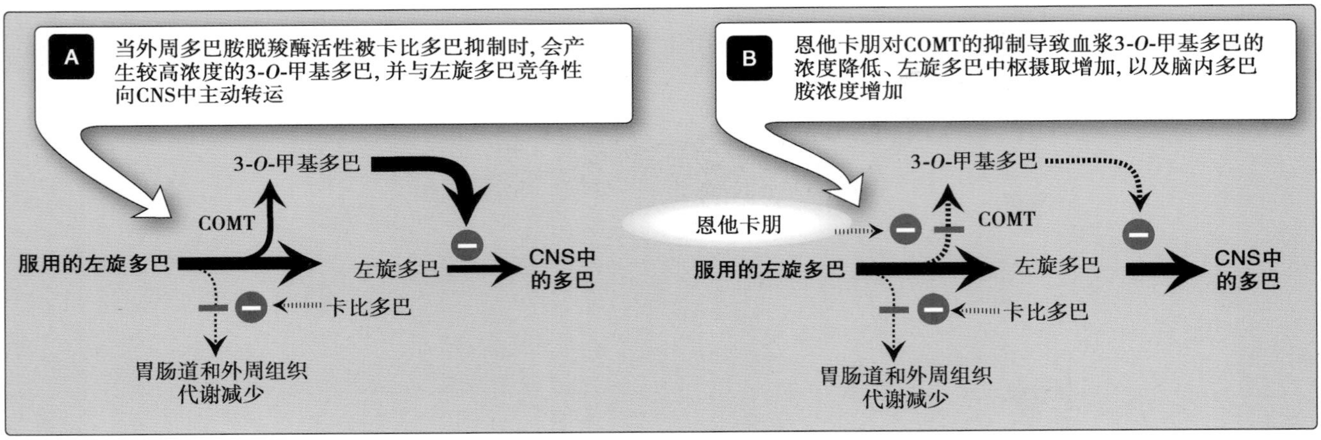
A
当外周多巴胺脱羧酶活性被卡比多巴抑制时，会产生较高浓度的3-O-甲基多巴，并与左旋多巴竞争性向CNS中主动转运
3-O-甲基多巴
COMT
服用的左旋多巴
左旋多巴
CNS中的多巴
卡比多巴
胃肠道和外周组织代谢减少
B
恩他卡朋对COMT的抑制导致血浆3-O-甲基多巴的浓度降低、左旋多巴中枢摄取增加，以及脑内多巴胺浓度增加
3-O-甲基多巴
恩他卡朋
COMT
服用的左旋多巴
左旋多巴
CNS中的多巴
卡比多巴
胃肠道和外周组织代谢减少

图 8.9 恩他卡朋对 CNS 中多巴浓度的影响

动的风险较小。溴隐亭、普拉克索和罗匹尼罗对帕金森病合并运动波动和运动障碍的患者有效，但对左旋多巴不响应的患者是无效的。阿扑吗啡是一种可注射的多巴胺激动药，用于严重的和晚期的帕金森病。但是，不良反应严重限制了多巴胺激动药的临床应用（图 8.10）。

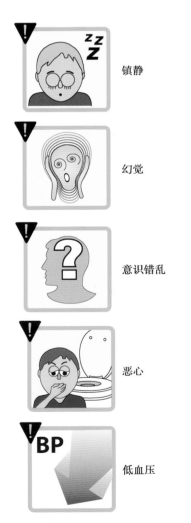

镇静
幻觉
意识错乱
恶心
BP
低血压

图 8.10 多巴胺激动药的部分不良反应

1. 溴隐亭：麦角衍生物溴隐亭的作用与左旋多巴相似，但幻觉、混沌、精神错乱、恶心和直立性低血压等不良反应更为常见，而运动障碍则不那么明显。对于精神疾病患者，溴隐亭可能导致精神状况的恶化。因血管痉挛的风险，具有心肌梗死或外周血管疾病史的患者应谨慎使用。此外，由于溴隐亭是一种麦角衍生物，可能引起肺和腹膜后的纤维化。

2. 阿扑吗啡、普拉克索、罗匹尼罗和罗替高汀：这些药物属于非麦角多巴胺激动药，用于治疗帕金森病。罗匹尼罗也被用于治疗下肢不宁综合征（restless legs syndrome）。普拉克索和罗匹尼罗为口服药物，而阿扑吗啡和罗替高汀分别采用注射和透皮给药方式。阿扑吗啡主要用于急性治疗晚期帕金森

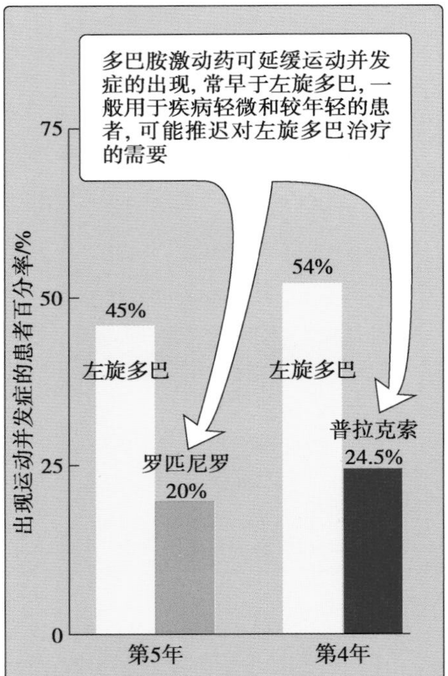
多巴胺激动药可延缓运动并发症的出现，常早于左旋多巴，一般用于疾病轻微和较年轻的患者，可能推迟对左旋多巴治疗的需要
出现运动并发症的患者百分率/%
75
50
25
0
45%
左旋多巴
罗匹尼罗
20%
54%
左旋多巴
普拉克索
24.5%
第5年
第4年

图 8.11 使用左旋多巴或多巴胺激动药的患者的运动并发症

病的低运动性“off”现象。罗替高汀是一种每日 1 次的透皮贴片，可提供超过 24 h 的平稳药物水平。这些药物可减轻从未服用左旋多巴的患者和采用左旋多巴治疗的晚期帕金森病患者的运动缺陷。多巴胺激动药可能会延迟在早期帕金森病中使用左旋多巴的需要，并可能减少晚期帕金森病中左旋多巴的剂量。与麦角衍生物不同，这些药物不会加剧外周血管疾病，也不会导致纤维化。常见的不良反应包括恶心、幻觉、失眠、头晕、便秘和直立性低血压，但运动障碍比左旋多巴少见（图 8.11）。普拉克索主要以药物原型经尿液排泄，肾功能不全患者需要调整给药剂量。氟喹诺酮类抗生素和其他细胞色素 P450（cytochrome P450，CYP450）1A2 同工酶的抑制药［如氟伏沙明（fluvoxamine）］可能会抑制罗匹尼罗的代谢，因此需要调整罗匹尼罗的剂量。图 8.12 总结了多巴胺激动药的主要性质。

| 特征 | 普拉克索 | 罗匹尼罗 | 罗替高汀 |
|---|---|---|---|
| 生物利用度 | >90% | 55% | 45% |
| $V_d$ | 7 L/kg | 7.5 L/kg | 84 L/kg |
| 半衰期 | 8 h[1] | 6 h | 7 h[3] |
| 代谢 | 可忽略 | 大部分 | 大部分 |
| 消除 | 肾 | 肾[2] | 肾[2] |

图 8.12　多巴胺激动药普拉克索、罗匹尼罗和罗替戈汀的药代动力学特征。volume of distribution，$V_d$，分布容积。[1] 在年龄高于 65 岁的患者中增加至 12 小时。[2] 少于 10% 以药物原型排泄。[3] 以每日 1 次的透皮贴片使用

### E. 金刚烷胺

抗病毒药物金刚烷胺（amantadine）被意外发现具有抗帕金森病的作用。金刚烷胺对与帕金森病有关的许多神经递质具有多重影响，包括增加多巴胺的释放、阻断胆碱能受体、抑制 *N*-甲基-*D*-天冬氨酸（*N*-methyl-*D*-aspartate，NMDA）型谷氨酸受体。金刚烷胺可能引起躁动、激动、混乱和幻觉，在高剂量时可能导致急性毒性精神病。直立性低血压、尿潴留、周围水肿和口干也可能发生。金刚烷胺比左旋多巴的疗效弱，耐药性更容易发生，但不良反应较少。

### F. 抗毒蕈碱药物

抗毒蕈碱药物比左旋多巴的疗效要弱得多，在抗帕金森病治疗中仅起辅助作用。苯扎托品（benztropine）和苯海索（trihexyphenidyl）的作用相似，但个别患者对其中一种药物的响应可能更好。阻断胆碱能信号传递会产生类似于增强多巴胺能信号传递的效果，因为它有助于纠正多巴胺/ACh 活性的失衡（图 8.4）。此外，抗毒蕈碱药物会引起情绪变化和混乱，并产生典型的毒蕈碱阻断药的口干、便秘和视觉问题（参见第 5 章）。抗毒蕈碱药物还会干扰胃肠道蠕动，并且禁用于青光眼、前列腺增生或幽门狭窄的患者。

## Ⅶ. 阿尔茨海默病的治疗药物

阿尔茨海默型痴呆症具有三个明显的特征：①老年斑的累积（β-淀粉样蛋白的累积）；②大量神经原纤维缠结的形成；③皮质神经元尤其是胆碱能神经元的缺失。目前的治疗旨在改善 CNS 内的胆碱能信号传递，或抑制大脑特定区域因过度刺激 NMDA-谷氨酸受体而产生的兴奋性毒性作用。AD 的药理学干预只能治标，达到一定的短期效果，但没有任何可用的治疗药物能够改变潜在的神经退行性进程。

### A. 乙酰胆碱酯酶抑制药

许多研究已经将胆碱能神经元的进行性缺失所导致的皮质内胆碱能信号传递减弱与记忆丧失，这一 AD 的重要标志性症状，联系在一起。据推测，在 CNS 内抑制乙酰胆碱酯酶（acetylcholinesterase，AChE）可改善胆碱能信号的传递，至少在那些仍具有功能的神经元中是有效的。用于治疗 AD 的可逆性 AChE 抑制药包括多奈哌齐（donepezil）、加兰他敏（galantamine）和卡巴拉汀（rivastigmine）。与外周相比，这些药物对 CNS 中的 AChE 具有一定的选择性。加兰他敏也能增强 ACh 对 CNS 烟碱受体的作用。AChE 抑制药可适度降低 AD 患者认知功能丧失的速度。卡巴拉汀是唯一被批准用于治疗与帕金森病相关的痴呆症药物，也是唯一可作为透皮制剂的 AChE 抑制药。卡巴拉汀可被 AChE 水解成氨基甲酰化代谢物，与改变 CYP450 酶活性的药物间没有相互作用。其他药物均为 CYP450 的底物，有引起药物相互作用的可能。此类药物的常见不良反应包括恶心、腹泻、呕吐、厌食、震颤、心动过缓和肌肉痉挛（图 8.13）。

### B. NMDA 受体拮抗药

对 CNS 中谷氨酸受体的刺激似乎是形成某些记忆的关键。然而谷氨酸受体，特别是 NMDA 型受体的过度激活，可能导致对神经元的兴奋性毒性作用，被认为是神经退行性或凋亡（程序性细胞死亡）过程的机制。谷氨酸与 NMDA 受体的结合有助于打开离子通道，使钙离子进入神经元。过量的细胞内钙离子可激活很多通路，最终损伤神经元并导致细胞的凋亡。美金刚（memantine）是一种 NMDA 受体拮抗药，用于中度至重度 AD。其作用是阻断 NMDA 受体，限制钙离子流入神经元从而无法达到可产生毒性的细胞内水平。美金刚耐受良好，很少发生剂量依赖性不良事件。预期的不良反应，如意识错乱、激越和不安，往往与 AD 的症状难以区分。由于其不同的作用机制和可能

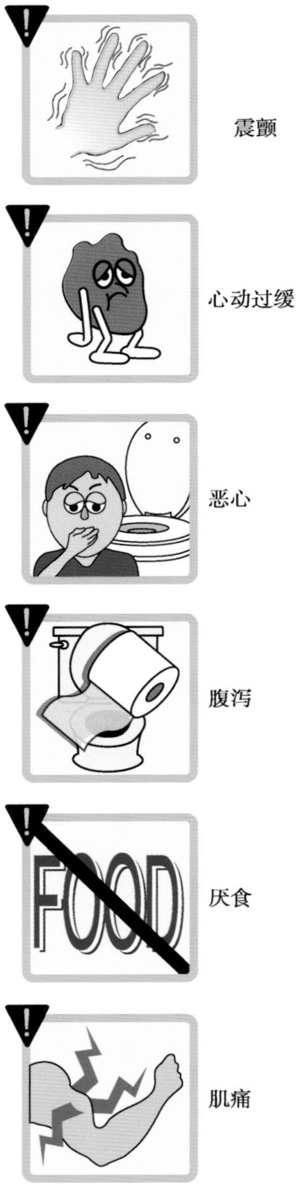
震颤
心动过缓
恶心
腹泻
FOOD
厌食
肌痛

图 8.13 AChE 抑制药的不良反应

的神经保护作用，美金刚通常与 AChE 抑制药联合使用。

## Ⅷ. 多发性硬化症的治疗药物

多发性硬化症（MS）是 CNS 的自身免疫性炎症性脱髓鞘疾病。MS 的进程是可变的：对部分患者而言，MS 可能包括一两次急性神经发作；而在另一部分患者中，MS 则是一种慢性、复发性或进行性的疾病，可能持续 10～20 年。历史上，皮质类固醇类药物，如地塞米松（dexamethasone）和泼尼松（prednisone），被用于治疗 MS 的急性恶化。此外，如环磷酰胺（cyclophosphamide）和硫唑嘌呤（azathioprine）等化疗药物也有应用。

### A. 疾病改善性疗法

目前批准治疗 MS 的药物可降低其复发率，或在某些情况下防止残疾的积累。这些药物的主要机制是通过抑制白细胞介导的炎症过程来改变免疫反应，而这些炎症过程最终可导致髓鞘损伤和减少，或细胞间不适当的轴突通讯。

1. 干扰素 $\beta_{1a}$ 和 $\beta_{1b}$：干扰素（interferon）的免疫调节作用有助于减少导致轴突鞘脱髓鞘的炎症反应。这些药物的不良反应包括抑郁、注射部位的局部反应、转氨酶增加和流感样症状。

2. 格拉默：格拉默（glatiramer）是一种类似髓鞘蛋白的合成多肽，可作为 T 细胞攻击的诱饵。一些患者出现注射后反应，包括脸红、胸痛、焦虑和瘙痒。该药通常是有自限性的。

3. 芬戈莫德：芬戈莫德（fingolimod）是一种可改变淋巴细胞迁移的口服药物，造成 CNS 中淋巴细胞的减少。芬戈莫德可能引起首剂心动过缓，并可能增加感染和黄斑水肿的风险。

4. 特立氟胺：特立氟胺（teriflunomide）是一种口服嘧啶合成抑制药，可引起 CNS 中活性淋巴细胞浓度的降低。特立氟胺还可能导致转氨酶升高。此外，孕妇应避免使用。

5. 富马酸二甲酯：富马酸二甲酯（dimethyl fumarate）是一种口服药物，可改变细胞对氧化应激的反应，以减慢疾病的进展。潮红和腹痛是最常见的不良反应。

6. 单克隆抗体：阿仑单抗（alemtuzumab）、达利珠单抗（daclizumab）、那他珠单抗（natalizumab）和奥瑞珠单抗（ocrelizumab）是用于治疗 MS 的单克隆抗体。奥瑞珠单抗是第一种被批准用于原发性进行性 MS 的药物。这些药物可能产生明显的毒性，如那他珠单抗的进行性多灶性白质脑病、达利珠单抗和阿仑单抗的严重感染，以及阿仑单抗的自身免疫性疾病。因此，这些药物最适合用于其他治疗都失败的病人。

### B. 对症治疗

很多不同类别的药物被用来治疗 MS 的症状，如痉挛、便秘、膀胱功能障碍和抑郁。达方吡啶（dalfampridine），一种口服钾离子通道阻滞药，可提高 MS 患者的行走速度，是第一种在该方面获批的药物。

## Ⅸ. 肌萎缩侧索硬化症的治疗药物

肌萎缩侧索硬化症（ALS）的特点是运动神经元的进行性退化，导致无法启动或控制肌肉运动。利鲁唑（riluzole）和依达拉奉（edaravone）是用于 ALS 治疗的代表药物。利鲁唑是一种口服 NMDA 受体拮抗药，被认为是通过抑制谷氨酸释放和阻滞钠离子通道而发挥作用，可延长 ALS 患者的生存时间。依达拉奉是一种静脉注射的自由基清除剂和抗氧化剂，可减缓 ALS 的进展。

（刘伟伟）

## 思考题

扫描二维码

获取思考题

# 第 9 章　抗焦虑药和催眠药

## Ⅰ. 概述

焦虑(anxiety)是一种不愉快的紧张、恐惧或不安的状态,一种源自已知或未知来源的恐惧。焦虑相关的障碍是最常见的精神障碍之一。严重焦虑的身体症状类似于恐惧(如心动过速、出汗、颤抖和心悸),并涉及交感神经激活。轻度焦虑发作是常见的生活经历,不需要治疗。但严重的、慢性的、使人衰弱的焦虑则需要抗焦虑药物(antianxiety drug 或 anxiolytics)的治疗或某种形式的心理疗法。由于许多抗焦虑药也会引起一定的镇静作用,因此可作为抗焦虑药和催眠药(hypnotic drug)应用于临床。图 9.1 总结了主要的抗焦虑药和催眠药。部分抗抑郁药(antidepressant)也被用于某些焦虑症,这一内容将在抗抑郁药部分进行讨论(参见第 10 章)。

| 苯二氮䓬类药物 |
|---|
| 阿普唑仑 (alprazolam, XANAX) |
| 氯氮䓬 (chlordiazepoxide, LIBRIUM) |
| 氯硝西泮 (clonazepam, KLONOPIN) |
| 氯拉䓬酸 (clorazepate, TRANXENE) |
| 地西泮 (diazepam, VALIUM, DIASTAT) |
| 艾司唑仑 (estazolam, 仅有通用名) |
| 氟西泮 (flurazepam, 仅有通用名) |
| 劳拉西泮 (lorazepam, ATIVAN) |
| 咪达唑仑 (midazolam, 仅有通用名) |
| 奥沙西泮 (oxazepam, 仅有通用名) |
| 夸西泮 (quazepam, DORAL) |
| 替马西泮 (temazepam, RESTORIL) |
| 三唑仑 (triazolam, HALCION) |
| **苯二氮䓬类拮抗药** |
| 氟马西尼 (flumazenil, 仅有通用名) |
| **其他抗焦虑药物** |
| 抗抑郁药, 各种 (见第10章) |
| 丁螺环酮 (buspirone, 仅有通用名) |
| 甲丙氨酯 (meprobamate, 仅有通用名) |
| **巴比妥类药物** |
| 异戊巴比妥 (amobarbital, AMYTAL) |
| 戊巴比妥 (pentobarbital, NEMBUTAL) |
| 苯巴比妥 (phenobarbital, 仅有通用名) |
| 司可巴比妥 (secobarbital, SECONAL) |
| **其他催眠药物** |
| 抗组胺药, 各种 (见第37章) |
| 多塞平 (doxepin, SILENOR) |
| 右佐匹克隆 (eszopiclone, LUNESTA) |
| 雷美替胺 (ramelteon, ROZEREM) |
| 苏沃雷生 (suvorexant, BELSOMRA) |
| 他司美琼 (tasimelteon, HETLIOZ) |
| 扎来普隆 (zaleplon, SONATA) |
| 唑吡坦 (zolpidem, AMBIEN, INTERMEZZO, ZOLPIMIST) |

图 9.1　抗焦虑和催眠药物汇总

## Ⅱ. 苯二氮䓬类药物

苯二氮䓬类药物(benzodiazepine)是一类广泛应用的抗焦虑药。由于更加安全和有效,此类药物在治疗焦虑和失眠方面很大程度上取代了巴比妥类药物(barbiturate)和甲丙氨酯(meprobamate)(图 9.2)。虽然此类药物较为常用,但却不一定是焦虑或失眠的最佳选择。某些具有抗焦虑作用的抗抑郁药,如选择性 5-羟色胺再摄取抑制剂(selective serotonin reuptake inhibitor,SSRI),在许多情况下是治疗的首选,非苯二氮䓬类催眠药和抗组胺药可能更适用于失眠。

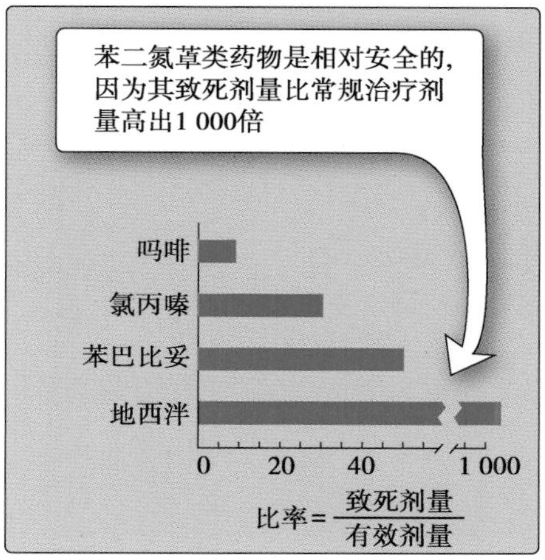
苯二氮䓬类药物是相对安全的,因为其致死剂量比常规治疗剂量高出1 000倍
吗啡
氯丙嗪
苯巴比妥
地西泮
0
20
40
1 000
比率 = 致死剂量 / 有效剂量

图 9.2　吗啡(阿片类药物,见第 14 章),氯丙嗪(抗精神病药物,见第 11 章),以及抗焦虑、催眠药苯巴比妥和地西泮的致死剂量与有效剂量之比

### A. 作用机制

苯二氮䓬类药物的作用靶点是 γ-氨基丁酸(γ-aminobutyric acid,$GABA_A$)受体。[注:GABA 是中枢神经系统(central nervous system,CNS)的主要抑制性神经递质)。] $GABA_A$ 受体由跨越突触后膜的五个 α、β 和 γ 亚基组成(图 9.3),每个亚基存在多种亚型(例如,α 亚基有六个亚型)。GABA 与其受体的结合触发中心离子通道的开放,以允许氯离子通过。氯离子的内流导致神经元的超极化,并通过抑制动作电位的形成来减少神经传递。苯二氮䓬类药物通过与 $GABA_A$ 受体上的 α 亚基和 γ 亚基交界处特定的高亲和力位点(不同于 GABA 结合位点)相结合来调节 GABA 效应(图 9.3)。此类药物增加了 GABA 调节的离子通道的开放频率。具体每种苯二氮䓬类药物的临床疗效与相关药物对 GABA 受体-氯离子通道复合物的结合亲和力密切相关。

### B. 药理作用

所有苯二氮䓬类药物都在一定程度上具有以下药理作用:

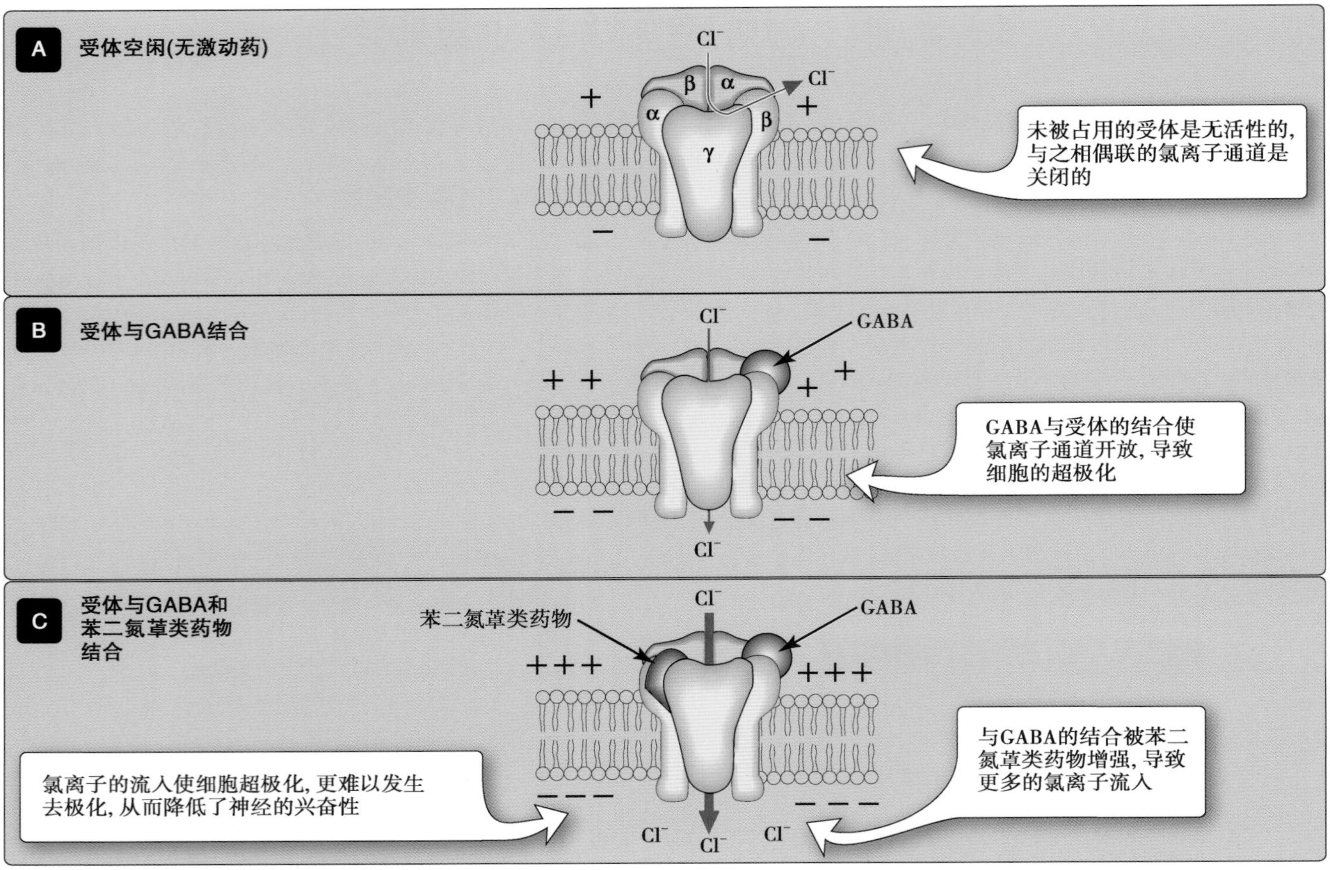
A
受体空闲(无激动药)
Cl⁻
β
α
α
β
γ
未被占用的受体是无活性的，与之相偶联的氯离子通道是关闭的
B
受体与GABA结合
Cl⁻
GABA
GABA与受体的结合使氯离子通道开放，导致细胞的超极化
Cl⁻
C
受体与GABA和苯二氮䓬类药物结合
Cl⁻
苯二氮䓬类药物
GABA
氯离子的流入使细胞超极化，更难以发生去极化，从而降低了神经的兴奋性
与GABA的结合被苯二氮䓬类药物增强，导致更多的氯离子流入
Cl⁻
Cl⁻
Cl⁻

图 9.3 苯二氮䓬-GABA-铝离子通道复合物的示意图。GABA，γ-氨基丁酸

1. 减轻焦虑：低剂量时，苯二氮䓬类药物具有抗焦虑作用。此类药物可选择性增强含有 $\alpha_2$ 亚基的 $GABA_A$ 受体所在神经元的 GABA 能信号传递，从而抑制大脑边缘系统中的神经元回路，进而减轻焦虑。

2. 镇静/催眠：所有苯二氮䓬类药物都具有镇静和镇定的特性，有些药物可在较高剂量下产生催眠效果，而催眠作用是由 $\alpha_1$-$GABA_A$ 受体介导的。

3. 顺行性遗忘：使用苯二氮䓬类药物对记忆的暂时损害也是由 $\alpha_1$-$GABA_A$ 受体所介导的，因此学习和形成新记忆的能力也可能受到损害。

4. 抗惊厥：抗惊厥作用由 $\alpha_1$-$GABA_A$ 受体部分介导，但不是全部。

5. 肌肉松弛：在高剂量下，苯二氮䓬类药物可松弛骨骼肌的痉挛，这可能是由于增加了 $\alpha_2$-$GABA_A$ 受体所聚积的脊髓部分的突触前抑制。[注：巴氯芬(baclofen)属于肌肉松弛药，被认为可影响脊髓的 GABA 受体。]

## C. 临床应用

不同苯二氮䓬类药物在抗焦虑、抗惊厥和镇静性质上差异较小。在选择合适的药物进行治疗时，药代动力学方面的考虑往往十分重要。

1. 焦虑性疾病：苯二氮䓬类药物可有效治疗与惊恐障碍，广泛性焦虑症(generalized anxiety disorder，GAD)，社交焦虑症，演出焦虑和极端恐惧(如恐惧飞行)有关的焦虑。苯二氮䓬类药物也能治疗与抑郁和精神分裂症相关的焦虑。此类药物应保留用于严重的焦虑，而不是用于控制日常生活中的压力。由于具有成瘾潜性，此类药物应在短时间内使用。作用时间较长的药物，如氯硝西泮(clonazepam)、劳拉西泮(lorazepam)和地西泮(diazepam)，对于需要长期治疗的焦虑患者往往是首选。苯二氮䓬类药物的抗焦虑作用比镇静和催眠作用更少地受到耐受性的影响。(注：耐受性是对药物重复使用时的响应降低，一般在使用 1~2 周后发生。)对于惊恐障碍，阿普唑仑(alprazolam)的短期和长期治疗都是有效的，但其可能在大约 30% 的患者中引起戒断反应。

2. 睡眠障碍：苯二氮䓬类催眠药可缩短入睡潜伏期，延长Ⅱ期的非快速眼动睡眠，而快速眼动睡眠(rapid eye movement，REM)和慢波睡眠都将缩短。在失眠的治疗中，重要的是要平衡睡前所需的镇静效果和觉醒时的残留镇静效应——药物"宿醉"(hangover)。短效三唑仑(triazolam)能有效治疗患者的入睡问题，但与其他药物相比，三唑仑出现停药反应和反跳性失眠的风险更高。作用时间适中的替马西泮(temazepam)对于那些经常醒来且难以入睡的患者非常实用，应在睡前 1~2 h 服用。长效氟西泮(flurazepam)的应用较少，因为其较长的半衰期可能导致白天的过度镇静和药物蓄积，尤其是老年人。艾司唑仑(estazolam)和夸西泮(quazepam)分别是中效和长效药物。一般而言,催眠药只应在有限的时间内使用,通常为 1~3 周。

3. 遗忘:作用时间较短的药物通常被用于可引发焦虑或不愉快的医疗过程(如内镜、牙科手术和血管成形术)的前处理。这些药物可产生一种有意识的镇静状态,允许病人在这些过程中接受指示。咪达唑仑(midazolam)是一种在麻醉前促进顺行性遗忘,同时发挥镇静作用的苯二氮䓬类药物。

4. 癫痫发作:氯硝西泮偶尔用于某些类型癫痫发作的辅助治疗,而劳拉西泮和地西泮是终止癫痫持续状态的首选药物(参见第 12 章)。由于交叉耐受性,氯氮䓬(chlordiazepoxide)、氯拉䓬酸(clorazepate)、地西泮、劳拉西泮和奥沙西泮(oxazepam)用于酒精戒断的急性治疗,以及减少戒断相关癫痫发作的风险。

5. 肌肉疾病:地西泮可用于治疗骨骼肌痉挛和退行性疾病(如多发性硬化症和脑瘫)的痉挛。

## D. 药代动力学

1. 吸收和分布:苯二氮䓬类药物一般是亲脂性的,口服后吸收快速且完全,分布于全身,并可进入 CNS。

2. 作用持续时间:苯二氮䓬类药物的半衰期在临床上非常重要,因为作用时间可能决定治疗的有效性。苯二氮䓬类药物可大致分为短、中、长效三类(图 9.4)。长效药物的代谢产物往往具有活性,半衰期长。但对于部分苯二氮䓬类药物,临床作用时间与实际半衰期无关(否则,如果基于半衰期长和存在活性代谢产物的角度考虑,地西泮可每隔 1 天服用 1 次)。这可能是由 CNS 中药物与受体的解离速率,以及随后向脂肪组织和其他部位的再分布所影响的。

3. 代谢和消除:大多数苯二氮䓬类药物,包括氯氮䓬和地西泮,均由肝脏微粒体系统代谢为仍有活性的代谢产物。对于这些药物,其表观半衰期体现的是母体药物及其代谢物的联合作用。苯二氮䓬类药物主要以葡糖醛酸或氧化代谢产物的形式随尿液排泄。此外,所有苯二氮䓬类药物都可透过胎盘,可能会抑制新生儿的 CNS,因此不建议在孕期使用。哺乳期的婴儿也可能摄入母乳中的药物。

## E. 依赖性

如果长期服用大剂量的苯二氮䓬类药物,会出现心理和身体的依赖性,因此所有苯二氮䓬类药物都是受管控的药物。这些药物的突然停用会导致戒断症状,包括意识错乱、焦虑、激越、不安、失眠、紧张和癫痫(很少出现)。消除半衰期较短的苯二氮䓬类药物(如三唑仑)比消除缓慢的药物(如氟西泮)所引起的戒断反应更快速和严重(图 9.5)。

## F. 不良反应

嗜睡和意识错乱是苯二氮䓬类药物最常见的不良反应。高剂量可能发生共济失调,因此用药后不能从事需要精细肌肉协调的活动,如驾驶汽车。使用苯二氮䓬类药物会引起认知损害(回忆和新知识保留减少)。此类药物慎用于肝病患者。酒精和其他 CNS 抑制药可增强此类药物的镇静催眠作用。然而,苯二氮䓬类药物比老的抗焦虑药和催眠药的安全性更好,很少出现因过量而致命的情况,除非同时服用其他中枢抑制剂(如酒精或阿片类药物)。

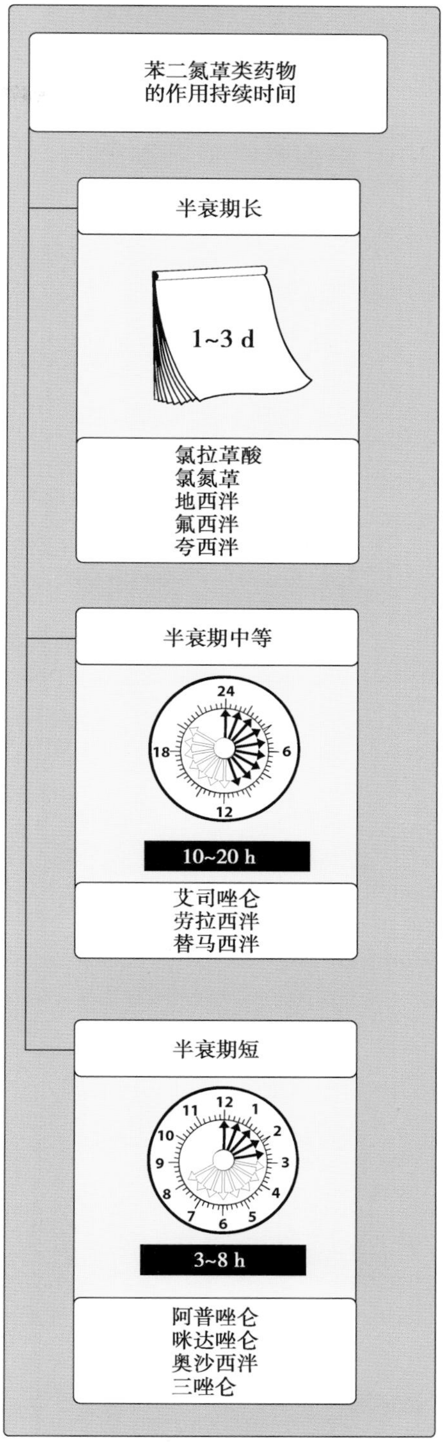
苯二氮䓬类药物
的作用持续时间
半衰期长
1~3 d
氯拉䓬酸
氯氮䓬
地西泮
氟西泮
夸西泮
半衰期中等
24
6
12
18
10~20 h
艾司唑仑
劳拉西泮
替马西泮
半衰期短
12
1
2
3
4
5
6
7
8
9
10
11
3~8 h
阿普唑仑
咪达唑仑
奥沙西泮
三唑仑
图 9.4　苯二氮䓬类药物作用持续时间的比较

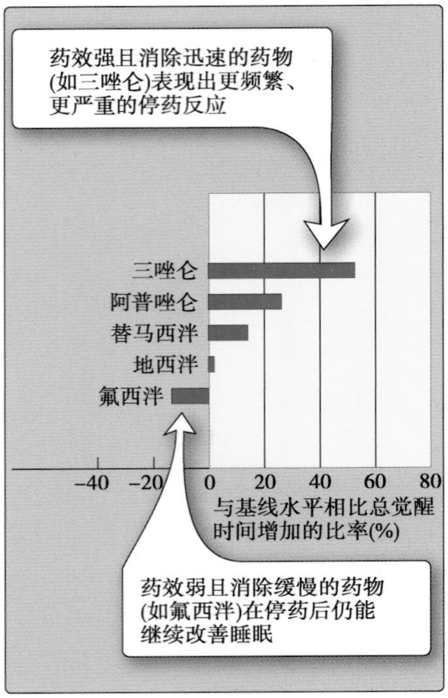
药效强且消除迅速的药物
(如三唑仑)表现出更频繁、
更严重的停药反应
三唑仑
阿普唑仑
替马西泮
地西泮
氟西泮
-40 -20 0 20 40 60 80
与基线水平相比总觉醒
时间增加的比率(%)
药效弱且消除缓慢的药物
(如氟西泮)在停药后仍能
继续改善睡眠

图 9.5 苯二氮䓬类药物停药所导致的反跳性失眠的频率

## Ⅲ. 苯二氮䓬类拮抗药

氟马西尼(flumazenil)是一种 GABA 受体拮抗药,能迅速逆转苯二氮䓬类药物的作用。该药物仅用于静脉注射(intravenous,IV),其起效迅速,但持续时间短,半衰期仅为 1 h。要逆转长效苯二氮䓬类药物的作用可能需要频繁给药。如果苯二氮䓬类药物被用于控制癫痫活动,那么这种情况下使用氟马西尼可能会造成药物依赖性患者出现停药反应或引起癫痫的发作。如果与三环类抗抑郁药或抗精神病药物混合使用,病人也可能出现癫痫发作。头晕、恶心、呕吐和激越是最常见的不良反应。

## Ⅳ. 其他抗焦虑药物

### A. 抗抑郁药

许多抗抑郁药在治疗慢性焦虑症方面是有效的,可作为一线药物,特别是对于担心引起成瘾或依赖的患者。在治疗的第 1 周,SSRI[如艾司西酞普兰(escitalopram)或帕罗西汀(paroxetine)]或 5-羟色胺/去甲肾上腺素再摄取抑制药[serotonin/norepinephrine reuptake inhibitor,SNRI,如文拉法辛(venlafaxine)或杜洛西汀(duloxetine)]可单独使用或与苯二氮䓬类药物联用(图 9.6)。在 4~6 周后,当抗抑郁药开始产生抗焦虑作用时,苯二氮䓬类药物的剂量可以逐渐减少。虽然只有特定的 SSRI 或 SNRI 被批准用于治疗 GAD 等焦虑症,但其疗效很好。在治疗焦虑症时,为了获得持续的药效并防止复发,往往需要长期使用抗抑郁药和苯二氮䓬类药物。

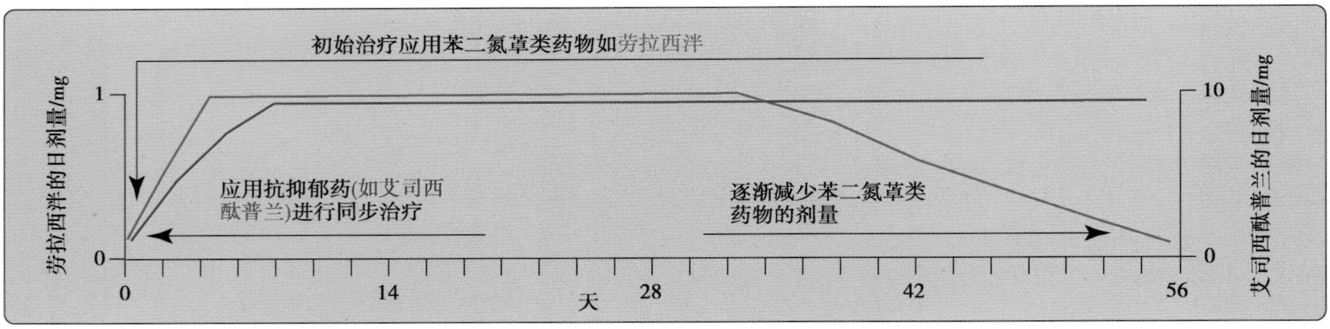
初始治疗应用苯二氮䓬类药物如劳拉西泮
劳拉西泮的日剂量/mg
1
0
应用抗抑郁药(如艾司西
酞普兰)进行同步治疗
逐渐减少苯二氮䓬类
药物的剂量
0
14
28
42
56
天
10
0
艾司西酞普兰的日剂量/mg

图 9.6 持续性焦虑的治疗指南

### B. 丁螺环酮

丁螺环酮(buspirone)可用于 GAD 的慢性治疗,其疗效与苯二氮䓬类药物相当。该药起效缓慢,不能用于短期治疗或急性焦虑的治疗。其作用可能是由 5-羟色胺($5\text{-}HT_{1A}$)受体所介导的,但对 $D_2$ 多巴胺受体和 $5\text{-}HT_{2A}$ 受体也具有一定的亲和力。因此,丁螺环酮的作用方式不同于苯二氮䓬类药物。此外,丁螺环酮缺乏苯二氮䓬类药物的抗惊厥和肌肉松弛作用。该药不良反应的发生频率很低,最常见的是头痛、头晕、紧张、恶心和头晕目眩,很少出现镇静、精神运动和认知功能障碍。丁螺环酮出现依赖性的可能性较小,也不会增强酒精对 CNS 的抑制作用。图 9.7 比较了丁螺环酮和苯二氮䓬类药物阿普唑仑的常见不良反应。

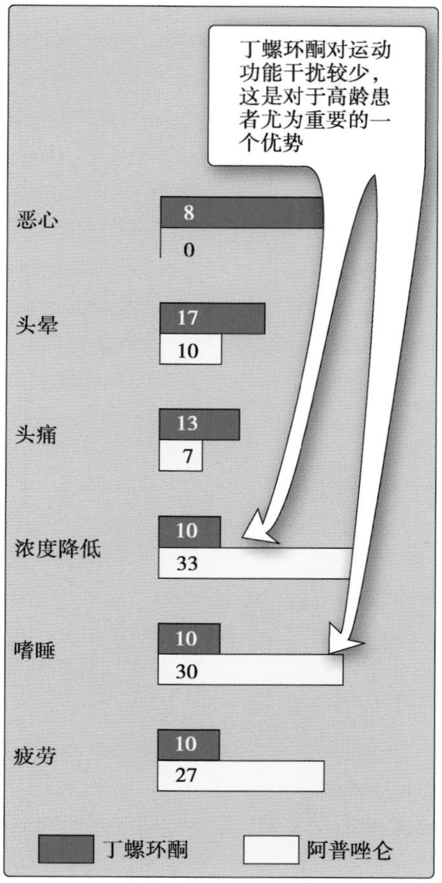
丁螺环酮对运动功能干扰较少，这是对于高龄患者尤为重要的一个优势
恶心
8
0
头晕
17
10
头痛
13
7
浓度降低
10
33
嗜睡
10
30
疲劳
10
27
丁螺环酮
阿普唑仑

图 9.7 丁螺环酮和阿普唑仑常见不良反应的对比（出现症状的患者百分比）

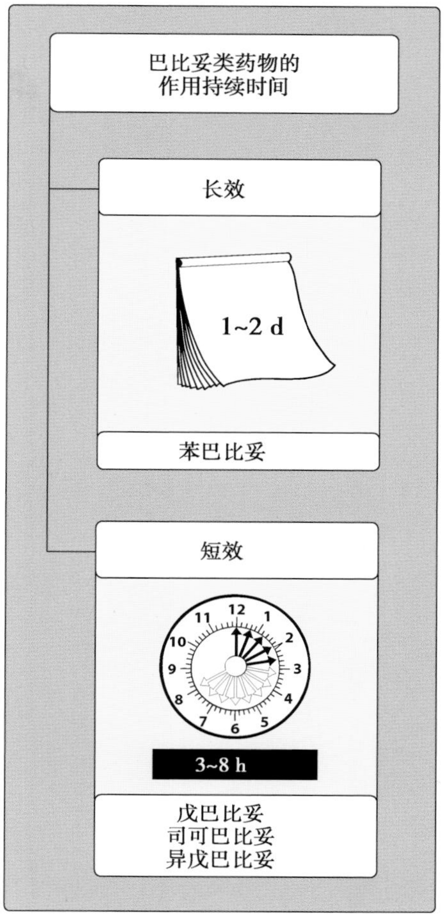
巴比妥类药物的作用持续时间
长效
1~2 d
苯巴比妥
短效
3~8 h
戊巴比妥
司可巴比妥
异戊巴比妥

图 9.8 巴比妥类药物根据作用时间的分类

## V. 巴比妥类药物

巴比妥类药物（barbiturates）曾经是镇静，以及诱导和维持睡眠的首选药物，但目前在很大程度上已被苯二氮䓬类药物取代，因为此类药物会使机体产生耐受性和依赖性，在过量时甚至是致命的，并具有严重的戒断症状。所有巴比妥类药物都是受管控药物。

### A. 作用机制

巴比妥类药物的镇静催眠作用源于与 $GABA_A$ 受体的相互作用，从而增强了 GABA 能信号的传递。此类药物在 GABA 受体上的结合位点不同于苯二氮䓬类药物。巴比妥类药物通过延长氯离子通道开放的持续时间，使 GABA 促进氯离子内流进入神经元的能力增强。此外，巴比妥类药物还能阻断兴奋性谷氨酸受体，导致神经元活性的降低。

### B. 药理作用

巴比妥类药物可根据其作用持续时间进行分类（图 9.8）。长效药物以苯巴比妥（phenobarbital）为代表，作用时间大于 1 d；短效药物包括戊巴比妥（pentobarbital）、司可巴比妥（secobarbital）、异戊巴比妥（amobarbital）和布他比妥（butalbital）。

1. CNS 的抑制：在低剂量时，巴比妥类药物可产生镇静作用；在较高剂量下，药物可引起催眠效应，继而可能出现麻醉，甚至是昏迷和死亡。因此，不同剂量的巴比妥类药物会引起不同程度的 CNS 抑制。巴比妥类药物不会提高疼痛阈值，也没有镇痛作用，甚至可能加剧疼痛。此外，长期使用会产生耐受性。

2. 呼吸抑制：巴比妥类药物可抑制缺氧反应和化学感受器对 $CO_2$ 的反应，过量应用后可引起呼吸抑制和死亡。

### C. 临床应用

1. 麻醉：超短效巴比妥类药物曾通过静脉注射以诱导麻醉，但已被其他药物所取代。

2. 抗惊厥：苯巴比妥具有特殊的抗惊厥活性，与非特异性 CNS 抑制不同。此外，苯巴比妥可抑制儿童的认知发育，降低成人的认知能力，只有在其他疗法都失败的情况下才用于癫痫发作。同样，苯巴比妥可用于治疗难治性癫痫持续状态。

3. 镇静/催眠：巴比妥类药物已被用作缓解焦虑、神经紧张和失眠的温和镇静药。当用作催眠药时，此类药物对 REM 睡眠的抑制比其他阶段更强。由于不良反应和耐受性的问题，巴比妥类药物已不再被广泛用于失眠的治疗。布他比妥通常以复方药物（与对乙酰氨基酚和咖啡因，或阿司匹林和咖啡因联用）的形式用作镇静剂，以协助治疗紧张或偏头痛。

### D. 药代动力学

巴比妥类药物口服后吸收良好，可分布于全身。所有巴比妥类药物都会从大脑重新分布到内脏区域、骨骼肌，最后再分布到脂肪组织。此类药物容易透过胎盘，并对胎儿产生抑制作用。此类药物主要在肝脏中代谢，无活性的代谢产物随尿液排泄。

### E. 不良反应

巴比妥类药物会引起嗜睡、注意力受损，以及精神和精神运动障碍(图 9.9)。此类药物的 CNS 抑制效应会与乙醇发生协同作用。

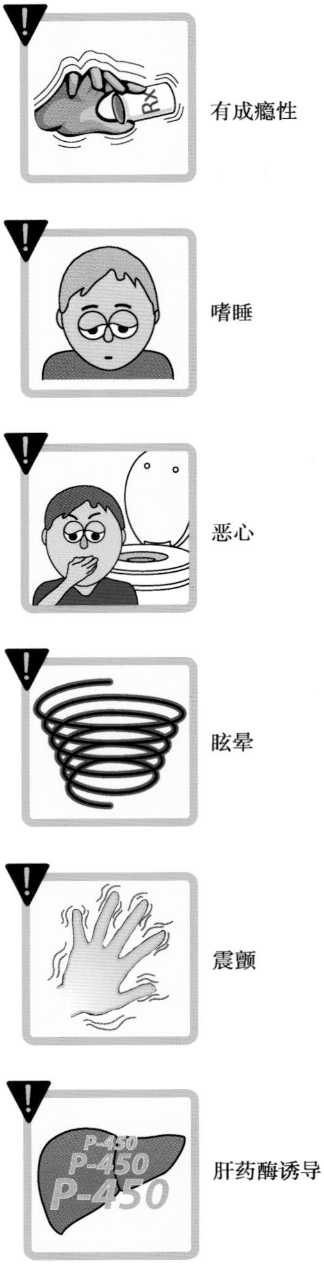
RX
有成瘾性
嗜睡
恶心
眩晕
震颤
P-450
P-450
P-450
肝药酶诱导

图 9.9 巴比妥类药物的不良反应

催眠剂量的巴比妥类药物会产生一种药物“宿醉”，这可能导致清醒后数小时的正常工作能力受损。偶尔也会出现恶心和头晕。巴比妥类药物可在肝脏中诱导 CYP450 微粒体酶。因此，长期使用此类药物降低了许多经 CYP450 系统代谢的药物的药效。巴比妥类药物禁用于急性间歇性卟啉症患者。突然停药可能导致震颤、焦虑、虚弱、不安、恶心和呕吐、癫痫、精神错乱和心搏骤停。巴比妥类药物的戒断反应比阿片严重得多，并可能导致死亡，而过量用药也可能导致死亡。严重呼吸抑制和中枢心血管抑制会导致休克样状态，伴随浅而不频繁的呼吸，治疗措施包括支持性护理和胃部新摄入药物的清除。

## Ⅵ. 其他催眠药

### A. 唑吡坦

催眠药唑吡坦(zolpidem)在结构上与苯二氮䓬类药物无关，但其可相对选择性地与 $GABA_A$ 受体的 $\alpha_1$ 亚基结合。唑吡坦在催眠剂量下没有抗惊厥或肌肉松弛的特性。该药戒断效应少，不易出现反跳性失眠，且长期使用很少产生耐受性。唑吡坦口服后吸收迅速，起效快且消除半衰期短(约 2~3 h)，可发挥约 5 h 的催眠作用(图 9.10)。(注：唑吡坦的制剂类型还包括喷雾剂和缓释剂，以及可用于午夜觉醒的舌下片剂。)唑吡坦经肝脏 CYP450 系统的氧化生成无活性代谢产物。因此，利福平(rifampin)等诱导 CYP450 系统的药物可缩短唑吡坦的半衰期，而抑制 CYP3A4 同工酶的药物可延长其半衰期。唑吡坦的不良反应包括头痛、头晕、顺行健忘症和次日上午的神经功能下降(特别是缓释制剂)。梦游、梦驾和在

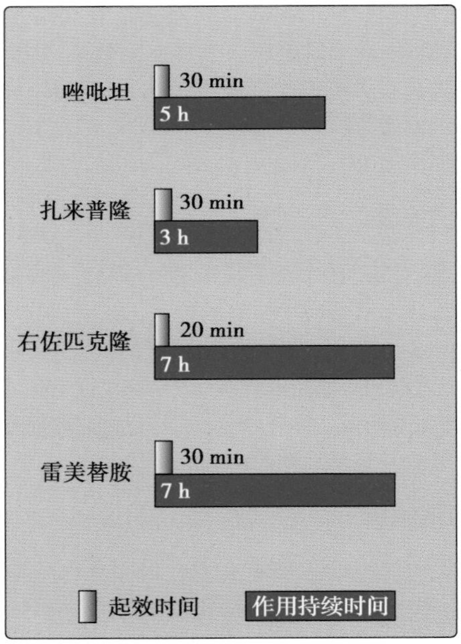
唑吡坦
30 min
5 h
扎来普隆
30 min
3 h
右佐匹克隆
20 min
7 h
雷美替胺
30 min
7 h
起效时间
作用持续时间

图 9.10 常用的非苯二氮䓬类催眠药的起效和作用持续时间

没有完全清醒情况下进行其他活动都曾被报道。与苯二氮䓬类药物不同，在通常的催眠剂量下，非苯二氮䓬类药物唑吡坦、扎来普隆（zaleplon）和右佐匹克隆（eszopiclone）不会显著改变不同的睡眠阶段，因此通常是催眠药的首选。这三种药物都是受管控的。

### B. 扎来普隆

扎来普隆是一种非苯二氮䓬类口服催眠药，类似于唑吡坦，但与唑吡坦或苯二氮䓬类相比，扎来普隆对精神运动和认知功能的残留影响较小。这可能是由于它的消除速度较快，半衰期仅为 1 h。扎来普隆主要由 CYP3A4 代谢。

### C. 右佐匹克隆

右佐匹克隆是一种口服非苯并二氮䓬类催眠药，已被证明对失眠症的有效期可长达 6 个月。右佐匹克隆吸收迅速（达峰时间为 1 h），其代谢主要通过 CYP450 系统被氧化和去甲基化，代谢产物主要随尿液排泄。消除半衰期约为 6 h。右佐匹克隆的不良反应包括焦虑、口干、头痛、周围水肿、嗜睡和味觉异常。

### D. 褪黑素受体激动药

雷美替胺（ramelteon）和他司美琼（tasimelteon）是褪黑素（melatonin）受体 $MT_1$ 和 $MT_2$ 亚型的选择性激动药。褪黑素是松果体（pineal gland）分泌的一种激素，有助于维持正常睡眠-觉醒周期的昼夜节律。雷美替胺和他司美琼对 $MT_1$ 和 $MT_2$ 受体的激动作用可诱导和促进睡眠。此外，雷美替胺和他司美琼滥用的可能性很小，没有观察到依赖或戒断反应，因而可以长期服用。雷美替胺主要用于治疗以入睡困难（睡眠潜伏期增加）为特征的失眠，其常见不良反应包括头晕、疲劳和嗜睡。雷美替胺也可能增加催乳素水平。他司美琼用于非 24 h 睡眠-觉醒障碍（non-24-hour sleep-wake disorder，通常存在于盲人中）。他司美琼最常见的不良反应是头痛、异常做梦、肝功能检查指标的升高和可能的上呼吸道感染。雷美替胺和他司美琼代谢所需的主要同工酶是 CYP1A2 和 CYP3A4，因此，与这些酶的诱导剂或抑制剂可能存在药物相互作用。

### E. 抗组胺药

具有镇静作用的抗组胺药（antihistamine），如苯海拉明、羟嗪（hydroxyzine）和多西拉敏（doxylamine），可有效治疗轻度情境性失眠（参见第 37 章），但因具有不良反应（如抗胆碱能效应），此类药物比苯二氮䓬类和非苯二氮䓬类药物的应用更少。镇静抗组胺药在许多非处方药产品中有售。

### F. 抗抑郁药

具有强抗组胺活性的镇静抗抑郁药已应用了几十年。多塞平（doxepin）是一种较老的三环类药物，具有基于 SNRI 机制的抗抑郁和抗焦虑作用，被批准在低剂量下用于失眠的治疗。其他抗抑郁药，如曲唑酮（trazodone）、米氮平（mirtazapine）和具有较强抗组胺活性的三环类抗抑郁老药，均可在批准范围以外用于失眠的治疗（参见第 10 章）。

### G. 苏沃雷生

苏沃雷生（suvorexant）是促食欲素（orexin）受体的拮抗药。促食欲素是一种促进觉醒的神经肽，对促食欲素作用的拮抗抑制了这种神经肽的唤醒作用。这种拮抗作用也可解释类似于发作性睡病和猝倒特征的一些不良事件。分泌促食欲素的神经元的缺失被认为是嗜睡症的潜在病因。其他不良反应还包括白天嗜睡和自杀意念增加。苏沃雷生主要由 CYP3A4 代谢，因此可能与 CYP3A4 诱导剂或抑制剂发生药物相互作用。

图 9.11 总结了部分抗焦虑药和催眠药在治疗方面的优缺点。

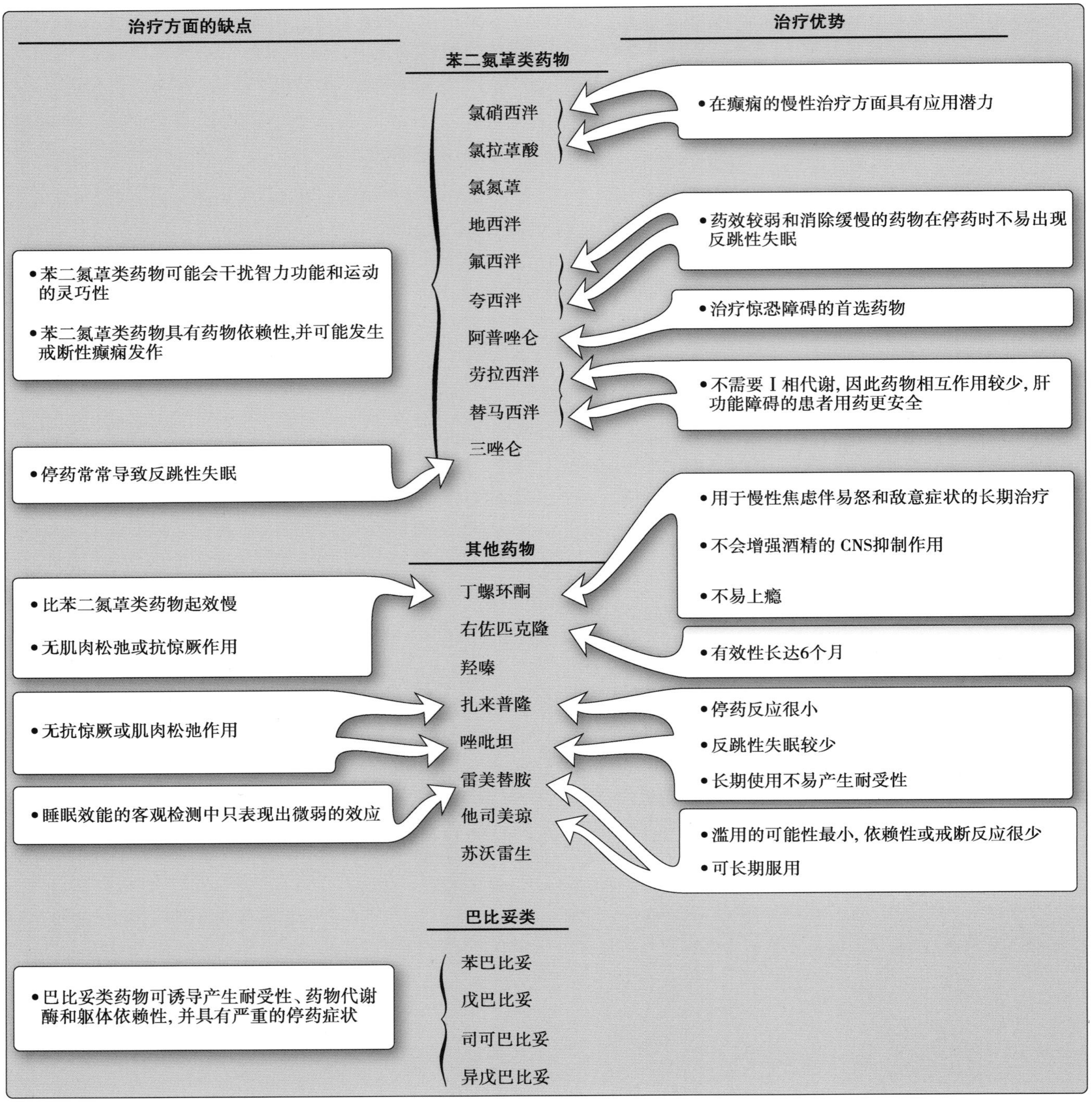
治疗方面的缺点
治疗优势
苯二氮䓬类药物
氯硝西泮
氯拉䓬酸
氯氮䓬
地西泮
氟西泮
夸西泮
阿普唑仑
劳拉西泮
替马西泮
三唑仑
• 在癫痫的慢性治疗方面具有应用潜力
• 药效较弱和消除缓慢的药物在停药时不易出现反跳性失眠
• 治疗惊恐障碍的首选药物
• 不需要Ⅰ相代谢，因此药物相互作用较少，肝功能障碍的患者用药更安全
• 苯二氮䓬类药物可能会干扰智力功能和运动的灵巧性
• 苯二氮䓬类药物具有药物依赖性，并可能发生戒断性癫痫发作
• 停药常常导致反跳性失眠
其他药物
丁螺环酮
右佐匹克隆
羟嗪
扎来普隆
唑吡坦
雷美替胺
他司美琼
苏沃雷生
• 用于慢性焦虑伴易怒和敌意症状的长期治疗
• 不会增强酒精的CNS抑制作用
• 不易上瘾
• 有效性长达6个月
• 停药反应很小
• 反跳性失眠较少
• 长期使用不易产生耐受性
• 滥用的可能性最小，依赖性或戒断反应很少
• 可长期服用
• 比苯二氮䓬类药物起效慢
• 无肌肉松弛或抗惊厥作用
• 无抗惊厥或肌肉松弛作用
• 睡眠效能的客观检测中只表现出微弱的效应
巴比妥类
苯巴比妥
戊巴比妥
司可巴比妥
异戊巴比妥
• 巴比妥类药物可诱导产生耐受性、药物代谢酶和躯体依赖性，并具有严重的停药症状

图 9.11 主要抗焦虑药和催眠药在临床治疗方面的优缺点

（刘伟伟）

## 思考题

扫描二维码

获取思考题

# 第 10 章　抗 抑 郁 药

## Ⅰ. 概述

抑郁的症状是患者感到悲伤和绝望，无法在日常活动中体验快乐，睡眠模式和胃口出现变化，缺乏活力，甚至有自杀倾向。躁狂的特征与抑郁相反，表现出过度的热情和愤怒、快速的思维和言语模式、极度的自信和判断力的减弱。本章主要介绍用于治疗抑郁症和躁狂症的药物。

## Ⅱ. 抗抑郁药的作用机制

大多数抗抑郁药物（antidepressant drug；图 10.1）直接或间接地增强大脑中去甲肾上腺素或 5-羟色胺（serotonin，5-HT）的作用。这与其他证据一起指向了生物胺理论（biogenic amine theory），该理论认为抑郁症是由于大脑某些关键部位的单胺类物质（如去甲肾上腺素和 5-HT）缺乏所致。相反地，该理论认为躁狂症是由这些神经递质的过度分泌引起的。然而，抑郁和躁狂的生物胺理论过于简单，无法解释治疗起效的时间进程：药物的治疗效果通常需要数周才能显现，但药物本身的药效通常是立即产生的。这表明减少神经递质的再摄取只是药物的一个初始作用，可能不是抗抑郁作用的直接原因。

| |
|---|
| **选择性5-HT再摄取抑制药(SSRI)** |
| 西酞普兰 (citalopram, CELEXA) |
| 艾司西酞普兰 (escitalopram, LEXAPRO) |
| 氟西汀 (fluoxetine, PROZAC) |
| 氟伏沙明 (fluvoxamine, LUVOX) |
| 帕罗西汀 (paroxetine, PAXIL) |
| 舍曲林 (sertraline, ZOLOFT) |
| **5-HT-去甲肾上腺素再摄取抑制药(SNRI)** |
| 去甲文拉法辛 (desvenlafaxine, PRISTIQ) |
| 度洛西汀 (duloxetine, CYMBALTA) |
| 左旋米那普仑 (levomilnacipran, FETZIMA) |
| 文拉法辛 (venlafaxine, EFFEXOR) |
| **非典型抗抑郁药** |
| 安非他酮 (bupropion, WELLBUTRIN, ZYBAN) |
| 米氮平 (mirtazapine, REMERON) |
| 奈法唑酮 (nefazodone, 仅有通用名) |
| 曲唑酮 (trazodone, 仅有通用名) |
| 维拉唑酮 (vilazodone, VIIBRYD) |
| 沃替西汀 (vortioxetine, TRINTELLIX) |
| **三环类抗抑郁药(TCA)** |
| 阿米替林 (amitriptyline , 仅有通用名) |
| 阿莫沙平 (amoxapine, 仅有通用名) |
| 氯米帕明 (clomipramine, ANAFRANIL) |
| 地昔帕明 (desipramine, NORPRAMIN) |
| 多塞平 (doxepin, SILENOR) |
| 丙米嗪 (imipramine, TOFRANIL) |
| 马普替林 (maprotiline, 仅有通用名) |
| 去甲替林 (nortriptyline, PAMELOR) |
| 普罗替林 (protriptyline, VIVACTIL) |
| 曲米帕明 (trimipramine, SURMONTIL) |
| **单胺氧化酶抑制药（MAOI）** |
| 异卡波肼 (isocarboxazid, MARPLAN) |
| 苯乙肼 (phenelzine, NARDIL) |
| 司来吉兰 (selegiline, EMSAM) |
| 反苯环丙胺 (tranylcypromine, PARNATE) |
| **躁狂症和双相情感障碍治疗药物** |
| 卡马西平 (carbamazepine, TEGRETOL, EQUETRO, CARBATROL) |
| 拉莫三嗪 (lamotrigine, LAMICTAL) |
| 锂 (lithium, LITHOBID) |
| 丙戊酸 (valproic acid, DEPAKENE, DEPAKOTE) |

图 10.1　抗抑郁药物总结

## Ⅲ. 选择性 5-羟色胺再摄取抑制药

选择性 5-HT 再摄取抑制药（selective serotonin reuptake inhibitor，SSRI）是一类特异性抑制 5-HT 再摄取的抗抑郁药物，对 5-HT 转运体的选择性比去甲肾上腺素转运体高 300~3 000 倍。这与非选择性抑制去甲肾上腺素和 5-HT 再摄取的三环类抗抑郁药（tricyclic antidepressant，TCA）和 5-HT-去甲肾上腺素再摄取抑制药（serotonin-norepinephrine reuptake inhibitor，SNRI）不同（图 10.2）。此外，SSRI 对毒蕈碱、α 肾上腺素和组胺 $H_1$ 受体几乎没有拮抗活性。由于副作用有所不同，且过量服用时相对安全，SSRI 已在很大程度上取代了 TCA 和单胺氧化酶抑制药（monoamine oxidase inhibitor，MAOI），成为治疗抑郁症的首选药物。SSRI 代表药物包括氟西汀（fluoxetine）、西酞普兰（citalopram）、艾司西酞普兰（escitalopram）、氟伏沙明（fluvoxamine）、帕罗西汀（paroxetine）和舍曲林（sertraline）。艾司西酞普兰是西酞普兰的 *S*-对映异构体。

| 药物 | 摄取抑制作用 | |
|---|---|---|
| | 去甲肾上腺素 | 5-HT |
| **选择性5-HT再摄取抑制药** | | |
| 氟西汀 | 0 | ++++ |
| **5-HT-去甲肾上腺素再摄取抑制药** | | |
| 文拉法辛* | ++ | ++++ |
| 度洛西汀 | ++++ | ++++ |
| **三环类抗抑郁药** | | |
| 丙米嗪 | ++++ | +++ |
| 去甲替林 | ++++ | ++ |

图 10.2　部分抗抑郁药物的相对受体特异性。* 文拉法辛仅在高剂量时抑制去甲肾上腺素的再摄取。++++：非常强的亲和力；+++：强亲和力；++：中等亲和力；+：弱亲和力；0：亲和力很小或没有亲和力

## A. 药理作用

SSRI 可阻断 5-HT 的再摄取，导致突触间隙中神经递质的浓度增加。包括 SSRI 在内的抗抑郁药通常需要至少 2 周的时间才能显著改善情绪，而最大疗效的出现可能需要 12 周甚至更长时间（图 10.3）。

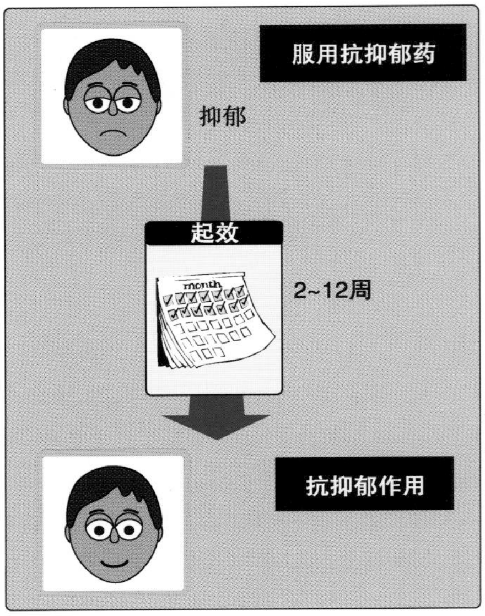
服用抗抑郁药
抑郁
起效
month
2~12周
抗抑郁作用

图 10.3 大部分抗抑郁药物的疗效显现需要数周时间

## B. 临床应用

SSRI 类药物的主要适应证是抑郁，对其他一些精神疾病也有良好的作用，包括强迫症、恐惧症、广泛性焦虑症、创伤后应激障碍、社交焦虑症、经前焦虑症和神经性贪食症（只有氟西汀被批准用于贪食症）。

## C. 药代动力学

所有 SSRI 类药物口服吸收良好，平均 2~8 h 内达到血药浓度峰值。食物对其吸收几乎没有影响（舍曲林除外，食物促进其吸收）。大多数 SSRI 的血浆半衰期在 16~36 h 之间。药物代谢主要依赖 CYP450 及葡糖醛酸或硫酸盐结合。在 SSRI 类药物中，氟西汀与其他药物的不同之处在于其半衰期很长（50 h），活性代谢产物 *S*-去甲氟西汀的半衰期更长，平均为 10 d。氟西汀和帕罗西汀是 CYP450 同工酶 CYP2D6 的强效抑制剂。其他 CYP450 同工酶（CYP2C9/19、CYP3A4 和 CYP1A2）也参与 SSRI 类药物的代谢，也可能不同程度地受到 SSRI 的抑制。

## D. 不良反应

虽然 SSRI 类药物的不良反应比 TCA 和 MAOI 类药物少且轻微，但并非没有不良反应，也可能出现头痛、出汗、焦虑不安、低钠血症、胃肠道反应（恶心、呕吐和腹泻）、虚弱和疲劳、性功能障碍、体重变化、睡眠障碍（失眠和嗜睡），以及潜在的药物相互作用（图 10.4）。

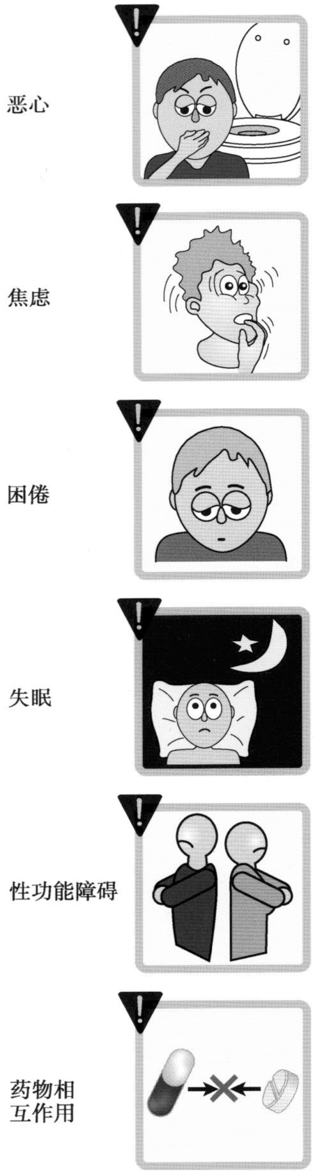
恶心
焦虑
困倦
失眠
性功能障碍
药物相
互作用

图 10.4 选择性 5-HT 再摄取抑制药的一些常见不良反应

1. 睡眠障碍：帕罗西汀和氟伏沙明通常更具镇静作用而不是兴奋，因此对睡眠困难的患者有帮助。相反地，疲劳或过度嗜睡的病人需要更具兴奋作用的 SSRI 药物，如氟西汀或舍曲林。

2. 性功能障碍：性功能障碍是 SSRI 的常见不良反应，包括性欲减退、延迟射精和缺乏性快感。

3. 儿童和青少年用药：抗抑郁药在儿童和青少年中应谨慎使用，因为有报道称 SSRI 治疗会导致患者出现自杀倾向。任何抗抑郁药在开始服用或改变剂量时，都应观察儿童患者的抑郁是否恶化及有无自杀念头。氟西汀、舍曲林和氟伏沙明被批准用于治疗儿童强迫症，氟西汀和艾司西酞普兰被批准用于治疗儿童抑郁症。

4. 用药过量：过量服用SSRI类药物通常不会引起心律失常，但西酞普兰可导致QT间期延长。SSRI可能会引起癫痫发作，因为所有的抗抑郁药都可降低癫痫发作的阈值。SSRI还可能引起"血清素综合征"，尤其是在MAOI或其他5-HT能药物存在的情况下。"血清素综合征"可能包括高热、肌肉僵硬、出汗、肌阵挛（阵挛性的肌肉抽搐），以及精神状态和生命体征的变化。

5. 停药综合征：SSRI类药物在突然停药后可能会引起停药综合征，特别是半衰期较短且代谢产物无活性的药物。因为氟西汀半衰期较长且存在活性代谢产物，因此引起SSRI停药综合征的风险最低。SSRI停药综合征的可能症状和体征包括头痛、乏力和流感样症状、烦躁易怒、紧张和睡眠模式的改变。

## Ⅳ. 5-羟色胺-去甲肾上腺素再摄取抑制药

文拉法辛（venlafaxine）、去甲文拉法辛（desvenlafaxine）、左旋米那普仑（levomilnacipran）和度洛西汀（duloxetine）可抑制5-HT和去甲肾上腺素的再摄取（图10.5），因此被称为SNRI。抑郁症通常伴有慢性疼痛，如背痛和肌肉酸痛，而SSRI类药物对这些疼痛相对无效。此类疼痛在某种程度上受到中枢神经系统（central nervous system，CNS）中5-HT和去甲肾上腺素的调节。由于双重抑制5-HT和去甲肾上腺素的再摄取，SNRI和TCA都可以有效缓解疼痛。此类药物也用于治疗疼痛综合征，如糖尿病周围神经病变、带状疱疹后遗神经痛、纤维肌痛和腰痛。不同于TCA，SNRI类药物对α肾上腺素、毒蕈碱或组胺受体几乎没有活性，因此比TCA更少出现受体介导的不良反应。如果突然停止治疗，SNRI也可能诱发停药综合征。

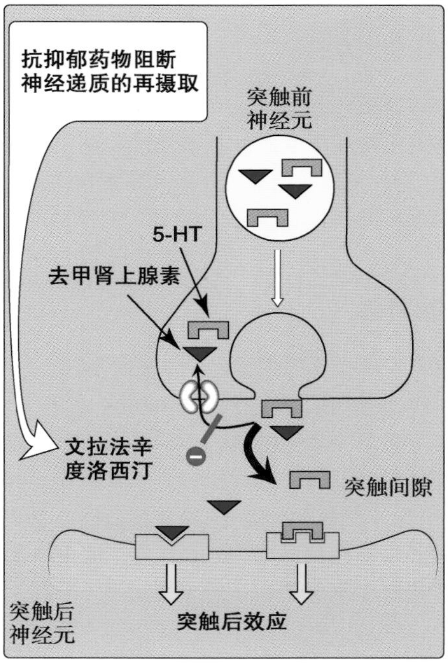
抗抑郁药物阻断
神经递质的再摄取
突触前
神经元
5-HT
去甲肾上腺素
文拉法辛
度洛西汀
突触间隙
突触后
神经元
突触后效应

图10.5 选择性5-HT-去甲肾上腺素再摄取抑制药抗抑郁的作用机制

### A. 文拉法辛和去甲文拉法辛

文拉法辛是5-HT再摄取抑制药，在中高剂量时也是去甲肾上腺素再摄取抑制药。文拉法辛对CYP450同工酶的抑制作用最小，而且是CYP2D6同工酶的底物。去甲文拉法辛是文拉法辛的活性去甲基代谢产物。文拉法辛最常见的不良反应是恶心、头痛、性功能障碍、头晕、失眠、镇静和便秘。高剂量时血压和心率可能升高。去甲文拉法辛的临床应用和不良反应与文拉法辛相似。

### B. 度洛西汀

度洛西汀在任何剂量下都会同时抑制5-HT和去甲肾上腺素的再摄取。该药主要在肝脏中代谢为无活性的代谢产物，因此在肝功能不全的患者中应避免使用。度洛西汀的胃肠道副作用很常见，包括恶心、口干和便秘。失眠、头晕、嗜睡、出汗和性功能障碍，也可能引起血压或心率升高。度洛西汀是CYP2D6同工酶的中度抑制剂，可能会增加通过该途径代谢的药物的浓度，比如抗精神病药物。

### C. 左旋米那普仑

左旋米那普仑是米那普仑（一种较老的SNRI，在欧洲用于治疗抑郁症，在美国用于治疗纤维肌痛）的对映异构体。左旋米那普仑的不良反应与其他SNRI相似。该药主要由CYP3A4代谢，因此其活性可能会被这种酶系统的诱导剂或抑制剂所改变。

## Ⅴ. 非典型抗抑郁药

非典型抗抑郁药是对几个不同位点都有作用的药物。这类药物包括安非他酮（bupropion）、米氮平（mirtazapine）、奈法唑酮（nefazodone）、曲唑酮（trazodone）、维拉唑酮（vilazodone）和沃替西汀（vortioxetine）。

### A. 安非他酮

安非他酮是一种较弱的多巴胺和去甲肾上腺素再摄取抑制药，用于缓解抑郁症状。安非他酮还有助于减少试图戒烟患者对尼古丁的渴求并减轻戒断症状。不良反应包括口干、出汗、紧张、震颤，以及剂量依赖性的增加癫痫发作风险，但性功能障碍发生率很低。安非他酮通过CYP2B6途径代谢，由于抑制或诱导这种酶的药物很少，因此出现药物相互作用的风险相对较低。有癫痫发作风险或有暴食症等饮食紊乱的患者应避免使用安非他酮。

### B. 米氮平

米氮平作为中枢突触前 $\alpha_2$ 受体的拮抗药，可增强5-HT和去甲肾上腺素的神经传递。此外，米氮平的抗抑郁活性还可能与 $5\text{-HT}_2$ 受体拮抗作用有关。该药的镇静作用是由于其强大的抗组胺活性，但不会引起TCA的抗毒蕈碱样不良反应，也不会像 SSRI 那样干扰性功能。服用米氮平经常会出现镇静、食欲增加和体重增加等不良反应(图 10.6)。

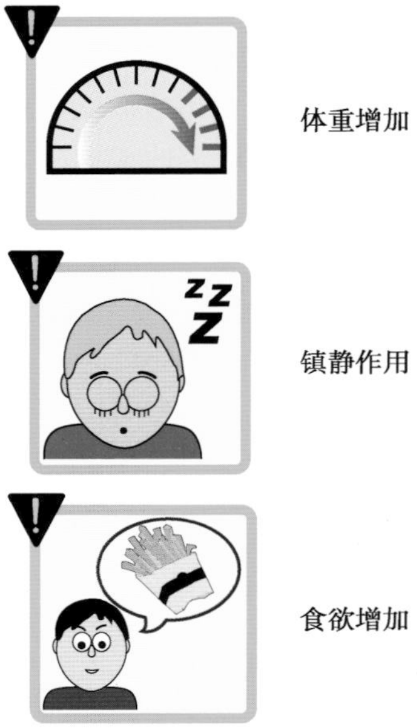
体重增加
镇静作用
食欲增加

图 10.6 米氮平的常见不良反应

### C. 奈法唑酮和曲唑酮

这些药物是 5-HT 再摄取的弱抑制药,也是突触后 $5\text{-}HT_{2a}$ 受体的拮抗药。这两种药物都具有镇静作用,可能是由于其强效的组胺 $H_1$ 受体阻断活性。曲唑酮在临床应用范围以外常用于失眠症的治疗。曲唑酮会造成阴茎异常勃起,而奈法唑酮具有肝毒性风险。这两种药物也都具有轻度到中度的 $\alpha_1$ 受体拮抗作用,可导致体位性低血压和头晕。

### D. 维拉唑酮

维拉唑酮是 5-HT 再摄取抑制药和 $5\text{-}HT_{1a}$ 受体部分激动药。尽管 $5\text{-}HT_{1a}$ 受体活性对其治疗效果的贡献程度有多大尚不清楚,但这种可能的作用机制使其有别于 SSRI。维拉唑酮的不良反应与 SSRI 相似,如突然停药有出现停药综合征的风险。

### E. 沃替西汀

沃替西汀治疗抑郁症的作用机制包括 5-HT 再摄取抑制、$5\text{-}HT_{1a}$ 激动、$5\text{-}HT_3$ 和 $5\text{-}HT_7$ 拮抗等。目前尚不清楚抑制 5-HT 再摄取以外的其他作用对沃替西汀的总体疗效有多大贡献。该药常见的不良反应包括恶心、便秘和性功能障碍,这可能源于其 5-HT 样作用。

## Ⅵ. 三环类抗抑郁药

TCA 类药物可抑制去甲肾上腺素和 5-HT 在突触前神经元的再摄取,因此,如果在今天被研发的话可能会被称为 SNRI,但其不良反应与 SNRI 抗抑郁药物不同。TCA 包括丙米嗪(imipramine)、阿米替林(amitriptyline)、氯米帕明(clomipramine)、多塞平(doxepin)和曲米帕明(trimipramine),以及仲胺地昔帕明(desipramine)和去甲替林(nortriptyline)(分别为丙米嗪和阿米替林的 *N*-去甲基代谢产物)和普罗替林(protriptyline)。马普替林(maprotiline)和阿莫沙平(amoxapine)是相关的"四环"抗抑郁药,通常被归入 TCA 的大类中。

### A. 作用机制

1. 抑制神经递质再摄取:TCA 和阿莫沙平可强烈抑制神经元突触前神经末梢对去甲肾上腺素和 5-HT 的重吸收。马普替林和地昔帕明可相对选择性地抑制去甲肾上腺素的再摄取。

2. 阻断受体:TCA 还可阻断 5-HT、α 肾上腺素、组胺和毒蕈碱受体。目前尚不清楚 TCA 对这些受体的作用是否发挥了治疗效果,但这却是许多不良反应的产生原因。阿莫沙平还可阻断 $5\text{-}HT_2$ 和多巴胺 $D_2$ 受体。

### B. 药理作用

TCA 可改善 50%~70% 的重度抑郁症患者的情绪,但情绪好转的出现较缓慢,需要 2 周甚至更长时间(图 10.3)。可根据患者反应调整剂量。这些药物的减量应逐渐进行,以降低停药综合征和胆碱样反跳效应。

### C. 临床应用

TCA 能有效治疗中度至重度抑郁症,也可用于恐惧症的治疗。丙米嗪可作为去氨加压素(desmopressin)或非药物疗法(遗尿警报)的替代药物,用于治疗儿童遗尿。TCA,特别是阿米替林,已经在许多疼痛原因不明的情况下用于帮助预防偏头痛和治疗慢性疼痛综合征(如神经性疼痛)。低剂量的 TCA,特别是多塞平,可用于失眠的治疗。

### D. 药代动力学

TCA 口服时吸收良好。由于在肝脏中首关代谢的不同,TCA 类药物的生物利用度较低且不一致。此类药物由肝微粒体系统代谢(因此可能对诱导或抑制 CYP450 同工酶的药物敏感),并与葡糖醛酸结合,最终以非活性代谢产物的形式经肾脏排出。

### E. 不良反应

TCA 对毒蕈碱受体的阻断会导致视物模糊、口干、尿潴留、窦性心动过速、便秘,并加重闭角型青光眼(图 10.7)。这些药物对心脏传导的影响类似奎尼丁(quinidine),在过量用药的情况下可能诱发危及生命的心律失常。TCA 还可拮抗 α 肾上腺素受体,引起体位性低血压、头晕和反射性心动过速。镇静作用与此类药物阻断组胺 $H_1$ 受体有关。体重增加也是 TCA 的常见副作用。少数患者出现性功能障碍,但其发生率低于 SSRI。

所有的抗抑郁药(包括 TCA)都应慎用于双相情感障碍(bipolar disorder)患者,即便其处在抑郁状态下,因为抗抑郁药可能会导致躁狂行为的出现。TCA 的治疗窗很窄(如 5~6 倍

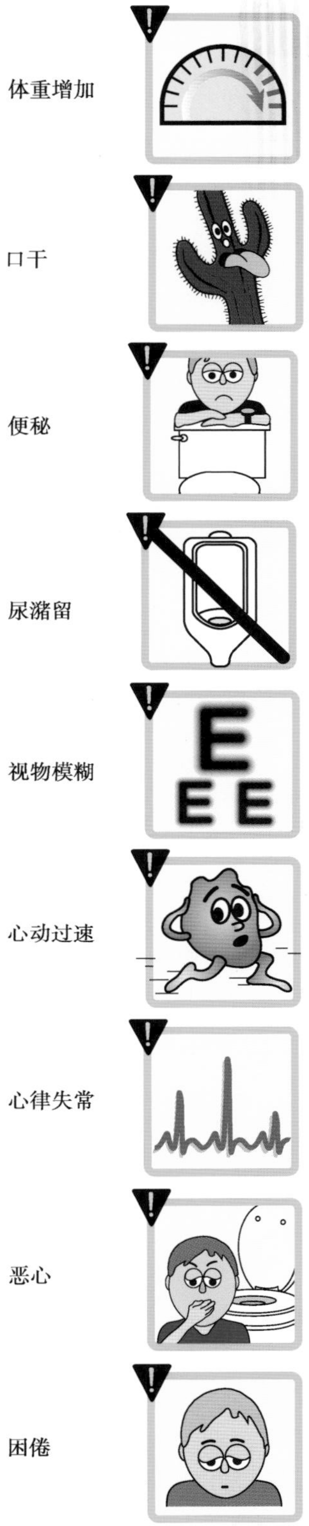
体重增加
口干
便秘
尿潴留
视物模糊
心动过速
心律失常
恶心
困倦

图 10.7 三环类抗抑郁药的一些常见不良反应

每日最大剂量的丙米嗪就可能是致命的)。有自杀倾向的抑郁症患者应限量服用这些药物,并进行密切监测。TCA 的药物相互作用如图 10.8 所示。TCA 可能加重某些疾病,如良性前列腺增生、癫痫和心律失常。

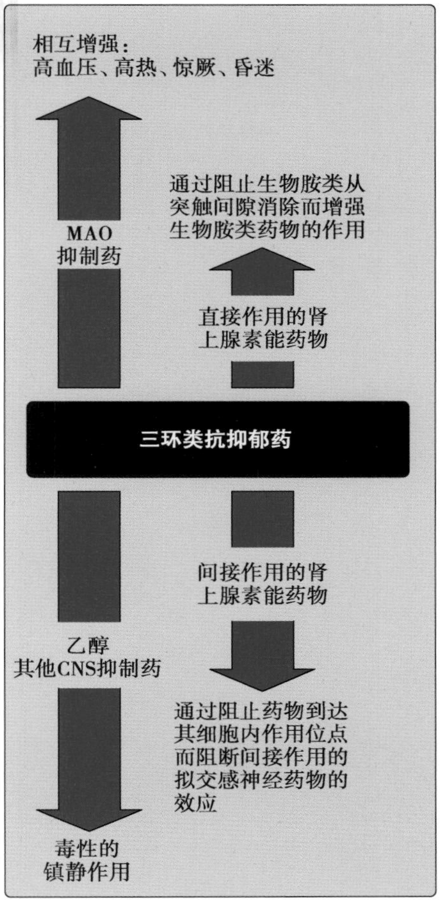
相互增强:
高血压、高热、惊厥、昏迷
MAO
抑制药
通过阻止生物胺类从突触间隙消除而增强生物胺类药物的作用
直接作用的肾上腺素能药物
三环类抗抑郁药
间接作用的肾上腺素能药物
乙醇
其他CNS抑制药
通过阻止药物到达其细胞内作用位点而阻断间接作用的拟交感神经药物的效应
毒性的
镇静作用

图 10.8 与三环类抗抑郁药发生相互作用的药物

## Ⅶ. 单胺氧化酶抑制药

单胺氧化酶(monoamine oxidase,MAO)是存在于神经和其他组织(如肠道和肝脏)中的一种线粒体酶。在神经元中,MAO 起着“安全阀”的作用,当神经元处于静息状态时,MAO 可将突触囊泡中漏出的任何过量神经递质(如去甲肾上腺素、多巴胺和 5-HT)氧化脱氨和失活。MAOI 可逆或不可逆地使 MAO 失活,从而使神经递质不被降解而积聚于突触前神经元内并渗漏至突触间隙。目前可用于治疗抑郁症的四种 MAOI 分别是苯乙肼(phenelzine)、反苯环丙胺(tranylcypromine)、异卡波肼(isocarboxazid)和司来吉兰(selegiline)。(注:司来吉兰也用于治疗帕金森病,也是唯一可以透皮给药的抗抑郁药物。)由于服用这些药物时需要复杂的饮食限制,MAOI 的使用受到了一定限制。

### A. 作用机制

大多数 MAOI,如苯乙肼,可与酶形成稳定的复合物而引起酶的不可逆的失活。这使得神经元内去甲肾上腺素、5-HT 和多巴胺的储存增加,导致过量的神经递质扩散至突触间隙(图 10.9)。此类药物不仅抑制大脑中的 MAO,还可抑制肝脏和肠道中催化药物和潜在有毒物质(如在某些食物中发现的酪胺)氧化脱氨的 MAO。因此,MAOI 出现药物-药物和药物-食物相

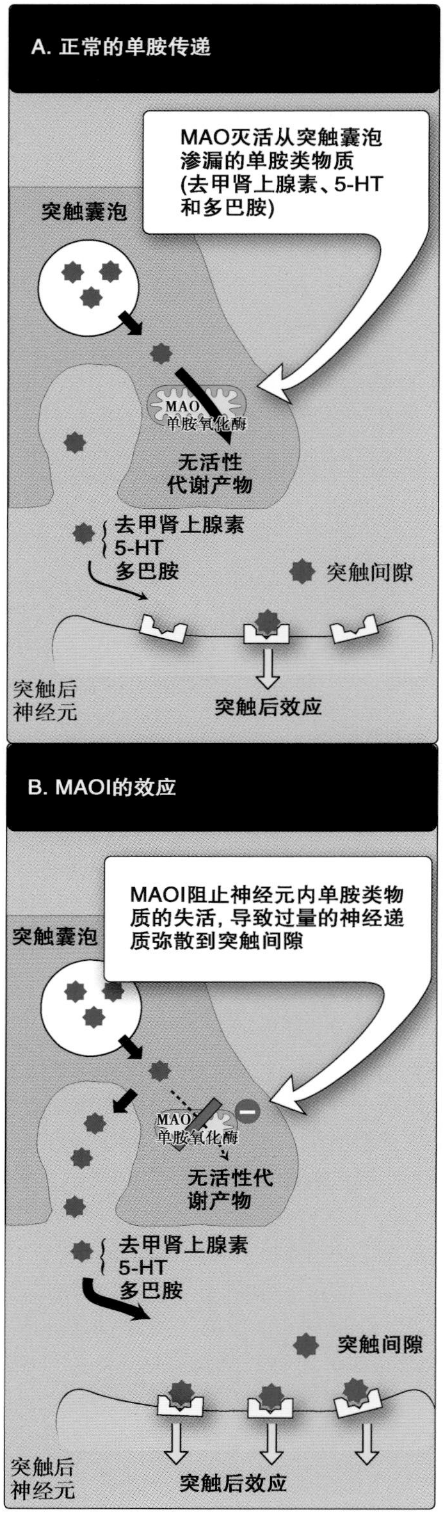
A. 正常的单胺传递
MAO灭活从突触囊泡渗漏的单胺类物质(去甲肾上腺素、5-HT和多巴胺)
突触囊泡
MAO
单胺氧化酶
无活性代谢产物
去甲肾上腺素
5-HT
多巴胺
突触间隙
突触后神经元
突触后效应
B. MAOI的效应
MAOI阻止神经元内单胺类物质的失活，导致过量的神经递质弥散到突触间隙
突触囊泡
MAO
单胺氧化酶
无活性代谢产物
去甲肾上腺素
5-HT
多巴胺
突触间隙
突触后神经元
突触后效应

图 10.9 单胺氧化酶抑制药（MAOI）的作用机制

互作用的概率很高。由于避免了首关代谢，司来吉兰的经皮贴剂在低剂量时对肠道和肝脏中的 MAO 抑制作用较小。

## B. 药理作用

虽然经过几天的治疗后 MAO 就被完全抑制，但 MAOI 的抗抑郁作用与 SSRI、SNRI 和 TCA 一样会延迟数周才显现。司来吉兰和反苯环丙胺有安非他明样刺激作用，可能会引起烦躁或失眠。

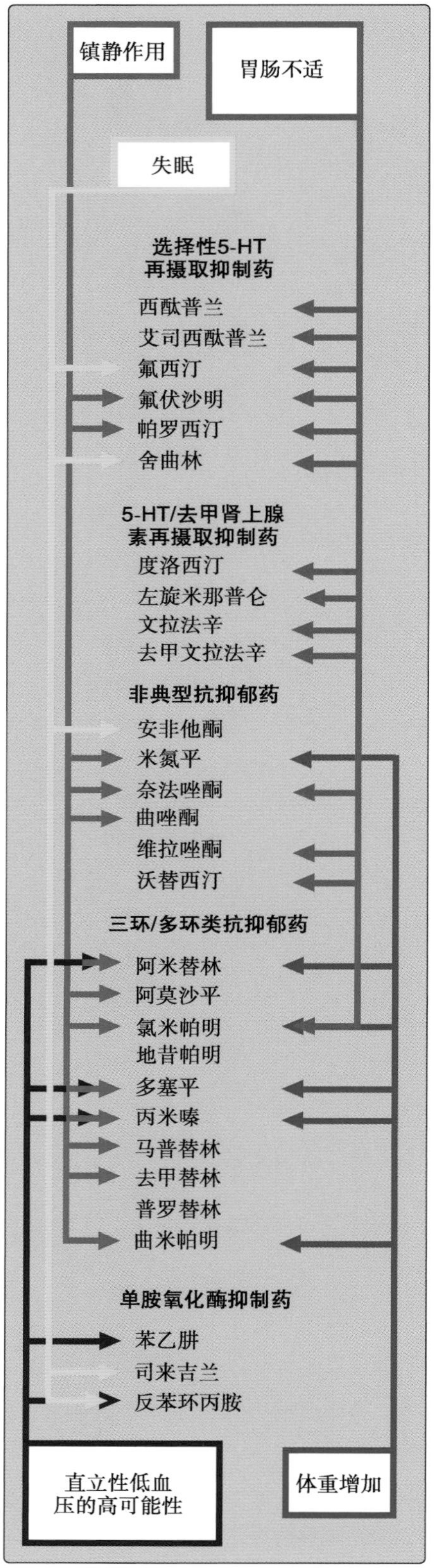
镇静作用
胃肠不适
失眠
选择性5-HT再摄取抑制药
西酞普兰
艾司西酞普兰
氟西汀
氟伏沙明
帕罗西汀
舍曲林
5-HT/去甲肾上腺素再摄取抑制药
度洛西汀
左旋米那普仑
文拉法辛
去甲文拉法辛
非典型抗抑郁药
安非他酮
米氮平
奈法唑酮
曲唑酮
维拉唑酮
沃替西汀
三环/多环类抗抑郁药
阿米替林
阿莫沙平
氯米帕明
地昔帕明
多塞平
丙米嗪
马普替林
去甲替林
普罗替林
曲米帕明
单胺氧化酶抑制药
苯乙肼
司来吉兰
反苯环丙胺
直立性低血压的高可能性
体重增加

图 10.10 部分抗抑郁药的不良反应

### C. 临床应用

MAOI 适用于对其他抗抑郁药无反应或不耐受的抑郁症患者。由于药物-药物和药物-食物相互作用的风险，MAOI 在许多治疗方案中都被作为最后使用的药物。

### D. 药代动力学

MAOI 类药物口服后吸收良好。在不可逆的失活后，MAO 酶的再生情况差异很大，但通常在停药数周后才发生。因此在更换抗抑郁药物时，MAOI 治疗结束后至少需要 2 周的延迟才可使用其他类别的抗抑郁药物。MAOI 主要在肝脏中代谢，并随尿液快速排出体外。

### E. 不良反应

药物-药物和药物-食物相互作用可产生严重且通常不可预测的不良反应，这限制了 MAOI 的广泛使用。例如，存在于陈奶酪和肉类、肝脏、腌制或熏制的鱼及红酒等食物中的酪胺，通常会被肠道中的 MAO 灭活，但使用 MAOI 的患者不能降解饮食中的酪胺。酪胺可使大量储存的儿茶酚胺从神经末梢释放，导致高血压危象，表现为枕部头痛、颈部僵硬、心动过速、恶心、高血压、心律失常、癫痫发作，还有可能引起卒中。因此，必须指导病人避免食用含有酪胺的食物。MAOI 的其他不良反应包括嗜睡、体位性低血压、视力模糊、口干和便秘。由于可能出现 5-HT 综合征，要避免 SSRI 与 MAOI 的联合用药。在应用其他类型药物之前，SSRI 和 MAOI 都需要停药至少 2 周，但氟西汀需要停药至少 6 周后才可使用 MAOI。此外，MAOI 还有许多其他严重的药物相互作用，当与其他药物同时使用时需谨慎。图 10.10 总结了抗抑郁药物的主要不良反应。

## Ⅷ. 5-羟色胺-多巴胺拮抗药

虽然 60% ~ 80% 的患者对抗抑郁药反应良好，但仍有 20% ~ 40% 的患者对单药治疗仅表现出部分反应或反应较差。5-HT-多巴胺拮抗药(serotonin-dopamine antagonist，SDA)或非典型抗精神病药物偶尔被用于辅助治疗抗抑郁药仅能引起部分响应的患者。阿立哌唑(aripiprazole)、布瑞哌唑(brexpiprazole)、奎硫平(quetiapine)及氟西汀和奥氮平(olanzapine)的联合用药被批准用作重度抑郁症(major depressive disorder，MDD)的辅助药物。

## Ⅸ. 躁狂症和双相情感障碍的治疗

由于人们对疾病认识的提高，以及治疗躁狂症的可用药物数量的增多，近年来针对双相情感障碍的治疗已经增加。

### A. 锂

锂盐可用于双相情感障碍患者的急性治疗和预防。锂对 60% ~ 80% 的躁狂症和轻度躁狂患者有效。虽然锂治疗对很多细胞过程都具有调节作用，但其确切的作用机制尚不明确。锂的治疗指数极低，且有毒性。常见的不良反应包括头痛、口干、多饮、多尿、多食、胃肠不适、手部震颤、头晕、疲劳、皮肤反应和镇静。血浆水平过高可产生毒性反应，包括共济失调、言语含糊不清、剧烈震颤、意识模糊和惊厥。甲状腺功能可能会降低，应予以监测。锂通过肾脏排泄，因此，肾功能受损的患者应谨慎使用该药，但该药可能是肝功能损伤患者的最佳选择。

### B. 其他药物

一些抗癫痫药物，包括卡马西平(carbamazepine)、丙戊酸(valproic acid)和拉莫三嗪(lamotrigine)被批准作为双相情感障碍的情绪稳定药。其他可能改善躁狂症状的药物包括较老的[氯丙嗪(chlorpromazine)和氟哌啶醇(haloperidol)]和较新的抗精神病药物。非典型抗精神病药利培酮(risperidone)、奥氮平、齐拉西酮(ziprasidone)、阿立哌唑、阿司那平(asenapine)、卡利拉嗪(cariprazine)和喹硫平也用于躁狂症的治疗。喹硫平、鲁拉西酮(lurasidone)以及奥氮平和氟西汀的联合应用已被批准用于双相情感障碍的治疗。

(胡　苹)

## 思考题

10章 思考题

扫描二维码

获取思考题

# 第 11 章　抗精神病药

## Ⅰ. 概述

抗精神病药(antipsychotic drug)主要用于治疗精神分裂症(schizophrenia),对其他精神病及躁狂症也具有治疗作用。抗精神病药物的使用需要在缓解精神病症状的治疗收益与广泛的不良反应风险之间作出较难的权衡。抗精神病药物(图 11.1)不能治愈也不能消除慢性的思维错乱,但往往可降低幻觉和妄想的程度,有助于神分裂症患者在特定环境中发挥正常神经功能。

**第一代抗精神病药物(低效力)**

氯丙嗪 (chlorpromazine, 仅有通用名)
甲硫哒嗪 (thioridazine, 仅有通用名)

**第一代抗精神病药物(高效力)**

氟奋乃静 (fluphenazine, 仅有通用名)
氟哌啶醇 (haloperidol, HALDOL)
洛沙平 (loxapine, 仅有通用名)
吗啉吲酮 (molindone, 仅有通用名)
奋乃静 (perphenazine, 仅有通用名)
哌咪清 (pimozide, ORAP)
普鲁氯嗪 (prochlorperazine, COMPRO, PROCOMP)
氨砜噻吨 (thiothixene, 仅有通用名)
甲哌氟丙嗪 (trifluoperazine, 仅有通用名)

**第二代抗精神病药物**

阿立哌唑 (aripiprazole, ABILIFY, ARISTADA)
阿莫沙平 (asenapine, SAPHRIS)
依匹哌唑 (brexpiprazole, REXULTI)
卡利拉嗪 (cariprazine, VRAYLAR)
氯氮平 (clozapine, CLOZARIL, FAZACLO)
伊潘立酮 (iloperidone, FANAPT)
卢拉西酮 (lurasidone, LATUDA)
奥氮平 (olanzapine, ZYPREXA)
帕潘立酮 (paliperidone, INVEGA)
匹莫范色林 (pimavanserin, NUPLAZID)
喹硫平 (quetiapine, SEROQUEL)
利培酮 (risperidone, RISPERDAL)
齐拉西酮 (ziprasidone, GEODON)

图 11.1　抗精神病药物总结

## Ⅱ. 精神分裂症

精神分裂症是一种以妄想、幻觉(通常以声音形式)和思维错乱为特征的慢性精神病。发病往往在青春期晚期或成年早期。精神分裂症是一种慢性不能自理性的精神失调,发病率大约占总人口数量的 1%。精神分裂症具有很强的遗传性,可能表现出一些基本发育和生化畸形状态,这主要与中脑或中皮质多巴胺能神经元通路功能障碍有关。

## Ⅲ. 抗精神病药物

抗精神病药物通常分为第一代和第二代药物。第一代药物被进一步分为"低效能"或"高效能"两种。这种分类并不代表药物的临床有效性,而是基于对多巴胺 $D_2$ 受体的亲和力。换言之,这可能影响药物的不良反应。

### A. 第一代抗精神病药物

第一代抗精神病药物(又称为传统抗精神病药物),是多种受体的竞争性抑制剂,其抗精神病作用是基于对多巴胺 $D_2$ 受体的竞争性阻断作用。第一代抗精神病药物与锥体外系运动功能障碍(extrapyramidal symptoms, EPS)的产生更加密切相关,尤其是可与多巴胺能神经元受体紧密结合的药物,如氟哌啶醇(haloperidol)。一些结合力较弱的药物所引起的运动障碍也相对较弱,如氯丙嗪(chlorpromazine)等。然而,在临床上,并非某一药物一定比另一药物更为有效。

### B. 第二代抗精神病药物

第二代抗精神病药物又称为"非典型"抗精神病药物("atypical" antipsychotics),其 EPS 发生率较第一代药物更低,但在代谢方面的不良反应风险却更高,如糖尿病、高胆固醇血症及体重增加。此外,第二代药物还具有阻断五羟色胺[5-hydroxytryptamine, 5-HT,也称为血清素(serotonin)]受体和多巴胺受体的特异性。

1. 药物选择:第二代药物通常作为精神分裂症的一线治疗药物,以尽量减少主要作用于多巴胺 $D_2$ 受体的第一代药物所引起的 EPS 风险。第二代药物与第一代药物的疗效相当,有时则更为有效。目前尚未对第二代药物中不同药物之间的疗效差异进行评估,一些患者的个例反应和共患症状往往对临床药物选择的指导十分重要。

2. 难治性患者:10%~20% 的精神分裂症患者对第一代和第二代抗精神病药物的反应均不敏感。对于这些患者,氯氮平(clozapine)已被证明是一种较为有效的药物,且发生 EPS 的风险最低。然而,由于存在严重的不良反应,其临床应用仅限于难治性患者。氯氮平会产生骨髓抑制、癫痫和心血管系统等副作用(如体位性低血压)。此外,还具有严重的粒细胞减少症风险,需要频繁监测患者的白细胞数量。

### C. 作用机制

1. 多巴胺阻断作用:所有第一代和大多数第二代抗精神病药物对大脑和外周组织中的多巴胺 $D_2$ 受体都具有阻断作用(图 11.2)。

2. 5-HT 受体阻断作用:大多数第二代药物发挥的部分作用来源于对 5-HT 受体的抑制作用,尤其是 $5\text{-}HT_{2A}$ 型受体。氯氮平对 $D_1$、$D_4$、$5\text{-}HT_2$、毒蕈碱受体和 α 肾上腺素能受体均具有较高的亲和力,而对于多巴胺 $D_2$ 受体的阻断能力较弱

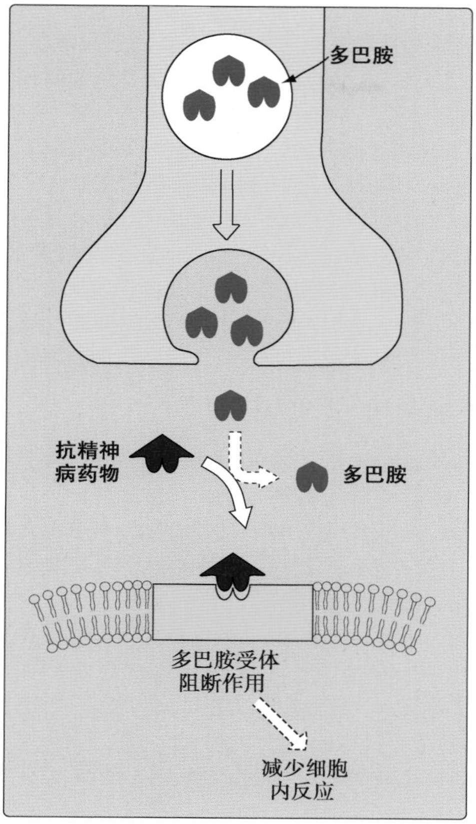
多巴胺
抗精神病药物
多巴胺
多巴胺受体阻断作用
减少细胞内反应

图 11.2　抗精神病药物的多巴胺阻断作用

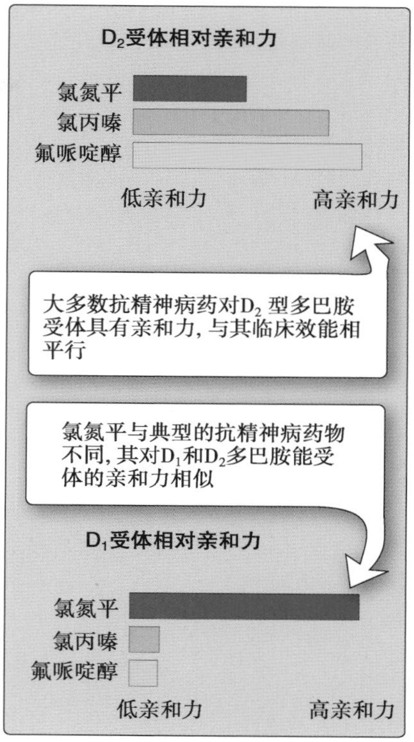
D₂受体相对亲和力
氯氮平
氯丙嗪
氟哌啶醇
低亲和力
高亲和力
大多数抗精神病药对D₂型多巴胺受体具有亲和力，与其临床效能相平行
氯氮平与典型的抗精神病药物不同，其对D₁和D₂多巴胺能受体的亲和力相似
D₁受体相对亲和力
氯氮平
氯丙嗪
氟哌啶醇
低亲和力
高亲和力

图 11.3　氯氮平、氯丙嗪和氟哌啶醇对多巴胺能 $D_1$ 和 $D_2$ 受体的相对亲和力

(图 11.3)。利培酮(risperidone)与奥氮平(olanzapine)对 $5\text{-HT}_{2A}$ 受体的阻断程度均高于 $D_2$ 受体。第二代抗精神病药物阿立哌唑(aripiprazole)、依匹哌唑(brexpiprazole)及卡利拉嗪(cariprazine)均为 $D_2$ 和 $5\text{-HT}_{1A}$ 受体的部分激动药，同时又是 $5\text{-HT}_{2A}$ 受体的阻断药。喹硫平(quetiapine)对 $D_2$ 及 $5\text{-HT}_{2A}$ 受体的阻断作用相对较弱。该药物的 EPS 风险较低也与其同 $D_2$ 受体结合的时间相对较短有关。匹马沙林(pimavanserin)是一种 $5\text{-HT}_{2A}$ 和 $5\text{-HT}_{2C}$ 受体的反向激动药和拮抗药，但对多巴胺受体没有明显的亲和力，主要用于治疗精神病伴随的帕金森病。

## D. 药理作用

抗精神病药物的临床疗效反映了其对多巴胺和 5-HT 受体的阻断作用。然而，许多抗精神病药物对胆碱能受体、肾上腺素能受体和组胺受体也具有拮抗/阻滞作用(图 11.4)。目前尚不清楚这在缓解精神病症状方面发挥何种作用。而这些对其他受体的药理学作用往往会导致一些不良反应。

1. 抗精神病作用：所有抗精神病药物都可以通过阻断中脑缘的 $D_2$ 受体来减轻精神分裂症的“阳性”症状(幻觉和妄

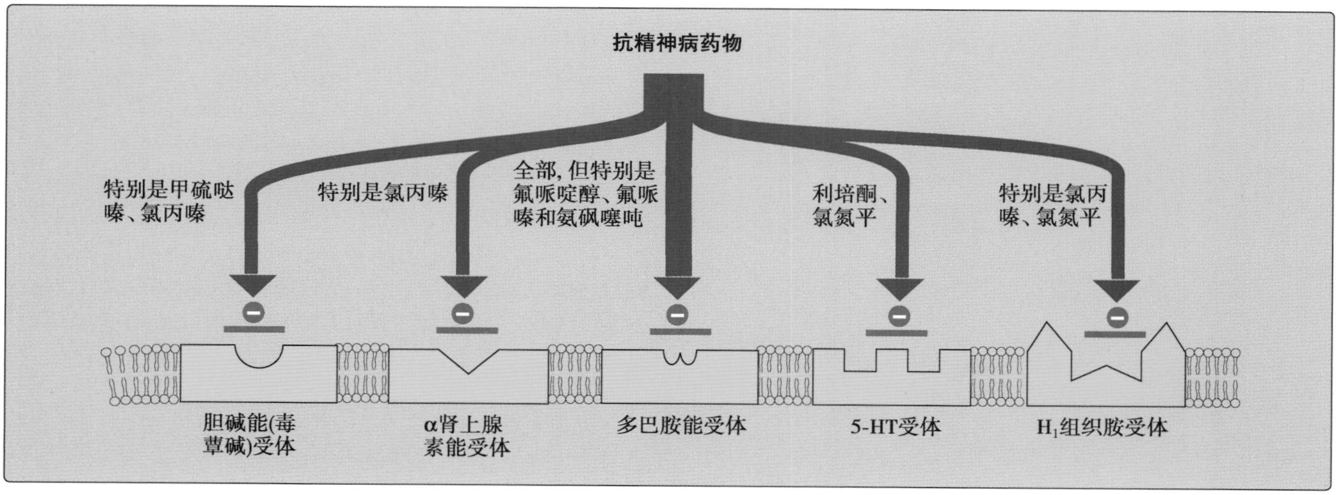
抗精神病药物
特别是甲硫哒嗪、氯丙嗪
特别是氯丙嗪
全部，但特别是氟哌啶醇、氟哌嗪和氨砜噻吨
利培酮、氯氮平
特别是氯丙嗪、氯氮平
胆碱能(毒蕈碱)受体
α肾上腺素能受体
多巴胺能受体
5-HT受体
H₁组织胺受体

图 11.4　抗精神病药物可阻断多巴胺能受体、5-HT 受体，以及肾上腺素能受体、胆碱能受体和组胺受体

想)。但反应迟钝、冷漠、注意力不集中及认知障碍等"阴性"症状往往对药物不敏感,尤其是第一代药物。而许多第二代药物(如氯氮平)可以在一定程度上改善"阴性"症状。

2. 锥体外系效应:肌张力异常(肌肉持续收缩导致痉挛、姿势扭曲)、帕金森样症状、静坐不能(Akathisia)和迟发性运动障碍(通常是舌头、嘴唇、颈部、躯干和四肢的非自主性运动)都可能发生于急性和慢性治疗中。黑质纹状体通路中多巴胺受体的阻断被认为是引起这些不希望出现的症状的原因。第二代抗精神病药物的 EPS 发生率一般较低。

3. 止吐作用:抗精神病药物具有止吐作用,主要是通过阻断 $D_2$ 受体触发髓质化学感受器所介导的(参见第 40 章)。图 11.5 总结了抗精神病药物的止吐用途,以及其他治疗恶心的药物。

4. 抗胆碱能作用:一些抗精神病药物,尤其是甲硫哒嗪(thioridazine)、氯丙嗪、氯氮平及奥氮平,会产生抗胆碱能作用。

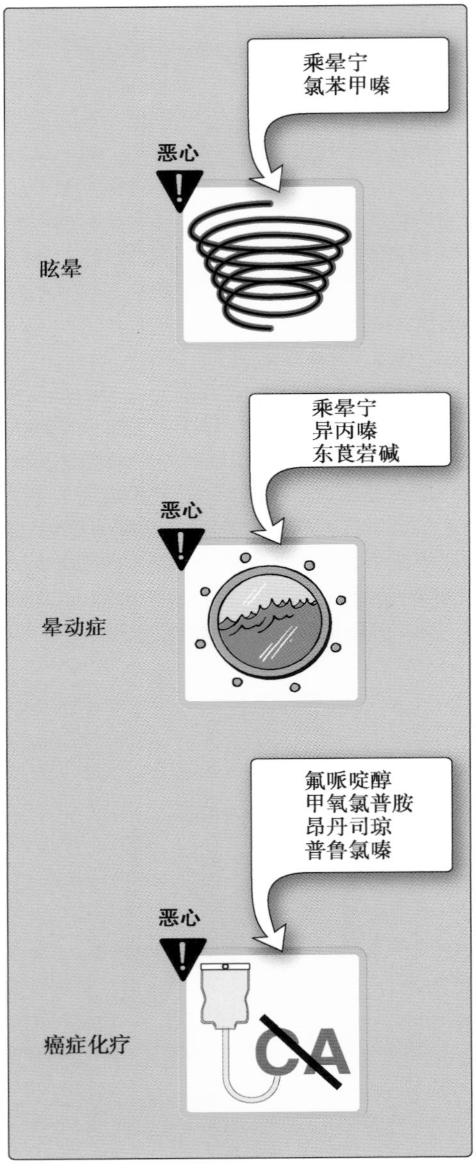
乘晕宁
氯苯甲嗪
恶心
眩晕
乘晕宁
异丙嗪
东莨菪碱
恶心
晕动症
氟哌啶醇
甲氧氯普胺
昂丹司琼
普鲁氯嗪
恶心
癌症化疗
CA

图 11.5 止吐药的治疗应用

这些作用包括视物模糊、口干(氯氮平会增加唾液的分泌)、精神错乱,以及胃肠道和尿路平滑肌抑制所导致的便秘和尿潴留。而抗胆碱能作用实际上可能有利于降低药物引起的 EPS 风险。

5. 其他作用:拮抗 α 肾上腺素能受体可能引起体位性低血压及轻微头晕。此外,抗精神病药物也可改变体温调节机制,并引起异型体温(poikilothermia,体温随环境变化而改变)。在脑垂体中,抗精神病药物对 $D_2$ 受体的阻断可能导致催乳素释放的增加。氯丙嗪、奥氮平、喹硫平和氯氮平可对 $H_1$ 组胺受体产生较强的阻断作用,进而表现出镇静作用。由于与多种受体的结合,抗精神病药物也可能引起性功能障碍。体重增加也是抗精神病药物的常见不良反应,在第二代药物中尤为显著。

### E. 治疗应用

1. 治疗精神分裂症:抗精神病药物是对精神分裂症唯一有效的治疗药物。第一代药物通常可最有效地治疗精神分裂症的"阳性"症状。具有 5-$HT_{2A}$ 受体阻断活性的非典型抗精神病药物可能对许多传统药物抵抗的患者有效,特别是在治疗精神分裂症的"阴性"症状方面。

2. 预防恶心和呕吐:较老的抗精神病药物(如氯丙嗪)可有效治疗由药物引起的恶心。

3. 其他用途:抗精神病药物可用作镇静剂,用于改善其他精神失常继发的焦虑和破坏性行为。氯丙嗪可用于治疗顽固性打嗝;匹莫齐特(pimozide)主要用于治疗妥瑞氏综合征(Tourette disorder)伴有的抽动秽语症;而利培酮和氟哌啶醇通常也用于这种症状的治疗。此外,利培酮和阿立哌唑被批准用于治疗自闭症继发的破坏性行为和易怒。许多抗精神病药物被批准用于治疗狂躁症和双向紊乱的混合性症状。卢拉西酮(lurasidone)和喹硫平用于治疗双相抑郁,而帕利哌酮(paliperidone)获批用于治疗情感性分裂障碍。此外,部分抗精神病药物(阿立哌唑、依匹哌唑和喹硫平)还用作难治性抑郁症的辅助药物。

### F. 吸收与代谢

口服后,抗精神病药物表现出不受食物影响的可变性吸收特征[齐拉西酮(ziprasidone)、卢拉西酮和帕利哌酮的吸收随食物摄取而增加],并大量分布于大脑。在肝细胞色素 P-450 酶系(尤其是 CYP2D6、CYP1A2 和 CYP3A4 同工酶)作用下,药物可被代谢为许多不同的代谢产物。有些代谢产物是有活性的,部分活性代谢产物还被开发为药物。例如,帕利哌酮是利培酮的活性代谢产物,抗抑郁药阿莫沙平(amoxapine)是洛沙平(loxapine)的活性代谢产物。氟奋乃静葵酸酯(Fluphenazine decanoate)、氟哌啶醇葵酸酯,利培酮微球、帕利哌酮棕榈酸酯、一水合阿立哌唑、阿立哌唑月桂醇、双羟萘酸奥氮平帕均为抗精神病的长效注射(long-acting injectable,LAI)制剂,这些制剂的治疗持续时间通常为 2~4 周,部分可持续 6~12 周。因此,这些 LAI 制剂通常用于治疗门诊病人和不能连续口服药物的患者。

### G. 不良影响

抗精神病药物的不良反应几乎发生在所有患者中,约 80% 的患者表现出显著的副作用(图 11.6)。

1. 锥体外系反应:多巴胺能神经元的抑制作用通常与纹状体胆碱能神经元的兴奋作用相平衡。多巴胺受体的阻断破

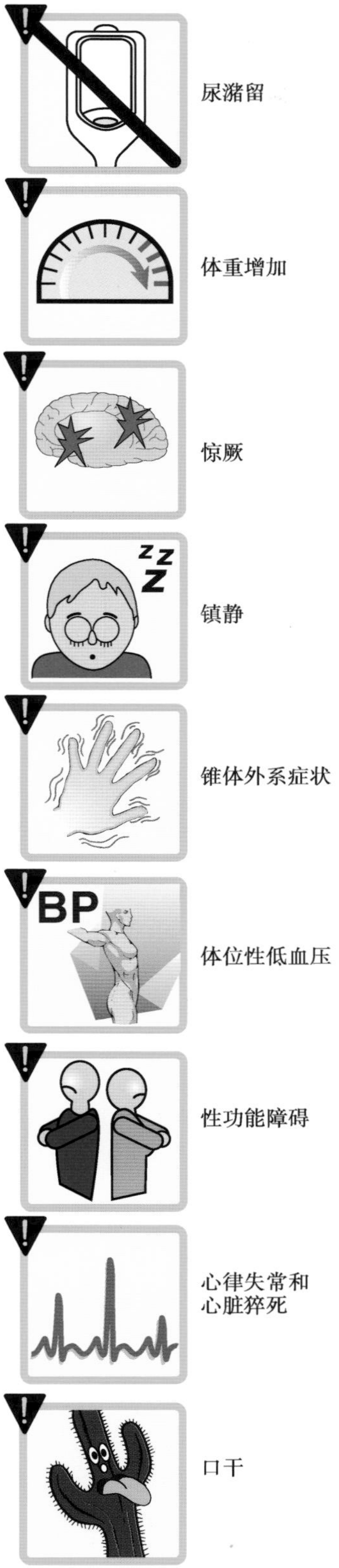
尿潴留
体重增加
惊厥
镇静
锥体外系症状
BP
体位性低血压
性功能障碍
心律失常和
心脏猝死
口干

图 11.6　抗精神病药的主要不良反应

坏了这一平衡，导致胆碱能的影响相对过强，进而导致锥体外系反应。通常表现为时间和剂量依赖性的运动失调，治疗后几小时到几天内会发生肌张力障碍，随后在几天到几周内引发静坐不能，治疗后的几个星期到几个月内会产生运动迟缓、僵硬、震颤等帕金森样症状。治疗数个月或数年后可能发生不可逆的迟发性运动障碍（tardive dyskinesia）。

如果胆碱能活性也被阻断，则会达到一种新的且更接近正常状态的平衡，此时锥体外系反应可降至最低。这可通过给予抗胆碱能药物来实现，如苯托品（benztropine）。在治疗中，应在较低的 EPS 发生率及毒蕈碱受体阻断的不良反应之间进行权衡。相较于抗胆碱能药物而言，静坐不能可能对 β 受体拮抗药［如普萘洛尔（propranolol）］或苯二氮䓬（benzodiazepines）类药物的反应更好。

2. 迟发性运动障碍：抗精神病药物的长期应用可能导致迟发性运动障碍。病人表现为非自主性运动，包括双侧和面部下颌运动，以及舌头的"捕蝇"式运动。停用药物后症状可能会在数月内减轻或消失。然而，很多患者的迟发性运动障碍是不可逆的，在终止治疗后仍然存在。迟发性运动障碍被认为是由于多巴胺受体的长期阻断，造成机体合成的多巴胺受体增多而导致的代偿反应。上调的受体对多巴胺神经元更加敏感，使多巴胺比胆碱在受体结合方面更加有利，从而导致患者的过度运动。传统的抗 EPS 药物可能会使这一情况恶化。缬苯那嗪（valbenazine）和氘苯嗪（deutetrabenazine）是单胺类囊泡转运体的抑制药，用于治疗迟发性运动障碍。这些药物可使单胺类物质在突触囊泡中的重摄取减少，导致储存的单胺递质耗竭（主要是基于多巴胺），以达到缓解迟发性运动障碍的目的。

3. 神经抑制恶性综合征：抗精神病药物可能的潜在致命不良反应表现为肌肉僵硬、发热、精神状态改变、昏迷、血压不稳定和肌红蛋白血症。此时必须终止抗精神病药及支持疗法的治疗。服用丹曲林（dantrolene）或溴隐亭（bromocriptine）可能会缓解相关不良反应。

4. 其他影响：首次用药的前几周可能发生嗜睡，也可能引起精神错乱。具有强效抗蕈碱活性的抗精神病药物常会引起口干、尿潴留、便秘和视觉调节下降。其他可能拮抗 α 肾上腺素能受体的药物可能导致血压降低和直立性低血压。抗精神病药物可抑制下丘脑，从而影响体温的调节，并导致月经不调、溢乳、乳房发育不良、不孕症和勃起功能障碍。体重的显著增加往往是不遵从医嘱所导致的。服用抗精神病药物的患者应监测血糖和血脂谱，因为第二代药物可能会增加相关检测指标，并可能加剧原有的糖尿病或高脂血症。此外，部分抗精神病药物可能出现轻微至显著的 QT 波延长，其中甲硫哒嗪的风险最高，齐拉西酮和伊潘立酮（iloperidone）也表现出相关风险。其他抗精神病药物对 QT 延长的风险也应进行常规的防范，即使风险相对较低。

5. 注意事项和禁忌证：所有抗精神病药物都可能降低癫痫发作的阈值，应谨慎用于癫痫发作或癫痫发作风险增加的患者，以及酒精戒断的患者。当这些药物用于伴有痴呆行为及精神紊乱的老年患者时，也应警告其具有增加死亡率的风险。用于情绪失常患者时应监控其可能的情绪恶化及自杀意念或行为。

## H. 维持疗法

两次或多次精神病发作的精神分裂症患者应接受至少 5 年的维持治疗，某些专家更倾向于对患者进行无限期的治疗。第二代抗精神病药物的复发率可能更低（图 11.7）。图 11.8 总结了主要抗精神病药物的临床应用情况。

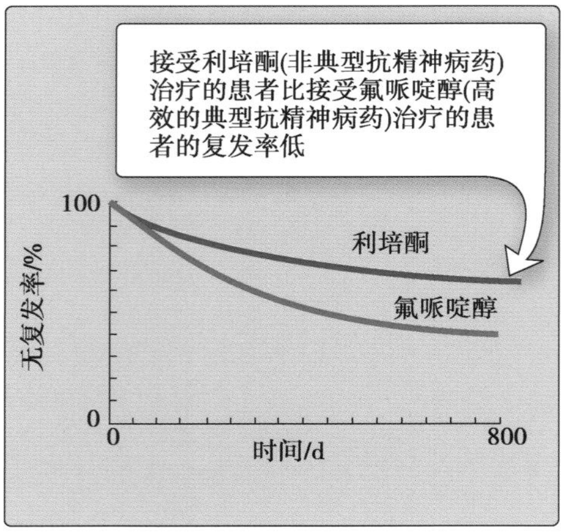
接受利培酮(非典型抗精神病药)治疗的患者比接受氟哌啶醇(高效的典型抗精神病药)治疗的患者的复发率低
100
无复发率/%
利培酮
氟哌啶醇
0
0
800
时间/d

图 11.7 利培酮或氟哌啶醇维持治疗精神分裂症的复发率

| 药物 | 治疗说明 |
|---|---|
| 第一代 | |
| 氯丙嗪 | 中度至高度可能性的EPS、体重增加、静态平衡、镇静和抗毒蕈碱作用 |
| 氟奋乃静 | 口服制剂的EPS可能性较高；体重增加、镇静和静态平衡可能性低；低中度的抗毒蕈碱作用；常见的用法是对精神分裂症患者或具有口服抗精神病药物不顺从史的患者，每2~3周给予1次LAI制剂 |
| 氟哌啶醇 | 高度可能性的EPS；低可能性的抗肾上腺素能(静态平衡)或抗毒蕈碱不良反应；低可能性的体重增加或镇静；可每4周给予1次LAI制剂 |
| 第二代 | |
| 阿立哌唑 | 低可能性的EPS、体重增加、镇静和抗毒蕈碱作用；被批准用于治疗双相情感障碍、儿童孤独症，并用于成人抑郁症的辅助治疗；包括两种LAI制剂 |
| 阿莫沙平 | 低可能性的EPS、体重增加；低到中度的镇静作用；低度静态平衡；也被批准用于治疗双相情感障碍；舌下给药制剂 |
| 依匹哌唑 | 低可能性的EPS、体重增加，镇静作用；也被批准作为对抗抑郁药物反应局限或难治性抑郁症的辅助治疗药物 |
| 卡利拉嗪 | 低可能性的EPS、体重增加；可能发生恶心和胃肠道不适；批准用于治疗躁狂/混合发作的双相情感障碍 |
| 氯氮平 | 很低可能性的EPS；具有血液恶病质症风险(例如，粒细胞增多症≈1%)；癫痫发作的风险；心肌炎风险；可能性较高的流涎、体重增加、抗毒蕈碱作用、静态平衡和镇静 |
| 卢拉西酮 | 低可能性的EPS；最小程度的体重增加；被批准用于治疗抑郁症与双相情感障碍；食物增加吸收 |
| 奥氮平 | 低可能性的EPS和静态平衡；中等至高度可能性的体重增加和镇静；被批准用于治疗双相情感障碍；可制备为LAI制剂，每2~4周给药1次 |
| 帕潘立酮 | 低至中等可能性的EPS；较低的体重增、镇静作用；可制备为LAI制剂，每4周给药1次，作为替换的LAI制剂每12周给药1次；也可用于精神分裂症 |
| 喹硫平 | 低可能性的EPS；中等的体重增加、静态平衡；中度到高度的镇静作用；被批准用于治疗双相情感障碍，作为成人抑郁症的辅助治疗 |
| 利培酮 | 低到中度可能性的EPS、体重增加、静态平衡、镇静作用；被批准用于治疗双相情感障碍；儿童孤独症；可制备为LAI制剂，每2周给药1次 |
| 齐拉西酮 | 锥体外系反应低；有心律失常病史者禁用；轻微体重增加。用于治疗双相抑郁 |

图 11.8 常用抗精神病药物汇总

（臧凌鹤，白仁仁）

## 思考题

11章 思考题

扫描二维码

获取思考题

# 第 12 章　抗 癫 痫 药

## Ⅰ. 概述

癫痫(epilepsy)是全球范围内继偏头痛(migraine)、脑血管疾病(cerebrovascular disease)和阿尔茨海默病(Alzheimer's disease,AD)之后的第四大常见神经系统紊乱性疾病。大约10%的人群会在一生中至少经历 1 次癫痫发作。癫痫不是单一症状的疾病,而是各种不同癫痫类型和综合征的混合表现。这些症状源于几个共同的机制,即大脑神经元的突然、过度和同步放电。这种异常的脑电活动可能导致多种症状,包括意识丧失、运动异常、不正常或怪异的行为。此外,还可能引起短暂持续的扭曲认知,如不治疗可再次复发。异常神经元放电的位置决定了癫痫的症状。例如,如果涉及运动皮质区,患者可能会出现异常运动或全身痉挛;而发生于额叶或枕叶的癫痫可能导致视觉、听觉和嗅觉的幻觉。药物治疗是癫痫最普遍的治疗方式。一般而言,大约 75% 的患者可通过一种药物控制癫痫的发作,也可能需要不止一种药物来优化癫痫发作的治疗,而有些患者可能永远无法获得完全的癫痫发作控制。图 12.1 总结了主要的抗癫痫药物(antiepileptic drug)。

布瓦西坦 (brivaracetam, BRIVIACT)
卡马西平 (carbamazepine, TEGRTOL)
氯巴占 (clobazam, ONPI)
氯硝西泮 (clonazepam, KLONOPIN)
地西泮 (diazepam, VALIUM)
双丙戊酸钠 (divalproex, DEPAKOTE)
艾司利卡西平 (eslicarbazepine, APTIOM)
乙琥胺 (ethosuximide, ZARONTIN)
非尔氨脂 (felbamate, FELBATOL)
磷苯妥英 (fosphenytoin, CEREBYX)
加巴喷丁 (gabapentin, NEURONTIN)
拉科酰胺 (lacosamide, VIMPAT)
拉莫三嗪 (lamotrigine, LAMICTAL)
左乙拉西坦 (levetiracetam, KEPPRA)
劳拉西泮 (lorazepam, ATIVAN)
奥卡西平 (oxcarbazepine, TRILEPTAL)
吡仑帕奈 (perampanel, FYCOMPA)
苯巴比妥 (phenobarbital, 仅有通用名)
苯妥英 (phenytoin, DILANTIN)
普瑞巴林 (pregabalin, LYRICA)
卢非酰胺 (primidone, MYSOLINE)
扑米酮 (rufinamide, BANZEL)
噻加宾 (tiagabine, GABITRIL)
托吡酯 (topiramate, TOPAMAX)
氨己烯酸 (vigabatrin, SABRIL)
唑尼沙胺 (zonisamide, ZONEGRAN)

图 12.1　抗癫痫药物总结

## Ⅱ. 癫痫的病因

癫痫可能是由于遗传、结构、代谢问题或未知原因所致。在大多数情况下,癫痫没有明确的病因。癫痫患者脑内的异常放电是由特殊脑区内被称为"原发灶"(primary focus)的一小群神经元放电所引起的。病灶区域的功能异常可能是由于一些生理因素的变化导致,如血流、pH 值、电解质和血糖等变化,以及一些环境因素的改变,如睡眠不足、酒精摄入和应激。此外,使用违禁药品、肿瘤、头部损伤、低血糖、脑膜感染和突然的酒精戒断等也可能诱发癫痫发作。如果可以确定和改善癫痫的病因,则可能不需要药物治疗。例如,如果发作是由于药物的不良反应所致,则不是所谓的癫痫,不需要长期治疗。在其他情况下,当癫痫的原发病因不能被改善时,则需要使用抗癫痫药物。除癫痫发作外的多种症状也被归于癫痫。本章主要介绍癫痫发作及其治疗药物。

## Ⅲ. 癫痫的分类

对癫痫发作进行正确的分类对确定适当的治疗方法是至关重要的。癫痫可按照发作部位、病因、电生理相关性和临床表现进行分类。国际抗癫痫联盟(International League Against Epilepsy)制定的分类方法被认为是癫痫和癫痫综合征(epilepsy syndrome)的标准分类(图 12.2)。基于该标准,癫痫被分为两大类:局灶性(focal)和全身性(generalized)癫痫。

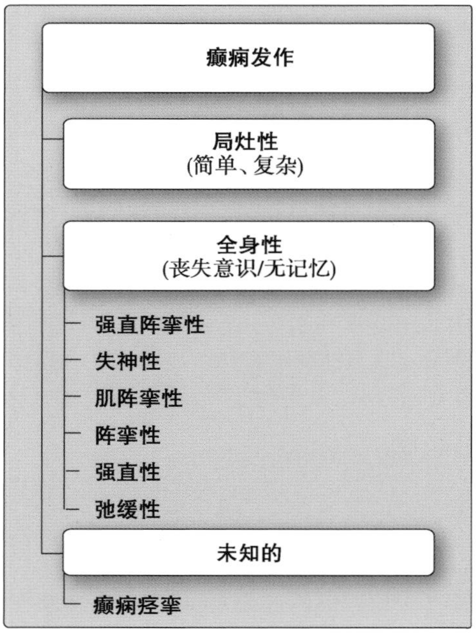

癫痫发作
局灶性
(简单、复杂)
全身性
(丧失意识/无记忆)
强直阵挛性
失神性
肌阵挛性
阵挛性
强直性
弛缓性
未知的
癫痫痉挛


图 12.2　癫痫的分类

### A. 局灶性癫痫

局灶性癫痫只涉及大脑一侧半球中的一部分。癫痫发作类型的症状具体取决于神经元放电的部位和电活动扩散到大脑中其他神经元的程度。局灶性癫痫发作可能发展为双侧强直性阵挛发作。患者可能会失去意识或认知。局灶性癫痫发作类型可能始于运动或非运动活动。

### B. 全身性癫痫

全身性癫痫发作可能开始于局部，然后发展遍及到包括整个大脑半球的异常放电。原发性全身性发作可能导致抽搐或非抽搐电休克，患者通常立即失去意识。

1. 强直阵挛性：强直阵挛性（tonic-clonic）癫痫可导致意识丧失，随后进入强直（持续收缩）和阵挛（快速收缩和舒张）阶段。由于葡萄糖和储存能量的损耗，癫痫发作后可能会引起一段时间的混乱和精疲力尽。

2. 失神性：失神性（absence）癫痫发作包括短暂的、突然的和自我限制的意识丧失。失神性癫痫一般发生于3~5岁的患者，持续到青春期或更久。发作时，患者凝视并迅速眨眼，持续3~5 s。失神发作在脑电图上会出现非常明显的每3 s的尖峰和放电波。

3. 肌阵挛性：肌阵挛性（myoclonic）癫痫发作由一系列短暂的肌肉收缩发作组成，可能会复发几分钟。肌阵挛性癫痫通常发生在睡醒之后，并出现四肢的短暂抽搐。肌阵挛性发作可发生于任何年龄，但通常开始于青春期或成年早期。

4. 阵挛性：阵挛性（clonic）癫痫发作包括短时间的肌肉收缩，可能与肌阵挛性发作非常相似。与肌阵挛性相比，阵挛性发作的意识会受到更大的损害。

5. 强直性：强直性（tonic）癫痫发作涉及肌肉伸展张力的增加，发作时间一般小于60 s。

6. 弛缓性：弛缓性（atonic）癫痫发作也称为跌倒发作（drop attack），其特征是肌肉张力的突然丧失。

### C. 抗癫痫药物的作用机制

抗癫痫药物通过阻滞电压门控离子通道（$Na^+$或$Ca^{2+}$），增强对γ-氨基丁酸（γ-aminobutyric acid GABA）神经冲动的抑制作用，以及干扰兴奋性谷氨酸（glutamate）传递等机制减少癫痫的发作。部分抗癫痫药物在中枢神经系统（central nervous system，CNS）中具有多个作用靶点，而一些药物的作用机制尚不明确。抗癫痫药物可抑制癫痫发作，但不能“治愈”或“预防”癫痫发作。

## Ⅳ. 抗癫痫药物的选择

抗癫痫药物的选择主要是基于癫痫的分类、患者的特定因素（如年龄、医疗条件、生活方式和个人偏好）和药物的特点（如成本和药物相互作用）。例如，尽管有效的药物目录有所重叠，但局部发作癫痫与原发性全身癫痫发作的用药有所不同。药物的毒性和患者的特征是药物选择的主要考量因素。在新确诊的患者中，起初选择单一药物进行治疗，直至癫痫发作得到控制或者产生毒性作用（图12.3）。与接受联合治疗的患者相比，接受单药治疗的患者表现出更好的药物依从性和较少的副作用。如果首选药物未能很好地控制癫痫发作，则应考虑使用替代药物，或在单一用药的基础上添加其他药物（图12.4）。如治疗仍然失败，则应考虑采用其他疗法（迷走神经刺激、手术等）。了解现有抗癫痫药物的作用机制、药代动力学、药物相互作用及不良反应对于患者的成功治疗至关重要。

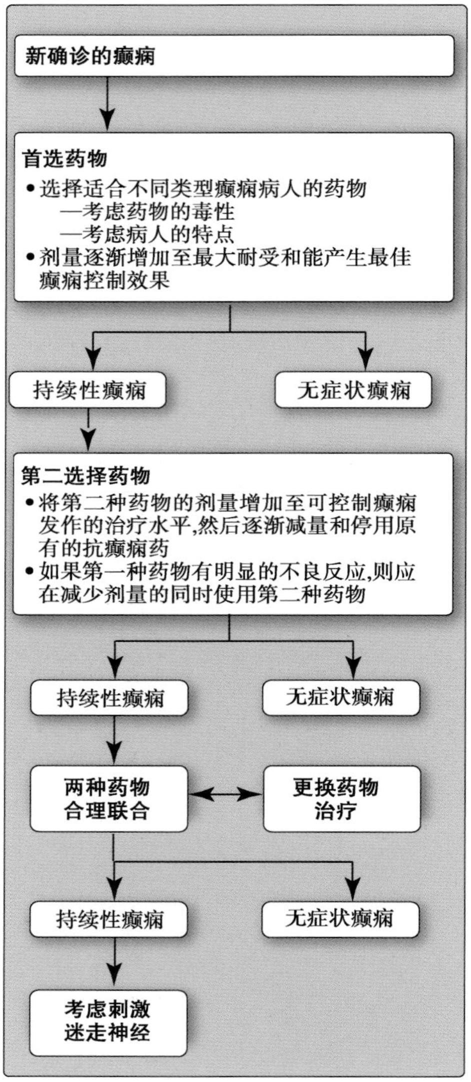
新确诊的癫痫
首选药物
•选择适合不同类型癫痫病人的药物
—考虑药物的毒性
—考虑病人的特点
•剂量逐渐增加至最大耐受和能产生最佳癫痫控制效果
持续性癫痫
无症状癫痫
第二选择药物
•将第二种药物的剂量增加至可控制癫痫发作的治疗水平，然后逐渐减量和停用原有的抗癫痫药
•如果第一种药物有明显的不良反应，则应在减少剂量的同时使用第二种药物
持续性癫痫
无症状癫痫
两种药物合理联合
更换药物治疗
持续性癫痫
无症状癫痫
考虑刺激迷走神经

图12.3 新诊断癫痫的治疗策略

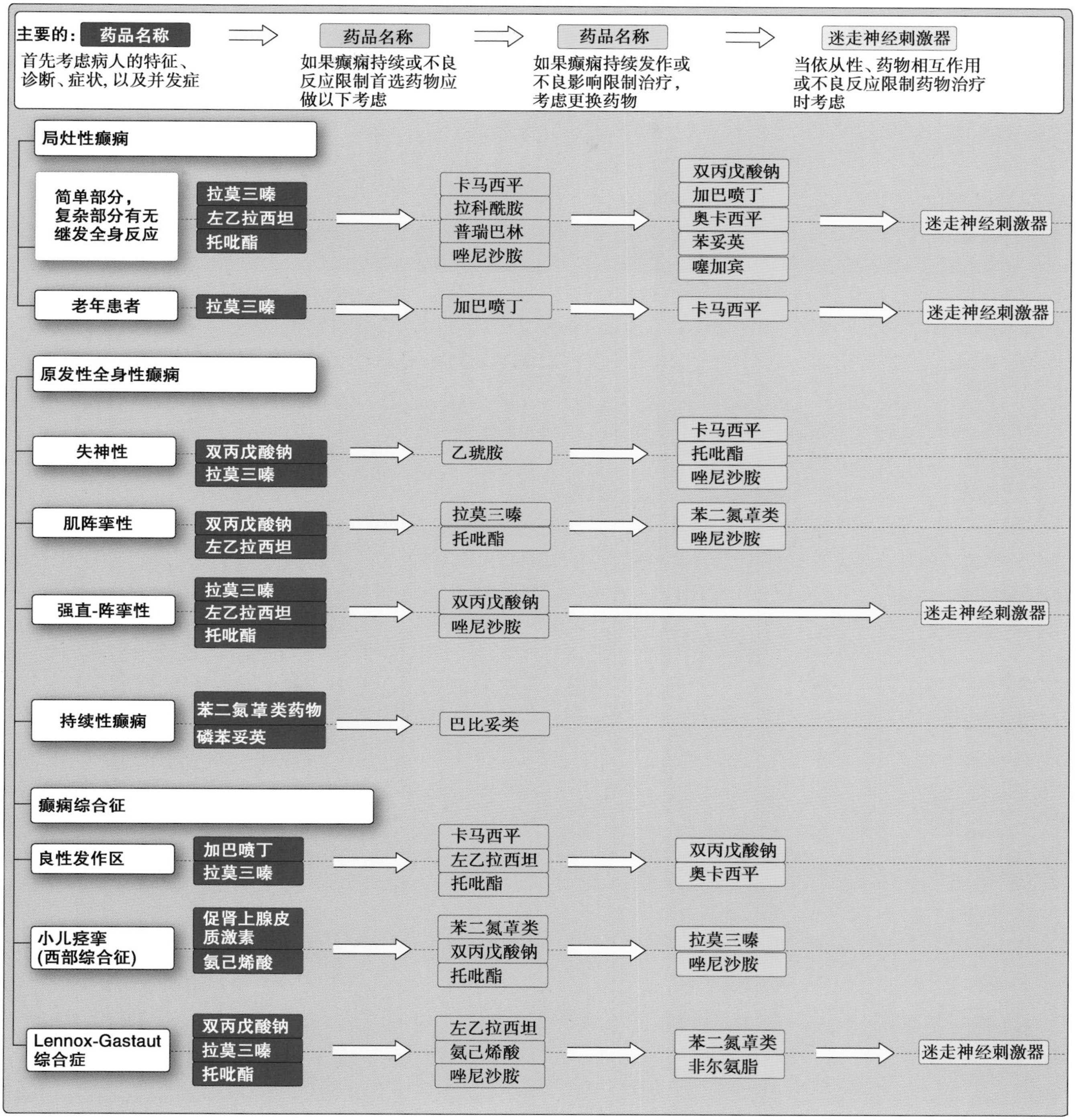
主要的：药品名称
首先考虑病人的特征、诊断、症状，以及并发症
药品名称
如果癫痫持续或不良反应限制首选药物应做以下考虑
药品名称
如果癫痫持续发作或不良影响限制治疗，考虑更换药物
迷走神经刺激器
当依从性、药物相互作用或不良反应限制药物治疗时考虑
局灶性癫痫
简单部分，复杂部分有无继发全身反应
拉莫三嗪
左乙拉西坦
托吡酯
卡马西平
拉科酰胺
普瑞巴林
唑尼沙胺
双丙戊酸钠
加巴喷丁
奥卡西平
苯妥英
噻加宾
迷走神经刺激器
老年患者
拉莫三嗪
加巴喷丁
卡马西平
迷走神经刺激器
原发性全身性癫痫
失神性
双丙戊酸钠
拉莫三嗪
乙琥胺
卡马西平
托吡酯
唑尼沙胺
肌阵挛性
双丙戊酸钠
左乙拉西坦
拉莫三嗪
托吡酯
苯二氮䓬类
唑尼沙胺
强直-阵挛性
拉莫三嗪
左乙拉西坦
托吡酯
双丙戊酸钠
唑尼沙胺
迷走神经刺激器
持续性癫痫
苯二氮䓬类药物
磷苯妥英
巴比妥类
癫痫综合征
良性发作区
加巴喷丁
拉莫三嗪
卡马西平
左乙拉西坦
托吡酯
双丙戊酸钠
奥卡西平
小儿痉挛（西部综合征）
促肾上腺皮质激素
氨已烯酸
苯二氮䓬类
双丙戊酸钠
托吡酯
拉莫三嗪
唑尼沙胺
Lennox-Gastaut 综合症
双丙戊酸钠
拉莫三嗪
托吡酯
左乙拉西坦
氨已烯酸
唑尼沙胺
苯二氮䓬类
非尔氨脂
迷走神经刺激器

图 12.4 抗癫痫药物的适应证。苯二氮䓬类药物为地西泮和劳拉西泮

## V. 抗癫痫药物

在过去的几十年间，美国 FDA 批准了多个抗癫痫新药。部分药物在药代动力学、耐受性和药物相互作用风险方面可能优于老药。然而，研究未能证明新药明显比老药更加有效。图 12.5 总结了抗癫痫药物的药代动力学特性，图 12.6 显示了药物的常见不良反应。自杀行为和自杀意念已被确定为抗癫痫药物一大风险。此外，几乎所有的抗癫痫药物都与多器官过敏反应有关，这是一种罕见的特殊反应，其特征是皮疹、发热，并涉及全身器官。

### A. 苯二氮䓬类药物

苯二氮䓬类药物（benzodiazepines）可与抑制性 GABA 受体结合，降低放电速率。由于药物的耐受性，大多数苯二氮䓬类

| 抗癫痫药物 | 蛋白质结合* | 半衰期/h** | 活性代谢产物 | 主要消除器官 | 药物相互作用 |
|---|---|---|---|---|---|
| 布瓦西坦 | 低 | 9 | | 肝脏 | √ |
| 卡马西平 | 中 | 6~15 | CBZ-10,11-环氧化物 | 肝脏 | √ |
| 艾司利卡西平醋酸盐^ | 低 | 8~24 | 艾司利卡西平 (S-利卡西平) | 肾脏 | √ |
| 乙琥胺 | 低 | 25~26 | | 肝脏 | √ |
| 非尔氨脂 | 低 | 20~23 | | 肾脏/肝脏 | √ |
| 磷苯妥英^ | 高 | 12~60 | 苯妥英 | 肝脏 | √ |
| 加巴喷丁 | 低 | 5~9 | | 肾脏 | |
| 拉科酰胺 | 低 | 13 | | 多器官消除 | |
| 拉莫三嗪 | 低 | 25~32 | | 肝脏 | √ |
| 左乙拉西坦 | 低 | 6~8 | | 水解作用 | |
| 奥卡西平^ | 低 | 5~13 | 单羟基代谢产物 (MHD) | 肝脏 | √ |
| 吡仑帕奈 | 高 | 105 | | 肝脏 | √ |
| 苯巴比妥 | 低 | 72~124 | | 肝脏 | √ |
| 苯妥英 | 高 | 12~60 | | 肝脏 | √ |
| 普瑞巴林 | 低 | 5~6.5 | | 肾脏 | |
| 扑米酮 | 高 | 72~124 | 苯巴比妥, PEMA | 肝脏 | √ |
| 卢非酰胺 | 低 | 6~10 | | 肝脏 | √ |
| 噻加宾 | 高 | 7~9 | | 肝脏 | √ |
| 托吡酯 | 低 | 21 | | 多器官消除 | √ |
| 丙戊酸 (双丙戊酸) | 中/高 | 6~18 | 多种 | 肝脏 | √ |
| 氨己烯酸 | 低 | 7.5 | | 肾脏 | √ |
| 唑尼沙胺 | 低 | 6.3 | | 肝脏 | √ |

*低: <60%; 中: 61%~85%; 高: ≥85%。^前药。

图 12.5 用于长期治疗的抗癫痫药物药代动力学总结

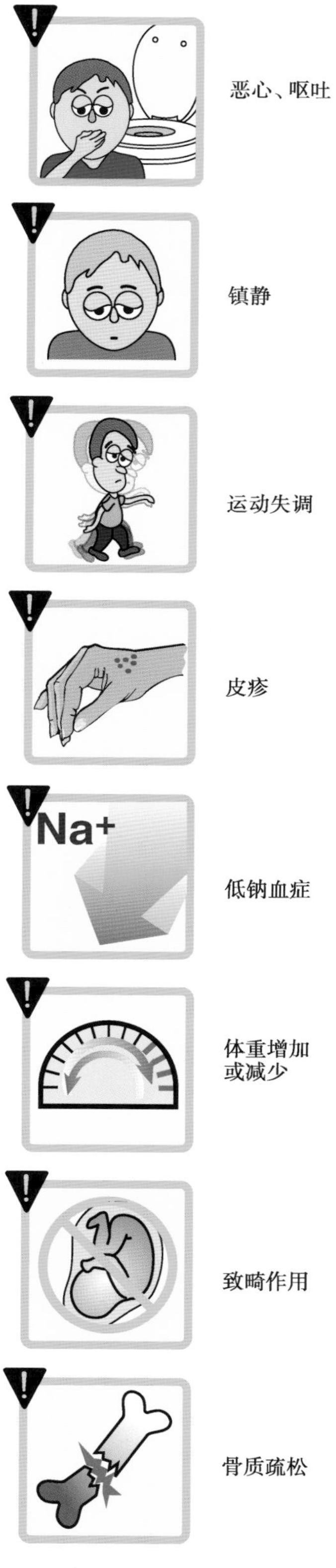
恶心、呕吐
镇静
运动失调
皮疹
Na+
低钠血症
体重增加
或减少
致畸作用
骨质疏松

图 12.6 抗癫痫药物的主要不良反应

药物被保留用于治疗突发或急性的癫痫发作。然而，氯硝西泮(clonazepam)和氯巴占(clobazam)可作为特定类型癫痫发作的辅助治疗。不能口服用药时，地西泮(diazepam)也可用于直肠给药，以避免或阻断持续的全身性强直阵挛。

### B. 布瓦西坦

布瓦西坦(brivaracetam)被批准用于治疗成人局灶性癫痫发作。该药对突触囊泡蛋白(synaptic vesicle protein, SV2A)具有较高的选择性亲和力，但其抗癫痫作用的确切机制尚不清楚。布瓦西坦口服后吸收良好，并通过水解和CYP2C19(次要)途径代谢。联合强效的CYP诱导药物可能导致其血浆浓度的降低。此外，布瓦西坦是环氧化物水解酶(epoxide hydrolase)的中度抑制剂，与卡马西平(carbamazepine)合用时，后者活性代谢产物水平将增加。

### C. 卡马西平

卡马西平可阻滞钠离子通道，进而抑制癫痫部位重复性动作电位的产生，并防止其扩散。卡马西平可有效治疗局灶性癫痫、全身性强直阵挛性癫痫、三叉神经痛和躁郁症。该药可诱导自身代谢，导致在较高剂量下的总血浓度较低。卡马西平是CYP1A2、CYP2C、CYP3A和UDP葡糖醛酸转移酶(glucuronosyltransferase, UGT)的诱导剂，可增加相关药物的清除率(图12.7)。部分病人可能会发生低钠血症，特别是老年患者，可能需要更换药物。由于可能导致癫痫发作的增加，卡马西平不用于未发作的癫痫患者。

**CYP1A2**

卡马西平

**CYP2C8**

卡马西平

**CYP2C9**

卡马西平
双丙戊酸钠
苯巴比妥
苯妥英

**CYP2C19**

氯巴占
双丙戊酸钠
非尔氨脂
苯巴比妥
苯妥英
唑尼沙胺

**CYP3A4**

卡马西平
氯巴占
乙琥胺
吡仑帕奈
噻加宾
唑尼沙胺

**UDP-葡糖醛酸基转移酶**

双丙戊酸钠
拉莫三嗪
劳拉西泮

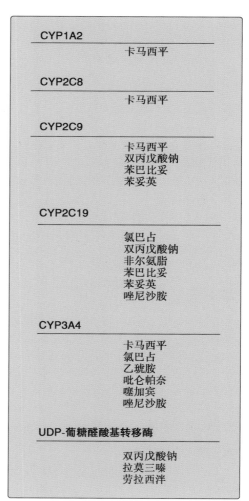

图 12.7 抗癫痫药物的CYP代谢

### D. 艾司利卡西平

醋酸艾司利卡西平(eslicarbazepine acetate)是一种前药,通过水解转化为活性代谢产物艾司利卡西平[eslicarbazepine,也称为 *S*-利卡西平(*S*-licarbazepine)]。艾司利卡西平是奥卡西平(oxcarbazepine)的活性代谢物,是一种钠离子电压门控通道阻滞药,用于治疗成人局灶性癫痫发作。艾司利卡西平表现出线性的药代动力学性质,并通过葡萄苷酸化消除。其副作用包括头晕、嗜睡、复视和头痛,其他诸如皮疹、精神病症、低钠血症等严重不良反应很少发生。

### E. 乙琥胺

乙琥胺(ethosuximide)主要通过抑制 T 型钙离子通道,减少异常电活动在大脑中的传播,是最有效的局灶性癫痫发作治疗药物。

### F. 非尔氨酯

非尔氨酯(felbamate)具有广泛的抗惊厥作用,其多种抗癫痫机制包括:竞争 *N*-甲基-*D*-天冬氨酸盐(*N*-methyl-*D*-aspartate,NMDA)谷氨酸受体上的甘氨酸结合位点;阻滞电压依赖型钠离子通道;阻滞钙离子通道;增强 GABA 的作用。非尔氨酯是 CYP2C19 的抑制剂,也可以通过诱导 CYP3A4 促进相关药物的代谢。因为具有再生障碍性贫血(约 1∶4 000)和肝衰竭的风险,非尔氨酯被留用于难治性癫痫,特别是用于伦诺克斯-加斯托综合征(Lennox-Gastaut syndrome)的治疗。

### G. 加巴喷丁

加巴喷丁(gabapentin)是 GABA 的类似物,但其不作用于 GABA 受体,而是会增强 GABA 的作用或转化为 GABA。虽然加巴喷丁可与钙离子电压门控通道的 $\alpha_2\delta$ 亚基结合,但其确切的作用机制尚不明确。加巴喷丁可辅助治疗局灶性癫痫发作和带状疱疹后的神经痛。由于加巴喷丁是通过肠道饱和运输系统进行摄取,因此,该药表现出非线性药代动力学性质。加巴喷丁不与血浆蛋白结合,药物原型通过肾脏排泄。肾病患者需要降低用药剂量。加巴喷丁的不良反应相对轻微,对局灶性癫痫发作的老年患者的耐受性较好,且其药物相互作用较少,对老年患者而言也是一个很好的选择。

### H. 拉科酰胺

拉科酰胺(lacosamide)可影响钠离子电压门控通道,增强过度兴奋性神经元的膜稳定性,并抑制神经元重复放电。拉科酰胺可与脑衰反应介质蛋白-2(collapsin response mediator protein-2,CRMP-2)结合,而 CRMP-2 是一种参与神经元分化和控制轴突生长的磷蛋白。CRMP-2 在癫痫控制中的作用尚不清楚。拉科酰胺主要用于辅助治疗局灶性癫痫发作,最常见的不良反应包括头晕、头痛和疲劳。

### I. 拉莫三嗪

拉莫三嗪(lamotrigine)可阻滞钠离子通道和高电压依赖型钙离子通道。拉莫三嗪对多种类型的癫痫发作均有效,包括局灶性、全身性、失神性发作,以及伦诺克斯-加斯托综合征,也可用于治疗躁郁症。拉莫三嗪主要通过 UGT1A4 途径代谢为 2-*N*-葡萄糖苷酸代谢产物。与其他抗癫痫药物一样,诱导剂可增加拉莫三嗪的清除率,导致其血药浓度降低,但双丙戊酸钠(divalproex sodium)可导致拉莫三嗪清除率的显著降低(提高拉莫三嗪的浓度)。在治疗中加入丙戊酸钠时应减少拉莫三嗪的剂量。拉莫三嗪具有引发皮疹的风险,需要缓慢增加其剂量(特别是拉莫三嗪与丙戊酸钠联用时),否则可能引发严重的、危及生命的不良反应。

### J. 左乙拉西坦

左乙拉西坦(levetiracetam)主要用于成人和儿童的局灶性、肌阵挛性和原发性全身性强直阵挛癫痫发作的辅助治疗。其对 SV2A 具有较高的亲和力。该药口服后吸收良好,大部分药物以原型经尿液排泄,且很少甚至几乎没有药物相互作用。左乙拉西坦可引起情绪改变,如发生这一副作用需要减少剂量或更换药物。

### K. 奥卡西平

奥卡西平(oxcarbazepine)是一种前药,可被迅速还原为 10-羟基(10-monohydroxy,MHD)代谢产物并发挥抗癫痫活性。MHD 代谢产物可阻滞钠离子通道,并调节钙离子通道。奥卡西平可用于患有局灶性癫痫的成人和儿童。与卡马西平相比,奥卡西平是一种较弱的 CYP3A4 和 UGT 的诱导剂。低钠血症不良反应限制了老年患者的应用。

### L. 吡仑帕奈

吡仑帕奈(perampanel)是一种选择性 α-氨基-3-羟基-5-甲基-4-异噁唑丙酸拮抗药,可有效降低其兴奋性。吡仑帕奈的半衰期很长,可每天给药 1 次,用于局灶性和全身性强直阵挛性癫痫的辅助治疗。对于精神病及具有攻击性、敌意、易怒、愤怒和杀人意念反应的患者,使用该药时应予以警告。

### M. 苯巴比妥和扑米酮

苯巴比妥(phenobarbital)的主要作用机制是增强 GABA 介导的神经元抑制作用。扑米酮(primidone)可代谢为苯巴比妥(phenobarbital,主要代谢产物)和苯乙基丙酰胺(phenylethylmalonamide),两者都具有抗癫痫活性。苯巴比妥主要用于治疗其他药物失效时的癫痫持续状态。

### N. 苯妥英和磷苯妥英

苯妥英(phenytoin)通过选择性地与非激活状态下的离子通道结合并减缓其恢复速率,来阻滞钠离子电压门控通道。该药可有效治疗局灶性和全身性强直阵挛性癫痫发作和癫痫状态。苯妥英可诱导 CYP2C 和 CYP3A 酶和 UGT 酶系统。该药表现出可饱和的酶代谢过程,具有非线性的药代动力学特性(每日剂量的少量增加可导致血药浓度的大幅度升高,从而引起药物毒性;图 12.8)。CNS,特别是小脑和前庭系统的抑制作用,会引起眼球震颤和共济失调,而老年人更容易受到这种影响。该药的不良反应还包括牙龈增生,即导致牙龈覆盖于牙齿生长(图 12.9)。长期使用还可能导致周围神经病变和骨质疏松症的发展。尽管苯妥英因具有低成本的优势,但考虑到潜在的严重毒性和不良反应,治疗的实际成本可能更高。

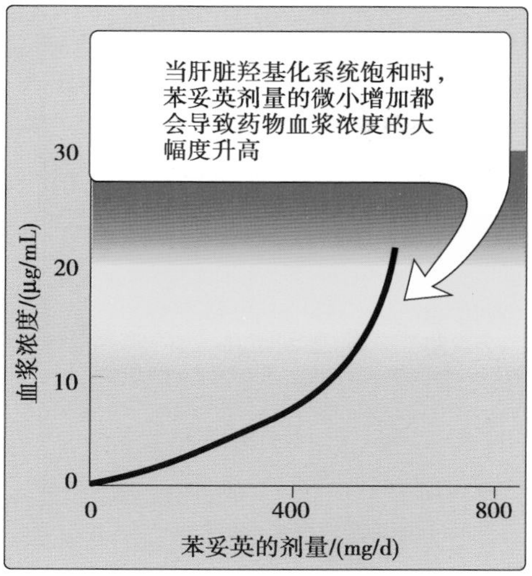
当肝脏羟基化系统饱和时，苯妥英剂量的微小增加都会导致药物血浆浓度的大幅度升高
血浆浓度/(μg/mL)
30
20
10
0
0
400
800
苯妥英的剂量/(mg/d)

图 12.8 苯妥英剂量对药物血浆浓度的非线性影响

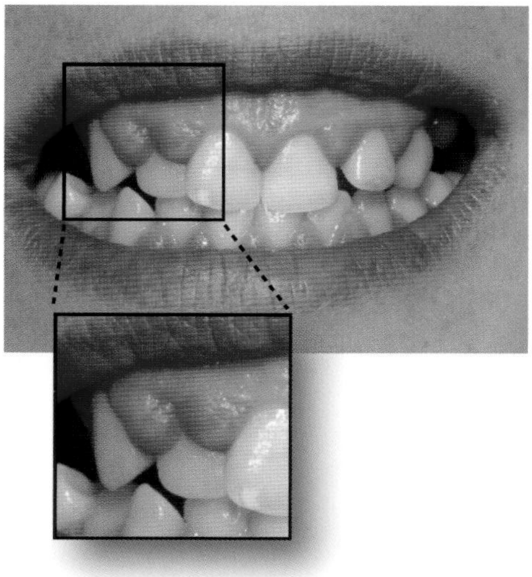

图 12.9 接受苯妥英治疗患者的牙龈增生

磷苯妥英(fosphenytoin)是一种前药，在血液中，可在几分钟内迅速转化为苯妥英。磷苯妥英可通过肌内注射给药，但苯妥英不能采用肌内注射给药，因为会导致组织的损伤和坏死。磷苯妥英是静脉注射和肌内注射给药的首选药物和治疗标准。

## O. 普瑞巴林

普瑞巴林(pregabalin)可与 $\alpha_2\delta$ 位点结合，而 $\alpha_2\delta$ 是 CNS 中钙离子电压门控通道的辅助亚基，可抑制兴奋性神经递质的释放。该药可有效治疗局灶性癫痫发作、糖尿病周围神经病变、带状疱疹后神经痛和纤维肌痛。超过 90% 的普瑞巴林经肾脏清除，其对其他药物代谢无显著影响，药物相互作用较少。肾功能不全者需要调整给药剂量。

## P. 卢非酰胺

卢非酰胺(rufinamide)可作用于钠离子通道，被批准用于 1 岁以上的儿童和成人与伦诺克斯-加斯托综合征相关的癫痫发作的辅助治疗。卢非酰胺是 CYP2E1 的弱抑制剂及 CYP3A4 的弱诱导剂。食物会增加其吸收及血清达峰浓度。卢非酰胺的血清浓度受其他抗癫痫药物的影响。例如，卡马西平和苯妥英可降低卢非酰胺的血清浓度，而丙戊酸钠可提高卢非酰胺的血清浓度。卢非酰胺的可能缩短 QT 间期，遗传性短 QT 综合征(familial short QT syndrome)患者不宜使用卢非酰胺。

## Q. 噻加宾

噻加宾(tiagabine)可阻断 GABA 在突触前神经元的摄取，促使更多的 GABA 与受体结合，从而增强其抑制活性。噻加宾可有效辅助治疗局灶性癫痫发作。在上市后监测中，没有癫痫患者使用噻加宾后发生癫痫。噻加滨不可用于癫痫以外的适应证。

## R. 托吡酯

托吡酯(topiramate)具有多种作用机制，包括可阻滞电压依赖型钠离子通道、减少高压钙离子电流(L 型)、抑制碳酸酐酶(carbonic anhydrase)，并可能作用于谷氨酸(NMDA)位点。托吡酯可有效治疗局灶性和原发性全身性癫痫，也可用于预防偏头痛。托吡酯可轻度抑制 CYP2C19，与苯妥英和卡马西平联用可降低托吡酯的血清浓度。该药不良反应包括嗜睡、体重减轻及感觉异常。此外，肾结石、青光眼、少汗症和过高热(hyperthermia)等也有报道。

## S. 丙戊酸和双丙戊酸钠

丙戊酸(valproic acid)是一种游离酸，而双丙戊酸钠是丙戊酸钠(sodium valproate)和丙戊酸的复方制剂，可在胃肠道中转化为丙戊酸离子，是为了提高丙戊酸的胃肠耐受性而开发的。可能的作用机制包括钠离子通道阻滞，GABA 转氨酶(GABA transaminase，GABA-T)抑制，T 型钙离子通道阻滞等。这些多样的作用机制使其具有广谱抗癫痫作用，可有效治疗局灶性和原发性全身性癫痫。此类药物的所有盐型都具有等效性(丙戊酸和丙戊酸钠)。商业药品包含多种盐型剂量和缓释剂型，因此，用药错误的风险很高，必须熟悉所有制剂。丙戊酸可抑制 CYP2C9、UGT 和环氧水解酶系统(图 12.7)。罕见的肝毒性可能导致转氨酶升高，应经常监测肝功能。此外，尽量避免 2 岁以下儿童和妇女使用此类药物。

## T. 氨己烯酸

氨己烯酸(vigabatrin)是 GABA-T 的不可逆抑制剂，而 GABA-T 是催化 GABA 代谢的关键酶。在 30% 及以上的患者中，氨己烯酸可引发轻度到重度的视野缺失。

## U. 唑尼沙胺

唑尼沙胺(zonisamide)是一种具有广谱抗癫痫作用的磺胺衍生物，可用于治疗局灶性癫痫。该药具有多种作用，包括阻滞钠离子电压门控通道和 T 型钙离子电流，但其碳酸酐酶抑制活性有限。唑尼沙胺可被 CYP3A4 同工酶代谢，可能在较小程度上受到 CYP3A5 和 CYP2C19 的影响。除了典型的 CNS 不良反应，唑尼沙胺还可能引起肾结石。少汗症也见报道，患者应监测体温的升高和出汗的减少。磺胺类药物或碳酸酐酶抑制剂过敏患者禁用唑尼沙胺。

## Ⅵ. 癫痫状态

在癫痫状态下，2 次或 2 次以上的癫痫发作之间的意识没有完全恢复，这可能是局灶性的或全身性的，抽搐或非抽搐的。癫痫状态是有生命危险的，需要紧急治疗。治疗药物通常包括一系列肠外给药的快速起效药物，如苯二氮䓬类药物。随后给予起效较慢的药物，如苯妥英、磷苯妥英、双丙戊酸钠或左乙拉西坦。

## Ⅶ. 女性健康和癫痫

患有潜在癫痫的育龄女性需要在避孕和备孕计划方面评估其抗癫痫药物。几种抗癫痫药物，如苯妥英、苯巴比妥、卡马西平、托吡酯、奥卡西平、卢非酰胺和氯巴占，可增加激素类避孕药（不论哪一给药方式，如贴剂、避孕环、植入物和口服药片）的代谢并可能导致其无效。备孕计划也是至关重要的，因为许多抗癫痫药物有可能影响胎儿的发育并导致婴儿缺陷。此外，所有备孕女性在怀孕前应服用高剂量的叶酸（1～5 mg），同时应避免服用双丙戊酸钠和巴比妥类药物。如果可能的话，已经服用双丙戊酸钠的妇女应该在怀孕前接受其他治疗，并对婴儿出生缺陷的可能性进行检查，包括认知（图 12.10）、行为异常和神经管缺陷。抗癫痫药物的药代动力学和癫痫发作的频率、严重程度可能在怀孕期间发生变化。产科医生和神经科医生的定期检查十分重要。图 12.11 总结了抗癫痫药物的主要特征。

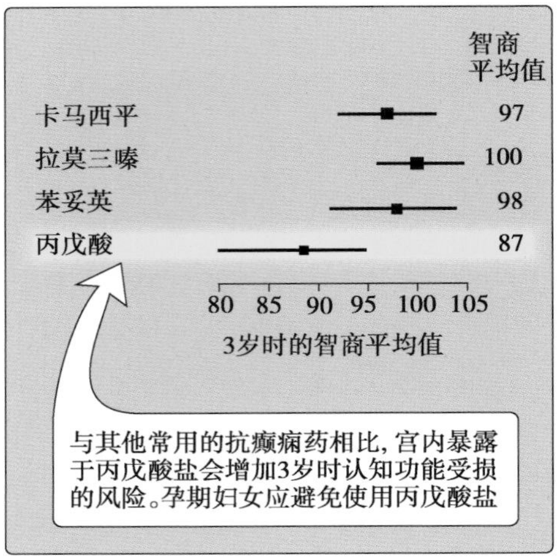
智商
平均值
卡马西平 97
拉莫三嗪 100
苯妥英 98
丙戊酸 87
80 85 90 95 100 105
3岁时的智商平均值
与其他常用的抗癫痫药相比，宫内暴露于丙戊酸盐会增加3岁时认知功能受损的风险。孕期妇女应避免使用丙戊酸盐

图 12.10 胎儿时期暴露于一定剂量的抗癫痫药物后，其 3 岁时的认知功能。根据抗癫痫药物的作用，给出了儿童智商的平均值（黑色正方形）和 95%置信区间（水平线）

| 药物名称 | 作用机制 | 不良反应及评价 |
|---|---|---|
| 布瓦西坦 | 结合SV2A | 镇静、头晕、乏力、易怒 |
| 卡马西平 | 阻滞钠离子通道 | 低钠血症、嗜睡、乏力、头晕、视力模糊。药物使用与史蒂文斯-约翰逊综合征有关。血液恶病质症：中性粒细胞减少、白细胞减少、血小板减少、全血细胞减少贫血 |
| 丙戊酸 | 多种作用机制 | 体重增加、容易擦伤、恶心、震颤、脱发、胃肠不适、肝损害、脱发和镇静。已观察到肝衰竭、胰腺炎和致畸作用。具有广谱抗癫痫活性 |
| 艾司利卡西平醋酸盐 | 阻滞钠离子通道 | 恶心、皮疹、低钠血症、头痛、镇静、头晕、眩晕、共济失调、复视 |
| 乙琥胺 | 阻滞钙离子通道 | 嗜睡、多动、恶心、镇静、胃肠不适、体重增加、嗜睡、系统性红斑狼疮和皮疹。可引发血液恶病质症，应进行周期性全血计数检测。突然停止用药可能导致癫痫发作 |
| 非尔氨脂 | 多种作用机制 | 失眠、头晕、头痛、共济失调、体重增加、易怒、再生障碍性贫血和肝衰竭。具有广谱抗癫痫活性。要求患者在用药时签署知情同意书 |
| 加巴喷丁 | 尚不明确 | 轻度嗜睡、头晕、共济失调、体重增加、腹泻，很少发生药物相互作用。百分之百经肾脏消除 |
| 拉科酰胺 | 多种作用机制 | 头晕、乏力、头痛，药物相互作用很少 |
| 拉莫三嗪 | 多种作用机制 | 恶心、嗜睡、头晕、头痛、复视，皮疹(史蒂文斯-约翰逊综合征-可能危及生命)。具有广谱抗癫痫活性 |
| 左乙拉西坦 | 结合SV2A | 镇静、头晕、头痛、厌食、疲劳、感染和行为症状，很少发生药物相互作用。具有广谱抗癫痫活性 |
| 奥卡西平 | 阻滞钠离子通道 | 恶心、皮疹、低钠血症、头痛、镇静、头晕、眩晕、共济失调、复视 |
| 吡仑帕奈 | 阻断AMPA谷氨酸受体 | 严重的精神和行为反应，以及头晕、嗜睡、疲劳、步态障碍、跌倒。药物半衰期长 |

图 12.11 抗癫痫药物的特性总结

| 药物名称 | 作用机制 | 不良反应及评价 |
|---|---|---|
| 苯妥英 | 阻滞钠离子通道 | 牙龈增生、神志不清、言语模糊、双视、共济失调、镇静、头晕、多毛症。史-约综合征可能危及生命。不建议长期使用。主要用于治疗癫痫状态(磷苯妥英) |
| 普瑞巴林 | 多种作用机制 | 体重增加、嗜睡、头晕、头痛、复视、共济失调。百分之百经肾脏消除 |
| 卢非酰胺 | 尚不明确 | 缩短QT间期。可引发多种药物相互作用 |
| 噻加宾 | 阻断GABA摄取 | 镇静、增重、乏力、头痛、震颤、头晕、厌食。可引发多种药物相互作用 |
| 托吡酯 | 多重作用机制 | 感觉异常、体重减轻、紧张、抑郁、厌食、焦虑、震颤、认知抱怨、头痛和少汗症。很少发生药物相互作用。具有广谱抗癫痫活性 |
| 氨己烯酸 | GABA-T的不可逆结合 | 视力下降、贫血、嗜睡、疲劳、周围神经病变、体重增加 |
| 唑尼沙胺 | 多重作用机制 | 恶心、厌食、共济失调、混乱、注意力不集中、镇静、感觉异常和少汗症。具有广谱抗癫痫活性 |

图 12.11（续）

（臧凌鹤，白仁仁）

## 思考题

扫描二维码

获取思考题

# 第 13 章　麻　醉　药

## Ⅰ. 概述

对于接受外科手术或内科医学检查的患者，不同程度的镇静有利于医疗操作的进行。镇静的程度可实现从抗焦虑到全身麻醉（general anesthesia）等不同的程度，并产生以下作用：

- 镇静和减少焦虑；
- 失去意识和记忆；
- 肌肉松弛；
- 镇痛。

由于没有单一的药物能够达到所期望的全部麻醉效果，因此需要将不同类型的药物联合应用以实现最佳的镇静需求（图 13.1）。药物的选择需基于医疗操作的类型、持续时间和患者的特征，以提供安全有效的镇静状态（如器官功能、医疗条件、联合用药等）（图 13.2）。外科手术前需要达到镇静、镇痛作用，并缓解麻醉或手术操作本身的一些副作用。神经肌肉阻滞药（neuromuscular blocker）可用于气管插管，同时使肌肉松弛便于手术。强效全身麻醉药（general anesthetic drug）主要通过吸入或静脉给药。除一氧化二氮（nitrous oxide，$N_2O$）外，吸入性麻醉药通常是易挥发的卤代烃类药物，而静脉给药的麻醉药可以快速诱导并维持全身麻醉状态。

**术前药物**
止痛药
抗酸药
止吐药
镇静药*

**止痛药**
对乙酰氨基酚 (acetaminophen, TYLENOL, OFIRMEV)
塞来昔布 (celecoxib, CELEBREX)
加巴喷丁 (gabapentin, NEURONTIN)
氯胺酮 (ketamine, KETALAR*)
阿片类 (见第14章)

**全身麻醉药物：吸入性给药**
地氟烷 (desflurane, SUPRANE)
异氟烷 (isoflurane, FORANE)
一氧化二氮 (nitrous oxide, 仅有通用名)
七氟烷 (sevofurane, ULTANE)

**全身麻醉药物：静脉给药**
右旋美托咪啶 (dexmedetomidine, PRECEDEX)
酰胺化物 (etomidate, AMIDATE)
美索比妥 (methohexital, BREVITAL)
异丙酚 (propofol, DIPRIVAN)

**神经肌肉阻滞药：(见第5章)**
顺阿曲库铵, 美维酯安 (satracurium, mivacurium)
泮库溴铵, 罗库溴铵 (pancuronium, rocuronium)
琥珀胆碱, 维库溴铵 (succinylcholine, vecuronium)

**局部麻醉药：酰胺类**
布比卡因 (bupivacaine, MARCAINE)
利多卡因 (lidocaine, XYLOCAINE)
卡波卡因 (mepivacaine, CARBOCAINE)
罗哌卡因 (ropivacaine, NAROPIN)

**局部麻醉药：酯类**
氯普鲁卡因 (chloroprocaine, NESACAINE)
盐酸丁卡因 (tetracaine, 仅有通用名)

图 13.1　常用麻醉药总结。* 较高剂量可以引起全身麻醉

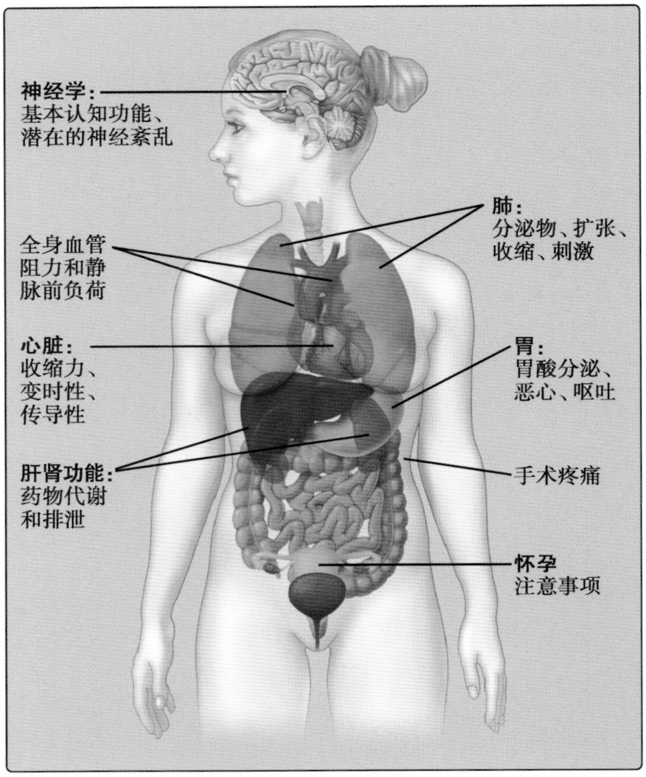

神经学：
基本认知功能、
潜在的神经紊乱
肺：
分泌物、扩张、
收缩、刺激
全身血管
阻力和静
脉前负荷
心脏：
收缩力、
变时性、
传导性
胃：
胃酸分泌、
恶心、呕吐
肝肾功能：
药物代谢
和排泄
手术疼痛
怀孕
注意事项


图 13.2　应用麻醉药的总体考虑

## Ⅱ. 镇静水平

镇静水平与剂量相关，不同患者个体对不同药物的反应也存在可变性。这种人为控制的镇静水平开始比较微弱，随后是中度镇静，然后达到深度镇静，最后进入全身麻醉。药物影响的身体范围逐渐从一个水平向下一水平扩大，可通过精神活动、血流稳定性，以及呼吸运动的改变进行观察（图 13.3）。这种逐步扩大的作用是微妙而难以预测的，因此，提供镇静作用必须对接下来镇静阶段可能出现的未预料到的情况有所准备。

| | 轻度(抗焦虑) | 中度 | 深度 | 全身麻醉 |
|---|---|---|---|---|
| 精神活动 | 对言语刺激反应正常 | 有目的地对言语或触觉刺激做出反应 | 有目的地对反复性的言语或疼痛刺激做出反应 | 对痛觉无法做出应答 |
| 气道状况 | 不受影响 | 充分 | 需要干预 | 需要干预 |
| 呼吸系统 | 不受影响 | 充分 | 不充分 | 通常不充分 |
| 心血管系统 | 不受影响 | 正常维持 | 正常维持 | 可能受损 |

图 13.3 麻醉药的镇静水平

## Ⅲ. 全身麻醉

全身麻醉是对中枢神经系统(central nervous system,CNS)可逆的抑制状态,会引起对刺激反应和知觉的丧失。全身麻醉状态可分为三个阶段:诱导期(induction)、持续期(maintenance)和恢复期(recovery)。诱导期是从给予强效麻醉药开始到产生无意识的状态;而维持期是全身麻醉的持续阶段;恢复期则是从终止麻醉开始,一直持续到意识和防御反射恢复的阶段。麻醉诱导期取决于麻醉药达到大脑有效浓度的速度。恢复期本质上与诱导期相反,取决于麻醉药从大脑向外周组织的扩散速度。全身麻醉的深度是指对 CNS 的抑制程度,这在脑电图中可以明显地显示。

### A. 诱导期

成人全身麻醉通常通过静脉注射给药,如异丙酚(propofol)可在 30~40 s 内使人失去意识。通常静脉注射神经肌肉阻滞药,如罗库溴铵(rocuronium)、维库溴铵(vecuronium)或琥珀胆碱(succinylcholine)等,能诱导肌肉松弛,更便于进行气管插管。对于不宜进行静脉注射的儿童,可给予易挥发的吸入性麻醉药,如七氟醚(sevoflurane)等,以诱导全身麻醉。

### B. 持续期

在给予麻醉诱导药物后,要特别注意观测患者的生命体征和对刺激的反应,以调节持续吸入或注入的药物剂量,维持全身麻醉的状态。尽管所有静脉麻醉药(intravenous anesthesia,TIVA)(如异丙酚)都可用于维持全身麻醉,但通常麻醉维持期会使用一些挥发性麻醉药。芬太尼(fentanyl)等阿片类药物(opioid)通常与吸入性麻醉药一起用于镇痛,因为后者可以改变意识,但不影响痛觉。

### C. 恢复期

维持麻醉的药物终止给药后,需要评估患者是否恢复意识。对大多数麻醉药而言,从作用部位的重新分布(而不是药物的代谢)是恢复的基础。只有经过足够的代谢时间,神经肌肉阻滞药才能在手术完成后快速逆转。需要对患者进行监测以确保完全恢复所有正常的生理功能(自主呼吸、血压、心率和所有防御反射)。

## Ⅳ. 吸入性麻醉药

吸入性麻醉药(inhalation anesthetic)主要用于静脉给药后的麻醉维持(图 13.4)。麻醉深度可以通过改变吸入气体的浓

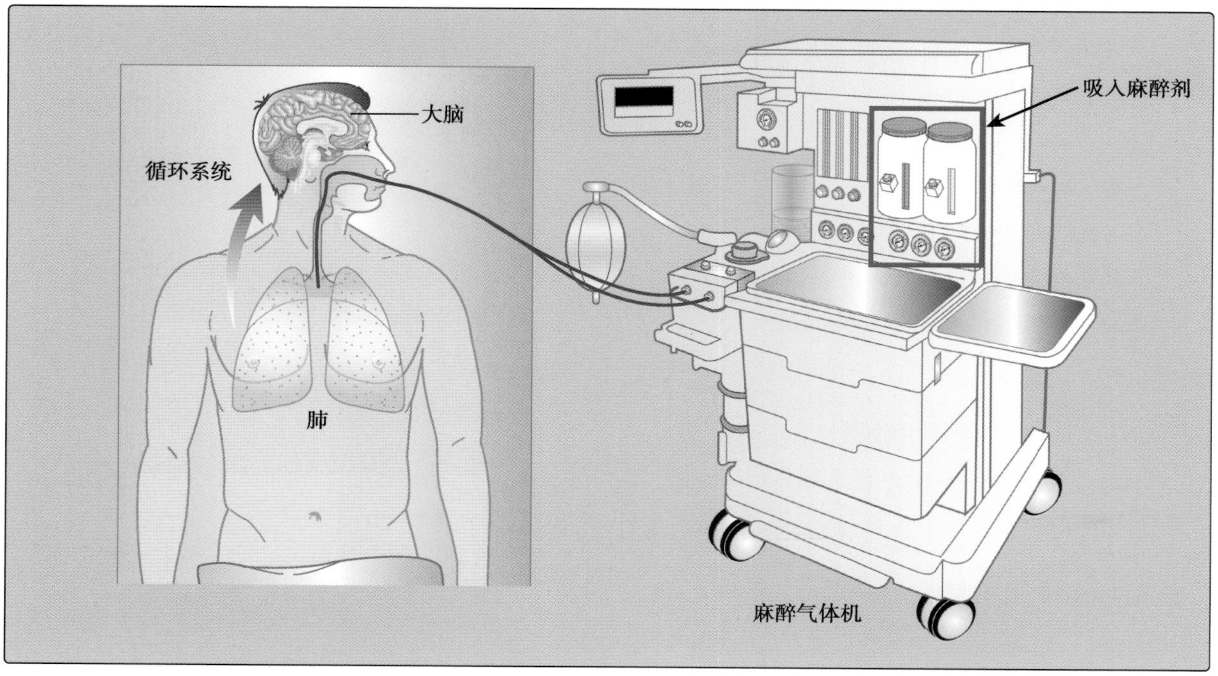
大脑
循环系统
肺
吸入麻醉剂
麻醉气体机

图 13.4 输送给患者的挥发性麻醉药通过肺部吸收至体循环中,导致剂量依赖性中枢神经系统抑制

度而进行迅速地调节。吸入性药物的剂量反应曲线陡直,治疗窗狭窄,因此,从全身麻醉到心肺衰竭的浓度差异很小,而且没有任何的拮抗药物。为了减少浪费,吸入的气体通过一个包含吸收剂的再循环系统进行输送,去除二氧化碳并允许气体的再次吸入。

### A. 吸入性麻醉药的共同点

新型的吸入性麻醉药通常是不易燃的防爆气体,包括一氧化二氮和易挥发的卤代烃。这些制剂能降低脑血管阻力,导致脑灌注量增加,并引起支气管扩张,同时降低呼吸动力和缺氧性肺血管收缩(在缺氧部位增加肺血管阻力,使血流重新流向含氧更丰富的区域)。这些气体从肺部流向身体其他各个区域的速率取决于其在血液和组织中的溶解度,同时也受血流速度的影响。以下因素在诱导期及恢复期发挥重要影响。

### B. 效价强度

效价强度是指最小肺泡浓度(minimum alveolar concentration, MAC)的用量,是指呼气末的吸入性麻醉药的浓度,以达到消除50%的患者的运动反应。MAC是麻醉剂的半数有效量($ED_{50}$),表示为达到效果所需的混合气体中药物的百分比。从数值上看,MAC对于异氟醚(isoflurane)等强效麻醉剂而言是比较小的,而对于一氧化二氮等较弱的麻醉药而言则较大。因此,MAC的大小与效能指数相反(图13.5)。一氧化二氮单独使用不能产生全身麻醉,因为任何有安全百分比含氧量的混合气体都不能达到MAC值。麻醉药的脂溶性越强,诱导麻醉所需的浓度越低,因而麻醉的效力也就越高。可增加MAC的因素包括体温升高、增加CNS中儿茶酚胺(catecholamine)类物质的含量和长期酗酒。可降低MAC(使患者更敏感)的因素包括年龄增加、体温过低、妊娠、脓毒症、急性中毒,或同时使用静脉麻醉药及 $\alpha_2$ 肾上腺素受体激动药[如可乐定(clonidine)和右旋美托咪定(dexmedetomidine)]。

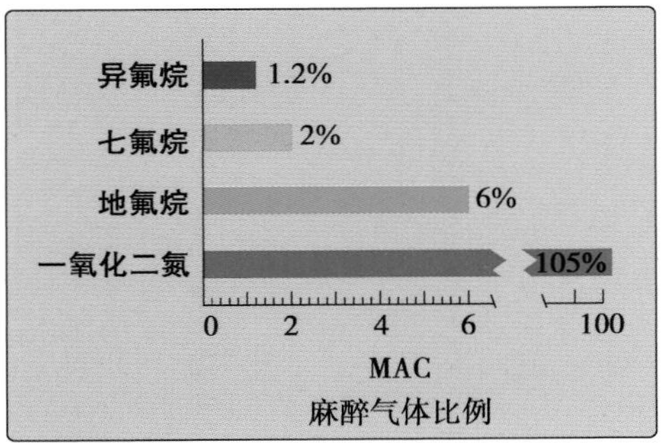
异氟烷
1.2%
七氟烷
2%
地氟烷
6%
一氧化二氮
105%
0
2
4
6
100
MAC
麻醉气体比例

图13.5 麻醉气体的最小肺泡浓度(MAC)用于比较不同药物的药理作用(高MAC值=低效能)

### C. 吸入性麻醉药的吸收和分布

吸入性麻醉的主要目的是达到一个恒定且最佳的吸入性麻醉药的脑分压(brain partial pressure, $P_{br}$),以在大脑和肺泡之间建立局部压力平衡。测量肺泡分压(alveoli partial pressure, $P_{alv}$)是确定吸入一定浓度麻醉药后大脑中分压的最实用及可行的方法,但需要足够的时间使两室达到平衡。麻醉气体进入肺部后产生的分压是促使气体从肺泡腔进入血液循环($P_a$)的驱动力,而后药物被运输到大脑及身体的其他部位。由于气体从身体的一部分分布到另一部分是根据分压的梯度进行,当每个"隔室"分压与混合麻醉气体达到平衡时,即达到了稳定状态(注:平衡时,$P_{alv}=P_a=P_{br}$)。达到稳定状态的时间取决于以下因素:

1. 肺泡浸润:肺泡浸润是指用吸入的麻醉混合物代替正常的肺内气体。这一过程所需的时间与肺内功能残气量(正常呼气后肺中剩余的气体量)成正比,与通气速率成反比。其与气体的物理性质无关。当肺内建立起局部分压后,麻醉气体开始从肺部转移。

2. 麻醉药的吸收(除大脑外其他外周组织的分布):吸收是气体在血液中的溶解度、心输出量(cardiac output, CO)和肺泡与血液之间产生麻醉分压梯度的结果。

a. **血液中的溶解度:**麻醉气体在血液中的溶解度是由麻醉药的物理性质所决定的,即气分配系数(gas partition coefficient,当麻醉药在两相中处于平衡状态时麻醉药在血液相中的浓度与气体相中的浓度之比,图13.6)。对于吸入性麻醉药,可将血液假想为一个药理作用不活跃的"蓄水池"。低溶解度药物与高溶解度药物诱导麻醉的速度不同。低血液溶解度的麻醉气体(如一氧化二氮)从肺泡进入循环系统时,只有很少量的麻醉剂可在血液中溶解。因此,吸入性麻醉药与动脉血之间迅速达到平衡,增加动脉麻醉药分压所需的麻醉药的摩尔数相对较少。相比之下,具有高血液溶解度的麻醉气体,如异氟醚,在血液中溶解得更加充分。因此,血液分压的增加需要更多的气体和更长的时间。这就导致了较长的诱导期、恢复期,以及药物浓度变化产生的麻醉深度改变的时间。不同药物在血液中溶解度的排序为:异氟烷>七氟烷>一氧化二氮>地氟烷(desflurane)。

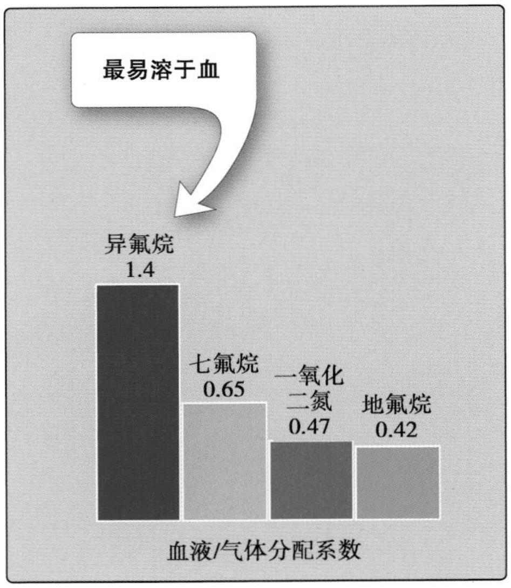
最易溶于血
异氟烷
1.4
七氟烷
0.65
一氧化二氮
0.47
地氟烷
0.42
血液/气体分配系数

图13.6 某些吸入性麻醉药的血液/气体分配系数

b. **心输出量**：心输出量与吸入性麻醉药的诱导时间呈负相关。这种有悖常理的现象可解释为：药物浓度阈值需能够改变神经元活动及血液流经时神经元暴露在药物中的时间。当心输出量较低时，较高浓度的气体需要很长的时间缓慢溶解进入到血液循环中。此外，当大分子药物通过血-脑屏障时，需要更长的接触时间扩散至神经组织。虽然较高的心输出量会迅速将药物输送至大脑，但较低药物浓度、较短暴露时间的药物会减慢诱导速度。

c. **肺泡-静脉局部分压梯度**：肺泡和静脉回流中气体分压梯度使组织从动脉输送中摄取麻醉气体。动脉运输使药物分布到不同的组织，而组织吸收取决于组织的血流量、血液与组织的局部分压差，以及血液与组织的溶解系数。当静脉循环回流到肺部时，血液中有较低浓度的麻醉气体，甚至没有麻醉气体，这种高梯度导致气体从肺泡进入血液。如果高肺泡-静脉分压梯度存在，那么周围组织的气体摄取一定较高，因此，诱导时间更长。随着时间的推移，当静脉血中气体的分压接近吸入混合气体和肺泡的浓度时，肺部不再进行气体吸收。

3. 不同组织类型对麻醉药吸收的影响：组织腔室达到吸入性麻醉气体分压稳定状态所需的时间，与该组织的血流量成反比（较大的血流量则需要更短的平衡时间）。达到稳定状态的时间与组织储存麻醉药的能力成正比（较大的储存能力需要更长平衡时间）。此外，储存能力与组织的体积，以及“组织：血液”的气体溶解系数成正比。四种主要的组织“隔室”决定了麻醉药吸收的时间进程：

a. **血管丰富的组织（脑、心、肝、肾、内分泌腺）**：高血流灌注组织可迅速达到麻醉药血液局部分压稳定的平衡状态。

b. **骨骼肌**：骨骼肌是中等的血流灌注组织，具有较大的储存能力，达到稳定平衡状态所需的时间较长。

c. **脂肪**：脂肪的灌注量较低，但对于高脂溶性、挥发性麻醉药有较高的储存能力，这种低灌注高容量的“隔室”大大延长了达到稳定平衡状态所需的时间。

d. **血管不丰富的组织（骨、韧带和软骨）**：这些组织的血液灌注量很少，储存麻醉气体的能力也很低，因此对麻醉药在体内分布的时间进程影响很小。

4. 清除：当麻醉气体从吸入气体中去除时，身体成为麻醉气体的储存库，并将其循环回肺泡“隔室”。与影响吸入性麻醉药吸收和平衡的因素相同，这些因素也决定了麻醉药从体内呼出的时间进程。因此，一氧化二氮比异氟醚可更快地排出体外（图 13.7）。

## D. 作用机制

目前没有特定的受体被确定为可产生全身麻醉作用的靶点。事实上，化合物通过非化学相关的作用而产生的麻醉状态，甚至与作用于单一受体存在矛盾，这说明麻醉活性的产生存在多种分子机制。在临床有效浓度下，全身麻醉药可增加γ-氨基丁酸（γ-aminobutyric acid，$GABA_A$）受体对抑制性神经递质GABA的敏感性，进而增加了氯离子内流，引起神经元超极化。

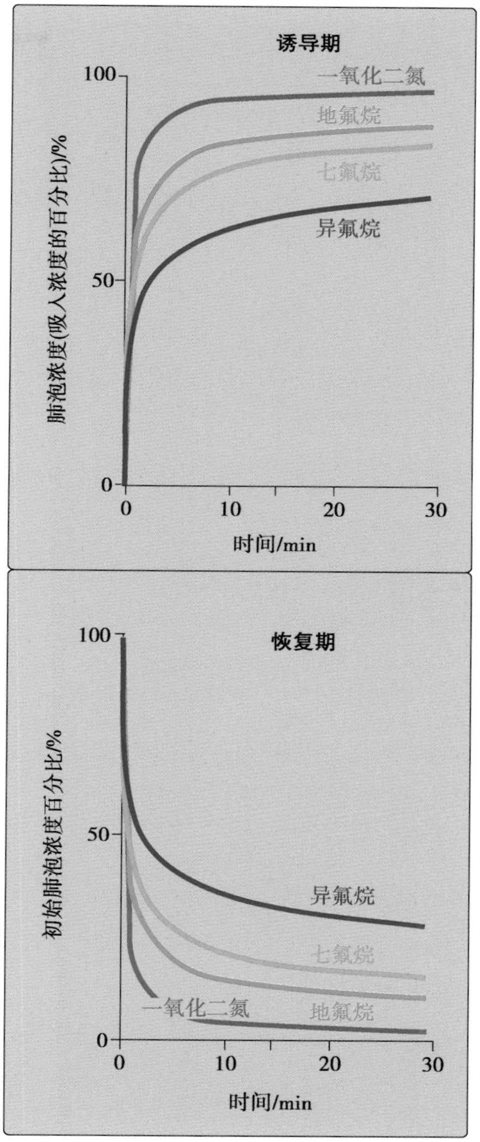
诱导期
肺泡浓度(吸入浓度的百分比)/%
100
50
0
一氧化二氮
地氟烷
七氟烷
异氟烷
0
10
20
30
时间/min
恢复期
初始肺泡浓度百分比/%
100
50
0
异氟烷
七氟烷
一氧化二氮
地氟烷
0
10
20
30
时间/min

图 13.7 部分吸入性麻醉药肺泡血药浓度随时间的变化

突触后神经元兴奋性的产生，使得 CNS 活性降低（图 13.8）。与其他麻醉药不同，一氧化二氮和氯胺酮（ketamine）对 $GABA_A$ 受体没有作用。其作用是通过抑制 *N*-甲基-*D*-天冬氨酸（*N*-methyl-d-aspartate，NMDA）受体而介导的。（注：NMDA 受体是谷氨酸受体，介导体内的兴奋性神经信号的传递。）除 GABA 以外的其他受体可受到挥发性麻醉药的影响，包括在脊髓运动神经元中发现的抑制性甘氨酸受体。此外，吸入性麻醉药会阻断尼古丁受体上的兴奋性突触后电位。然而，麻醉药发挥这些调节作用的机制尚不完全清楚。

## E. 异氟烷

异氟烷（isoflurane）和其他卤代烃气体一样，主要通过舒张全身血管产生剂量依赖性低血压，而这一低血压可直接通过血管收缩药来治疗，如去氧肾上腺素（phenylephrine）。由于异氟

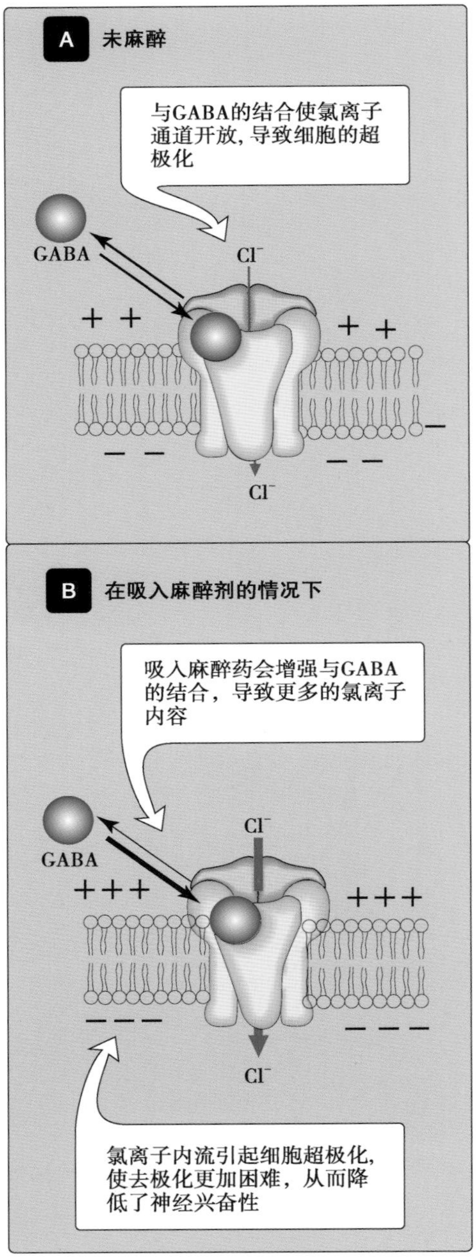
A 未麻醉
与GABA的结合使氯离子通道开放，导致细胞的超极化
GABA
Cl⁻
+ +
+ +
— —
— —
Cl⁻
B 在吸入麻醉剂的情况下
吸入麻醉药会增强与GABA的结合，导致更多的氯离子内容
GABA
Cl⁻
+++
+++
———
———
Cl⁻
氯离子内流引起细胞超极化，使去极化更加困难，从而降低了神经兴奋性

图 13.8 吸入性麻醉药调节配体门控离子通道的实例

烷几乎不能发生代谢，所以被认为对肝脏和肾脏无毒。但其刺激性气味可刺激呼吸反射（屏气、流涎、咳嗽、喉痉挛），因此不用于吸入诱导。异氟烷具有比地氟烷和七氟烷（sevoflurane）更高的血液溶解度，达到平衡需要更长的时间，因此不太适合短时间操作。然而，异氟烷的低成本使其成为长时间手术的一个很好的选择。

### F. 地氟烷

地氟烷由于血液溶解度低，起效和恢复非常快，使其成为短时间手术普遍应用的麻醉剂。地氟烷具有低挥发性，需要通过一个特殊的加热蒸发器进行给药。与异氟烷一样，其可降低血管阻力，并能很好地灌注所有主要组织。地氟烷和异氟烷一样，对呼吸道有明显的刺激作用，因此不应用于吸入诱导。地氟烷的降解是最低限度的，组织毒性很少见。高成本偶尔会限制地氟烷的使用。

### G. 七氟烷

七氟烷的刺激性或呼吸刺激性较低，这有益于吸入诱导，特别是对于不耐受静脉滴注的儿童患者。由于血液溶解度低，其起效和恢复较快。七氟烷潜在的肝毒性较低，但是由于新鲜气体流量非常低，因此，麻醉回路中长时间化学反应生成的化合物（碱石灰）可能引起肾毒性。

### H. 一氧化二氮

一氧化二氮，俗称笑气，是一种无刺激性的强效镇静剂，但不能产生稳定的全麻状态。通常在 30%～50% 浓度下与氧气混合使用，以产生中度镇静作用，尤其是在牙科领域。一氧化二氮并不抑制呼吸，能够维持心血管血流动力和肌肉力量。一氧化二氮还可与其他吸入性麻醉药合用，以建立全身麻醉，并可降低联用挥发药物所需的浓度。这种气体混合物进一步降低了多种有害的副作用，包括其他挥发物对心输出量和大脑血流的影响。一氧化二氮在血液和其他组织中的溶解性很差，这使其能够很快地转移出身体。但在封闭的体内腔室中可能会引发问题，因为一氧化二氮会增加容积（加重气胸）或压力（静脉窦或中耳压力），而在多种气体空间中，其能更快地取代剩余的氮气。一氧化二氮的运动速度能够在恢复期内阻止氧气的吸收，进而导致"扩散性缺氧"。可通过在恢复期提供高浓度的吸入性氧气来克服。图 13.9 总结了吸入性麻醉药的主要特性。

### I. 恶性高热

在极少数的易感患者中，暴露于卤代烃麻醉药［或琥珀酰胆碱（succinylcholine）］可诱发恶性发热（malignant hyperthermia，MH），这是一种少见的危及生命的情况。MH 会导致骨骼肌剧烈而不受控制的氧化代谢增加，大大降低身体供氧、二氧化碳清除及体温调节能力，最终导致循环衰竭，如果不立即治疗将会导致死亡。有力的证据表明，MH 是由于兴奋收缩偶联缺陷（excitation-contraction coupling defect）所致。烧伤、肌肉萎缩症、肌病、肌强直症和骨发育不全症患者容易发生类似于 MH 的事件，应予以警示。MH 易感性是一种常染色体显性遗传病。如果患者表现出 MH 的症状，应当撤除麻醉混合药，给予丹曲林（dantrolene），并对患者采取降温措施。丹曲林可阻断钙离子从肌细胞肌浆网中的释放，减少热量的产生并放松肌肉张力。当使用引发 MH 的药物时，可通过丹曲林进行缓解。此外，必须监测和支持患者的呼吸、循环和肾脏问题。在易感人群中应避免使用卤代烃麻醉药等引发剂，并使用丹曲林降低 MH 引起的死亡率。丹曲林的一种溶解性更好的制剂已经上市，大大缩短了该药在紧急情况应用所需的时间。

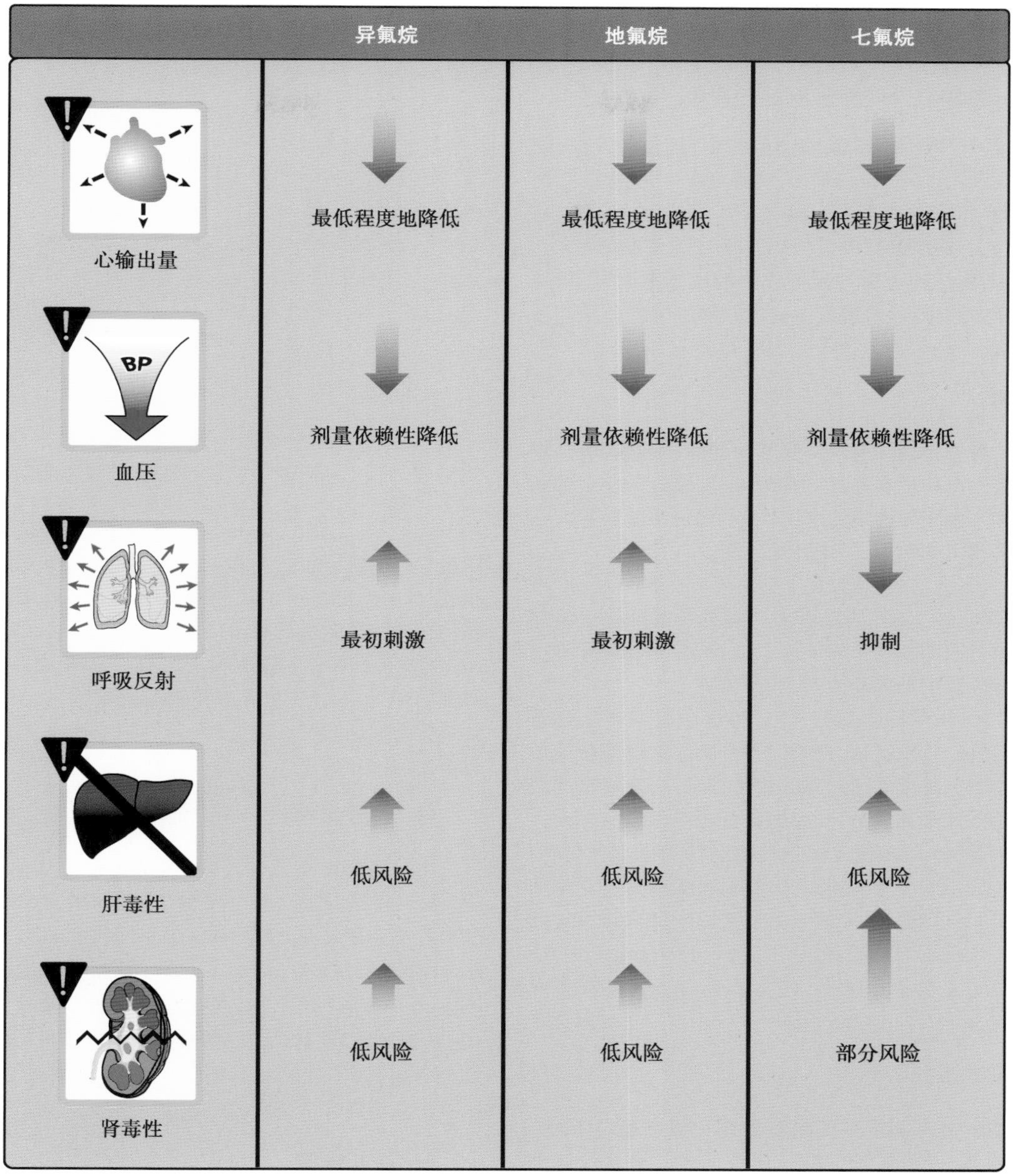
异氟烷
地氟烷
七氟烷
心输出量
最低程度地降低
最低程度地降低
最低程度地降低
BP
血压
剂量依赖性降低
剂量依赖性降低
剂量依赖性降低
呼吸反射
最初刺激
最初刺激
抑制
肝毒性
低风险
低风险
低风险
肾毒性
低风险
低风险
部分风险

图 13.9 部分吸入性麻醉药的特性

## V. 静脉麻醉药

静脉麻醉药(intravenous anesthesia)通常能够在 1min 或更短的时间内快速地诱导麻醉，是在吸入性麻醉药维持麻醉前最常用的麻醉诱导方法。静脉麻醉药可作为短时操作的单独用药或作为输液(infusion，TIVA)来维持较长手术期间的麻醉。在低剂量时，其可单独用于镇静。

### A. 诱导期

进入血液后，一定百分比的药物将与血浆蛋白结合，其余药物处于未结合或游离状态。蛋白结合的程度取决于药物的物理特性，如解离度和脂溶性。心输出量的大部分流向大脑、肝脏和肾脏(血管丰富的器官)。较高的起始药物浓度会被运输到脑循环中，而后形成从血液到脑的浓度梯度。转移的速率取决于游离药物的动脉浓度、药物的脂溶性和解离度。游离的、脂溶性的、非解离的分子进入大脑的速度最快。与吸入性麻醉药一样，静脉麻醉药的确切作用机制尚不清楚，但 GABA 可能发挥了很大作用。

### B. 恢复期

静脉麻醉的恢复是由于 CNS 对药物的再分配。在 CNS 和其他富含血管的组织被非离子化分子灌注后，药物扩散至其他供血较少的组织。随着二次组织吸收(主要是骨骼肌)，血药浓度开始下降。这使得药物沿反向浓度梯度从 CNS 扩散出去。这种药物进入其他组织的起始再分配导致了单次静脉注射诱导剂后的快速恢复。代谢和血浆清除率只有在输液和反复用药时才至关重要。由于脂肪组织的血液供应不足，其对一次性注射后游离药物的早期再分配几乎没有贡献。然而，在重复注射或输液后，脂肪组织形成药物的存储平衡，往往导致恢复期的延迟。

### C. 心输出血量减少对静脉麻醉的影响

当心输出量减少时（例如，某些类型的休克、老年人、心脏病），身体需要更大的心输出量以补充大脑循环。在这种情况下，更大比例的静脉麻醉药进入大脑循环。因此，必须减少药物的剂量。此外，心输出量减少会延长循环时间。随着整体心输出量的减少，药物达到大脑并发挥作用的诱导期时间更长。对于心输出量减少的患者，缓慢滴注减量的静脉麻醉药是实现安全诱导的关键。

### D. 异丙酚

异丙酚是一种用于诱导或维持麻醉的静脉镇静催眠药，目前被广泛应用并已取代硫喷妥钠（thiopental），成为诱导全麻和镇静的首选药物。由于异丙酚的水溶性差，其主要以含有大豆油和卵磷脂的乳剂形式给药，呈现乳状外观。

1. 起效：该药诱导期平稳，发生于给药后的 30~40 s。再分布后，血浆水平迅速下降，随之而来的是更长的肝脏代谢期和肾清除率。再分布的初始半衰期为 2~4 min。中度的肝肾功能障碍不影响异丙酚的药代动力学。

2. 作用：虽然异丙酚会抑制 CNS，但偶尔也会产生兴奋性作用，如肌肉抽搐、自发运动、打哈欠和打嗝。注射部位的短暂疼痛也较为常见。异丙酚还能降低血压，但不会明显抑制心肌。由于减少脑血流和耗氧量，其还能降低颅内压。与挥发性麻醉药相比，异丙酚对 CNS 诱发电位的抑制作用更小，使其对于监测脊髓功能的手术非常实用。此外，异丙酚不具有止痛作用，所以需要联用其他麻醉药。异丙酚通常以较低剂量注入以提供镇静作用。该药术后恶心和呕吐（postoperative nausea and vomiting，PONV）的发生率非常低，这主要是由于其具有止吐特性。

### E. 巴比妥类药物

硫喷妥钠是一种高脂溶性的超短效巴比妥酸盐（barbiturate）。硫喷妥钠是一种强效麻醉药，但镇痛作用较弱。麻醉时，巴比妥类药物（barbiturate）需要联用止痛剂。静脉给药时，硫喷妥钠和美索比妥（methohexital）等药物通常在 1min 内迅速进入 CNS 并抑制其功能。然而，由于其可快速再分布至其他组织，脑外扩散也非常迅速（图 13.10）。在进入循环的剂量中，每小时只有约 15% 的药物可被肝脏代谢，导致巴比妥类药物可在体内停留较长时间。因此，硫喷妥钠的代谢比其再分布要慢得多。巴比妥类药物可能由于反射性心动过速而引起血压降低，可通过减少脑血流量和耗氧量来降低颅内压。硫喷妥钠在包括美国以内的许多国家已不再供应，而美索比妥仍常用于电休克的治疗。

### F. 苯二氮䓬类药物

苯二氮䓬类药物（benzodiazepine）与麻醉药联合用于镇静和健忘症。最常用的是咪达唑仑（midazolam）。地西泮（diazepam）和劳拉西泮（lorazepam）是替代药物。由于增强了各种神经递质的抑制作用（特别是 GABA），这三种药物在引起镇静的同时均可加剧健忘症的程度。此类药物的心血管抑制作用很小，但都具有潜在的呼吸抑制作用（尤其是静脉注射时）。此类药物在肝脏代谢中具有不同的消除半衰期，红霉素（erythromycin）可能延长咪达唑仑的作用。苯二氮䓬类药物还可诱发暂时性的顺行性失忆，患者保留对过去事件的记忆，但新信息不会转化为长期记忆。因此，在药物的作用消失后，应向患者重复重要的治疗信息。

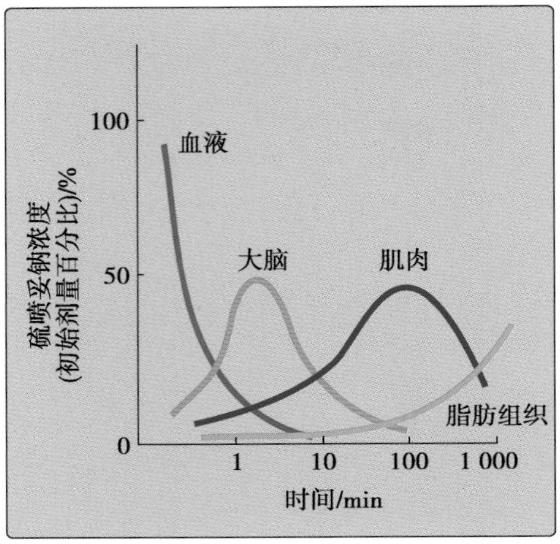

100
50
0
血液
大脑
肌肉
脂肪组织
硫喷妥钠浓度
(初始剂量百分比)/%
1
10
100
1 000
时间/min


图 13.10 硫喷妥钠从大脑到肌肉和脂肪组织的再分布

### G. 阿片类药物

由于具有止痛特性，阿片类药物常与其他麻醉药联合使用。阿片类药物的选择主要基于所需要的持续时间。最常用的阿片类药物是芬太尼（fentanyl）及其同系物舒芬太尼（sufentanil）和瑞米芬太尼（remifentanil），因为它们诱导的无痛作用比吗啡（morphine）更快。此类药物可以通过静脉、硬膜外或鞘内（进入脑脊液）注射给药。阿片类药物有不良的健忘副作用，并且会引起低血压和呼吸抑制，以及恶心和呕吐。纳洛酮（naloxone）可拮抗阿片类药物的作用。

### H. 依托咪酯

依托咪酯（etomidate）是一种用于诱导麻醉的催眠药，但其缺乏止痛活性。其水溶性很差，所以以丙二醇为溶剂。依托咪酯的诱导期快速，且药物作用时间短。该药的优点之一是对心脏和全身血管阻力几乎没有影响，通常仅用于心血管功能不全或危重患者。依托咪酯可抑制与类固醇合成相关的 11β-羟化酶（11-β hydroxylase），可能的不良反应包括降低血浆皮质醇和醛固酮的水平。依托咪酯不应注入较长时间，因为长期抑制这些激素是危险的。注射部位的疼痛、不自主的骨骼肌运动、恶心和呕吐等不良反应较为常见。

### I. 氯胺酮

氯胺酮（ketamine）是一种短效作用的抗 NMDA 受体麻醉药和镇痛药，在深度镇痛作用下，可诱导患者处于一种游离状态，即无意识的状态（但可能是醒着的状态）。氯胺酮可刺激中枢交感神经，引起心脏刺激，以及血压和心输出量的升高。

氯胺酮也是强效的支气管扩张药。因此,其对低血容量、心源性休克及哮喘患者是有益的。相反,氯胺酮禁忌用于高血压或卒中患者。该药具有亲脂性,能很快进入大脑。与巴比妥类药物一样,该药会再分布至其他器官和组织。氯胺酮普遍用于外科手术中,是减少阿片类药物使用的辅助用药。值得注意的是,其可能会引起幻觉,尤其是对于年轻人,而以苯二氮䓬类药物进行预处理对此有所帮助。此外,氯胺酮由于会导致类似于苯环哌啶(phencyclidine,PCP)的梦幻状态和幻觉目前已被禁用。

### J. 右美托咪定

右美托咪定(dexmedetomidine)是一种用于重症监护处置和手术的镇静剂。和可乐定(clonidine)一样,右美托咪定是大脑某些部位 $\alpha_2$ 受体的激动药。右美托咪定具有镇静、镇痛、交感神经阻滞和抗焦虑作用,可钝化许多心血管反应。该药可减少挥发性麻醉药、镇静药和止痛药的用量,但不引起明显的呼吸抑制。在儿童患者中,该药由于致精神错乱作用较弱而得到普遍应用。图 13.11 总结了主要麻醉药的优缺点。

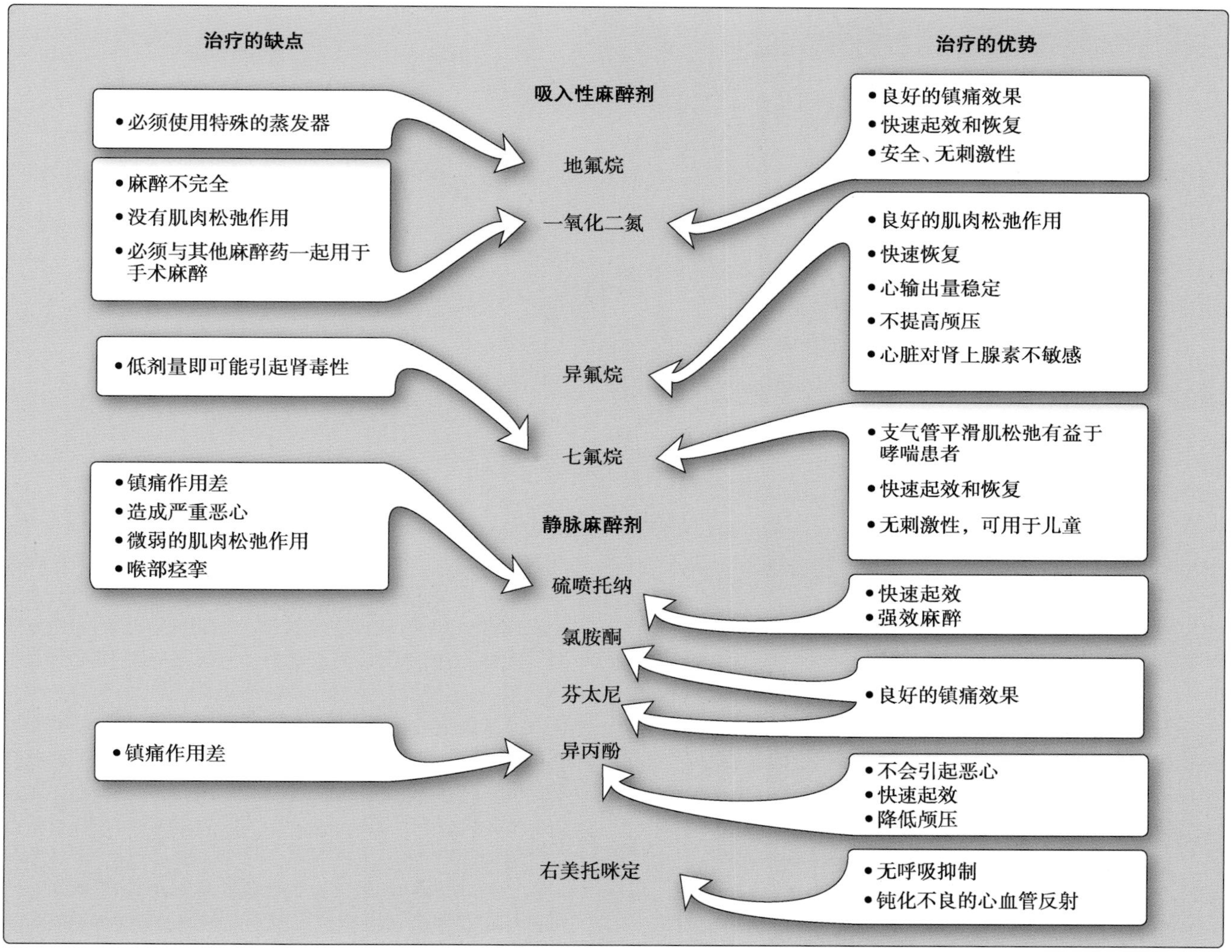
治疗的缺点
治疗的优势
吸入性麻醉剂
•必须使用特殊的蒸发器
地氟烷
•良好的镇痛效果
•快速起效和恢复
•安全、无刺激性
•麻醉不完全
•没有肌肉松弛作用
•必须与其他麻醉药一起用于手术麻醉
一氧化二氮
•良好的肌肉松弛作用
•快速恢复
•心输出量稳定
•不提高颅压
•心脏对肾上腺素不敏感
•低剂量即可能引起肾毒性
异氟烷
七氟烷
•支气管平滑肌松弛有益于哮喘患者
•快速起效和恢复
•无刺激性，可用于儿童
静脉麻醉剂
•镇痛作用差
•造成严重恶心
•微弱的肌肉松弛作用
•喉部痉挛
硫喷托纳
•快速起效
•强效麻醉
氯胺酮
芬太尼
•良好的镇痛效果
•镇痛作用差
异丙酚
•不会引起恶心
•快速起效
•降低颅压
右美托咪定
•无呼吸抑制
•钝化不良的心血管反射

图 13.11 几种麻醉药的优缺点比较

## Ⅵ. 神经肌肉阻滞药

神经肌肉阻滞药在麻醉操作中至关重要,有助于进行气管插管,并在手术中发挥必要的肌肉松弛作用。其作用机制是通过阻断骨骼肌细胞膜上的乙酰胆碱受体。此类药物包括顺阿曲库铵(cisatracurium)、美维库铵(mivacurium)、泮库溴铵(pancuronium)、罗库溴铵(rocuronium)、琥珀胆碱(succinylcholine)和维库溴铵(vecuronium)。

### A. 舒更葡糖

舒更葡糖(sugammadex)是一种选择性弛缓结合药,可以终止罗库溴铵和维库溴铵的作用。其三维结构中心可与神经肌肉阻滞药以 1∶1 的比例进行嵌合,终止其作用并使其溶于水。该药的独特之处在于,其能迅速有效地逆转浅层和深层的神经肌肉阻滞。舒更葡糖主要通过肾脏消除。

## Ⅶ. 局部麻醉药

局部麻醉药(local anesthetic,简称局麻药)可阻滞感觉冲动(sensory impulse)的神经传导,高浓度的局麻药则阻滞从外周到 CNS 的运动冲动。钠离子通道阻滞作用,可阻止动作电位所需的神经细胞膜对钠离子的瞬时通透性增加(图 13.12)。当动作电位的传播被阻断时,感觉就不能从刺激源传输至大脑。局麻药的给药方式包括局部给药、渗透,以及神经轴和神经轴索部位(脊髓、硬膜外或骶部)给药。无髓鞘的小神经纤维对疼痛、温度和自主神经活动最为敏感。从结构上而言,局麻药都包含一个亲脂基团,由酰胺或酯键与碳链连接,另一端与亲水基团连接(图 13.13)。最广泛使用的局部麻醉药包括布比卡因(bupivacaine)、利多卡因(lidocaine)、甲哌卡因(mepivacaine)、罗哌卡因(ropivacaine)和丁卡因(tetracaine)。

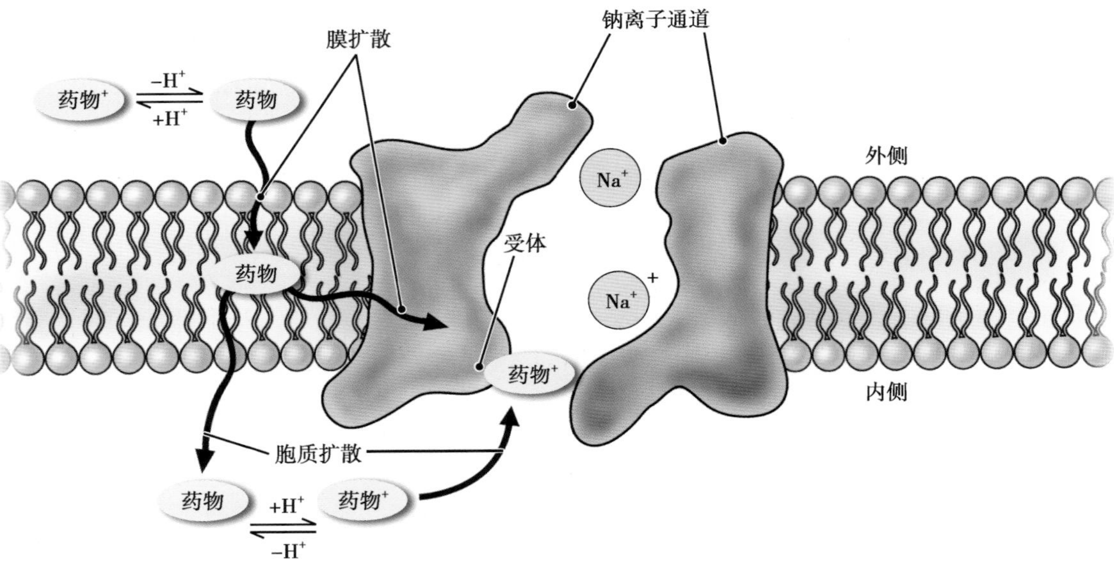

钠离子通道
膜扩散
药物⁺
−H⁺
+H⁺
药物
外侧
Na⁺
受体
药物
Na⁺
药物⁺
内侧
胞质扩散
药物
+H⁺
药物⁺
−H⁺


图 13.12 局麻药的作用机制

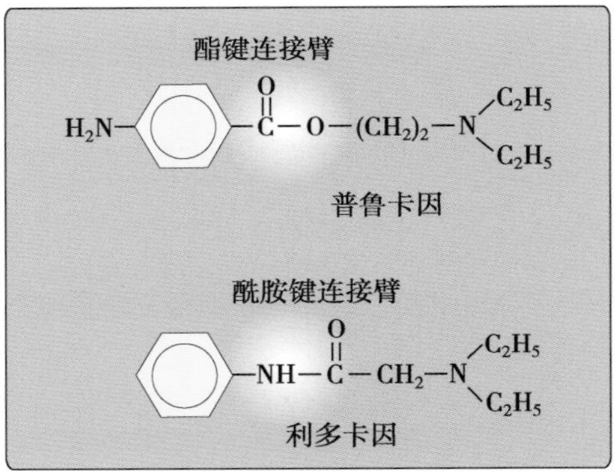

酯键连接臂
普鲁卡因
酰胺键连接臂
利多卡因


图 13.13 酯类和酰胺类麻醉药的代表性结构

### A. 药理作用

局麻药可引起血管扩张,单独使用时,血管扩张会导致药物从作用部位迅速扩散,持续时间较短。通过添加血管收缩剂肾上腺素,可降低局麻药的吸收和扩散速度,将全身毒性降至最低,并延长了药物的作用时间。肝功能不影响局部麻醉的作用时间,因为这是由药物的再分布所决定的,而非生物转化。一些局麻药还具有其他治疗用途。例如,利多卡因还是静脉注射的抗心律失常药。

### B. 起效、效能和持续时间

局麻药的起效受多种因素的影响,包括组织 pH、神经形态、浓度、$pK_a$ 和药物的脂溶性。其中,$pK_a$ 最为重要。$pK_a$ 较低的局麻药起效更快,因为在生理 pH 值下,更多的药物以非解离的形式存在,允许其透过神经细胞膜。一旦到达神经膜,药物的电离形式就与钠离子通道蛋白受体发生相互作用,抑制其功能并实现局部麻醉。感染部位的 pH 值可能降低,可延迟甚至抑制麻醉作用。这些药物的效力和持续时间主要取决于脂溶性,而较高的溶解度与效能和持续时间的增加有关。

### C. 代谢

酰胺的生物转化主要发生在肝脏中。丙胺卡因(prilocaine),一种牙科麻醉剂,也可在血浆和肾脏中代谢,它的一个代谢物可能导致高铁血红蛋白症(methemoglobinemia)。酯类药物主要由血浆胆碱酯酶[cholinesterase,拟胆碱酯酶(pseudocholinesterase)]进行生物转化。拟胆碱酯酶缺乏症患者对酯类局麻药的代谢较慢。肝功能降低的患者易发生毒性作用,因此,不应显著增加局麻药的持续时间。

### D. 过敏反应

患者对局麻药过敏反应的报告是非常常见的,但通常报告的过敏反应实际上是使用肾上腺素的副作用。酰胺类局麻药的真正过敏反应非常少见,而酯类局麻药中普鲁卡因更容易引起过敏,已从大部分市场撤市。对一种酯类药物过敏就可以排除对其他酯类药物的使用,因为引起过敏的成分是所有酯类药物产生的代谢产物——对氨基苯甲酸。相反,对一种酰胺类药物过敏并不能排除对其他酰胺类药物的使用。患者可能对局麻药中的其他化合物过敏，如多剂量小瓶中的防腐剂。

### E. 局麻药的全身毒性

局麻药的中毒血液浓度可能是由于重复注射或单次疏忽大意的静脉注射所致。每种药物都应该计算出一个权重毒性的阈值，这对于儿童、老年人和临产妇尤其重要（他们对局麻药更为敏感）。每次注射前必须准备好吸气设备。局麻药全身毒性（local anesthetic systemic toxicity，LAST）的预兆、症状和时间是不可预知的。任何在注射局麻药后出现的精神状态改变、癫痫或心血管不稳定的患者，必须考虑进行诊断分析。LAST 的治疗可能包括抑制癫痫发作、气道处理和心肺支持。滴注 20% 的脂肪乳剂（脂质抢救治疗）是非常有价值的。图 13.14 总结了部分局麻药的药理特性。

| 特性 | 酯类 •苯佐卡因 •普鲁卡因 •氯普鲁卡因 •丁卡因 •可卡因 | 酰胺类 •布比卡因 •丙胺卡因 •利多卡因 •罗哌卡因 •卡波卡因 |
|---|---|---|
| 代谢 | 快速被血浆胆碱酯酶代谢 | 慢，肝脏 |
| 全身毒性 | 可能性小 | 很可能 |
| 过敏反应 | 可能——对氨基苯甲酸(PABA)衍生物 | 很少见 |
| 溶液稳定性 | 在安瓿瓶中分解(热、光照) | 化学性质非常稳定 |
| 起始作用 | 一般而言很慢 | 中度到快速 |
| $pK_a$ | 高于生理pH值(8.5~8.9) | 接近生理pH值(7.6~8.1) |

| 药物 | 效能 | 起效 | 持续时间 |
|---|---|---|---|
| 布比卡因 | 高 | 慢 | 长 |
| 氯普鲁卡因 | 低 | 快 | 短 |
| 利多卡因 | 低 | 快 | 适中 |
| 卡波卡因 | 低 | 中等 | 适中 |
| 普鲁卡因 | 低 | 快 | 短 |
| 罗哌卡因 | 高 | 中等 | 长 |
| 丁卡因 | 高 | 慢 | 长(脊髓) |

图 13.14 部分局麻药的药理特性总结

## Ⅷ. 麻醉辅助药物

辅助药物是麻醉进行的一个关键部分，包括影响胃肠运动、术后恶心和呕吐、焦虑和镇痛的药物。辅助药物用于协助确保麻醉过程的安全和舒适。

### A. 胃肠道用药

$H_2$ 受体拮抗药［如雷尼替丁（ranitidine）］和质子泵抑制剂［如奥美拉唑（omeprazole）］在应用呼吸设备时有助于减少胃酸的过多分泌。偶尔也使用非颗粒抗酸剂［如柠檬酸钠/柠檬酸（sodium citrate/citric acid）］以快速增加胃内容物的 pH 值。这些药物主要用于产科手术，以及其他发生反流的患者。此外，多巴胺受体拮抗药［如甲氧氯普胺（metoclopramide）］可作为促动力药物加速胃排空及增加食管下括约肌的张力。

### B. 术后恶心呕吐的治疗药物

术后恶心和呕吐在手术期间和术后对于临床医生和患者而言都是一个重大的问题。术后恶心和呕吐的危险因素包括：女性患者、不吸烟者、使用挥发性和亚硝酸麻醉药、手术时间和术后麻醉药的使用。5-$HT_3$ 受体拮抗药［如昂丹西酮（ondansetron）］通常用于预防术后恶心和呕吐，一般在手术结束时使用。对心电图（electrocardiogram，ECG）上 QT 间期较长的患者应给予警示建议。还可使用抗胆碱药和抗组胺药［如异丙嗪（promethazine）］。然而，镇静、精神错乱和神志不清都可能发生于术后时期，尤其是老年患者。糖皮质激素［如地塞米松（dexamethasone）］可用于减少术后恶心和呕吐，其机制尚不清楚，但由于起效时间较长，这些药物通常在手术开始时使用。神经激肽-1（neurokinin-1）拮抗药［如阿瑞吡坦（aprepitant）］也具有减少术后恶心和呕吐的作用。此外，对于有多重危险因素或有术后恶心和呕吐病史的患者，可在术前透皮给予东莨菪碱，但建议谨慎使用，因为其能产生中枢抗胆碱能作用。

### C. 抗焦虑药

焦虑常出现在外科手术中。苯二氮䓬类药物（如咪达唑仑、地西泮）、$\alpha_2$ 受体激动药（如可乐定、右美托咪定）和 $H_1$ 受体拮抗药［如苯海拉明（diphenhydramine）］均可用于缓解焦虑。此外，苯二氮䓬类药物还会引起进行性失忆，这有助于提高手术过程中的舒适度。

### D. 镇痛药

虽然阿片类药物是控制疼痛的主要麻醉药物，但由于外科手术患者使用阿片类药物存在长期风险，因此多模式镇痛得到越来越广泛的应用。非甾体抗炎药［如酮咯酸（ketorolac）、塞来昔布（celecoxib）］是常见的阿片类药物的辅助药物。对于有凝血障碍、消化性溃疡或血小板聚集异常病史的患者应谨慎使用。对乙酰氨基酚（acetaminophen）可同时用于口服和注射，但肝功能损害患者应慎用。GABA 的类似物[如加巴喷丁(gabapentin)、普瑞巴林(pregabalin)]越来越常用于减少术中和术后阿片类药物的用量。其在神经性疼痛和成瘾性药物方面也具有多种用途。NMDA 受体拮抗药氯胺酮也用于减少术中和术后阿片类药物的总用量。麻醉辅助药物的作用如图 13.15 所示。

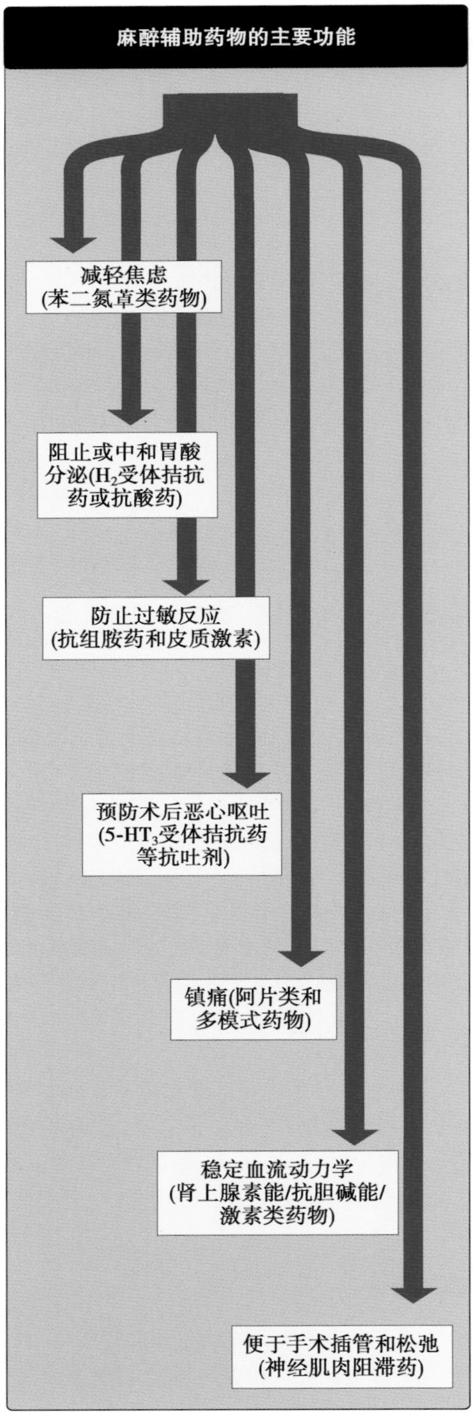
麻醉辅助药物的主要功能
减轻焦虑
(苯二氮䓬类药物)
阻止或中和胃酸
分泌($H_2$受体拮抗
药或抗酸药)
防止过敏反应
(抗组胺药和皮质激素)
预防术后恶心呕吐
(5-$HT_3$受体拮抗药
等抗吐剂)
镇痛(阿片类和
多模式药物)
稳定血流动力学
(肾上腺素能/抗胆碱能/
激素类药物)
便于手术插管和松弛
(神经肌肉阻滞药)

图 13.15 麻醉辅助药物的作用

(臧凌鹤,白仁仁)

## 思考题

扫描二维码

获取思考题

# 第 14 章　阿片类药物

## Ⅰ. 概述

疼痛的控制干预是临床医学面临的最大挑战之一。疼痛被定义为一种不愉快的感觉，可以是急性的，也可以是慢性的，是外周和中枢神经系统（central nervous systems，CNS）复杂的神经化学过程所产生的结果。疼痛是主观的概念，临床医生只能依靠患者对疼痛的感知和描述制订治疗方案。疼痛的缓解取决于疼痛的特定类型（伤害性或神经病理性疼痛）。例如，在发生轻度至中度关节炎疼痛（伤害性疼痛）的情况下，非阿片类镇痛药（nonopioid analgesic），如非甾体抗炎药（nonsteroidal anti-inflammatory drug，NSAID）（参见第 38 章），通常是有效的。神经病理性疼痛对抗惊厥药、三环类抗抑郁药或 5-HT/去甲肾上腺素再摄取抑制剂的反应最好。然而，对于严重的急性或慢性的恶性或良性疼痛，可考虑将阿片类药物（opioids）作为患者可选择的治疗方案（图 14.1）。阿片类药物包括天然的、半合成的或人工合成的化合物，可产生吗啡样的效果（图 14.2）。这些药物可根据其化学结构进行分类（图 14.3）。所有阿片类药物通过与 CNS 中的特定的阿片受体（opioid receptor）结合而产生类似于内源肽类神经递质［如内啡肽（endorphin）、脑啡肽（enkephalin）和强啡肽（dynorphin）］的作用。虽然阿片类药物具有广泛的作用，但其主要用于减轻手术、损伤或慢性疾病引起的剧烈疼痛。不幸的是，阿片类药物的广泛应用会导致具有欣快特性的药物滥用，而逆转阿片类药物作用的拮抗药在临床上的过量使用也值得引起重视（图 14.1）。

**强效激动药**

阿芬太尼 (alfentanil, ALFENTA)
芬太尼 (fentanyl, ABSTRAL, ACTIQ, DURAGESIC, FENTORA, IONSYS, LAZANDA, SUBSYS)
海洛因 (heroin, 仅有通用名)
氢可酮 (hydrocodone, HYSINGLA, LORTAB*, NORCO*, VICODIN*, ZOHYDRO ER)
氢吗啡酮 (hydromorphone, DILAUDID, EXALGO)
羟甲左吗喃 (levorphanol, 仅有通用名)
哌替啶 (meperidine, DEMEROL)
美沙酮 (methadone, DOLOPHINE, METHADOSE)
吗啡 (morphine, ARYMO ER, KADIAN, MORPHABOND, MS CONTIN)
氧可酮 (oxycodone, OXAYDO, OXYCONTIN, PERCOCET*, ROXICODONE)
羟吗啡酮 (oxymorphone, OPANA)
瑞芬太尼 (remifentanil, ULTIVA)
舒芬太尼 (sufentanil, SUFENTA)

**中/低效激动药**

可待因 (codeine, 仅有通用名)

**激动-拮抗混合药和部分激动药**

丁丙诺啡 (buprenorphine, BELBUCA, BUPRENEX, BUTRANS, PROBUPHINE)
布托啡诺 (butorphanol, 仅有通用名)
纳布啡 (nalbuphine, 仅有通用名)
喷他佐辛 (pentazocine, TALWIN)

**拮抗药**

纳洛酮 (naloxone, EVZIO, NARCAN)
纳曲酮 (naltrexone, VIVITROL)

**其他镇痛药**

他喷他多 (tapentadol, NUCYNTA)
曲马朵 (tramadol, CONZIP, ULTRAM)

图 14.1　阿片类镇痛药和拮抗药的通用商品名总结。* 含有对乙酰氨基酚

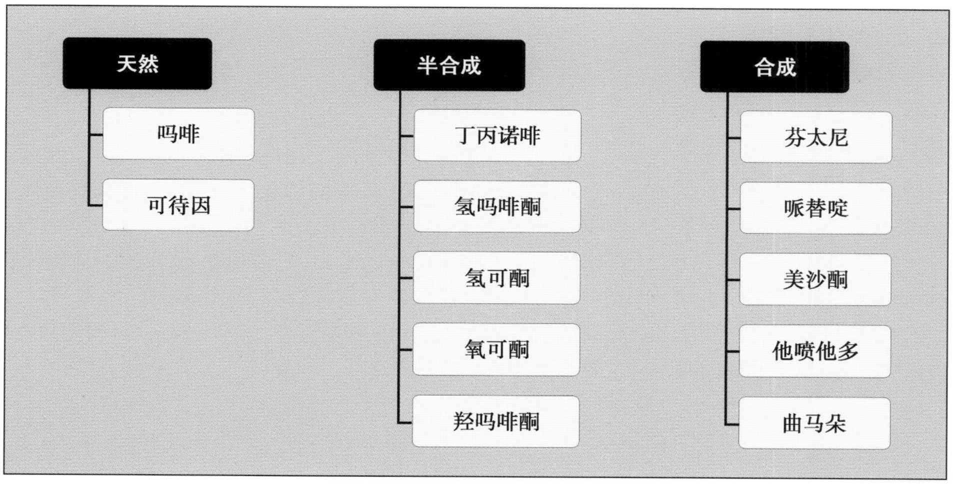
天然
吗啡
可待因
半合成
丁丙诺啡
氢吗啡酮
氢可酮
氧可酮
羟吗啡酮
合成
芬太尼
哌替啶
美沙酮
他喷他多
曲马朵

图 14.2　阿片类药物的来源：天然、半合成及合成三类

| 菲类药物 | 对阿片受体的作用 |
|---|---|
| 吗啡 | 激动药 |
| 可待因 | 激动药 |
| 氧可酮 | 激动药 |
| 羟吗啡酮 | 激动药 |
| 氢吗啡酮 | 激动药 |
| 氢可酮 | 激动药 |
| 羟甲左吗喃 | 激动药 |
| 丁丙诺啡 | 部分激动药/拮抗药 |
| 纳布啡 | 混合激动药/拮抗药 |
| 布托啡诺 | 混合激动药/拮抗药 |
| 纳洛酮 | 拮抗药 |
| **苯并吗啡烷类药物** | |
| 喷他佐辛 | 混合激动药/拮抗药 |
| **苯基哌啶类药物** | |
| 芬太尼 | 激动药 |
| 阿芬太尼 | 激动药 |
| 瑞芬太尼 | 激动药 |
| 舒芬太尼 | 激动药 |
| 哌替啶 | 激动药 |
| **二苯庚烷类药物** | |
| 美沙酮 | 激动药 |
| **苯丙胺类药物** | |
| 曲马朵 | 激动药 |
| 他喷他多 | 激动药 |

图 14.3　阿片类药物的分类及对阿片受体的作用

## Ⅱ. 阿片受体

阿片类药物的主要作用是通过三个受体家族所介导：μ(Mu,MOR)、κ(Kappa,KOR)和δ(Delta,DOR)。每个受体家族对与其结合的药物具有不同的特异性。阿片类药物的镇痛特性主要是由调节热、机械和化学伤害性感受反应的μ受体介导。灰质后角的κ受体也可通过调节对化学和热伤害性感受反应来促进镇痛。而脑啡肽可与外周δ受体产生更具选择性的相互作用。这三种阿片受体都属于G蛋白偶联受体(G protein-coupled receptor,GPCR),均可抑制腺苷酸环化酶(adenylyl cyclase)。相关受体还与离子通道有关,可增加突触后钾离子外流(超极化)或减少突触前钙离子内流,从而阻碍脊髓后角神经元放电和神经递质的释放(图 14.4)。

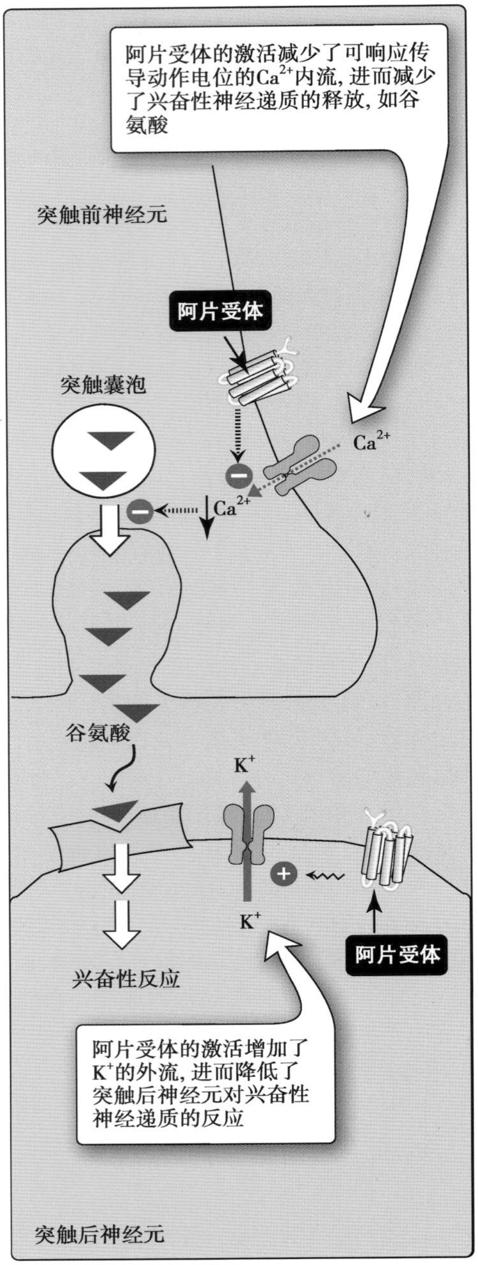

阿片受体的激活减少了可响应传导动作电位的$Ca^{2+}$内流,进而减少了兴奋性神经递质的释放,如谷氨酸
突触前神经元
阿片受体
突触囊泡
$Ca^{2+}$
$Ca^{2+}$
谷氨酸
$K^+$
$K^+$
兴奋性反应
阿片受体
阿片受体的激活增加了$K^+$的外流,进而降低了突触后神经元对兴奋性神经递质的反应
突触后神经元


图 14.4　μ 阿片受体激动药在脊髓中的作用机制

## Ⅲ. 阿片类激动药

吗啡(morphine)是典型的强效μ受体激动药。可待因(codeine)本身的效力较低,是较弱的μ阿片类激动药。目前可用的阿片类药物在受体亲和力、药代动力学特征、可用给药途径和不良反应特征等方面具有许多不同之处。一些阿片类药物也包括被禁止滥用的制剂。图 14.5 总结了阿片类药物的主要临床特性。

| 阿片类药物 | 给药途径 | 结　论 |
| --- | --- | --- |
| 吗啡 | PO(IR和ER)、PR、IM、IV、SC、IA、SL、EA | • 具有阿片类药物的副作用，经肝脏代谢且可与P-gp结合<br>• 活性代谢产物通过肾脏消除，肾积累可产生损害<br>• 代谢产物M3G无镇痛作用，但具有神经兴奋性<br>• 代谢产物M6G的活性是母体药物的2~4倍；积累会导致过度镇静和呼吸抑制<br>• 禁止药物滥用 |
| 美沙酮 | PO、IV、IM、SC | • 不产生活性代谢产物<br>• 外消旋混合物<br>　• **可被多种CYP450同工酶代谢：药物相互作用风险较高**<br>　• **P-gp底物**<br>• 较长且可变的半衰期会增加药物过量的风险<br>• 亲脂性强并可重分布至脂肪组织储存<br>• 镇痛时间比消除半衰期短得多；反复给药可导致蓄积<br>• 可延长QTc间期，引起尖端扭转<br>• 警告：从美沙酮变换为其他阿片类药物时应谨慎，因为等效镇痛剂量变化较大 |
| 芬太尼 | IV、EA、IA、TD、OTFC、SL、口腔、鼻内 | • 不生成活性代谢产物；可供肾功能不全患者选择，但应谨慎使用<br>• 可被CYP3A4代谢<br>• 活性比吗啡强100倍<br>• 与吗啡相比，组胺释放、镇静和便秘等不良反应较少 |
| 氧可酮 | PO(IR和CR) | • 可被CYP2D6和CYP3A4代谢<br>• 黑框警告：CYP3A4相关的药物相互作用<br>• 与吗啡相比，组胺释放和恶心的发生更少<br>• 禁止药物滥用 |
| 羟吗啡酮 | PO(IR和ER)、IV | • 与其他立即释放的阿片类药物相比，作用和消除半衰期(8h)更长<br>• 口服生物利用度随进食而增加<br>• 应在进食后1~2h给药<br>• 与酒精同时使用时，生物利用度会增加 |
| 氢吗啡酮 | PO(IR和ER)、PR、IV、SC、EA、IA | • 通过葡萄糖醛酸化代谢为H6G和H3G并经肾脏消除，对肾功能不全者具有CNS副作用<br>• 禁止药物滥用 |
| 氢可酮 | (IR和ER) | • 可生成活性代谢产物羟吗啡酮<br>• 可被CYP2D6和CYP3A4代谢<br>• 禁止药物滥用 |
| 他喷他多 | PO(IR和ER) | • 具有中枢镇痛作用；具有μ激动药活性，并可抑制去甲肾上腺素的再摄取<br>• 可有效治疗外伤性和神经性疼痛<br>• 主要经葡糖醛酸化途径代谢；没有CYP450相互作用<br>• 易感患者可能发生癫痫发作和血清素综合征 |
| 曲马朵 | PO(IR和ER)、局部给药 | • 可发生Ⅰ相和Ⅱ相代谢；CYP2D6、CYP2B6和CYP3A4参与代谢；具有药物相互作用<br>• 血清素综合征可能是由于药物相互作用而引起的<br>• CI治疗12岁以下儿童的疼痛<br>• CI用于18岁以下儿童扁桃体/咽扁桃体切除后治疗<br>• 不建议肥胖、严重性肺部疾病或睡眠呼吸暂停的12~18岁的患者使用<br>• 由于存在母乳喂养婴儿的不良反应，不建议进行母乳喂养的母亲使用<br>• 警告：<br>　• 剂量依赖性的肾损害<br>　• 建议评估严重肝损伤患者的剂量 |
| 可待因 | PO、SC | • 前药：可经CYP2D6代谢生成活性药物吗啡<br>• 可被CYP2D6快速代谢而产生毒性<br>• CYP2D6抑制剂可防止可待因转化为吗啡，从而抑制其疼痛控制的疗效<br>• 肾功能不全患者禁用<br>• 仅用于轻度或中度疼痛<br>• CI治疗12岁以下儿童的疼痛或咳嗽<br>• CI用于18岁以下儿童扁桃体/咽扁桃体切除后的治疗<br>• 不建议肥胖、严重性肺部疾病或睡眠呼吸暂停的12~18岁患者使用<br>• 由于存在母乳喂养婴儿的不良反应，不建议进行母乳喂养的母亲使用 |
| 哌替啶 | PO、IV、SC、EA、IA | • 不建议作为一线阿片类药物<br>• 对于肾功能不全者，其活性代谢产物去甲杜冷丁会发生蓄积，导致毒性<br>• 纳洛酮不能对抗去甲杜冷丁的副作用；可导致癫痫恶化<br>• 老年患者、肾功能不全患者或慢性疼痛患者禁用 |
| 丁丙诺啡 | SL、TD、IM、IV、口腔(黏膜)给药、植入 | • 作用时间长；亲脂性强<br>• 纳洛酮可不完全逆转其作用<br>• 可被CYP3A4代谢；注意与强CYP3A4抑制剂或诱导剂的药物相互作用<br>• 可延长QTc间期<br>• 透皮贴剂每7天使用1次<br>• 禁止药物滥用 |

CI：禁忌；CR：控释；EA：硬膜外麻醉；H3G：羟吗啡酮-3-葡萄糖醛酸；H6G：羟吗啡酮-6-葡萄糖醛酸；IA：鞘内麻醉；IM：肌内注射；IR：立即释放；IV：静脉注射；M3G：吗啡-3-葡萄糖醛酸；M6G：吗啡-6-葡萄糖醛酸；OTFC：口服透黏膜芬太尼枸橼酸盐；PO：口服给药；PR：直肠给药；SC：皮下给药；SL：舌下给药；TD：经皮给药。
注：缓释药物可由许多不同的缩略语加以表示，如CR(控释)、LA(长效)、ER(缓释)。

图 14.5　部分阿片类药物临床相关性能总结

### A. 吗啡

1. 作用机制：吗啡和其他阿片类药物通过与 CNS 神经细胞膜和其他组织结构（如胃肠道和膀胱的平滑肌）中阿片受体的立体专一性的相互作用而发挥镇痛作用。吗啡对 μ 阿片受体具有一定的选择性，但对 κ 和 δ 受体也有一定的亲和力。吗啡还能抑制神经末梢疼痛性刺激而促进许多兴奋性神经递质的释放。图 14.6 列举了吗啡和其他阿片类药物的治疗用途。

| 治疗用途 | 结论 |
|---|---|
| 镇痛 | 吗啡是阿片类激动药的原型。阿片类药物用于外伤、癌症和其他类型的严重疼痛 |
| 治疗腹泻 | 阿片类药物可降低肠圆形平滑肌的运动，增加肠圆平滑肌的张力<br>[注：常用的药物包括地芬诺酯和洛哌丁胺(参见第40章)] |
| 镇咳 | 吗啡可抑制咳嗽反射，但常用药物为可待因和右美沙芬 |
| 治疗急性肺水肿 | 静脉注射吗啡可显著缓解与左心室衰竭相关的肺水肿引起的呼吸困难，作用机制可能是其血管扩张作用，这实际上减少了心脏的前负荷和后负荷，以及病人所承受的焦虑 |
| 麻醉 | 阿片类药物被用作麻醉前药物，用于全身和脊髓麻醉，以及术后镇痛 |

图 14.6 阿片类药物的主要临床应用

2. 药理作用

a. **镇痛**：吗啡和其他阿片类药物通过提高脊髓水平的疼痛阈值和改变大脑对疼痛的感知来缓解疼痛。代表性阿片激动药的最大镇痛效能如图 14.7 所示。

b. **欣快感**：吗啡能产生强烈的满足感和幸福感。这种神经兴奋可能是对腹侧被盖区含有的多巴胺能神经元的去抑制作用所引起的。

c. **呼吸作用**：吗啡通过降低髓质呼吸中枢神经元对二氧化碳的反应性而引起呼吸抑制。在吗啡的普通剂量下，之前没有阿片类药物接触史的患者可能发生这一副作用，并可能随着剂量的增加而加重，直至最终呼吸停止。呼吸抑制是阿片类药物急性过量致死的最常见原因。对这种作用的耐受性随着重复剂量的增加而发展，允许在正确剂量下更安全地滴注吗啡治疗疼痛。

d. **抑制咳嗽反射**：吗啡和可待因均有镇咳作用。一般而言，抑制咳嗽与阿片类药物的镇痛和呼吸抑制性质没有密切关系。参与镇咳作用的受体似乎不同于参与镇痛的受体。

e. **缩瞳**：吗啡引起的针尖样瞳孔（图 14.8）是由 μ 和 κ 受体刺激而引起的。这一不良反应几乎没有耐受性。（注：准确的诊断非常重要，因为昏迷和呼吸抑制等许多原因会导致扩瞳。）

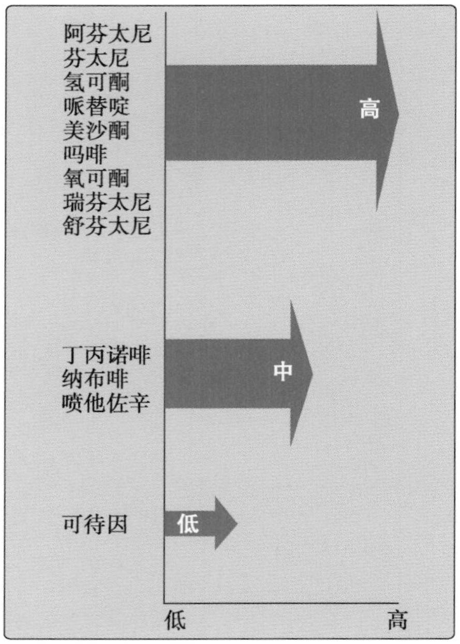
阿芬太尼
芬太尼
氢可酮
哌替啶
美沙酮
吗啡
氧可酮
瑞芬太尼
舒芬太尼
高
丁丙诺啡
纳布啡
喷他佐辛
中
可待因
低
低
高

图 14.7 阿片受体激动药的效能比较

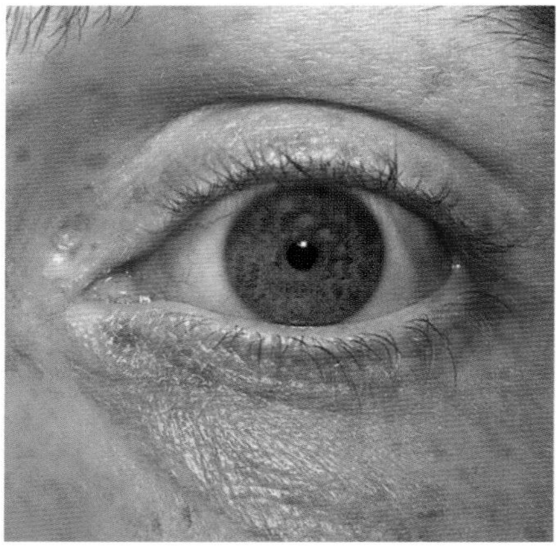

图 14.8 与吗啡使用相关的针尖样瞳孔

f. **呕吐**：吗啡可直接刺激化学受体触发区，导致呕吐。

g. **胃肠道反应**：吗啡通过降低肠道平滑肌的运动并增加其张力来缓解腹泻。此外，吗啡还增加肛门括约肌的肌张力。吗啡和其他阿片类药物可引起便秘，耐受程度发展不大。由于可引起胆囊和胆道括约肌收缩，吗啡还会增加胆道压力。

h. **心血管**：吗啡在低剂量时对血压或心率没有主要影响，但在高剂量时可能引发低血压和心动过缓。由于呼吸抑制和二氧化碳潴留，吗啡可引起脑血管扩张并增加脑脊液压力。头部创伤或严重脑损伤患者禁用吗啡。

i. **组胺释放**：吗啡可促进肥大细胞释放组胺，引起荨麻疹、出汗和血管扩张。由于吗啡会引起支气管收缩，所以哮喘患者应谨慎使用。

j. **激素作用**：由于吗啡可抑制下丘脑-垂体-性腺轴（hypothalamic-pituitary-gonadal axis，HPA），所以长期使用吗啡可能导致阿片诱导的雄激素缺乏，导致性激素的产生减少，特别是睾酮（testosterone），进而引起多种临床症状（图 14.9）。

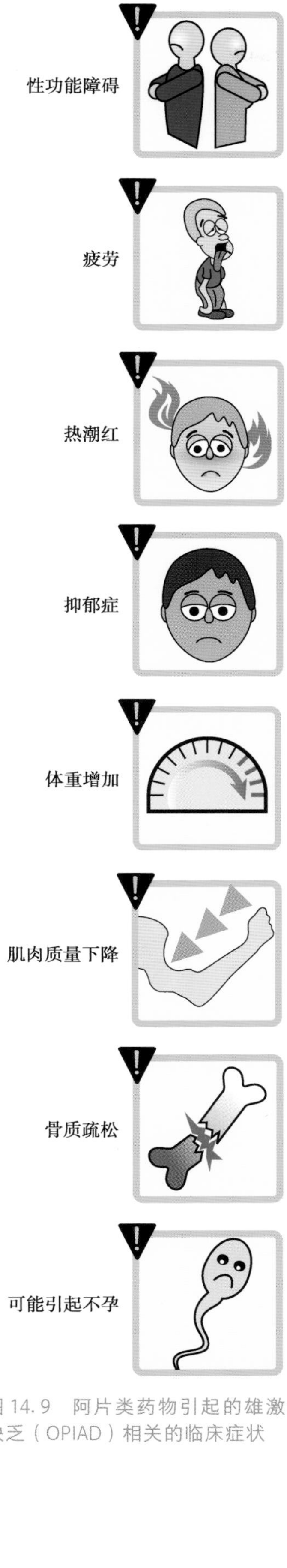
性功能障碍
疲劳
热潮红
抑郁症
体重增加
肌肉质量下降
骨质疏松
可能引起不孕

图 14.9　阿片类药物引起的雄激素缺乏（OPIAD）相关的临床症状

k. **分娩**：吗啡可通过短暂地降低子宫收缩的强度、持续时间和频率来延长第二产程。

3. 药代动力学

a. **给药**：吗啡具有线性的药代动力学特征。吗啡口服后吸收缓慢且不稳定。缓释口服制剂具有更一致的血浆水平。由于吗啡具有显著的肝脏首关代谢，所以皮下和静脉注射更为可靠。

b. **分布**：吗啡可迅速进入全身组织，包括孕妇腹中的胎儿，因此不应用于分娩镇痛。具有毒瘾的母亲所生产的婴儿会对阿片类药物产生生理依赖性，如果不给予阿片类药物，会表现出戒断症状。只有一小部分吗啡可透过血-脑屏障（blood-brain barrier，BBB），因为吗啡是常见的阿片类药物中亲脂性最低的药物。相反，脂溶性较强的阿片类药物，如芬太尼（fentanyl）和美沙酮（methadone），很容易透过 CNS。

c. **代谢**：吗啡可与肝脏中的葡糖醛酸结合生成两种活性代谢产物，即吗啡-6-葡萄糖苷酸（morphine-6-glucuronide，M6G）和（morphine-3-glucuronide，M3G），两者均通过肾排泄。M6G 是一种非常有效的止痛药，而 M3G 没有镇痛作用，但会引起神经兴奋。当无阿片接触史的患者全身给药时，吗啡的作用持续时间为 4~5h。由于低亲脂性阻止了硬膜外间隙的再分布，所以硬脑膜外注射时，持续时间要长得多。

4. 不良反应：所有阿片类药物都表现出诸多常见的不良反应（图 14.10）。大多数 μ 受体激动药可能引发严重的呼吸抑制，并可能导致急性阿片过量死亡。呼吸障碍（如阻塞性睡眠呼吸暂停、肺气肿或肺心病）患者的呼吸启动可能被抑制，因此阿片类药物的使用应得到密切监测。阿片类药物引起的便秘（opioid-induced constipation，OIC）也是一种常见的不良反应。初始给药应包括非处方兴奋性泻药，如番泻叶（senna）。外周作用于 μ 阿片受体的拮抗药是治疗 OIC 的处方药，如甲基纳曲酮（methylnaltrexone）、纳洛塞醇（naloxegol）和纳地美定（naldemedine）。[注：鲁比前列酮（lubiprostone）是氯离子通道激活药，用于 OIC 和胃肠过敏综合征。]肝病和肾功能不全患者应慎用吗啡。

5. 耐受性和生理依赖性：反复使用会对吗啡的呼吸抑制、镇痛、欣快、呕吐和镇静作用产生耐受性，但缩瞳和便秘不会产生耐受性。吗啡和其他激动药可发生生理和心理性依赖。戒断会引起一系列的自主神经、运动和心理反应。尽管戒断效应导致的死亡是罕见的，但这些不良反应可能是较为严重的。

6. 药物相互作用：其他药物可能与吗啡发生药物相互作用。与吩噻嗪类药物、单胺氧化酶抑制药（monoamine oxidase inhibitor，MAOI）和苯二氮䓬类药物等 CNS 抑制药联用会增强吗啡的抑制作用。阿片类药物处方指南提示临床医生避免同时开具阿片类药物和苯二氮䓬类药物。相应的黑框警告也标识在阿片类药物和苯二氮䓬类药物的标签中，提醒医生和患者注意这种危险的药物联用。

## B. 可待因

可待因是一种天然的阿片类药物，与吗啡相比，该药是一种较弱的镇痛药，用于治疗轻中度疼痛。可待因的镇痛作用是由 CYP2D6 酶将其转化为吗啡而产生的。不同患者的 CYP2D6 活性各不相同，超速代谢可能产生更多的吗啡，可能引起药物

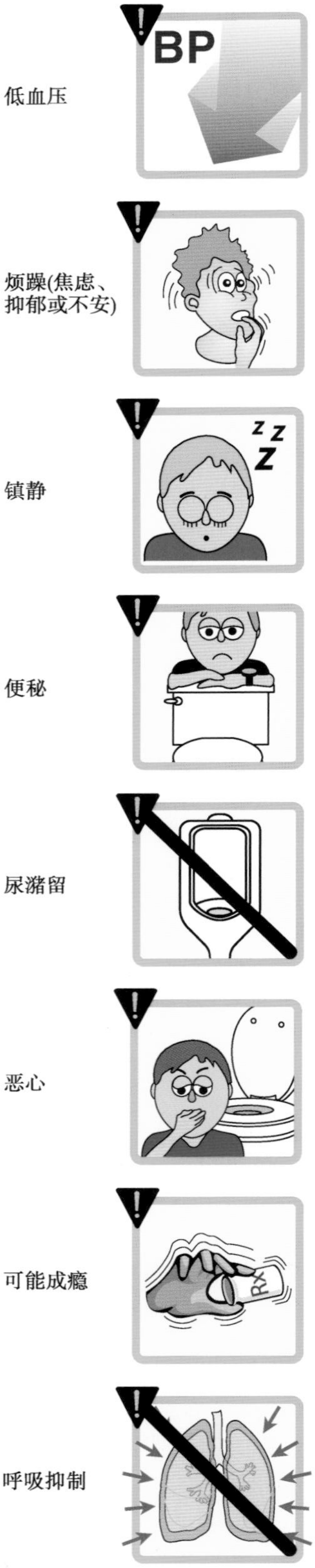

BP
低血压
烦躁(焦虑、抑郁或不安)
镇静
便秘
尿潴留
恶心
可能成瘾
RX
呼吸抑制


图 14.10 阿片类药物的常见不良反应

过量和毒性。据报道,扁桃体切除或腺样体切除术后的儿童在接受可待因治疗时,存在呼吸抑制和死亡的风险。可待因可与对乙酰氨基酚(acetaminophen)联用治疗疼痛。该药在非镇痛剂量下还具有良好的镇咳活性。右美沙芬(dextromethorphan)是一种合成止咳药,在通常的镇咳剂中,并没有相对的镇痛作用,而且滥用的可能性也低得多。在大多数需要抑制咳嗽的情况下,右美沙芬比可待因更好。

### C. 氧可酮和羟吗啡酮

氧可酮(oxycodone)和羟吗啡酮(oxymorphone)具有口服活性,分别是吗啡和可待因的半合成类似物。肠道外给药的羟吗啡酮的效力大约是吗啡的 10 倍,但口服给药时,其效力下降到吗啡的 3 倍左右。羟吗啡酮可用于立即释放和延长释放的口服制剂。该制剂没有与 CYP450 酶系统相关的临床药物相互作用。氧可酮的效力大约是吗啡的两倍,目前应用的制剂包括直接释放和缓释制剂,可单独使用,也可与对乙酰氨基酚、阿司匹林(aspirin)或布洛芬(ibuprofen)联合使用。氧可酮主要通过 CYP2D6 和 CYP3A4 酶进行代谢。

### D. 氢吗啡酮和氢可酮

氢吗啡酮(hydromorphone)和氢可酮(hydrocodone)是具有口服活性的吗啡和可待因半合成类似物。口服氢吗啡酮的效力大约是口服吗啡的 4~7 倍。由于肾功能不全患者的活性代谢产物累积较少,该药优于吗啡。氢可酮是氢吗啡酮的甲醚衍生物,但比氢吗啡酮的镇痛作用更弱,口服镇痛效果与吗啡相当,通常与对乙酰氨基酚或布洛芬联用治疗中重度疼痛。该药也可用于镇咳。氢可酮可在肝脏中被代谢位多种代谢产物,其中一条代谢途径是通过 CYP2D6 而生成氢吗啡酮。

### E. 芬太尼

芬太尼(fentanyl)是一种与哌替啶(meperidine)相关的化学合成阿片类药物。芬太尼的镇痛效力是吗啡的 100 倍,用于麻醉和急性疼痛。该药物具有高度的亲脂性,起效迅速,作用时间较短(15~30 min),通常采用静脉注射、硬脑膜外或鞘内注射给药。芬太尼可联合局麻药为分娩和术后疼痛提供硬膜外镇痛作用。静脉注射芬太尼用于麻醉,具有镇痛和镇静作用。许多经黏膜和鼻腔快速起效的芬太尼制剂可用于治疗阿片类药物耐受性患者的癌症疼痛。透皮贴片可在皮肤中实现药物的储存,能够延迟释放至少 12 h,并持续释放药物。该贴片用于治疗慢性重度疼痛。芬太尼禁用于阿片类药物过敏患者,且不应用于急性或术后疼痛的治疗。芬太尼可被 CYP3A4 代谢为无活性的代谢产物,抑制这种同工酶的药物可增强芬太尼的作用。

### F. 舒芬太尼、阿芬太尼、瑞芬太尼和卡芬太尼

舒芬太尼(sufentanil)、阿芬太尼(alfentanil)、瑞芬太尼(remifentanil)和卡芬太尼(carfentanil)是与芬太尼相关的合成阿片类激动药。这些药物的效力和代谢情况不同。舒芬太尼和卡芬太尼比芬太尼更有效,而另外两种药物的活性更弱、作用时间更短。舒芬太尼、阿芬太尼和瑞芬太尼在需要麻醉的手术过程中用于镇痛和镇静。卡芬太尼的效力是芬太尼的 100

倍，该药没有应用于临床实践中，但具有毒理学意义，因为其与海洛因类似，可引起与阿片类药物有关的死亡。

### G. 美沙酮

美沙酮是一种口服有效的合成阿片类药物，与吗啡相比具有可变的镇痛药效。美沙酮是一种 μ 受体激动药，也是 *N*-甲基-D-天冬氨酸（*N*-methyl-D-aspartate，NMDA）受体拮抗药，同时是去甲肾上腺素和 5-HT 再摄取抑制药。因此，美沙酮可有效治疗伤害性疼痛和神经病理性疼痛。该药也可用于阿片类药物的戒断和维持治疗，其戒断综合征比其他阿片类药物更温和，但更持久（数天至数周）。与吗啡相比，美沙酮引起的兴奋较少，持续时间较长。与吗啡不同的是，美沙酮口服后吸收良好，虽也会引起便秘，但比吗啡轻微。

了解美沙酮的药代动力学对确保其正确使用是很重要的。口服后，美沙酮在肝脏中进行生物转化，几乎全部通过粪便排泄。该药亲脂性很强，可迅速分布至全身，并在再分配和消除过程中缓慢释放。这意味着其半衰期从 12 h 到 40 h 不等，甚至可能延长至 150 h。尽管半衰期很长，但实际镇痛时间仅为 4~8 h。稳态的到达可能会有显著的变化，从 35 h 到 2 周不等，因此应每 5~7 d 进行 1 次剂量调整。重复给药后，由于美沙酮半衰期延长而引起累积，进而导致毒性。当处方开具者不清楚该药的较长半衰期特性、与其他阿片类药物之间的不完全交叉耐受性，以及避免毒性累积的药量指南时，可能会导致药物过量。由于涉及多个 CYP450 同工酶参与代谢，以及一些已知的遗传多态性的影响，导致美沙酮的代谢是可变的，容易受到许多药物间相互作用的影响。

美沙酮可产生与吗啡一样的生理依赖性，但由于缺乏活性代谢产物，其神经毒性比吗啡更弱。此外，美沙酮还会延长 $QT_c$ 间隔，引起点状突起，这可能是由于与心脏钾离子通道的相互作用而引发的，因此建议监测患者的常规心电图（ECG）及基线。

### H. 哌替啶

哌替啶是一种低效能的合成阿片类药物，在结构上与吗啡并无关联，用于急性疼痛的治疗。哌替啶是一种 κ 受体激动药，也具有一定的 μ 受体激动活性。其亲脂性很强，也具有抗胆碱能作用，与其他阿片类药物相比，引起精神错乱的风险增加。哌替啶可生成活性代谢产物去甲哌替啶（normeperidine），具有潜在的神经毒性。去甲哌替啶通过肾脏排泄，对于肾功能不全的患者，代谢产物的累积可能导致精神错乱、反射亢进、肌阵挛和癫痫发作。由于作用时间较短，且具有潜在的毒性作用，哌替啶只用于短期（≤48 h）疼痛的治疗。此外，哌替啶不应用于老年患者或肾功能不全、肝功能不全、先前存在呼吸损害或最近使用过 MAOI 的患者。据报道，患者联用哌替啶和选择性 5-HT 再摄取抑制剂（selective serotonin reuptake inhibitor，SSRI）可能会引起 5-HT 综合征（serotonin syndrome）。

## Ⅳ. 部分激动药和激动-拮抗混合药

部分激动药可与阿片受体结合，但其内在活性比完全激动药弱（参见第 2 章）。这些药物的药理作用存在一个上限。刺激一个受体但拮抗另一个受体的药物被称为激动-拮抗混合药（mixed agonist-antagonist）。此类药物的作用取决于先前对阿片类药物的暴露。在那些未接触过阿片类药物的个体中，激动-拮抗混合药显示出激动药的活性，并用于缓解疼痛。在完全激动药存在的情况下，激动-拮抗混合药可能会引起阿片戒断症状。

### A. 丁丙诺啡

丁丙诺啡（buprenorphine）可对 μ 受体发挥强效的部分激动作用，而对 κ 受体发挥拮抗作用。与吗啡相比，丁丙诺啡脂溶性更强，且由于对阿片受体具有较高的亲和力，药物作用持续时间较长。由于对 μ 受体的高亲和力，丁丙诺啡可以取代结合位点的 μ 受体完全激动药，导致阿片依赖性患者的戒断症状。由于对 μ 受体的部分激动活性，丁丙诺啡具有"上限效应"（ceiling effect），可比完全激动药产生较少的欣快作用和较低的滥用可能。此外，与完全激动药相比，该药引起呼吸抑制的风险可能更低，除非与 CNS 抑制剂（如苯二氮䓬类药物）联用。丁丙诺啡可制备成舌下、黏膜、口腔、肠外、皮下和透皮给药的制剂，主要用于治疗中度至重度疼痛。因其能够抑制阿片戒断症状，拮抗其他 μ 受体激动药，减少常用剂量，某些丁丙诺啡制剂（如舌下和皮下给药）可用于阿片成瘾药物的辅助治疗。与美沙酮不同的是，该药只有在专门的诊所才可用于阿片解毒或维持，也可用于阿片依赖的治疗。相较于美沙酮，丁丙诺啡的戒断症状更短、更轻（图 14.11）。该药的不良反应包括呼吸抑制[不易被纳洛酮（naloxone）逆转]、血压下降（极少情况下会增加血压）、恶心和头晕。此外，丁丙诺啡与 $QT_c$ 间隔时间延长有关。虽然这种效应的临床显著性存在争议，但一些丁丙诺啡药品的标签中包含了剂量限制说明。当考虑使用丁丙诺啡时，需要评估的危险因素包括心血管因素和可能延长 $QT_c$ 间隔的联用药物。

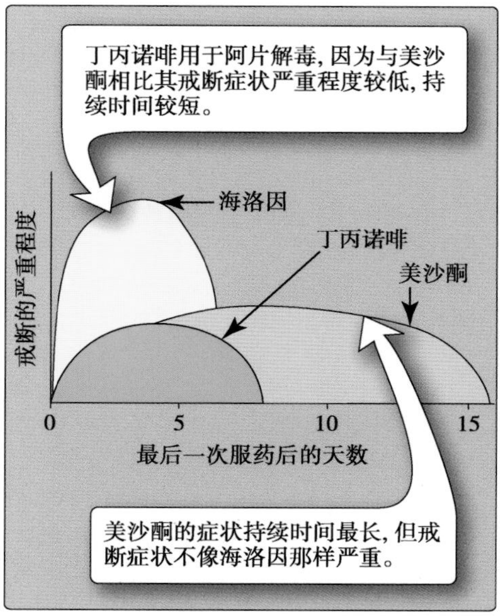
丁丙诺啡用于阿片解毒，因为与美沙酮相比其戒断症状严重程度较低，持续时间较短。
海洛因
丁丙诺啡
美沙酮
戒断的严重程度
0
5
10
15
最后一次服药后的天数
美沙酮的症状持续时间最长，但戒断症状不像海洛因那样严重。

图 14.11　海洛因、丁丙诺啡和美沙酮等阿片类药物突然停药后戒断症状的严重程度

### B. 潘他唑新

潘他唑新(pentazocine),也常称为镇痛新,一方面对 κ 受体发挥激动作用,另一方面对 μ 受体发挥弱拮抗或部分激动作用。潘他唑新可以口服,也可以通过肠道外途径给药。与吗啡相比,潘他唑新产生的欣快感较少,但在较高剂量下,可引发呼吸抑制、血压升高、心动过速和幻觉等不良反应。由于这些副作用,潘他唑新很少用于疼痛的治疗。尽管潘他唑新具有拮抗作用,但其不拮抗吗啡引起的呼吸抑制,还可降低吗啡使用者的戒断症状。由于潘他唑新具有升高血压的风险,心绞痛或冠心病患者应慎用。

### C. 纳布啡和布托啡诺

纳布啡(nalbuphine)和布托啡诺(butorphanol)也属于阿片受体激动-拮抗混合药。同潘他唑新一样,两药在治疗慢性疼痛中仅发挥有限的作用。目前临床上有布托啡诺的鼻用喷雾剂,用于治疗严重头痛,但可能存在药物滥用以及两种药物的注射剂型。两药引起精神错乱的风险低于潘他唑新。与潘他唑新和布托啡诺相比,纳布啡不影响心脏功能,也不会升高血压。这三种药物的一个重要优势是对呼吸抑制表现出上限效应。

## V. 其他镇痛药

### A. 他喷他多

他喷他多(tapentadol)是一种中枢镇痛药,是 μ 阿片受体的激动药和去甲肾上腺素再摄取的抑制药,用于治疗中重度急慢性疼痛,如与糖尿病外周神经病变相关的神经病理性疼痛。他喷他多主要包括立即释放和缓释两种剂型。该药主要通过葡糖醛酸化代谢为非活性代谢产物,并不会抑制或诱导 CYP450 酶系统。由于他喷他多不会产生活性代谢产物,因此对于轻中度肾损害患者,不必调整剂量。此外,在过去 14 d 内接受 MAOI 治疗的患者应避免使用他喷他多。

### B. 曲马朵

曲马朵(tramadol)是一种中枢镇痛药,主要作用于 μ 阿片受体。该药通过 CYP2D6 酶进行广泛代谢,可产生一种活性代谢产物。与母体化合物相比,其对 μ 受体具有更高的亲和力。此外,曲马朵具有较弱的去甲肾上腺素和 5-HT 再摄取抑制活性,可用于治疗中重度疼痛。值得注意的是,与吗啡相比,曲马朵的呼吸抑制作用更弱。服用纳洛酮只能部分逆转曲马朵的毒性,并可增加癫痫发作的风险。目前,已有曲马朵引起过敏反应的报道。此外,过量或与 SSRI、MAOI 和三环类抗抑郁药物间的相互作用会导致 CNS 兴奋和癫痫发作等不良反应。有癫痫发作史的患者需慎用曲马朵。与其他作用于 μ 阿片受体的药物一样,曲马朵也存在药物滥用风险。

## VI. 拮抗药

阿片类拮抗药与阿片受体具有较高的亲和力,但不能激活受体介导的反应。对未服用过阿片类药物的患者,给予阿片拮抗药不会产生深入的影响。在阿片依赖性患者中,拮抗药可迅速逆转激动药(如吗啡或任何 μ 完全激动药)的作用,并减弱阿片戒断的症状。图 14.12 总结了阿片类药物戒断的主要体征和症状。

### A. 纳洛酮

纳洛酮是一种 μ、κ、δ 阿片受体的完全拮抗药,其对 μ 受体的亲和力比 κ 受体高 10 倍。纳洛酮能快速取代所有与受体结合的阿片类药物,并逆转吗啡的过量作用,如呼吸抑制及静脉注射 1~2 min 后的昏迷。纳洛酮可通过肌内注射、皮下及鼻内给药,起效时间为 2~5 min。然而,由于存在首关代谢,纳洛酮口服药物很少用于临床治疗。纳洛酮的半衰期为 30~81 min,治疗药物过量及恢复的患者可能会出现呼吸抑制,这主要取决于阿片类药物的吸收和剂型。(注:由于丁丙诺啡对 μ 受体具有较高的亲和力,纳洛酮需要给予较高的剂量和较长的持续时间才能逆转其作用。)

纳洛酮具有社区供应的自我注射剂及鼻内吸入剂,用于治疗涉及海洛因或阿片类处方药的过量。处方开具者必须告知患者及家属注意这些药品的作用,并予以适当的使用指导,避免用药过量。

### B. 纳曲酮

纳曲酮(naltrexone)与纳洛酮的作用相似,但其作用持续时间更长且可口服给药。例如,单次口服给予纳曲酮可在 24 h 内阻断注射海洛因的作用,肌内注射给药的阻断作用长达 30 d。纳曲酮可与可乐定联合使用(有时与丁丙诺啡)用于阿片类药物的快速解毒。纳曲酮可引起肝毒性,建议用药时监测肝功能。

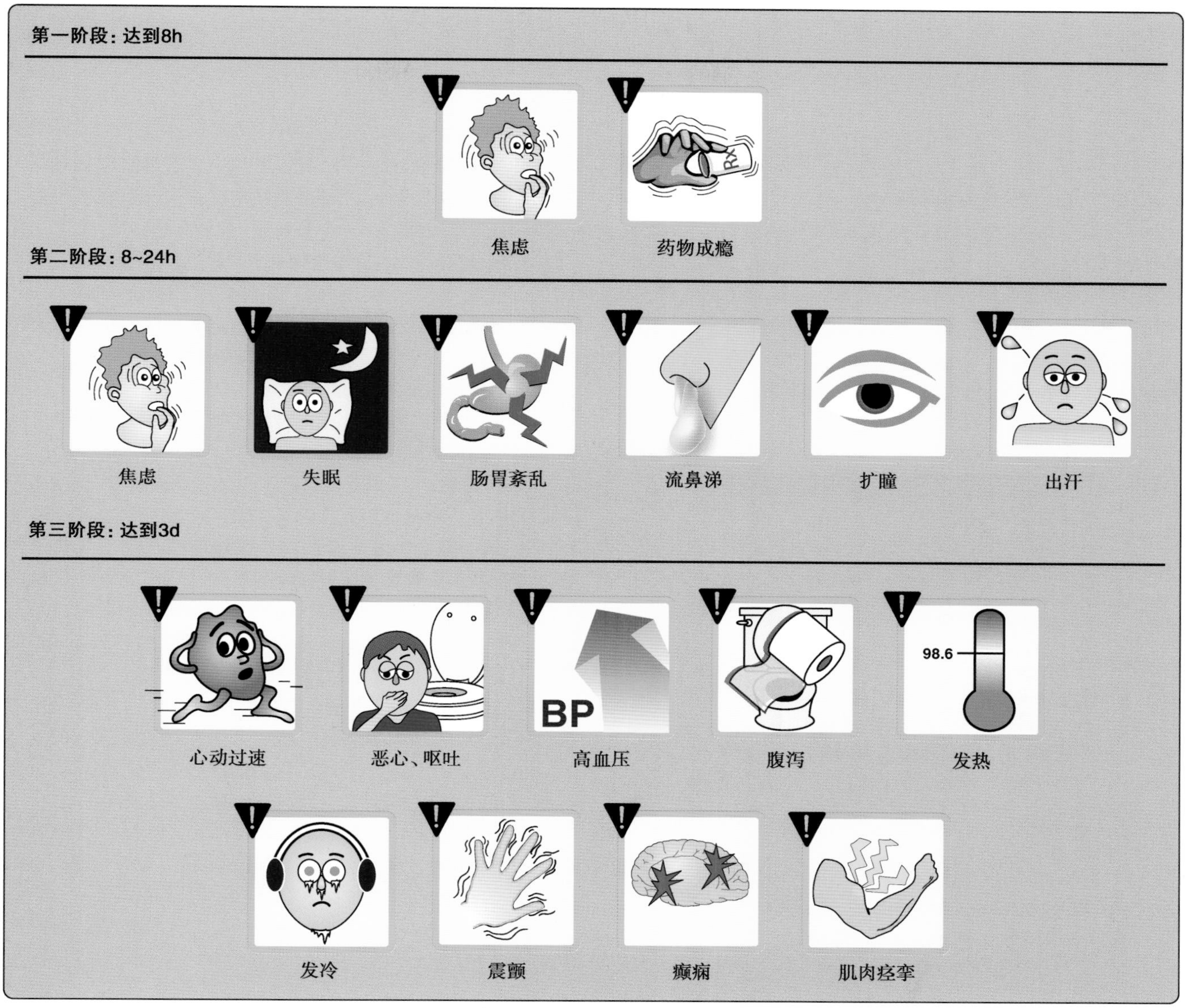
第一阶段：达到8h
焦虑
药物成瘾
第二阶段：8~24h
焦虑
失眠
肠胃紊乱
流鼻涕
扩瞳
出汗
第三阶段：达到3d
心动过速
恶心、呕吐
BP
高血压
98.6
腹泻
发热
发冷
震颤
癫痫
肌肉痉挛

图 14.12　阿片类药物的戒断综合征

（臧凌鹤，白仁仁）

## 思考题

扫描二维码

获取思考题

# 第 15 章　中枢神经系统兴奋药

## Ⅰ. 概述

精神活动兴奋药(psychomotor stimulant)和致幻药(hallucinogen)是两类主要的中枢神经系统(central nervous system，CNS)兴奋药(CNS stimulant)。精神活动兴奋药可引起兴奋和情绪高涨，减少疲劳感，增加运动活力。致幻药在思维模式和情绪上可产生深刻的变化，但对脑干和脊髓的影响很小。CNS 兴奋药具有多种临床用途，但与 CNS 抑制药(参见第 9 章)和阿片类药物(参见第 14 章)一样，也可能存在药物滥用。图 15.1 总结了主要的 CNS 兴奋药。

**中枢神经系统兴奋药**

**苯丙胺** (amphetamine, ADDERALL, DYANAVEL, MYDAYIS)
**2-乙酰胺** (armodafinil, NUVIGIL)
**阿托西汀** (atomoxetine, STRATTERA)
**咖啡因** (caffeine, CAFCIT, NO DOZ, VIVARIN)
**可卡因** (cocaine, 仅有通用名)
**右哌甲酯** (dexmethylphenidate, FOCALIN)
**右旋苯丙胺** (dextroamphetamine, DEXEDRINE, ZENZEDI)
**甲磺酸赖氨酸安非他命** (lisdexamfetamine, VYVANSE)
**甲基苯丙胺** (methamphetamine, DESOXYN)
**哌甲酯** (methylphenidate, CONCERTA, COTEMPLA, DAYTRANA, RITALIN)
**莫达非尼** (modafinil, PROVIGIL)
**尼古丁** (nicotine, NICODERM CQ, NICORETTE, NICOTROL)
**茶碱** (theophylline, ELIXOPHYLLIN, THEO-24, THEOCHRON)
**伐尼克兰** (varenicline, CHANTIX)

图 15.1　中枢神经系统兴奋药总结

## Ⅱ. 精神运动兴奋药

### A. 甲基黄嘌呤类药物

甲基黄嘌呤(methylxanthine)类药物包括茶碱(theophylline，存在于茶叶中)、可可碱(theobromine，存在于可可中)和咖啡因(caffeine)。咖啡因是世界上使用最广泛的兴奋剂，在某些咖啡产品(如浓缩咖啡)中浓度最高，但也存在于茶、可乐、可可、能量饮料和巧克力糖果中。

1. 作用机制：甲基黄嘌呤类药物的作用机制包括细胞外钙离子的迁移、阻断腺苷受体(adenosine receptor)，以及通过抑制磷酸二酯酶(phosphodiesterase)引起的环磷腺苷(cyclic adenosine monophosphate，cAMP)和环鸟苷单磷酸(cyclic guanosine monophosphate，cGMP)水平的增加。

2. 药理作用

a. **中枢神经系统：**一到两杯咖啡中含有的咖啡因(100～200 mg)会减少疲劳感，并通过刺激大脑皮层和其他区域而增加精神警觉性；而摄入 1.5 g 咖啡因(12～15 杯咖啡)会产生焦虑和震颤；只有高剂量的咖啡因(2～5 g)才能兴奋脊髓。咖啡因兴奋特性的耐受可迅速发展，戒断症状包括疲劳和镇静。

b. **心血管系统：**高剂量的咖啡因对心脏具有正性肌力和变时性作用。(注：收缩力增加可能对心绞痛患者有害，而心率加快会引发室性早搏。)

c. **利尿作用：**咖啡因具有温和的利尿作用，可增加钠、氯和钾离子随尿液的排泄。

d. **胃黏膜：**由于甲基黄嘌呤类药物可刺激胃酸分泌，消化性溃疡患者应避免食用含有甲基黄嘌呤的食物和饮料。

3. 治疗用途：咖啡因及其衍生物可松弛细支气管平滑肌。茶碱在很大程度上已被其他制剂取代，如用于治疗哮喘的 $\beta_2$ 受体激动药和皮质类固醇(参见第 39 章)。咖啡因还可与镇痛药对乙酰氨基酚(acetaminophen)和阿司匹林(aspirin)联合用于头痛的治疗，可作为处方药或非处方药物。

4. 药代动力学：甲基黄嘌呤类药物口服后吸收良好，可分布于全身，包括大脑。这些药物也能穿过胎盘进入胎儿体内，并可通过乳汁分泌。所有甲基黄嘌呤类药物一般都在肝脏中通过 CYP1A2 途径代谢，代谢产物通过尿液排泄。

5. 不良反应：中等剂量的咖啡因会引起失眠、焦虑和烦躁。高剂量可产生毒性，表现为呕吐和抽搐。致死剂量为 10 g(约 100 杯咖啡)，可诱发心律失常。经常每天摄入超过 600 mg 咖啡因(每天大约 6 杯咖啡)，突然停用后会出现嗜睡、易怒和头痛等戒断症状。

### B. 尼古丁

尼古丁(nicotine)是烟草的活性成分。虽然其目前没有应用于治疗(戒烟治疗除外)，但仍然很重要，因为尼古丁是仅次于咖啡因的第二广泛使用的 CNS 兴奋药，而且其为仅次于酒精的第二最被滥用的物质。与香烟烟雾中的焦油和一氧化碳相结合，尼古丁已成为肺部和心血管疾病，以及其他疾病的严重危险因素。

1. 作用机制：在低剂量下，尼古丁通过去极化引起神经节兴奋。高剂量时，可导致神经节阻滞作用。尼古丁受体存在于 CNS 的许多部位，参与药物的兴奋作用。

2. 药理作用

a. **中枢神经系统：**尼古丁是高度脂溶性的，易透过血-脑屏障。吸烟或服用低剂量尼古丁会产生某种程度的欣快感和兴奋性，并感到放松。尼古丁可提高注意力，缩短学习和解决问题的反应时间。大剂量尼古丁会导致由中枢呼吸麻痹和髓质麻痹引起的严重低血压(图 15.2)。此外，尼古丁还是一种食欲抑制剂。

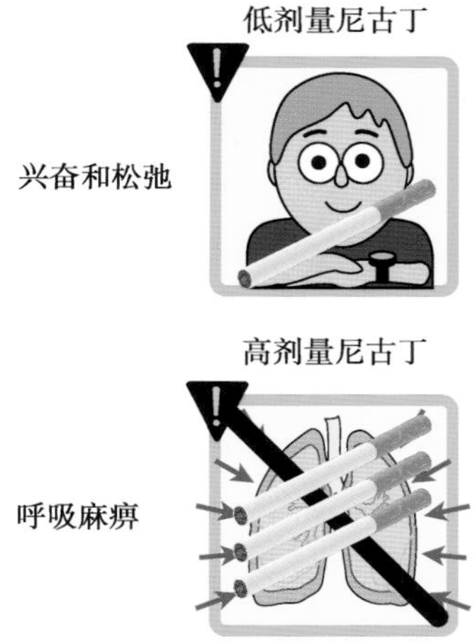
低剂量尼古丁
兴奋和松弛
高剂量尼古丁
呼吸麻痹

图 15.2　尼古丁对中枢神经系统的作用

b. **外周效应**：尼古丁的外周效应较为复杂。其对交感神经节和肾上腺髓质的刺激会增加血压和心率。因此，高血压患者使用烟草尤其有害。许多患有外周血管疾病的患者会出现吸烟后症状的恶化。此外，尼古丁引起的血管收缩可减少冠状动脉的血流量，对心绞痛患者产生不利影响。副交感神经节的刺激也增加了肠道的运动活力。在高剂量下，由于尼古丁诱导的副交感神经节的阻滞，造成血压下降，以及胃肠道和膀胱括约肌活动的停止。

3. 药代动力学：由于尼古丁脂溶性高，很容易通过口腔黏膜、肺、胃肠道黏膜和皮肤吸收。尼古丁可透过胎盘，也能分泌于母乳中。通过吸入烟草烟雾，吸烟者平均每支烟摄入 1~2 mg 的尼古丁。其急性致死剂量为 60 mg。烟中吸入的尼古丁有 90% 以上可被吸收。尼古丁的清除包括在肺部和肝脏的代谢，代谢产物经尿液排泄。对尼古丁的耐受毒性发展迅速，通常产生于几天之内。

4. 不良反应：尼古丁对 CNS 的影响包括易怒和震颤。尼古丁还可能引起肠痉挛、腹泻，并增加心率和血压。此外，吸烟增加了许多药物的代谢速率。

5. 戒断综合征：与此类药物中的其他药物一样，尼古丁是一种成瘾性物质，生理依赖性发展迅速，甚至可能非常严重（图 15.3）。戒断的症状包括易怒、焦虑、不安、注意力不集中、头痛和失眠，同时影响到食欲受，胃肠不适也时有发生。含有尼古丁的透皮贴片和口香糖已被证明可减少尼古丁的戒断症状，有助于吸烟者戒烟。例如，从尼古丁口香糖中获得的尼古丁的血药浓度通常约为吸烟者峰值水平的一半（图 15.4）。用于戒烟的其他形式的尼古丁替代品包括吸入剂、鼻喷雾剂和含片。抗抑郁药物安非他酮（bupropion）可减少吸烟者对香烟的渴望，有助于戒烟及减轻戒断症状。

## C. 伐尼克兰

伐尼克兰（varenicline）是 CNS 神经元烟碱乙酰胆碱受体的部分激动药。由于只是这些受体的部分激动药，其产生的欣快作用弱于尼古丁（尼古丁是一种完全激动药）。因此，伐尼克兰是一种辅助治疗尼古丁戒断症状的药物。应监控服用伐尼克兰患者的自杀倾向，以及噩梦和情绪变化。

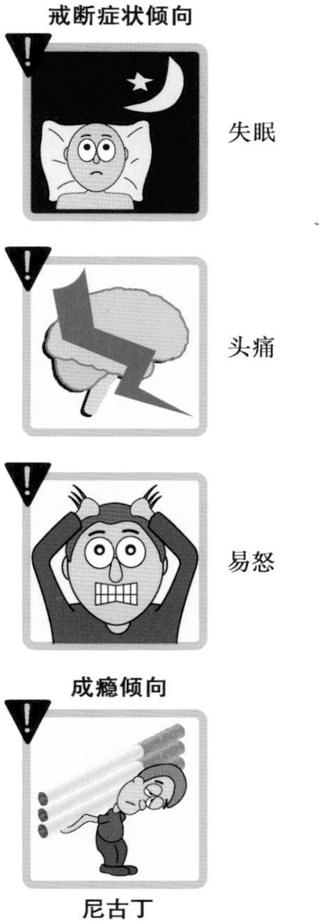
戒断症状倾向
失眠
头痛
易怒
成瘾倾向
尼古丁

图 15.3　尼古丁可能具有成瘾性和戒断症状

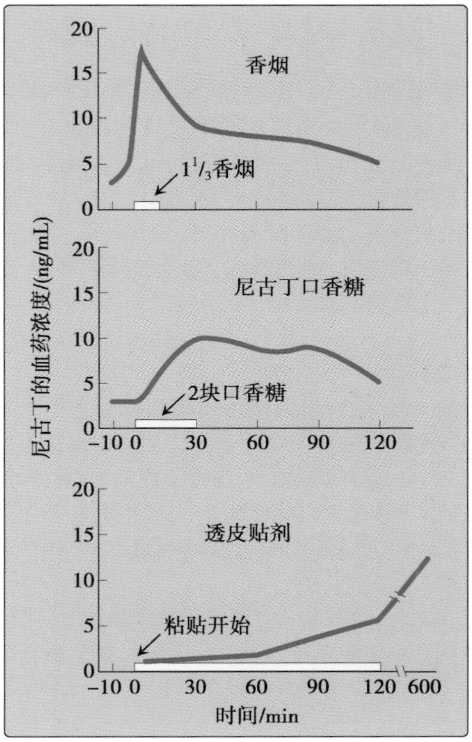
香烟
$1\frac{1}{3}$香烟
尼古丁口香糖
2块口香糖
透皮贴剂
粘贴开始
尼古丁的血药浓度/(ng/mL)
时间/min
0
5
10
15
20
−10 0 30 60 90 120 600

图 15.4　吸烟、咀嚼尼古丁口香糖或通过透皮贴剂接受尼古丁个体的尼古丁血药浓度

## D. 可卡因

可卡因(cocaine)是一种高度成瘾性药物。可卡因的主要作用机制是阻断单胺类物质(去甲肾上腺素、5-HT 和多巴胺)突触前膜的再摄取。这增强和延长了这些单胺类物质在 CNS 和外周部位的作用,特别是多巴胺能效应在大脑欣快系统(边缘系统)中的延长,产生了可卡因所引起的强烈兴奋感。长期摄入可卡因会消耗多巴胺,而这种消耗引发了对可卡因的渴望(图 15.5)。第 45 章详细说明了可卡因及其作用。

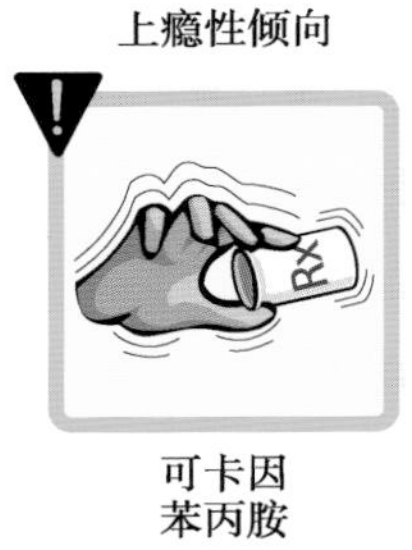
上瘾性倾向
RX
可卡因
苯丙胺

图 15.5 可卡因和苯丙胺可能有成瘾性

## E. 苯丙胺

苯丙胺(amphetamine)是一种交感神经胺类物质,显示出类似于可卡因的神经作用和临床效果。右旋苯丙胺(dextroamphetamine)是苯丙胺的主要活性成分。甲基苯丙胺(methamphetamine)又称为冰毒,是一种苯丙胺衍生物。3,4-二甲基二氧基甲基苯丙胺[3,4-methylenedioxymethamphetamine,又称为二亚甲基双氧苯丙胺(methylene dioxymetham-phetamine)或摇头丸],是一种甲基苯丙胺的合成衍生物,具有兴奋剂和致幻性(参见第 45 章)。

1. 作用机制:与可卡因一样,苯丙胺对 CNS 和周围神经系统的作用是间接的。换言之,二者的作用都取决于突触间隙中儿茶酚胺神经递质水平的升高。然而,苯丙胺通过释放细胞内储存的儿茶酚胺以达到这一作用(图 15.6)。由于苯丙胺还可抑制单胺氧化酶(monoamine oxidase,MAO),而且是一种弱的再摄取转运抑制剂,因此增加了突触间隙中的儿茶酚胺水平。尽管作用机制不同,但苯丙胺及其衍生物的行为效应与可卡因相似。

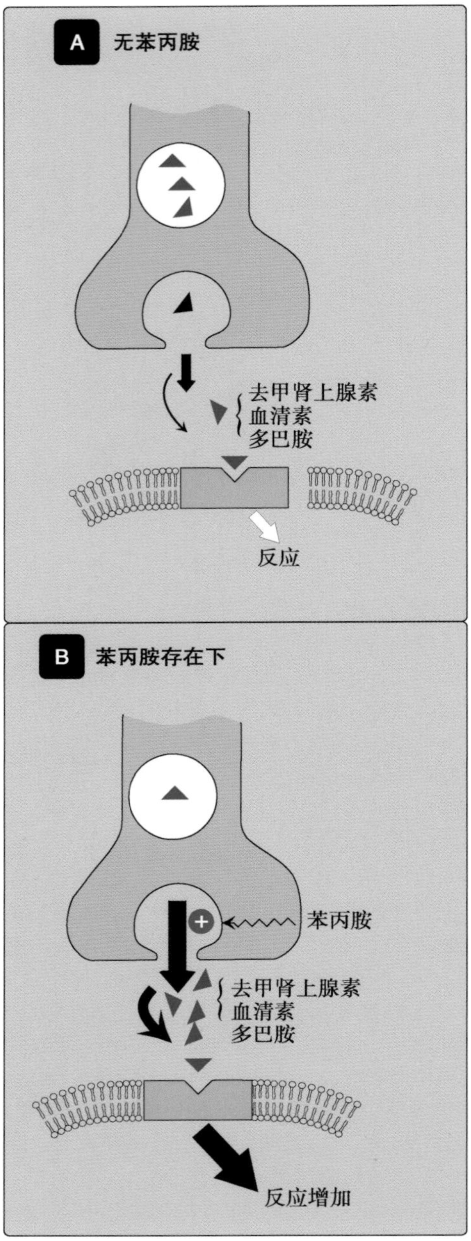
A 无苯丙胺
去甲肾上腺素
血清素
多巴胺
反应
B 苯丙胺存在下
苯丙胺
去甲肾上腺素
血清素
多巴胺
反应增加

图 15.6 苯丙胺的作用机制

2. 药理作用

a. **中枢神经系统:**苯丙胺的主要的行为学作用源自增强多巴胺和去甲肾上腺素释放的综合特性。苯丙胺可兴奋整个脑脊液轴、皮质、脑干和髓质,引起警觉性增加、疲劳减少、食欲减退和失眠。苯丙胺及其衍生物对 CNS 的兴奋作用使其用于治疗儿童多动症、嗜睡症和肥胖。高剂量时,可能引起精神错乱和抽搐等不良反应。

b. **交感神经系统:**除了对 CNS 具有明显的作用外,苯丙胺还作用于肾上腺素能系统,通过去甲肾上腺素释放间接兴奋受体。

3. 治疗用途:限制苯丙胺用于治疗的因素包括心理和生理依赖性。

a. **注意障碍性多动症(ADHD):**一些患有注意障碍性多动症(attention deficit hyperactivity disorder,ADHD)的儿童,对任何超过几分钟的活动都缺乏耐力。右旋苯丙胺、甲基苯丙胺(methamphetamine),或联用苯丙胺盐和哌甲酯(methylphenidate)有助于改善注意力,并减轻与 ADHD 相关的多种行为问题,此外还能减少运动亢进症(hyperkinesia)。甲磺酸赖氨酸安非他命(lisdexamfetamine)是一种前药,通过红细胞的水解作用转化为 L-赖氨酸和活性成分右旋苯丙胺。阿托莫西汀(atomoxetine)是一种非兴奋性药物,可用于儿童和成人的 ADHD。哌甲酯对多巴胺再摄取的抑制作用强于对去甲肾上腺素的再摄取,与之不同的是,阿莫西汀对抑制去甲肾上腺素的再摄取更具选择性。因此,不具有成瘾性,也不是受监管的药物。

b. **嗜睡症:**嗜睡症(narcolepsy)是一种相对少见的睡眠紊

乱，其特征是白天无法控制的嗜睡。嗜睡可通过药物进行治疗，如联用苯丙胺和哌甲酯。莫达非尼（modafinil）及其右旋对映体衍生物阿莫达非尼（armodafinil）是治疗嗜睡症的一线药物。莫达非尼可促进清醒，但产生较少的精神兴奋和欣快感，并减少其他 CNS 兴奋药典型的情绪、知觉、思维和感觉的改变。莫达非尼的作用机制尚不清楚，但可能涉及肾上腺素和多巴胺能系统。该药在全身分布良好，并通过肝脏代谢和尿液排泄进行消除。主要的不良反应包括头痛、恶心和紧张。莫达非尼和阿莫达非尼可能存在一些潜在的滥用和生理依赖性，因此都属于管控药物。

c. **食欲抑制：**苯丁胺（phentermine）和二乙胺苯丙酮（diethylpropio）是结构上与苯丙胺相关的交感神经胺类药物。这些药物具有食欲抑制作用，用于治疗肥胖（参见第 37 章）。

4. 药代动力学：苯丙胺可完全经胃肠道吸收，并由肝脏代谢，代谢产物经尿液排泄。［注：尿碱化剂（如碳酸氢钠）的使用会增加药物的非离子化形式，并增强右旋苯丙胺的肾小管重吸收作用。］苯丙胺类兴奋药滥用者通常通过静脉注射或吸烟的形式来摄取药物。苯丙胺引起的兴奋可持续 4~6 h，比可卡因的作用长 4~8 倍。

5. 不良反应：苯丙胺可能导致成瘾，产生依赖、耐受性和寻药行为。此外，还具有以下不良反应：

a. **中枢神经系统影响：**苯丙胺的不良反应包括失眠、易怒、虚弱、头晕、震颤和过度反射（图 15.7）。苯丙胺还会引起混乱、精神错乱、恐慌状态和自杀倾向，特别是对于精神病患者。（注：苯二氮䓬类药物，如劳拉西泮，常用于治疗苯丙胺过量所致的激动和 CNS 兴奋。）苯丙胺的长期使用导致了一种类似于精神分裂症的症状，即“苯丙胺精神病”状态。长期使用苯丙胺还可能引起心理和生理依赖性，但对其作用的耐受可能在几周内即可发生。此外，苯丙胺还具有厌食作用，主要是由于对下丘脑外侧摄食中心的作用而引起的。

b. **心血管影响：**除 CNS 效应外，苯丙胺还可能引起心悸、心律失常、高血压、心绞痛和循环衰竭。头痛、发冷和过度出汗也可能发生。

c. **胃肠道影响：**苯丙胺对胃肠系统也具有影响，可引起厌食、恶心、呕吐、腹部痉挛和腹泻。

d. **禁忌证：**高血压、心血管疾病、甲亢、青光眼患者，以及具有药物滥用史或服用 MAO 抑制药的人群不应使用苯丙胺。

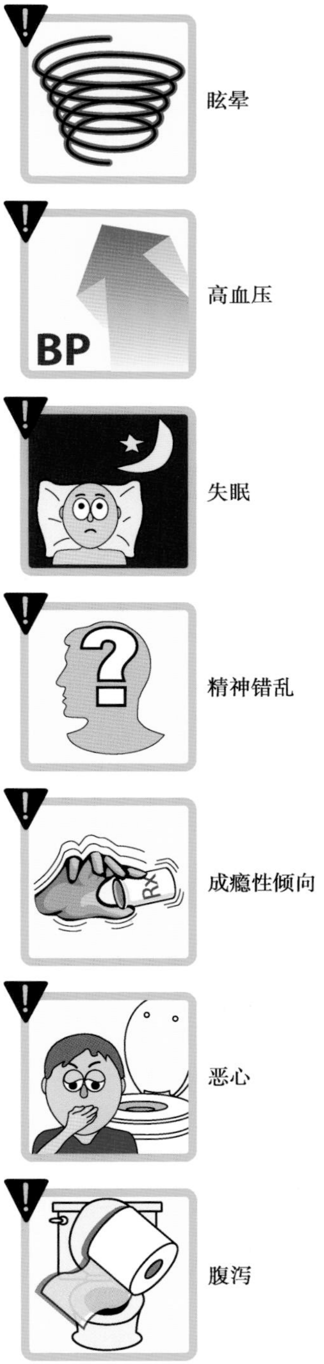
眩晕
BP
高血压
失眠
精神错乱
成瘾性倾向
恶心
腹泻

图 15.7 苯丙胺和哌甲酯的主要不良反应

### F. 哌甲酯

哌甲酯（methylphenidate）具有与苯丙胺相似的 CNS 兴奋特性，常用于治疗 ADHD。哌甲酯可能被滥用，是美国缉毒执法机构附表 2 中的管控药物。哌甲酯具有药理活性的同分异构体，右哌甲酯（dexmethylphenidate），也是用于治疗多动症的附表 2 中的管控药物。

1. 作用机制：患有多动症的儿童可能会产生较弱的多巴胺信号，这表明一些兴趣活动对这些儿童提供受益较少。哌甲酯是一种多巴胺和去甲肾上腺素转运抑制药，可能通过增加突触间隙中的多巴胺和去甲肾上腺素水平而发挥作用。

2. 治疗用途：哌甲酯用于治疗多动症，也可有效治疗嗜睡症。与哌甲酯不同的是，右哌甲酯并没有嗜睡症治疗作用。

3. 药代动力学：哌甲酯和右哌甲酯口服后均易于吸收。哌甲酯包括缓释口服制剂，以及每日应用 1 次的透皮贴剂。去酯化产物利他林酸（ritalinic acid）经尿液排泄。

4. 不良反应：胃肠道不良反应最为常见，包括腹痛和恶心，其他不良反应包括厌食、失眠、紧张和发热。对于癫痫患者，哌甲酯可能会增加癫痫发作的频率。该药还禁用于青光眼患者。此外，哌甲酯可抑制华法林（warfarin）、苯妥英（phenytoin）、苯巴比妥（phenobarbital）、扑米酮（primidone）和三环类抗抑郁药的代谢。

## Ⅲ. 致幻药

致幻药(hallucinogen)可诱发知觉状态的改变,使人联想到梦境。在这些变化的状态中,伴随着愉快的幻觉、丰富的色彩改变,以及不断变化的形状和颜色的可塑性。受这些药物影响的个体将由于药物对理性思维的干扰而无法正常决策。致幻药的代表药物包括麦角酸二乙胺(lysergic acid diethylamide, LSD)和四氢大麻酚[tetrahydrocannabinol,来源于大麻(marijuana)]。这些药物将在第45章进行详细讨论。

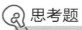

(臧凌鹤,白仁仁)

## 思考题

15章 思考题

扫描二维码

获取思考题

# 第四单元
# 心血管系统药物

## 第 16 章　抗高血压药

### Ⅰ. 概述

收缩压（systolic blood pressure，SBP）超过 120 mmHg 且舒张压（diastolic blood pressure，DBP）超过 80 mmHg，通常被认为血压升高。而当 SBP 过 130 mmHg 或 DBP 高于 80 mmHg 的情况出现至少 2 次时，则被认为罹患高血压。高血压是由外周小动脉血管平滑肌张力升高导致，进而造成小动脉阻力升高、静脉容量下降。在多数情况下，血管张力升高的机制是不明确的。血压升高是一种常见的身体状况失调，在美国有 30% 左右的成年人受其影响。尽管部分高血压患者并无症状，但高血压可导致心脏疾病和卒中，而后两者则位列全球致死因素的前两位。高血压也是慢性肾病和心力衰竭发展过程中的重要危险因素。尽早诊断并合理治疗高血压，可显著降低其发病率和致死率。图 16.1 总结了主要的抗高血压药物（antihypertensive drug）。根据其进行性，高血压被分为四类（图 16.2）。目前主流的治疗指南均推荐根据抗高血压治疗的目标来制订治疗方案，而不是基于高血压的分类。

**血管紧张素Ⅱ受体阻滞药**

阿齐沙坦 (azilsartan, EDARBI)
坎地沙坦 (candesartan, ATACAND)
依普沙坦 (eprosartan, 仅有通用名)
厄贝沙坦 (irbesartan, AVAPRO)
氯沙坦或洛沙坦 (losartan, COZAAR)
奥美沙坦 (olmesartan, BENICAR)
替米沙坦 (telmisartan, MICARDIS)
缬沙坦 (valsartan, DIOVAN)

**肾素抑制药**

阿利吉仑 (aliskiren, TEKTURNA)

**ACE抑制药(ACEI)**

贝那普利 (benazepril, LOTENSIN)
卡托普利 (captopril, 仅有通用名)
依那普利 (enalapril, VASOTEC)
福辛普利 (fosinopril, 仅有通用名)
赖诺普利 (lisinopril, PRINIVIL或ZESTRIL)
莫西普利 (moexipril, 仅有通用名)
奎那普利 (quinapril, ACCUPRIL)
培哚普利 (perindopril, 仅有通用名)
雷米普利 (ramipril, ALTACE)
群多普利 (trandolapril, 仅有通用名)

**利尿药**

阿米洛利 (amiloride, MIDAMOR)
布美他尼 (bumetanide, BUMEX)
氯噻酮 (chlorthalidone, 仅有通用名)
依普利酮 (eplerenone, INSPRA)
依他尼酸 (ethacrynic acid, EDECRIN)
呋塞米 (furosemide, LASIX)
氢氯噻嗪 (hydrochlorothiazide, MICROZIDE)
吲达帕胺 (indapamide, 仅有通用名)
美托拉宗 (metolazone, 仅有通用名)
螺内酯 (spironolactone, ALDACTONE)
氨苯蝶啶 (triamterene, DYRENIUM)
托拉塞米 (torsemide, DEMADEX)

**β受体拮抗药**

醋丁洛尔 (acebutolol, 仅有通用名)
阿替洛尔 (atenolol, TENORMIN)
倍他洛尔 (betaxolol, 仅有通用名)
比索洛尔 (bisoprolol, 仅有通用名)
卡维地洛 (carvedilol, COREG或COREG CR)
艾司洛尔 (esmolol, BREVIBLOC)
拉贝洛尔 (labetalol, TRANDATE)
美托洛尔 (metoprolol, LOPRESSOR或TOPROL-XL)
纳多洛尔 (nadolol, CORGARD)
奈比洛尔 (nebivolol, BYSTOLIC)
吲哚洛尔 (pindolol, 仅有通用名)
普萘洛尔 (propranolol, INDERAL LA, INNOPRAN XL)

**钙通道阻滞药**

氨氯地平 (amlodipine, NORVASC)
氯维地平 (clevidipine, CLEVIPREX)
地尔硫䓬 (diltiazem, CARDIZEM, CARTIA, TIAZAC)
非洛地平 (felodipine, 仅有通用名)
伊拉地平 (isradipine, 无商品名)
尼卡地平 (nicardipine, CARDENE)
硝苯地平 (nifedipine, ADALAT, PROCARDIA)
尼索地平 (nisoldipine, SULAR)
维拉帕米 (verapamil, CALAN, VERELAN)

**α受体拮抗药**

多沙唑嗪 (doxazosin, CARDURA)
哌唑嗪 (prazosin, MINIPRESS)
特拉唑嗪 (terazosin, 仅有通用名)

**其他药物**

可乐定 (clonidine, CATAPRES, DURACLON)
非诺多泮 (fenoldopam, CORLOPAM)
肼屈嗪 (hydralazine, 仅有通用名)
甲基多巴 (methyldopa, 仅有通用名)
米诺地尔 (minoxidil, 仅有通用名)
硝普钠 (sodium nitroprusside, NIPRIDE, NITROPRESS)

图 16.1　抗高血压药总结

| | 收缩压/mmHg | | 舒张压/mmHg |
|---|---|---|---|
| 正常 | <120 | 且 | <80 |
| 偏高 | 120~129 | 或 | <80 |
| 高血压Ⅰ期 | 130~139 | 或 | 80~89 |
| 高血压Ⅱ期 | ≥140 | 或 | ≥90 |

图 16.2 血压的分类

## Ⅱ. 高血压的病因学

尽管高血压可继发于其他疾病过程,但超过 90% 的患者均患有原发性高血压(essential hypertension),即没有明确病因的高血压。高血压家族史会增加该家族成员罹患高血压的风险,发生率亦会随着年龄的增加而升高,但会随着受教育程度和收入水平的升高而降低。与高加索人种相比,尼格罗人种高血压的患病率更高。患有糖尿病、肥胖症或身体失能的人群,比身体没有出现上述状况的人群更容易罹患高血压。此外,高压的生活方式、高钠饮食和吸烟等环境因素,也可能进一步增加患高血压的风险。

## Ⅲ. 血压调节机制

动脉血压被调控在一个狭窄的范围内,以便在不损伤血管系统(特别是动脉血管内膜,即血管内皮)的前提下提供充分的组织灌注。动脉血压与心输出量和外周血管阻力直接相关(图 16.3),而心输出量和外周血管阻力主要被两部分重叠的机制交替控制,即压力反射与肾素-血管紧张素-醛固酮系统(renin-angiotensin-aldosterone system,RAAS)(图 16.4)。多数抗高血压药物均通过降低心输出量或外周阻力来降低血压。

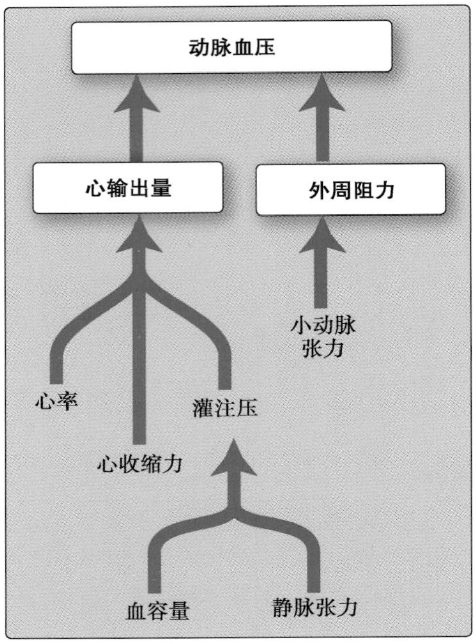
动脉血压
心输出量
外周阻力
小动脉
张力
心率
灌注压
心收缩力
血容量
静脉张力

图 16.3 影响血压的主要因素

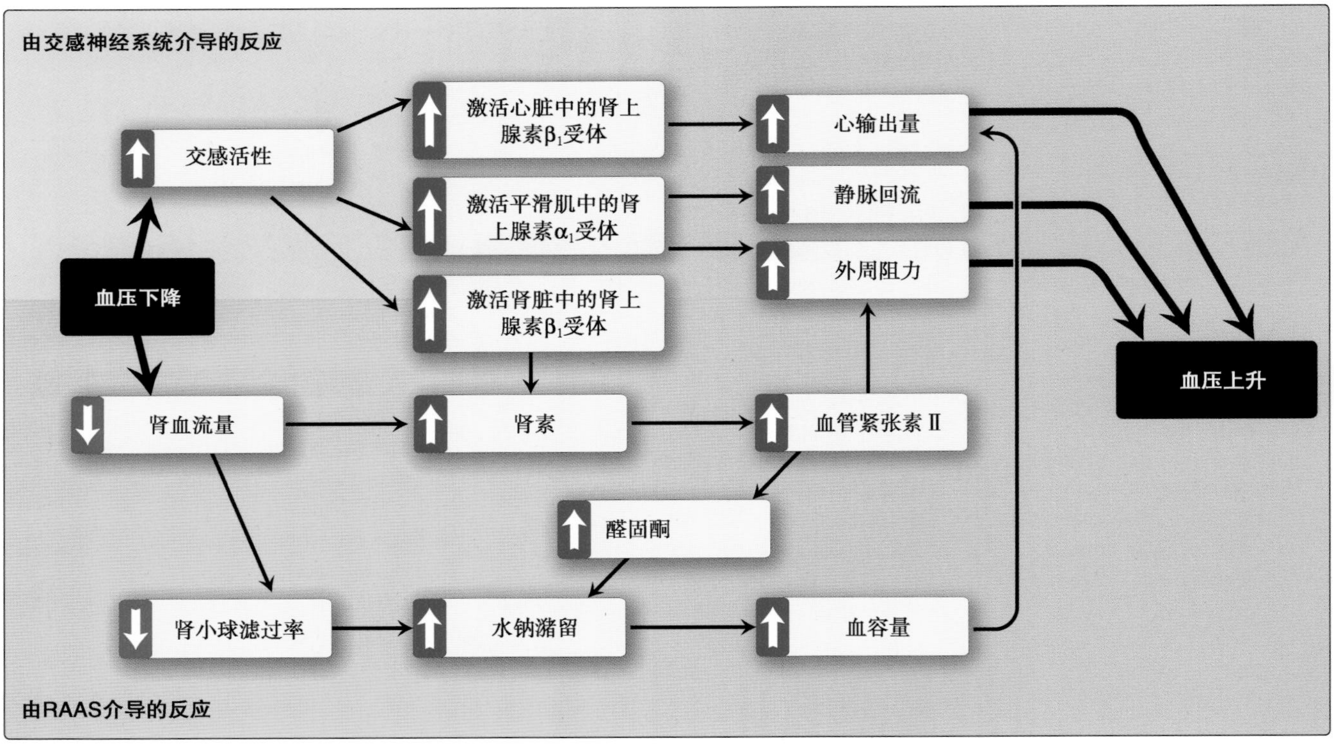
由交感神经系统介导的反应
交感活性
激活心脏中的肾上腺素β1受体
激活平滑肌中的肾上腺素α1受体
激活肾脏中的肾上腺素β1受体
心输出量
静脉回流
外周阻力
血压下降
血压上升
肾血流量
肾素
血管紧张素Ⅱ
醛固酮
肾小球滤过率
水钠潴留
血容量
由RAAS介导的反应

图 16.4 自主神经系统与肾素-血管紧张素-醛固酮系统对血压下降的反应

### A. 压力感受器与交感神经系统

压力反射通过改变交感和副交感神经系统的活动来发挥功能，负责快速、即时的血压调控。血压下降会导致压力敏感性神经元（位于主动脉弓和颈动脉窦的压力感受器）减少其向脊髓心血管中枢发出的神经冲动，增加交感神经激动心脏与血管的反射，并减少副交感神经抑制心脏与血管的反射，造成血管收缩及心输出量增加。上述变化导致血压的代偿性升高（图16.4）。

### B. 肾素-血管紧张素-醛固酮系统

肾脏通过改变血容量实现对血压的长期控制。肾脏内的压力感受器对动脉血压的降低和对交感神经肾上腺素 $\beta_1$ 受体的激动作用产生反应，并释放一种酶——肾素（renin）（图16.4）。低钠摄入和高钠流失亦会增加肾素的释放。肾素可将血管紧张素原（angiotensinogen）转化为血管紧张素Ⅰ（angiotensin Ⅰ）。血管紧张素Ⅰ在血管紧张素转化酶（angiotensin converting enzyme，ACE）的作用下被转化为血管紧张素Ⅱ（angiotensin Ⅱ）。血管紧张素Ⅱ是循环系统中的一种强效血管收缩因子，可同时收缩动脉和静脉血管，造成血压升高。血管紧张素Ⅱ优先在肾小球的出球小动脉处发挥血管收缩作用，进而增加肾小球的滤过。此外，血管紧张素Ⅱ还能刺激醛固酮（aldosterone）的分泌，从而增加肾小管对钠的重吸收并升高血容量，使血压进一步升高。血管紧张素Ⅱ的上述效应，是通过激动血管紧张素Ⅱ的Ⅰ型受体（angiotensin Ⅱ type 1 receptor，$AT_1$）而实现的。

## Ⅳ. 治疗策略

高血压治疗的目标在于降低心血管系统和肾脏疾病的患病率和死亡率。对多数患者而言，高血压的目标血压值为SBP低于130 mmHg，DBP低于80 mmHg。目前，推荐使用噻嗪类利尿药（thiazide diuretic），血管紧张素转化酶抑制药（angiotensin converting enzyme inhibitor，ACEI），血管紧张素受体阻滞药（angiotensin receptor blocker，ARB）或钙离子通道阻滞药（calcium channel blocker，CCB）对高血压进行治疗。然而，初始药物治疗方案的选择，可能会随着用药指南和并发症的不同而进行调整（图16.5）。

| 治疗指南 | 人口统计 | 目标血压值 | 应选择的起始治疗药物 |
|---|---|---|---|
| ACC/AHA 2017 | 非老年一般人群 | < 130/80 | 非尼格罗人种：噻嗪类利尿药、ACEI、ARB、CCB<br>尼格罗人种：噻嗪类利尿药或CCB |
| | >65岁的老年人群 | < 130/80 | 若存在严重合并症，需临床判断目标血压值和药物选择 |
| ADA 2017 | 糖尿病患者 | < 140/90 | ACEI或ARB |
| KDIGO 2016 | 无蛋白尿的CKD患者 | < 140/90 | ACEI或ARB |
| | 有蛋白尿的CKD患者 | ≤130/80 | ACEI或ARB |
| ESH/ESC 2013 | 非老年一般人群 | < 140/90 | 噻嗪类利尿药、β受体拮抗药、ACEI或ARB |
| | <80岁的老年人群<br>>80岁的老年人群 | < 150/90 | 噻嗪类利尿药、β受体拮抗药、ACEI或ARB |
| | 糖尿病患者 | < 140/85 | ACEI或ARB |
| | 无蛋白尿的CKD患者 | < 140/90 | ACEI或ARB |
| | 有蛋白尿的CKD患者 | < 130/90 | ACEI或ARB |
| JNC 8 2013 | 60岁及60岁以上 | < 150/90 | 非尼格罗人种：噻嗪类利尿药、ACEI、ARB、CCB<br>尼格罗人种：噻嗪类利尿药或CCB |
| | 60岁以下 | < 140/90 | |
| | 糖尿病患者 | < 140/90 | |
| | CKD | < 140/90 | ACEI或ARB |
| NICE 2011 | 80岁以上 | < 150/90 | 尼格罗人种或55岁及55岁以上：CCB |
| | 80岁以下 | < 140/90 | 55岁以下：ACEI或CCB |
| | 80岁以下的白衣综合征患者 | < 135/85 | |
| | 80岁以上的白衣综合征患者 | < 145/85 | |

图16.5 多部高血压治疗指南规定的目标血压值和起始治疗药物选择的比较。American College of Cardiology，ACC，美国心脏病学院；American Diabetes Association，ADA，美国糖尿病协会；American Heart Association，AHA，美国心脏协会；chronic kidney disease，CKD，慢性肾病；European Society of Cardiology，ESC，欧洲心脏病学会；European Society of Hypertension，ESH，欧洲高血压学会；Eighth Joint National Committee，JNC 8，第八届国家联合委员会；Kidney Disease:Improving Global Outcomes，KDIGO，肾病——全球改善结果；National Institute for Health and Care Excellence，NICE，国家卓越健康与护理研究院

若血压无法得到有效控制，应当添加第二种抗高血压药物，并遵循联合用药方案的不良反应最小化及血压值达标的原则。对于 SBP 超出目标值 20 mmHg 或 DBP 超出目标值 10 mmHg 的患者，则应立即启动两药联合治疗方案。使用两种不同的药物制剂进行联合给药治疗，或使用固定剂量组合的复方制剂，能够在保证不良反应最小化的同时，更快地降低血压。目前有多种由各类药物组成的复方制剂可供选择，有助于提高需要使用多种药物治疗的患者的依从性。

### A. 个性化治疗

高血压可与其他病症共患，这些合并症可能会被某些抗高血压药物进一步恶化，也可能因某些抗高血压药物引起的与血压调控无关的作用而得到缓解。在这些情况下，对特定患者匹配特定的抗高血压药物尤为重要。高血压患者部分合并症的首选治疗方案如图 16.6 所示。除治疗方案的选择之外，根据合并症和年龄，也可能需要设定个性化的目标血压值。

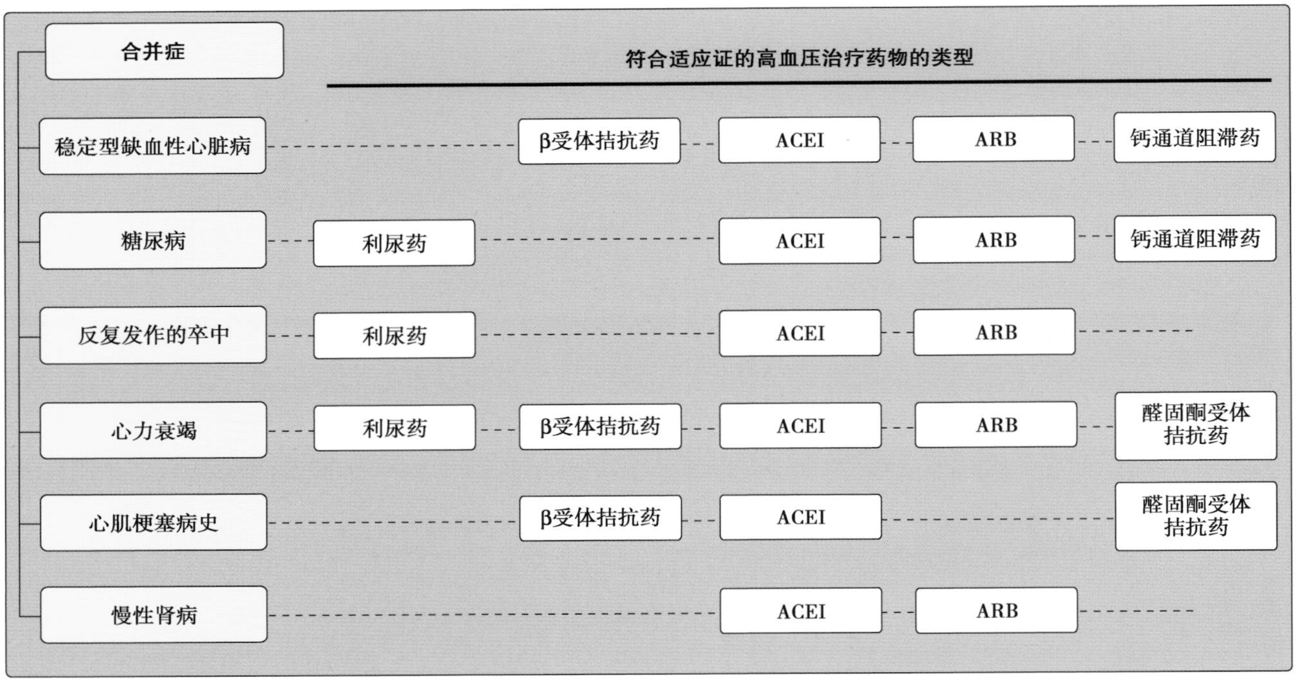
合并症
符合适应证的高血压治疗药物的类型
稳定型缺血性心脏病
β受体拮抗药
ACEI
ARB
钙通道阻滞药
糖尿病
利尿药
ACEI
ARB
钙通道阻滞药
反复发作的卒中
利尿药
ACEI
ARB
心力衰竭
利尿药
β受体拮抗药
ACEI
ARB
醛固酮受体拮抗药
心肌梗塞病史
β受体拮抗药
ACEI
醛固酮受体拮抗药
慢性肾病
ACEI
ARB

图 16.6 有合并症的高血压患者的药物治疗。注：血管紧张素受体阻滞药（ARB）作为血管紧张素转化酶抑制药（ACEI）的替代药

## V. 利尿药

各种利尿药的初始作用机制均为降低血容量，最终导致血压的降低。所有接受利尿药治疗的患者均应进行常规的血清电解质监测。有关利尿药的作用机制、临床应用、药代动力学性质和不良反应的深入探讨，可参见第 17 章。

### A. 噻嗪类利尿药

噻嗪类利尿药，如氢氯噻嗪（hydrochlorothiazide）和氯噻酮（chlorthalidone），最初通过增加水钠排泄而降低血压。水钠排泄的增加，会降低胞外容积，从而降低心输出量和肾血流量（图 16.7）。经过长期治疗后，血浆容积会达到正常值，但与外周阻力降低相关的低血压效应则持续存在。此类药物可用作高血压的初始治疗药物，除非存在某些令人信服的原因而不得不选择其他药物。在与多种抗高血压药物（如 β 受体拮抗药、ACEI、ARB、保钾利尿药等）的联合治疗中，噻嗪类药物也十分重要。除美托拉宗（metolazone）外，噻嗪类利尿药对合并肾功能不全[肾小球滤过率低于 30 mL/(min・m$^2$)]的高血压患者没有治疗作用，而这些患者可能需要改用袢利尿药（loop diuretic，也

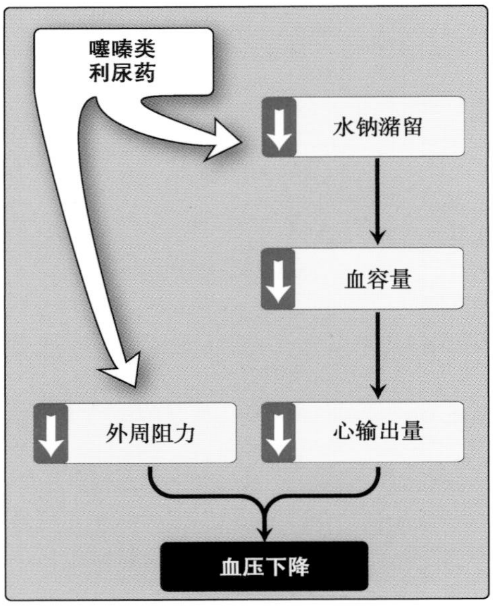
噻嗪类
利尿药
水钠潴留
血容量
外周阻力
心输出量
血压下降

图 16.7 噻嗪类利尿药的药理作用

称为髓袢利尿药)。对于某些患者,噻嗪类利尿药可导致低血钾症、高尿酸血症和轻度的高血糖症。

### B. 袢利尿药

袢利尿药(详见第 17 章),如呋塞米(furosemide)、托拉塞米(torsemide)、布美他尼(bumetanide)和依他尼酸(ethacrynic acid),通过在肾脏中阻滞钠离子和氯离子的重吸收而快速起效,即使对于合并肾功能不全的患者或噻嗪类利尿药无效的患者也可发挥疗效。此类药物可降低肾血管阻力、增加肾血流量。与噻嗪类药物相同,袢利尿药也会导致低钾血症。但不同的是,袢利尿药会增加尿液中的钙含量,而噻嗪类利尿药则会降低尿液中的钙含量。此类药物很少单独用于高血压的治疗,但常用于缓解心衰和水肿症状。

### C. 保钾利尿药

阿米洛利(amiloride)和氨苯蝶啶(triamterene)均为远曲小管和集合管上皮钠离子转运抑制药,而螺内酯(spironolactone)和依普利酮(eplerenone)则为醛固酮受体拮抗药,这些药物均能减少钾离子随尿液的流失,被称为保钾利尿药(potassium-sparing diuretic)。醛固酮拮抗药还能够减轻心衰患者发生心肌重构的风险(参见第 18 章)。保钾利尿药有时与袢利尿药和噻嗪类利尿药联用,以减少后两者造成的钾离子流失。

## Ⅵ. 肾上腺素 β 受体拮抗药

β 受体拮抗药可作为同时患有心脏病或心衰的高血压患者的治疗药物(图 16.6)。

### A. 药理作用

β 受体拮抗药主要通过降低心输出量而发挥降压作用(图 16.8)。此类药物可在中枢神经系统(central nervous system,CNS)中减少交感神经的传出,还可抑制肾脏肾素的释放,从而减少血管紧张素Ⅱ的生成和醛固酮的分泌。首个 β 受体拮抗药普萘洛尔(propranolol)可同时拮抗 $\beta_1$ 和 $\beta_2$ 受体。选择性 $\beta_1$ 受体拮抗药,如美托洛尔(metoprolol)和阿替洛尔(atenolol),则是目前最常用的 β 受体拮抗药。奈必洛尔(nebivolol)也是选择性 $\beta_1$ 受体拮抗药,并可增加一氧化氮的生成,产生扩血管作用。对于患有哮喘的高血压患者,选择性 $\beta_1$ 受体拮抗药需要谨慎使用。而非选择性的 β 受体拮抗药则因其对 $\beta_2$ 受体介导的支气管扩张作用的阻断,禁用于哮喘患者(详见第 7 章中关于 β 受体拮抗药的深入探讨)。此类药物也慎用于合并急性心衰或外周血管疾病的高血压患者。

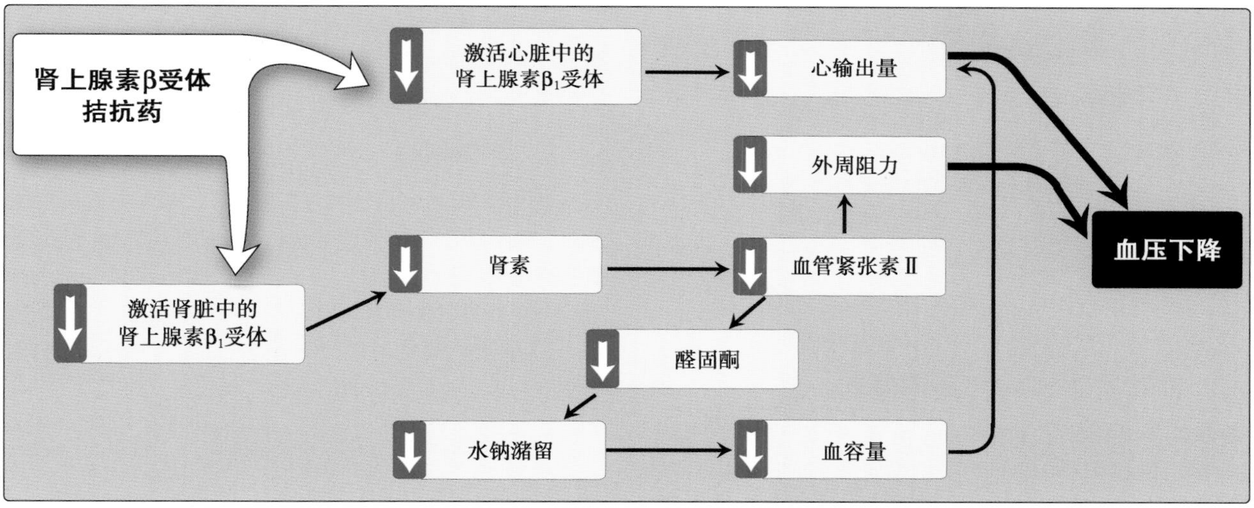

肾上腺素β受体拮抗药
激活心脏中的肾上腺素β1受体
心输出量
外周阻力
血压下降
肾素
血管紧张素Ⅱ
激活肾脏中的肾上腺素β1受体
醛固酮
水钠潴留
血容量


图 16.8　肾上腺素 β 受体拮抗药的药理作用

### B. 临床应用

在合并室上性快速型心律失常(如房颤)、心肌梗死、稳定型缺血性心肌病和慢性心衰等心脏疾病的高血患者中,β 受体拮抗药可优先体现出治疗效果。对于合并可逆性支气管痉挛性疾病(如哮喘)、Ⅱ度和Ⅲ度房室传导阻滞或严重的外周血管疾病患者,不推荐使用 β 受体拮抗药。

### C. 药代动力学

β 受体拮抗药可口服治疗高血压,但需要在数周之后才能发挥其完全治疗作用。普萘洛尔会经历广泛且高度变化的首关代谢。艾司洛尔(esmolol)、美托洛尔和普萘洛尔也包含静脉注射制剂。

### D. 不良反应

1. 常见不良反应:β 受体拮抗药的主要常见不良反应如图 16.9 所示。此类药物可降低性欲,导致勃起功能障碍,从而严重降低患者的依从性。

2. 血脂变化:非心脏选择性的 β 受体拮抗药可干扰脂质代谢,降低高密度脂蛋白胆固醇水平,升高甘油三酯水平。

3. 停药反跳:突然停药可导致严重的高血压、心绞痛和心肌梗死。对于缺血性心肌病患者,突然停药甚至可能导致猝死。因此,对于高血压和缺血性心肌病患者,此类药物必须在数周内逐渐减量,直至停药。

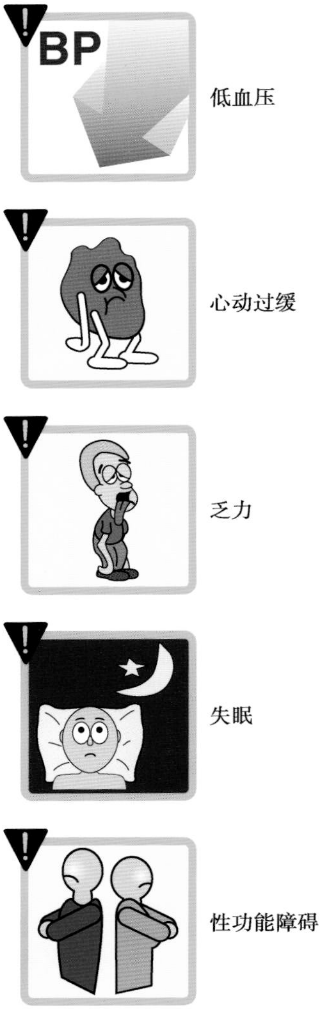
BP
低血压
心动过缓
乏力
失眠
性功能障碍

图 16.9 β 受体拮抗药的主要不良反应

## Ⅶ. 血管紧张素转化酶抑制药

对于具备多种适应证的高血压患者，ACEI[如卡托普利(captopril)、依那普利(enalapril)和赖诺普利(lisinopri)]为一线治疗药物。适应证包括高风险冠心病，或具有糖尿病、卒中、心衰、心肌梗死或慢性肾病等病史的高血压(图 16.6)。

### A. 药理作用

ACEI 通过降低外周血管阻力而发挥降压作用，并且不会反射性地增加心输出量、心率或心收缩力。此类药物阻断了 ACE 裂解血管紧张素Ⅰ，从而生成血管紧张素Ⅱ这一强效血管收缩因子的作用(图 16.10)。ACE 还负责降解缓激肽——一种可促进血管生成一氧化氮和前列环素的多肽，而一氧化氮和前列环素均为强效的血管舒张因子。血管收缩因子的减少(源自血管紧张素Ⅱ水平的降低)和血管舒张作用的增强(源自前列环素的增加)会使动脉和静脉血管均发生扩张。通过降低循环系统中的血管紧张素Ⅱ的水平，ACEI 还可减少醛固酮的分泌，减轻水钠潴留，因此此类药物可同时降低心脏的前负荷与后负荷，从而减轻心脏的负担。

### B. 临床应用

ACEI 可延缓糖尿病性肾病的发展，减少蛋白尿，因此适合于合并糖尿病性肾病的患者。ACEI 对肾功能的改善作用，可能源自出球小动脉舒张导致的肾小球内压的降低。ACEI 可作为心肌梗死发作后的标准护理用药，也是心肌收缩功能障碍患者的一线治疗药物。ACEI 的长期治疗可实现稳定的血压降低，逆转左心室肥大，并能防止心肌梗死发作后的心室重构。ACEI 也是心衰、合并慢性肾病的高血压患者，以及冠心病风险增加患者的一线治疗药物。所有 ACEI 在相同剂量下具有同等的高血压治疗效果。

### C. 药代动力学

所有 ACEI 及其前药均可口服给药。除卡托普利和赖诺普利外，其他 ACEI 均需被肝脏转化为活性代谢产物，因此严重肝脏损伤患者可优先考虑这两种药物。福辛普利(fosinopril)是唯一一个并非主要经肾脏消除的 ACEI，故肾损伤患者使用该药时，无须进行剂量调整。依那普利拉(enalaprilat)是此类药物中唯一可用于静脉给药的药物。

### D. 不良反应

ACEI 的常见不良反应如图 16.11 所示。干咳的发生原因被认为是肺部树(pulmonary tree)中的缓激肽(bradykinin)和 P 物质(substance P)的水平升高所致，其发生率可达 10%，且在

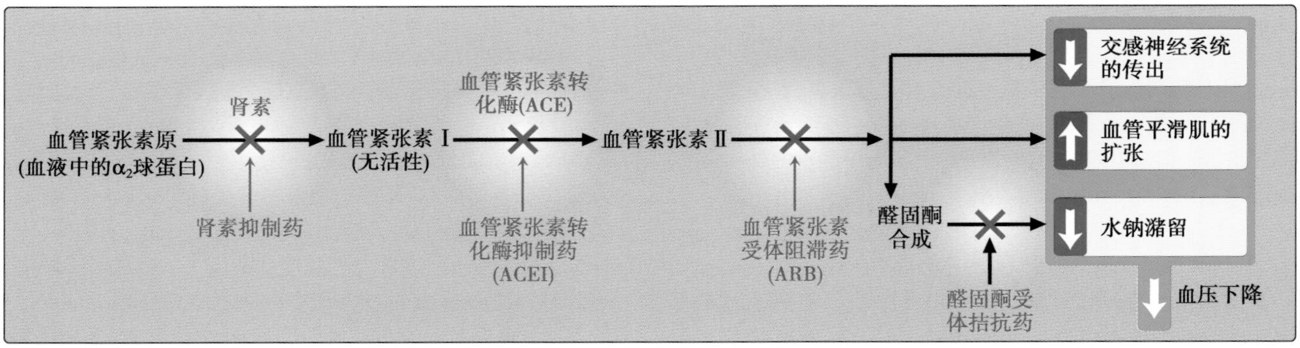
血管紧张素原
(血液中的$\alpha_2$球蛋白)
肾素
肾素抑制药
血管紧张素Ⅰ
(无活性)
血管紧张素转
化酶(ACE)
血管紧张素转
化酶抑制药
(ACEI)
血管紧张素Ⅱ
血管紧张素
受体阻滞药
(ARB)
醛固酮
合成
醛固酮受
体拮抗药
交感神经系统
的传出
血管平滑肌的
扩张
水钠潴留
血压下降

图 16.10 不同药物对肾素-血管紧张素-醛固酮系统的药效。蓝色表示药物靶酶，红色表示药物类别

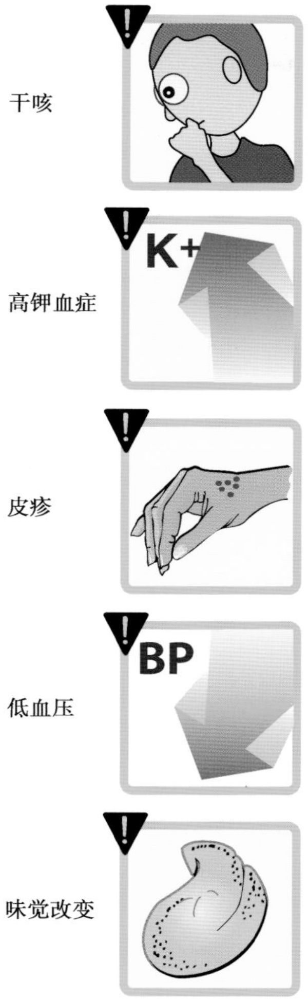
干咳
K+
高钾血症
皮疹
BP
低血压
味觉改变

图 16.11　ACEI 的常见不良反应

女性患者的发生率更高。干咳可于停药数日后缓解。血管神经性水肿是一种罕见但可能危及生命的不良反应，并且可能也是因缓激肽水平升高而引起的。在服用 ACEI 的过程中，必须监测血钾水平。考虑到高血钾的风险，应慎用补钾药和保钾利尿药。同样需要监测血清肌酐的水平，特别是合并潜在肾脏疾病的患者。血清肌酐较基线水平增加 30% 以内是可以接受的，其本身不足以成为停药的指征。此外，ACEI 可能导致胎儿畸形，应禁用于孕妇。

## Ⅷ. 血管紧张素Ⅱ受体阻滞药

氯沙坦（losartan）和厄贝沙坦（irbesartan）等 ARB 通过阻断 $AT_1$ 受体，降低血管紧张素Ⅱ对 $AT_1$ 受体的激动作用而发挥抗高血压疗效。ARB 的药理效应与 ACEI 类似，两者均可导致小动脉和静脉血管舒张，阻断醛固酮的分泌，从而降低血压，减少水钠潴留（图 16.10），但 ARB 不会升高缓激肽水平。此类药物可作为高血压的一线治疗药物，特别适于合并糖尿病、心衰或慢性肾病的患者（图 16.6）。ARB 的不良反应与 ACEI 类似，但发生干咳和血管神经性水肿的风险显著降低。在治疗高血压时，由于作用机制和不良反应相似，ARB 应避免与 ACEI 联用。此外，ARB 也具有致畸作用，应禁用于孕妇。（注：第 18 章将更详细地介绍此类药物。）

## Ⅸ. 肾素抑制药

选择性肾素抑制药（renin inhibitor）阿利吉仑（aliskiren）可用于高血压的治疗。该药能直接抑制肾素，因而在肾素-血管紧张素-醛固酮系统中，该药能够比 ACEI 或 ARB 更早地发挥作用（图 16.10）。阿利吉仑不应与 ACEI 或 ARB 联用用于高血压的治疗。该药可导致腹泻，尤其是在较高的剂量下，也可能导致干咳和血管神经性水肿，但其发生率低于 ACEI。与 ACEI 和 ARB 一样，阿利吉仑也禁用于孕妇。此外，该药可被 CYP3A4 代谢，会与多种药物发生相互作用。

## Ⅹ. 钙通道阻滞药

钙通道阻滞药是尼格罗人种高血压患者的一线治疗药物，亦可用于合并糖尿病或稳定型缺血性心肌病的高血压患者。过度扩张血管可显著地反射性兴奋心脏，增加心肌梗死的风险，故应避免使用高剂量的短效钙通道阻滞药。

### A. 钙通道阻滞药的分类

钙通道阻滞药可分为三种化学结构类型，每种类型具有不同的药代动力学性质和临床适应证（图 16.12）。

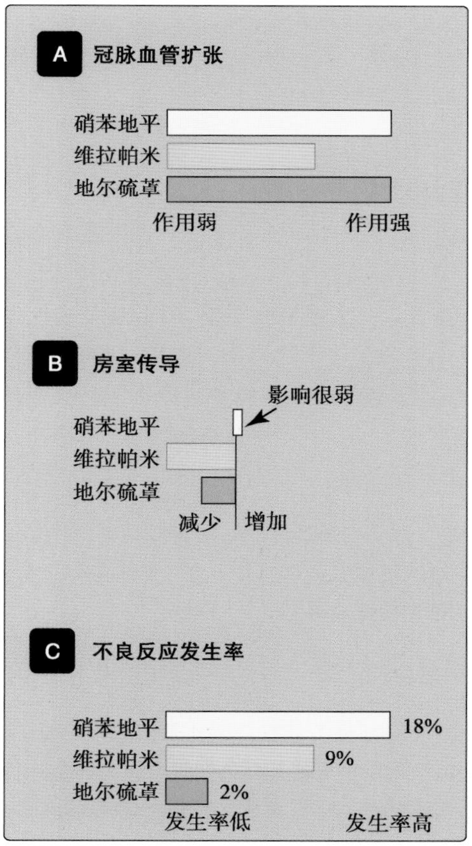
A 冠脉血管扩张
硝苯地平
维拉帕米
地尔硫䓬
作用弱
作用强
B 房室传导
影响很弱
硝苯地平
维拉帕米
地尔硫䓬
减少
增加
C 不良反应发生率
硝苯地平
18%
维拉帕米
9%
地尔硫䓬
2%
发生率低
发生率高

图 16.12　钙通道阻滞药的药理作用

1. 二苯烷胺类药物：维拉帕米(verapamil)是唯一在美国上市的二苯烷胺(diphenylalkylamine)类钙通道阻滞药，对心肌和血管平滑肌细胞均能发挥强大的药效。该药亦可用于治疗心绞痛和室上性快速型心律失常，并用于预防偏头痛和丛集性头痛。

2. 苯并硫氮杂䓬类药物：地尔硫䓬(diltiazem)是唯一在美国上市的苯并硫氮杂䓬(benzothiazepine)类钙通道阻滞药。与维拉帕米相似，地尔硫䓬对心肌和血管平滑肌细胞均有作用。但与维拉帕米相比，该药对心脏的负性肌力作用更弱，不良反应也更小。

3. 二氢吡啶类药物：二氢吡啶类(dihydropyridine)钙通道阻滞药包括硝苯地平(nifedipine，首个钙通道阻滞药)、氨氯地平(amlodipine)、非洛地平(felodipine)、伊拉地平(isradipine)、尼卡地平(nicardipine)和尼索地平(nisoldipine)。此类药物在药代动力学性质、获批适应证和药物相互作用等方面各有不同。与心肌中的钙通道相比，所有二氢吡啶类药物均对血管中的钙通道表现出更高的亲和力，因此特别适于治疗高血压。此类药物还具有一个优势，即其与其他作用于心血管系统药物之间的相互作用很小，包括常与钙通道阻滞药合用的地高辛(digoxin)和华法林(warfarin)。

### B. 药理作用

胞内钙离子浓度在保持平滑肌张力和心肌收缩过程中发挥重要的作用。钙通道阻滞药通过与心脏、冠状动脉平滑肌和外周小动脉平滑肌中的 L 型钙通道结合，阻滞了钙离子内流，引起血管平滑肌舒张，从而使小动脉扩张，但钙通道阻滞药不会扩张静脉血管。

### C. 临床应用

在控制高血压方面，钙通道阻滞药可作为初始治疗药物或合并用药，并可用于合并哮喘、糖尿病或外周血管疾病的高血压患者。与 β 受体拮抗药不同，此类药物不会对这些合并症带来潜在的不良影响。此外，所有钙通道阻滞药均可用于治疗心绞痛，地尔硫䓬和维拉帕米还可用于治疗房颤。

### D. 药代动力学

大多数钙通道阻滞药的口服半衰期较短，约为 3~8 h。可选用缓释制剂，以满足每日服药 1 次。氨氯地平具有很长的半衰期，无须使用缓释制剂。

### E. 不良反应

维拉帕米的常见不良反应为Ⅰ度房室传导阻滞和便秘。由于维拉帕米和地尔硫䓬具有负性肌力作用和负性传导作用，因此两药应禁用于合并心衰或房室传导阻滞的患者。常见的不良反应包括头晕、头痛和血压降低导致的疲惫感，以及外周性水肿(图 16.13)。硝苯地平和其他二氢吡啶类药物还可能导致牙龈增生。

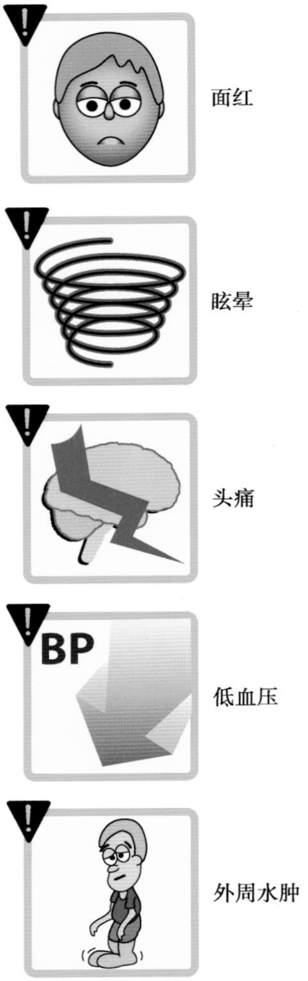
面红
眩晕
头痛
BP
低血压
外周水肿

图 16.13 钙通道阻滞药的常见不良反应

## Ⅺ. 肾上腺素 α 受体拮抗药

用于治疗高血压的肾上腺素 α 受体拮抗药包括哌唑嗪(prazosin)、多沙唑嗪(doxazosin)和特拉唑嗪(terazosin)。这些药物可竞争性地抑制肾上腺素 $\alpha_1$ 受体，降低外周血管阻力，通过同时舒张动脉和静脉血管平滑肌而降低动脉血压。此类药物仅轻度改变心输出量、肾血流量和肾小球滤过率，因此不会造成长期的心动过速，但会导致水钠潴留。在用药初期或剂量增加后，常发生反射性心动过速和体位性低血压，需小剂量多次给药。鉴于其较弱的疗效和不良反应表现，α 受体拮抗药已不再作为高血压的初始治疗药物，但可用于难治性高血压的治疗。对前列腺具有更高选择性的 $\alpha_1$ 受体拮抗药，还可用于治疗良性前列腺增生(参见第 41 章)。

## Ⅻ. 肾上腺素 α/β 受体拮抗药

拉贝洛尔(labetalol)和卡维地洛(carvedilol)可同时拮抗 $\alpha_1$、$\beta_1$ 和 $\beta_2$ 受体。卡维地洛可用于治疗心衰和高血压，已被证实能够降低与心衰相关的发病率和致死率。拉贝洛尔可用于应对妊娠高血压和高血压急症。

## XIII. 中枢性肾上腺素能药物

### A. 可乐定

可乐定(clonidine)可发挥中枢性 $\alpha_2$ 受体激动作用,抑制交感神经血管运动中枢,减少交感神经向外周的传出,引起整体外周阻力降低,从而降低血压。该药主要用于对两种或两种以上药物治疗无效的高血压患者。可乐定不会降低肾血流量或肾小球滤过量,因此适用于合并肾脏疾病的高血压患者。该药口服吸收良好,并经肾脏排泄,也可通过透皮贴剂给药。不良反应包括镇静、口干和便秘(图 16.14)。突然停药可导致血压反跳,应缓慢停药。

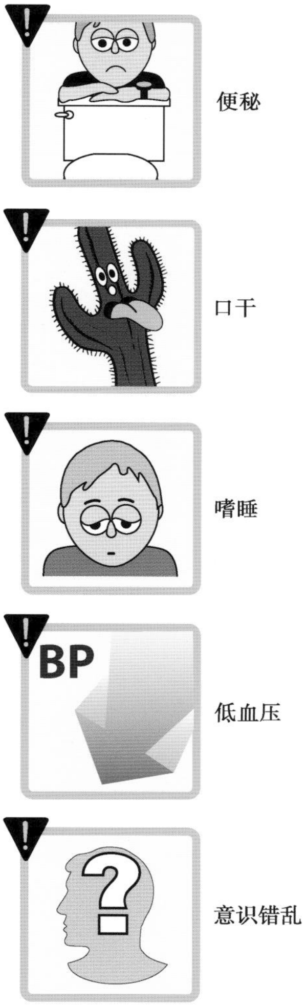
便秘
口干
嗜睡
BP
低血压
意识错乱

图 16.14　可乐定的主要不良反应

### B. 甲基多巴

甲基多巴(methyldopa)是一种可在 CNS 中转化为肾上腺素的 $\alpha_2$ 受体激动药,可减少中枢肾上腺素能神经的传出。该药最常见的不良反应为镇静和嗜睡。这些不良反应和每日多次给药的需求,限制了甲基多巴的应用。该药主要用于治疗妊娠高血压,具有较好的安全性。

## XIV. 血管扩张药

直接舒张血管平滑肌的药物,如肼屈嗪(hydralazine)和米诺地尔(minoxidil),并不作为高血压的主要治疗药物。这些血管扩张药(vasodilator)通过松弛血管平滑肌(主要是动脉和小动脉平滑肌),降低外周血管阻力,进而降低血压。这两个药物均会反射性兴奋心脏,造成心肌收缩力、心率和心肌耗氧量的反射性增加,从而促使本身就具备相关危险因素的患者发生心绞痛、心肌梗死或心衰。血管扩张药还会升高血浆肾素浓度,导致水钠潴留。上述不良反应可被联用的利尿药(减轻水钠潴留)和 β 受体拮抗药(对抗反射性心动过速)缓解。血管扩张药、利尿药和 β 受体拮抗药的三药联用,可共同降低心输出量、血浆容积和外周血管阻力。肼屈嗪亦可用于控制妊娠高血压。该药的不良反应包括头痛、心动过速、恶心、多汗、心律失常和心绞痛(图 16.15)。高剂量给药时,可出现狼疮样综合征(lupus-like syndrome),但停药后可逆转。米诺地尔可致多毛症,因而可用于治疗男性脱发。

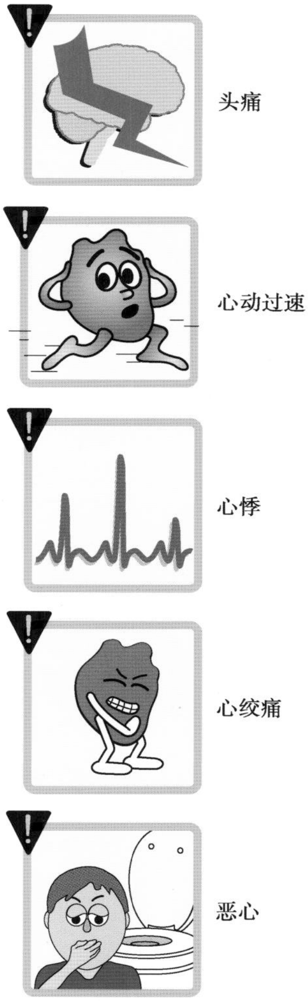
头痛
心动过速
心悸
心绞痛
恶心

图 16.15　肼屈嗪的主要不良反应

## XV. 高血压急症

高血压急症（hypertensive emergency）是一种罕见但致命的情况，被定义为血压急剧升高至 SBP 超过 180 mmHg 或 DBP 超过 120 mmHg，且有证据显示存在即将发生或进行性的靶器官损伤，如卒中、心肌梗死等。（注：无靶器官损伤证据的血压急剧升高被定义为高血压亚急症。）高血压急症需要通过静脉给予抗高血压药物以及时降低血压，以避免或限制靶器官损伤。可使用多种治疗药物，包括硝苯地平和氯维地平（clevidipine）等钙通道阻滞药；硝普钠（sodium nitroprusside）和硝酸甘油（nitroglycerin）等一氧化氮供体类药物；酚妥拉明（phentolamine）、艾司洛尔和拉贝洛尔等肾上腺素受体拮抗药；血管扩张药肼屈嗪；以及多巴胺激动药非诺多泮（fenoldopam）。具体治疗方案取决于靶器官损伤和合并症的类型。

## XVI. 顽固性高血压

顽固性高血压（resistant hypertension，也称为难治性高血压）是指即使已经接受了包含利尿药在内的三药联合治疗，血压仍保持在升高状态（高于目标血压值）。其最常见的原因包括：患者依从性不佳；过量酒精摄入；存在糖尿病、肥胖症、睡眠呼吸暂停综合征、醛固酮增多症、高盐饮食或代谢综合征（metabolic syndrome）等合并症；联合使用拟交感药、非甾体抗炎药或糖皮质激素等药物；抗高血压药物的给药种类或给药剂量不足；以及具有相似作用机制的抗高血压药的联合使用。

（李子元，白仁仁）

## 思考题

16章 思考题

扫描二维码

获取思考题

# 第 17 章　利　尿　药

## Ⅰ. 概述

利尿药(diuretics)是指可使分泌的尿液体积增加的药物。大多数利尿药都是肾脏中各种离子转运体的抑制药,在肾单位的不同部位减少钠离子($Na^+$)的重吸收,从而使尿液中的钠离子、其他离子和水量高于正常水平,被动地保持渗透平衡。因此,利尿药能增加尿液的总体积,且往往会改变尿液 pH 值及尿液和血液中的离子成分。由于各类利尿药的作用位点不同,其利尿效应也差异显著。除离子转运体抑制药之外,其他利尿药还包括渗透性利尿药(osmotic diuretics)、醛固酮拮抗药(aldosterone antagonist)和碳酸酐酶抑制药(carbonic anhydrase inhibitor)。尽管利尿药最常用于过度的体液潴留(水肿),但很多药物也可在未出现利尿药适应证的情况下使用,或者利用其对肾脏作用以外的全身效应。例如,噻嗪类利尿药用于治疗高血压,碳酸酐酶抑制剂用于治疗青光眼,以及醛固酮拮抗药用于治疗心衰等。本章中将对各类利尿药(图 17.1)加以介绍。

**噻嗪类利尿药**

氯噻嗪 (chlorothiazide, DIURIL)
氯噻酮 (chlorthalidone, 仅有通用名)
氢氯噻嗪 (hydrochlorothiazide, MICROZIDE)
吲达帕胺 (indapamide, 仅有通用名)
美托拉宗 (metolazone, 仅有通用名)

**袢利尿药**

布美他尼 (bumetanide, BUMEX)
依他尼酸 (ethacrynic acid, EDECRIN)
呋塞米 (furosemide, LASIX)
托拉塞米 (torsemide, DEMADEX)

**保钾利尿药**

阿米洛利 (amiloride, MIDAMOR)
依普利酮 (eplerenone, INSPRA)
螺内酯 (spironolactone, ALDACTONE)
氨苯蝶啶 (triamterene, DYRENIUM)

**碳酸酐酶抑制药**

乙酰唑胺 (acetazolamide, DIAMOX)

**渗透性利尿药**

甘露醇 (mannitol, OSMITROL)

图 17.1　利尿药总结

## Ⅱ. 肾脏对体液和电解质的正常调控

约有 16%～20% 流经肾脏的血浆会从肾小球毛细血管滤过进入肾小球囊(Bowman's capsule,又称鲍氏囊)。正常情况下,滤过液中不含有蛋白质和血细胞,但包含了许多低分子量的血浆成分,包括葡萄糖、碳酸氢钠、氨基酸和其他有机溶质,以及钠离子、钾离子($K^+$)、氯离子($Cl^-$)等电解质,并且这些成分在滤过液中的浓度与其在血浆中的浓度相近。肾脏通过离子的主动重吸收/分泌作用或水的被动重吸收作用来调控尿液中的离子成分和尿液体积。这些作用发生于肾单位的五个功能域:①近曲小管;②髓袢降支;③髓袢升支;④远曲小管;⑤集合管与集尿管(图 17.2)。

### A. 近曲小管

在肾脏皮质部的近曲小管中(图 17.3),几乎所有的葡萄糖、碳酸氢盐、氨基酸和其他代谢产物会被重吸收,约有 65% 经肾小球滤过的钠离子会被重吸收。鉴于该区域的高度透水性,约 60% 的水自肾小管腔重吸收回到血液,以维持渗透平衡。氯离子可通过与草酸根等阴离子的交换作用进入肾小管腔,亦可从细胞间隙进入管腔。被重吸收的钠离子可被钠-钾-三磷酸腺苷酶($Na^+/K^+$-ATP 酶或 $Na^+/K^+$-ATPase)泵入间质。近曲小管位于管腔侧细胞膜上和细胞质内的碳酸酐酶控制着碳酸氢根($HCO_3^-$)的重吸收。尽管肾小球滤过的钠离子在此处被重吸收的比例最高,作用于近曲小管的利尿药却只能体现出较弱的利尿作用。近曲小管末端连接着对水分和钠离子具有强效重吸收能力的髓袢,可使作用于近曲小管的利尿药对管腔中的水钠进行重吸收,限制了有效的利尿作用。

近曲小管是有机酸/碱分泌系统的存在部位。位于近曲小管中部 1/3 段的有机酸分泌系统,可分泌尿酸、某些抗生素和利尿药等多种有机酸,使之从血流进入近曲小管管腔中。有机酸分泌系统是可饱和的,血流中的利尿药会与尿酸等内源性有机酸性物质竞争该分泌途径。其他的相互作用也可能发生,如丙磺舒(probenecid)会干扰青霉素(penicillin)的分泌作用。位于近曲小管上部和中部的有机碱分泌途径则负责肌酐(creatinine)和胆碱(choline)的分泌。

### B. 髓袢降支

经近曲小管重吸收作用之后剩余的等渗滤过液,接着进入位于肾脏髓质部的髓袢降支。由于存在引起水分重吸收的逆流机制,渗透压沿着髓袢降支段逐渐升高,导致管腔液中的钠离子和氯离子浓度增加 3 倍。渗透性利尿药在此处发挥了部分药效。

### C. 髓袢升支

髓襻升支上皮细胞比较特殊,不能透水。钠离子、钾离子和氯离子的主动重吸收是通过 $Na^+/K^+/2Cl^-$ 共转运体实现的(图 17.4),而镁离子($Mg^{2+}$)和钙离子($Ca^{2+}$)的重吸收则均是通过细胞间隙通道实现的。因此,髓襻升支可稀释管腔液,升高肾髓质间质的渗透压。在经肾小球滤过的氯化钠中,约有 25%～30% 在此处被重吸收。由于髓襻升支是无机盐重吸收的主要区域,并且在其远端不存在任何能实现显著的水钠重吸收的区段,因此作用于此处的袢利尿药是利尿作用最强的利尿药。

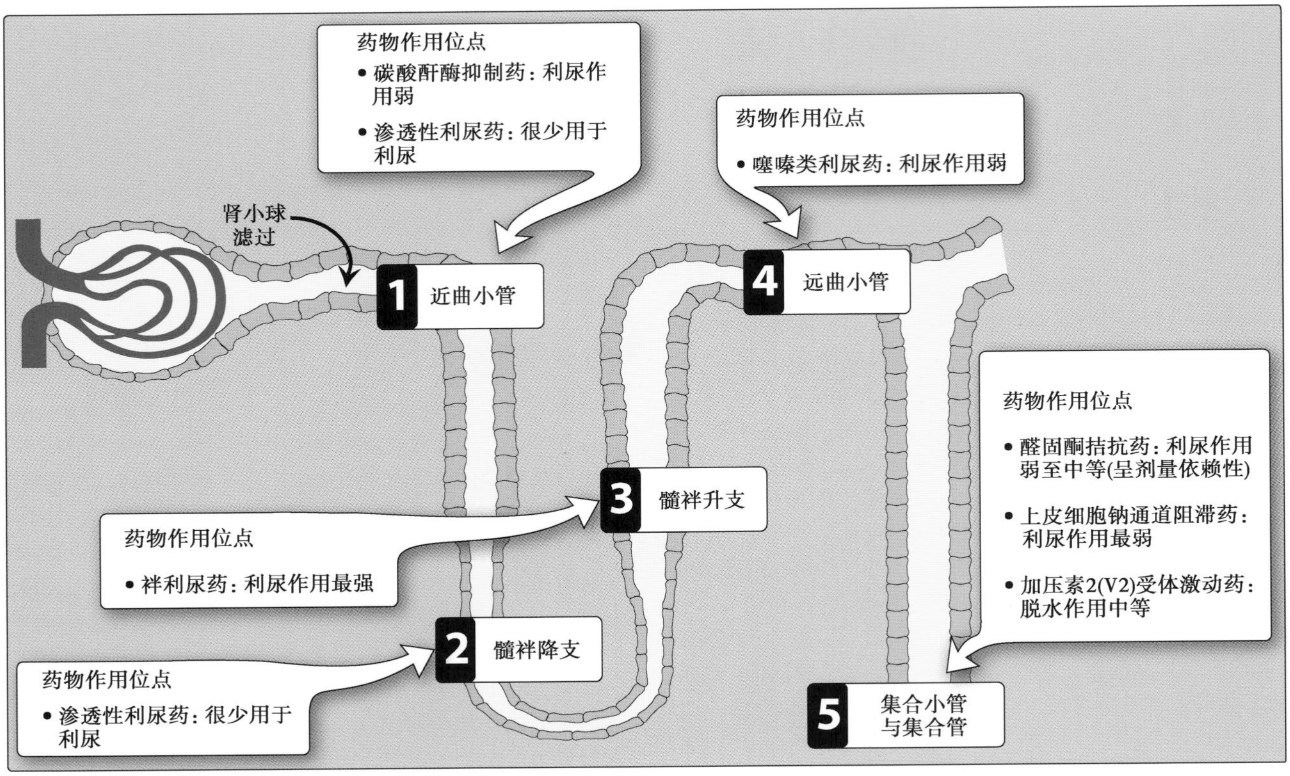
药物作用位点
• 碳酸酐酶抑制药：利尿作用弱
• 渗透性利尿药：很少用于利尿
药物作用位点
• 噻嗪类利尿药：利尿作用弱
肾小球滤过
1 近曲小管
4 远曲小管
药物作用位点
• 醛固酮拮抗药：利尿作用弱至中等(呈剂量依赖性)
• 上皮细胞钠通道阻滞药：利尿作用最弱
• 加压素2(V2)受体激动药：脱水作用中等
3 髓袢升支
药物作用位点
• 袢利尿药：利尿作用最强
2 髓袢降支
药物作用位点
• 渗透性利尿药：很少用于利尿
5 集合小管与集合管

图 17.2 离子和水在肾小管中交换作用的主要位点，以及利尿药的作用位点

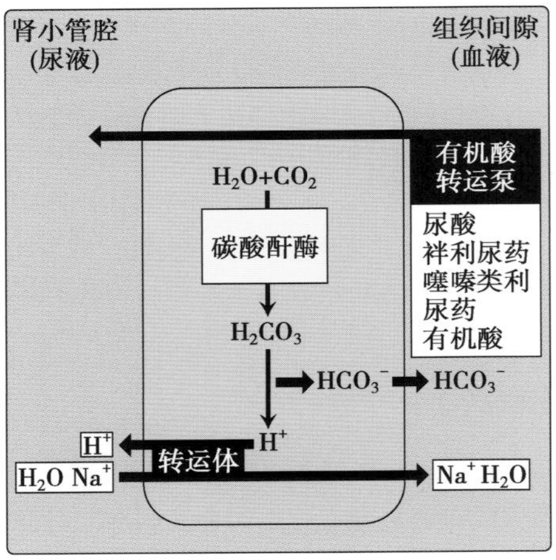
肾小管腔
(尿液)
组织间隙
(血液)
有机酸转运泵
$H_2O+CO_2$
碳酸酐酶
$H_2CO_3$
$HCO_3^-$
$HCO_3^-$
尿酸
袢利尿药
噻嗪类利尿药
有机酸
$H^+$
$H^+$
转运体
$H_2O$ $Na^+$
$Na^+$ $H_2O$

图 17.3 近曲小管细胞示意图

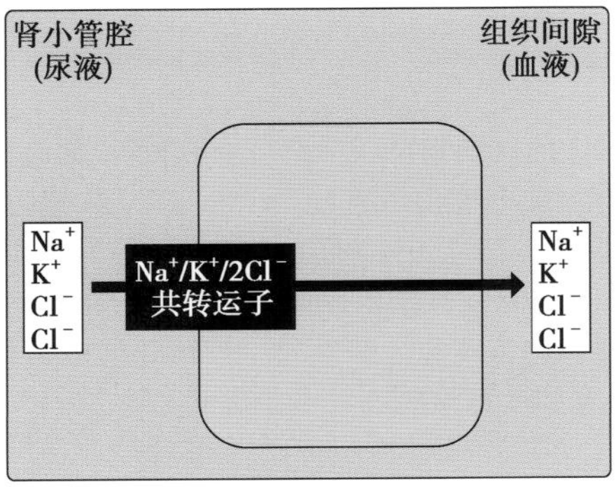
肾小管腔
(尿液)
组织间隙
(血液)
$Na^+$ $K^+$ $Cl^-$ $Cl^-$
$Na^+/K^+/2Cl^-$ 共转运子
$Na^+$ $K^+$ $Cl^-$ $Cl^-$

图 17.4 髓襻升支细胞示意图

## D. 远曲小管

远曲小管上皮细胞同样不能透水。在经肾小球滤过的氯化钠中，约有 5% ~ 10% 在此处通过 $Na^+/Cl^-$ 共转运体被重吸收，而该转运体是噻嗪类利尿药的作用靶点。受甲状旁腺激素调节的钙离子重吸收作用，则是通过（朝向管腔方向的）基顶膜上的通道和后续的 $Na^+/Ca^{2+}$ 交换子实现的（图 17.5）。

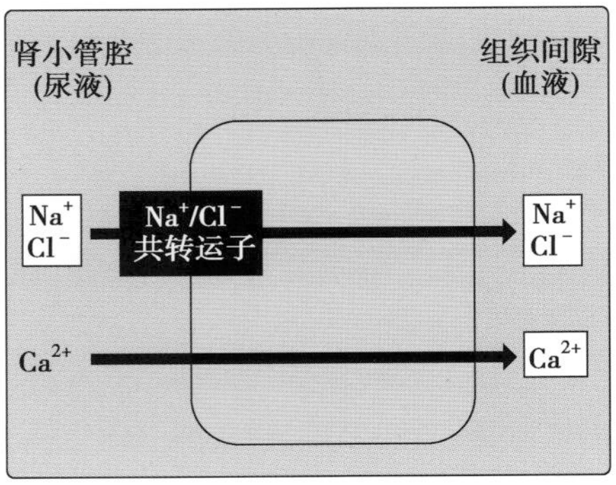
肾小管腔
(尿液)
组织间隙
(血液)
$Na^+$ $Cl^-$
$Na^+/Cl^-$ 共转运子
$Na^+$ $Cl^-$
$Ca^{2+}$
$Ca^{2+}$

图 17.5 远曲小管细胞示意图

## E. 集合管与集尿管

集合管与集尿管的主细胞（principal cell）负责钠离子、钾离子和水的转运，而其闰细胞（intercalated cell）则影响着氢离子（$H^+$）的分泌（图 17.6）。在经肾小球滤过的钠离子中，约有 1% ~ 2% 通过上皮细胞钠离子通道进入主细胞，而该通道可被阿米洛利（amiloride）和氨苯蝶啶（triamterene）抑制。一旦进入

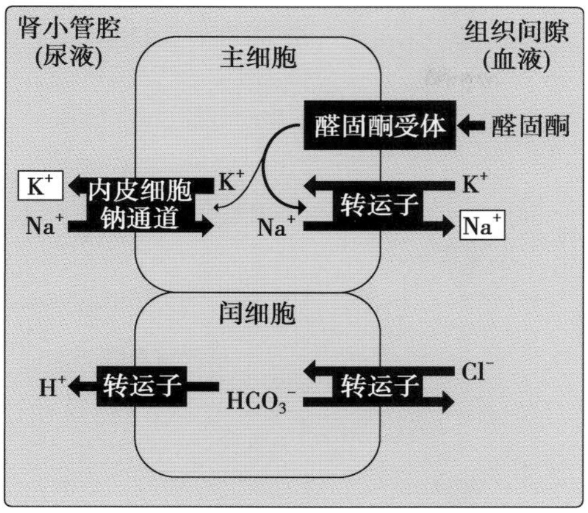
肾小管腔
(尿液)
主细胞
组织间隙
(血液)
醛固酮受体
醛固酮
K+
内皮细胞
钠通道
Na+
K+
转运子
K+
Na+
Na+
闰细胞
H+
转运子
HCO3-
转运子
Cl-

图 17.6 集合小管与集合管细胞示意图

细胞内,钠离子则通过 $Na^+/K^+$-ATP 酶泵入血液中,实现重吸收。主细胞中的醛固酮受体影响着钠离子的重吸收及钾离子的分泌。醛固酮通过增加上皮细胞钠离子通道和 $Na^+/K^+$-ATP 酶的合成,促进钠离子的重吸收和钾离子的分泌。此外,抗利尿激素(antidiuretic hormone,ADH,又称为加压素)通过与 V2 受体结合,促进水通道蛋白(aquaporin)对水分的重吸收。

## Ⅲ. 噻嗪类利尿药

由于具有抗高血压作用,噻嗪类利尿药是使用最为广泛的利尿药。然而,噻嗪类利尿药的抗高血压药效并非完全依赖于其利尿作用。在长期治疗过程中,还可降低外周血管阻力。尽管此类药物属于磺胺衍生物,但其并不会使对磺胺甲噁唑(sulfamethoxazole)等磺胺类药物过敏的患者产生过敏性反应。所有噻嗪类利尿药均作用于远曲小管(图 17.2),并且具备同等的最大利尿效应,只是效价有所差异。噻嗪类利尿药有时被称为“低效利尿药”,因为在常规剂量基础上继续增加剂量也无法进一步增加其利尿效果。

### A. 噻嗪类药物

氯噻嗪(chlorothiazide)是首个口服有效的噻嗪类(thiazides)利尿药,目前口服生物利用度更高的氢氯噻嗪(hydrochlorothiazide)和氯噻酮(chlorthalidone)已成为更加常用的药物。氢氯噻嗪的效价更高,因此其所需剂量显著低于氯噻嗪,但其效能却与后者相当。在其他方面,氢氯噻嗪与氯噻嗪都十分相似。氯噻酮的效价约为氢氯噻嗪的 2 倍。由于化学结构中不包含特有的苯并噻二嗪基团,氯噻酮、吲达帕胺(indapamide)和美托拉宗(metolazone)都属于类噻嗪类利尿药,其与氢氯噻嗪具备相似的作用机制、适应证和不良反应。

1. 作用机制:噻嗪类和类噻嗪类利尿药主要在远曲小管发挥作用,可通过抑制 $Na^+/Cl^-$ 共转运体来抑制钠离子的重吸收(图 17.5),继而增加管腔液中的钠离子和氯离子的浓度。噻嗪类药物必须在近曲小管被分泌进入管腔内,方可发挥利尿作用(图 17.3),因此肾功能下降会降低此类药物的利尿作用。即使在肾小球滤过率低于 30 mL/(min · 1.73 $m^2$)的情况下,噻嗪类药物仍能持续发挥抗高血压作用。但是,在肾功能不全的情况下,高血压往往会因血容量过大而进一步恶化,因此需要改用袢利尿药来应对血容量问题并控制血压。噻嗪类药物的效能可能会因同时服用吲哚美辛(indomethacin)等非甾体抗炎药而有所降低,后者会抑制肾脏产生前列腺素,进而降低了肾血流量。

2. 药理作用

a. **增加钠离子和氯离子的排泄**。噻嗪类与类噻嗪类药物的利尿作用伴随着钠离子和氯离子排泄的增加,从而导致排出渗透压(浓度)很高的尿液,即高渗尿。这是此类药物所特有的,而其他利尿药基本不会排出高渗尿。图 17.7 显示了此类

| 利尿药种类 | 尿液量 | 随尿排泄情况 | | | | | | |
|---|---|---|---|---|---|---|---|---|
| | | $Na^+$ | $K^+$ | $Mg^{2+}$ | $Ca^{2+}$ | $Cl^-$ | $HCO_3^-$ | 尿酸 |
| 噻嗪类利尿药 | 用药初期 ↑<br>长期用药 ↔ | ↑ | ↑ | ↑ | ↓ | ↑ | ↓ | ↓ |
| 袢利尿药 | ↑↑↑ | ↑↑ | ↑↑ | ↑ | ↑↑ | ↑ | ↓↓ | ↓ |
| 保钾利尿药 | | | | | | | | |
| 醛固酮拮抗药 | ↑ | ↔ | ↓ | ↔ | ↔ | ↔ | ↔ | ↔ |
| 上皮细胞钠通道阻滞药 | ↔ | ↔ | ↓ | ↔ | ↔ | ↔ | ↔ | ↔ |
| 碳酸酐酶抑制药 | ↑ | ↔ | ↑ | ↔ | ↔ | ↔ | ↑ | ↔ |

图 17.7 利尿药的随尿排泄

利尿药引起的尿液离子组成成分的相对改变。

b. **减少钙离子经尿液的排泄**。噻嗪类与类噻嗪类药物通过促进钙离子在远曲小管处的重吸收而减少尿液中的钙离子含量。上述重吸收受甲状旁腺激素的调控。

c. **降低外周血管阻力**。最初，血压降低是血容量下降及其引起的心输出量下降而产生的作用。持续给药后，血容量会回落至基线水平，但其抗高血压药效可继续保持，这是由于小动脉平滑肌舒张降低了外周血管阻力而引起的。

3. 临床应用

a. **高血压**。噻嗪类药物廉价、给药容易且具有良好的耐受性，是临床上治疗高血压的主要药物之一，在每日剂量下足以使血压降低。在与氢氯噻嗪的等效剂量下，氯噻酮因其半衰期更长（50~60 h），被某些临床医师认为是更好的给药选择，能够在整日实现更优的血压控制。然而，目前的高血压治疗指南不推荐优先选用任何噻嗪类药物。

b. **心力衰竭**。袢利尿药（并非噻嗪类利尿药）是可降低心衰患者胞外容积的利尿药，但应在小心监控低血钾的前提下，对产生袢利尿药耐受性的患者额外添加噻嗪类药物。作为在袢利尿药基础上的添加药物，美托拉宗是最为常用的，尽管并无证据表明此种用途中该药在等效剂量下具备比其他噻嗪类药物更优的疗效。以往，在给予袢利尿药 30 min 前，先给予噻嗪类利尿药，以给予足够的时间让后者到达利尿药耐受患者的作用部位，从而实现利尿作用的增强。但目前证据显示这种操作是没有必要的。

c. **高钙尿**。由于能抑制钙离子经尿液的排泄，噻嗪类药物可用于治疗先天性高钙尿和尿道中的草酸钙结石。

d. **尿崩症**。噻嗪类药物具备生成高渗尿的特有能力，因此可用于治疗肾源性尿崩症，可将该疾病患者的每日尿量从 11 L 降至 3 L。

4. 药代动力学：整体而言，噻嗪类利尿药口服有效，生物利用度约为 60%~70%。但氯噻嗪的生物利用度极低（15%~30%），是唯一通过静脉给药的噻嗪类利尿药。多数噻嗪类药物需要给药 1~3 周方可产生稳定的降压效果，并具有较长的半衰期（约 10~15 h）。吲达帕胺（indapamide）与其他此类药物不同，会经肝脏代谢，可同时随尿液和胆汁排泄，而大多数噻嗪类利尿药则以药物原形随尿液排泄。

5. 不良反应：此类药物的不良反应主要与体液和电解质平衡有关（图 17.8）。

a. **低钾血症**。低钾血症（hypokalemia）是噻嗪类利尿药最常见的不良反应。由于此类药物会升高到达远曲小管的滤过液中的钠离子含量，进而使远曲小管中的 $Na^+/K^+$ 交换增多。因此，此类药物的长期使用会造成体内钾离子的持续流失。需定期检测血清中的钾离子含量（用药初期应更加频繁），以监测低钾血症的发展情况，并且可能需要补钾或联用保钾利尿药（potassium-sparing diuretic）。低钠饮食可减弱噻嗪类利尿药造成的钾流失。

b. **低镁血症**。镁离子随尿液流失可致低镁血症（hypomagnesemia）。

c. **低钠血症**。ADH 升高、肾脏稀释能力降低和口渴感增强等因素，可能导致低钠血症（hyponatremia）。

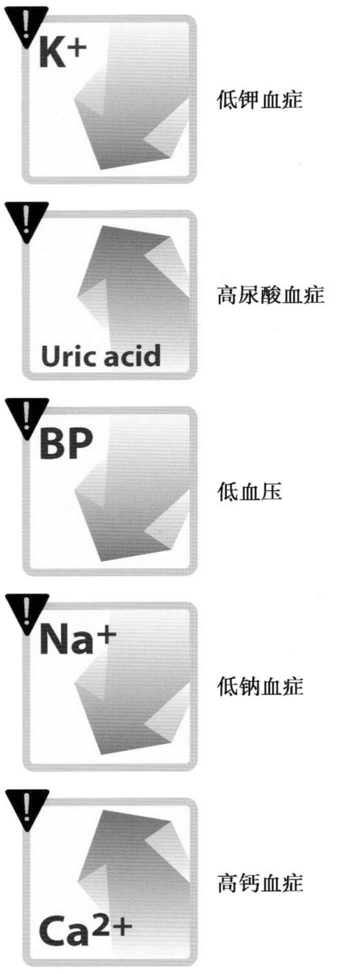
K+
低钾血症
Uric acid
高尿酸血症
BP
低血压
Na+
低钠血症
Ca2+
高钙血症

图 17.8 噻嗪类与类噻嗪类利尿药的常见不良反应

d. **高尿酸血症**。噻嗪类利尿药通过竞争有机酸分泌途径，可减少酸性物质的排泄，从而升高血清尿酸含量导致高尿酸血症（hyperuricemia）。由于水溶性差，尿酸会沉积于关节处，导致某些易感人群的痛风发作。因此，该此药物应慎用于痛风或血尿酸水平较高的患者。

e. **低血容量症**。此类药物可能导致低血容量症（hypovolemia），引起直立性低血压或轻度头晕。

f. **高钙血症**。噻嗪类利尿药可抑制钙离子的排泄，有时可导致血液中的钙离子水平升高，即高钙血症（hypercalcemia）。

g. **高血糖症**。服用噻嗪类利尿药可致血清葡萄糖水平轻度升高，这可能与低钾血症造成的胰岛素释放能力受损相关。糖尿病患者仍可使用此类药物，但应检测血糖水平，以便在启动噻嗪类药物治疗后，评估是否需要调整糖尿病治疗方案。

## Ⅳ. 袢利尿药

布美他尼（bumetanide）、呋塞米（furosemide）、托拉塞米（torsemide）和依尼酸（ethacrynic acid）可在髓袢升支部位发挥其主要利尿作用（图 17.2）。在所有利尿药中，此类药物将钠离子和氯离子排出体外的效能最强，能产生大量的尿液。与噻嗪类利尿药相似，由于在磺酰胺化学结构上的差异，袢利尿药基本上不会使对磺胺类药物过敏的患者产生过敏性反应。此类药物中最常用的是呋塞米。与呋塞米相比，布美他尼和托拉塞米的生物利用度更高、药效更强，因此其使用也有所增加。依他尼酸（ethacrynic acid）由于其不良反应已很少使用。

### A. 布美他尼、呋塞米、托拉塞米和依他尼酸

1. 作用机制：袢利尿药通过抑制髓袢升支管腔膜上的 $Na^+/K^+/2Cl^-$ 共转运作用（图 17.4），减少这些离子被重吸收进入肾脏髓质部的量，造成髓质部渗透压的下降，从而使更少的水分被该透水区段重吸收，最终发挥利尿作用。由于经肾小球滤过的氯化钠中有 25%～30% 在髓攀升支部被重吸收，并且该部的下游区域无法补偿钠离子负荷的增加，因此袢利尿药是所有利尿药中利尿作用最强的药物。此类药物必须在近曲小管分泌进入肾小管腔，才能发挥利尿作用（图 17.3）。非甾体抗炎药可抑制肾脏前列腺素的合成，进而减弱袢利尿药的利尿作用。

2. 药理作用

a. **利尿**。袢利尿药产生利尿作用，即使对于肾功能较差的患者或其他利尿药无效的患者，也能发挥利尿作用。此类药物可使尿液成分发生改变，如图 17.7 所示。

袢利尿药的量效曲线呈 S 形，由阈剂量药效区、中间区（药物浓度的微小改变即可造成利尿作用的显著变化），以及最大效能区三部分组成（图 17.9）。给药剂量必须高于能产生药效反应的阈剂量，而后者是患者特异性的。为了降低利尿作用强度可减少剂量，但如果剂量减少至药效反应的阈剂量以下，则可导致利尿作用的消失。类似地，由于最大效能的存在，增加剂量也可能不会再增强利尿作用。因此，当确定了有效利尿剂量后，临床医师应通过调整给药频率来增强或减弱每日的利尿作用强度。

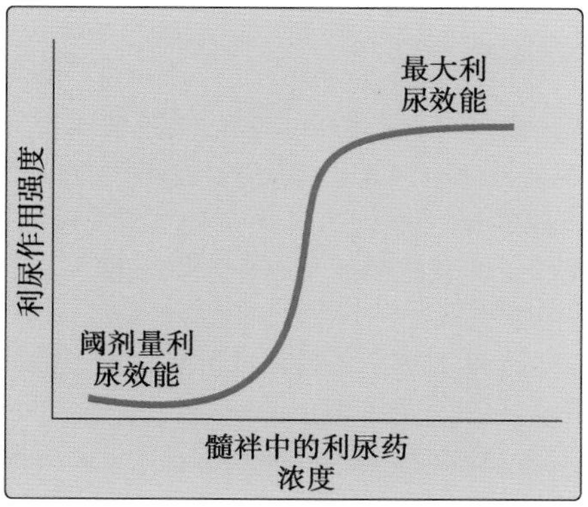
最大利
尿效能
利尿作用强度
阈剂量利
尿效能
髓袢中的利尿药
浓度

图 17.9 袢利尿药的量效曲线

b. **促进钙离子随尿排泄**。与噻嗪类利尿药不同的是，袢利尿药会增加尿液中的钙离子的含量。在血清钙离子浓度正常的患者中，由于远曲小管会重吸收钙离子，因此不会产生低血钾。

c. **静脉扩张**。在产生利尿作用之前，袢利尿药即可通过增加前列腺素的合成，导致急性静脉扩张，降低左心室灌注压。

3. 临床应用

a. **水肿**。袢利尿药是治疗由心衰或肾功能不全引起的肺水肿和急、慢性外周水肿的首选药物。此类药物起效迅速（特别是静脉给药时），对急性肺水肿等急症的治疗具有重要意义。

b. **高钙血症**。由于袢利尿药可促进肾小管的钙离子分泌作用，在补液的同时使用此类药物，可用于治疗高钙血症。

c. **高钾血症**。在进行静脉补液或不进行静脉补液时，均可应用袢利尿药治疗高钾血症。

4. 药代动力学：袢利尿药可经口服或非肠道途径给药。呋塞米的口服生物利用度难以预测，介于 10%～90%，而布美他尼和托拉塞米则具有可靠的生物利用度，约 80%～100%，使得这两个药物成为优先选择的口服治疗药物。呋塞米和布美他尼的药效持续时间约为 6 h，而托拉塞米则略高于此水平，因此能够推断产生利尿作用的窗口。

5. 不良反应：此类药物的不良反应主要是体液和电解质问题（图 17.10）。

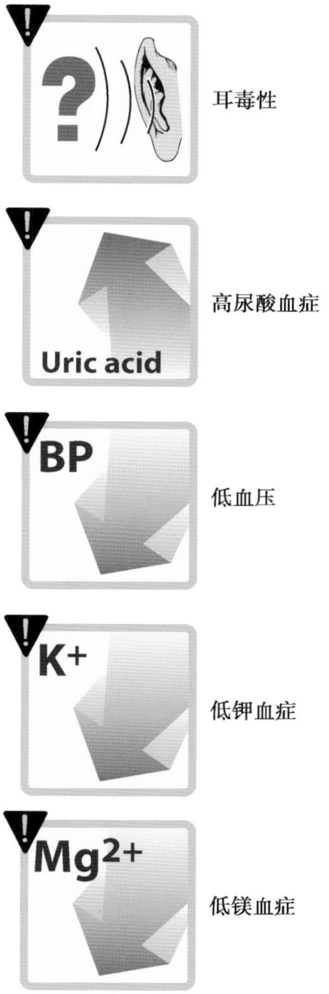
耳毒性
Uric acid
高尿酸血症
BP
低血压
K+
低钾血症
Mg2+
低镁血症

图 17.10 袢利尿药的常见不良反应

a. **急性低血容量症**。袢利尿药可使血容量快速且剧烈地下降，可能导致低血压、卒中和心律失常。

b. **低钾血症**。在集合管处，管腔液中的高钠离子负荷会增加钾离子和管腔内的钠离子之间的交换作用，从而导致低钾血症，这是袢利尿药最常见的不良反应。从细胞中流失的钾离

子会与氢离子发生交换作用，导致低钾血碱中毒症。可通过使用保钾利尿药或进行补钾来防止低钾血症的出现和发展。

c. **低镁血症**。镁离子经尿液的流失，可导致低镁血症。

d. **耳毒性**。袢利尿药可能会造成可逆性或永久性听力丧失，特别是在快速、高剂量静脉给药时，或者当此类药物与其他可产生耳毒性的药物（如氨基糖苷类抗生素）联用时。在常规给药剂量和适宜的给药速度下，耳毒性十分罕见。依他尼酸是最容易产生耳毒性的袢利尿药。此外，此类药物还可能损伤前庭功能，造成眩晕，但发生率更低。

e. **高尿酸血症**。袢利尿药会与尿酸竞争相关的肾脏分泌途径，从而阻断尿酸的分泌作用，易诱发或加重痛风。

## Ⅴ. 保钾利尿药

保钾利尿药可在集合管发挥抑制钠离子重吸收和钾离子的分泌作用（图 17.6）。接受保钾利尿药治疗的患者必须监测血钾水平。由于出现高钾血症的风险增高，此类药物应慎用于中度肾功能不全患者，并禁用于重度肾功能不全患者。此类利尿药根据作用机制和适应证分为完全不同的两类药物：醛固酮拮抗药和上皮细胞钠通道阻滞药。此外，保钾利尿药可造成尿液成分的改变，如图 17.7 所示。

### A. 醛固酮拮抗药：螺内酯和依普利酮

1. 作用机制：螺内酯（spironolactone）和依普利酮（eplerenone）是能够拮抗醛固酮受体的合成类固醇药物。对醛固酮受体具有拮抗作用，阻止了该受体复合物移位至靶细胞核内，最终导致能够激活集合管 $Na^+/K^+$ 交换位点的胞内蛋白的缺失，从而阻止钠离子的重吸收，最终阻碍了钾离子和氢离子的分泌。依普利酮对醛固酮受体的选择性更强，而且引起男性乳腺发育等内分泌不良反应弱于可与孕酮受体和雄激素受体结合的螺内酯。

2. 药理作用：螺内酯和依普利酮可拮抗肾脏的醛固酮受体，发挥利尿作用；拮抗肾脏外的醛固酮受体则产生其他药理效应。在多数水肿状态下，血液中的醛固酮水平很高，导致了钠离子的重吸收。螺内酯通过拮抗醛固酮的活性，产生保钾排钠的作用。

3. 临床应用

a. **水肿**。醛固酮拮抗药在高剂量下用于治疗合并继发性醛固酮增多症（如继发于肝硬化和肾病综合征等疾病）的水肿，是特别有效的利尿药。对于合并出现腹腔积液（即腹水）的肝硬化的水肿患者，螺内酯是首选的利尿药。与之相反的是，对于循环系统中醛固酮水平不显著的患者，螺内酯的利尿作用最弱。

b. **低钾血症**。尽管醛固酮拮抗药的排钠作用弱于其他利尿药，但其却能产生保钾的有益作用。此类药物通常与噻嗪类利尿药或袢利尿药合用，以防止后者导致的钾离子流失。

c. **心力衰竭**。低剂量的醛固酮拮抗药可防止由醛固酮造成的心肌重构。此类药物的使用已被证实能够降低与心衰相关的死亡率，特别是对于射血分数下降的患者。

d. **顽固性高血压**。顽固性高血压（又称难治性高血压）是指合用三种或更多种抗高血压药物亦无法达到目标血压值的情况。对于醛固酮水平升高或不升高的患者，醛固酮拮抗药均能良好地治疗顽固性高血压。

e. **多囊卵巢综合征**。螺内酯还有一个说明书以外的用途，即用于治疗多囊卵巢综合征（polycystic ovary syndrome）。该药在高剂量下能够阻断雄激素受体并抑制类固醇的合成，继而对抗该综合征中出现的雄激素水平升高。

4. 药代动力学：螺内酯和依普利酮口服均吸收良好。螺内酯代谢充分，可转变为多种活性代谢产物，可继续发挥治疗作用。而依普利酮可被细胞色素 CYP3A4 代谢。

5. 不良反应

a. **高钾血症**。高钾血症是最常见的不良反应，呈剂量依赖性，并且可因肾功能不全或使用其他保钾药物［如血管紧张素转化酶抑制药（angiotensin-converting enzyme inhibitor，ACEI）和补钾制剂等］而加剧。

b. **男性乳房发育症**。醛固酮可能会导致约 10% 的男性患者产生男性乳房发育，也可能会导致女性患者出现月经失调。依普利酮则无此不良反应。

### B. 氨苯蝶啶和阿米洛利

氨苯蝶啶（triamterene）和阿米洛利（amiloride）通过阻滞上皮细胞钠离子通道，减少 $Na^+/K^+$ 的交换作用。尽管两者具备与醛固酮拮抗药相似的保钾利尿作用，其阻断集合管 $Na^+/K^+$ 交换位点的能力，并不依赖于醛固酮的存在。与醛固酮拮抗药相似，此类药物并不是强效的利尿药。氨苯蝶啶和阿米洛利常与其他利尿药合用，并且这种联用几乎只是为了利用其保钾作用。

## Ⅵ. 碳酸酐酶抑制药

由于乙酰唑胺（acetazolamide）与其他碳酸酐酶抑制药的利尿作用显著弱于噻嗪类利尿药和袢利尿药，因此此类药物的使用通常是利用其在利尿作用之外的其他药理作用。

### A. 乙酰唑胺

1. 作用机制：乙酰唑胺可抑制位于近曲小管上皮细胞的细胞质内和基顶膜上（朝向管腔方向的）的碳酸酐酶（图 17.3）。而碳酸酐酶可催化二氧化碳与水生成碳酸的反应，后者在被合成后立即发生离子化，转变为氢离子和碳酸氢根离子。在乙酰唑胺的存在下，钠离子与氢离子的交换作用减弱，从而产生轻度的利尿作用。此外，碳酸氢根离子被保留在近曲小管的管腔内，显著升高了原尿的 pH 值，并且还可能导致高氯代谢性酸中毒。乙酰唑胺造成的尿液电解质成分的改变如图 17.7 所示。

2. 临床应用

a. **青光眼**。口服乙酰唑胺可减少房水的生成，降低慢性开角型青光眼患者的眼压。上述作用很可能是通过阻断睫状体中的碳酸酐酶活性而实现的。多佐胺（dorzolamide）和布林佐胺（brinzolamide）等局部给药的碳酸酐酶抑制药，具有不产生全身效应的优势。

b. **高原病**。乙酰唑胺可用于高原病（altitude sickness）症状的预防。该综合征的特征性症状包括软弱无力、呼吸急促、眩晕、恶心、脑水肿和肺水肿。

3. 药代动力学：乙酰唑胺可口服给药或静脉给药，其血浆蛋白结合率约为 90%。该药可同时通过肾小管主动分泌和被动重吸收经肾脏消除。

4. 不良反应：该药可能引起轻度代谢性酸中毒、钾离子流失、肾结石、嗜睡和感觉异常。此外，该药可导致铵根离子（$NH_4^+$）排泄减少，故禁用于肝硬化患者。

## Ⅶ. 渗透性利尿药

很多可经肾小球滤过的结构简单的亲水性化学物质，如甘露醇（mannitol），也能够产生利尿作用（图 17.2）。无法被重吸收的滤过物可使管腔液具备更高的渗透压，阻止了髓袢降支和近曲小管对水的重吸收，从而导致基本不引起额外钠离子排泄（即基本不引起电解质流失）的渗透性利尿作用，即脱水作用。因此，此类药物无法用于治疗存在钠潴留的病症，而通常用在摄入可诱发急性肾衰竭的剧毒物质之后，以保持尿液流量。渗透性利尿药也是治疗颅内压增高患者的重要药物。甘露醇口服无法吸收，应采用静脉给药。此类药物的不良反应主要为体循环渗透效应造成的脱水和胞外水扩张。引起胞外水扩张的原因是由于细胞间液中的甘露醇会将水分从细胞中提取出来，造成低钠血症，直至产生利尿作用。

**（李子元，白仁仁）**

## 思考题

扫描二维码

获取思考题

# 第 18 章　抗心力衰竭药

## Ⅰ. 概述

心力衰竭或心衰(heart failure,HF)是指心脏无法泵出满足身体需求的足够血液,是一种复杂的进行性疾病,其主要症状为呼吸困难、疲乏和体液潴留。心衰是由于心功能受损以致血液回流或射血能力不足而产生的疾病,通常伴有血容量和组织间液的异常增高。导致心衰的潜在因素包括但不限于动脉粥样硬化性心脏病、高血压病、心脏瓣膜疾病和先天性心脏病。

### A. 生理代偿机制在心衰发展过程中的作用

交感神经系统和肾素-血管紧张素-醛固酮系统(renin-angiotensin-aldosterone system,RAAS)的长期激活,与心脏组织重构、心肌细胞缺失、心肌肥大和心肌纤维化密切相关。上述变化进一步促进了神经激素系统的激活,造成一种如不治疗则可导致死亡的恶性循环。

### B. 心衰药物干预的目标

抗心衰药物治疗目标包括缓解症状、延缓疾病发展过程并改善生存期。下列药物已被证实对心衰有效:①血管紧张素转化酶抑制药(angiotensin-converting enzyme inhibitor, ACEI);②血管紧张素受体阻滞药(angiotensin receptor blocker,ARB);③醛固酮拮抗药(aldosterone antagonist);④β受体拮抗药;⑤利尿药;⑥直接的血管扩张药和静脉扩张药;⑦超极化激活的环化核苷酸门控(hyperpolarization-activated cyclic nucleotide-gated, HCN)通道阻滞药;⑧正性肌力药(positive inotropic agents);⑨联用脑啡肽酶抑制药与血管紧张素受体阻滞药;⑩B型重组利钠肽(B-type natriuretic peptide,BNP)(图 18.1)。根据心衰的严重程度和患者个人因素,可从上述各类药物中选用一种或多种进行治疗。心衰的药物干预可带来以下益处:减轻心肌工作负担、减少细胞间液容量、改善心收缩力,以及降低心脏重构的发生率。了解心肌收缩的生理学知识,对理解心衰引起的代偿性反应和心衰治疗药物的作用至关重要。

| ACE抑制药(ACEI) | 利尿药 |
|---|---|
| 卡托普利 (captopril, 仅有通用名) | 布美他尼 (bumetanide, BUMEX) |
| 依那普利 (enalapril, VASOTEC) | 呋塞米 (furosemide, LASIX) |
| 福辛普利 (fosinopril, 仅有通用名) | 美托拉宗 (metolazone, 仅有通用名) |
| 赖诺普利 (lisinopril, PRINIVIL, ZESTRIL) | 托拉塞米 (torsemide, DEMADEX) |
| 奎那普利 (quinapril, ACCUPRIL) | **直接血管扩张药和静脉扩张药** |
| 雷米普利 (ramipril, ALTACE) | 肼屈嗪 (hydralazine,仅有通用名) |
| **血管紧张素受体阻滞药** | 硝酸异山梨酯 (isosorbide dinitrate, DILATRATE-SR, ISORDIL) |
| 坎地沙坦 (candesartan, ATACAND) | 肼屈嗪-硝酸异山梨酯FDC (FDC hydralazine/isosorbide dinitrate, BIDIL) |
| 氯沙坦或洛沙坦 (losartan, COZAAR) | **HCN通道阻滞药** |
| 替米沙坦 (telmisartan, MICARDIS) | 伊伐布雷定 (ivabradine, CORLANOR) |
| 缬沙坦 (valsartan, DIOVAN) | **正性肌力药** |
| **ARNI** | 地高辛 (digoxin, LANOXIN) |
| 沙库巴曲-缬沙坦 (sacubitril/valsartan, ENTRESTO) | 多巴酚丁胺 (dobutamine, DOBUTREX) |
| **醛固酮拮抗药** | 多巴胺 (dopamine, 仅有通用名) |
| 依普利酮 (eplerenone, INSPRA) | 米力农 (milrinone, 仅有通用名) |
| 螺内酯 (spironolactone, ALDACTONE) | **B型利钠肽** |
| **肾上腺素β受体拮抗药** | 奈西立肽 (nesiritide, NATRECOR) |
| 比索洛尔 (bisoprolol, 仅有通用名) | |
| 卡维地洛 (carvedilol, COREG, COREG CR) | |
| 琥珀酸美托洛尔 (metoprolol succinate, TOPROL-XL) | |
| 酒石酸美托洛尔 (metoprolol tartrate, LOPRESSOR) | |

图 18.1　心衰治疗药总结。ACEI 为血管紧张素转化酶抑制药；ARB 为血管紧张素受体阻滞药；ARNI 为血管紧张素受体脑啡肽酶抑制药；FDC 为固定剂量组合；HCN 为超极化激活的环化核苷酸门控

## Ⅱ. 心肌收缩的生理学

心肌与平滑肌和骨骼肌一样,可对细胞膜去极化的刺激产生反应,继而导致收缩蛋白的缩短,肌肉舒张,回到静息状态(即复极化)。心肌细胞之间相互关联成组,并整体对刺激产生反应,即无论单个细胞何时感受到刺激,均能使该组细胞共同产生收缩作用。

### A. 动作电位

心肌细胞可被电刺激兴奋,由位于窦房结(SA node)和房室结(AV node)处的起搏细胞产生一种自发的固有节律。心肌细胞还具有超长的动作电位,可被分为0~4五个时相。在心肌细胞去极化和复极化过程中起作用的主要离子通道如图 18.2 所示。

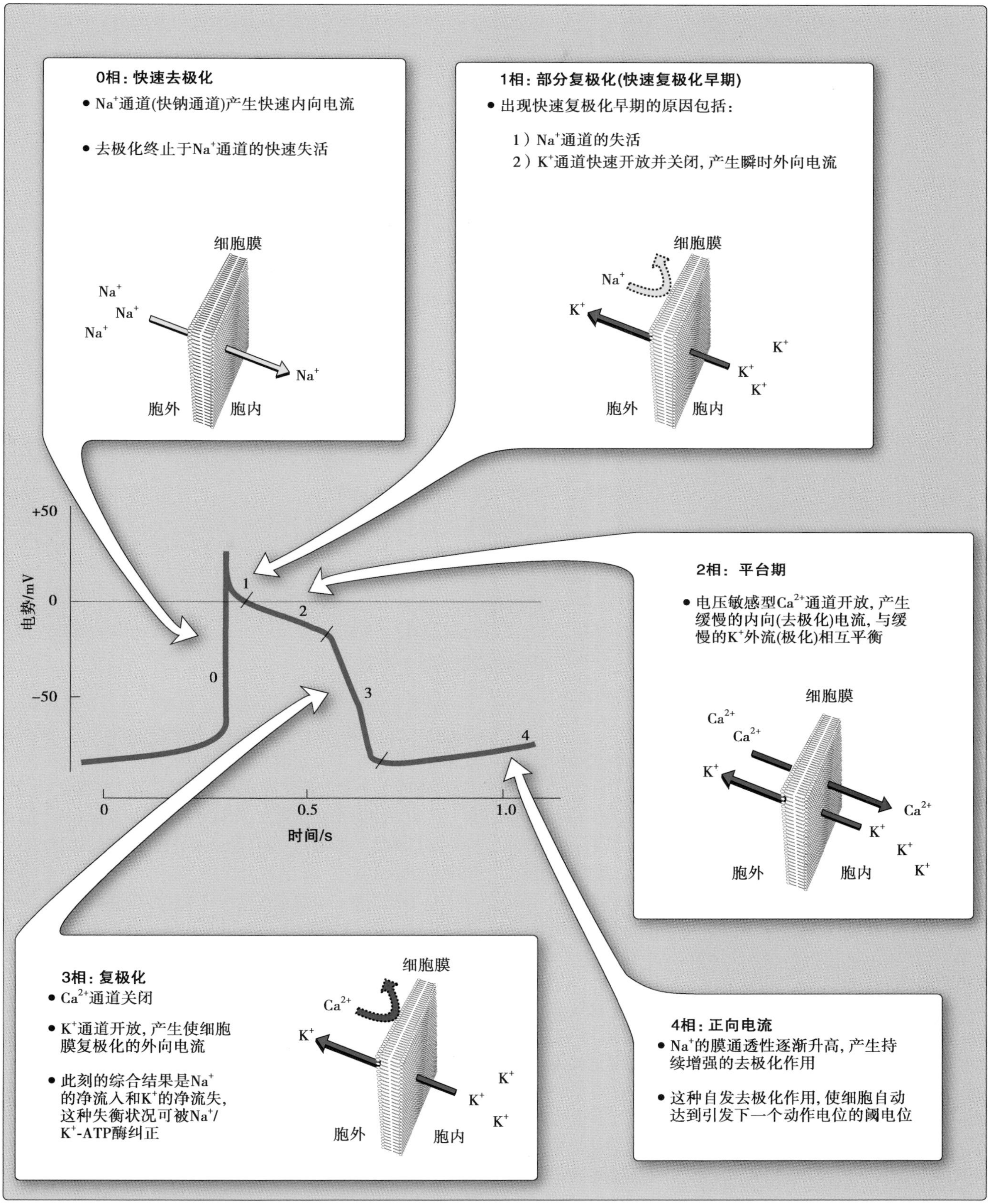
0相：快速去极化
• Na⁺通道(快钠通道)产生快速内向电流
• 去极化终止于Na⁺通道的快速失活
细胞膜
Na⁺
Na⁺
Na⁺
Na⁺
胞外
胞内
1相：部分复极化(快速复极化早期)
• 出现快速复极化早期的原因包括：
1）Na⁺通道的失活
2）K⁺通道快速开放并关闭，产生瞬时外向电流
细胞膜
Na⁺
K⁺
K⁺
K⁺
K⁺
胞外
胞内
+50
0
−50
电势/mV
0
1
2
3
4
0
0.5
1.0
时间/s
2相：平台期
• 电压敏感型Ca²⁺通道开放，产生缓慢的内向(去极化)电流，与缓慢的K⁺外流(极化)相互平衡
细胞膜
Ca²⁺
Ca²⁺
K⁺
Ca²⁺
K⁺
K⁺
K⁺
胞外
胞内
3相：复极化
• Ca²⁺通道关闭
• K⁺通道开放，产生使细胞膜复极化的外向电流
• 此刻的综合结果是Na⁺的净流入和K⁺的净流失，这种失衡状况可被Na⁺/K⁺-ATP酶纠正
细胞膜
Ca²⁺
K⁺
K⁺
K⁺
K⁺
胞外
胞内
4相：正向电流
• Na⁺的膜通透性逐渐升高，产生持续增强的去极化作用
• 这种自发去极化作用，使细胞自动达到引发下一个动作电位的阈电位

图 18.2 心肌细胞的动作电位

### B. 心收缩力

心肌的收缩力与胞浆内游离钙离子的浓度直接相关。因此，能够升高胞内钙水平（或能够增加心肌收缩机制对钙离子的敏感性）的药物，可增加心肌的收缩力，产生正性肌力作用。钙离子在心肌中的转运情况如图 18.3 所示。

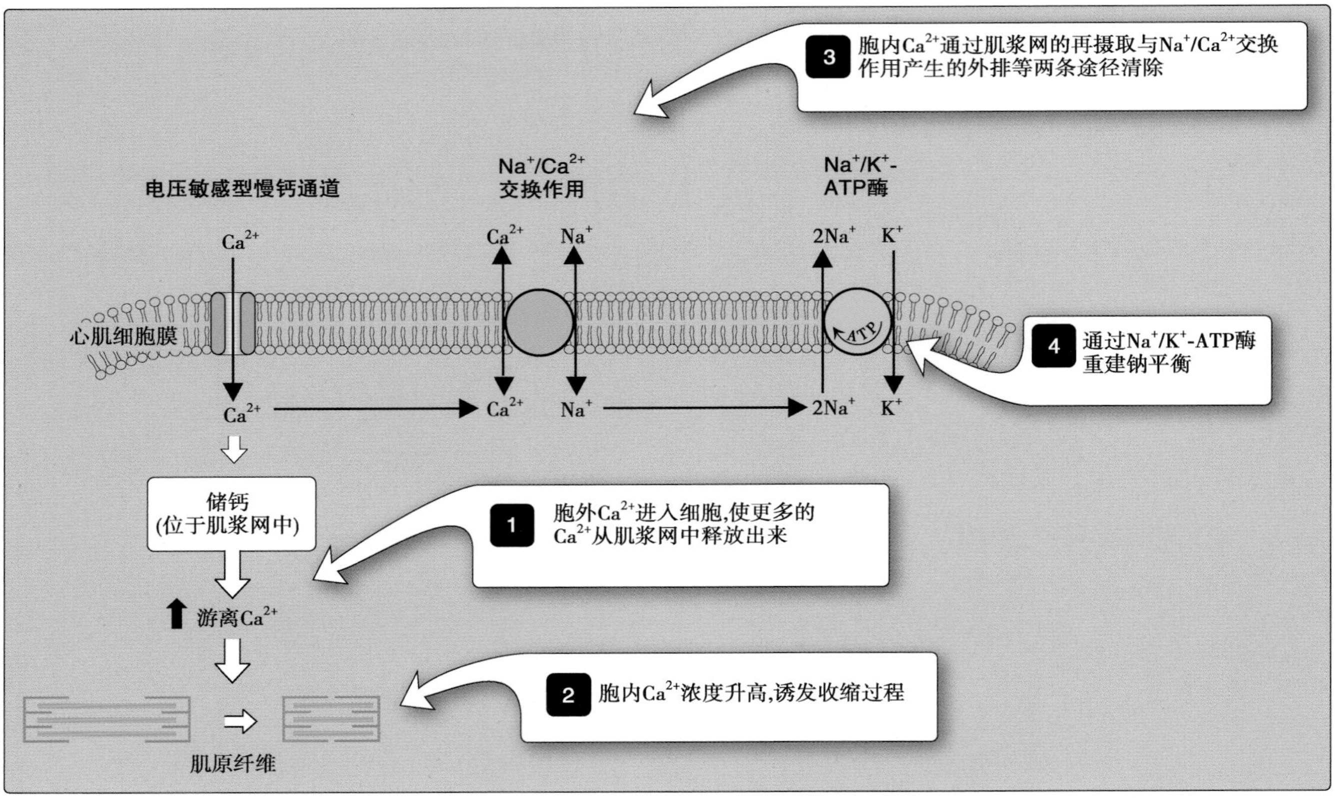
3 胞内$Ca^{2+}$通过肌浆网的再摄取与$Na^+/Ca^{2+}$交换作用产生的外排等两条途径清除
电压敏感型慢钙通道
$Na^+/Ca^{2+}$ 交换作用
$Na^+/K^+$-ATP酶
$Ca^{2+}$
$Ca^{2+}$
$Na^+$
$2Na^+$
$K^+$
心肌细胞膜
ATP
4 通过$Na^+/K^+$-ATP酶重建钠平衡
$Ca^{2+}$
$Ca^{2+}$
$Na^+$
$2Na^+$
$K^+$
储钙
(位于肌浆网中)
1 胞外$Ca^{2+}$进入细胞,使更多的$Ca^{2+}$从肌浆网中释放出来
游离$Ca^{2+}$
2 胞内$Ca^{2+}$浓度升高,诱发收缩过程
肌原纤维

图 18.3 心肌收缩期间的离子流向

### C. 心衰的生理代偿反应

为了增加心输出量，衰竭中的心脏主要引发四类代偿机制（图 18.4）。

1. 交感活性升高：压力感受器可感受到血压的降低，从而激动交感神经系统。肾上腺素 β 受体的激活，可增加心率和心肌收缩力，以试图保持足够的组织血流灌注。此外，血管收缩作用可促进静脉血液回流，增加心脏前负荷并使心脏进一步扩张，从而使每搏输出量升高，增加心输出量。上述代偿反应增加了心脏的工作负担，从长远角度而言，反而会进一步降低心脏功能。

2. 肾素-血管紧张素-醛固酮系统的激活：心输出量的下降，使流经肾脏的血流量降低，促进了肾素的释放。后者也可因受到交感活性升高的刺激而引起，并会造成血管紧张素Ⅱ生成量和醛固酮释放量升高，导致外周阻力上升（即心脏后负荷增大）和水钠潴留，继而升高血容量，使更多的血液回流到心脏。若心脏无法将增加的这部分回心血液泵出，静脉血压将会升高，从而造成外周水肿和肺水肿。此外，高水平的血管紧张素Ⅱ和醛固酮也会直接对心肌产生不利影响，包括心肌重构、心肌纤维化和炎症改变。上述代偿反应均会增加心脏的工作负担，导致心脏功能的进一步恶化。

3. 利钠肽的激活：心脏前负荷的增加还可导致利钠肽（natriuretic peptide）的释放。利钠肽包括心房利钠肽、B 型利钠肽和 C 型利钠肽，其在心衰发展过程中的作用有所不同，其中心房利钠肽和 B 型利钠肽最为重要。利钠肽的激活最终导致血管扩张，增加尿的随钠排泄，抑制肾素和醛固酮的释放，并减轻心肌纤维化。这些有益的代偿反应可能会改善心脏功能并缓解心衰症状。

4. 心肌肥厚：心肌牵张最初可增强心脏收缩力，但肌纤维的过度拉长会导致收缩力减弱，从而使心脏射血能力下降。这类心衰被称为收缩功能障碍型心衰（systolic heart failure）或射血分数下降型心衰（heart failure with reduced ejection fraction，HFrEF），主要是由于心室无法将血液有效泵出而导致的。心衰患者还可能出现舒张功能障碍，即由于心肌肥厚等心脏结构改变所造成的心室舒张能力和血液回流能力受损而造成的心衰。心室壁增厚及其造成的室内容积减少，均会降低心肌舒张的能力，从而使心室无法充分充盈，导致心输出量不足，故被称为舒张功能障碍型心衰（diastolic heart failure）或射血分数保持型心衰（heart failure with preserved ejection fraction，HFpEF）。单纯的舒张功能障碍会使患者在其左室功能正常的情况下出现心衰的症状和体征，但心衰患者往往同时存在收缩功能障碍和舒张功能障碍。

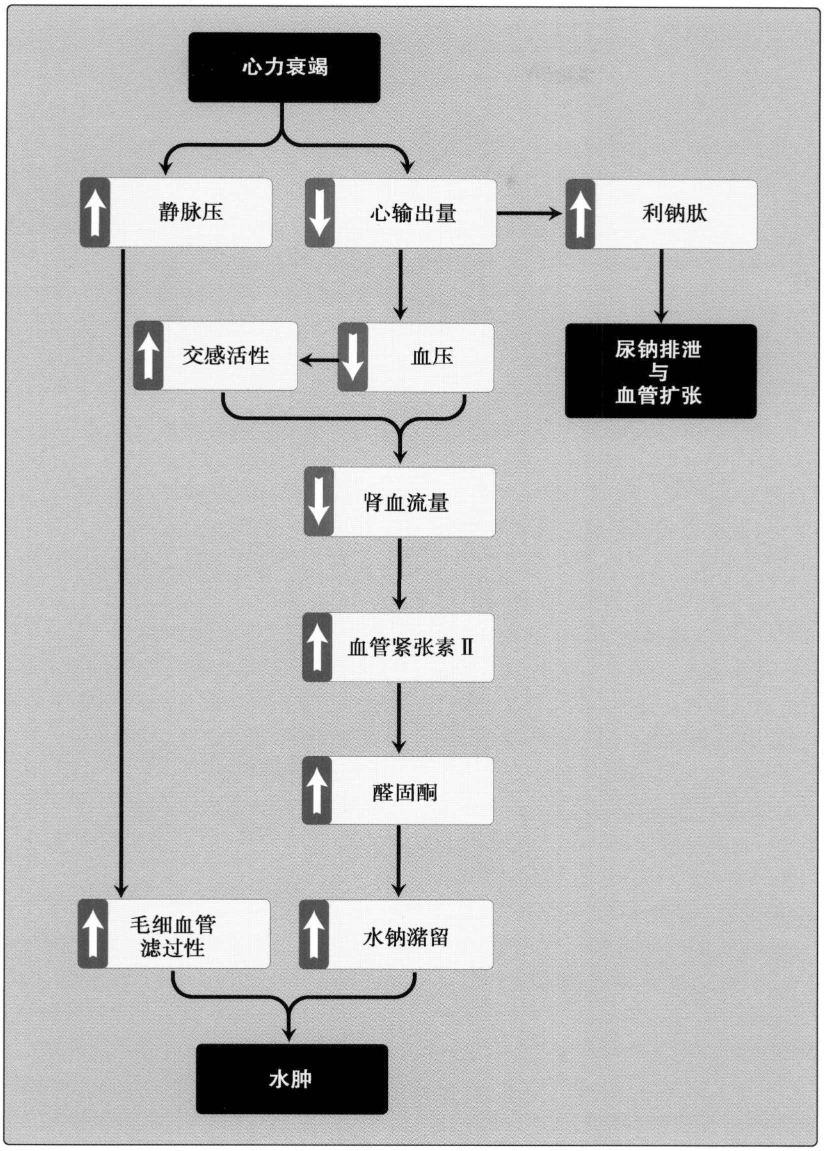
心力衰竭
静脉压
心输出量
利钠肽
交感活性
血压
尿钠排泄
与
血管扩张
肾血流量
血管紧张素 Ⅱ
醛固酮
毛细血管
滤过性
水钠潴留
水肿

图 18.4　心力衰竭产生的心血管后果

### D. 急性失代偿性心衰

若代偿机制足以恢复心输出量，则认为心衰获得了代偿。若代偿机制仍无法保证足够的心输出量，则心衰进入失代偿状态，患者会体现出不断恶化的心衰体征与症状。典型的心衰体征与症状包括劳力性呼吸困难、端坐呼吸、夜间阵发性呼吸困难、乏力和外周水肿。

### E. 心衰的治疗策略

慢性心衰通常通过限制水的摄入量(每日不超过 2 L)、低钠饮食(每日不超过 200 mg)、治疗并发症，以及指征明确的利尿药治疗等手段加以控制。对于 HFrEF 患者而言，RAAS 抑制药、交感神经抑制药和增强利钠肽活性的药物已被证实能减轻症状并改善生存期。正性肌力药物仅用于应对急性心衰症状与体征，并且多用于住院患者。非甾体抗炎药、酒精、非二氢吡啶类钙通道阻滞药和某些抗心律失常药等可能导致或加重心衰的药物，应尽可能避免使用。

## Ⅲ. 肾素-血管紧张素-醛固酮系统抑制药

心衰患者 RAAS 的代偿性激活，增加了心脏的工作负担，进一步恶化了心脏功能。因此，RAAS 是心衰药物治疗的重要靶标。

### A. 血管紧张素转化酶抑制药

ACEI 是 HFrEF 药物治疗的重要组成之一。ACE 可将血管紧张素 Ⅰ 切割成血管紧张素 Ⅱ，一种强效的血管收缩因子。ACEI 则阻断了 ACE 的上述活性，且能减少缓激肽的失活(图 18.5)。

1. 药理作用：ACEI 可降低血管阻力(即心脏后负荷)和静脉张力(即心脏前负荷)，引起心输出量增加，还可减少由血

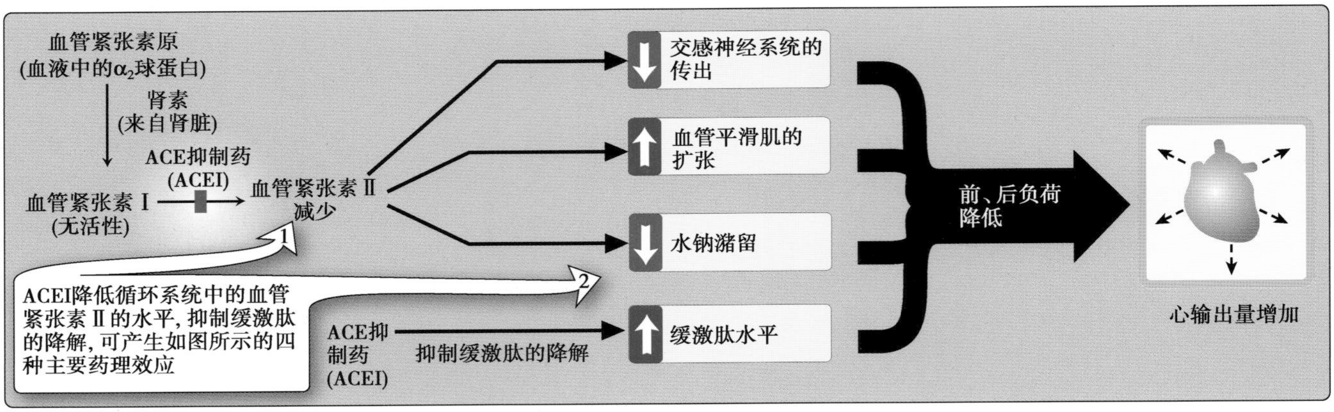
血管紧张素原
(血液中的$\alpha_2$球蛋白)
肾素
(来自肾脏)
ACE抑制药
(ACEI)
血管紧张素Ⅰ
(无活性)
血管紧张素Ⅱ
减少
1
2
ACEI降低循环系统中的血管紧张素Ⅱ的水平，抑制缓激肽的降解，可产生如图所示的四种主要药理效应
ACE抑制药
(ACEI)
抑制缓激肽的降解
交感神经系统的传出
血管平滑肌的扩张
水钠潴留
缓激肽水平
前、后负荷降低
心输出量增加

图 18.5 ACEI 的药理效应。注：水钠潴留的减轻有两个原因：血管紧张素Ⅱ生成量降低，以及醛固酮生成量降低

管紧张素Ⅱ介导的常见于心衰患者的肾上腺素与醛固酮增加。该药能改善心衰的症状与体征，并被证实能够显著改善心衰患者的生存期。

2. 临床应用：ACEI 可用于有症状或无症状的 HFrEF 患者。重要的是，左室衰竭的所有阶段都属于 ACEI 的适应症。此类药物应当从小剂量开始，逐步增至 HFrEF 治疗的目标剂量或最大耐受剂量。ACEI 还可用于治疗高血压（参见第 16 章）。对于近期心肌梗死发作的患者或心血管事件高风险患者，也可从长期的 ACEI 治疗中获益。

3. 药代动力学：ACEI 口服吸收情况尚可，但进食可降低卡托普利（captopril）的吸收，因此应空腹服药。除卡托普利和可注射给药的依那普利拉（enalaprilat）外，其他 ACEI 均为前药，需要在体内被肝药酶水解活化。多数 ACEI 的活性形式经肾脏消除，仅福辛普利（fosinopri）可随粪便排泄。ACEI 活性形式的血浆半衰期介于 2~12h，尽管其抑制 ACE 的持效时间可显著高于该水平。

4. 不良反应：ACEI 的不良反应包括体位性低血压、肾功能不全、高钾血症、持续性干咳和血管神经性水肿（罕见）。考虑到高钾血症的风险，必须监测血钾水平，特别是对于那些同时进行了补钾，以及联用保钾利尿药或醛固酮拮抗药的患者。还应监测血清肌酐水平，特别是对于有潜在肾脏疾病的患者。若 ACEI 与利尿药联用，出现症状性低血压的可能性显著增加。ACEI 还具有致畸作用，禁用于孕妇。对 ACEI 的全面介绍，请参见第 16 章。

### B. 血管紧张素受体阻滞药

ARB 是口服有效的血管紧张素Ⅱ的Ⅰ型受体的竞争性阻滞药。由于 ACEI 只能抑制其中一种产生血管紧张素Ⅱ的酶，因此，ARB 具备可更加完全地阻滞血管紧张素Ⅱ活性的优势，但不具备影响缓激肽水平的作用。虽然 ARB 与 ACEI 的药理作用相近，但两者在药物治疗学方面并非完全一致。尽管如此，ARB 仍可作为不耐受 ACEI 的患者的替代用药。

1. 药理作用：尽管 ARB 与 ACEI 的作用机制不同，两者对于心脏前负荷和后负荷的作用是相似的。此类药物在心衰治疗中的用途，主要是作为因干咳或血管神经性水肿而不耐受 ACEI 的患者的替代用药，这些不被耐受的不良反应通常被认为是因缓激肽水平增高而引起的。ARB 亦可用于治疗高血压（参见第 16 章）。

2. 药代动力学：ARB 口服有效，并可每日给药 1 次，但缬沙坦（valsartan）需每日给药 2 次。此类药物血浆蛋白结合率高。与其他 ARB 不同的是，氯沙坦在经历了广泛的肝脏首过效应后，生成的代谢产物中包括活性代谢产物，而其他 ARB 只能生成无活性的代谢产物。此类药物的原型及代谢物可随尿液和粪便排泄。

3. 不良反应：ARB 的不良反应与药物相互作用与 ACEI 相似，但 ARB 引起干咳和血管神经性水肿的发生率更低。与 ACEI 相同的是，ARB 也禁用于孕妇。

### C. 醛固酮受体拮抗药

由于血管紧张素Ⅱ的刺激及肝脏清除率的下降，心衰患者的醛固酮水平往往升高。醛固酮拮抗药螺内酯（spironolactone）和依普利酮（eplerenone）可拮抗该盐皮质激素受体，防止钠潴留、心肌肥厚和低钾血症。螺内酯还对雄激素受体和孕酮受体具有良好的亲和力，产生与内分泌紊乱相关的不良反应，如男性乳腺发育症和痛经。醛固酮拮抗药的适应证为近期心肌梗死发作的症状性 HFrEF 或 HFpEF。对醛固酮受体拮抗药的全面介绍，请参见第 17 章。

## Ⅳ. β 受体拮抗药

尽管直觉上可能认为给予引起心衰患者负性肌力作用的药物是不合适的，但存在确切的证据表明，接受 β 受体拮抗药治疗可改善心衰患者的心肌收缩功能，逆转心脏重构。即使在用药初期偶然出现心衰症状恶化，仍然能产生上述有益的改变。β 受体拮抗药的疗效，部分源于起能够防止出现因交感神经系统长期激活而带来的不利变化。此类药物能够降低心率，抑制肾脏释放肾素，还能防止去甲肾上腺素对心肌纤维产生有害作用，并减轻心脏重构、心肌肥厚和心肌细胞的死亡。

比索洛尔（bisoprolol）、卡维地洛（carvedilol）和长效的琥珀酸美托洛尔（metoprolol succinate）等三种 β 受体拮抗药被证实对 HFrEF 有效。卡维地洛是非选择性的肾上腺素 β 受体拮抗药，对肾上腺素 α 受体也有拮抗作用；而比索洛尔和琥珀酸美托洛尔则为选择性 $\beta_1$ 受体拮抗药。对 β 受体拮抗药的详细介绍,参见第 7 章。对所有慢性稳定型 HFrEF 患者都应推荐进行 β 受体拮抗治疗,而上述三种 β 受体拮抗药均可降低与 HFrEF 相关的发病率与死亡率。应从小剂量开始治疗,逐渐增加至根据患者耐受性及其关键症状而制订的目标剂量。

卡维地洛和美托洛尔可被 CYP2D6 代谢,而该肝药酶的抑制药可增强这两种药物的体内浓度水平,增加不良反应风险。此外,卡维地洛还是 P-糖蛋白(P-glycoprotein, P-gp)的底物,故其药效可能会因联用 P-gp 抑制药而增强。此外,应谨慎将 β 受体拮抗药与胺碘酮(amiodarone)、维拉帕米(verapamil)和地尔硫䓬(diltiazem)等可减慢房室传导的药物联用。

## V. 利尿药

利尿药可减轻体液超载的症状与体征,如劳累型呼吸困难、端坐呼吸和外周水肿等。此类药物通过减少血浆容量,降低静脉的回心血量(即前负荷),继而减轻心脏工作负担,减少心脏需氧量。利尿药还可通过减少血浆容量降低心脏后负荷,从而降低血压。袢利尿药是治疗心衰最常用的利尿药,用于需要广泛利尿作用和肾功能不全的患者。由于尚无证据表明利尿药能够改善心衰患者的生存期,因此仅用于针对体液容量过大引起的症状和体征。有关利尿药的详细介绍请参见第 17 章。

## VI. 血管紧张素受体-脑啡肽酶抑制药

脑啡肽酶(neprilysin)负责降解血管活性肽,如血管紧张素 Ⅰ 和 Ⅱ、缓激肽和利钠肽等,因此抑制脑啡肽酶可增强血管活性肽的活性。为实现利钠肽活性的最大化,必须在不进一步增加缓激肽的前提下抵消掉 RAAS 的激活作用。因此,脑啡肽酶抑制药与 ARB(而非 ACEI)联用可有效降低血管神经性水肿的发生率(图 18.6)。

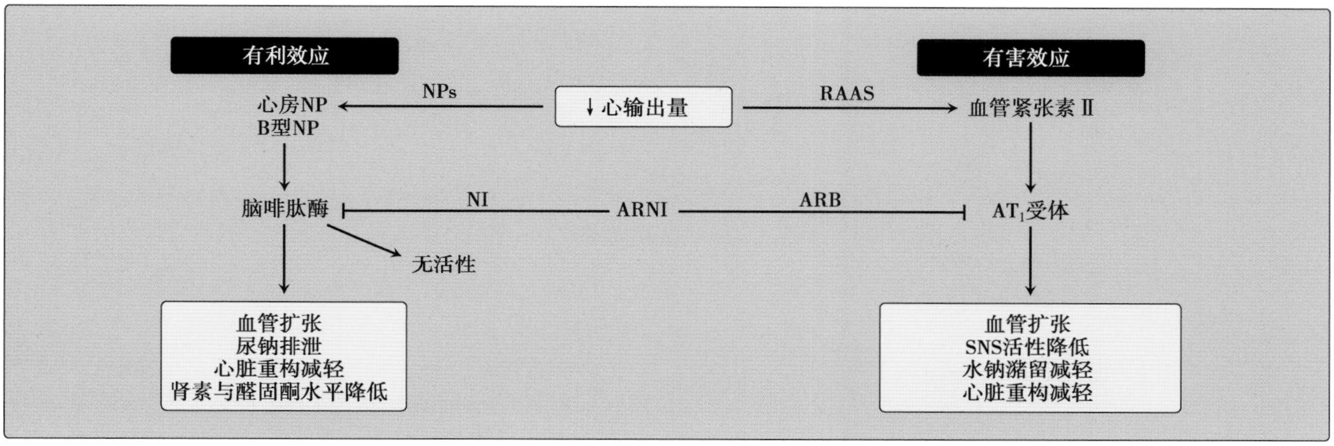
有利效应
有害效应
NPs
RAAS
心房NP
B型NP
↓心输出量
血管紧张素Ⅱ
脑啡肽酶
NI
ARNI
ARB
$AT_1$受体
无活性
血管扩张
尿钠排泄
心脏重构减轻
肾素与醛固酮水平降低
血管扩张
SNS活性降低
水钠潴留减轻
心脏重构减轻

图 18.6　血管紧张素受体阻滞药-脑啡肽酶抑制药的药理效应。ARB,血管紧张素受体阻滞药;ARNI,血管紧张素脑啡肽酶抑制药;NI,脑啡肽酶抑制药;NP,利钠肽;SNS,交感神经系统

### A. 沙库巴曲/缬沙坦

沙库巴曲/缬沙坦(sacubitril/valsartan)是首个有效的血管紧张素受体-脑啡肽酶抑制药(angiotensin receptor-neprilysin inhibitor, ARNI)。

1. 药理作用:沙库巴曲-缬沙坦将 ARB 的作用与脑啡肽酶抑制作用相结合,而后者可增加血管活性肽的浓度,产生尿钠增多、利尿、血管扩张和纤维化抑制作用。(译者注:抑制脑啡肽酶虽可升高血管紧张素 Ⅱ 的水平,但联用的 ARB 阻断了后者对血管紧张素受体的激动作用)。两药联用可有效减轻心脏前、后负荷和心肌纤维化。与使用 ACEI 治疗相比,ARNI 可更加有效地改善心衰的临床症状和体征,以及心衰患者的生存期。

2. 临床应用:对于联用 β 受体拮抗药与 ACEI/ARB 的 HFrEF 患者,若在最优剂量下仍出现相关症状,应以 ARNI 替代 ACEI 或 ARB。

3. 药代动力学:沙库巴曲/缬沙坦口服有效,可随餐或空腹服用,并能很快崩解、释放出各自有效成分。沙库巴曲可被血浆酯酶转化为活性药物形式。两药均有很高的分布容积和血浆蛋白结合率。沙库巴曲主要随尿液排泄。两药的半衰期均为约 10 h,满足每日 2 剂的给药方案。

4. 不良反应:该药的不良反应与 ACEI 或 ARB 相似,但由于额外地减轻了心脏后负荷,ARNI 更易引起低血压。由于沙库巴曲抑制了脑啡肽酶的活性,缓激肽水平可能有所升高,进而可能会造成血管神经性水肿。因此,该药物组合禁用于患有遗传性血管神经性水肿或有与 ACEI/ARB 相关的血管神经性水肿既往病史的患者。为了尽可能地降低血管神经性水肿的风险,在开始沙库巴曲/缬沙坦治疗之前,ACEI 必须停用至少 36h。

## VII. 超极化激活的环化核苷酸门控通道阻滞药

HCN 通道在窦房结中负责产生起搏电流 $I_f$,控制心跳节奏。抑制 HCN 通道可延缓去极化过程,从而减慢心率(图 18.7),且心率的降低呈现出给药依赖性和剂量依赖性。

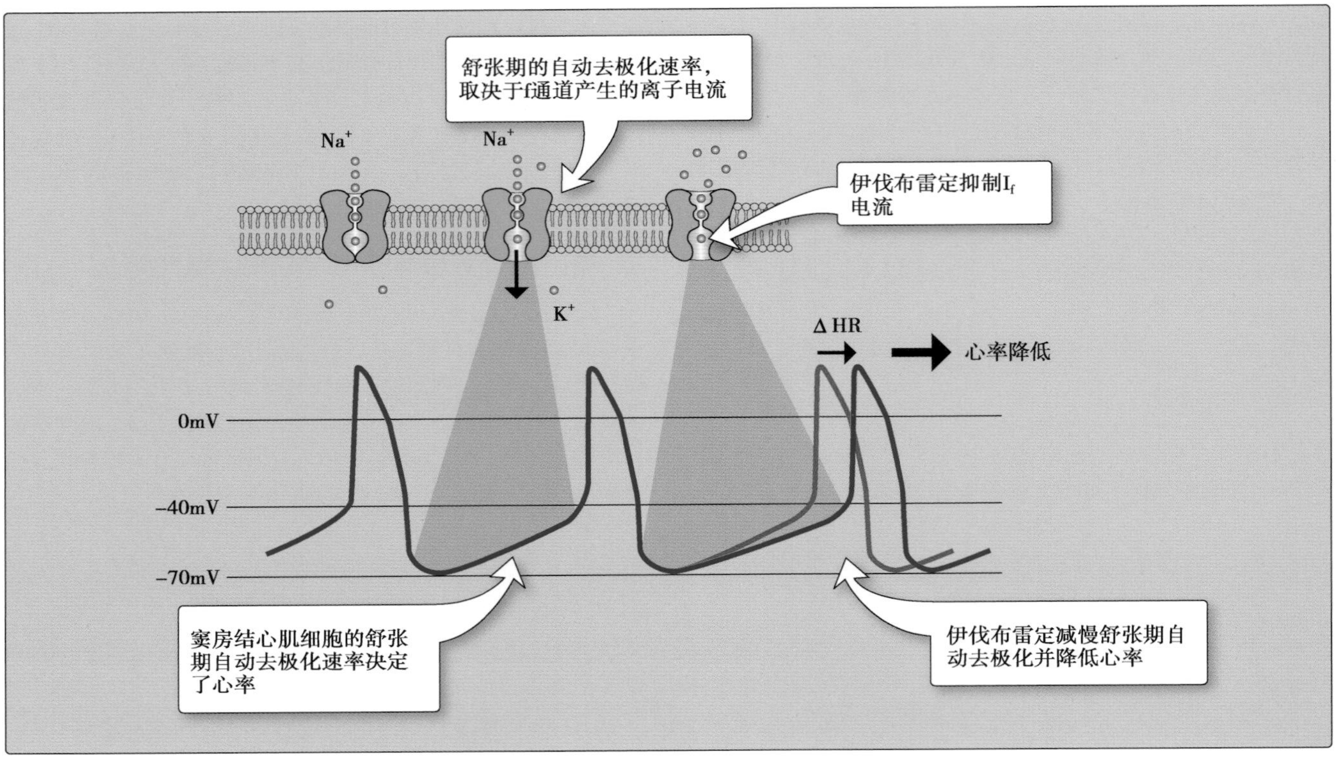
舒张期的自动去极化速率，取决于f通道产生的离子电流
$Na^+$
$Na^+$
伊伐布雷定抑制$I_f$电流
$K^+$
Δ HR
心率降低
0mV
-40mV
-70mV
窦房结心肌细胞的舒张期自动去极化速率决定了心率
伊伐布雷定减慢舒张期自动去极化并降低心率

图 18.7 伊伐布雷定抑制 $I_f$ 电流产生的药理效应。HR，heart rate，心率

### A. 伊伐布雷定

伊伐布雷定（ivabradine）是唯一被获批上市的 HCN 通道阻滞药。

1. 药理作用：通过选择性地减慢窦房结中的 $I_f$ 电流，可在不降低心肌收缩力、不减少房室传导、不减慢心室复极化，且不降低血压的前提下，减慢心率。对于 HFrEF 患者，减慢心率可增加心脏射血量并改善心衰症状。

2. 临床应用：伊伐布雷定可用于治疗 HFrEF，以改善具有窦性心律但心率超过 70 次/min，以及正在接受最优心衰药物治疗的心衰患者的症状。特别的是，适用于该药的患者应正在接受最优剂量的 β 受体拮抗药的治疗，或患有 β 受体拮抗药的禁忌证。

3. 药代动力学：伊伐布雷定应随餐服用，以增加药物吸收。在 CYP3A4 的作用下，该药可经历广泛的首过效应，转化为活性代谢物，后者也是 CYP3A4 的底物。伊伐布雷定具有较高的分布容积及 70% 的血浆蛋白结合率，其半衰期为 6 h，满足每日 2 剂的服药需求。

4. 不良反应：伊伐布雷定可能会造成心动过缓，但可随剂量降低而缓解。由于该药主要作用于窦房结，因此对房颤的心率控制无效，并且有证据显示该药可能会增加房颤发生的风险。伊伐布雷定可抑制眼部的相似离子通道，用药初期可能会造成发光现象（luminous phenomena）。这种亮度增强的情况，可随剂量降低而减轻。该药禁用于妊娠期和哺乳期，并且不应与更强的心脏抑制药或强效的 CYP3A4 抑制药联用。

## Ⅷ. 血管扩张药及静脉扩张药

静脉血管的扩张，可通过增加静脉容量而减轻心脏前负荷。硝酸酯类（nitrates）药物是常用的静脉扩张药（venous dilator），可减轻慢性心衰患者的前负荷。肼屈嗪（hydralazine）等动脉扩张药（arterial dilator）可降低全身小动脉阻力，从而降低心脏后负荷。若患者不耐受 ACEI 或 ARB，或需要引入额外的血管扩张作用，则可考虑联用肼屈嗪和硝酸异山梨酯（isosorbide dinitrate）。有证据显示，固定剂量的上述药物复方制剂，可改善正接受心衰标准药物治疗（在 β 受体拮抗药的基础上联用 ACEI 或 ARB）的黑人 HFrEF 患者的症状与生存期。上述药物联用方案的常见不良反应包括头痛、眩晕和低血压。与肼屈嗪相关的药源性狼疮则较为罕见。

## Ⅸ. 正性肌力药

正性肌力药可增强心肌收缩力，从而增加心输出量。尽管这些药物的作用机制有所差异，但都是通过细胞质内的钙离子浓度增加所导致的心肌收缩力增强来发挥正性肌力作用。但是，胞内钙浓度增加所引起的正性肌力作用，已被发现与心衰患者（特别是 HFrEF 患者）的生存期下降相关，因此除地高辛（digoxin）外，正性肌力药主要供住院患者短期使用。

### A. 洋地黄糖苷

由于大多数强心苷类（cardiac glycosides）药物来自植物洋地黄（digitalis 或 foxglove），因此，此类药物通常被称为洋地黄类（digitalis）或洋地黄糖苷类（digitalis glycosides）药物，是一类化学结构相似，可增强心肌收缩力并用于治疗心衰的药物。洋地黄糖苷的治疗指数较低，其有效治疗剂量和中毒剂量（甚至致死剂量）之间的差异很小。地高辛（digoxin）是洋地黄糖苷中唯一可用于临床的药物。

1. 作用机制

a. **调节细胞质内的钙离子浓度**。通过抑制 $Na^+/K^+$-三磷酸腺苷酶（即 $Na^+/K^+$-ATP 酶）的活性，地高辛可减弱心肌细胞对钠离子的主动转运能力（图 18.8），最终造成具有重要药理学意义的游离钙离子浓度的少量增加，从而增强心肌收缩力。

b. **增加心肌收缩力**。地高辛可增加心肌收缩力，从而增加心输出量，使之接近正常心脏的水平（图 18.9）。迷走神经张力同样得到增强，因此心率和心肌耗氧量也同时降低。此外，地高辛可减慢窦房结内的传导速度，使之可用于治疗房颤。

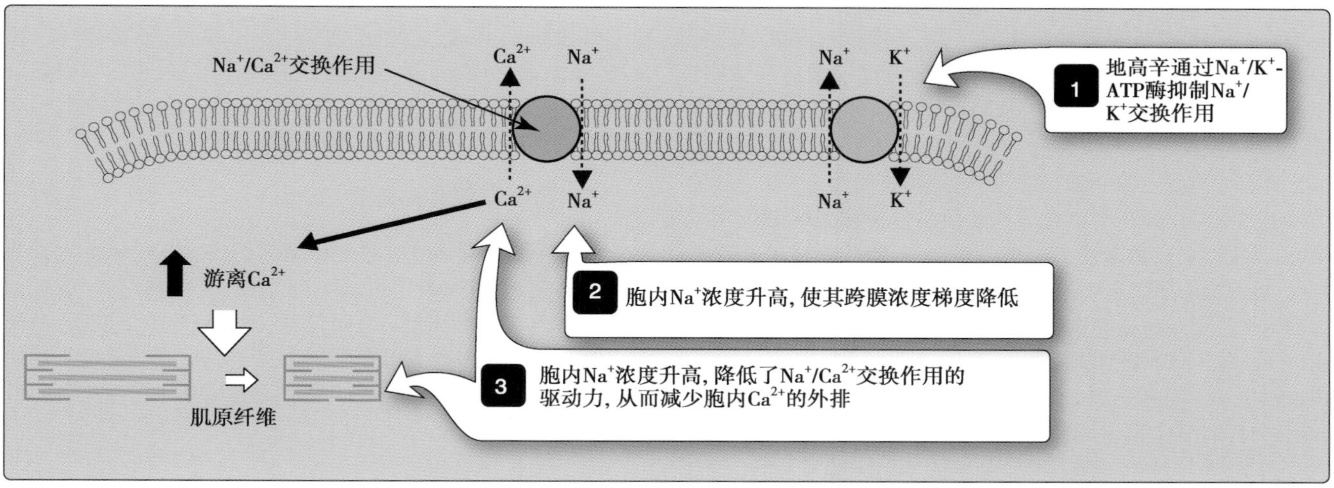

Na+/Ca2+交换作用
Ca2+
Na+
Na+
K+
1 地高辛通过Na+/K+-ATP酶抑制Na+/K+交换作用
Ca2+
Na+
Na+
K+
游离Ca2+
2 胞内Na+浓度升高，使其跨膜浓度梯度降低
3 胞内Na+浓度升高，降低了Na+/Ca2+交换作用的驱动力，从而减少胞内Ca2+的外排
肌原纤维


图 18.8 地高辛的作用机制

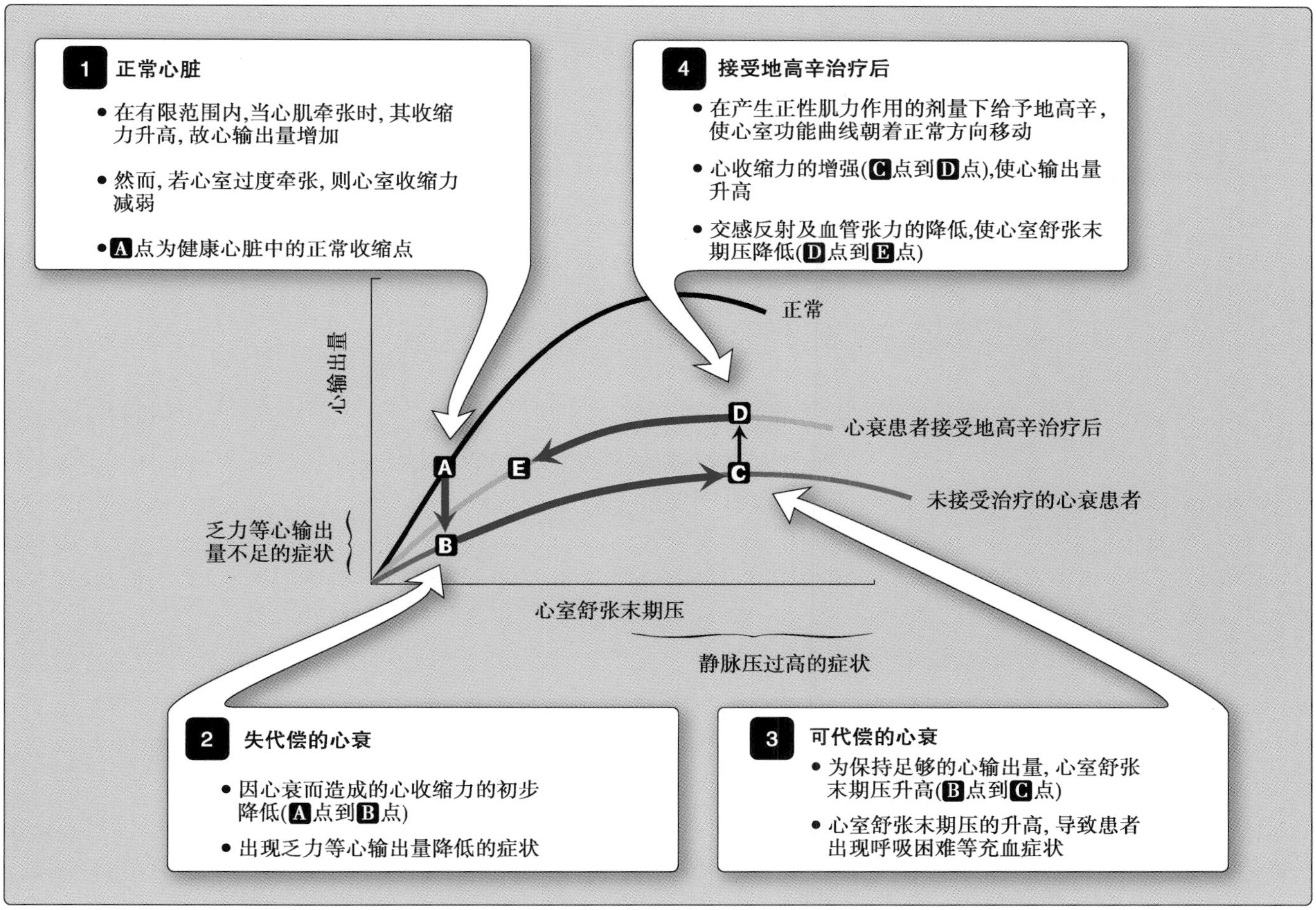

1 正常心脏
• 在有限范围内，当心肌牵张时，其收缩力升高，故心输出量增加
• 然而，若心室过度牵张，则心室收缩力减弱
• A点为健康心脏中的正常收缩点
4 接受地高辛治疗后
• 在产生正性肌力作用的剂量下给予地高辛，使心室功能曲线朝着正常方向移动
• 心收缩力的增强（C点到D点），使心输出量升高
• 交感反射及血管张力的降低，使心室舒张末期压降低（D点到E点）
正常
心输出量
D
心衰患者接受地高辛治疗后
A
E
C
未接受治疗的心衰患者
乏力等心输出量不足的症状
B
心室舒张末期压
静脉压过高的症状
2 失代偿的心衰
• 因心衰而造成的心收缩力的初步降低（A点到B点）
• 出现乏力等心输出量降低的症状
3 可代偿的心衰
• 为保持足够的心输出量，心室舒张末期压升高（B点到C点）
• 心室舒张末期压的升高，导致患者出现呼吸困难等充血症状


图 18.9 正常心脏、心衰患者及接受地高辛治疗后的心室功能曲线

c. **神经激素抑制**。尽管确切机制尚不明确，低剂量的地高辛可抑制交感神经的激活，对心肌收缩力仅有微弱的影响，所以该药治疗 HFrEF 时常保持低血药浓度。

2. 临床应用：地高辛的适用于接受了最优心衰药物治疗后仍出现症状的 HFrEF 患者。低血药浓度（0.5~0.8 ng/mL）的地高辛对 HFrEF 治疗有利。

3. 药代动力学：地高辛可口服或注射给药。由于可在肌肉中蓄积，该药具有较大的分布容积，其给药剂量取决于去脂净体重。在面对出现房颤等急症时，可使用负荷量给药策略。地高辛半衰期长达 30~40 h。该药主要以药物原型经肾脏消除，肾功能不全者需调整剂量。

4. 不良反应：在低血药浓度下，地高辛耐受性良好，但其治疗指数很窄。地高辛中毒的初始指征包括食欲减退、恶心、呕吐、视觉模糊或黄绿视。当 $Na^+/K^+$-ATP 酶被地高辛显著抑制时，可升高心肌细胞膜的静息电位，使之更容易被刺激兴奋，进而增加了出现心律失常的风险。由于地高辛通常与钾离子竞争 $Na^+/K^+$-ATP 酶的同一结合位点，血钾水平低下者（即低钾血症患者）更易出现地高辛中毒。在低血药浓度下治疗 HFrEF 时，则很少造成中毒。由于该药是 P-gp 的底物，故克拉霉素（clarithromycin）、维拉帕米和胺碘酮等 P-gp 抑制剂可显著升高体内的地高辛水平，此时需要减少地高辛的给药剂量。地高辛在与 β 受体拮抗药、维拉帕米和地尔硫䓬等可减慢房室传导的药物联用时也需要谨慎。

### B. 肾上腺素 β 受体激动药

多巴酚丁胺（dobutamine）和多巴胺（dopamine）等肾上腺素 β 受体激动药，可通过产生正性肌力作用和血管扩张作用改善心脏功能，最终使进入心肌细胞的钙离子增多，从而增强心肌收缩力（图 18.10）。上述两个药物均应通过静脉注射给药，主要用于急性心衰住院患者的短期治疗。

### C. 磷酸二酯酶抑制药

米力农（milrinone）是一种可增加胞内 cAMP 浓度的磷酸二酯酶抑制药（phosphodiesterase inhibitor）（图 18.10）。与肾上腺素 β 受体激动药相似，该药可增加胞内钙离子浓度，从而增强心肌收缩力。米力农通常经静脉注射给药，用于急性心衰的短期治疗。然而，多巴酚丁胺和米力农还可用于门诊患者的中长期保守对症治疗。

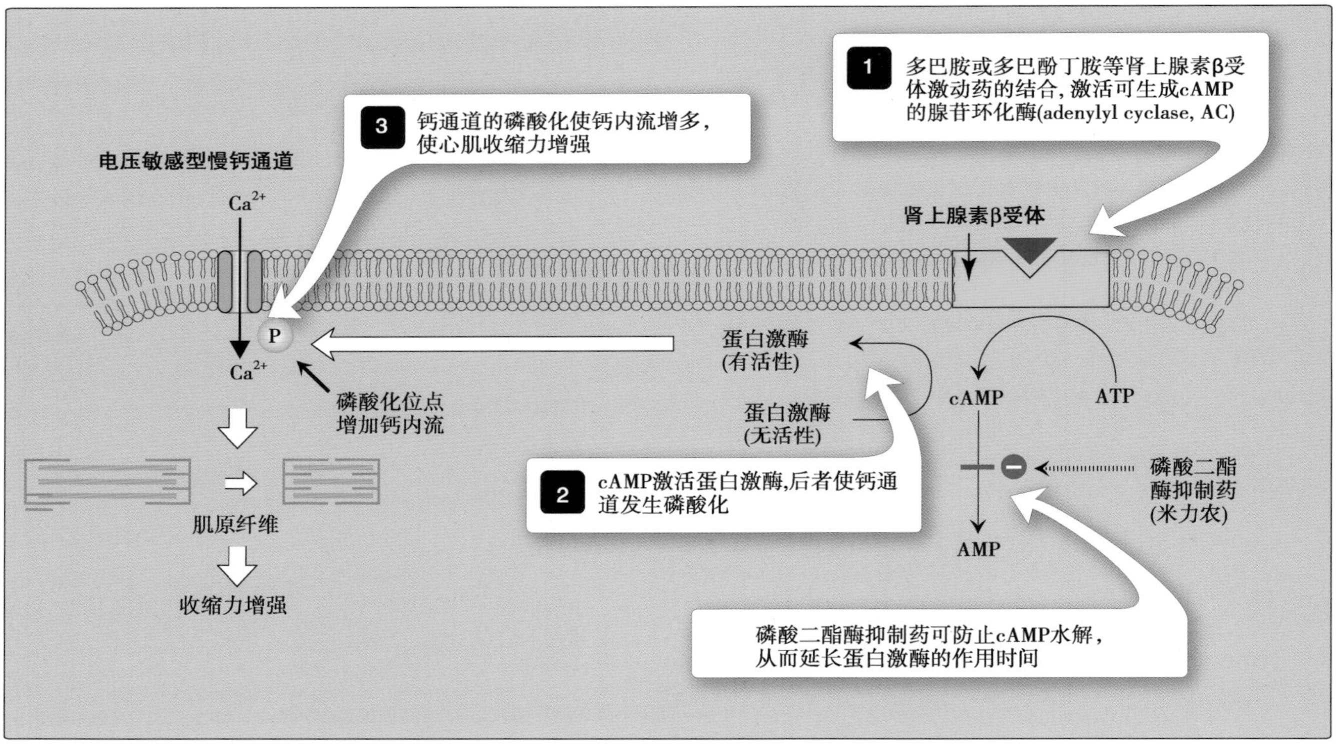

1
多巴胺或多巴酚丁胺等肾上腺素β受体激动药的结合，激活可生成cAMP的腺苷环化酶(adenylyl cyclase, AC)
3
钙通道的磷酸化使钙内流增多，使心肌收缩力增强
电压敏感型慢钙通道
$Ca^{2+}$
肾上腺素β受体
P
$Ca^{2+}$
蛋白激酶
(有活性)
磷酸化位点
增加钙内流
蛋白激酶
(无活性)
cAMP
ATP
2
cAMP激活蛋白激酶，后者使钙通道发生磷酸化
磷酸二酯
酶抑制药
(米力农)
肌原纤维
AMP
收缩力增强
磷酸二酯酶抑制药可防止cAMP水解，从而延长蛋白激酶的作用时间


图 18.10 肾上腺素 β 受体激动药对心肌的作用位点。AMP，单磷酸腺苷；cAMP，环化单磷酸腺苷；P，磷酸

## X. 重组 B 型利钠肽

对于急性失代偿性充血性心衰患者，可减轻心脏前负荷的药物也能够改善呼吸困难等心衰症状。此时，通常采用静脉给予利尿药来降低前负荷。当静脉给予利尿药基本无效时，可将其替换为重组 B 型利钠肽（BNP）或奈西立肽（nesiritide）。通过与利钠肽受体结合，奈西立肽可产生利钠和利尿作用，从而减轻心脏前、后负荷。此类药物通常经静脉连续给药。与内源性 BNP 相似，奈西立肽半衰期很短，仅为 20 min，并经肾脏滤过、内肽酶切割，以及利钠肽受体结合后的内化作用进行消除。该药最常见的不良反应是低血压与眩晕。与利尿药相似，该药也可使肾功能恶化。

## Ⅺ. 治疗顺序

根据严重程度,治疗指南将心衰划分为四类。基于这种分类方法,使用本章相关药物进行治疗的策略如图 18.11 所示。需要注意的是,随着病程的进展,需要启动多药联合治疗。对于明显的心衰患者,通常最先给予利尿药,以缓解体液超量带来的症状与体征,如呼吸困难和外周神经性水肿。在对利尿药治疗方案进行优化后,可加入 ACEI 或 ARB(当不耐受 ACEI 时)进行治疗,并且应逐步增大剂量,直至达到最大耐受度或产生最佳心输出量。以往,在对 ACEI/ARB 治疗方案进行优化后,方可引入 β 受体拮抗药。然而,对于绝大多数首次确诊的 HFrEF 患者而言,在初步稳定了症状后,即可开始低剂量的 ACEI 与 β 受体拮抗药联合治疗,并且同样需要逐步增大剂量至最佳剂量,以增加患者的耐受性。对于在 ACEI 和 β 受体拮抗药的最优剂量下仍持续出现心衰症状的患者,则可开启醛固酮拮抗药,以及固定剂量的肼屈嗪和硝酸异山梨酯的治疗。此外,若在最优 ACEI 或 ARB 剂量下患者仍出现心衰症状,亦可采用沙库巴曲/缬沙坦替代两者。最后,地高辛和伊伐布雷定可用于对症治疗,但仅用于在最佳心衰药物治疗后仍出现心衰症状的患者。

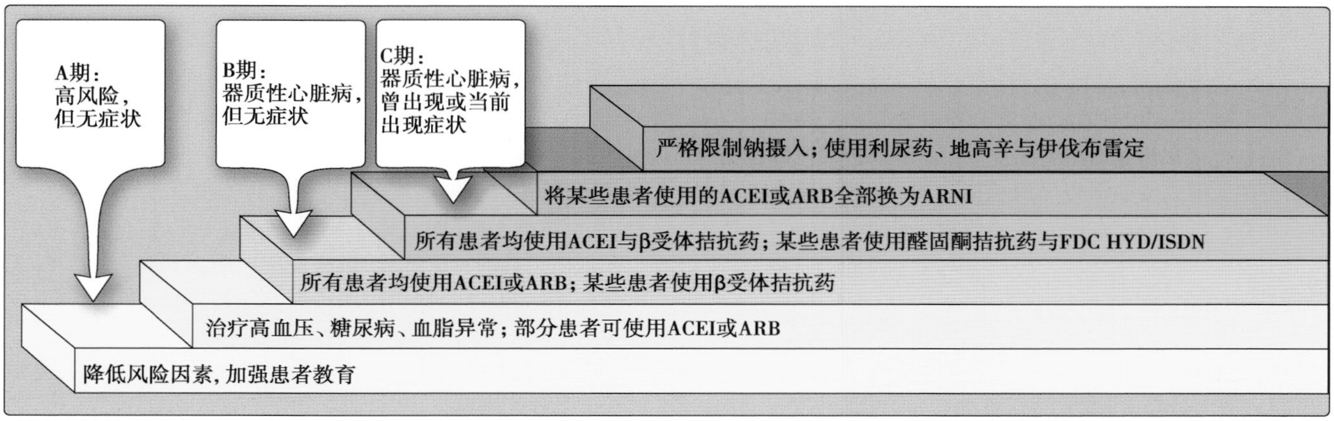
A期:
高风险,
但无症状
B期:
器质性心脏病,
但无症状
C期:
器质性心脏病,
曾出现或当前
出现症状
严格限制钠摄入;使用利尿药、地高辛与伊伐布雷定
将某些患者使用的ACEI或ARB全部换为ARNI
所有患者均使用ACEI与β受体拮抗药;某些患者使用醛固酮拮抗药与FDC HYD/ISDN
所有患者均使用ACEI或ARB;某些患者使用β受体拮抗药
治疗高血压、糖尿病、血脂异常;部分患者可使用ACEI或ARB
降低风险因素,加强患者教育

图 18.11 心衰不同阶段的治疗药物选择。FDC,固定剂量组合;HYD,肼屈嗪;ISDN,硝酸异山梨酯;D 期(即出现需要特殊干预的顽固性症状)未展示于图中

(李子元)

思考题

扫描二维码
获取思考题

# 第 19 章　抗心律失常药

## Ⅰ. 概述

与仅在受刺激时才会收缩的骨骼肌不同，心脏中含有一类表现出自律性的特殊分化细胞，在没有外部刺激存在的情况下，也会产生有节律的动作电位。与其他心肌细胞不同的是，在一种由钠离子和钙离子引发的内向正电流的作用下，这类“起搏”细胞在心脏舒张期（即 4 相）存在缓慢、自发的去极化。这种去极化作用在动作电位的起始位点——窦房（sinoatrial，SA）结中最快，并在通过房室（atrioventricular，AV）结传导至希氏束（bundle of His）和浦肯野纤维系统（Purkinje system）的整个正常传导通路中减慢。在心脏众多部位的任何一处发生冲动形成或冲动传导的功能障碍，均可导致心脏节律出现异常。用于治疗心律失常的药物（antiarrhythmic）总结于图 19.1。

**Ⅰ类：钠通道阻滞药**

丙吡胺 (disopyramide, NORPACE) (ⅠA类)
氟卡尼 (flecainide, TAMBOCOR) (ⅠC类)
利多卡因 (lidocaine, XYLOCAINE) (ⅠB类)
美西律 (mexiletine, 仅有通用名) (ⅠB类)
普鲁卡因胺 (procainamide, 仅有通用名) (ⅠA类)
普罗帕酮 (propafenone, RYTHMOL) (ⅠC类)
奎尼丁 (quinidine, 仅有通用名) (ⅠA类)

**Ⅱ类：肾上腺素β受体拮抗药**

阿替洛尔(atenolol, TENORMIN)
艾司洛尔(esmolol, BREVIBLOC)
美托洛尔(metoprolol, LOPRESSOR, TOPROL-XL)

**Ⅲ类：钾通道阻滞药**

胺碘酮 (amiodarone, CORDARONE, PACERONE)
多非利特 (dofetilide, TIKOSYN)
决奈达隆 (dronedarone, MULTAQ)
伊布利特 (ibutilide, CORVERT)
索他洛尔 (sotalol, BETAPACE, SORINE)

**Ⅳ类：钙通道阻滞药**

地尔硫䓬 (diltiazem, CARDIZEM, CARTIA, TIAZAC)
维拉帕米 (verapamil, CALAN, VERELAN)

**其他抗心律失常药**

腺苷 (adenosine, ADENOCARD)
地高辛 (digoxin, LANOXIN)
硫酸镁 (magnesium sulfate, 仅有通用名)
雷诺嗪 (ranolazine, RANEXA)

图 19.1　抗心律失常药物总结

## Ⅱ. 心律失常概述

心律失常是由心肌中的冲动形成和传导异常所致，是产生多种症状的一系列心脏功能紊乱。为了更好地理解这一系列的心脏功能紊乱，根据发生异常的解剖学部位（如心房、房室结或心室等），可将心律失常进行分类，几种常见的心律失常总结于图 19.2。

### A. 心律失常的成因

多数心律失常是源自冲动形成的异常（即自律性异常）或源自冲动传导的缺损。

1. 自律性异常。 窦房结的放电速率高于其他起搏细胞，因此，通常由其来确定心肌收缩的节奏。如果窦房结以外的其他心脏部位的自律性升高，则可能产生相互竞争的冲动刺激，从而导致心律失常。多数抗心律失常药通过阻滞钠通道或钙通道，以降低这些离子与钾离子的比例，抑制升高的自律性，从而降低 4 相（即心肌舒张期）去极化的斜率，或者升高放电阈值至更低的负伏特数，最终使放电频率整体降低。与正常细胞相比，上述药物作用在出现异位起搏活动的细胞中更为显著。

2. 冲动传导异常。 更高位的起搏中心产生的冲动，通常经分叉的传导通路下传，以激活整个心室表面（图 19.3）。若心肌损伤或不应期延长导致的单向阻滞产生了一条异常传导通路，则会引发一种被称为“折返”（reentry）的现象。折返是导致心律失常的最常见病因，可发生于心脏传导系统的任何层面。这种短路的传导通路造成心肌的反复激动，可导致期前收缩（即早搏）或持续性心律失常。抗心律失常药物可通过减慢传导（如Ⅰ类抗心律失常药）或延长不应期（如Ⅲ类抗心律失常药）防止折返的发生，从而将单向阻滞转变为双向阻滞。

### B. 抗心律失常药

抗心律失常药可通过调节冲动的形成和传导，防止心律失常的发生，或减轻与心律失常相关的症状。但是，很多抗心律失常药都具有危险的致心律失常作用，即药源性心律失常作用。抑制钾通道可造成动作电位变宽，从而延长 QT 间期，但过度延长则会增加发生致命的室性快速性心律失常（ventricular tachyarrhythmias，如尖端扭转型心动过速）的风险。尽管心肌缺血和低钾血症等其他因素及先天性异常也可能造成 QT 间期延长，但其最常见的原因是药源性的。除了抗心律失常药物，很多其他药物也能延长 QT 间期，如大环内酯类抗生素和抗精神病药。与可延长 QT 间期的药物联用时，或者与可抑制其代谢的药物联用时，应格外谨慎。

根据药物对动作电位的主要作用，沃恩-威廉斯分类法（Vaughan-Williams classification）将抗心律失常药分为四类（图 19.4）。尽管这种分类方法很方便，但也存在一定的局限性。很多抗心律失常药可产生与多个药物类型相关的药理作用，也可能生成属于另一种作用类型的活性代谢产物，还可能具备不符合任何一类型的药理作用。

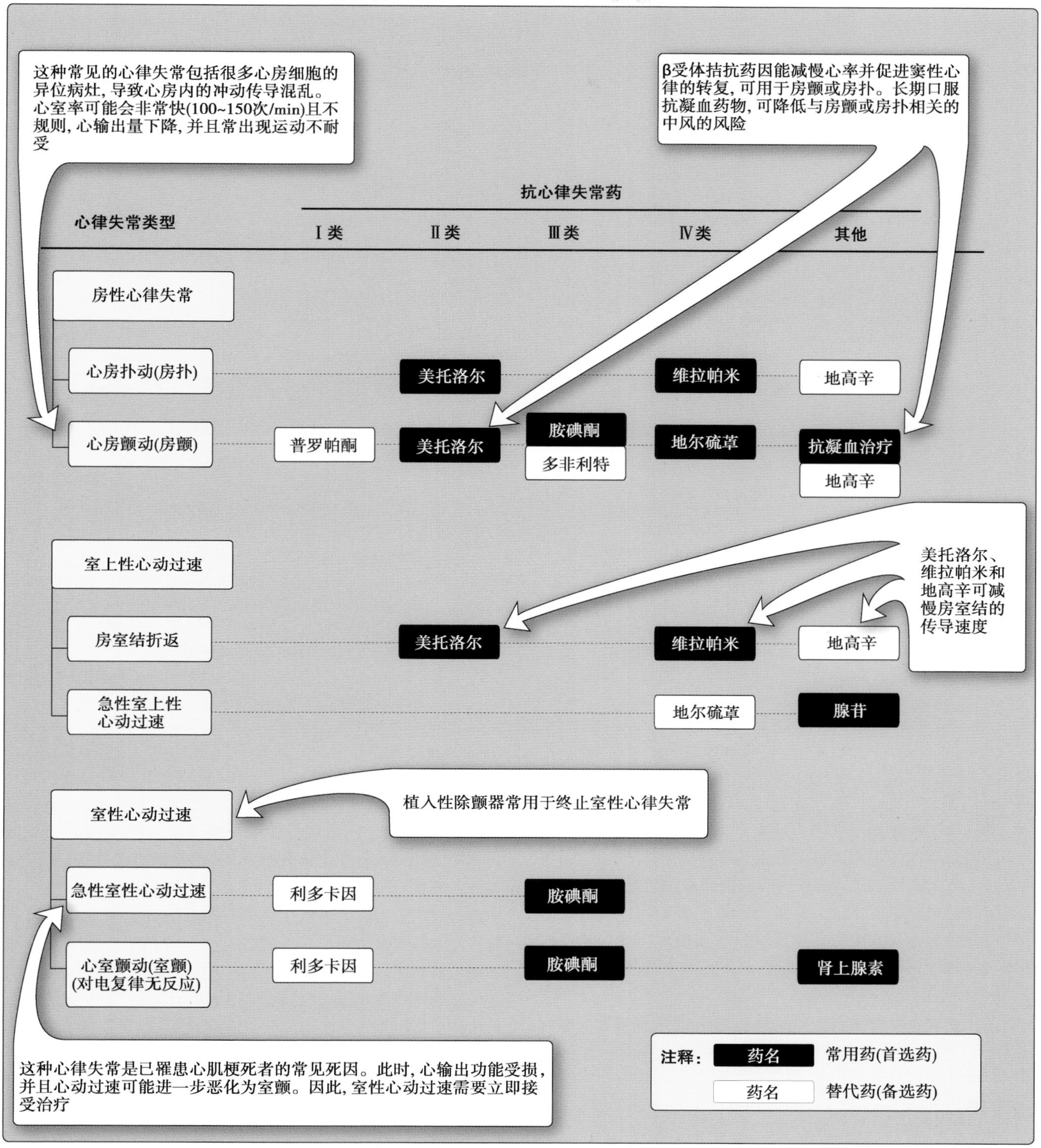
这种常见的心律失常包括很多心房细胞的异位病灶，导致心房内的冲动传导混乱。心室率可能会非常快(100~150次/min)且不规则，心输出量下降，并且常出现运动不耐受
β受体拮抗药因能减慢心率并促进窦性心律的转复，可用于房颤或房扑。长期口服抗凝血药物，可降低与房颤或房扑相关的中风的风险
抗心律失常药
心律失常类型
Ⅰ类
Ⅱ类
Ⅲ类
Ⅳ类
其他
房性心律失常
心房扑动(房扑)
美托洛尔
维拉帕米
地高辛
心房颤动(房颤)
普罗帕酮
美托洛尔
胺碘酮
多非利特
地尔硫䓬
抗凝血治疗
地高辛
美托洛尔、维拉帕米和地高辛可减慢房室结的传导速度
室上性心动过速
房室结折返
美托洛尔
维拉帕米
地高辛
急性室上性心动过速
地尔硫䓬
腺苷
室性心动过速
植入性除颤器常用于终止室性心律失常
急性室性心动过速
利多卡因
胺碘酮
心室颤动(室颤)(对电复律无反应)
利多卡因
胺碘酮
肾上腺素
这种心律失常是已罹患心肌梗死者的常见死因。此时，心输出功能受损，并且心动过速可能进一步恶化为室颤。因此，室性心动过速需要立即接受治疗
注释：
药名　常用药(首选药)
药名　替代药(备选药)

图 19.2　常见心律失常的药物治疗指征

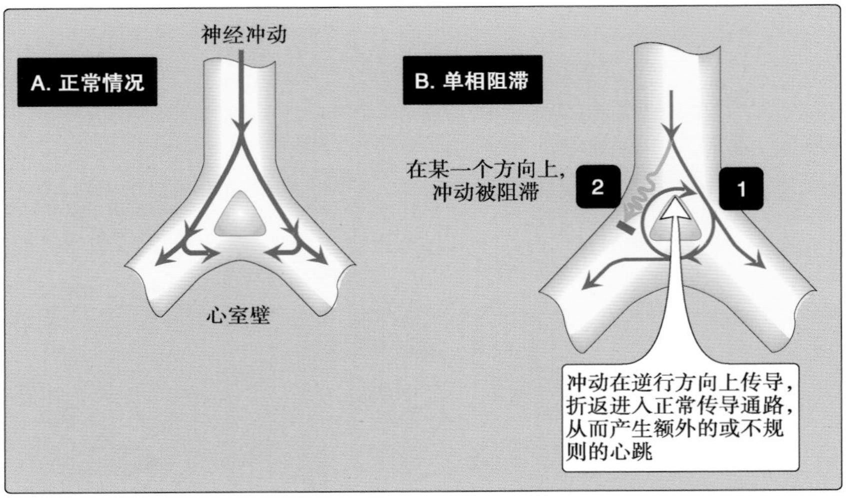
神经冲动
A. 正常情况
B. 单相阻滞
在某一个方向上，
冲动被阻滞
2
1
心室壁
冲动在逆行方向上传导，
折返进入正常传导通路，
从而产生额外的或不规
则的心跳

图 19.3 折返示意图

| 药物类型 | 作用机制 | 评价 |
|---|---|---|
| ⅠA | 钠通道阻滞药 | 减慢心室肌肉纤维的0相去极化速率 |
| ⅠB | 钠通道阻滞药 | 缩短心室肌肉纤维的3相复极化时间 |
| ⅠC | 钠通道阻滞药 | 显著减慢心室肌肉纤维的0相去极化速率 |
| Ⅱ | 肾上腺素β受体拮抗药 | 抑制窦房结和房室结的4相自动去极化 |
| Ⅲ | 钾通道阻滞药 | 延长心室肌肉纤维的3相复极化时间 |
| Ⅳ | 钙通道阻滞药 | 抑制窦房结和房室结的动作电位 |

图 19.4 抗心律失常药物的药理作用

## Ⅲ. Ⅰ类抗心律失常药

Ⅰ类抗心律失常药通过阻滞电压敏感性钠离子通道而发挥作用。此类药物与开放的或失活的钠通道的结合速率，高于完全复极化的钠通道，因此，此类药物可在频繁发生去极化的组织中体现出更强的阻滞作用。这一性质被称为使用依赖性或时相依赖性，使得此类药物能够在不干扰正常心跳的前提下，特异性地阻滞放电频率异常增高的细胞。

由于钠通道阻滞药的致心律失常作用，此类药物现已很少使用，尤其是左室功能下降的患者和动脉粥样硬化性心脏病患者。根据药物对心肌动作电位时程的影响，Ⅰ类抗心律失常药可进一步分为三个小类。

### A. ⅠA类抗心律失常药：奎尼丁、普鲁卡因胺和丙吡胺

ⅠA类抗心律失常药的首个药物是奎尼丁（quinidine），其他药物还包括普鲁卡因胺（procainamide）和丙吡胺（disopyramide）等。由于其同时还具有Ⅲ类抗心律失常药的药理活性，此类药物可能会导致可进一步发展为室颤的心律失常。

1. 作用机制：奎尼丁可与开放的、失活的钠通道结合，阻止钠离子内流，从而减慢 0 相电位的快速上升（图 19.5）。该药还可降低 4 相自动去极化的斜率，抑制钾离子通道，并阻滞钙离子通道。由于上述作用的存在，该药能够减慢传导速度，增加心肌的不应性。奎尼丁还具有微弱的肾上腺素 α 受体拮抗作用和抗胆碱作用。尽管普鲁卡因胺和丙吡胺具有与奎尼丁相似的药理作用，但普鲁卡因胺的抗胆碱作用更弱，而丙吡胺的抗胆碱作用更强，并且这两个药物均无肾上腺素 α 受体拮抗作用。丙吡胺还具有更强的负性肌力作用，并且与其他药物不同，该药可导致外周血管收缩。

2. 临床应用：奎尼丁可用于治疗多种心律失常，包括房性、房室交界性和室性快速性心律失常。普鲁卡因胺仅有静脉给药剂型，可用于治疗急性房性和室性心律失常，但在临床应用方面已基本被电复律或除颤，以及胺碘酮所取代。丙吡胺可作为治疗室性心律失常的替代药物，也可用于控制房颤和房扑的心律。

3. 药代动力学：硫酸奎尼丁或葡糖酸奎尼丁口服后吸收迅速且良好，主要被 CYP3A4 广泛代谢，生成活性代谢产物。一部分普鲁卡因胺在肝脏中发生乙酰化，生成 *N*-乙酰基普鲁卡因胺（*N*-acetylprocainamide，NAPA），后者具有Ⅲ类抗心律失常

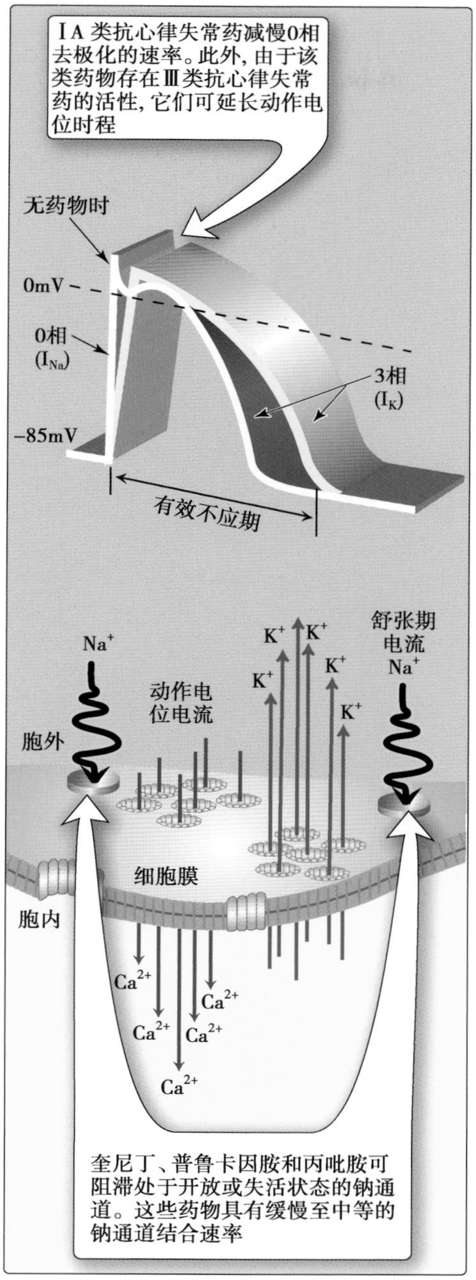
ⅠA 类抗心律失常药减慢0相去极化的速率。此外，由于该类药物存在Ⅲ类抗心律失常药的活性，它们可延长动作电位时程
无药物时
0mV
0相
($I_{Na}$)
3相
($I_K$)
-85mV
有效不应期
$Na^+$
动作电位电流
$K^+$
舒张期电流
$Na^+$
胞外
细胞膜
胞内
$Ca^{2+}$
奎尼丁、普鲁卡因胺和丙吡胺可阻滞处于开放或失活状态的钠通道。这些药物具有缓慢至中等的钠通道结合速率

图 19.5　ⅠA 类抗心律失常药的药理效应示意图。$I_{Na}$ 和 $I_K$ 分别为 $Na^+$ 和 $K^+$ 跨膜转运产生的跨膜电流

药的药理性质和不良反应，并经肾脏消除，因此肾功能不全患者应当调整普鲁卡因胺的给药剂量。丙吡胺口服吸收良好，在肝脏中被 CYP3A4 代谢为一种活性下降的代谢产物和多种无活性的代谢产物，且约半数药物以原型形式经肾脏排泄。

4. 不良反应：由于具有较强的致心律失常作用并可恶化心衰症状，ⅠA 类抗心律失常药应禁用于动脉粥样硬化性心脏病或收缩功能障碍性心衰患者。大剂量的奎尼丁可能诱发金鸡纳中毒症状，如视力模糊、耳鸣、头痛、方向感迷失和精神错乱。由于奎尼丁是 CYP2D6 和 P-糖蛋白（P-glycoprotein，P-gp）的抑制剂，与该药相关的药物相互作用较为常见。静脉给予普鲁卡因胺可导致低血压。在ⅠA 类抗心律失常药中，丙吡胺的抗胆碱不良反应最强，包括口干、尿潴留、视觉模糊和便秘等。当奎尼丁或丙吡胺与 CYP3A4 的强效抑制剂联用时，均应谨慎。

## B. ⅠB 类抗心律失常药：利多卡因和美西律

ⅠB 类抗心律失常药可与钠通道快速结合并快速解离，因此当心脏细胞快速去极化或快速兴奋时，其药理作用更强。此类药物中的利多卡因（lidocaine）和美西律（mexiletine）是治疗室性心律失常的有效药物。

1. 作用机制：除钠通道阻滞作用外，利多卡因和美西律还可缩短 3 相复极化过程，从而缩短动作电位时程（图 19.6）。两药物均无负性肌力作用。

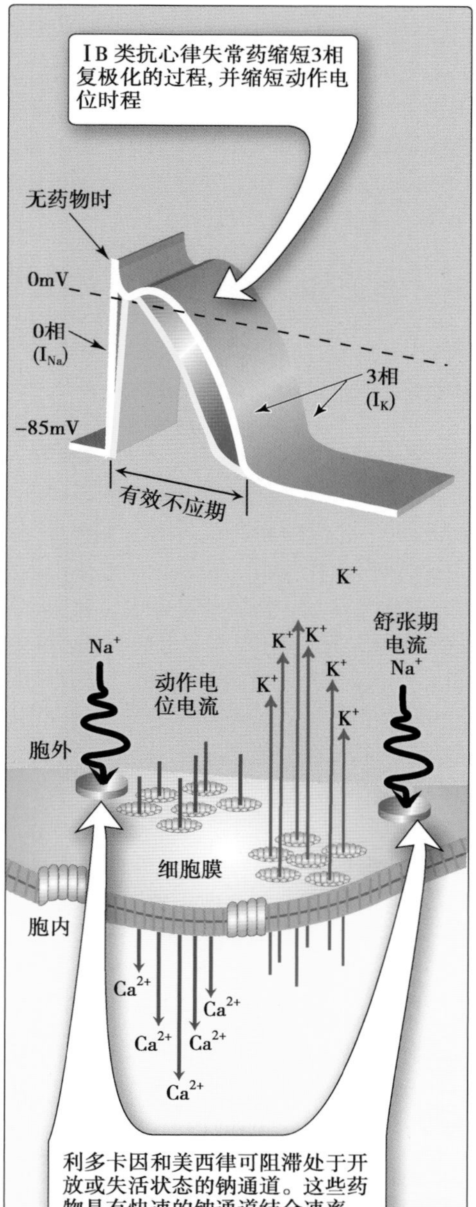
ⅠB 类抗心律失常药缩短3相复极化的过程，并缩短动作电位时程
无药物时
0mV
0相
($I_{Na}$)
3相
($I_K$)
-85mV
有效不应期
$K^+$
$Na^+$
动作电位电流
舒张期电流
$Na^+$
胞外
细胞膜
胞内
$Ca^{2+}$
利多卡因和美西律可阻滞处于开放或失活状态的钠通道。这些药物具有快速的钠通道结合速率

图 19.6　ⅠB 类抗心律失常药的药理效应示意图。$I_{Na}$ 和 $I_K$ 分别为 $Na^+$ 和 $K^+$ 跨膜转运产生的跨膜电流

2. 临床应用：尽管治疗室颤或室性心动过速的首选药是胺碘酮，但利多卡因可作为替代药，也可与胺碘酮联用于室性心动过速发作。该药不会显著减慢传导，因此对房性或交界性心律失常的疗效甚微。美西律可用于室性心律失常的长期治疗，也常与胺碘酮联用。

3. 药代动力学：利多卡因首关代谢显著，因此通过静脉给药。该药主要被 CYP1A2（CYP3A4 也发挥了少量作用）的去烷基化作用转化为两种活性代谢产物。当利多卡因与可影响上述 CYP 同工酶活性的药物联用时，应小心监测。美西律口服吸收良好，主要在肝脏中被 CYP2D6 代谢成无活性的代谢产物，并主要随胆汁排泄。

4. 不良反应：利多卡因的治疗指数较宽。其中枢神经系统（central nervous system，CNS）不良反应包括眼球震颤（中毒的早期指征）、嗜睡、言语不清、感觉异常、焦躁、困惑和惊厥等，这些症状时常限制了连续给药的持续时间。美西律治疗指数窄，当与 CYP2D6 抑制剂联用时，应当谨慎。美西律最常见的不良反应为恶心、呕吐和消化不良。

### C. ⅠC 类抗心律失常药：氟卡尼和普罗帕酮

ⅠC 类抗心律失常药可从静息状态的钠通道上缓慢解离，即使在正常心率下，也能产生显著的药理作用。由于此类药物具有负性肌力作用和致心律失常作用，应禁用于左心室肥厚、心衰和动脉粥样硬化性心脏病等器质性心脏病患者。

1. 作用机制：氟卡尼（flecainide）可抑制浦肯野纤维和心肌纤维的 0 相去极化（图 19.7），使整个心脏组织中的传导显著减慢，并且该作用基本不影响动作电位时程和心脏的不应性。该药还可通过升高阈电位（而非降低 4 相去极化速率）来降低自律性，并可阻滞钾离子通道，进而延长动作电位时程。与氟卡尼相似，普罗帕酮（propafenone）也可显著减慢整个心脏组织中的传导，但不阻滞钾离子通道。此外，氟卡尼还具有微弱的 β 受体拮抗作用。

2. 临床应用：氟卡尼可用于维持无器质性心脏病的房扑或房颤患者的窦性心律，也可用于治疗顽固性室性心律失常。普罗帕酮主要限用于房性心律失常，可用于房室折返性心动过速患者，以控制房颤、房扑和阵发性室上性心动过速的心律。

3. 药代动力学：氟卡尼口服后吸收良好，可被 CYP2D6 代谢为多种代谢产物，并主要以药物原型和代谢产物的形式经肾脏消除。普罗帕酮主要被 CYP2D6（也可被 CYP1A2 和 CYP3A4）代谢为活性代谢产物，并随尿液和粪便排泄。

4. 不良反应：氟卡尼整体上耐受性良好，视觉模糊、眩晕和恶心是最常见的不良反应。普罗帕酮具有相似的副作用，但还可导致支气管痉挛，应禁用于哮喘患者。普罗帕酮还是 P-gp 抑制剂。两药与强效的 CYP2D6 抑制剂联用时，应当谨慎。

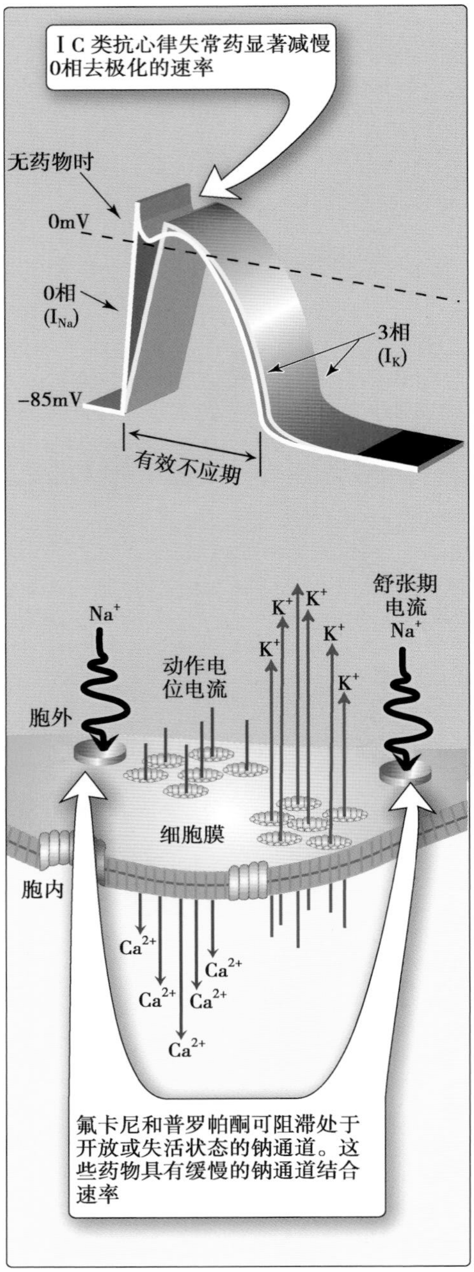
ⅠC 类抗心律失常药显著减慢0相去极化的速率
无药物时
0mV
0相
($I_{Na}$)
3相
($I_K$)
−85mV
有效不应期
$Na^+$
动作电位电流
$K^+$
舒张期电流
$Na^+$
胞外
细胞膜
胞内
$Ca^{2+}$
氟卡尼和普罗帕酮可阻滞处于开放或失活状态的钠通道。这些药物具有缓慢的钠通道结合速率

图 19.7 ⅠC 类抗心律失常药的药理效应示意图。$I_{Na}$ 和 $I_K$ 分别为 $Na^+$ 和 $K^+$ 跨膜转运产生的跨膜电流

## Ⅳ. Ⅱ类抗心律失常药

Ⅱ类抗心律失常药为肾上腺素 β 受体拮抗药。此类药物可降低 4 相去极化速率，从而降低自律性，减慢房室传导。Ⅱ类抗心律失常药可用于治疗由交感神经活性升高引起的快速性心律失常，也可用于治疗房扑、房颤和房室结折返性心动过速。此外，β 受体拮抗药还可预防继发于心肌梗死、危及生命的室性心律失常。

美托洛尔（metoprolol）是用于治疗心律失常的最常用的 β 受体拮抗药。与普萘洛尔等非选择性的 β 受体拮抗药相比，该药可降低导致支气管痉挛的风险。美托洛尔可被 CYP2D6 广泛代谢，并可进入 CNS（比普萘洛尔更少，但比阿替洛尔更多）。艾司洛尔（esmolol）是一种非常短效但起效迅速的 β 受体拮抗药，可经静脉给药，用于治疗手术中或其他紧急情况下出现的急性心律失常。该药在红细胞内可被血浆酯酶迅速代谢，因此不与其他药物产生药代动力学方面的相互作用。β 受体拮抗药的常见不良反应包括心动过缓、低血压和疲乏（详见第 7 章）。

## V. Ⅲ类抗心律失常药

Ⅲ类抗心律失常药可阻滞钾离子通道，从而在心肌细胞的复极化过程中减少钾离子外流。此类药物在不改变 0 相去极化速率或膜静息电位的前提下，延长了动作电位时程和有效不应期，增强了心肌细胞的不应性（图 19.8）。所有Ⅲ类抗心律失常药均有诱发心律失常的可能。

### A. 胺碘酮

1. 作用机制：胺碘酮（amiodarone）含有碘元素，与甲状腺素（thyroxine）具有结构相关性。该药的药效复杂，可显示出Ⅰ、Ⅱ、Ⅲ、Ⅳ类抗心律失常药的药理作用，以及 α 受体拮抗作用。胺碘酮的主要药理作用是通过阻滞钾离子通道以延长动作电位时程和不应期。

2. 临床应用：胺碘酮可有效用于治疗严重的顽固性室上性和室性快速性心律失常，是控制房颤或房扑心律的主要药物之一。该药不良反应较多，在Ⅰ类和Ⅲ类抗心律失常药中被认为是致心律失常作用最弱的药物。

3. 药代动力学：胺碘酮口服后吸收不完全，在组织中分布广泛，且较为罕见地具有长达数周的半衰期。开始给药数月之后，胺碘酮可能才会体现出完全的临床药效，除非给予负荷剂量。

4. 不良反应：胺碘酮具有一系列毒性反应，包括肺纤维化、神经病变、肝毒性、角膜色素沉积、视神经炎、蓝灰皮肤变色，以及甲状腺功能亢进或减退。然而，小剂量给药并小心监测可减轻上述毒性，并能保持临床药效。由于胺碘酮经 CYP3A4 代谢，并作为 CYP1A2、CYP2C9、CYP2D6 和 P-gp 的抑制剂，因此该药可与很多药物发生药物相互作用。

### B. 决奈达隆

决奈达隆（dronedarone）是胺碘酮的苯并呋喃衍生物，具有比胺碘酮更低的亲脂性和更短的半衰期，并且不含有胺碘酮造成甲状腺功能失调的碘原子。与胺碘酮相似，该药也能体现出Ⅰ、Ⅱ、Ⅲ、Ⅳ类抗心律失常药的药理作用。决奈达隆具备比胺碘酮更优的安全性，但仍然可能导致肝脏衰竭。该药的禁忌证包括有症状的心衰患者及永久性房颤患者，可增加上述患者的死亡风险。目前，决奈达隆用于保持房颤或房扑患者的窦性心律，但药效弱于胺碘酮。

### C. 索他洛尔

索他洛尔（sotalol）尽管属于Ⅲ类抗心律失常药，但同样具有非选择性的 β 受体拮抗活性。该药的左旋异构体（即 L-索他洛尔）具有 β 受体拮抗活性，其右旋异构体（即 D-索他洛尔）具有Ⅲ类抗心律失常作用。索他洛尔可阻滞延迟整流钾通道造成的快速钾外流，从而延缓复极化过程，延长动作电位时程，并延长有效不应期。该药可用于维持房颤、房扑或顽固的阵发性室上性心动过速的窦性心律，也可用于治疗室性心律失常。由于索他洛尔具有 β 受体拮抗作用，该药常用于具备上述适应证的左心室肥厚或动脉粥样硬化性心脏病患者。索他洛尔可引起 β 受体拮抗药的典型不良反应，但与其他抗心律失常药物相比，该药的不良反应发生率更低。由于该药经肾脏消除，因此对于肾脏疾病患者，应延长该药的给药间隔。为降低索他洛

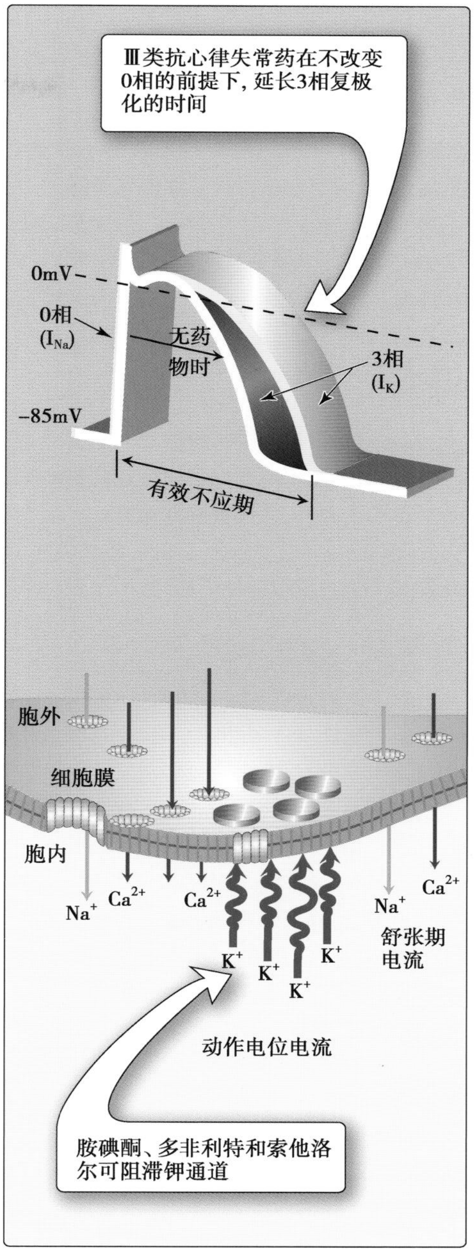
Ⅲ类抗心律失常药在不改变0相的前提下，延长3相复极化的时间
0mV
0相
($I_{Na}$)
无药物时
3相
($I_K$)
-85mV
有效不应期
胞外
细胞膜
胞内
$Na^+$
$Ca^{2+}$
$Ca^{2+}$
$K^+$
$K^+$
$K^+$
$K^+$
$Na^+$
$Ca^{2+}$
舒张期电流
动作电位电流
胺碘酮、多非利特和索他洛尔可阻滞钾通道

图 19.8　Ⅲ类抗心律失常药的药理效应示意图。$I_{Na}$ 和 $I_K$ 分别为 $Na^+$ 和 $K^+$ 跨膜转运产生的跨膜电流

尔诱发心律失常的风险，应当在医院内监测 QT 间期的条件下进行索他洛尔的治疗。

### D. 多非利特

多非利特（dofetilide）是一种单纯的钾离子通道阻滞药，可作为持续性房颤、心衰患者或冠状动脉疾病患者的一线抗心律失常药物。由于存在致心律失常的风险，只能对住院病人进行多非利特的治疗。该药口服半衰期为 10 h，主要以药物原型随尿液排泄。此外，多非利特能抑制肾小管对某些药物的主动分泌，因此，严禁将此类药物与多非利特联用。

### E. 伊布利特

伊布利特（ibutilide）是可激活钠离子内流的钾离子通道阻滞药，同时表现出Ⅲ类和ⅠA 类抗心律失常药物的作用。该药是房扑化学复律的首选药，但已被电复律替代。伊布利特经历广泛的首过代谢，不可口服。由于存在致心律失常的风险，同样仅限对住院病人进行伊布利特的治疗。

## Ⅵ. Ⅳ类抗心律失常药

Ⅳ类抗心律失常药主要是非二氢吡啶类钙通道阻滞药维拉帕米（verapamil）和地尔硫䓬（diltiazem）。尽管电压敏感型钙通道存在于很多组织中，但钙通道阻滞药主要在血管平滑肌和心脏中发挥药效。与血管平滑肌相比，上述两药均在心脏中显示出更强的药理作用，并且维拉帕米的这种心脏选择性更为显著。在心脏中，维拉帕米和地尔硫䓬仅与开放的、去极化的电压依赖型钙通道结合，降低钙离子引起的内向电流。此类药物表现出使用依赖性，能够阻断复极化的过程，直至药物从钙通道上解离下来，从而降低 4 相自动去极化的速率，也可减慢依赖钙离子电流的心脏组织（如房室结和窦房结）的传导速度（图 19.9）。此类药物治疗房性心律失常的作用优于对室性心律失常的治疗，可用于治疗折返性室上性心动过速，以及降低房扑和房颤患者的心室率。此类药物的常见不良反应包括心动过缓、低血压和外周水肿。维拉帕米和地尔硫䓬在肝脏中被 CYP3A4 代谢，因此肝功能不全者应当调整给药剂量。此外，两药还是 CYP3A4 的抑制剂，也是 P-gp 的底物和抑制剂，因此会与很多药物产生药物相互作用。

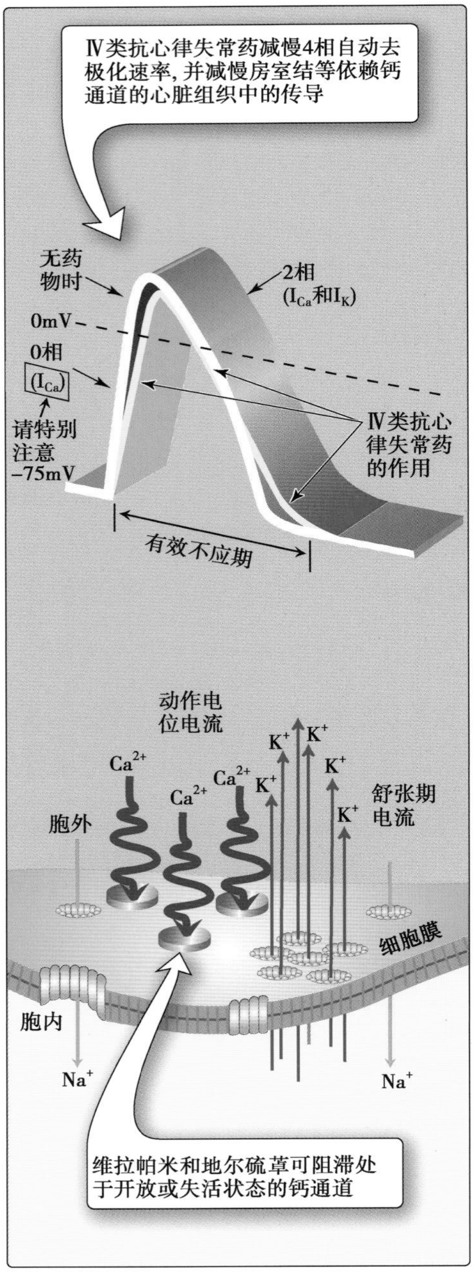
Ⅳ类抗心律失常药减慢4相自动去极化速率，并减慢房室结等依赖钙通道的心脏组织中的传导
无药物时
2相 ($I_{Ca}$和$I_K$)
0mV
0相 ($I_{Ca}$)
请特别注意 -75mV
Ⅳ类抗心律失常药的作用
有效不应期
动作电位电流
$Ca^{2+}$
$K^+$
舒张期电流
胞外
细胞膜
胞内
$Na^+$
维拉帕米和地尔硫䓬可阻滞处于开放或失活状态的钙通道

图 19.9 Ⅳ类抗心律失常药的药理效应示意图。$I_{Ca}$ 和 $I_K$ 分别为 $Ca^{2+}$ 和 $K^+$ 跨膜转运产生的跨膜电流

## Ⅶ. 其他抗心律失常药物

### A. 地高辛

地高辛(digoxin)通过抑制 $Na^+/K^+$-ATP 酶,缩短心房肌和心室肌细胞的不应期,同时延长有效不应期并减慢房室结的传导速度。该药可用于控制房颤和房扑患者的心室率,但交感神经兴奋作用可轻易胜过地高辛对心脏的抑制作用。在中毒剂量下,地高辛可造成异位心室跳动,后者则可能导致室性心动过速和室颤。1.0~2.0 ng/mL 的血药浓度适用于房颤或房扑患者,而更低的 0.5~0.8 ng/mL 则是治疗收缩功能障碍性心力衰竭的目标血药浓度。

### B. 腺苷

腺苷(adenosine)是一种天然核苷类物质,但在高剂量下,可减慢传导速度,延长不应期,并降低房室结的自律性。静脉给予腺苷是逆转急性室上性心动过速的首选药物。该药毒性低,但可导致面红、胸痛和低血压。由于腺苷可被红细胞和内皮细胞快速摄取,其药理作用持续时间极短,仅为 10~15 s。

### C. 硫酸镁

镁离子是钠离子、钙离子和钾离子跨膜转运所必需的,能够减慢窦房结冲动形成的速率,延缓冲动随心肌组织的传导。因口服镁盐无效,静脉给予的硫酸镁(magnesium sulfate)是用来治疗心律失常的镁盐制剂。最值得一提的是,镁盐制剂是治疗具有潜在致命性尖端扭转型心动过速和地高辛诱发的心律失常的首选药物。

### D. 雷诺嗪

雷诺嗪(ranolazine)是一种具有类似于胺碘酮的抗心律失常作用的抗心绞痛药。然而,其主要药理作用是加快复极化过程并缩短动作电位时程,这一点则与美西律相似。该药可用于治疗顽固性房性和室性心律失常,通常与其他抗心律失常药联用。雷诺嗪整体耐受性良好,最常见的不良反应为眩晕和便秘。该药在肝脏中可被 CYP3A 和 CYP2D6 广泛代谢,并主要经肾脏排泄。严禁将该药与 CYP3A 的诱导剂或抑制剂联用。

(李子元)

## 思考题

19章 思考题

扫描二维码

获取思考题

# 第 20 章　抗心绞痛药

## Ⅰ. 概论

冠状动脉粥样硬化性疾病（coronary atherosclerotic disease），也称为冠状动脉疾病（coronary artery disease，CAD）或缺血性心脏病（ischemic heart disease，IHD），是世界范围内最常见的死亡原因之一。冠状动脉粥样硬化病变可阻塞血流，导致冠脉供血和心肌需血的不平衡，表现为稳定型心绞痛（stable angina）或急性冠脉综合征［acute coronary syndrome，如心肌梗死（myocardial infarction，MI）和不稳定型心绞痛（unstable angina）］。血管平滑肌的痉挛也可能会阻碍心脏的血液流动，减少灌注并引起局部缺血和心绞痛。典型的心绞痛表现是突然急剧加重的胸痛，胸痛可辐射到颈部、下颌、背部和手臂。所有缺血性心脏病和心绞痛患者均应接受指南指导的药物治疗，其重点在于改变生活方式，管理可改变的危险因素，比如戒烟、进行体育锻炼和体重管理，以及控制高血压、糖尿病和血脂异常，以降低心血管疾病的发病率和死亡率。图 20.1 总结了用于治疗稳定型心绞痛的主要药物。

| **β受体拮抗药** |
|---|
| 阿替洛尔 (atenolol, TENORMIN) |
| 比索洛尔 (bisoprolol, 仅通用名) |
| 美托洛尔 (metoprolol, LOPRESSOR, TOPROL XL) |
| 普萘洛尔 (propranolol, INDERAL, INNOPRAN XL) |
| **钙通道阻滞药(二氢吡啶类)** |
| 氨氯地平 (amlodipine, NORVASC) |
| 非洛地平 (felodipine, PLENDIL) |
| 硝苯地平 (nifedipine, ADALAT, PROCARDIA) |
| **钙通道阻滞药(非二氢吡啶类)** |
| 地尔硫䓬 (diltiazem, CARDIZEM, CARTIA, TIAZAC) |
| 维拉帕米 (verapamil, CALAN, VERELAN) |
| **硝酸酯类药物** |
| 硝酸甘油 (nitroglycerin, MINITRAN, NITRO-DUR,NITROSTAT) |
| 硝酸异山梨酯 (isosorbide dinitrate, DILATRATE-SR,ISORDIL) |
| 单硝酸异山梨酯 (isosorbide mononitrate, 仅有通用名) |
| **钠通道阻滞药** |
| 雷诺嗪 (ranolazine, RANEXA) |

图 20.1　抗心绞痛药物总结

## Ⅱ. 心绞痛的类型

心绞痛主要包括三种类型：①稳定型心绞痛、劳力性心绞痛（effort-induced angina）、经典或典型性心绞痛；②不稳定型心绞痛；③变异型心绞痛（prinzmetal angina）、血管痉挛性心绞痛（vasospastic angina）和静息性心绞痛（rest angina）。以上类型的心绞痛都是由心肌需氧量增加、心肌灌注量减少引起的。

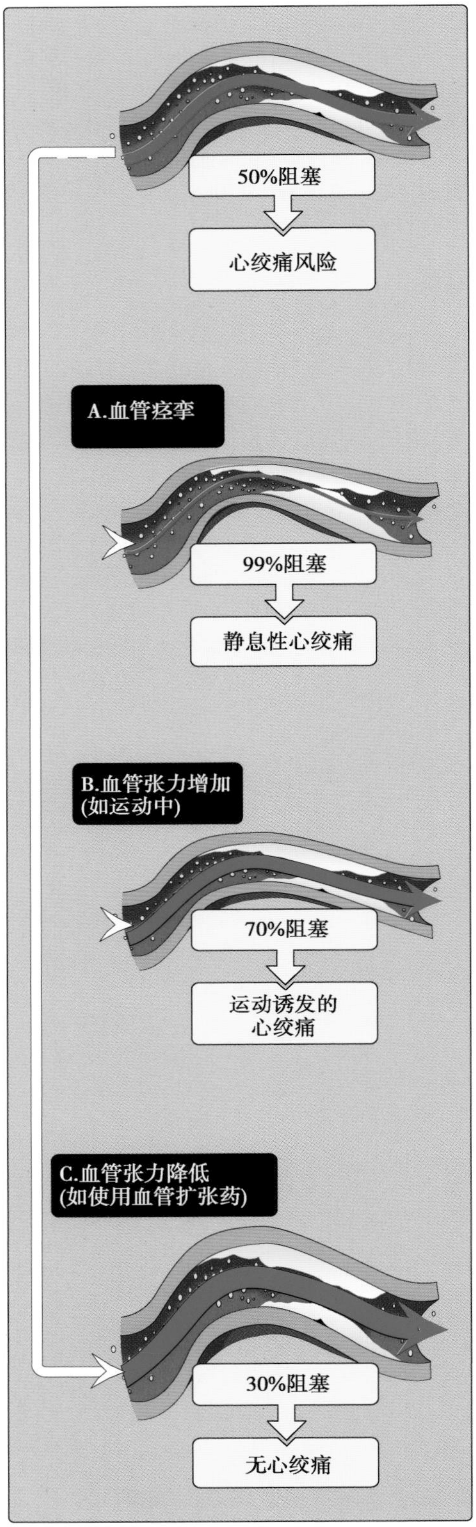

50%阻塞
心绞痛风险
A.血管痉挛
99%阻塞
静息性心绞痛
B.血管张力增加
(如运动中)
70%阻塞
运动诱发的
心绞痛
C.血管张力降低
(如使用血管扩张药)
30%阻塞
无心绞痛


图 20.2　由于动脉粥样硬化斑块而部分阻塞的冠状动脉的血液流动

### A. 稳定型心绞痛、劳力性心绞痛、经典或典型性心绞痛

经典或典型性心绞痛是心绞痛的最常见形式。通常以胸部持续烧灼感、沉重或挤压感为特征。有些发作可能表现为非典型特征，只出现极度疲劳、恶心或大汗，而另一些发作可能没有任何症状，又称为无症状心绞痛（silent angina）。非典型表现在女性、糖尿病患者和老年人中更为常见。

典型性心绞痛是由于动脉粥样硬化导致冠状动脉阻塞，从而使冠状动脉灌注减少所致。心肌需氧量的增加，如由于体育活动、情绪紧张或兴奋引起的需氧量增加，或任何其他导致心脏工作量增加的原因（图 20.2），都可能诱发局部缺血。典型性心绞痛可通过休息或硝酸甘油（nitroglycerin）来缓解。当胸痛的模式和触发胸痛的劳力负荷不随时间变化时，被称为稳定型心绞痛。

### B. 不稳定型心绞痛

不稳定型心绞痛发生胸痛的频率、持续时间和强度增加，诱发心绞痛的体力活动阈值逐渐降低。任何超过 20 min 的静息性心绞痛、新发性心绞痛、渐强性心绞痛，甚至突然发作的呼吸急促均提示患有不稳定型心绞痛。此时，常规休息和舌下含服硝酸甘油不能缓解症状。不稳定型心绞痛是急性冠脉综合征的一种，需要入院并采取更积极的治疗措施，以防止发展为心肌梗死和死亡。

### C. 变异型心绞痛、血管痉挛性心绞痛和静息性心绞痛

变异型心绞痛是一种不常见的心绞痛类型，在休息时发生，主要是由于冠状动脉痉挛导致流向心肌的血流量减少所致。尽管这种类型的心绞痛患者可能患有严重的冠状动脉粥样硬化，但是心绞痛发作与体力活动、心率或血压无关。变异型心绞痛对血管舒张药物敏感，如硝酸甘油和钙通道阻滞药。

### D. 急性冠脉综合征

急性冠脉综合征（acute coronary syndrome）通常是由动脉粥样硬化斑块破裂和冠状动脉部分或完全栓塞引起的紧急情况，如果血栓阻塞了大部分血管，且未进行治疗，则可能会导致心肌梗死。心肌梗死的特征是血清中肌钙蛋白（troponin）和肌酸激酶（creatine kinase）等生物标志物水平的升高。急性冠脉综合征可能表现为 ST 段抬高型心肌梗死，非 ST 段抬高型心肌梗死或不稳定型心绞痛。（注：在不稳定型心绞痛中，心肌梗死的生物标志物没有增加。）

## Ⅲ. 治疗策略

稳定型心绞痛的治疗通常单独或联合使用以下四种类型药物：β 受体拮抗药、钙通道阻滞药、有机硝酸酯类药物和钠通道阻滞药雷诺嗪（ranolazine）（图 20.1）。这些药物可通过影响血压、静脉回流、心律和收缩力来帮助平衡冠脉供氧和心肌需氧。图 20.3 总结了合并性心绞痛患者的治疗方法。图 20.4 列举了稳定型心绞痛的治疗方法。

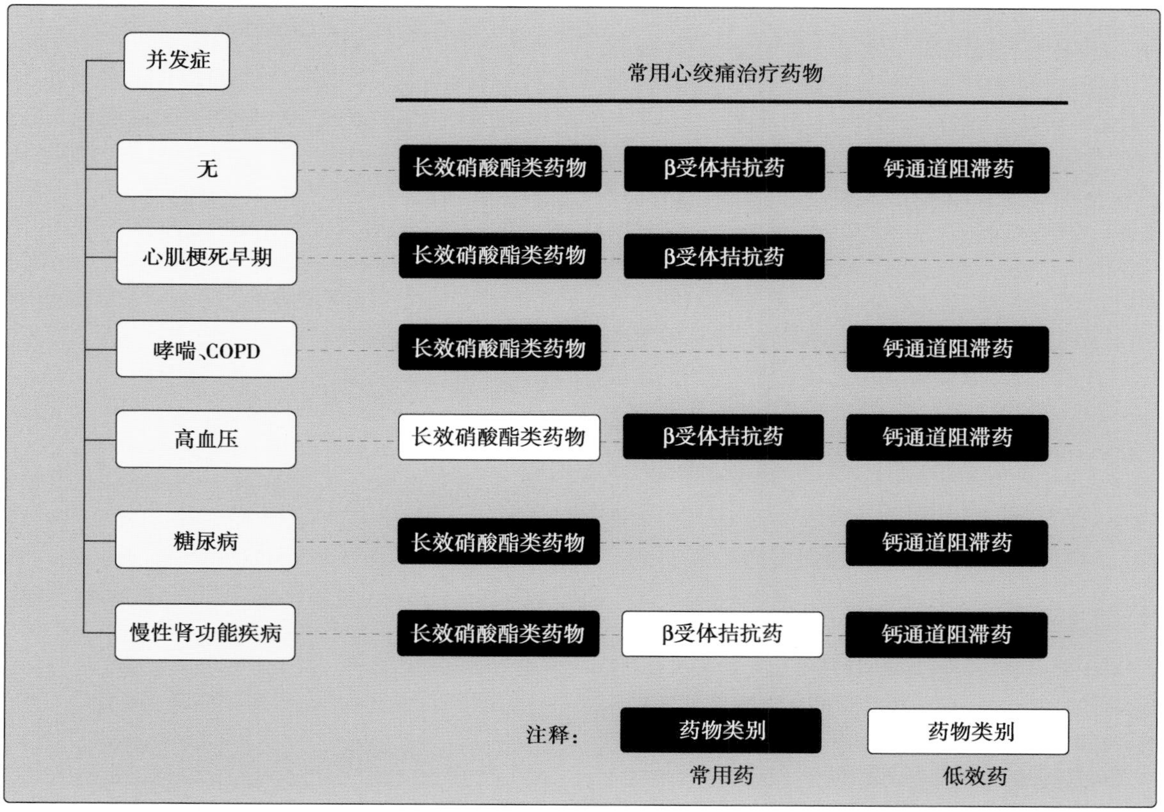

并发症
常用心绞痛治疗药物
无
长效硝酸酯类药物
β受体拮抗药
钙通道阻滞药
心肌梗死早期
长效硝酸酯类药物
β受体拮抗药
哮喘、COPD
长效硝酸酯类药物
钙通道阻滞药
高血压
长效硝酸酯类药物
β受体拮抗药
钙通道阻滞药
糖尿病
长效硝酸酯类药物
钙通道阻滞药
慢性肾功能疾病
长效硝酸酯类药物
β受体拮抗药
钙通道阻滞药
注释：
药物类别
常用药
药物类别
低效药


图 20.3 伴发心绞痛患者的治疗

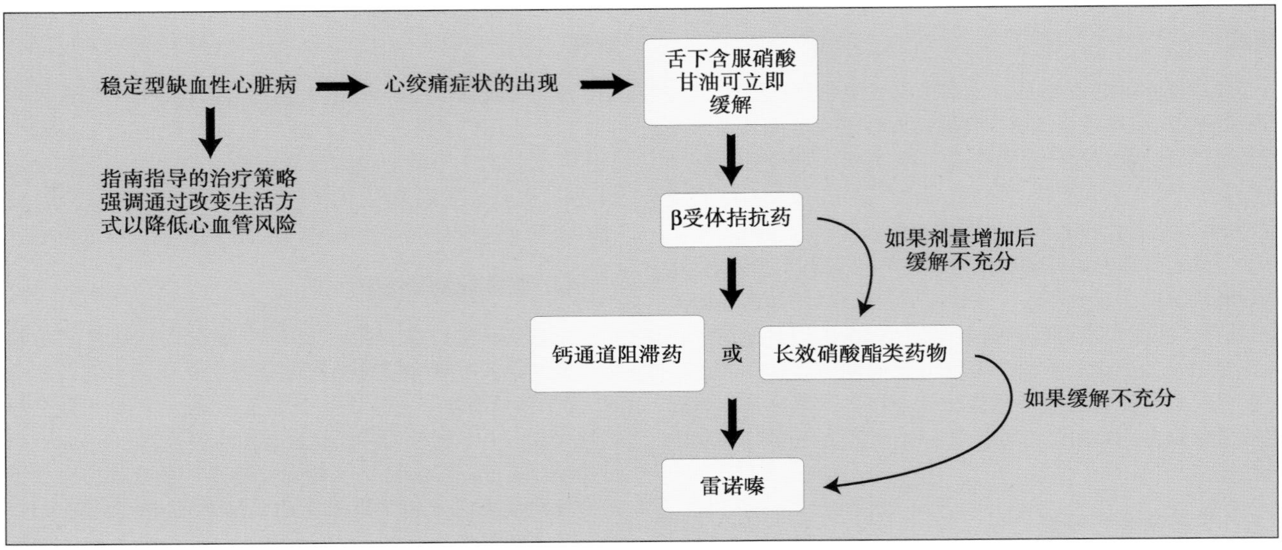
稳定型缺血性心脏病
心绞痛症状的出现
舌下含服硝酸甘油可立即缓解
指南指导的治疗策略强调通过改变生活方式以降低心血管风险
β受体拮抗药
如果剂量增加后缓解不充分
钙通道阻滞药
或
长效硝酸酯类药物
如果缓解不充分
雷诺嗪

图 20.4 改善稳定型心绞痛患者症状的治疗方案

## Ⅳ. β 肾上腺素能受体拮抗药

β 肾上腺素能拮抗药通过拮抗 $β_1$ 受体来降低心率、收缩力、心输出量和血压,从而降低心肌需氧量。此类药物可减少运动和休息时的心肌需氧量,从而减少心绞痛发作的频率和严重程度。β 受体拮抗药可用于增加运动诱发的心绞痛患者的运动时间和耐受性。除非有禁忌证,否则所有患者均建议将 β 受体拮抗药作为抗心绞痛的初始治疗药物。(注:血管痉挛性心绞痛例外,β 受体拮抗药无效,甚至可能使症状恶化。)β 受体拮抗药可降低具有心肌梗死病史患者的死亡和心肌梗死风险,可降低射血分数和心力衰竭的死亡率。对患有心绞痛和有心肌梗死病史的患者,应避免使用具有拟交感神经活性(intrinsic sympathomimetic activity,ISA)的药物,如匹多洛尔(pindolol)。普萘洛尔(propranolol)是这类化合物的原型,但对心脏没有选择性(参见第 7 章)。因此,优选其他 β 受体拮抗药,如美托洛尔(metoprolol)和阿替洛尔(atenolol)。(注:所有的 β 受体拮抗药在高剂量时都是非选择性的,并可抑制 $β_2$ 受体。)重度心动过缓患者应避免使用 β 受体拮抗药。但是,只要对其进行严密监控,β 受体拮抗药可用于糖尿病、周围血管疾病和慢性阻塞性肺疾病(chronic obstructive pulmonary disease,COPD)的治疗。哮喘患者应避免使用非选择性 β 受体拮抗药。(注:重要的是不要突然终止 β 受体拮抗药的治疗。应在 2~3 周内逐渐减少剂量,以避免反弹性心绞痛、心肌梗死和高血压。)

## Ⅴ. 钙通道阻滞药

钙离子对于肌肉收缩至关重要,缺氧会引起膜去极化,致使缺血时钙离子内流增加。这还激活了多种 ATP 消耗酶的活性,进而消耗能量储存,加重缺血。钙通道阻滞药通过抑制钙离子进入心脏和冠状动脉及全身动脉的平滑肌细胞来保护组织。因此,钙通道阻滞药都是小血管的血管舒张药,可降低平滑肌紧张度和血管阻力。此类药物主要影响外周和冠状动脉平滑肌的阻力。在劳力诱发的心绞痛中,钙通道阻滞药可通过降低血管阻力来减少心肌耗氧量,从而减少后负荷。其在血管痉挛性心绞痛中的功效归因于对冠状动脉的松弛作用。[注:维拉帕米(verapamil)主要影响心肌,而氨氯地平(amlodipine)对周围脉管系统的平滑肌发挥更大的作用。地尔硫䓬(diltiazem)在其作用中处于中间状态。]所有钙通道阻滞药均可降低血压。

### A. 二氢吡啶类钙通道阻滞药

氨氯地平是一种口服二氢吡啶(dihydropyridine)类药物,对心脏传导的影响微乎其微,主要用作小动脉血管舒张药。氨氯地平的血管舒张作用可用于治疗由自发性冠状动脉痉挛引起的变异型心绞痛。硝苯地平(nifedipine)是另一种二氢吡啶类药物,通常以缓释口服制剂的形式给药。(注:由于有证据表明使用短效二氢吡啶类药物后心肌梗死的死亡率增加、高血压患者急性心肌梗死比例增加,所以在冠状动脉疾病中应避免使用短效二氢吡啶类药物。)

### B. 非二氢吡啶类钙通道阻滞药

维拉帕米可直接减慢房室(atrioventricular,AV)传导并降低心率、收缩力、血压和氧气需求。维拉帕米比氨氯地平具有更强的负性肌力作用,但其血管扩张作用较弱。维拉帕米禁用于已存在心脏功能低下或房室传导异常的患者。地尔硫䓬可减慢房室传导,降低窦房结起搏器的放电速度,同时也是冠状动脉血管扩张药。地尔硫䓬可缓解冠状动脉痉挛,对变异型心绞痛患者的效果显著。由于非二氢吡啶类钙通道阻滞药的负性肌力作用可加重心力衰竭,因此应避免在此类人群中使用。

## Ⅵ. 有机硝酸酯类药物

有机硝酸酯类药物可使心肌需氧量减少,缓解症状。此类药物对稳定型、不稳定型和变异型心绞痛均有效。

### A. 作用机制

有机硝酸酯类药物在细胞内可转化为亚硝酸根离子，进而转化为一氧化氮（nitric oxide，NO），激活鸟苷酸环化酶（guanylate cyclase）并增加环鸟苷酸（cyclic guanosine monophosphate，cGMP）的水平。水平升高的 cGMP 最终引起肌球蛋白轻链的去磷酸化，促进血管平滑肌松弛（图 20.5）。硝酸酯类药物（如硝酸甘油）会导致大静脉扩张，从而减少前负荷（静脉回流到心脏产生的负荷），减轻心脏负荷，同时还会扩张冠状血管，从而增加心肌的血液供应。

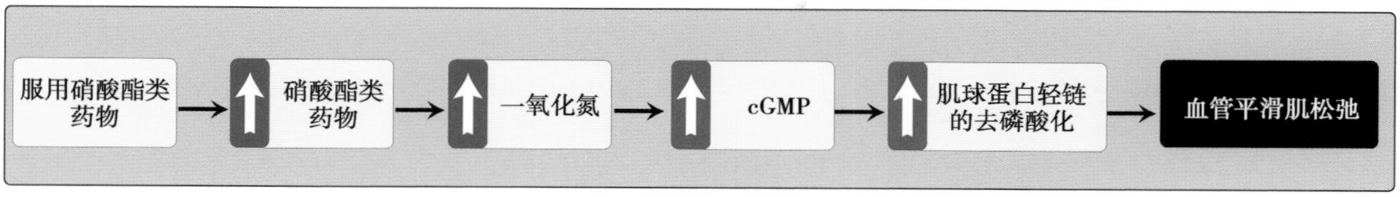
服用硝酸酯类药物
硝酸酯类药物
一氧化氮
cGMP
肌球蛋白轻链的去磷酸化
血管平滑肌松弛

图 20.5 硝酸酯和亚硝酸盐对平滑肌的影响

### B. 药代动力学

不同硝酸酯类药物的药效和代谢率均不相同。作用的开始时间从硝酸甘油的 1min 到单硝酸异山梨酯（isosorbide mononitrate）的 30 min 不等（图 20.6）。舌下给药的硝酸甘油分为片剂或喷雾剂，是迅速缓解因运动或情绪压力引起的心绞痛发作的首选药物。所有患者都应配备硝酸甘油以治疗急性心绞痛发作。硝酸甘油的重要首关代谢发生在肝脏中，因此，通常通过舌下或经皮途径（贴剂或软膏）给药，以避免了肝首过效应。单硝酸异山梨酯具有可抵抗肝代谢的稳定性，有效提高了生物利用度并且延长了作用时间。口服的硝酸异山梨酯（isosorbide dinitrate）可脱硝生成两种单硝酸酯，两者均具有抗心绞痛活性。

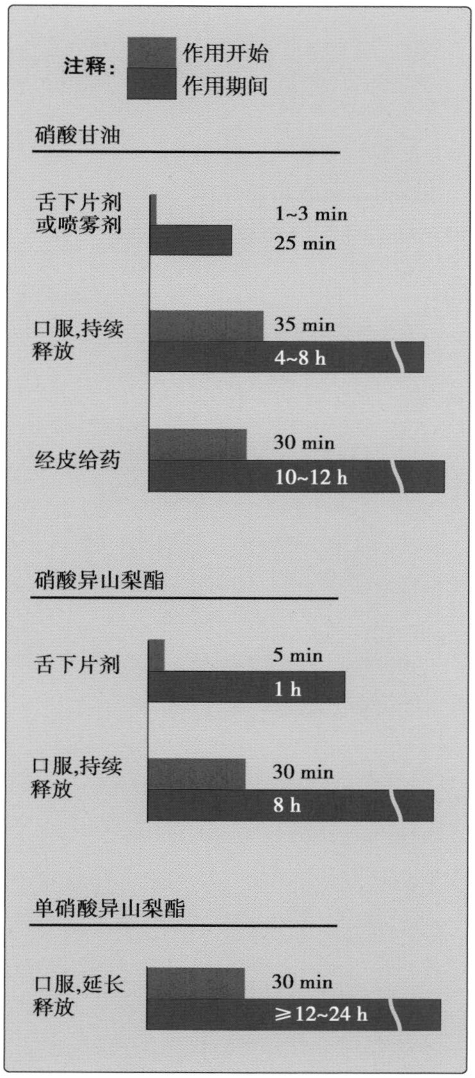
注释：
作用开始
作用期间
硝酸甘油
舌下片剂或喷雾剂
1~3 min
25 min
口服，持续释放
35 min
4~8 h
经皮给药
30 min
10~12 h
硝酸异山梨酯
舌下片剂
5 min
1 h
口服，持续释放
30 min
8 h
单硝酸异山梨酯
口服，延长释放
30 min
≥12~24 h

图 20.6 一些常见的有机硝酸酯类药物制剂的峰值时间和作用时间

### C. 不良反应

头痛是硝酸酯类药物的最常见不良反应。高剂量的硝酸酯类药物也会导致体位性低血压、面部潮红和心动过速。5 型磷酸二酯酶（phosphodiesterase type 5）抑制药［如西地那非（sildenafil）］可增强硝酸酯类药物的作用。为避免可能发生的危险性低血压，禁忌联用这两类药物。

随着血管对血管舒张药敏感性的降低，对硝酸酯类药物作用的耐受性迅速增加。通过采取每日“无硝酸酯间期”（nitrate-free interval）方案可恢复对此类药物的敏感性，以克服药物耐受性。可在夜间心肌需氧量减少时进行 10～12 h 的无硝酸酯间期。但是，由于昼夜节律儿茶酚胺激增，也可能导致变异型心绞痛在清晨的恶化。因此，变异型心绞痛患者的无硝酸酯间期应该在下午晚些时候进行。首先使用硝酸甘油贴剂 12 h，然后停止使用 12 h 以提供无硝酸酯间隔。

## Ⅶ. 钠通道阻滞药

雷诺嗪可抑制后期钠电流（后期 $I_{Na}$），从而改善氧气的供需平衡。抑制后期 $I_{Na}$ 可减少细胞内过多的钠离子和钙离子，从而改善舒张功能。雷诺嗪具有抗心绞痛和抗心律失常的特性，最常用于其他抗心绞痛疗法失败的患者。雷诺嗪对女性的抗心绞痛作用明显弱于男性，这种效果差异的原因尚不清楚。雷诺嗪主要通过 CYP3A 酶家族和 CYP2D6 在肝脏中代谢，同时也是 P-糖蛋白（P-glycoprotein，P-gp）的底物。因此，雷诺嗪存在许多药物相互作用。此外，雷诺嗪可延长 QT 间期，应避免与可引起 QT 间期延长的其他药物联用。

图 20.7 总结了抗心绞痛药物的主要特征。

| 药物分类 | 常见不良反应 | 药物相互作用 | 注意事项 |
| --- | --- | --- | --- |
| **β受体拮抗药**<br><br>阿替洛尔比索<br>洛尔美托洛尔<br>普萘洛尔 | 心动过缓、周围血管疾病恶化、疲劳、睡眠障碍、抑郁症、低血糖钝性意识、抑制$\beta_2$受体介导的支气管扩张 | $\beta_2$受体激动药(拮抗效果)；非二氢吡啶钙通道阻滞药(叠加效应) | 优选$\beta_1$受体选择性药物(阿替洛尔、美托洛尔)；避免使用具有ISA的药物(哌多洛尔)进行心绞痛治疗 |
| **二氢吡啶类钙通道阻滞药**<br><br>氨氯地平<br>非洛地平<br>硝苯地平 | 周围水肿、头痛、潮红、反弹性心动过速(速释制剂)、低血压 | CYP 3A4底物(将增加药物浓度) | 避免使用短效药物,否则可能会加重心绞痛(可使用缓释制剂) |
| **非二氢吡啶类钙通道阻滞药**<br><br>地尔硫䓬<br>维拉帕米 | 心动过缓、便秘、心力衰竭加重、牙龈增生(维拉帕米)、水肿(地尔硫䓬) | CYP 3A4底物(将增加药物浓度)；增加地高辛水平；β受体拮抗药和其他影响AV节点传导的药物(叠加效应) | 避免应用于心力衰竭患者；调整肝功能不全患者的两药用药剂量 |
| **硝酸酯类药物**<br><br>硝酸异山梨酯<br>单硝酸异山梨酯 | 头痛、低血压、潮红、心动过速 | 禁止与PDE5抑制药(西地那非及其他药物)联用 | 确保无硝酸酯间隔以防止耐受 |
| **钠通道阻滞药**<br><br>雷诺嗪 | 便秘、头痛、水肿、头晕、QT间隔延长 | 避免与CYP 3A4诱导剂(苯妥英钠、卡马西平、圣约翰草)和强抑制剂(克拉霉素、唑类抗真菌药)和延长QT间隔的药物(西酞普兰、噻硫平等)联用 | 对血液动力学参数无影响 |

图 20.7 抗心绞痛药物特征的总结

(刘双萍,白仁仁)

思考题

扫描二维码
获取思考题

# 第 21 章　抗凝药和抗血小板药

## Ⅰ. 概论

本章主要介绍止血功能障碍相关的治疗药物。血栓形成(thrombosis)是指在血管内形成的多余凝块，是血管内最常见的异常现象。血栓形成疾病包括急性心肌梗死(myocardial infarction, MI)，深静脉血栓形成(deep vein thrombosis, DVT)，肺栓塞(pulmonary embolism, PE)和急性缺血性卒中(acute ischemic stroke)。这些疾病可通过抗凝药和纤维蛋白溶解药(fibrinolytic，简称为纤溶药)进行治疗。与止血失败有关的出血性疾病(bleeding disorder)相比于血栓栓塞性疾病较为少见。出血性疾病包括血友病(hemophilia，可通过输注重组凝血因子Ⅷ进行治疗)和维生素 K 缺乏症(可通过补充维生素 K 进行治疗)。图 21.1 总结了用于治疗止血功能障碍的相关药物。

| 血小板抑制药 |
| --- |
| 阿昔单抗 (abciximab, REOPRO) |
| 阿司匹林 (aspirin, VARIOUS) |
| 坎格瑞洛 (cangrelor, KENGREAL) |
| 西洛他唑 (cilostazol, 仅有通用名) |
| 氯吡格雷 (clopidogrel, PLAVIX) |
| 双嘧达莫 (dipyridamole, PERSANTINE) |
| 依替巴肽 (eptifibatide, INTEGRILIN) |
| 普拉格雷 (prasugrel, EFFIENT) |
| 替格瑞洛 (ticagrelor, BRILINTA) |
| 噻氯匹定 (ticlopidine, 仅有通用名) |
| 替罗非班 (tirofiban, AGGRASTAT) |
| **抗凝药** |
| 阿哌沙班 (apixaban, ELIQUIS) |
| 阿加曲班 (argatroban, 仅有通用名) |
| 贝曲西班 (betrixaban, BEVYXXA) |
| 比伐卢定 (bivalirudin, ANGIOMAX) |
| 达比加群酯 (dabigatran, PRADAXA) |
| 达肝素钠 (dalteparin, FRAGMIN) |
| 地西卢定 (desirudin, IPRIVASK) |
| 依度沙班 (edoxaban, SAVAYSA) |
| 依诺肝素 (enoxaparin, LOVENOX) |
| 磺达肝癸钠 (fondaparinux, ARIXTRA) |
| 肝素 (heparin, VARIOUS) |
| 利伐沙班 (rivaroxaban, XARELTO) |
| 华法林 (warfarin, COUMADIN, JANTOVEN) |
| **溶栓药** |
| 阿替普酶 (alteplase (tPA), ACTIVASE) |
| 替奈普酶 (tenecteplase, TNKASE) |
| **出血治疗药物** |
| 氨基己酸 (aminocaproic acid, AMICAR) |
| 艾达司珠单抗 (idarucizumab, PRAXBIND) |
| 硫酸鱼精蛋白 (protamine sulfate, 仅有通用名) |
| 凝血酸 (tranexamic acid, CYKLOKAPRON, LYSTEDA) |
| 维生素$K_1$ (vitamin $K_1$ (phytonadione), MEPHYTON) |

图 21.1　止血功能障碍的治疗药物总结

## Ⅱ. 血栓与栓子

附着在血管壁上的血块称为"血栓"(thrombus)，而漂浮在血液中的血管内血块称为"栓子"(embolus)。因此，从血管壁分离的血栓可成为栓子。血栓和栓子都是非常危险的，因为它们可能会阻塞血管并阻断组织中的氧气和营养运输。动脉血栓形成最常见于因动脉粥样硬化而导致血栓的中型血管。动脉血栓形成通常由富含血小板(platelet)的血块组成。相反，静脉血栓是由血瘀或凝血级联反应的不适当激活而引起的。静脉血栓形成通常涉及富含纤维蛋白(fibrin)的血凝块，其血小板含量少于动脉血凝块。

## Ⅲ. 血小板对血管损伤的反应

血管系统的物理创伤(如穿刺或割伤)会引发血小板、内皮细胞和凝血级联之间的一系列复杂相互作用。这些相互作用会诱发止血反应，使受损血管停止失血。血小板在此过程中发挥了至关重要的作用。最初，受损血管通过血管痉挛防止进一步失血。然后，在穿刺部位形成血小板-纤维蛋白栓塞。多余血栓的产生涉及许多与正常血凝块形成相同的步骤，但是其触发刺激是血管系统的病理状况，而不是外部的物理创伤。

### A. 静息血小板

血小板作为血管的哨兵，监视着血管内皮的完整性。在没有损伤的情况下，化学信号的平衡表明血管系统未受到损害(图 21.2)，静息血小板(resting platelet)进行自由循环。

1. 内皮细胞合成的化学介质：前列环素[prostacyclin，也称为前列腺素 $I_2$(prostaglandin $I_2$, $PGI_2$)]由完整的内皮细胞合成，并作为血小板聚集的抑制剂。前列环素可与血小板受体(platelet receptor)结合，进而促进细胞内信使环腺苷酸(cyclic adenosine monophosphate, cAMP)的合成(图 21.2)。细胞内 cAMP 水平的升高与细胞内钙水平的减少有关。细胞内钙的减少会阻止血小板活化和随后的血小板聚集剂(platelet aggregation agent)的释放。受损的内皮细胞所合成的前列环素比健康细胞少。较少的前列环素与血小板受体结合，导致合成的胞内 cAMP 减少，进而引起了血小板的聚集。

2. 凝血酶、血栓素和胶原蛋白的作用：血小板膜还含有可以结合凝血酶(thrombin)、血栓素(thromboxane)和暴露的胶原蛋白(collagen)的各种受体。在完整的正常血管中，凝血酶和血栓素的水平较低，完整的内皮覆盖了内皮下层的胶原蛋白。因此，相应的血小板受体未被结合，不会发生血小板的活化和聚集。但是，这些受体被结合时会触发一系列反应，致使血小板释放，最终刺激血小板聚集。

### B. 血小板黏附

当内皮受到损伤时，血小板黏附并覆盖内皮下膜暴露的胶原蛋白(图 21.2)，进而触发一系列复杂的化学反应，导致血小板的活化。

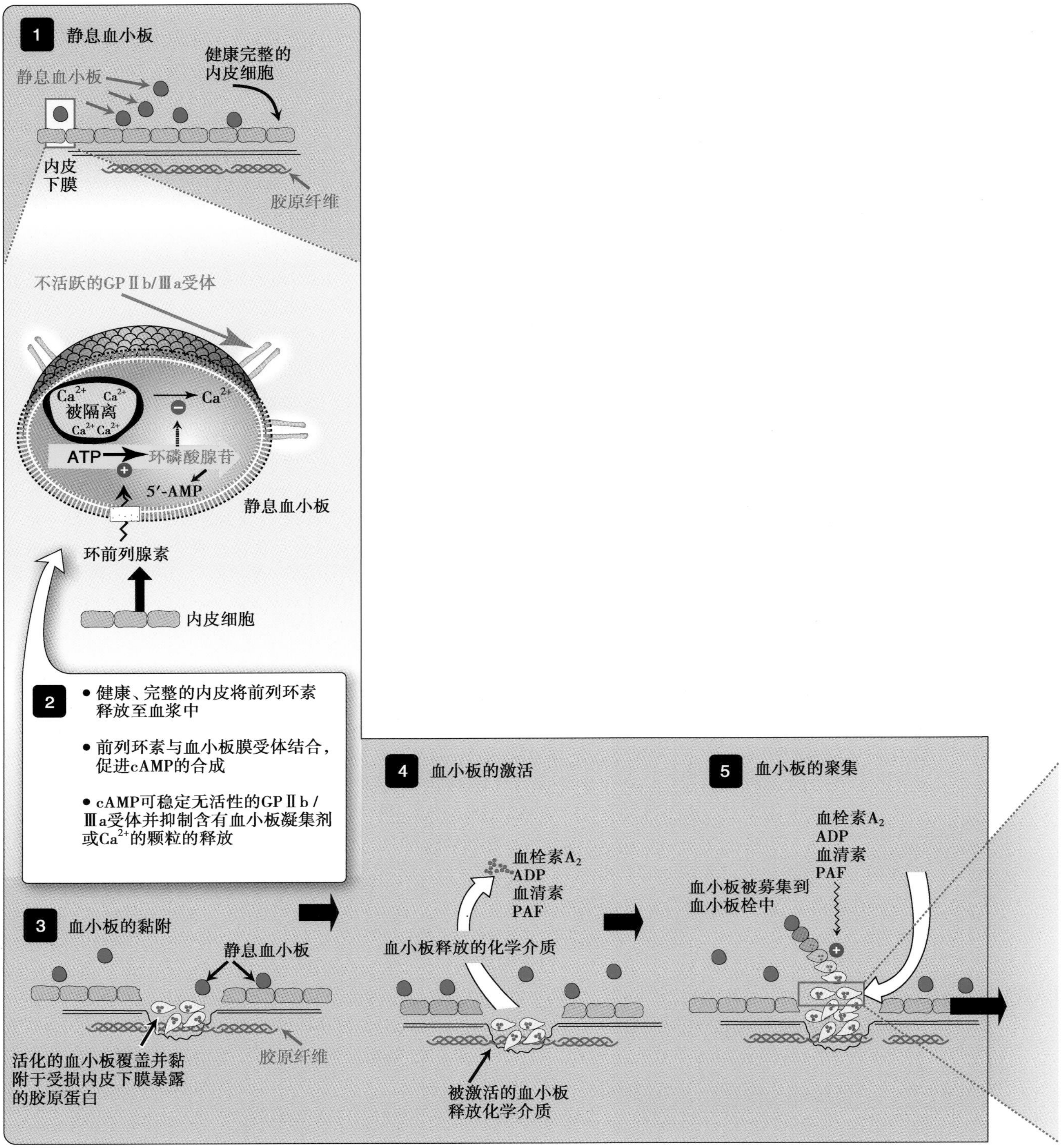
1 静息血小板
健康完整的
内皮细胞
静息血小板
内皮
下膜
胶原纤维
不活跃的GPⅡb/Ⅲa受体
$Ca^{2+}$ $Ca^{2+}$
被隔离
$Ca^{2+}$ $Ca^{2+}$
$Ca^{2+}$
ATP
环磷酸腺苷
5′-AMP
静息血小板
环前列腺素
内皮细胞
2
• 健康、完整的内皮将前列环素释放至血浆中
• 前列环素与血小板膜受体结合，促进cAMP的合成
• cAMP可稳定无活性的GPⅡb/Ⅲa受体并抑制含有血小板凝集剂或$Ca^{2+}$的颗粒的释放
3 血小板的黏附
静息血小板
活化的血小板覆盖并黏附于受损内皮下膜暴露的胶原蛋白
胶原纤维
4 血小板的激活
血栓素$A_2$
ADP
血清素
PAF
血小板释放的化学介质
被激活的血小板释放化学介质
5 血小板的聚集
血栓素$A_2$
ADP
血清素
PAF
血小板被募集到血小板栓中

图 21.2 止血栓子的形成。ATP，三磷酸腺苷；ADP，二磷酸腺苷；PAF，血小板活化因子

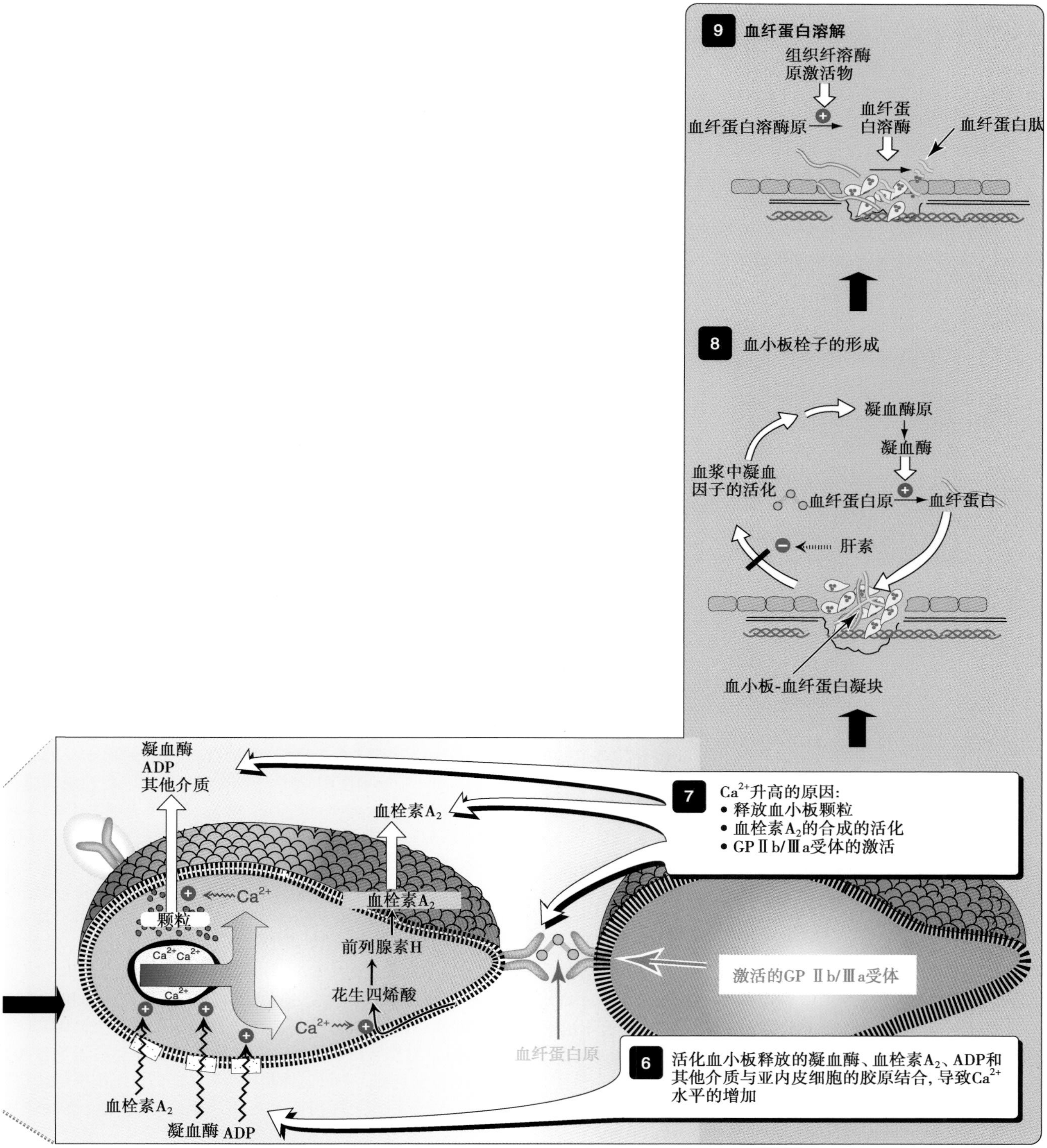
9 血纤蛋白溶解
组织纤溶酶原激活物
血纤蛋白溶酶原
血纤蛋白溶酶
血纤蛋白肽
8 血小板栓子的形成
凝血酶原
凝血酶
血浆中凝血因子的活化
血纤蛋白原
血纤蛋白
肝素
血小板-血纤蛋白凝块
凝血酶
ADP
其他介质
血栓素$A_2$
7 $Ca^{2+}$升高的原因:
• 释放血小板颗粒
• 血栓素$A_2$的合成的活化
• GPⅡb/Ⅲa受体的激活
颗粒
$Ca^{2+}$
血栓素$A_2$
前列腺素H
花生四烯酸
激活的GP Ⅱb/Ⅲa受体
血纤蛋白原
6 活化血小板释放的凝血酶、血栓素$A_2$、ADP和其他介质与亚内皮细胞的胶原结合，导致$Ca^{2+}$水平的增加
血栓素$A_2$
凝血酶 ADP

图 21. 2(续)

### C. 血小板活化

发生黏附的血小板表面上的受体可被结缔组织下的胶原蛋白激活，导致血小板形态发生变化（图 21.3），并释放含有化学介质[如二磷酸腺苷（adenosine diphosphate，ADP），血栓素 $A_2$（thromboxane $A_2$，$TXA_2$），血清素，血小板活化因子和凝血酶]的血小板颗粒，进一步激活其他血小板（图 21.2）。这些信号分子可与附近循环的静息血小板外膜中的受体结合。相关受体发挥了传感器的作用，可被黏附的血小板所发送的信号激活。引起先前休眠的血小板被激活并开始聚集。这些作用是由几种信使系统介导的，最终导致钙水平升高、血小板内 cAMP 水平降低。

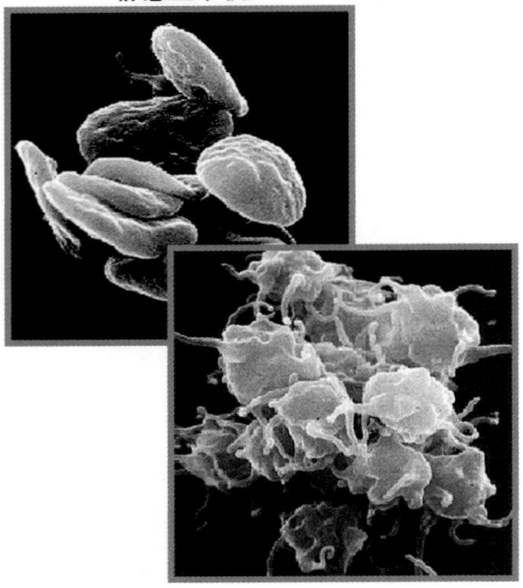
静息血小板
激活的血小板

图 21.3 血小板的扫描电子显微照片

### D. 血小板聚集

隔离储存于血小板内钙离子的释放伴随着一系列激活反应（图 21.2），主要导致以下结果：①释放血小板颗粒，其中含有可激活其他血小板的介质（如 ADP 和血清素）；②激活 $TXA_2$ 的合成；③激活结合纤维蛋白原（fibrinogen）的糖蛋白（glycoprotein，GP）Ⅱb/Ⅲa 受体，并最终调节血小板与血小板的相互作用和血栓形成。纤维蛋白原，是一种可溶性血浆 GP，可同时与两个单独血小板上的 GP Ⅱb/Ⅲa 受体结合，导致血小板交联和聚集。因为每个激活的血小板都可以募集其他血小板，进而导致雪崩式的血小板聚集（图 21.4）。

### E. 凝块的形成

由受伤组织释放的组织因子和血小板表面介质对凝血级联反应的局部刺激导致凝血酶的形成（因子Ⅱa）。凝血酶（一种丝氨酸蛋白酶）可将纤维蛋白原催化水解为纤维蛋白，并将其掺入血凝块中。纤维蛋白链交联使血凝块稳定并形成血小板-纤维蛋白栓塞（图 21.2）。

### F. 纤维蛋白溶解

在血块形成过程中，纤维蛋白溶解途径被局部激活，纤溶

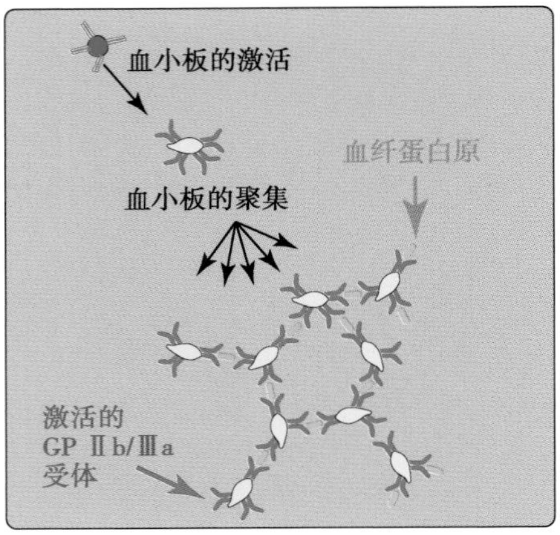
血小板的激活
血纤蛋白原
血小板的聚集
激活的
GP Ⅱb/Ⅲa
受体

图 21.4 血小板的激活和聚集

酶原被组织中的纤溶酶原激活物酶解为纤溶酶（纤维蛋白溶素）（图 21.2）。当伤口愈合时，纤溶酶可限制血凝块的生长并溶解纤维蛋白网络。

## Ⅳ. 血小板聚集抑制药

血小板聚集抑制药可减少富含血小板凝块的形成，或减弱促进血小板聚集的化学信号的作用（图 21.5）。下文所述的血小板凝集抑制药可抑制环氧合酶-1（cyclooxygenase-1，COX-1）、阻滞 GP Ⅱb/Ⅲa 或 ADP 受体，从而干扰促进血小板凝集的信号。这些药物有益于预防和治疗闭塞性心血管疾病，维持血管和动脉的通畅，同时可作为心肌梗死时凝血酶抑制药或溶栓治疗的辅助药物。

### A. 阿司匹林

1. 作用机制：凝血酶、胶原蛋白和 ADP 对血小板的刺激会激活血小板膜磷脂酶（phospholipases）的活化，促使膜磷脂释放花生四烯酸（arachidonic acid，AA）。AA 首先通过 COX-1 转化为前列腺素 $H_2$（prostaglandin $H_2$，$PGH_2$）（图 21.6）。$PGH_2$ 进一步代谢为 $TXA_2$，并释放至血浆中。$TXA_2$ 促进了止血栓快速形成过程中所必需的聚集过程。阿司匹林（aspirin）通过乙酰化 COX-1 活性位点上的丝氨酸残基来抑制 $TXA_2$ 的合成，进而导致酶的不可逆失活（图 21.7）。通过改变化学介质的平衡，促进前列环素的抗聚集作用，可防止血小板的聚集。阿司匹林的这一抑制作用是迅速的，并且 $TXA_2$ 抑制作用和由此产生的血小板聚集抑制作用可持续至血小板的整个生命周期（约 7~10d）。重复服用阿司匹林对血小板的功能具有累积作用。阿司匹林也是唯一不可逆抑制血小板功能的抗血小板药。

2. 临床用途：阿司匹林可用于预防性治疗短暂性脑缺血，以减少复发性心肌梗死的发生率，并降低在一级和二级心肌梗死预防中的死亡率。每天服用 75 mg 阿司匹林可使血小板完全失活。阿司匹林的抗血小板推荐剂量为每天 50~325 mg。

3. 药代动力学：口服时，阿司匹林可通过被动扩散吸收，并迅速在肝脏中水解为水杨酸。水杨酸在肝脏中进一步代谢，部分经尿液直接排泄。阿司匹林的半衰期为 15~20 min，而水杨酸的半衰期为 3~12 h。

4. 不良反应：高剂量的阿司匹林会增加药物相关的毒性，并增加抑制前列环素生成的可能性。阿司匹林治疗会延长

| 药物 | 不良反应 | 药物相互作用 | 监控参数 |
| --- | --- | --- | --- |
| **口服制剂：** | | | |
| 阿莫西林 | 血管性水肿<br>出血<br>支气管痉挛<br>胃肠道紊乱<br>瑞氏综合征<br>SJS | 抗凝血剂，$P2Y_{12}$抑制剂，非甾体抗炎药——出血增多<br>西多福韦——肾毒性<br>丙磺舒——降低尿酸作用 | CBC<br>LFT |
| 西洛他唑 | 出血<br>胃肠道紊乱<br>头疼<br>外周水肿<br>SJS | 食物（空腹服用） | CBC |
| 氯吡格雷 | 出血<br>SJS | 强CYP2C19抑制剂降低抗血小板作用（如奥美拉唑） | CBC<br>LFT |
| 双嘧达莫 | 出血<br>头晕<br>胃肠道不适<br>皮疹 | 水杨酸盐类——增加出血<br>溶栓药物——增加出血 | 口服无监测参数 |
| 普拉格雷 | 血管性水肿<br>出血<br>头痛<br>高脂血症<br>高血压 | 抗凝剂——增加出血<br>其他抗血小板药物——增加出血 | CBC |
| 替格瑞洛 | 出血<br>呼吸困难<br>头痛<br>血清肌酸酐升高 | 强大的CYP3A4抑制剂（如酮康唑）增加出血<br>强大的CYP3A4诱导物（如利福平）降低功效 | CBC<br>LFT |
| **注射制剂：** | | | |
| 阿昔单抗<br>依替巴肽<br>替罗非班 | 所有药物：<br>低血压<br>恶心<br>呕吐<br>血小板减少症 | 所有药物：<br>增加出血：<br>银杏叶<br>抗血小板<br>水杨酸酯类<br>SSRI和SNRI | 所有药物：<br>APTT凝固时间<br>血小板计数凝<br>血酶时间 |

图 21.5 血小板聚集抑制药的主要特性。APTT，活化部分凝血活酶时间；CBC，全血细胞计数；LFT，肝功能检测；SJS，史-约综合征；SNRI，5-羟色胺-去甲肾上腺素再摄取抑制剂；SSRI，选择性 5-羟色胺再摄取抑制剂

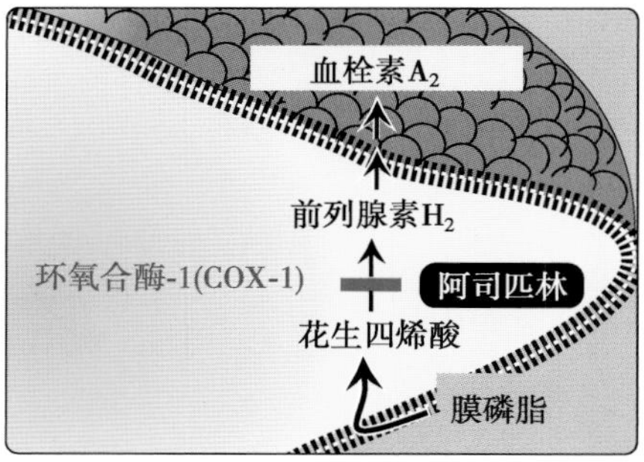
血栓素$A_2$
前列腺素$H_2$
环氧合酶-1(COX-1)
阿司匹林
花生四烯酸
膜磷脂

图 21.6 阿司匹林不可逆地抑制血小板 COX-1

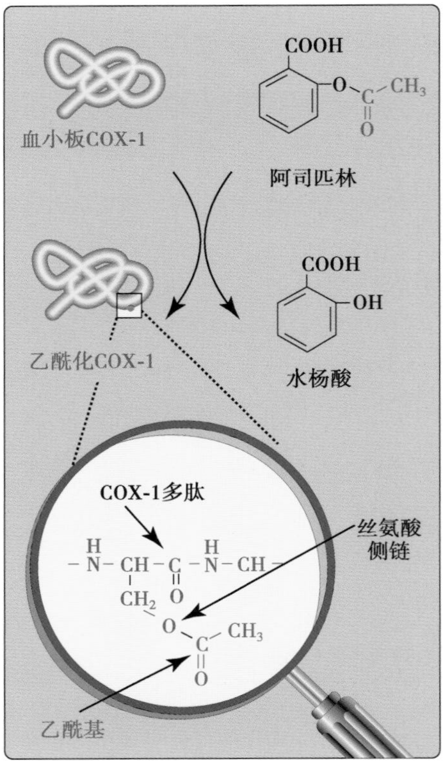
COOH
O
CH3
血小板COX-1
阿司匹林
COOH
OH
乙酰化COX-1
水杨酸
COX-1多肽
丝氨酸侧链
乙酰基

图 21.7 阿司匹林对 COX-1 的乙酰化作用

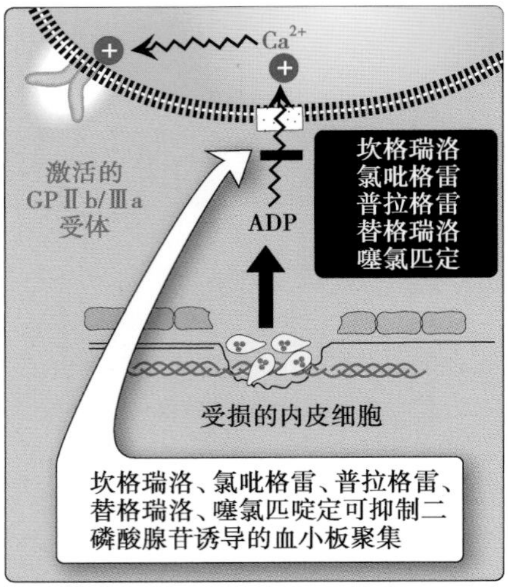
Ca2+
激活的GPⅡb/Ⅲa受体
ADP
坎格瑞洛
氯吡格雷
普拉格雷
替格瑞洛
噻氯匹定
受损的内皮细胞
坎格瑞洛、氯吡格雷、普拉格雷、替格瑞洛、噻氯匹啶定可抑制二磷酸腺苷诱导的血小板聚集

图 21.8 $P2Y_{12}$ 受体拮抗药的作用机制

出血时间，引起并发症，尤其是在使用更高剂量的药物时，出血性卒中和胃肠道（gastrointestinal，GI）出血的发生率增加。非甾体抗炎药（nonsteroidal anti-inflammatory drug，NSAID），如布洛芬（ibuprofen），可在催化位点短暂地竞争性抑制 COX-1。如果布洛芬在阿司匹林服用前 2 h 内服用，可能会阻碍阿司匹林接近丝氨酸残基，从而拮抗阿司匹林对血小板的抑制作用。因此，应在布洛芬服用前至少 60 min 或之后至少 8 h 才可服用速释型阿司匹林。

## B. $P2Y_{12}$ 受体拮抗药

噻氯匹定（ticlopidine）、氯吡格雷（clopidogrel）、普拉格雷（prasugrel）、替格瑞洛（ticagrelor）和坎格瑞洛（cangrelor）是 $P2Y_{12}$ ADP 受体抑制药，可阻断血小板聚集，但机制不同于阿司匹林。除坎格瑞洛是注射制剂外，其他药物均通过口服给药。

1. 作用机制：此类药物可抑制 ADP 与血小板 $P2Y_{12}$ 受体的结合，从而抑制血小板与纤维蛋白原和血小板彼此间结合所需的 GP Ⅱb/Ⅲa 受体的激活（图 21.8）。替格瑞洛和坎格瑞洛以可逆方式与 $P2Y_{12}$ ADP 受体结合，而其他药物均为不可逆结合。在静脉内，对血小板凝集抑制作用的最佳时间如下：坎格瑞洛 2 min 内；替格瑞洛在 1~3 h；普拉格雷在 2~4 h；噻氯匹定 3~4 d；氯吡格雷 3~5 d。暂停治疗后，血小板系统需要一定的时间才能恢复正常功能。

2. 临床用途：氯吡格雷已被批准用于预防近期有心肌梗死或卒中的患者，以及周围动脉疾病患者的动脉粥样硬化，也被批准用于预防急性冠脉综合征（不稳定型心绞痛或非 ST 抬高型心肌梗死）的血栓形成。此外，氯吡格雷还用于预防与采用或未采用冠状动脉支架置入术相关的经皮冠状动脉介入治疗（percutaneous coronary intervention，PCI）引起的血栓。噻氯匹定的结构类似于氯吡格雷，适用于预防先前发生脑血栓事件的短暂性脑缺血发作（transient ischemic attack，TIA）和卒中。然而，由于存在威胁生命的血液学不良反应，噻氯匹定通常保留给对其他疗法不耐受的患者。普拉格雷已被批准用于减少急性冠脉综合征（不稳定型心绞痛，以及非 ST 抬高型和接受 PCI 的 ST 抬高型心肌梗死）患者的血管内血栓。替格瑞洛被批准用于预防不稳定型心绞痛和急性心肌梗死（包括接受 PCI 的患者）的动脉血栓栓塞。坎格瑞洛被批准作为 PCI 期间的辅助药物，以减少某些患者的血栓形成。

3. 药代动力学：除坎格瑞洛通过静脉给药快速起效外，其他药物均需要口服负荷剂量以更快地产生抗血小板作用。食物会干扰噻氯匹定的吸收，但不会干扰其他药物。口服后，药物与血浆蛋白广泛结合。此类药物经 CYP450 酶系统进行肝代谢，转化为活性代谢产物，并通过尿液和粪便排泄。氯吡格雷是一种前药，疗效取决于其活性代谢产物，该代谢产物是通过 CYP2C19 代谢产生的。CYP2C19 的遗传多态性导致氯吡格雷“弱代谢”患者的临床反应降低。目前可以通过测试来识别代谢不良的人群，建议这些患者使用其他抗血小板药物（普拉格雷或替格瑞洛）。此外，使用氯吡格雷时，应避免联用其他可抑制 CYP2C19 的药物，如奥美拉唑（omeprazole）和埃索美拉唑（esomeprazole）。

4. 不良反应：此类药物可导致长时间的出血，且目前没有解毒剂。噻氯匹定与严重的血液学不良反应相关，如粒细胞缺乏症（agranulocytosis）、血栓性血小板减少性紫癜（thrombotic thrombocytopenic purpura，TTP）和再生障碍性贫血（aplastic anemia），这也限制了其广泛应用。氯吡格雷引起的不良反应较少，中性粒细胞减少症的发生率也较低。然而，据报道，氯吡格雷和普拉格雷都具有 TTP 不良反应（但替格瑞洛没有）。具有 TIA 或卒中病史的患者禁用普拉格雷。普拉格雷、替格瑞洛和坎格瑞洛还具有可能引发出血反应的黑框警告。此外，替格瑞洛与 100 mg 以上的阿司匹林联用会使疗效降低。

### C. 糖蛋白Ⅱb/Ⅲa 抑制药

1. 作用机制：GPⅡb/Ⅲa 受体在刺激血小板聚集中发挥了关键作用。嵌合单克隆抗体片段阿昔单抗（abciximab）可抑制 GPⅡb/Ⅲa 受体复合物。通过与 GPⅡb/Ⅲa 结合，阿昔单抗阻断了纤维蛋白原和血管性血友病因子的结合，因此不会发生聚集（图 21.9）。依替巴肽（eptifibatide）和替罗非班（tirofiban）通过阻滞 GPⅡb/Ⅲa 受体，表现出与阿昔单抗相似的作用。依替巴肽是一种环肽，在纤维蛋白原的精氨酸-甘氨酸-天冬氨酸序列相互作用位点与 GPⅡb/Ⅲa 结合。替罗非班不属于肽类，但与依替巴肽封闭的位点相同。

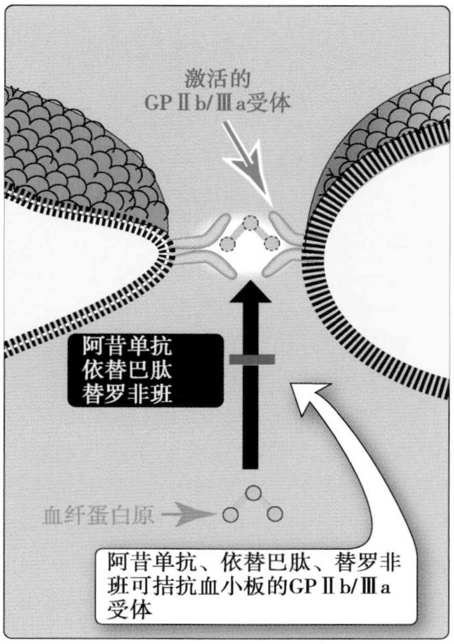
激活的
GPⅡb/Ⅲa受体
阿昔单抗
依替巴肽
替罗非班
血纤蛋白原
阿昔单抗、依替巴肽、替罗非班可拮抗血小板的GPⅡb/Ⅲa受体

图 21.9 糖蛋白Ⅱb/Ⅲa 受体拮抗药的作用机制

2. 临床用途：此类药物连同肝素和阿司匹林一起静脉给药，作为 PCI 的辅助药物，可预防心脏缺血性并发症。当计划在 24 h 内进行 PCI 时，阿昔单抗也被批准用于对常规药物治疗无效的不稳定型心绞痛患者。

3. 药代动力学：静脉推注阿昔单抗后进行静脉输注，在 30min 内达到血小板抑制峰值。阿昔单抗的代谢情况未知，其抗血小板作用可持续 24~48 h。停止注射后，血小板功能逐渐恢复正常。当停止静注依替巴肽或替罗非班后，两种药物会迅速从血浆中清除。依替巴肽及其代谢产物经肾脏排泄，替罗非班主要通过肾脏排泄，在粪便中的排泄量较少。

4. 不良反应：此类药物的主要不良反应是出血，尤其是与抗凝剂联用时，更容易引发出血。

### D. 双嘧达莫

双嘧达莫（dipyridamole），是一种冠状血管扩张剂，通过抑制磷酸二酯酶增加细胞内 cAMP 的水平，进而导致 $TXA_2$ 的合成减少。该药可增强前列环素的作用，减少血小板与血栓表面的黏附（图 21.2）。双嘧达莫用于预防卒中，通常与阿司匹林联用。口服双嘧达莫具有可变的生物利用度。该药可与蛋白高度结合，主要通过葡糖醛酸化进行肝脏代谢，并通过粪便排泄。不稳定型心绞痛患者不应使用双嘧达莫，因为其血管舒张特性可能会引起局部缺血［冠脉窃血现象（coronary steal phenomenon）］加重。双嘧达莫通常会引起头痛和头晕，特别是在静脉注射时可能导致体位性低血压。

### E. 西洛他唑

西洛他唑（cilostazol）是一种口服抗血小板药，也具有血管舒张活性。西洛他唑及其活性代谢产物可抑制Ⅲ型磷酸二酯酶（phosphodiesterase type Ⅲ），进而阻止 cAMP 的降解，增加血小板和血管组织中的 cAMP 水平。cAMP 的增加可抑制血小板聚集并促进血管舒张。此外，西洛他唑可减轻间歇性跛行（intermittent claudication）的症状。该药可在肝脏中被 CYP3A4 和 CYP2C19 同工酶广泛代谢，因此，存在许多药物相互作用，需要调整剂量。该药主要通过肾脏消除。最常见的不良反应是头痛和胃肠道副作用（腹泻、大便异常、消化不良和腹痛），很少有血小板减少症或白细胞减少症的报道。目前，磷酸二酯酶Ⅲ型抑制药已显示可增加晚期心力衰竭患者的死亡率，因此，心力衰竭患者禁用西洛他唑。

## Ⅴ. 凝血

产生凝血酶的凝血（blood coagulation）过程由两个相互关联的途径组成，即外部系统和内在系统。外部系统是由组织因子［也称为促凝血酶原激酶（thromboplastin）］激活凝血因子Ⅶ所引发。组织因子是一种膜蛋白，通过排列在脉管系统中的内皮细胞与血液分隔。然而，血管损伤后，组织因子暴露于血液，进而结合并激活因子Ⅶ，从而启动外在凝血途径。内在系统是由凝血因子Ⅻ的激活所触发的。当血液与受损血管壁中的胶原蛋白作用时，会发生这种情况。

### A. 纤维蛋白的形成

外在系统和内在系统都涉及一连串的酶促反应，这些反应依次地将各种血浆因子（原酶）转化为它们的活性形式（酶促）。（注：凝血因子的活性形式以字母“a”表示。）最终，产生了因子Ⅹa，其将凝血酶原（因子Ⅱ）转化为凝血酶（因子Ⅱa，图 21.10）。凝血酶在凝血中发挥着关键性作用，负责纤维蛋白的生成，而纤维蛋白构成了血凝块的网状基质。如果未形成凝血酶或凝血酶功能受阻，比如有抗凝血酶Ⅲ的参与，则会抑制凝血。

### B. 凝血抑制药

最重要的是，凝血应限制在血管损伤的局部部位。内源性蛋白 C、蛋白 S、抗凝血酶Ⅲ和组织因子途径抑制剂均可抑制凝血因子。几种抗凝药［包括肝素（heparin）和肝素相关药物］的作用机制涉及这些内源性抑制剂（主要是抗凝血酶Ⅲ）的活化过程。

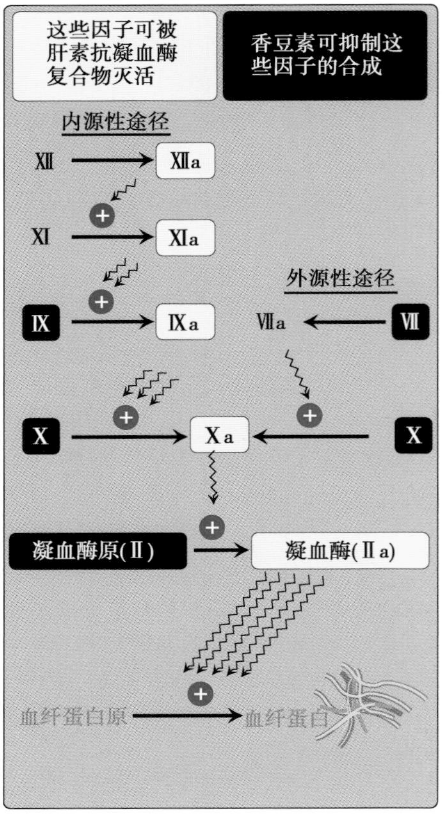
这些因子可被肝素抗凝血酶复合物灭活
香豆素可抑制这些因子的合成
内源性途径
Ⅻ
Ⅻa
Ⅺ
Ⅺa
外源性途径
Ⅸ
Ⅸa
Ⅶa
Ⅶ
Ⅹ
Ⅹa
Ⅹ
凝血酶原(Ⅱ)
凝血酶(Ⅱa)
血纤蛋白原
血纤蛋白

图 21.10 血纤蛋白凝块的形成

## Ⅵ. 肠道外途径给药的抗凝血药

抗凝药可抑制凝血因子的作用(如肝素)或干扰凝血因子的合成[如华法林(warfarin)]。

### A. 肝素和低分子量肝素

肝素是一种可注射的作用快速的抗凝药,经常作为干扰血栓形成的紧急用药。肝素天然存在于肥大细胞中,是与组胺复合的大分子,其生理作用尚不清楚。由于商业用途,肝素最初是从猪肠黏膜中提取而来。普通肝素是具有宽分子量范围的直链阴离子糖胺聚糖的混合物。由于存在硫酸根和羧酸基团,肝素是强酸性的。低分子量形式的肝素(low molecular weight forms of heparin,LMWH)也可用作抗凝药,这也促进了依诺肝素(enoxaparin)和达肝素钠(dalteparin)的分离和发现,这两种药物是由普通肝素解聚而产生的。LMWH 属于异质化合物,其大小约为普通肝素的 1/3。

1. 作用机制:肝素可作用于许多分子靶标,但其抗凝作用是与抗凝血酶Ⅲ结合的结果,导致了凝血因子的迅速失活(图 21.11)。抗凝血酶Ⅲ是一种 α 球蛋白,可抑制凝血酶(因子Ⅱa)和因子Ⅹa 的丝氨酸蛋白酶。在没有肝素的情况下,抗凝血酶Ⅲ与凝血酶和因子Ⅹa 的相互作用非常缓慢。当肝素分子结合于抗凝血酶Ⅲ时,构象发生变化,使凝血酶的抑制作用提高 1 000 倍。LMWH 可与抗凝血酶Ⅲ和因子Ⅹa(包括位于血小板表面的Ⅹa)复合,但不与凝血酶强烈结合。肝素和 LMWH 中包含的独特五糖序列允许它们与抗凝血酶Ⅲ发生结合(图 21.12)。

2. 临床用途:肝素和 LMWH 通过阻止纤维蛋白的形成来限制血栓的扩大。此类药物用于治疗急性静脉血栓栓塞症(acute venous thromboembolism,DVT 或 PE)。肝素和 LMWH 还用于预防手术患者(如髋关节置换)和急性心肌梗死患者的术后静脉血栓形成。此类药物是用于孕妇的首选抗凝药,因为其体积大且带有负电荷,不会穿过胎盘屏障。LMWH 不需要像肝素那样进行严格的监测,从而节省了实验室成本和护理时间。这些优势使 LMWH 可用于住院和门诊治疗。

3. 药代动力学:因为不易穿过细胞膜,肝素须皮下或静脉内给药(图 21.13)。LMWH 通常采用皮下给药。(注:依诺肝素可通过静脉注射治疗心肌梗死。)肝素通常先以静脉推注的方式给药以实现即时抗凝,随后以较低剂量连续输注,根据活化的部分凝血活酶时间(activated partial thromboplastin time,aPTT)或抗Ⅹa 水平,将其剂量逐渐增加至所需的抗凝水平。肝素的抗凝作用在静脉注射后几分钟内(或皮下注射后 1~2 h)即可表现出来,而 LMWH 的最大抗Ⅹa 活性在皮下注射后约 4 h 出现。通常不需要监测 LMWH 的凝血值,因为此类药物的血浆水平和药代动力学更好预测。在肾功能不全、孕妇和肥胖患者中,建议监测因子Ⅹa 的水平。在血液中,肝素可与许多蛋白结合,从而中和其活性,导致不可预测的药代动力学。肝素与血浆蛋白的结合在血栓栓塞性疾病患者中是可变的。肝素也

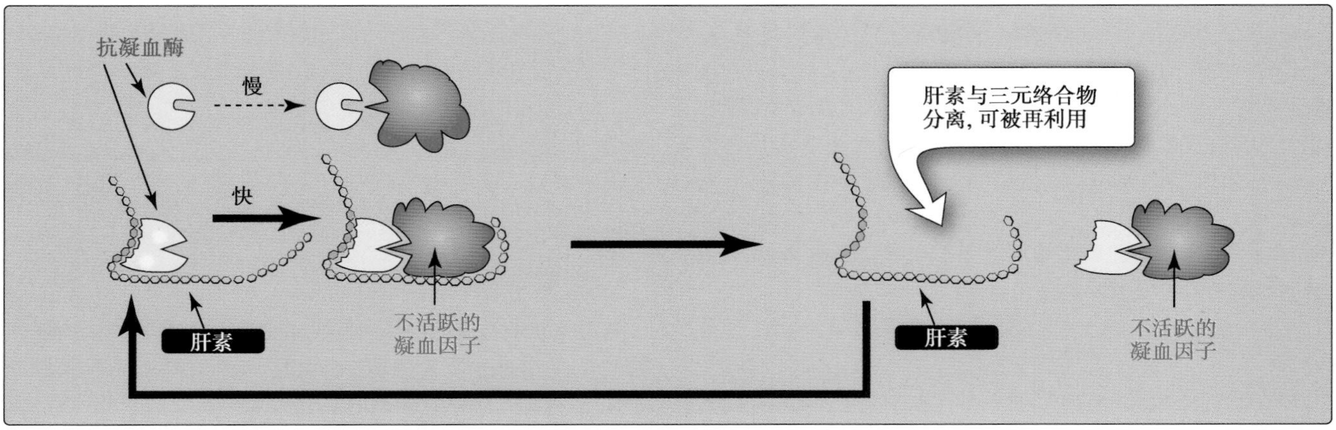
抗凝血酶
慢
快
肝素与三元络合物分离,可被再利用
肝素
不活跃的凝血因子
肝素
不活跃的凝血因子

图 21.11 肝素通过抗凝血酶加速凝血因子的失活

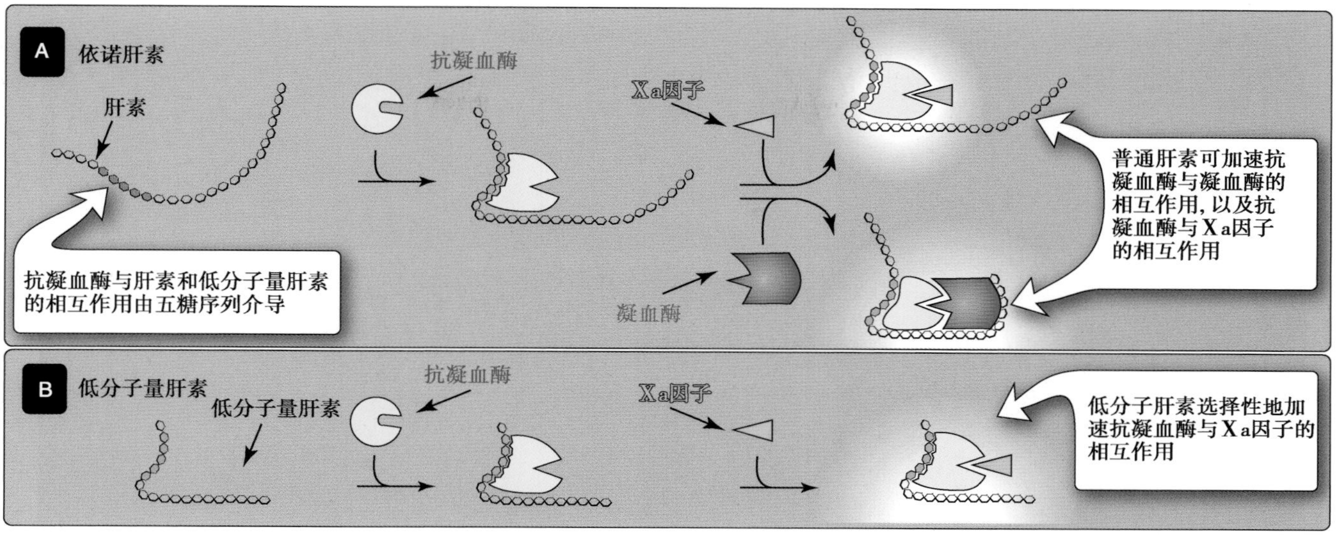
A　依诺肝素
肝素
抗凝血酶
Xa因子
凝血酶
抗凝血酶与肝素和低分子量肝素的相互作用由五糖序列介导
普通肝素可加速抗凝血酶与凝血酶的相互作用，以及抗凝血酶与Xa因子的相互作用
B　低分子量肝素
低分子量肝素
抗凝血酶
Xa因子
低分子肝素选择性地加速抗凝血酶与Xa因子的相互作用

图21.12　肝素和低分子肝素介导的凝血酶或Xa因子的失活

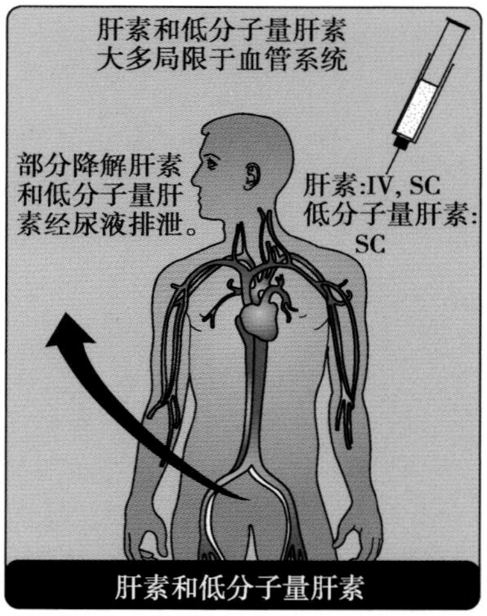
肝素和低分子量肝素大多局限于血管系统
部分降解肝素和低分子量肝素经尿液排泄。
肝素:IV, SC
低分子量肝素:SC
肝素和低分子量肝素

图21.13　肝素和低分子量肝素的作用和消除。IV，静脉注射；SC，皮下注射

可被单核细胞/巨噬细胞系统吸收，并且通过解聚和脱硫过程生成惰性产物。无活性的代谢产物以及一些母体肝素会通过肾脏排泄。LMWH主要通过尿液消除。因此，肾功能不全可延长LMWH的半衰期，并应减少肾功能不全患者的LMWH剂量。肝素的半衰期约为1.5 h，而LMWH的半衰期比肝素的半衰期更长，约为3~12 h。

4. 不良反应：肝素和LMWH治疗的主要并发症是出血（图21.14）。需仔细监测患者的检验参数以最大限度地减少出血。可通过停药或采用硫酸鱼精蛋白（protamine sulfate）来控制出血。当缓慢注射时，硫酸鱼精蛋白会与肝素离子结合形成稳定的1∶1非活性复合物。重要的是，要小心升高硫酸鱼精蛋白的剂量（每100 U肝素1 mg），因为硫酸鱼精蛋白是一种弱抗凝药，过量可能会触发出血或加重出血的可能性。此外，肝素制剂提取自猪，因此可能具有抗原性。可能的不良反应包括畏寒、发热、荨麻疹和过敏性休克。肝素诱发的血小板减少症（heparin-induced thrombocytopenia，HIT）是一种严重的疾病，患

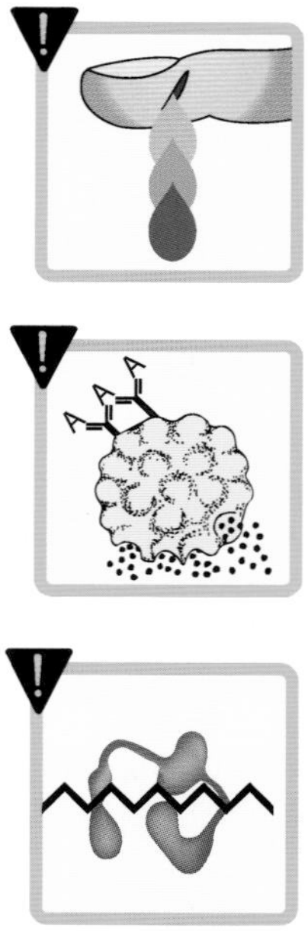
出血
过敏反应
血小板减少症

图21.14　肝素的主要不良反应

者血液循环中血小板的数量异常减少。该反应是免疫介导的，并有引发静脉和动脉栓塞的风险。当患者出现HIT或表现出严重的血小板减少症时，应停止肝素治疗。在发生HIT的情况下，可以通过另一种抗凝剂［如阿加曲班（argatroban）］代替肝素。（注：LMWH可能具有交叉敏感性，不建议HIT患者使用。）此外，长期接受肝素治疗也可能引发骨质疏松症。肝素和LMWH禁用于对肝素过敏、出血性疾病、酒精中毒，或近期进行过脑、眼或脊髓手术的患者。

## B. 阿加曲班

阿加曲班是一种合成的肠胃外抗凝药，是一种直接的凝血酶抑制药，衍生自*L*-精氨酸。阿加曲班用于预防或治疗HIT患者的静脉血栓栓塞，也被批准用于PCI期间患有HIT或有

进展风险的患者。该药的抗凝作用是立竿见影的。阿加曲班主要在肝脏中代谢，半衰期约为 39~51 min。对于肝功能不全的患者，建议减少剂量。监测指标包括 aPTT、血红蛋白和血细胞比容。与其他抗凝药一样，阿加曲班的主要副作用是出血。

### C. 比伐卢定和地西卢定

比伐卢定（bivalirudin）和地西卢定（desirudin）属于肠道外途径给药的抗凝药，是水蛭素（hirudin）的类似物，而水蛭素是一种来源于药用水蛭唾液的凝血酶抑制剂。此类药物是选择性的直接凝血酶抑制药，可逆地抑制游离凝血酶和凝块结合凝血酶的催化位点。对于正在接受或有发生 HIT 风险的 PCI 患者，以及接受血管成形术治疗的不稳定型心绞痛患者，比伐卢定可以替代肝素。在肾功能正常的患者中，比伐卢定的半衰期为 25 min。肾功能不全的患者需要调整剂量。地西卢定可预防髋关节置换手术患者的 DVT。与其他药物一样，出血是此类药物的主要副作用。

### D. 磺达肝癸钠

磺达肝癸钠（fondaparinux）是一种合成衍生的五糖抗凝药，可选择性抑制因子Ⅹa。通过选择性地结合抗凝血酶Ⅲ，磺达肝癸钠可增强（300~1 000 倍）抗凝血酶Ⅲ对因子Ⅹa 的中和作用。磺达肝癸钠被批准用于 DVT 和 PE 的治疗，并在整形外科和腹部外科手术中预防静脉血栓栓塞。该药物皮下给药后吸收良好，具有可预测的药代动力学特征。因此，与肝素相比，需要更少的监测。磺达肝癸钠主要通过尿液消除，半衰期为 17~21 h，严重肾功能不全患者忌用。出血是磺达肝癸钠的主要不良反应。目前没有可用于逆转与磺达肝癸钠相关的出血治疗药物。与肝素相比，磺达肝癸钠引发 HIT 的可能性较小，但仍存在可能。

## Ⅶ. 维生素 K 拮抗药

香豆素类抗凝药的作用机制是拮抗维生素 K（vitamin K）辅因子的功能。在美国，唯一可用的香豆素类抗凝药是华法林。国际标准化比值[international normalized ratio，INR，是指患者凝血酶原时间与正常对照凝血酶原时间之比的 ISI 次方（ISI，International Sensitivity Index，国际敏感度指数）]是监测华法林抗凝活性的重要标准。华法林具有较窄的治疗指数。因此，重要的是将 INR 尽可能地保持在最佳范围内，并且可能需要频繁的监测。

### A. 华法林

1. 作用机制：因子Ⅱ、Ⅶ、Ⅸ和Ⅹ（图 21.10）在肝脏中的合成需要以维生素 K 作为辅酶。这些因子依赖于维生素 K 进行翻译后修饰，从而将其许多谷氨酸残基羧酸化形成 γ-羧基谷氨酸残基（图 21.15）。γ-羧基谷氨酰基残基可与钙离子相结合，这对于凝血因子与血小板膜之间的相互作用至关重要。在羧酸化反应中，维生素 K 依赖的羧化酶（carboxylase）将 $CO_2$ 固定在谷氨酸上形成新的-COOH 基团。被还原的维生素 K 辅因子在反应过程中转化为维生素 K 环氧化物。随后，维生素 K 通过维生素 K 环氧还原酶（epoxide reductase）从环氧化合物中再

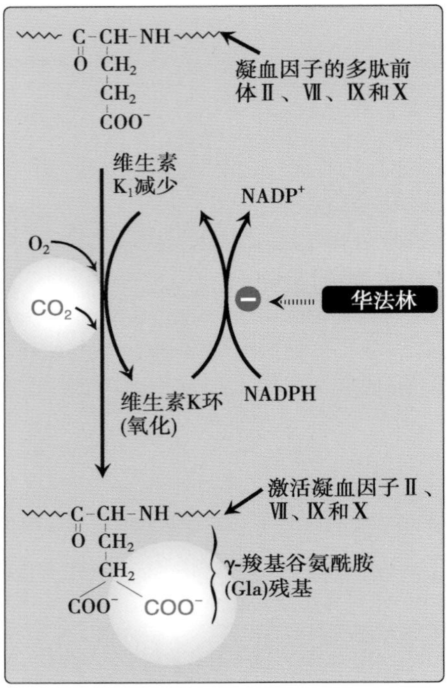
C-CH-NH
O CH2
CH2
COO⁻
凝血因子的多肽前体Ⅱ、Ⅶ、Ⅸ和Ⅹ
维生素K1减少
NADP+
O2
CO2
华法林
维生素K环(氧化)
NADPH
激活凝血因子Ⅱ、Ⅶ、Ⅸ和Ⅹ
C-CH-NH
O CH2
CH2
COO⁻ COO⁻
γ-羧基谷氨酰胺(Gla)残基

图 21.15 华法林的作用机制。$NADP^+$，烟酰胺腺嘌呤二核苷酸磷酸的氧化形式；NADPH，烟酰胺腺嘌呤二核苷酸磷酸的还原形式

生的，该酶可被华法林抑制。由于缺乏足够的 γ-羧基谷氨酰胺侧链，华法林可导致凝血因子活性的降低（正常水平的 10%~40%）。与肝素不同，华法林给药后未能立即观察到抗凝作用。相反，高峰效应可能会延迟 72~96 h，这也是耗尽循环凝血因子所需的时间。华法林的抗凝作用可通过服用维生素 K 来克服。但是，服用维生素 K 后的逆转大约需要 24 h（降解已合成的凝血因子所需的时间）。

2. 临床用途：华法林用于预防和治疗 DVT 和 PE，预防卒中，预防房颤或人工心脏瓣膜患者的卒中，蛋白 C 和 S 缺乏，以及用于抗磷脂综合征的治疗。此外，也可用于预防骨科手术后的静脉血栓栓塞。

3. 药代动力学：华法林口服后可迅速吸收（100% 的生物利用度，患者个体差异很小）。华法林可与血浆白蛋白高度结合，这也抑制了其扩散至脑脊液、尿液和母乳中。但是，对白蛋白结合位点具有更高亲和力的药物（如磺酰胺类药物）可以取代抗凝药并引起短暂的活性升高。影响华法林与血浆蛋白结合的药物可能导致对华法林的治疗反应出现差异。华法林很容易穿过胎盘屏障，其平均半衰期约为 40 h，但个体间差异很大。

华法林可被 CYP450 酶系统（主要是 CYP2C9）代谢为非活性代谢产物，进而与葡糖醛酸结合，并经尿液和粪便排泄。影响华法林代谢的药物可能会改变其治疗效果。华法林会与多种可以增强或减弱其抗凝作用的药物发生相互作用，相互作用药物的种类非常繁多。一些重要的药物相互作用的如图 21.16 所示。

4. 不良反应：华法林的主要不良反应是出血。轻微出血

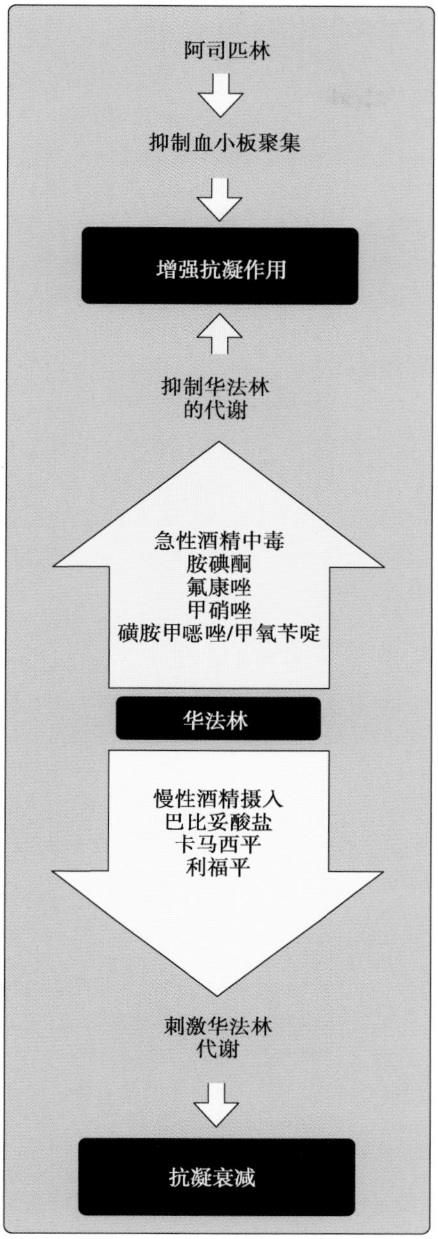
阿司匹林
抑制血小板聚集
增强抗凝作用
抑制华法林
的代谢
急性酒精中毒
胺碘酮
氟康唑
甲硝唑
磺胺甲噁唑/甲氧苄啶
华法林
慢性酒精摄入
巴比妥酸盐
卡马西平
利福平
刺激华法林
代谢
抗凝衰减

图 21.16 影响华法林抗凝血作用的药物

可通过停药或口服维生素 K 来治疗,但严重出血可能需要静脉注射更大剂量的维生素 K。全血、冷冻血浆和血液中血浆浓缩物也可用于华法林的快速逆转。皮肤损害和坏死是华法林治疗的罕见并发症。华法林疗法还可能引发紫脚趾综合征,这是一种罕见的、痛苦的蓝斑样脚趾变色,主要由胆固醇斑块引起。此外,华法林还具有致畸性,在怀孕期间禁用。

## Ⅷ. 直接口服的抗凝药

### A. 达比加群酯

1. 作用机制：达比加群酯(dabigatran etexilate)是活性成分达比加群(dabigatran)的前药,是一种口服的直接凝血酶抑制药,可抑制凝块结合的凝血酶和游离的凝血酶。

2. 临床用途：达比加群酯被批准用于预防非瓣膜性房颤患者的卒中和全身性栓塞,也可用于已接受肠胃外抗凝药患者的 DVT 和 PE 治疗,以及预防 DVT 和 PE 复发的风险。应用机械人工心脏瓣膜的患者禁用该药,应用生物瓣膜人工心脏瓣膜的患者也不推荐使用该药。

3. 药代动力学：达比加群酯口服后可通过各种血浆酯酶水解为活性药物达比加群。达比加群是 P-糖蛋白(P-glycoprotein,P-gp)的底物,可被酯酶代谢,通过肾脏清除。

4. 不良反应：与其他抗凝药一样,达比加群酯的主要不良反应是出血。该药在肾功能不全或 75 岁以上的患者中应谨慎使用,因为这些人群的出血风险更高。在严重情况下,艾达司珠单抗(idarucizumab)可用于逆转出血。该药的胃肠道不良反应很常见,包括消化不良、腹痛、食管炎和胃肠道出血。此外,应避免突然停药,以避免增加患者血栓形成的风险。

### B. 直接口服的因子Ⅹa 抑制药

1. 作用机制：阿哌沙班(apixaban)、贝曲沙班(betrixaban)、依度沙班(edoxaban)和利伐沙班(rivaroxaban)是口服的因子Ⅹa 抑制药。抑制Ⅹa 可降低凝血酶原的凝血酶(Ⅱa)合成量(图 21.10)。

2. 临床用途：除贝曲沙班外,此类药物均被批准用于预防非瓣膜性房颤的卒中,以及治疗 DVT 和 PE。利伐沙班和阿哌沙班也被用于预防 DVT 和 PE 的复发。贝曲沙班适用于预防高危住院患者的 DVT 和 PE。

3. 药代动力学：此类药物口服后可被充分吸收。利伐沙班可被 CYP3A4/5 和 CYP2J2 同工酶代谢为非活性代谢产物。大约 1/3 的药物原形经尿液排泄,无活性的代谢产物经尿液和粪便排泄。阿哌沙班主要通过 CYP3A4 代谢,CYP 酶的 1A2、2C8、2C9、2C19 和 2J2 亚型也都具有较弱的代谢作用,约有 27% 的药物原形经尿液排泄。依度沙班和贝曲沙班的代谢最少,主要经尿液和粪便排泄。此类药物都是 P-gp 的底物,当联用 P-gp 抑制剂[如克拉霉素(clarithromycin)、维拉帕米(verapamil)和胺碘酮(amiodarone)]时,应降低用药剂量,在某些情况下应避免同时使用 P-gp 抑制剂。此外,应避免将阿哌沙班和利伐沙班与 P-gp 和 CYP3A4 的强诱导剂[如苯妥英(phenytoin)、卡马西平(carbamazepine)、利福平(rifampin)和圣约翰草(St. John's wort)]同时使用,因为这可能会降低因子Ⅹa 抑制药的功效。

4. 不良反应：出血是最严重的不良反应,且目前尚无解毒剂。肾功能下降可延长药物的作用时间,增加出血的风险,因此建议调整药物剂量。此外,应避免突然停用因子Ⅹa 抑制药。

## Ⅸ. 溶栓药

某些患者的急性血栓栓塞性疾病可以通过药物来治疗。这些药物可以激活纤溶酶原向纤溶酶的转化。纤溶酶是一种丝蛋白酶,可以水解纤维蛋白,从而溶解血凝块。

### A. 溶栓药的共同特点

1. 作用机制：溶栓药可直接或间接发挥作用,将纤溶酶原转化为纤溶酶。随后,纤溶酶裂解纤维蛋白,进而溶解血栓(图 21.17)。如果在凝块形成早期就开始治疗,则凝块溶解和

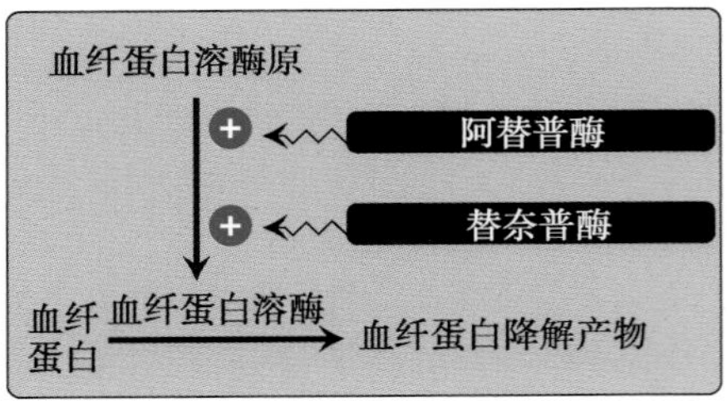
血纤蛋白溶酶原
阿替普酶
替奈普酶
血纤蛋白
血纤蛋白溶酶
血纤蛋白降解产物

图 21.17 溶栓药物对纤溶酶原的活化

再灌注的概率较高。因为随着年龄的增长，凝块对溶解的抵抗力增强。但是随着凝块的溶解，局部血栓可能增加，导致血小板聚集和血栓形成增强。防止这种情况的策略包括服用抗血小板药物（如阿司匹林）或抗血栓形成药（如肝素）。

2. 临床用途：最初用于治疗 DVT 和严重 PE 的溶栓药，由于具有引起严重出血的趋势，目前已很少使用。对于心肌梗死，就实现再疏通而言，冠状动脉内给药最为可靠。但是，在 2~6h 的治疗窗时间内，可能无法进行心脏导管插入术，导致进行大范围心肌抢救的可能性降低。因此，溶栓药通常采用静脉内给药，通过溶解引起阻塞的凝块，恢复导管和分流功能。此外，溶栓药还用于溶解导致卒中的凝血块。

3. 不良反应：溶栓药并不能区分有害血栓和有益止血栓的纤维蛋白。因此，出血是主要的不良反应。注射溶栓药后，先前未曾预料到的病变可能会发生出血，比如胃溃疡（图 21.18）。这些药物在孕妇、伤口愈合期、脑血管意外、脑肿瘤、头部外伤、颅内出血和转移性癌症等患者中禁用。

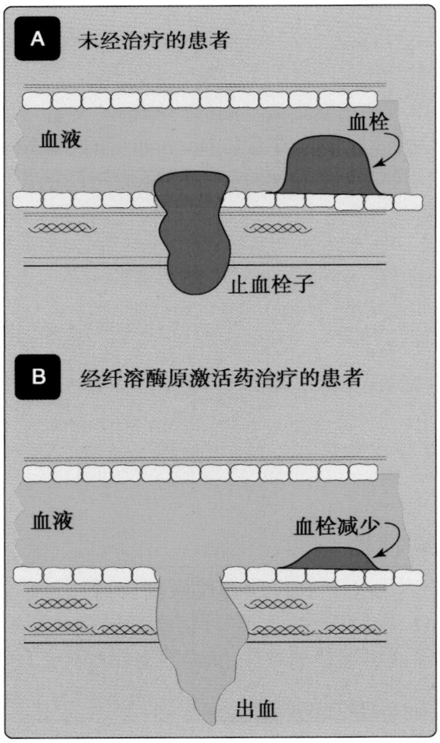
A 未经治疗的患者
血栓
血液
止血栓子
B 经纤溶酶原激活药治疗的患者
血液
血栓减少
出血

图 21.18 利用纤溶酶原激活药降解不需要的血栓和有益的止血栓子

### B. 阿替普酶和替奈普酶

阿替普酶（alteplase），先前称为组织纤溶酶原激活物（tissue plasminogen activator，tPA），是一种丝氨酸蛋白酶，最初来源于培养的人黑色素瘤细胞，目前主要通过重组 DNA 技术获得。与阿替普酶相比，替奈普酶（tenecteplase）重组 tPA 具有更长的半衰期，对纤维蛋白的结合亲和力更强。阿替普酶对血浆中的游离纤溶酶原具有较低的亲和力，但会迅速激活与血栓或止血栓中纤维蛋白结合的纤溶酶原。因此，阿替普酶在低剂量时具有纤维蛋白选择性。阿替普酶被批准用于治疗心肌梗死、大范围 PE 和急性缺血性卒中。替奈普酶仅被批准用于急性心肌梗死的治疗。阿替普酶的半衰期非常短（5~30 min），因此，总剂量的一部分以推注形式在静脉内注射，其余药物在 1~3 h 内给药，具体取决于适应证。替奈普酶的半衰期更长，因此可以以静脉推注的方式给药。阿替普酶可能引起血管性水肿，与血管紧张素转换酶（angiotensin-converting enzyme，ACE）抑制药合用时，可能会增加这种作用的风险。

## X. 出血治疗药物

出血可能是因为自然发生的病理状况（如血友病），也可能是手术后出现的纤溶状态所致。使用抗凝药也可能引起出血。某些天然蛋白、维生素 K，以及合成拮抗药可有效控制这种出血（图 21.19）。凝血因子的浓缩制剂可从人类供体获得。然而，这些制剂存在转移病毒感染的风险。输血也是治疗严重出血的一种选择。

### A. 氨基己酸和氨甲环酸

氨基己酸（aminocaproic acid）或氨甲环酸（tranexamic acid）可以控制机体的纤溶状态。两种药物都是合成的口服药，可抑制纤溶酶原的激活，并经尿液排泄。氨甲环酸的效力是氨基己酸的 10 倍。此类药物的潜在的副作用是血管内的血栓形成。

### B. 硫酸鱼精蛋白

硫酸鱼精蛋白可拮抗肝素的抗凝作用。该蛋白来自鱼类的精子或睾丸，其中精氨酸含量很高，呈碱性。带正电荷的鱼精蛋白可与带负电荷的肝素相互作用，形成稳定且无抗凝活性的复合物。快速注射药物的不良反应包括超敏反应、呼吸困难、潮红、心动过缓和低血压。

### C. 维生素 K

维生素 $K_1$［也称为植物甲萘醌（phytonadione）］给药可以通过增加活性维生素 $K_1$ 的供应量，阻止华法林引起的出血问题，从而抑制了华法林的作用。维生素 $K_1$ 可通过口服、皮下或静脉内途径给药。（注：静脉注射维生素 $K_1$ 时应缓慢地输注以最大限度地降低超敏反应或类过敏反应的风险。）对于出血的治疗，一般不推荐皮下注射维生素 $K_1$，因为其效果不如口服或静脉注射。机体对维生素 $K_1$ 的反应较慢，大约需要 24 h 才能降低 INR（或合成新凝血因子的时间）。因此，如果需要立即止血，应注入新鲜的冷冻血浆。

| 药物 | 引起出血的药物 | 不良反应 | 监控参数 |
|---|---|---|---|
| 氨基己酸<br>凝血酸 | 磺达肝癸钠 | 肌肉坏死<br>血栓形成<br>CVA<br>癫痫发作 | CBC<br>肌肉酶<br>血压 |
| 艾达司珠单抗 | 达比加群酯 | 低血钾<br>血栓形成 | aPTT<br>凝血时间<br>凝血酶时间 |
| 硫酸鱼精蛋白 | 肝素 | 面部潮红<br>恶心、呕吐<br>呼吸困难<br>缓慢性心律失常<br>低血压<br>过敏反应 | 凝血监测<br>血压<br>心率 |
| 维生素$K_1$ | 华法林 | 皮肤反应<br>过敏反应 | PT/INR |

图 21.19　用于治疗出血的药物总结。Activated partial thromboplastin time，aPTT，活化部分凝血酶时间；cerebrovascular accident，CVA，脑血管意外；international normalized ratio，INR，国际标准化比值；prothrombin time，PT，凝血酶原时间

### D. 艾达司珠单抗

艾达司珠单抗是一种单克隆抗体片段，用于逆转由达比加群引起的出血。艾达司珠单抗通过与达比加群及其代谢产物结合，中和其抗凝作用。该药通过静脉给药，并可迅速消除。艾达司珠单抗用于住院期间的紧急情况。因为该药逆转了达比加群的作用，所以血栓形成是艾达司珠单抗最严重的不良反应。

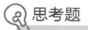

（刘双萍，白仁仁）

思考题

21章 思考题

扫描二维码

获取思考题

# 第 22 章　抗高血脂药

## I. 概论

冠心病(coronary heart disease,CHD)是造成人类死亡的主要原因之一。冠心病与低密度脂蛋白胆固醇(low-density lipoprotein cholesterol LDL-C)和甘油三酯水平升高,以及高密度脂蛋白胆固醇(high-density lipoprotein cholesterol,HDL-C)水平降低存在一定的关联。其他诸如吸烟、高血压、肥胖、糖尿病、慢性肾脏疾病和高龄也是冠心病的诱发原因。高脂血症(hyperlipidemia)的胆固醇水平升高可能是由于不良的生活方式(如缺乏运动或饮食中含有过多的饱和脂肪)所致。此外,脂蛋白代谢的遗传缺陷,或遗传和生活方式的共同作用也可能诱发高脂血症。通过调整生活方式和药物治疗可使冠心病的死亡率降低 30%~40%。长期服用降血脂药(图 22.1)可降低特定患者的动脉粥样硬化性心血管疾病(atherosclerotic cardiovascular disease, ASCVD,包括冠心病、卒中和外周动脉疾病)的风险并控制血脂水平。图 22.2 总结了血清脂蛋白的正常代谢和遗传性高脂血症的主要特征。

| HMG-CoA还原酶抑制药(他汀类) |
|---|
| 阿托伐他汀 (atorvastatin, LIPITOR) |
| 氟伐他汀 (fluvastatin, LESCOL) |
| 洛伐他汀 (lovastatin, ALTOPREV) |
| 匹伐他汀 (pitavastatin, LIVALO) |
| 普伐他汀 (pravastatin, PRAVACHOL) |
| 瑞舒伐他汀 (rosuvastatin, CRESTOR) |
| 辛伐他汀 (simvastatin, ZOCOR) |
| **烟酸类药物** |
| 烟酸 (niacin, NIASPAN, SLO-NIACIN) |
| **贝特类药物** |
| 吉非贝齐 (gemfibrozil, LOPID) |
| 非诺贝特 (fenobrate, TRICOR, TRIGLIDE) |
| **胆酸结合剂** |
| 考来维纶 (colesevelam, WELCHOL) |
| 考来替泊 (colestipol, COLESTID) |
| 考来烯胺 (cholestyramine, PREVALITE, QUESTRAN) |
| **胆固醇吸收抑制药** |
| 依泽替米贝 (ezetimibe, ZETIA) |
| **欧米珈-3脂肪酸** |
| 二十二碳六烯酸和二十碳五烯酸 (docosahexaenoic and eicosapentaenoic acids, LOVAZA, VARIOUS OTC PREPARATIONS) |
| 二十碳五烯酸乙基 (icosapent ethyl, VASCEPA) |
| **PCSK9抑制药** |
| 阿利库单抗 (alirocumab, PRALUENT) |
| 依伏库单抗 (evolocumab, REPATHA) |

图 22.1　抗高脂血症药物总结

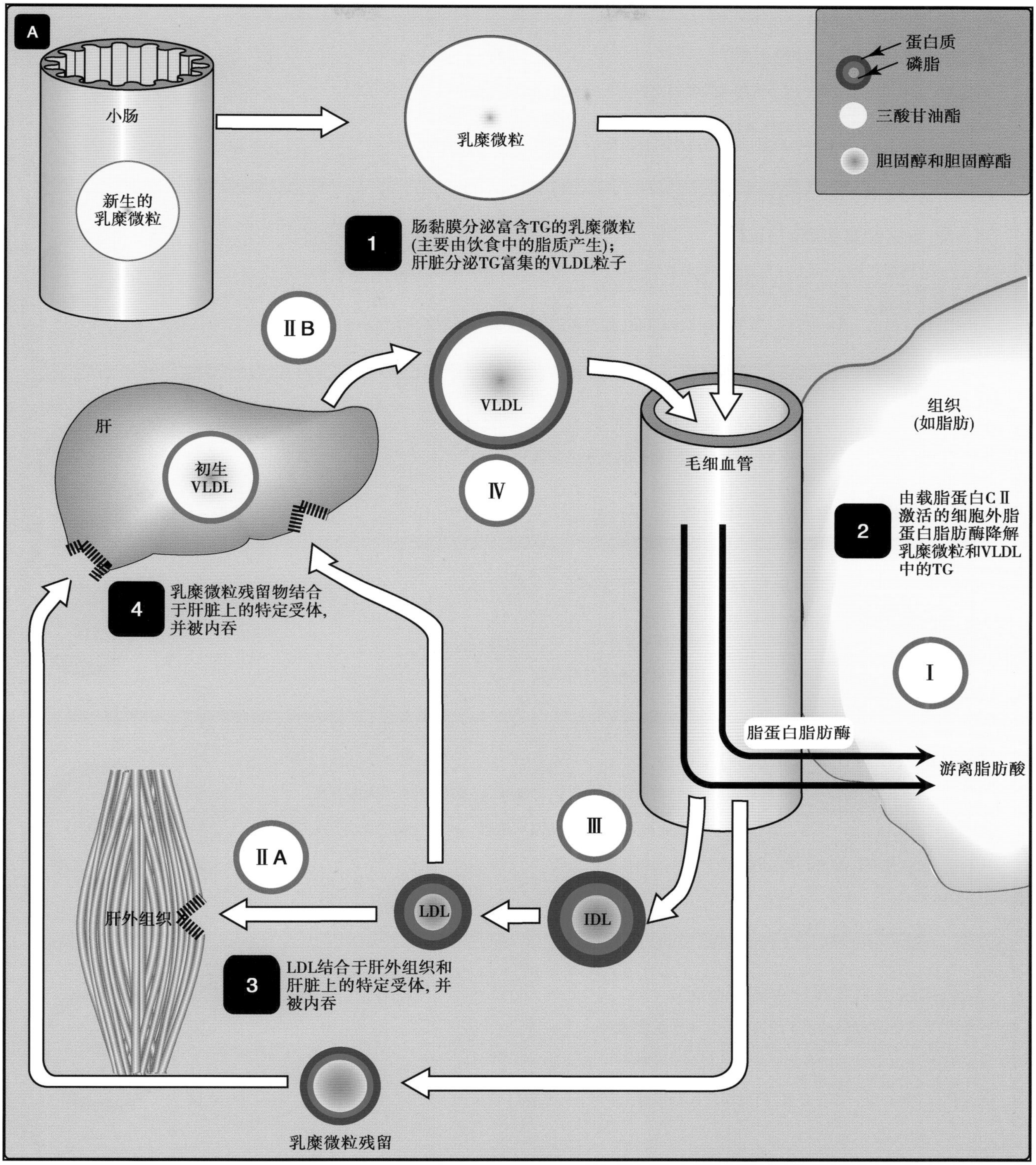
A
小肠
新生的
乳糜微粒
乳糜微粒
蛋白质
磷脂
三酸甘油酯
胆固醇和胆固醇酯
1
肠黏膜分泌富含TG的乳糜微粒
(主要由饮食中的脂质产生);
肝脏分泌TG富集的VLDL粒子
ⅡB
VLDL
肝
初生
VLDL
Ⅳ
毛细血管
组织
(如脂肪)
2
由载脂蛋白CⅡ
激活的细胞外脂
蛋白脂肪酶降解
乳糜微粒和VLDL
中的TG
4
乳糜微粒残留物结合
于肝脏上的特定受体,
并被内吞
Ⅰ
脂蛋白脂肪酶
游离脂肪酸
Ⅲ
ⅡA
肝外组织
LDL
IDL
3
LDL结合于肝外组织和
肝脏上的特定受体, 并
被内吞
乳糜微粒残留

图 22.2 血浆脂蛋白的代谢及其相关遗传疾病。白色圆圈内的罗马数字表示高脂血症的特定遗传类型

B

**Ⅰ型(家族性高乳糜微粒血症)**

- 即使在正常饮食脂肪摄入后，仍存在大量的空腹高乳糜血症，导致血清TG水平大大升高
- Ⅰ型与冠心病的增加无关
- 脂蛋白脂肪酶缺乏或正常载脂蛋白CⅡ缺乏(少见)
- 治疗：低脂饮食。没有药物疗法对Ⅰ型高脂血症有效

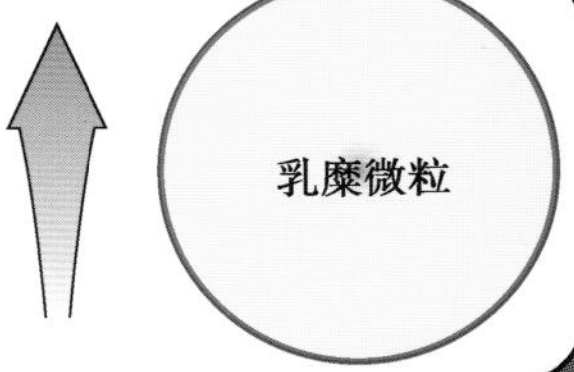
乳糜微粒

**ⅡA型(家族性高胆固醇血症)**

- 由于LDL降解受阻，导致LDL与正常VLDL水平同时升高。这导致血清胆固醇升高，但TG水平正常
- 由于低密度脂蛋白受体在合成或加工过程中的缺陷所引起
- 缺血性心脏病大大加速
- 治疗：饮食控制。药物联用:联用考来烯胺和烟酸、他汀类药物，或联用他汀类药物和PCSK9抑制药

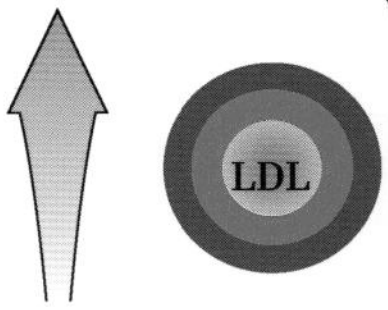
LDL

**ⅡB型[家族性合并(混合)高脂血症]**

- 与ⅡA型相似，但VLDL也升高，导致血清TG和胆固醇水平升高
- 相对普遍
- 由肝脏产生过量的VLDL引起
- 治疗：饮食控制。药物治疗与ⅡA型相似

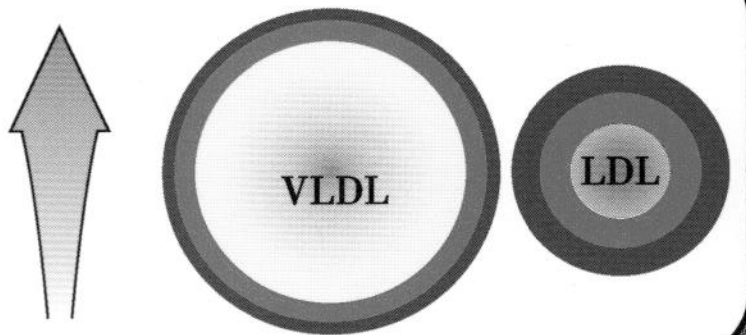
VLDL
LDL

**Ⅲ型(家族性脂肪蛋白异常血症)**

- 血清IDL水平升高，导致TG和胆固醇水平升高
- 原因是载脂蛋白E突变引起的IDL合成过剩或利用不足
- 中年时会出现黄色瘤并加速血管疾病
- 治疗：饮食控制。药物治疗包括烟酸、非诺贝特或他汀类药物

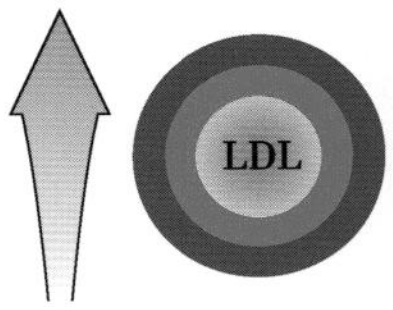
LDL

**Ⅳ型(家族性高甘油三酯血症)**

- VLDL水平升高，而LDL水平正常或下降，导致胆固醇水平正常或升高、循环TG水平大幅升高
- 原因是血清中VLDL和TG的合成过剩或清除减少
- 这是一种比较常见的疾病。除加速缺血性心脏病外，无其他临床表现。这种疾病的患者通常患有肥胖、糖尿病和高尿酸血症
- 治疗：饮食控制。如有必要，药物治疗包括烟酸或非诺贝特

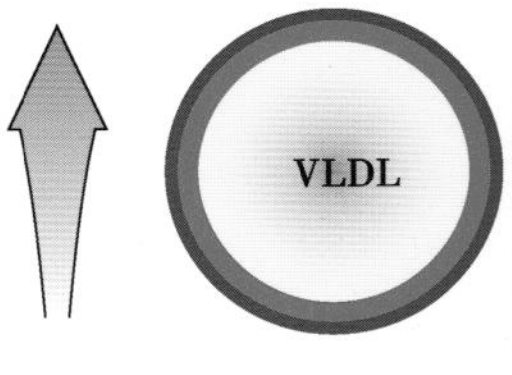
VLDL

**Ⅴ型(家族性混合高甘油三酯血症)**

- 血清VLDL和乳糜微粒水平升高。LDL水平正常或降低
- 这导致胆固醇水平升高，TG水平大大升高
- 原因是VLDL和乳糜微粒的合成增加或清除率降低。通常是一种遗传缺陷。常见于肥胖或糖尿病患者
- 治疗：饮食控制。如有必要，药物治疗包括烟酸、非诺贝特或他汀类药物

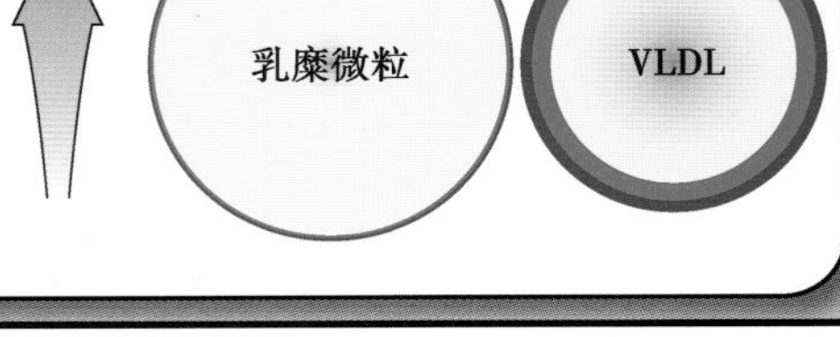
乳糜微粒
VLDL

图 22.2（续）

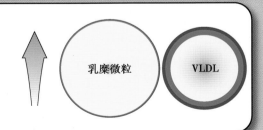

## Ⅱ. 治疗目标

血浆脂质主要由脂蛋白组成，脂蛋白是由脂质和特定蛋白形成的球形复合物。临床上重要的脂蛋白按照致动脉粥样硬化活性降序排列分别为：低密度脂蛋白(low-density lipoprotein，LDL)，极低密度脂蛋白(very-low-density lipoprotein，VLDL)，乳糜微粒，以及高密度脂蛋白(high-density lipoprotein，HDL)。冠心病的发生与较高的总胆固醇水平成正相关，与升高的 LDL-C 的相关性也较强，但高水平的 HDL-C 与冠心病风险成负相关(图 22.3)。根据胆固醇指南，抗高脂血症药物(anti-hyperlipidemia drug)治疗的必要性应在评估 ASCVD 风险的基础上确定，并同时评估脂蛋白的水平(如 LDL；图 22.4)。［注：饮食、运动和减肥等治疗性生活方式的改变可能有助于降低胆固醇的水平。然而，生活方式的改变并不能取代患者对他汀类药物(statins)的需求(图 22.4)。］

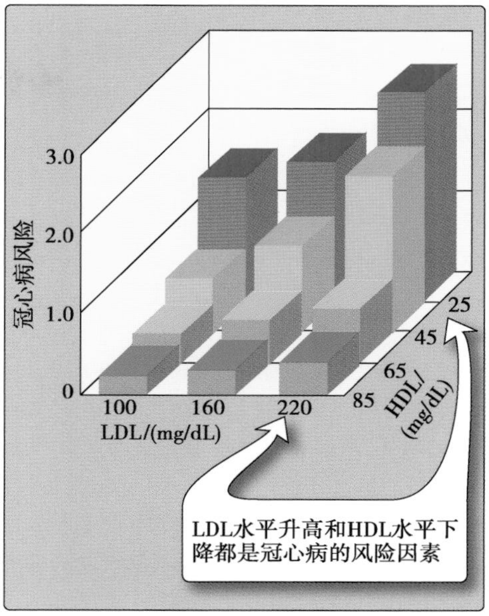
冠心病风险
3.0
2.0
1.0
0
100
160
220
LDL/(mg/dL)
25
45
65
85
HDL/(mg/dL)
LDL水平升高和HDL水平下降都是冠心病的风险因素

图 22.3　循环系统中 LDL 和 HDL 对冠心病风险的影响

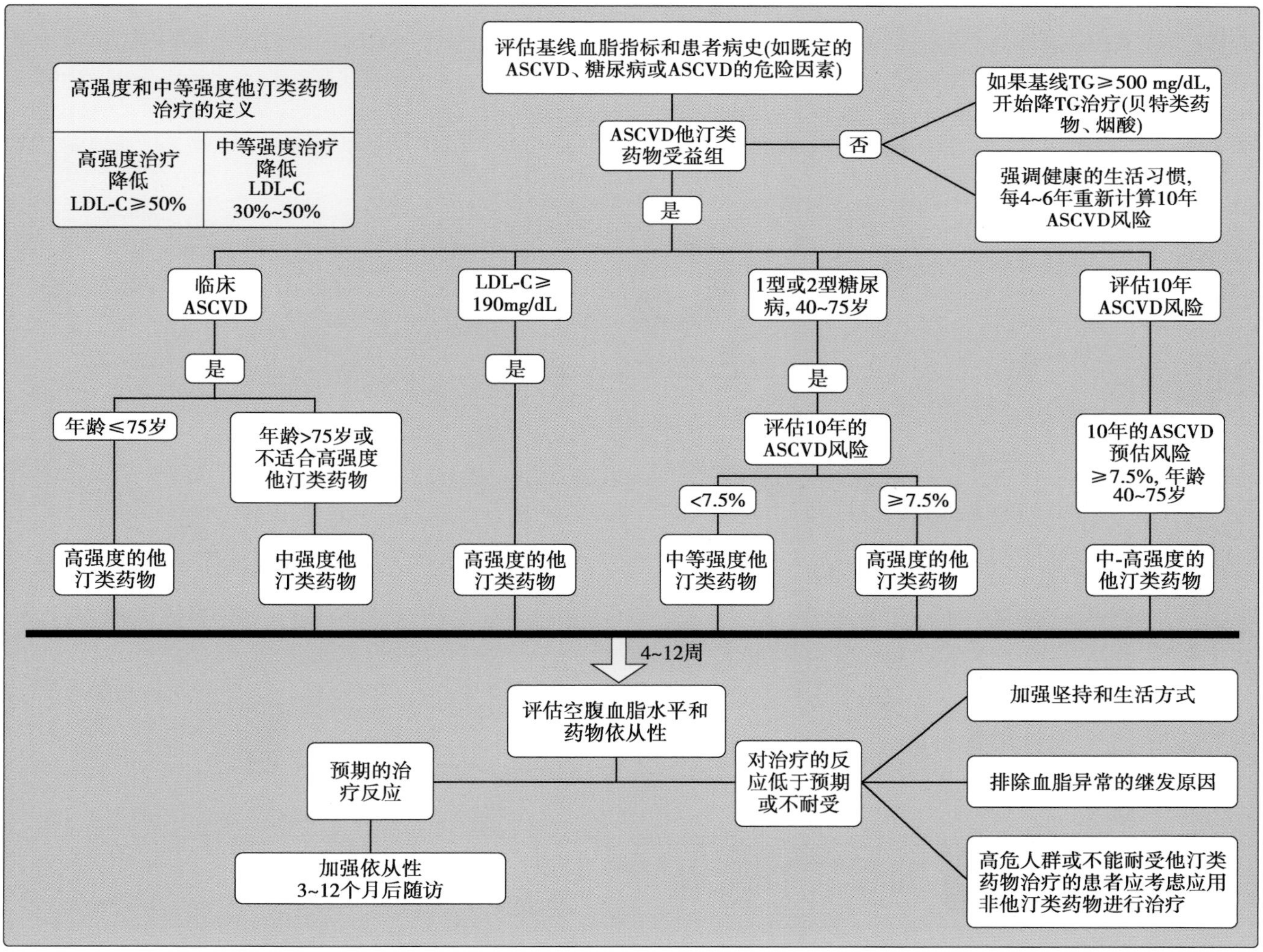
高强度和中等强度他汀类药物治疗的定义
高强度治疗降低 LDL-C≥50%
中等强度治疗降低 LDL-C 30%~50%
评估基线血脂指标和患者病史(如既定的ASCVD、糖尿病或ASCVD的危险因素)
ASCVD他汀类药物受益组
否
如果基线TG≥500 mg/dL，开始降TG治疗(贝特类药物、烟酸)
强调健康的生活习惯，每4~6年重新计算10年ASCVD风险
是
临床ASCVD
LDL-C≥190mg/dL
1型或2型糖尿病，40~75岁
评估10年ASCVD风险
是
是
是
年龄≤75岁
年龄>75岁或不适合高强度他汀类药物
评估10年的ASCVD风险
<7.5%
≥7.5%
10年的ASCVD预估风险≥7.5%，年龄40~75岁
高强度的他汀类药物
中强度他汀类药物
高强度的他汀类药物
中等强度他汀类药物
高强度的他汀类药物
中-高强度的他汀类药物
4~12周
评估空腹血脂水平和药物依从性
预期的治疗反应
对治疗的反应低于预期或不耐受
加强坚持和生活方式
排除血脂异常的继发原因
高危人群或不能耐受他汀类药物治疗的患者应考虑应用非他汀类药物进行治疗
加强依从性 3~12个月后随访

图 22.4　高脂血症的治疗指南。TG，甘油三酯

## Ⅲ. 高脂血症治疗药物

抗高血脂药物(antihyperlipidemic)主要包括他汀类药物、烟酸(niacin)、贝特类药物、胆酸结合剂、胆固醇吸收抑制药、前蛋白转化酶枯草杆菌蛋白酶 kexin 9 型(proprotein convertase subtilisin kexin type 9,PCSK9)抑制药和 Omega-3 脂肪酸。这些药物可以单独使用或联合应用。但是,药物治疗应始终与生活方式的改变相结合,如运动和低饱和脂肪饮食。

### A. HMG-CoA 还原酶抑制药

3-羟基-3-甲基戊二酰辅酶 A(3-hydroxy-3-methylglutaryl co-enzyme A,HMG-CoA)还原酶抑制药,通常称为他汀类药物,可降低 LDL-C 的水平,从而大幅减少冠心病的发病率和死亡率。治疗的益处包括动脉粥样硬化斑块的稳定、冠状动脉内皮功能的改善、血小板血栓形成的抑制,以及血管抗炎活性。HMG-CoA 还原酶抑制药是 ASCVD 风险升高患者的一线治疗药物(图 22.4)。(注:他汀类药物治疗的强度应以患者发生 ASCVD 的绝对风险为指导。)

1. 作用机制:洛伐他汀(lovastatin)、辛伐他汀(simvastatin)、普伐他汀(pravastatin)、阿托伐他汀(atorvastatin)、氟伐他汀(fluvastatin)、匹伐他汀(pitavastatin)和瑞舒伐他汀(rosuvastatin)是 HMG-CoA 还原酶的竞争性抑制药,抑制了胆固醇合成中的限速步骤。通过抑制胆固醇的合成,耗尽了细胞内的胆固醇(图 22.5)。细胞内胆固醇的消耗导致细胞表面 LDL 受体数量的增加,加强了 LDL 受体结合并内化循环中的 LDL-C 的作用。因此,通过减少胆固醇的合成并增加 LDL-C 的分解代谢,可有效降低血浆中的胆固醇水平。瑞舒伐他汀和阿托伐他汀是最有效的降 LDL-C 的他汀类药物,其次是匹伐他汀、辛伐他汀、洛伐他汀、普伐他汀和氟伐他汀。(注:由于这些药物具有显著的肝脏首关代谢,因此肝脏是其主要的作用器官。)HMG-CoA 还原酶抑制药还可以降低甘油三酯(triglyceride)的水平,并增加某些患者的 HDL-C 水平。

2. 治疗用途:他汀类药物主要用于降低患者的 ASCVD 事件风险。此类药物可有效降低所有类型高脂血症患者的血浆胆固醇水平。但是,由于家族性高胆固醇血症纯合子患者缺乏 LDL 受体,因此对他汀类药物的获益较少。

3. 药代动力学:洛伐他汀和辛伐他汀属于内酯,可水解为活性的药物。其余他汀类药物均以其活性形式给药。他汀类药物口服后的吸收是可变的(30%~85%)。除普伐他汀外,其他药物均通过肝脏中的 CYP450 同工酶代谢,并主要通过胆汁和粪便进行排泄,部分药物也会通过尿液排泄。图 22.6 总结了他汀类药物的主要特征。

4. 不良反应:他汀类药物治疗可能会引起转氨酶的升高。因此,在开始治疗之前或患者出现与肝功能障碍一致的症状时,应对肝功能进行评估。(注:肝功能不全会引起药物的蓄积。)肌病(myopathy)和横纹肌溶解(rhabdomyolysis)等不良反应也已被报道,但骨骼肌分解较为罕见(图 22.7)。横纹肌溶解的危险因素包括肾功能不全、维生素 D 缺乏症、甲状腺功能

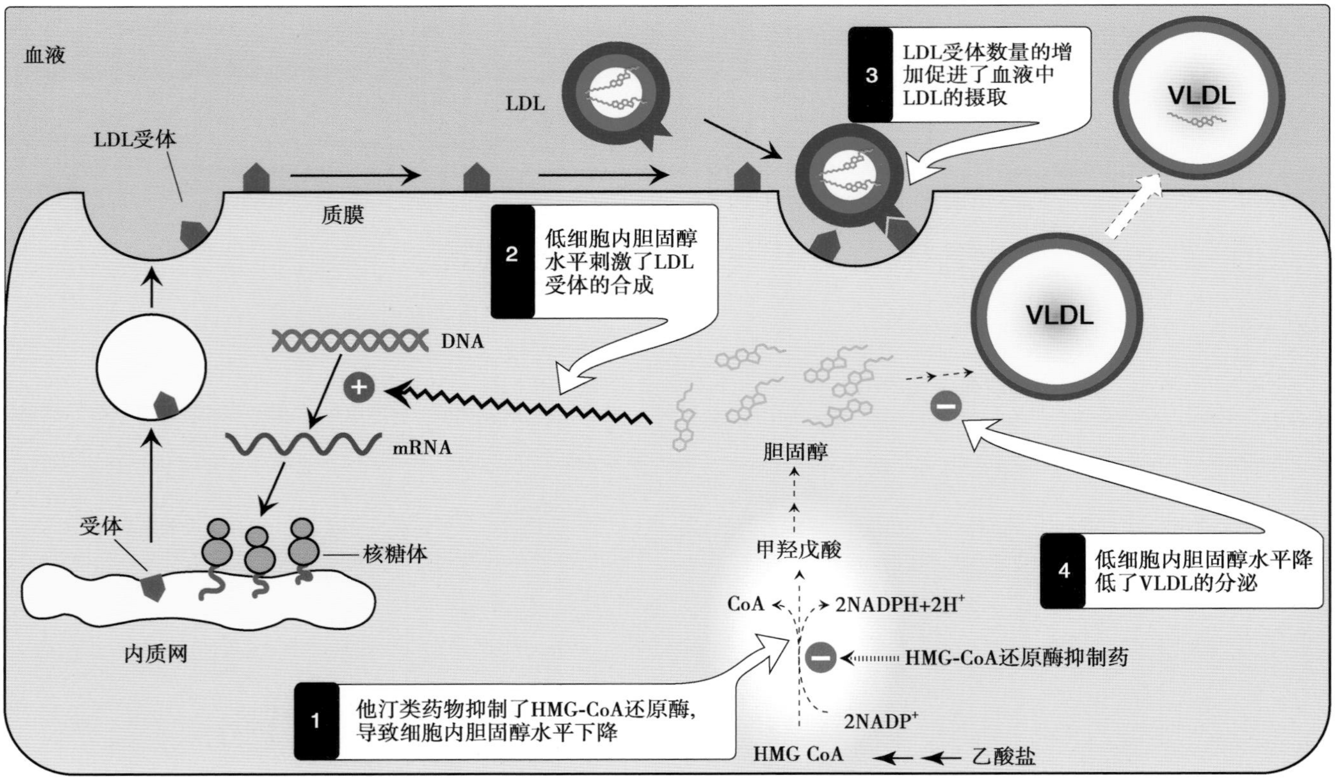
血液
LDL
3 LDL受体数量的增加促进了血液中LDL的摄取
VLDL
LDL受体
质膜
2 低细胞内胆固醇水平刺激了LDL受体的合成
VLDL
DNA
mRNA
胆固醇
受体
核糖体
甲羟戊酸
4 低细胞内胆固醇水平降低了VLDL的分泌
CoA
2NADPH+2H⁺
内质网
HMG-CoA还原酶抑制药
1 他汀类药物抑制了HMG-CoA还原酶,导致细胞内胆固醇水平下降
2NADP⁺
HMG CoA
乙酸盐

图 22.5 他汀类药物对 HMG-CoA 还原酶的抑制作用

| 特征 | 阿托伐他汀 | 氟伐他汀 | 洛伐他汀 | 匹伐他汀 | 普伐他汀 | 瑞舒伐他汀 | 辛伐他汀 |
|---|---|---|---|---|---|---|---|
| 血清LDL水平的下降率/% | 55 | 24 | 34 | 43 | 34 | 60 | 41 |
| 血清甘油三酯水平的下降率/% | 29 | 10 | 16 | 18 | 24 | 18 | 18 |
| 血清HDL水平的升高率/% | 6 | 8 | 9 | 8 | 12 | 8 | 12 |
| 血浆半衰期/h | 14 | 2~3 | 2 | 12 | 1~2 | 19 | 1~2 |
| 是否进入中枢神经系统 | 否 | 否 | 否 | 否 | 否 | 否 | 是 |
| 肾脏排泄占吸收剂量的百分比/% | 2 | <6 | 10 | 15 | 20 | 10 | 13 |

图 22.6 HMG-CoA 还原酶抑制药的性质总结

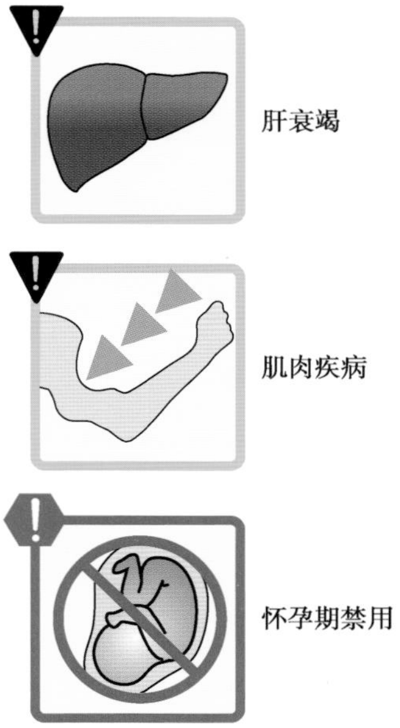
肝衰竭
肌肉疾病
怀孕期禁用

图 22.7 HMG-CoA 还原酶抑制药的主要不良反应和注意事项

减退、高龄、女性，以及使用增加肌肉不良反应风险的药物，如唑类抗真菌药、蛋白酶抑制剂、环孢霉素（cyclosporine）、红霉素（erythromycin）、吉非贝齐（gemfibrozil）和烟酸等。辛伐他汀通过 CYP3A4 酶代谢，该酶的抑制剂可能会增加横纹肌溶解的风险。肌肉不适的患者应确定血浆中的肌酸激酶水平。他汀类药物也可能增加华法林（warfarin）的作用。因此，在开始使用他汀类药物或更改剂量时，评估国际标准化比值（international normalized ratio，INR）非常重要。此外，此类药物在怀孕、哺乳和活动性肝病期间禁用。

### B. 烟酸

烟酸可将 LDL-C 水平降低 10% ~ 20%，也是提高 HDL-C 水平最有效的药物。在 1.5 ~ 3.0 g/d 的典型剂量下，烟酸还能使甘油三酯水平降低 20% ~ 35%。烟酸可与他汀类药物联用，也可使用长效烟酸与洛伐他汀和辛伐他汀的固定剂量复方制剂。（注：在他汀类药物治疗中添加烟酸并未显示出可降低 ASCVD 事件的风险。）

1. 作用机制：烟酸可强烈抑制脂肪组织的脂解，从而减少游离脂肪酸的产生（图 22.8）。肝脏通常使用循环中的游离脂肪酸作为甘油三酯合成的主要前体。肝脏甘油三酯水平的下降会降低肝脏中 VLDL 的产生，进而降低 LDL-C 的血浆浓度。

2. 临床用途：由于烟酸可降低胆固醇和甘油三酯的血浆水平，因此可用于治疗家族性高脂血症。烟酸也常与其他药物联用，用于治疗其他严重的高胆固醇血症。

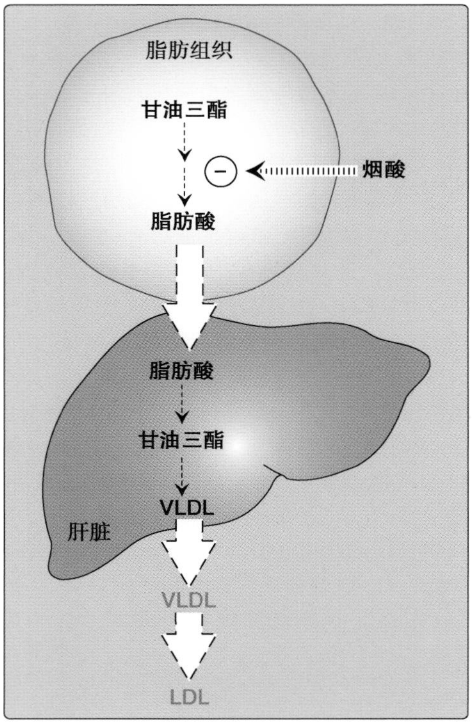
脂肪组织
甘油三酯
−
烟酸
脂肪酸
脂肪酸
甘油三酯
VLDL
肝脏
VLDL
LDL

图 22.8 烟酸可抑制脂肪组织的脂肪分解，导致肝脏中 VLDL 和血浆中 LDL 的生成减少

3. 药代动力学：烟酸采用口服给药，在体内可转化为烟酰胺，然后将其掺入辅因子烟酰胺腺嘌呤二核苷酸（nicotinamide adenine dinucleotide，$NAD^+$）中。烟酸及其烟酰胺衍生物和其他代谢物主要经尿液排泄。（注：单独使用烟酰胺不会降低血浆脂质水平。）

4. 不良反应：烟酸最常见的不良反应是剧烈的皮肤潮红，并伴有不适合温暖的瘙痒感。服用烟酸前服用阿司匹林可减少潮红，因为这一不良反应是由前列腺素所介导的。有些患者还会出现恶心和腹痛。缓慢增加烟酸的剂量或使用烟酸缓释制剂可减少初期不良反应。烟酸还能抑制尿酸的肾小管分泌，因此患者容易发生高尿酸血症（hyperuricemia）和痛风。此外，葡萄糖耐量受损和肝毒性也已被报道。活动性肝病或活动性消化性溃疡患者应避免使用烟酸。

### C. 贝特类药物

非诺贝特（fenofibrate）和吉非贝齐（gemfibrozil）是纤维酸（fibric acid）的衍生物，可降低血清甘油三酯的水平，并增加 HDL-C 的水平。

1. 作用机制：过氧化物酶体增殖物激活受体（peroxisome proliferator-activated receptor，PPAR）是调节脂质代谢的核受体家族成员。PPAR 充当配体激活的转录因子，与天然配体（脂肪酸或类花生酸）或降血脂药结合后可被激活。随后与过氧化物酶体增殖物反应元件结合，最终通过增加脂蛋白脂肪酶的表达（图 22.9）和降低载脂蛋白（apolipoprotein，apo）C Ⅱ 的浓度，导致甘油三酯浓度的降低。非诺贝特在降低甘油三酯水平方面比吉非贝齐更为有效。纤维蛋白还通过增加 apo A Ⅰ 和 apo A Ⅱ 的表达来增加 HDL-C 的水平。

2. 临床用途：贝特类药物用于治疗高甘油三酯血症。此类药物对Ⅲ型高脂血症（脂蛋白异常）的治疗特别有效。Ⅲ型高脂血症会积聚中等密度的脂蛋白颗粒。

3. 药代动力学：吉非贝齐和非诺贝特口服后被完全吸收并广泛分布，并可与白蛋白结合。非诺贝特是一种前药，可转化为活性形式非诺贝特酸。两种药物都经历广泛的生物转化，并以葡糖醛酸苷结合物的形式经尿液排泄。

4. 不良反应：最常见的不良反应是轻度胃肠道（gastrointestinal，GI）功能障碍。随着治疗的进行，这些不良反应将逐渐减少。由于此类药物会增加胆汁胆固醇的排泄，因此容易形成胆结石。也可能引发肌炎（随意肌的炎症），应对肌肉无力或压痛进行评估。此外，此类药物对肾功能不全患者可能具有风险。同时服用吉非贝齐和他汀类药物的患者有发生肌病和横纹肌溶解的报道。辛伐他汀禁止与吉非贝齐联用，一般应尽量避免将吉非贝齐与任何他汀类药物联用。两种贝特类药物都可能增加华法林的作用。因此，开始使用贝特类药物时应更频繁地监测 INR。严重的肝或肾功能不全患者、先前患有胆囊疾病或胆汁性肝硬化的患者不应使用贝特类药物。

### D. 胆酸结合剂

胆酸结合剂（树脂）具有明显的降低 LDL-C 的作用，但其治疗收益不如他汀类药物。

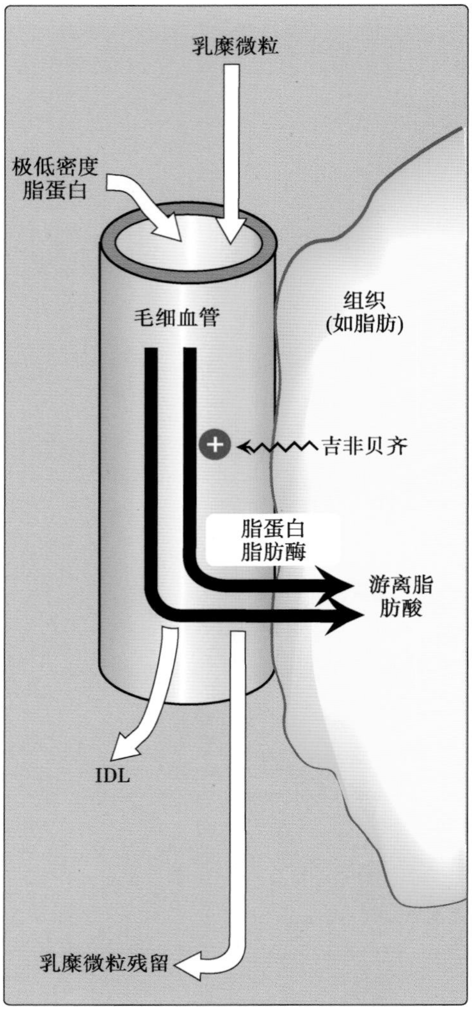
乳糜微粒
极低密度
脂蛋白
毛细血管
组织
(如脂肪)
吉非贝齐
脂蛋白
脂肪酶
游离脂
肪酸
IDL
乳糜微粒残留

图 22.9 吉非贝齐对脂蛋白脂肪酶的活化作用

1. 作用机制：考来烯胺（cholestyramine）、考来替泊（colestipol）和考来维纶（colesevelam）都是阴离子交换树脂，可与小肠中带有负电荷的胆汁酸盐结合（图 22.10）。树脂/胆汁酸盐复合物通过粪便排泄，因此降低了胆汁酸盐的浓度。这也导致肝细胞增加了胆固醇向胆汁酸的转化（胆汁酸是胆汁的重要成分）。因此，造成细胞内胆固醇水平的下降，进而激活了肝脏对含有胆固醇的 LDL-C 颗粒的摄取，最终导致血浆 LDL-C 水平的降低。（注：摄取的增加是由细胞表面 LDL 受体的上调所介导的。）

2. 临床用途：胆酸结合剂可用于治疗 Ⅱ A 型和 Ⅱ B 型高脂血症（通常结合饮食控制或烟酸治疗）。（注：对于罕见的完全缺乏 Ⅱ A 型和功能性 LDL 受体的纯合子患者，此类药物对血浆 LDL 水平的影响很小。）考来烯胺还可缓解胆汁淤积患者胆汁酸积聚引起的瘙痒。由于具有降糖作用，考来维纶也可用于 2 型糖尿病。

3. 药代动力学：胆酸结合剂不溶于水，分子量大。口服后，既不被肠道吸收也不会发生代谢，完全通过粪便排泄。

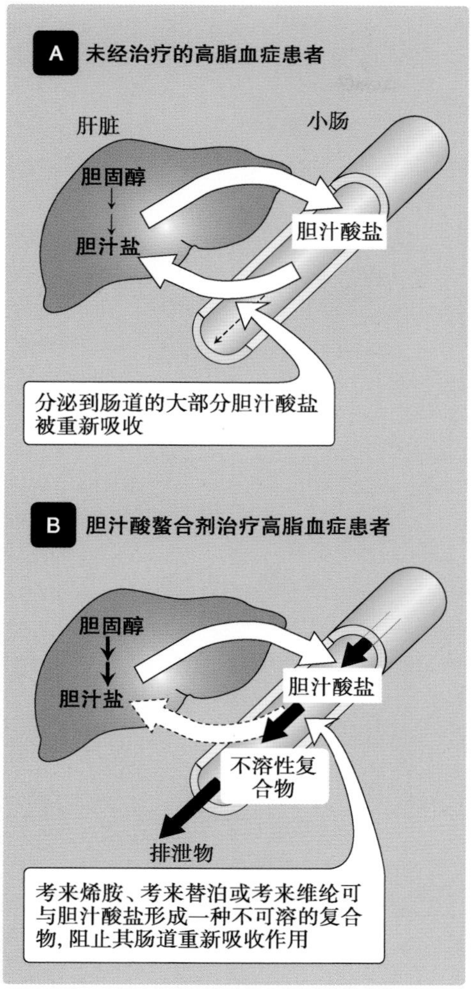
A 未经治疗的高脂血症患者
肝脏
小肠
胆固醇
胆汁盐
胆汁酸盐
分泌到肠道的大部分胆汁酸盐
被重新吸收
B 胆汁酸螯合剂治疗高脂血症患者
胆固醇
胆汁盐
胆汁酸盐
不溶性复
合物
排泄物
考来烯胺、考来替泊或考来维纶可
与胆汁酸盐形成一种不可溶的复合
物，阻止其肠道重新吸收作用

图 22.10　胆汁酸隔离剂的作用机制

4. 不良反应：最常见的不良反应是胃肠道不适，如便秘、恶心和肠胃气胀。与其他胆酸结合剂相比，考来维纶具有较少的胃肠道不良反应。此类药物可能会阻碍脂溶性维生素（A、D、E 和 K）的吸收，并且会干扰许多药物[如地高辛（digoxin）、华法林和甲状腺激素]的吸收。因此，应在服用胆酸结合剂之前至少 1~2 h 或之后 4~6 h 服用其他药物。此类药物还可能会升高甘油三酯的水平，但在患有严重高甘油三酯血症（>400 mg/dL）的患者中则相反。

## E. 胆固醇吸收抑制药

依泽替米贝（ezetimibe）可选择性抑制小肠中饮食胆固醇和胆汁胆固醇的吸收，从而引起肠胆固醇向肝脏的递送减少。这导致肝胆固醇存储的减少和胆固醇从血液中的清除增加。依泽替米贝可将 LDL-C 水平降低约 18% ~ 23%。由于引起 LDL-C 水平的适度降低，该药常用于具有高 ASCVD 风险或不耐受他汀类药物的患者，作为他汀类药物最大耐受剂量下的辅助治疗药物。依泽替米贝主要通过葡糖苷酸结合途径在小肠和肝脏中代谢，随后通过胆汁和肾脏排泄。中重度肝功能不全的患者不应接受依泽替米贝治疗。总之，依泽替米贝的不良反应并不常见。

## F. 前蛋白转化酶枯草杆菌蛋白酶 kexin 9 型抑制药

PCSK9 是一种主要在肝脏中产生的酶，可与肝细胞表面的 LDL 受体结合，导致 LDL 受体的降解（图 22.11）。通过抑制 PCSK9，可保留更多的 LDL 受体，以从血清中清除更多是 LDL-C。阿利库单抗（alirocumab）和依伏库单抗（evolocumab）都是 PCSK9 抑制药，是完全人源化的单克隆抗体。除作为他汀类药物最大耐受剂量下的辅助治疗药物外，此类药物还用于杂合子或纯合子家族性高胆固醇血症患者，以及需要额外降低 LDL-C 的 ASCVD 患者。当与他汀类药物联用时，PCSK9 抑制药可有效降低 LDL-C 水平（50% ~ 70%）。对于 ASCVD 风险高和他汀类药物不耐受的患者，也可以考虑使用此类药物。PCSK9 抑制药仅可作为皮下注射剂使用，每 2~4 周给药 1 次。单克隆抗体不能经肾脏清除，因此禁用于透析患者或严重肾功能不全的患者。PCSK9 抑制药通常具有良好的耐受性。最常见的不良反应包括注射部位反应、免疫学或过敏反应、鼻咽炎和上呼吸道感染。

## G. Omega-3 脂肪酸

Omega-3 多不饱和脂肪酸（polyunsaturated fatty acid，PUFA）是人体的必需脂肪酸，主要用于降低甘油三酯水平，抑制肝脏中的 VLDL 和甘油三酯的合成。在金枪鱼、大比目鱼和鲑鱼等海洋资源中发现了 omega-3 PUFA 二十碳五烯酸（eicosapentaenoic acid，EPA）和二十二碳六烯酸（docosahexaenoic acid，DHA）。每天服用 4g 海洋来源的 Omega-3 PUFA 可使血清甘油三酯浓度降低 25% ~ 30%，而 LDL-C 和 HDL-C 的水平升高很小。非处方药或处方鱼油胶囊（EPA/DHA）可用于补充 Omega-3 PUFA，因为仅从饮食中很难摄取足够的剂量。乙基二十碳五烯酸（icosapent ethyl）与其他鱼油补品不同，是仅包含 EPA 的处方药物，不会显著提高 LDL-C 的水平。对于甘油三酯含量升高（≥500 mg/dL）的患者，Omega-3 PUFA 可被视为其他降脂疗法的辅助手段。尽管可有效降低甘油三酯水平，但尚未证明补充 Omega-3 PUFA 可以降低心血管疾病的发病率和死亡率。Omega-3 PUFA 最常见的副作用包括胃肠道反应（腹痛、恶心、腹泻）和鱼腥味。同时服用抗凝药或抗血小板药可能会增加出血的风险。

## H. 联合药物治疗

有时有必要同时使用两种降血脂药以达到治疗目的。对于进行了 ASCVD 评估、10 年 ASCVD 风险升高的患者，以及最大耐受剂量他汀类药物治疗未达到预期的 LDL-C 水平降低的患者，可考虑进行联合治疗。依泽替米贝和 PCSK9 抑制药可用于辅助治疗，因为有证据表明这些组合可进一步减少已经接受他汀类药物治疗患者的 ASCVD 风险。联合药物疗法并非没有风险，降脂药物组合更常引发肝脏和肌肉毒性。图 22.12 总结了降血脂药的主要特性。

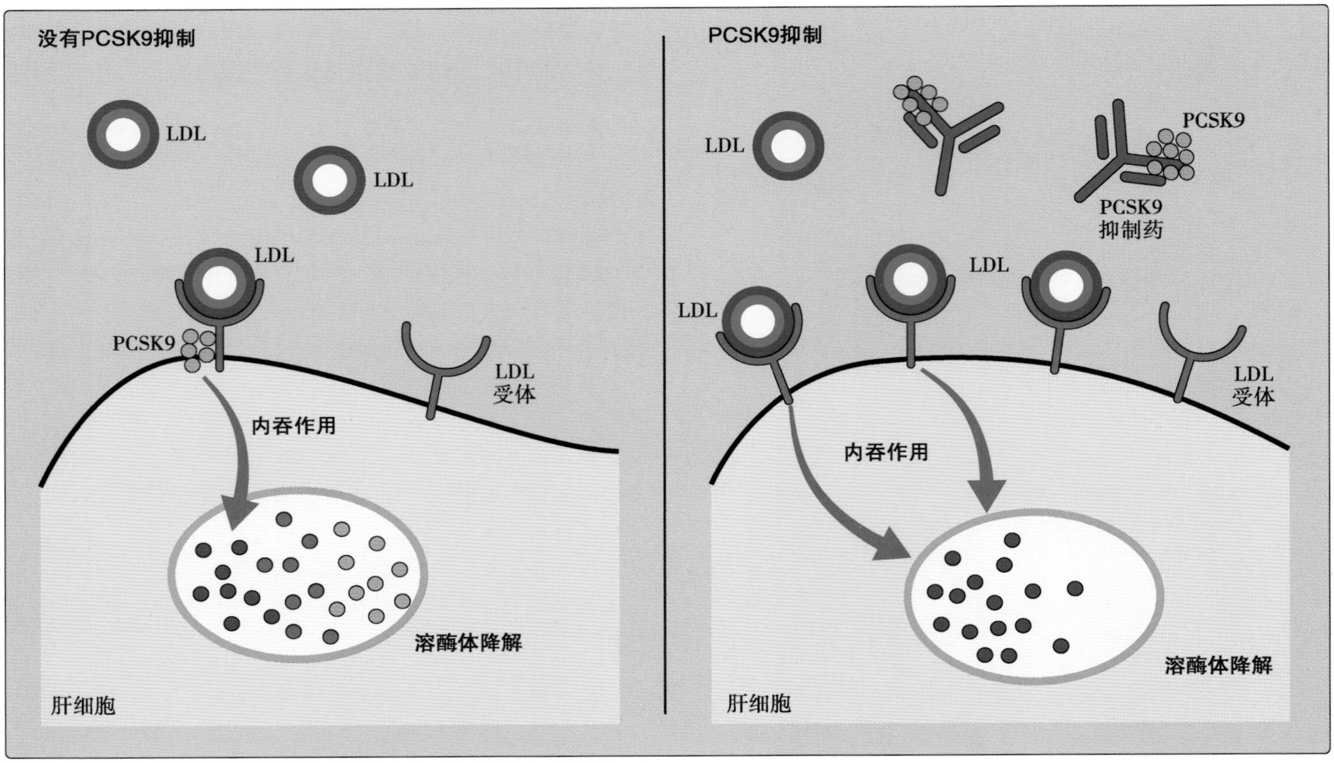
没有PCSK9抑制
LDL
LDL
LDL
PCSK9
LDL
受体
内吞作用
溶酶体降解
肝细胞
PCSK9抑制
LDL
PCSK9
PCSK9
抑制药
LDL
LDL
LDL
受体
内吞作用
溶酶体降解
肝细胞

图 22.11 PCSK9 抑制药的作用机理。PCSK9 与肝细胞表面的 LDL 受体结合，导致 LDL 受体降解。抑制 PCSK9 可阻止 LDL 受体的降解，促进血清中 LDL-C 的大量清除

| 药物类型 | 对低密度脂蛋白的影响 | 对高密度脂蛋白的影响 | 对甘油三酯的影响 |
|---|---|---|---|
| HMG-CoA还原酶抑制药(他汀类) | ↓↓↓↓ | ↑↑ | ↓↓ |
| 贝特类 | ↓ | ↑↑↑ | ↓↓↓↓ |
| 烟酸 | ↓↓ | ↑↑↑↑ | ↓↓↓ |
| 胆酸结合剂 | ↓↓↓ | ↑ | ↑ |
| 胆固醇吸收抑制药 | ↓ | ↑ | ↓ |
| PCSK9抑制药 | ↓↓↓↓↓ | ↑↑ | ↓ |

图 22.12 抗高脂血症药物的主要特性

（刘双萍）

## 思考题

扫描二维码

获取思考题

# 第五单元 内分泌系统药物

# 第23章 垂体和甲状腺

## Ⅰ. 概述

激素(hormone)经内分泌系统分泌后,会随着血液循环到达全身靶细胞。激素比神经冲动的作用时间更持久也更广泛,从几秒到几天,甚至几周或几个月不等。(注:神经冲动通常在毫秒内发生作用。)下丘脑(hypothalamus)的一个重要功能是通过脑垂体(pituitary)将神经系统和内分泌系统紧密联系起来。本章主要介绍了下丘脑和垂体激素在调节机体功能中的主要作用,并讨论了影响甲状腺激素(thyroid hormone)合成和分泌的药物(图23.1)。影响其他类型激素合成和分泌的药物将在第24~26章中介绍。

| 下丘脑和垂体前叶激素 |
|---|
| 促肾上腺皮质激素 (corticotropin, H.P.ACTHAR) |
| 替可克肽 (cosyntropin, CORTROSYN) |
| 促卵泡素α (follitropin alfa, GONAL-F) |
| 促卵泡素β (follitropin beta, FOLLISTIM AQ) |
| 戈舍瑞林 (goserelin, ZOLADEX) |
| 组氨瑞林 (histrelin, SUPPRELIN LA, VANTAS) |
| 兰瑞肽 (lanreotide, SOMATULINE DEPOT) |
| 亮丙瑞林 (leuprolide, LUPRON) |
| 尿促性素 (menotropins, MENOPUR) |
| 那法瑞林 (nafarelin, SYNAREL) |
| 奥曲肽 (octreotide, SANDOSTATIN) |
| 生长激素 (somatropin, HUMATROPE, GENOTROPIN) |
| 尿促卵泡素 (urofollitropin, BRAVELLE) |
| **垂体后叶激素** |
| 去氨加压素 (desmopressin, DDAVP) |
| 催产素 (oxytocin, PITOCIN) |
| 升压素 (vasopressin(ADH), VASOSTRICT) |
| **影响甲状腺的药物** |
| 碘和碘化钾 (iodine and potassium iodide, LUGOL'S SOLUTION) |
| 左甲状腺素 (levothyroxine, SYNTHROID) |
| 碘塞罗宁 (liothyronine, CYTOMEL) |
| 复方甲状腺素 (liotrix, THYROLAR) |
| 甲硫咪唑 (methinmazole, TAPAZOLE) |
| 丙硫氧嘧啶 (propylthiouracil(PTU), 仅有通用名) |

图23.1 影响下丘脑、垂体和甲状腺功能的激素和药物

## Ⅱ. 下丘脑和垂体前叶激素

下丘脑和垂体分泌的激素主要是多肽或糖蛋白,它们通过与靶组织的特定受体相结合而发挥作用。调节垂体前叶激素的神经肽被称为"释放"因子("releasing" factor)、"抑制"因子("inhibiting" factor)或激素。这些神经肽由下丘脑合成,并通过垂体门脉系统到达垂体(图23.2)。到达垂体后的神经肽与受体之间的相互作用导致垂体激素蛋白前体的基因活化,进而促进蛋白前体的合成,并经转录后修饰,将具有生理活性的垂体激素释放至血液中,最终通过血液循环到达靶细胞。不同的下丘脑调节激素控制不同垂体前叶激素的释放。目前,大部分的垂体激素制剂仅适用于特定激素缺乏症的治疗。由于垂体前叶激素本身为肽类物质,导致其易被消化道中的蛋白酶水解破坏,所以需要通过肌内注射、皮下注射或鼻内给药。

### A. 促肾上腺皮质激素

促肾上腺皮质激素释放激素(corticotropin-releasing hormone, CRH)可促进垂体多肽阿黑皮素原(proopiomelanocortin)的合成和释放(图23.3)。阿黑皮素原经翻译后修饰,生成促肾上腺皮质激素(adrenocorticotropic hormone, ACTH又称为corticotropin)。[注:CRH兴奋试验可用于库欣综合征(Cushing syndrome)和异位促肾上腺皮质激素综合征(ectopic ACTH)的鉴别诊断。]垂体对ACTH的分泌通常具有昼夜变化,呈脉冲式分泌,一般在清晨浓度最高,午夜浓度最低。应激刺激可促进ACTH的分泌,而皮质醇则通过负反馈抑制其释放。

1. 作用机制:ACTH可与肾上腺皮质(adrenal cortex)表面的受体结合,从而激活G蛋白,最后加快从胆固醇生成孕烯醇酮这一限速步骤(图23.3)。这一途径以肾上腺皮质激素(adrenocorticosteroids)和肾上腺雄激素(adrenal androgens)的合成及释放而终止。

2. 治疗用途:检测ACTH的水平主要用于原发性肾上腺功能不全[艾迪生病(Addison disease),与肾上腺萎缩有关]和继发性肾上腺功能不全(垂体分泌ACTH减少)的诊断。家畜垂体前叶提取物或合成人ACTH可用作ACTH的补充治疗。ACTH主要用于肾上腺功能不全的临床诊断,也用于治疗婴儿痉挛和多发性硬化症(multiple sclerosis, MS)。

3. 不良反应:短期使用ACTH进行临床诊断时的耐受性良好。随着使用时间的延长,其毒性类似于糖皮质激素,可增加包括高血压、外周水肿、低钾血症、情绪障碍和感染的风险。

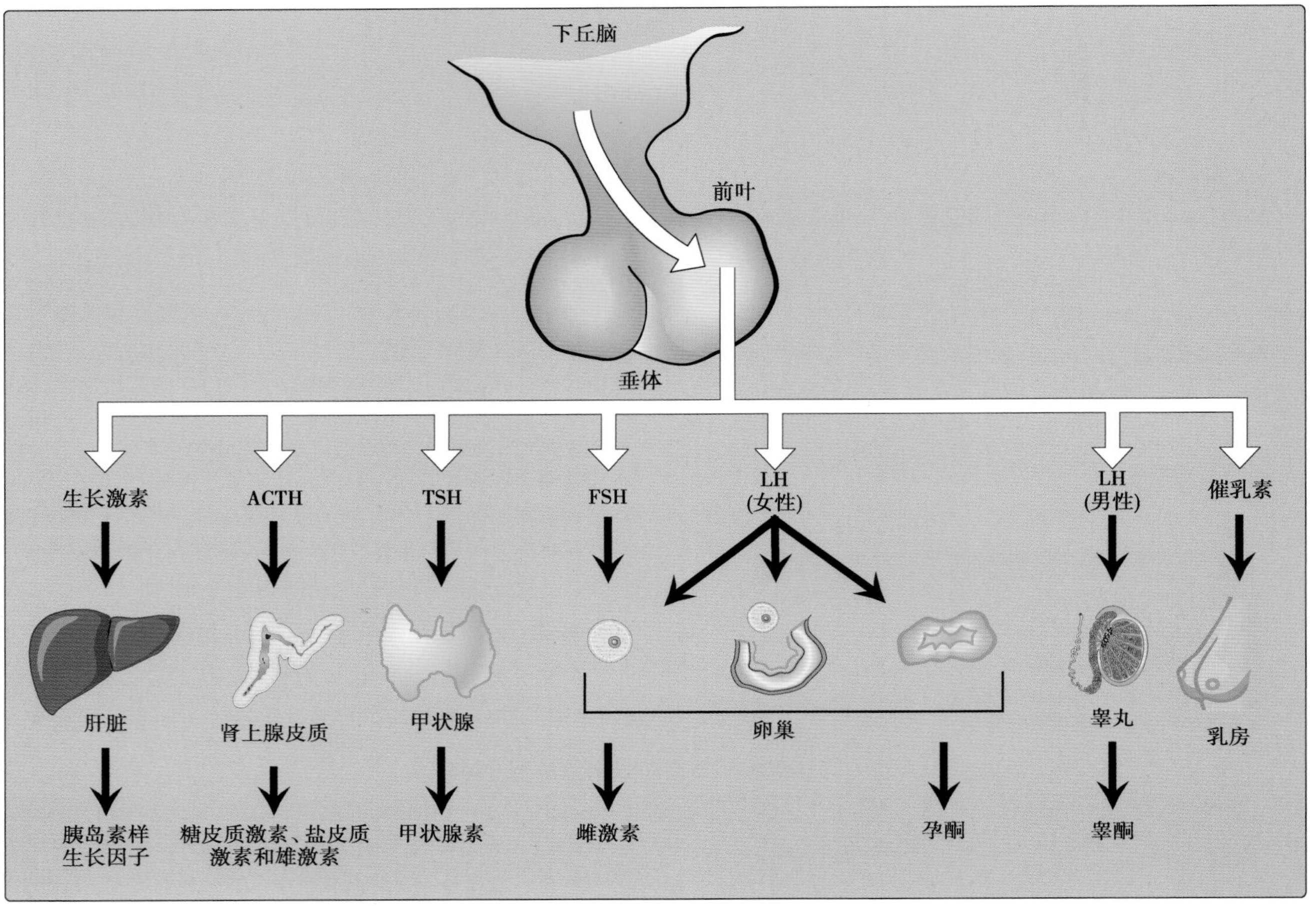
下丘脑
前叶
垂体
生长激素
ACTH
TSH
FSH
LH
(女性)
LH
(男性)
催乳素
肝脏
肾上腺皮质
甲状腺
卵巢
睾丸
乳房
胰岛素样
生长因子
糖皮质激素、盐皮质
激素和雄激素
甲状腺素
雌激素
孕酮
睾酮

图 23.2 垂体前叶激素。ACTH，adrenocorticotropic hormone，促肾上腺皮质激素；TSH，thyroid-stimulating hormone，促甲状腺激素；FSH，follicle-stimulating hormone，卵泡刺激素；LH，luteinizing hormone，黄体生成素

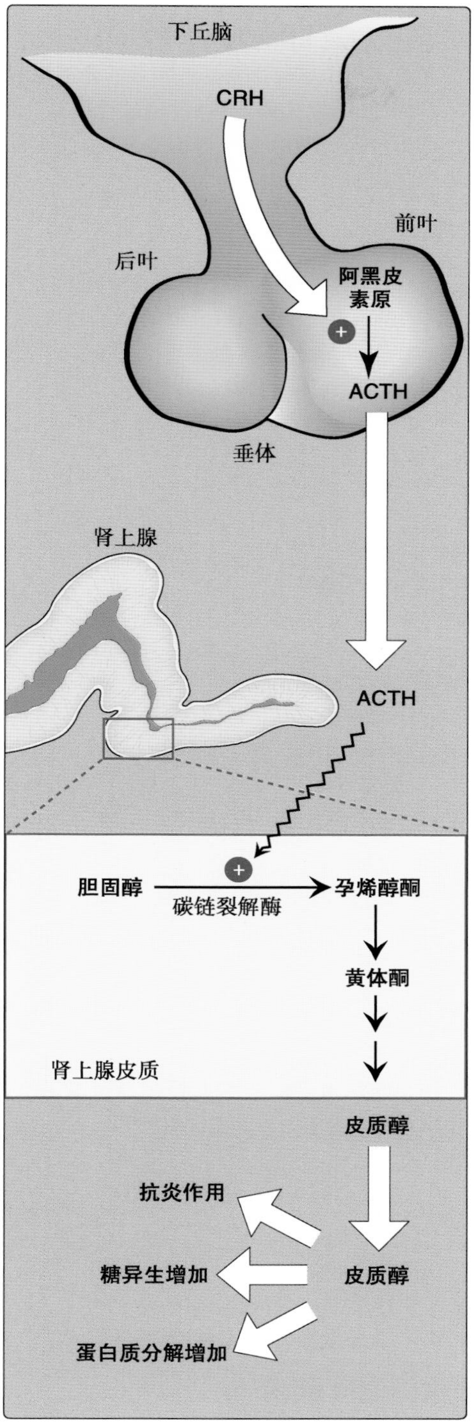
下丘脑
CRH
前叶
后叶
阿黑皮素原
ACTH
垂体
肾上腺
ACTH
胆固醇
碳链裂解酶
孕烯醇酮
黄体酮
肾上腺皮质
皮质醇
抗炎作用
糖异生增加
皮质醇
蛋白质分解增加

图 23.3　促肾上腺皮质激素的分泌及作用

## B. 生长激素

生长激素释放激素[growth hormone (GH)-releasing hormone]可刺激垂体前叶释放生长激素(growth hormone 或 somatotropin)(图 23.4)。相反,生长抑素(growth hormone-inhibiting hormone 或 somatostatin,也称为生长激素抑制素)抑制了生长激素的分泌。生长激素呈脉冲式释放,睡眠期间水平最高。随着年龄的增长,生长激素分泌逐渐减少,瘦肌质(lean muscle)质

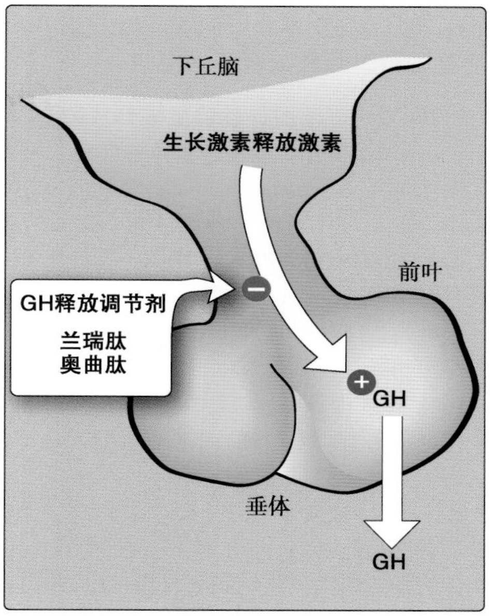
下丘脑
生长激素释放激素
GH释放调节剂
兰瑞肽
奥曲肽
前叶
GH
垂体
GH

图 23.4　生长激素的分泌

量随之下降。生长激素影响着多种生理生化过程(如细胞增殖和骨骼生长)。可借助重组 DNA 技术合成、生产人生长激素。

1. 作用机制:生长激素既可通过直接作用于其靶点,又可通过提高胰岛素样生长因子 1 和 2(insulin-like growth factors 1 and 2,IGF1 和 IGF2)的合成而发挥生理作用。[注:肢端肥大症(一种由激素分泌肿瘤引起的生长激素过度分泌的综合征)患者的 IGF1 水平持续升高,反映了生长激素水平的升高。]

2. 治疗用途:生长激素用于儿童生长激素缺乏症、生长停滞,以及恶病质(cachexia)HIV 和成人生长激素缺乏症的治疗。(注:成人服用生长激素会增加瘦体质量、骨骼密度和皮肤厚度,同时减少脂肪含量。由于生长激素被认为是一种"抗衰老"激素,所以导致了一些适应证外的老年人和试图提高成绩的运动员也在使用。)生长激素主要通过皮下或肌内注射给药。虽然其半衰期短(大约 25 min),但可诱导 IGF1 从肝脏的释放,从而继续发挥生长激素样作用。

3. 不良反应:生长激素的不良反应包括注射部位疼痛、水肿、关节痛、肌肉痛、恶心及糖尿病风险的增加。骨骺线闭合的儿童、糖尿病视网膜病变患者,以及普拉德-威利综合征(Prader-Willi syndrome)肥胖患者应禁用生长激素。

## C. 生长抑素

在垂体中,生长抑素与其特定的受体结合后可抑制生长激素和促甲状腺激素(thyroid-stimulating hormone,TSH)的释放。生长抑素最初是从下丘脑中分离提取而得,随后发现全身各处的神经元,以及肠、胃和胰腺中均可产生生长抑素。生长抑素不仅会抑制生长激素的释放,还可抑制胰岛素(insulin)、胰高血糖素(glucagon)和胃泌素(gastrin)的释放。奥曲肽(octreotide)和兰瑞肽(lanreotide)是具有更长半衰期的生长抑素类似物,可实现每 4 周给药 1 次。此类药物已被用于治疗肢端肥大症及类癌相关的严重腹泻和潮红发作。静脉滴注奥曲肽也用于治疗出血性食管静脉曲张。奥曲肽的不良反应包括心动过缓、腹泻、腹痛、肠胃气胀、恶心、脂肪痢、胆囊排空推迟,以及在

长期治疗中出现的无症状的胆固醇胆结石。

### D. 促性腺激素释放激素

由下丘脑脉冲式分泌的促性腺激素释放激素（gonadotropin-releasing hormone，GnRH）能促进垂体前叶释放促性腺激素卵泡刺激素（follicle-stimulating hormone，FSH）和黄体生成素（luteinizing hormone，LH）两种促性腺激素（gonadotropin）。然而，GnRH 的持续刺激通过下调垂体中的 GnRH 受体，抑制促性腺激素的释放。因此，GnRH 类似物［如亮丙瑞林（leuprolide）］的连续使用，可显著抑制 FSH 和 LH 的生成（图 23.5），并进一步减少性腺类固醇激素（雄激素和雌激素）的生成。因此，亮丙瑞林能够有效治疗前列腺癌、子宫内膜异位症及性早熟症。此外，亮丙瑞林也可用于抑制 LH 的释放，防止过早排卵引发的不孕。［注：GnRH 拮抗药西曲瑞克（cetrorelix）和加尼瑞克（cetrorelix）同样能够抑制 LH 的分泌，防止过早排卵。］在女性中，GnRH 类似物可能会引起潮热、出汗、性欲减退、抑郁和卵巢囊肿，因此，孕期和哺乳期禁用该类药物。在男性中，此类药物会引起睾酮升高，从而导致骨痛，还可能会引起潮热、水肿、男性乳房发育和性欲减退。

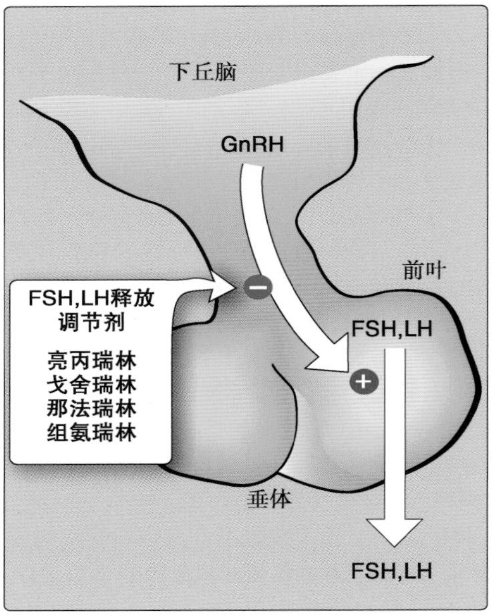
下丘脑
GnRH
FSH,LH释放调节剂
亮丙瑞林
戈舍瑞林
那法瑞林
组氨瑞林
前叶
FSH,LH
垂体
FSH,LH

图 23.5 卵泡刺激素和黄体生成素的分泌

### E. 促性腺激素

促性腺激素（FSH 和 LH）合成于垂体前叶。此类药物可调节性腺甾类激素的合成，用于不孕症的治疗。尿促性素（menotropins，也被称为人绝经期促性腺激素）是从绝经后女性的尿液中提取获得的（同时也含有 FSH 和 LH）。尿促卵泡素（urofollitropin）是另一种从绝经后妇女尿液中提取得到的促性腺激素，仅具有促性腺激素卵泡刺激素活性，几乎没有 LH 活性。促卵泡素（follitropin）α 和 β 是利用重组 DNA 技术生产的人卵泡刺激素制剂。人绒毛膜促性腺激素（human chorionic gonadotropin，hCG）是由孕妇尿液排泄出的一种胎盘素（placental hormone）。提取或通过重组 DNA 技术生产的绒毛膜促性腺激素 α（choriogonadotropin）的效用与 LH 基本相同。上述所有激素都是通过肌内或皮下注射给药。在 5～12 天内注射人绝经期促性腺激素或 GnRH 类药物会促进卵巢的卵泡发育成熟，随后注射 hCG，可有效诱发排卵。然而，该过程可能会引起包括卵巢扩张和卵巢过度刺激综合征等不良反应，甚至危及生命，还可能会出现多胞胎。

### F. 催乳素

催乳素（prolactin）是垂体前叶分泌的一种肽类激素，主要功能是刺激和维持泌乳。此外，催乳素的分泌也抑制了性冲动和生殖功能。促甲状腺素释放激素可刺激催乳素的释放，相反，多巴胺作用于 $D_2$ 受体后会抑制其分泌（图 23.6）。［注：多巴胺拮抗药，如甲氧氯普胺（metoclopramide）和一些抗精神病药物，可促进催乳素的分泌。］高催乳素血症与乳溢和性腺功能减退有关，可通过 $D_2$ 受体激动药溴隐亭（bromocriptine）和卡麦角林（cabergoline）进行治疗。这两种 $D_2$ 受体激动药也可用于垂体微腺瘤的治疗。此外，溴隐亭还可用于治疗 2 型糖尿病。$D_2$ 受体激动药的不良反应包括恶心、头痛以及轻微的精神病。

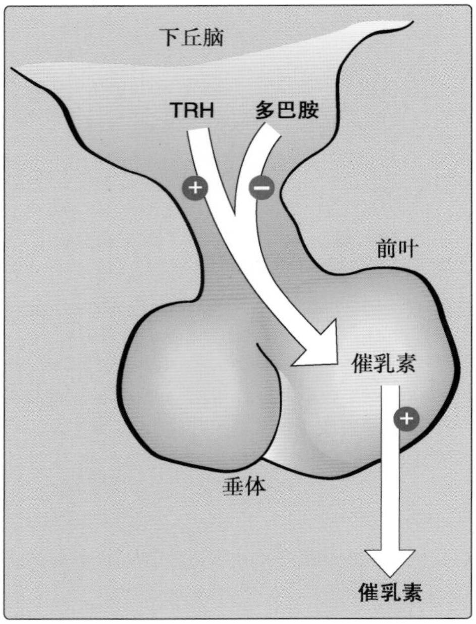
下丘脑
TRH
多巴胺
前叶
催乳素
垂体
催乳素

图 23.6 催乳素的分泌和作用

## Ⅲ. 垂体后叶激素

与垂体前叶激素相比，垂体后叶激素升压素（vasopressin）和催产素（oxytocin）不受释放激素的调节。其在下丘脑合成后被输送至垂体后叶，并在特定的生理信号（如高血浆渗透压或分娩）作用下释放。两种激素都是通过静脉注射方式给药，且半衰期都较短。图 23.7 概述了升压素和催产素的作用。

### A. 催产素

产科将催产素用于刺激子宫收缩和引产。催产素还能够收缩乳腺腺泡周围的肌上皮细胞，促进泌乳。虽然适当使用该药物时毒性较小，但也会增加高血压、子宫破裂、水潴留和死胎

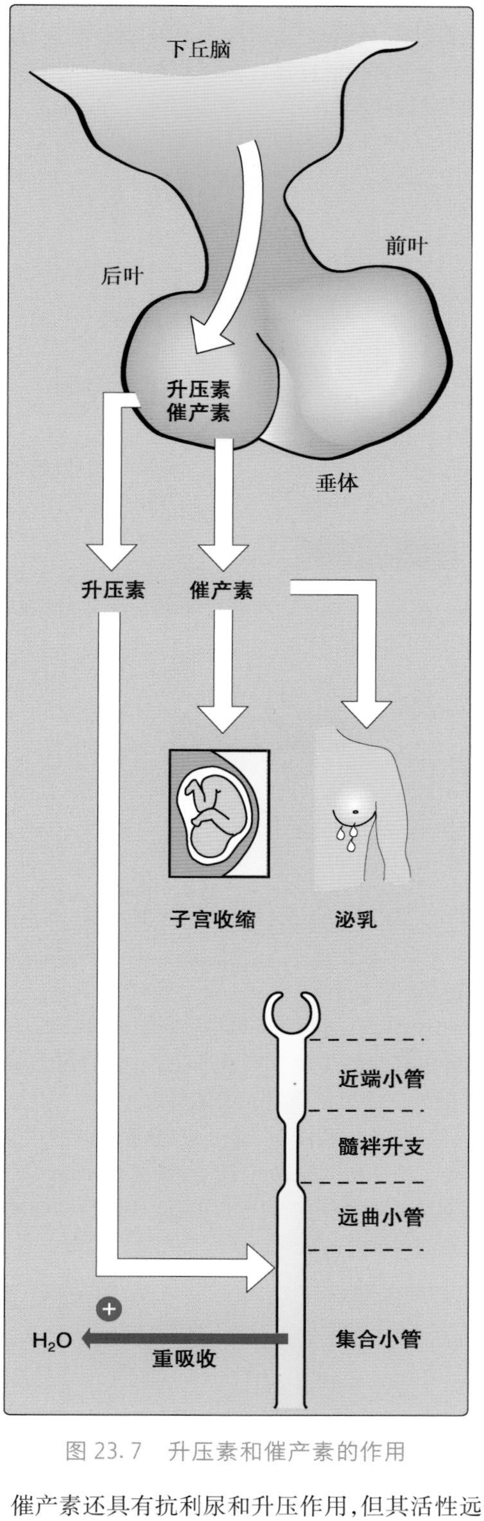
下丘脑
前叶
后叶
升压素
催产素
垂体
升压素
催产素
子宫收缩
泌乳
近端小管
髓袢升支
远曲小管
集合小管
H₂O
重吸收

图 23.7　升压素和催产素的作用

的风险。催产素还具有抗利尿和升压作用，但其活性远低于升压素。

### B. 升压素

升压素（抗利尿激素）与催产素结构相似，具有抗利尿和升高血压的作用（图 23.7）。在肾脏中，升压素与 $V_2$ 受体结合会增加集合管中水分的渗透压和重吸收。因此，升压素的主要作用是治疗尿崩症（diabetes insipidus），还可用于治疗感染性休克和控制食管静脉曲张引起的出血。升压素也可通过与 $V_1$ 受体结合而发挥其他作用，该受体存在于肝脏、血管平滑肌（引起收缩）等组织中。升压素的主要毒性是水中毒和低钠血症，也可能引起腹痛、震颤以及眩晕。去氨加压素（desmopressin）是一种升压素类似物，能选择性作用于 $V_2$ 受体，而不作用于 $V_1$ 受体，因而可大幅降低血管的加压作用，提高抗利尿活性。同时，由于这种类似物比升压素作用时间更长，因此是治疗尿崩症和夜间遗尿症的首选药物。在这些适应证的治疗过程中，去氨加压素可通过鼻内或口服给药。（注：鼻腔喷雾剂不应用于遗尿症，因为曾有儿童使用鼻腔喷雾剂而引发癫痫的报道。）鼻腔喷雾剂也可能会引起局部刺激。

## Ⅳ. 甲状腺激素

甲状腺激素（thyroid hormones）的作用是调节身体的新陈代谢，促进身体的生长和发育。甲状腺激素的两种主要生理活性形式是三碘甲腺原氨酸（triiodothyronine，$T_3$，最强的活性形式）和四碘甲腺原氨酸（tetraiodothyronine，$T_4$）。甲状腺激素分泌不足［甲状腺功能减退（hypothyroidism）］通常会导致心动过缓、寒冷耐受不良、淡漠和行动缓慢，特别是在儿童中，会导致神经发育迟缓和侏儒症。相比之下，甲状腺激素分泌过多（甲状腺功能亢进）会导致心动过速和心律失常、身体消瘦、神经质、颤抖以及热耐受性低。

### A. 甲状腺激素的合成与分泌

甲状腺由多个腔内充满甲状腺球蛋白（甲状腺激素的储存形式）的滤泡组成，滤泡外周为单层的上皮细胞。垂体前叶合成的 TSH 通过 cAMP 介导的信号转导途径调节甲状腺的功能（图 23.8）。［注：下丘脑中的甲状腺激素释放激素（thyrotropin-releasing hormone，TRH）调控 TSH 的生成。］TSH 可提高甲状腺摄取碘离子（$I^-$）的能力。随后，在过氧化物酶的作用下形成活

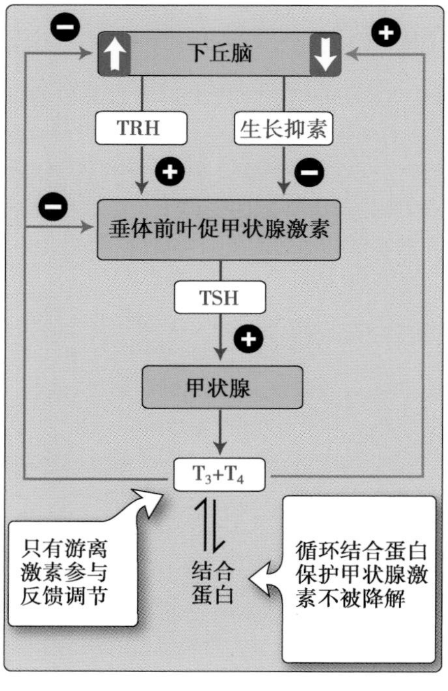
下丘脑
TRH
生长抑素
垂体前叶促甲状腺激素
TSH
甲状腺
T₃+T₄
只有游离激素参与反馈调节
结合蛋白
循环结合蛋白保护甲状腺激素不被降解

图 23.8　甲状腺激素释放的反馈调节

性碘($I_2$),并迅速与甲状腺球蛋白分子上的酪氨酸残基结合形成一碘酪氨酸残基和二碘酪氨酸残基。[注:桥本甲状腺炎(Hashimoto thyroiditis)是甲状腺功能减退的常见原因,甲状腺过氧化物酶抗体可用于该疾病的临床诊断。]一个一碘酪氨酸残基和一个二碘酪氨酸残基可缩合形成 $T_3$,两个二碘酪氨酸残基可缩合形成 $T_4$。在蛋白水解酶作用下,碘化甲状腺球蛋白可最终水解生成这两种活性形式的甲状腺激素。甲状腺激素合成与分泌的详细步骤如图 23.9 所示。

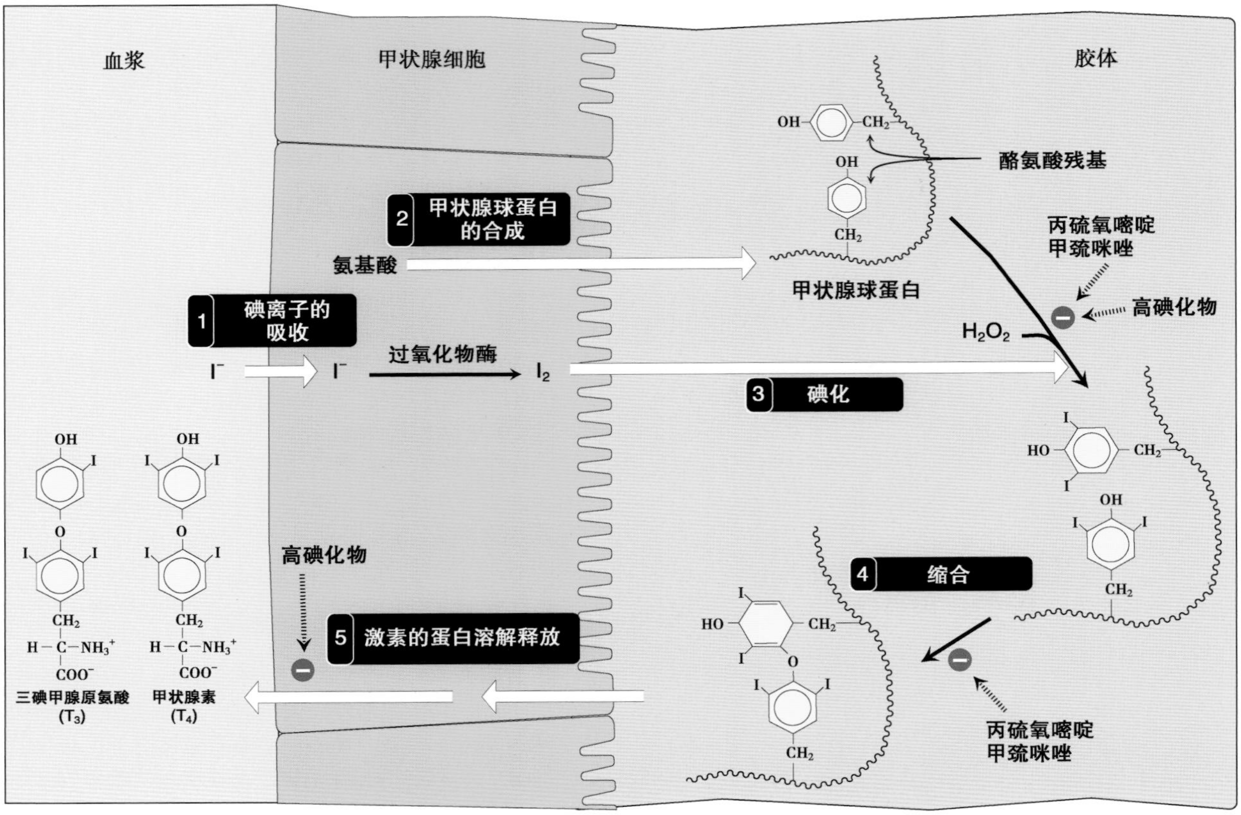
血浆
甲状腺细胞
胶体
酪氨酸残基
2 甲状腺球蛋白的合成
氨基酸
甲状腺球蛋白
丙硫氧嘧啶
甲巯咪唑
高碘化物
1 碘离子的吸收
H₂O₂
I⁻
I⁻
过氧化物酶
I₂
3 碘化
高碘化物
4 缩合
5 激素的蛋白溶解释放
三碘甲腺原氨酸 (T₃)
甲状腺素 (T₄)
丙硫氧嘧啶
甲巯咪唑

图 23.9 甲状腺激素的生物合成

## B. 作用机制

体循环中大部分的 $T_3$ 和 $T_4$ 会以与血浆中的甲状腺素结合球蛋白结合的形式存在。在进入细胞前,甲状腺激素首先需要与甲状腺素结合球蛋白解离。在细胞中,$T_4$ 被酶解为 $T_3$,然后进入细胞核并附着于特定的受体上。这些受体的激活促进了相关 RNA 的转录和随后的蛋白质翻译,最终介导 $T_4$ 的生理功能。

## C. 药代动力学

$T_3$ 和 $T_4$ 可经口服吸收。食物、钙制剂、铁盐和含铝抗酸剂会减少 $T_4$ 的吸收。脱碘是 $T_4$ 代谢的主要途径,生成的 $T_3$ 也会进一步发生脱碘。甲状腺激素还可与葡糖醛酸和硫酸盐结合,经胆汁排入肠道。

## D. 甲状腺功能减退的治疗

通常,腺体的自身免疫性破坏会导致甲状腺功能减退,该疾病的诊断依据是 TSH 水平的升高。在治疗甲状腺功能减退方面,左甲状腺素($T_4$,Levothyroxine)的疗效优于碘塞罗宁($T_3$,liotyronine)和复方甲状腺素($T_3/T_4$,liotrix)。左甲状腺素比碘塞罗宁具有更好的耐受性且半衰期更长,仅需每天服用 1 次,并且会在 6~8 周内达到稳态。此类药物的毒性与 $T_4$ 水平直接相关,可引起神经质、心悸、心动过速、热耐受性低和不明原因的体重减轻。苯妥英(phenytoin)、利福平(rifampin)和苯巴比妥(phenobarbital)等提高细胞色素 P450 酶活性的药物,会加速甲状腺激素的代谢并可能降低其疗效(图 23.10)。

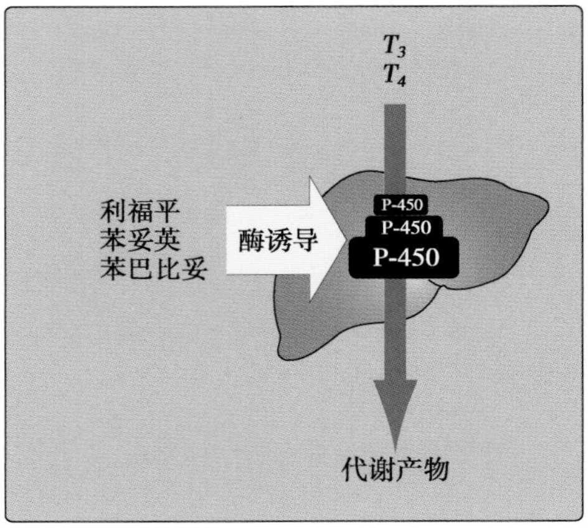
T₃
T₄
利福平
苯妥英
苯巴比妥
酶诱导
P-450
P-450
P-450
代谢产物

图 23.10 酶诱导作用可加速甲状腺激素的代谢

### E. 甲状腺功能亢进（甲状腺毒症）的治疗

格雷夫斯病（Graves disease）作为一类常见的自身免疫性甲状腺疾病，是导致甲状腺功能亢进（hyperthyroidism）的主要原因。在甲状腺激素的负反馈作用下，TSH 分泌水平降低。（注：高水平的循环甲状腺激素会反馈性抑制 TRH，进而减少 TSH 的分泌。）甲状腺功能亢进的治疗目的是减少甲状腺激素的合成或释放，具体治疗方案包括切除部分或全部甲状腺、抑制激素的合成或阻止滤泡激素的释放。

1. 破坏性治疗：甲状腺功能亢进可通过外科手术切除甲状腺，或借助甲状腺滤泡细胞选择性吸收放射性碘（$^{131}I$）以破坏腺体来实现。大多数病人在放射性碘破坏腺体后，甲状腺功能减退，需要采用左甲状腺素进行治疗。

2. 甲状腺激素合成的抑制：硫代酰胺（thioamides）、丙硫氧嘧啶（propylthiouracil，PTU）和甲巯咪唑（methimazole）可抑制甲状腺过氧化物酶催化的氧化反应，从而抑制酪氨酸基团碘化和酪氨酸的缩合过程（图 23.9）。丙硫氧嘧啶还阻止了外周 $T_4$ 到 $T_3$ 的转换。［注：这些药物对储存在腺体内的甲状腺球蛋白没有影响。因此，临床效应可能延迟到甲状腺球蛋白储存的耗尽（图 23.11）。］由于甲巯咪唑相比丙硫氧嘧啶具有更长的半衰期，允许每天给药 1 次，且不良反应的发生率较低，所以在治疗甲状腺功能亢进时优先选用甲巯咪唑。然而，由于甲巯咪唑表现出更大的致畸风险，因此妊娠早期建议使用丙硫氧嘧啶。此外，丙硫氧嘧啶与肝毒性有关，也可能引起罕见的粒细胞缺乏症。

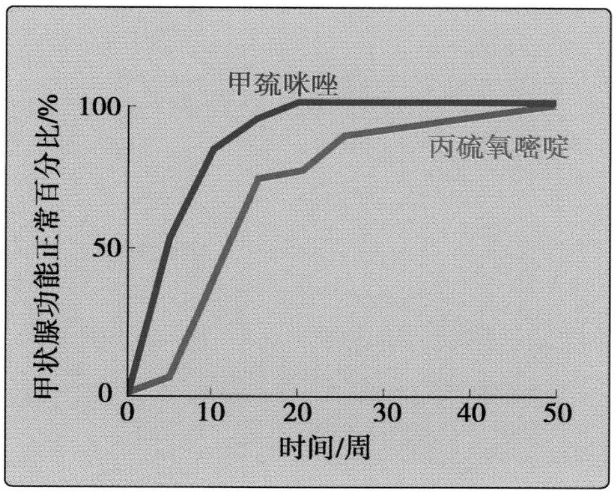
甲巯咪唑
丙硫氧嘧啶
甲状腺功能正常百分比/%
100
50
0
0
10
20
30
40
50
时间/周

图 23.11 格雷夫斯甲亢患者血清中的三碘甲腺原氨酸和四碘甲腺原氨酸恢复至正常水平的甲状腺分泌功能所需的时间

3. 激素释放的阻断：药理学剂量的碘化物可抑制酪氨酸的碘化［（“沃尔夫-契可夫效应”（Wolff-Chaikoff effect）］，但该效应仅仅持续数天。此外，碘化物抑制甲状腺球蛋白中甲状腺激素释放的机制尚未阐明。碘化物由于能够减少甲状腺的血液供应，可应用于甲状腺危象的治疗或术前准备。口服碘化物几周后，甲状腺不再产生反应，因此不建议长期使用。碘化物的不良反应包括口腔和喉咙灼烧感、舌头与咽喉肿胀、皮疹、黏膜溃疡和口腔内金属味。

4. 甲状腺危象：甲状腺危象（thyroid storm）表现为甲状腺功能亢进的极端症状。甲状腺危象与甲状腺功能亢进的治疗方法相同，只是需要增加给药剂量及给药次数。β 受体拮抗药，如美托洛尔或普萘洛尔，可有效缓解甲状腺功能亢进患者的交感神经兴奋症状。

**（续繁星，白仁仁）**

### 思考题

扫描二维码

获取思考题

# 第 24 章　抗糖尿病药

## Ⅰ. 概述

胰腺中不同的胰岛细胞可分泌不同类型的肽类激素，如 β 细胞分泌胰岛素（insulin），α 细胞分泌胰高血糖素（glucagon），以及 δ 细胞分泌生长抑素（somatostatin）。这些激素在调节机体代谢活动，尤其是在维持血糖稳态中发挥非常重要的作用。在糖尿病（diabetes mellitus）发病过程中，胰岛素的相对或绝对缺乏可引起严重的高血糖症（hyperglycemia），若不加以治疗可

| **胰岛素** |
| --- |
| 吸入胰岛素 (inhaled insulin, AFREZZA) |
| 门冬胰岛素 (insulin aspart, NOVOLOG) |
| 德谷胰岛素 (insulin degludec, TRESIBA) |
| 地特胰岛素 (insulin detemir, LEVEMIR) |
| 甘精胰岛素 (insulin glargine, BASAGLAR, LANTUS, TOUJEO) |
| 谷赖胰岛素 (insulin glulisine, APIDRA) |
| 赖脯胰岛素 (insulin lispro, HUMALOG) |
| NPH胰岛素悬液 (NPH insulin suspension, HUMULIN N, NOVOLIN N) |
| 常规胰岛素 (regular insulin, HUMULIN R, NOVOLIN R) |
| **胰淀素类似物** |
| 普兰林肽 (pramlintide, SYMLIN) |
| **口服制剂** |
| 阿卡波糖 (acarbose, PRECOSE) |
| 阿格列汀 (alogliptin, NESINA) |
| 溴隐亭 (bromocriptine, CYCLOSET) |
| 卡格列净 (canagliflozin, INVOKANA) |
| 考来维纶 (colesevelam, WELCHOL) |
| 达格列净 (dapagliflozin, FARXIGA) |
| 恩格列净 (empagliflozin, JARDIANCE) |
| 埃格列净 (ertugliflozin, STEGLATRO) |
| 格列美脲 (glimepiride, AMARYL) |
| 格列吡嗪 (glipizide, GLUCOTROL) |
| 格列本脲 (glyburide, DIABETA, GLYNASE PRESTAB) |
| 利格列汀 (linagliptin, TRADJENTA) |
| 二甲双胍 (metformin, FORTAMET, GLUCOPHAGE) |
| 米格列醇 (miglitol, GLYSET) |
| 那格列奈 (nateglinide, STARLIX) |
| 吡格列酮 (pioglitazone, ACTOS) |
| 瑞格列奈 (repaglinide, PRANDIN) |
| 罗格列酮 (rosiglitazone, AVANDIA) |
| 沙格列汀 (saxagliptin, ONGLYZA) |
| 西格列汀 (sitagliptin, JANUVIA) |
| 甲苯磺丁脲 (tolbutamide, 仅有通用名) |
| **GLP-1受体激动药** |
| 阿必鲁泰 (albiglutide, TANZEUM) |
| 杜拉鲁肽 (dulaglutide, TRULICITY) |
| 艾塞那肽 (exenatide, BYETTA,BYDUREON) |
| 利拉鲁肽 (liraglutide, VICTOZA) |
| 利西那肽 (lixisenatide, ADLYXIN) |
| 索马鲁肽 (semaglutide, OZEMPIC) |

图 24.1　糖尿病治疗药物总结

能导致视网膜病变、肾病、神经病变和心血管并发症。胰岛素制剂或其他降糖药（图 24.1）可降低糖尿病及糖尿病并发症的发生率和死亡率。

## Ⅱ. 糖尿病

在美国和世界范围内，糖尿病的发病率正在快速增长。据统计数字显示，美国约有 3 030 万人患有糖尿病，而在全世界范围内糖尿病患病人数已达 4.22 亿人。糖尿病并不是一种单一的疾病，而是一组以胰岛素相对或绝对缺乏而引起血糖浓度升高为特点的代谢性疾病。美国糖尿病协会（The American Diabetes Association，ADA）根据病因和临床表现的不同，将糖尿病分为四种类型：1 型糖尿病、2 型糖尿病、妊娠糖尿病，以及由遗传缺陷或药物治疗等其他原因引起的糖尿病。图 24.2 归纳了 1 型和 2 型糖尿病的特点。妊娠糖尿病是特指妊娠前糖代谢正常或有潜在糖耐量减退，而在妊娠期才出现或确诊的糖尿病。

| | 1型糖尿病 | 2型糖尿病 |
| --- | --- | --- |
| 发病年龄 | 通常发生于儿童期或青春期 | 通常超过35岁 |
| 发病时的营养状况 | 通常营养不良 | 通常存在肥胖 |
| 不同类型糖尿病的患病率 | 5%~10% | 90%~95% |
| 遗传倾向 | 轻微 | 很强 |
| 缺陷或不足 | β细胞被破坏，胰岛素生成减少 | β细胞不能生成足够的胰岛素；胰岛素抵抗；其他缺陷 |

图 24.2　1 型糖尿病和 2 型糖尿病的对比

### A. 1 型糖尿病

1 型糖尿病多发生于儿童和青少年，也可发生于其他年龄。此类糖尿病以胰岛 β 细胞受损而导致的胰岛素绝对缺乏为特征。由于机体功能性胰岛 β 细胞的缺失，导致胰腺不能对葡萄糖刺激作出反应，致使患有 1 型糖尿病患者表现出典型的胰岛素缺乏症状（多饮、多尿、多食、体重减轻）。

1. 病因：病毒或其他环境毒素可触发针对胰岛 β 细胞的自身免疫反应，从而导致 1 型糖尿病患者胰岛 β 细胞功能的丧失。正常机体内的胰岛 β 细胞通过持续分泌一定量的胰岛素，维持了较低基础水平的胰岛素循环，以抑制脂肪、蛋白及糖原的分解。用餐 2 min 内，为对抗血液中葡萄糖和氨基酸的瞬时含量增加，胰岛素分泌激增。这种餐时胰岛素的分泌持续约

15 min，随后回落至基础胰岛素分泌水平。然而，1 型糖尿病患者由于胰岛 β 细胞功能的缺失，既不能维持基础水平胰岛素的分泌，也不能对抗血糖的变化（图 24.3）。

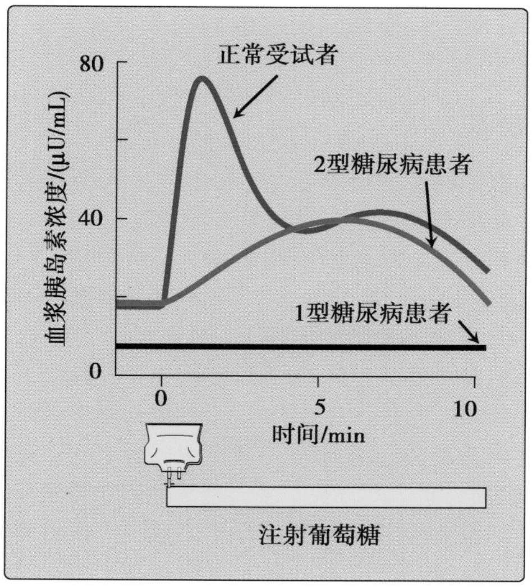
正常受试者
80
40
0
血浆胰岛素浓度/(μU/mL)
2型糖尿病患者
1型糖尿病患者
0
5
10
时间/min
注射葡萄糖

图 24.3　正常受试者和糖尿病患者静脉注射葡萄糖后胰岛素的释放情况

2. 治疗：1 型糖尿病患者必须依赖于外源性胰岛素控制高血糖，避免酮症酸中毒（ketoacidosis），以及维持正常水平的糖化血红蛋白（glycosylated hemoglobin，HbA1c）。（注：HbA1c 是总体控制血糖和在临床实践中检测的标志物，其生成速率与糖尿病患者过去 3 个月的平均血糖浓度成正比。较高的平均血糖浓度会导致较高水平的 HbA1c 水平。）胰岛素治疗 1 型糖尿病的目标是尽可能维持接近于正常水平的血糖浓度，并避免血糖的大范围波动。家用血糖监测仪的使用方便了糖尿病患者频繁的自我监测和胰岛素治疗。

### B. 2 型糖尿病

2 型糖尿病在糖尿病中占比高达 90%，其发生受遗传因素、年龄、肥胖和外周胰岛素抵抗的影响（但不受自身免疫过程的影响），其代谢变化通常相对 1 型糖尿病较为温和（例如，2 型糖尿病患者通常不发生酮症酸中毒）。然而，2 型糖尿病长期患病的临床表现却与 1 型糖尿病相似。

1. 病因：与 1 型糖尿病患者相比，2 型糖尿病患者通常较为肥胖。肥胖可导致多种靶器官出现胰岛素抵抗，而对胰岛素敏感性的降低正是 2 型糖尿病的主要临床特征（图 24.4）。2 型糖尿病患者胰腺中仍保留了一些具有正常分泌功能的胰岛 β 细胞，但在外周胰岛素抵抗增强时，胰岛素的分泌量不足以维持血糖稳态（图 24.3）。随着病程的进展，2 型糖尿病患者的胰岛 β 细胞数量可能会随着时间的推移逐渐减少。

2. 治疗：2 型糖尿病的治疗目标是保持血糖在正常范围内，并避免并发症的出现。对于一些 2 型糖尿病患者而言，减肥、锻炼和调整饮食可以减轻胰岛素抵抗并改善高血糖症状。然而，大多数患者需要口服降糖药进行治疗。随着病情的发展，当胰岛 β 细胞功能减退，胰岛素分泌不足时，则需要胰岛素治疗以恢复正常的血糖水平（图 24.5）。

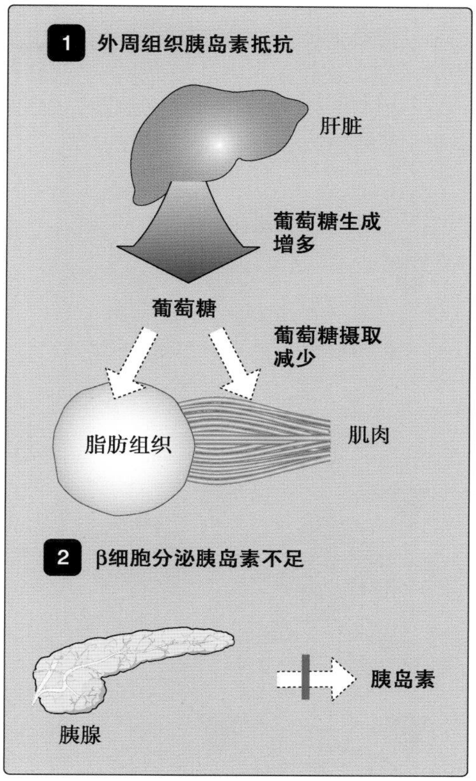
1 外周组织胰岛素抵抗
肝脏
葡萄糖生成
增多
葡萄糖
葡萄糖摄取
减少
脂肪组织
肌肉
2 β细胞分泌胰岛素不足
胰岛素
胰腺

图 24.4　导致 2 型糖尿病患者高血糖的主要因素

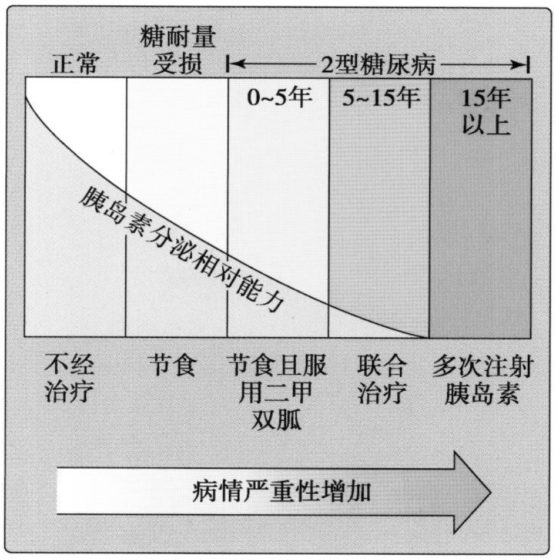
正常
糖耐量
受损
2型糖尿病
0~5年
5~15年
15年
以上
胰岛素分泌相对能力
不经
治疗
节食
节食且服
用二甲
双胍
联合
治疗
多次注射
胰岛素
病情严重性增加

图 24.5　2 型糖尿病发展过程中的内源性胰岛素水平及推荐的治疗顺序

## Ⅲ. 胰岛素和胰岛素类似物

胰岛素是一种经二硫键连接的由两条肽链组成的多肽类激素。胰岛素前体为胰岛素原（proinsulin），其经蛋白水解裂解成一分子胰岛素和一分子 C 肽，两者均由胰腺 β 细胞分泌。（注：由于胰岛素在肝、肾中可被分解代谢，所以血浆中胰岛素水平不能准确地反映出胰岛素的分泌量。因此，测定 C 肽的含量是评价胰岛素水平更为准确的指标。）胰岛素的分泌通常是由血糖升高引起的，血糖经葡萄糖转运体转运进入胰岛 β 细胞。葡萄糖在胰岛 β 细胞内被作为葡萄糖传感器的葡萄糖激酶（glucokinase）磷酸化为易于参加代谢反应的活化形式。葡萄糖代谢的产物进入线粒体呼吸链并产生三磷酸腺苷（adenosine triphosphate，ATP）。ATP 水平升高后，钾离子通道关闭，导致细胞膜的去极化和钙离子的内流，进而刺激胰岛素的分泌。此外，

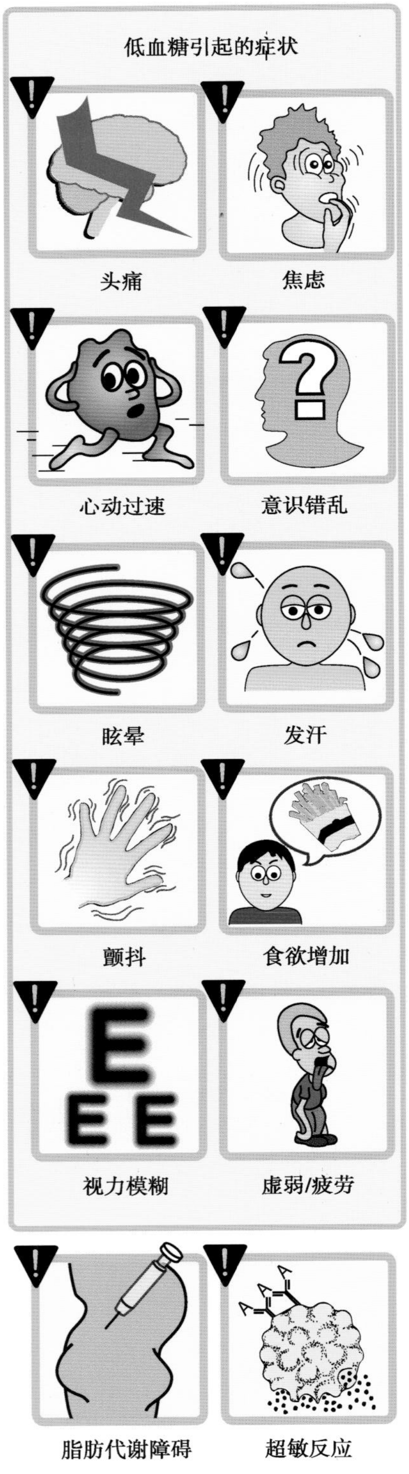
低血糖引起的症状
头痛
焦虑
心动过速
意识错乱
眩晕
发汗
颤抖
食欲增加
视力模糊
虚弱/疲劳
脂肪代谢障碍
超敏反应

图 24.6 胰岛素的主要不良反应。[注释：脂肪代谢障碍是指注射部位皮下脂肪组织的局部萎缩或肥大]

胰岛素的分泌还受某些氨基酸、激素和自主神经系统的调节。

### A. 作用机制

外源性胰岛素用于 1 型糖尿病患者胰岛素绝对不足的替代治疗，或用于 2 型糖尿病患者胰岛素分泌不足的补充治疗。

### B. 药代动力学

人胰岛素是利用重组 DNA 技术，由导入人胰岛素基因的大肠杆菌或酵母菌株产生。人胰岛素氨基酸序列的修饰可产生具有不同药代动力学特性的胰岛素。给药剂量、注射部位、血液供应、温度和体力活动也会影响各种胰岛素制剂的起效和持续时间。由于胰岛素是一种多肽，口服后会在胃肠道被降解，因此，一般通过皮下注射给药。此外，也可使用吸入型胰岛素（inhaled insulin）制剂，以及用于应激性高血糖症急性状态处理的静脉注射胰岛素。持续皮下胰岛素输注（也称为胰岛素泵）是另一种胰岛素给药方式。胰岛素泵经程序设定后可维持基础胰岛素的释放速率。此外，胰岛素泵还可一次性释放出大量胰岛素以对抗餐时糖摄入引起的血糖升高，因此，该方式对于每天需多次注射胰岛素的患者而言更加方便。

### C. 不良反应

低血糖症是胰岛素的最严重和最普遍的不良反应（图 24.6）。此外，胰岛素还可诱发包括体重增加、局部注射部位反应和脂肪代谢障碍在内的其他不良反应。在特定注射部位不断更换注射点，有助于减少脂肪代谢障碍。肾功能障碍的糖尿病患者需要减少胰岛素的使用剂量。此外，由于吸入型胰岛素可能引起支气管痉挛，因此，哮喘患者、慢性阻塞性肺疾病患者和吸烟者不应使用该剂型。

## Ⅳ. 胰岛素的制剂和治疗

胰岛素制剂分为速效、短效、中效或长效几类。图 24.7 总结了不同类型胰岛素的起效时间、峰值时间和作用持续时间。需特殊强调的是，临床医生在调整胰岛素治疗方案时务必谨慎，需严格控制胰岛素的剂量和类型。

### A. 速效和短效胰岛素制剂

速效和短效胰岛素包括：常规胰岛素（regular insulin）、赖脯胰岛素（insulin lispro）、门冬胰岛素（insulin aspart）、谷赖胰岛素（insulin glulisine）和吸入胰型胰岛素。常规胰岛素是一种短效、可溶、可结晶的锌胰岛素。对常规胰岛素的氨基酸序列进行修饰可得到赖脯胰岛素、门冬胰岛素和谷赖胰岛素等速效胰岛素。修饰后的胰岛素在皮下注射后吸收和起效更快、持续作用时间更短，如赖脯胰岛素的峰值出现在 30～90 min，而常规胰岛素的峰值出现在 50～120 min。门冬胰岛素和谷赖胰岛素与赖脯胰岛素具有相似的药效学和药代动力学特性。吸入型胰岛素也被视为可快速发挥药效的胰岛素。这种干粉型制剂吸入后通过肺部组织吸收，45～60 min 内达到峰值。速效或短效胰岛素可模拟胰岛素生理性分泌，降低餐后血糖，也可用于需要快速纠正血糖升高的情况。速效和短效胰岛素通常与长效基础胰岛素联合使用以控制空腹血糖。常规胰岛素应在餐

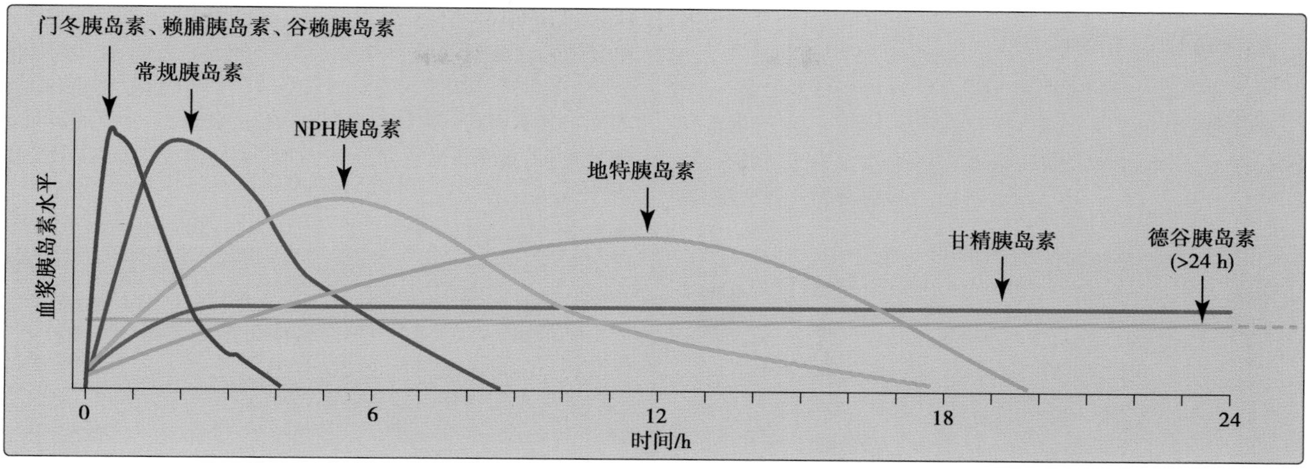
门冬胰岛素、赖脯胰岛素、谷赖胰岛素
常规胰岛素
NPH胰岛素
地特胰岛素
甘精胰岛素
德谷胰岛素
(>24 h)
血浆胰岛素水平
0
6
12
18
24
时间/h

图 24.7　人胰岛素和胰岛素类似物的起效时间和作用时间

前 30 min 皮下注射，而速效胰岛素应在餐前 15 min 或餐后 15~20 min 注射。速效胰岛素混悬液常用于胰岛素泵的治疗。此外，尽管常规胰岛素相对而言更常用于静脉给药，速效胰岛素也可用于此种给药方式。

## B. 中效胰岛素制剂

中性鱼精蛋白锌（neutral protamine Hagedorn，NPH）胰岛素是在常规胰岛素中加入锌和鱼精蛋白而形成的一种中效胰岛素。（注：这种剂型也被称为低精蛋白胰岛素。）常规胰岛素与鱼精蛋白结合形成一种可溶性较低的复合物，导致吸收的延迟和作用时间的延长。NPH 胰岛素用于补充 1 型或 2 型糖尿病患者基础胰岛素分泌的不足，并且常与速效和短效胰岛素联合用于控制餐时血糖。NPH 胰岛素只能通过皮下注射（禁止静脉注射），不适用于糖尿病酮症酸中毒等需要快速降低血糖的情况。图 24.8 总结了胰岛素联合使用的常见方案。

## C. 长效胰岛素制剂

甘精胰岛素（insulin glargine）的等电点低于人胰岛素，致使其在注射部位形成沉淀。因此，可在较长时间内释放胰岛素。甘精胰岛素与 NPH 胰岛素相比起效较为缓慢，且降糖效果平缓、持续时间长、无峰值（图 24.7）。地特胰岛素（insulin detemir）可通过其含有的脂肪酸侧链与白蛋白进行动态可逆结合而发挥延迟作用，产生与甘精胰岛素类似的长效特性。德谷胰岛素（insulin degludec）是半衰期最长的长效胰岛素，其在生理 pH 时能保持可溶性，并可在较长时间内缓慢释放。与 NPH 胰岛素一样，甘精胰岛素、地特胰岛素和德谷胰岛素用于基础血糖控制，只能通过皮下注射。同时，为避免药效学特性的改变，长效胰岛素不应与其他胰岛素混合在同一个注射器内同时注射。

## D. 预混胰岛素

不同的人胰岛素可预混后（premixed）使用，如 NPH 胰岛素与常规胰岛素可按 70∶30（图 24.8）或 50∶50 的比例预混。使用预混胰岛素可减少每天的注射次数。然而，在调整胰岛素治疗方案时由于需考虑其中各胰岛素的使用剂量，因此，其相较于调整单一成分胰岛素的治疗方案更为复杂。

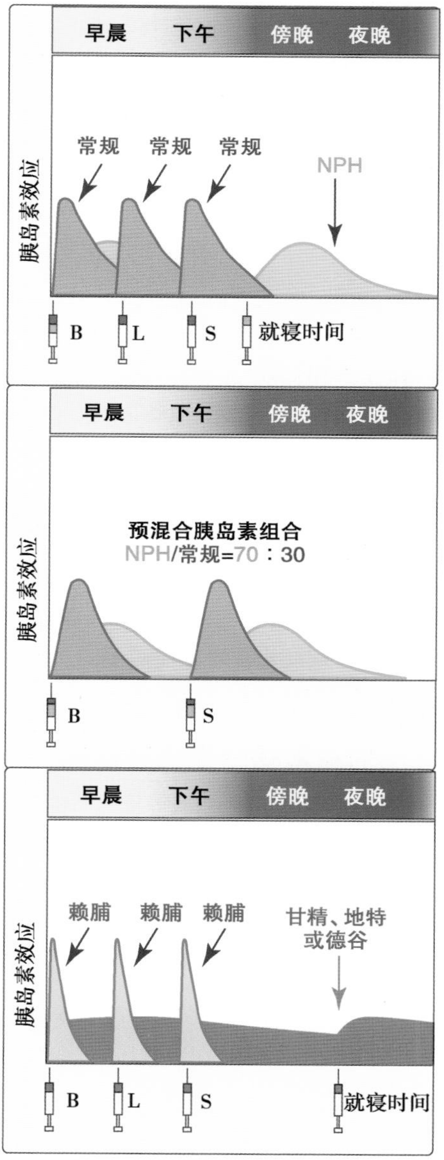
早晨
下午
傍晚
夜晚
常规
常规
常规
NPH
胰岛素效应
B
L
S
就寝时间
早晨
下午
傍晚
夜晚
预混合胰岛素组合
NPH/常规=70：30
胰岛素效应
B
S
早晨
下午
傍晚
夜晚
赖脯
赖脯
赖脯
甘精、地特
或德谷
胰岛素效应
B
L
S
就寝时间

图 24.8　提供膳食和基础胰岛素替代的三种方案的实例。B，breakfast，早餐；L，lunch，午餐；S，supper，晚餐

### E. 标准治疗和强化治疗

标准胰岛素治疗方案每天需注射胰岛素 2 次。相对而言,强化治疗需每天 3 次或多次注射胰岛素,并且要经常检测血糖水平。ADA 建议大多数患者应将平均血糖水平应控制在 154 mg/dL 及以下(HbA1c≤7%)。与胰岛素标准疗法相比,强化治疗更容易实现较好的血糖控制,且接受强化治疗的患者患糖尿病微血管并发症(如视网膜病变、肾病和神经病变)的风险显著降低。然而,强化治疗后,低血糖、昏迷和癫痫的发生概率更高(图 24.9A,B)。对于长期糖尿病、严重微血管并发症、高龄和低血糖性意识障碍的患者不建议进行强化治疗。

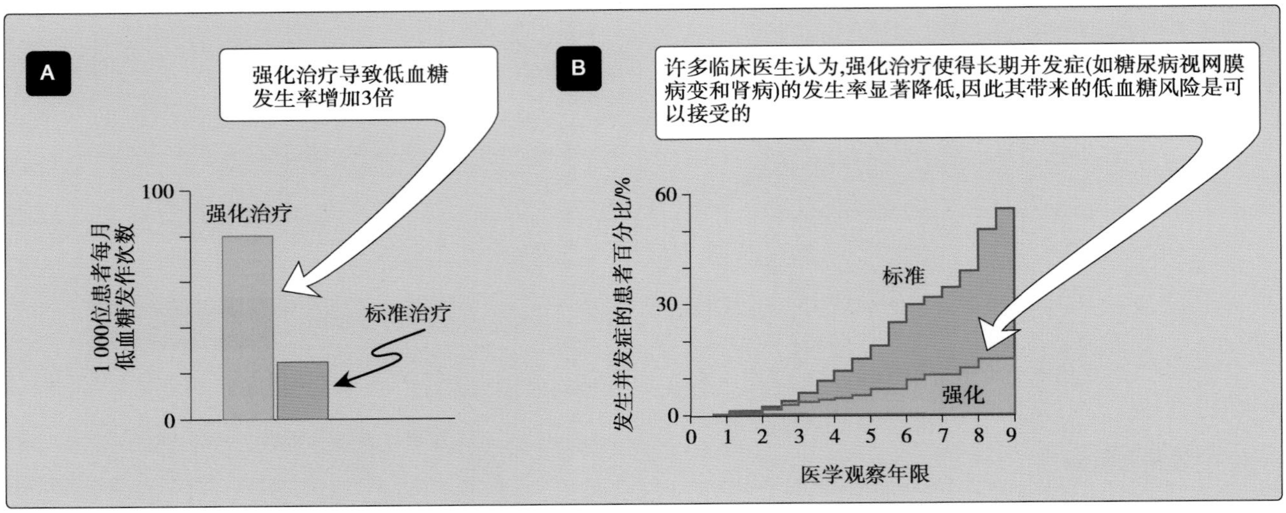
A
强化治疗导致低血糖
发生率增加3倍
100
0
1 000位患者每月
低血糖发作次数
强化治疗
标准治疗
B
许多临床医生认为,强化治疗使得长期并发症(如糖尿病视网膜病变和肾病)的发生率显著降低,因此其带来的低血糖风险是可以接受的
60
30
0
发生并发症的患者百分比/%
标准
强化
0 1 2 3 4 5 6 7 8 9
医学观察年限

图 24.9 A. 严格控制血糖对接受强化或标准治疗的 1 型糖尿病患者低血糖发作的影响。 B. 标准和强化治疗对糖尿病长期并发症的影响

## Ⅴ. 胰淀素类似物

胰淀素(amylin)是一种在摄入食物之后与胰岛素一同被 β 细胞分泌的激素。其可延缓胃排空,减少餐后胰高血糖素的分泌,提高饱腹感。普兰林肽(pramlintide)是一种合成的胰淀素类似物,可作为 1 型和 2 型糖尿病患者餐时胰岛素治疗的辅助药物。普兰林肽应在饭前经皮下注射给药,并应同时减少使用 50% 的餐时胰岛素,以避免出现严重的低血糖反应。其他不良反应还包括恶心、厌食和呕吐。普兰林肽不能与胰岛素混合在同一注射器中使用,糖尿病性胃轻瘫(gastroparesis,胃排空延迟)、甲酚过敏或低血糖性意识障碍的患者应避免使用。

## Ⅵ. 胰高血糖素样肽受体激动药

相比于葡萄糖的静脉注射,口服等量的葡萄糖可促使机体分泌更多的胰岛素,这种效应被称为"肠促胰岛素效应"(incretin effect)。但是,对于 2 型糖尿病患者,该效应减弱甚至消失。肠促胰岛素效应的发生是因为肠道对摄入的食物作出反应而释放肠促胰岛素激素,如胰高血糖素样肽-1(glucagon-like peptide-1,GLP-1)和葡萄糖依赖性促胰岛素多肽(glucose-dependent insulinotropic polypeptide,GIP)。肠促胰岛素激素诱导餐后胰岛素的分泌量占总分泌量的 60%~70%。阿必鲁肽(albiglutide)、杜拉鲁肽(dulaglutide)、艾塞那肽(exenatide)、利拉鲁肽(liraglutide)、利西那肽(lixisenatide)和索马鲁肽(semaglutide)是治疗 2 型糖尿病的注射类 GLP-1 受体激动药。利拉鲁肽也被批准用于降低 2 型糖尿病患者和心血管疾病患者的心血管疾病发生率和死亡率。此外,甘精胰岛素联用利西那肽,以及德谷胰岛素联用利拉鲁肽是另外两类可选用的长效胰岛素和 GLP-1 受体激动药的预混制剂。使用这些组合可减少每日胰岛素的需求量和注射次数。

### A. 作用机制

GLP-1 类似物降糖药物通过增加葡萄糖依赖性胰岛素的分泌、减缓胃排空、增加饱腹感(减少食物摄入)、减少餐后胰高血糖素分泌,以及促进 β 细胞增殖,进而降低餐后血糖与糖化血红蛋白的水平,同时可能伴随体重的下降。

### B. 药代动力学

GLP-1 受体激动药为多肽药物,因此需皮下注射给药。阿必鲁肽、杜拉鲁肽、利拉鲁肽和索马鲁肽被认为是长效的 GLP-1 受体激动药。其中,阿必鲁肽、杜拉鲁肽和索马鲁肽每周仅需给药 1 次,而利拉鲁肽建议每日注射 1 次。利西那肽是一种短效的 GLP-1 受体激动药,需要每日注射 1 次。艾塞那肽可被制备为短效制剂(每日注射给药 2 次)或缓释制剂(每周注射给药 1 次),严重肾功能损害患者应避免使用艾塞那肽。

### C. 不良反应

肠促胰岛素类似物的主要副作用包括恶心、呕吐、腹泻和便秘。GLP-1 受体激动药与胰腺炎的发生相关,因此,慢性胰腺炎患者应避免使用。此外,在啮齿类动物中,长效制剂被发现与甲状腺髓样癌的发生有关。尽管甲状腺髓样癌或 2 型多发性内分泌肿瘤病史的患者禁用 GLP-1 受体激动药,但目前尚不清楚 GLP-1 受体激动药是否会诱发此类癌症的发生。

## Ⅶ. 口服制剂

口服制剂可用于饮食控制无效的 2 型糖尿病患者。口服降糖药对 40 岁以后患糖尿病和患糖尿病 5 年以内的患者最为有效。长期患有糖尿病的患者可能需要口服制剂联用胰岛素来控制高血糖。图 24.10 总结了一些口服降糖药的作用时间，图 24.11 归纳了这些降糖药的常见不良反应。

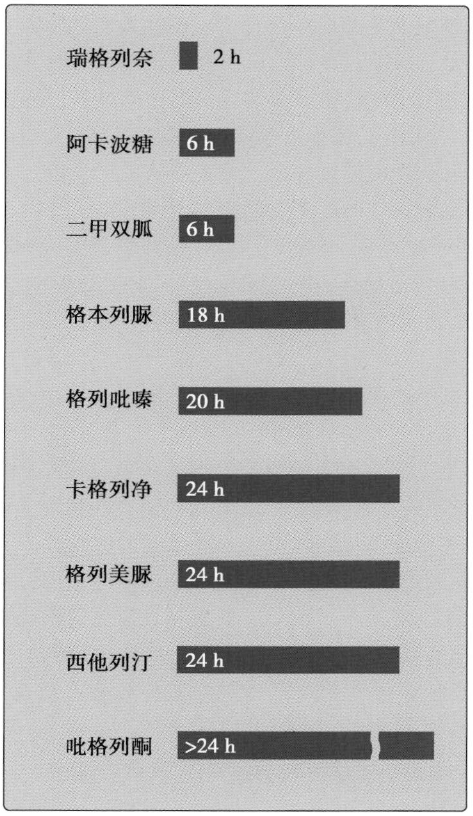

瑞格列奈 2 h
阿卡波糖 6 h
二甲双胍 6 h
格本列脲 18 h
格列吡嗪 20 h
卡格列净 24 h
格列美脲 24 h
西他列汀 24 h
吡格列酮 >24 h


图 24.10　部分口服降糖药物的作用持续时间

### A. 磺酰脲类药物

磺酰脲类（sulfonylureas）药物属于胰岛素分泌促进剂，可促进胰腺 β 细胞释放胰岛素。临床常用的磺酰脲类药物主要是第二代药物格列本脲（glyburide）、格列吡嗪（glipizide）和格列美脲（glimepiride）。

1. 作用机制：磺酰脲类药物通过阻滞 ATP 敏感的钾离子通道，导致膜去极化，钙离子内流增多，进而刺激胰岛素的分泌。此外，此类药物还可以减少肝糖输出、增加外周组织的胰岛素敏感性。

2. 药代动力学：磺酰脲类药物经口服吸收后与血清蛋白结合，并经肝脏代谢后，通过尿液和粪便排泄。此类药物作用时间可持续 12~24 h。

3. 不良反应：磺酰脲类药物的不良反应包括低血糖症、高胰岛素血症和体重增加。肝或肾功能障碍的患者应谨慎使用，因为磺酰脲类药物的积聚可能导致低血糖。例如，肾功能障碍患者服用格列本脲后，会由于药物的积聚，延长药物作用的持续时间，显著增加低血糖的风险。相对而言，格列吡嗪或格列美脲对于肾功能障碍和老年患者更为安全。图 24.12 总结了磺酰脲类药物与其他药物联用后的影响。

### B. 格列奈类药物

格列奈类（glinides）药物也属于胰岛素分泌促进剂，主要包括瑞格列奈（repaglinide）和那格列奈（nateglinide）。

1. 作用机制：格列奈类药物较磺酰脲类药物起效更快，作用时间更短。此类药物主要影响餐后胰岛素的早期分泌，因此，被称为餐后血糖调节药。由于与磺酰脲类药物的作用机制相似，且均可增加严重低血糖的风险，格列奈类药物不应与磺酰脲类药物联合使用。

2. 药代动力学：格列奈类药物应在饭前服用，口服后吸收效果良好。瑞格列奈和那格列奈均在肝脏中被 CYP3A4 代谢为非活性代谢产物，并通过胆汁排泄。

3. 不良反应：虽然格列奈类药物可引起低血糖症和体重增加，但其发生率低于磺酰脲类药物。降脂药吉非贝齐（gemfibrozil）可通过抑制肝代谢显著提高瑞格列奈的血浆药物浓度，因此两种药物禁止联合使用。此外，肝损害患者应谨慎使用格列奈类药物。

### C. 双胍类药物

二甲双胍（metformin）为双胍类药物，属于胰岛素增敏剂。二甲双胍可增加靶组织对葡萄糖的摄取和利用，从而改善胰岛

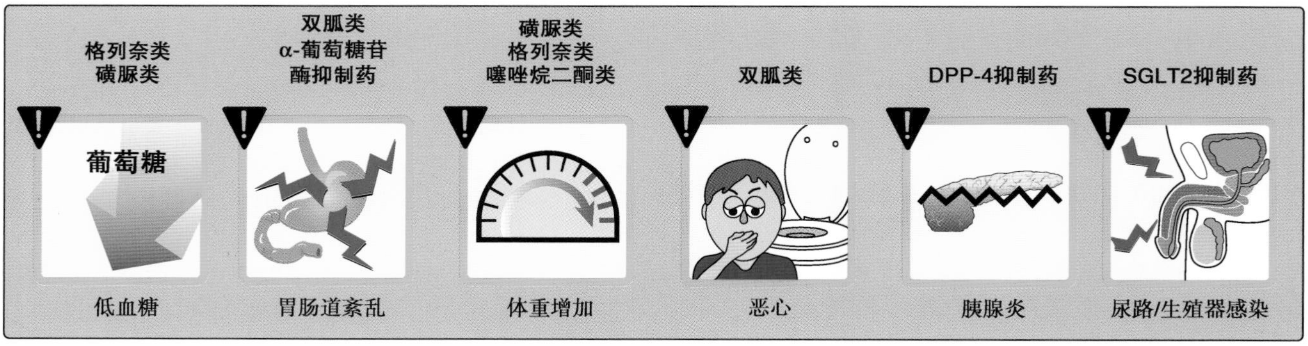

格列奈类
磺脲类
葡萄糖
低血糖
双胍类
α-葡萄糖苷
酶抑制药
胃肠道紊乱
磺脲类
格列奈类
噻唑烷二酮类
体重增加
双胍类
恶心
DPP-4抑制药
胰腺炎
SGLT2抑制药
尿路/生殖器感染


图 24.11　口服降糖药的主要不良反应

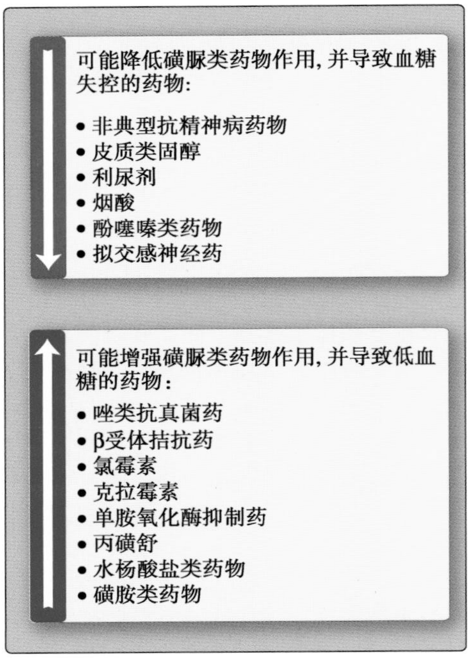
可能降低磺脲类药物作用，并导致血糖失控的药物：
• 非典型抗精神病药物
• 皮质类固醇
• 利尿剂
• 烟酸
• 酚噻嗪类药物
• 拟交感神经药
可能增强磺脲类药物作用，并导致低血糖的药物：
• 唑类抗真菌药
• β受体拮抗药
• 氯霉素
• 克拉霉素
• 单胺氧化酶抑制药
• 丙磺舒
• 水杨酸盐类药物
• 磺胺类药物

图 24.12 与磺酰脲类药物发生药物相互作用的药物

素抵抗。与磺酰脲类药物不同，二甲双胍不促进胰岛素的分泌。因此，二甲双胍诱发低血糖的风险远低于磺酰脲类药物。此外，二甲双胍因改善胰岛素抵抗可用于多囊卵巢综合征（polycystic ovary syndrome）的治疗。

1. 作用机制：二甲双胍的主要作用机制是减少肝糖异生。（注：肝脏产生的过量葡萄糖是导致 2 型糖尿病患者空腹血糖升高的重要因素。）二甲双胍还可减缓肠道对糖类的吸收，提高外周血糖的吸收和利用率。二甲双胍降低体重的作用可能与其抑制食欲相关。ADA 推荐将二甲双胍作为治疗 2 型糖尿病的首选药物。二甲双胍可单独使用或与其他口服药物及胰岛素联合使用。该药与胰岛素或胰岛素促泌剂同时使用时可能出现低血糖症状，因此，联用时需要调整药物剂量。

2. 药代动力学：口服二甲双胍后吸收良好，不与血清蛋白结合，不被代谢，可通过尿液排泄。

3. 不良反应：主要为胃肠道反应，包括腹泻、恶心和呕吐。这些影响可以通过小剂量起始、逐渐加量、随餐服用而得到减轻。二甲双胍由于具有乳酸酸中毒的风险而被禁用于肾功能障碍患者。此外，患有急性心肌梗死、心力衰竭、败血症或其他可引起急性肾功能衰竭疾病的患者应停止使用。同时，二甲双胍应谨慎用于 80 岁以上、心力衰竭或酗酒的患者。对于需要造影检查的患者，应该暂时停用二甲双胍。二甲双胍很少诱发可致命的乳酸酸中毒。长期服用二甲双胍还可能导致维生素 $B_{12}$ 的缺乏。因此，服用二甲双胍的糖尿病患者，尤其是伴有贫血或周围神经病变的患者，建议定期监测维生素 $B_{12}$ 的水平。

## D. 噻唑烷二酮类药物

噻唑烷二酮类（thiazolidinedione，TZD）药物也属于胰岛素增敏剂。此类药物包括吡格列酮（pioglitazone）和罗格列酮（rosiglitazone）。噻唑烷二酮类药物由于不刺激 β 细胞释放胰岛素，因此不存在高胰岛素血症的风险。

1. 作用机制：噻唑烷二酮类药物通过激动过氧化物酶体增殖物激活受体 γ（peroxisome proliferator-activated receptor-γ，PPARγ），改善胰岛素抵抗。PPARγ 的激活可调节胰岛素应答基因的转录，导致脂肪组织、肝脏和骨骼肌的胰岛素敏感性增加。噻唑烷二酮类药物可单独或与其他降糖药及胰岛素联合使用。药物联用时，需要注意降低胰岛素的剂量。ADA 推荐将吡格列酮作为 2 型糖尿病的二线或三线治疗药物。罗格列酮由于可诱发心血管不良反应，临床应用较少。

2. 药代动力学：吡格列酮和罗格列酮口服后吸收良好并可与血清白蛋白结合。两者可通过不同的 CYP450 同工酶进行代谢。吡格列酮的某些代谢产物仍具有活性，其肾脏清除作用可忽略不计，药物原形及活性代谢产物大部分通过胆汁排泄。罗格列酮的代谢产物主要通过尿液排出，肾功能障碍患者无须调整罗格列酮给药剂量。

3. 不良反应：偶有噻唑烷二酮类药物引起肝毒性反应的报道，建议定期监测肝功能。噻唑烷二酮类药物促进体重增加可能是因为增加皮下脂肪及引起液体潴留所致。（注：液体潴留会加重心力衰竭，严重心力衰竭患者应避免使用此类药物。）噻唑烷二酮类药物与女性骨质缺乏和骨折风险增加有关。此外，吡格列酮可能增加膀胱癌的风险，而罗格列酮的黑框警告中加入了“使用该药物可能增加心肌梗死和心绞痛风险”的信息。

## E. α-葡萄糖苷酶抑制药

阿卡波糖（acarbose）和米格列醇（miglitol）是治疗 2 型糖尿病的口服药物，属于 α-葡萄糖苷酶（a-glucosidase）抑制药。

1. 作用机制：小肠黏膜刷状缘的 α-葡萄糖苷酶可将碳水化合物分解为葡萄糖和其他可被吸收的单糖。阿卡波糖和米格列醇能够可逆地抑制 α-葡萄糖苷酶。餐前服用此类药物会延缓碳水化合物的消化，导致餐后血糖水平的降低。由于不刺激胰岛素释放或增加胰岛素敏感性，此类药物单独使用时不会引起低血糖。然而，当与胰岛素促泌剂或胰岛素联用时，可能会出现低血糖症状。（注：因为蔗糖酶也可被此类药物抑制，在出现低血糖症状时，应使用葡萄糖而非蔗糖缓解低血糖。）

2. 药代动力学：阿卡波糖吸收较少，主要由肠道细菌代谢，部分代谢产物被吸收并排泄到尿液中。米格列醇吸收良好且不会引起严重的全身系统反应，最终以药物原形由肾脏排出体外。

3. 不良反应：最常见的不良反应是肠胃胀气、腹泻和腹部绞痛。不良反应在一定程度上限制了此类药物的临床应用。患有炎症性肠病、结肠溃疡及肠梗阻的患者不应使用此类药物。

### F. 二肽基肽酶-4 抑制药

阿格列汀(alogliptin)、利格列汀(linagliptin)、沙格列汀(saxagliptin)和西格列汀(sitagliptin)属于治疗 2 型糖尿病的口服二肽基肽酶-4(dipeptidyl peptidase-4,DPP-4)抑制药。

1. 作用机制:此类药物可通过抑制 DPP-4,减少 DPP-4 导致的肠促胰岛素激素(如 GLP-1)的体内水解失活(图 24.13)。提高肠促胰岛素激素的活性可增加餐时胰岛素的释放,减少胰高血糖素的异常分泌。DPP-4 抑制药可单独使用,也可与磺酰脲类药物、二甲双胍、噻唑烷二酮类药物及胰岛素联合应用。因为 DPP-4 抑制药和 GLP-1 受体激动药的作用机制和毒性存在重叠,治疗指南不推荐将二者联合使用。与 GLP-1 受体激动药不同,DPP-4 抑制药不会引起饱腹感,且对体重没有影响。

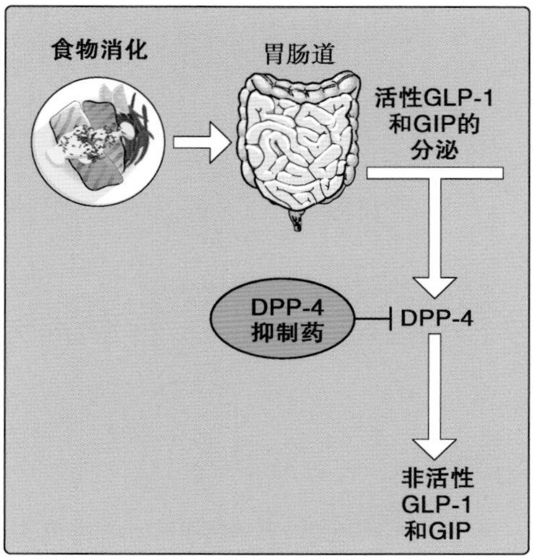
食物消化
胃肠道
活性GLP-1和GIP的分泌
DPP-4抑制药
DPP-4
非活性GLP-1和GIP

图 24.13　DPP-4 抑制药的作用机制

2. 药代动力学:DPP-4 抑制药口服后吸收良好,进食不影响药物的吸收。阿格列汀和西格列汀大多在尿液中以原形排出。沙格列汀通过 CYP3A4/5 代谢为活性代谢产物,药物原形及代谢产物主要通过肾脏清除。利格列汀主要通过肠肝系统进行消除。除利格列汀外的所有 DPP-4 抑制药都需要在肾功能障碍患者中调整给药剂量。

3. 不良反应:DPP-4 抑制药的耐受性良好,最常见的不良反应是鼻咽炎和头痛。虽然不常见,但存在个别使用 DPP-4 抑制药而诱发胰腺炎的病例。此类药物也可能增加严重的、致残的关节疼痛的风险。阿格列汀和沙格列汀也被证明具有增加心力衰竭的风险。因此,心力衰竭患者或有心力衰竭风险的患者应谨慎使用。

### G. 钠-葡萄糖协同转运体 2 抑制药

卡格列净(canagliflozin)、达格列净(dapagliflozin)、恩格列净(empagliflozin)和埃格列净(ertugliflozin)都是口服治疗 2 型糖尿病的钠-葡萄糖协同转运体 2(sodium-glucose cotransporter 2,SGLT2)抑制药。有研究表明,恩格列净还可降低 2 型糖尿病和心血管疾病患者的心血管死亡风险。

1. 作用机制:SGLT2 可重吸收肾小管腔内过滤后的葡萄糖,其抑制剂可减少葡萄糖的重吸收,增加尿液中葡萄糖的排出量,从而发挥降糖作用。抑制 SGLT2 也会减少钠的重吸收,引起渗透性利尿。慢性利钠和渗透性利尿作用可降低血压,然而,尚无专门探讨 SGLT-2 抑制药对合并糖尿病的高血压患者临床结局影响的研究。

2. 药代动力学:SGLT2 抑制药一般每天清晨服药 1 次。卡格列净应在当天第一餐前服用。所有此类药物主要通过葡糖醛酸化作用代谢为非活性代谢产物。肾功能障碍患者应避免使用此类药物。

3. 不良反应:SGLT2 抑制药最常见的不良反应是女性生殖道真菌感染(如外阴阴道念珠菌病)、尿路感染和尿频。低血压也是 SGLT2 抑制药的不良反应,尤其是老年人,或服用利尿剂的患者容易出现这一症状。因此,在使用此类药物之前应评估血容量状态。据报道,使用 SGLT2 抑制药可导致酮症酸中毒,对于易发生酮症酸中毒的患者(例如,酗酒者或因手术、疾病需要限制热量的患者)应谨慎使用这些药物。

### H. 其他药物

多巴胺激动药溴隐亭(bromocriptine)和胆汁酸螯合剂考来维伦(colesevelam)均能适度降低 HbA1c。这两种药物的降糖作用机制尚不清楚。虽然溴隐亭和考来维伦可用作 2 型糖尿病的治疗药物,但较弱的疗效、不良反应和用药剂量限制了其临床应用。

图 24.14 概述了口服降糖药和 GLP-1 受体激动药的主要性质。图 24.15 总结了 2 型糖尿病的治疗指南。

| 药品分类 | 作用机制 | 对血浆胰岛素的影响 | 低血糖风险 | 评价 |
| --- | --- | --- | --- | --- |
| **磺酰脲类**<br>格列美脲<br>格列吡嗪<br>格列本脲 | 刺激胰岛素分泌 | ↑ | 有 | 临床治疗中疗效良好；体重增加<br>低血糖是这类口服药物最常见的不良反应 |
| **格列奈类**<br>那格列奈<br>瑞格列奈 | 刺激胰岛素分泌 | ↑ | 有<br>(很少) | 随餐服用；作用时间短且不常伴有低血糖；具有餐后降糖效应 |
| **双胍类**<br>二甲双胍 | 减少肝葡萄糖产生 | ↓ | 无 | 治疗2型糖尿病的首选药物；临床治疗中疗效良好；可能会出现体重下降；需监测肾功能和维生素$B_{12}$水平 |
| **噻唑烷二酮类**<br>吡格列酮<br>罗格列酮 | 与肌肉、脂肪和肝脏中过氧化物酶体增殖物激活受体γ结合，改善胰岛素抵抗 | ↓↓ | 无 | 对高胰岛素抵抗患者有效；吡格列酮每日服药1次<br>开始服药前检查肝功能；肝病或心力衰竭患者禁用 |
| **α-葡萄糖苷酶抑制剂**<br>阿卡波糖<br>米格列醇 | 减少葡萄糖吸收 | ⇔ | 无 | 随餐服用；胃肠道不良反应；非首选疗法<br>适用于不能耐受其他药物的患者 |
| **DPP-4抑制剂**<br>阿格列汀<br>利格列汀<br>西格列汀<br>沙格列汀 | 增加葡萄糖依赖的胰岛素释放；减少胰高血糖素的分泌 | ↑ | 无 | 每日服药1次；是否随餐服用均可；作用效果温和，具有患胰腺炎的风险 |
| **SGLT2抑制剂**<br>卡格列净<br>达格列净<br>恩格列净<br>埃格列净 | 加速葡萄糖经尿液排出 | ⇔ | 无 | 每日早晨服药1次；具有低血压、泌尿生殖系统感染的危险<br>肾功能严重损害患者禁用<br>恩格列净被批准用于减少2型糖尿病患者的心血管疾病发生 |
| **GLP-1受体激动药**<br>阿必鲁肽<br>杜拉鲁肽<br>艾塞那肽<br>利拉鲁肽<br>利西那肽<br>索马鲁肽 | 增加葡萄糖依赖的胰岛素释放；<br>减少胰高血糖素的分泌；<br>减缓胃排空；增加饱腹感 | ↑ | 无 | 注射制剂；利拉鲁肽和利西那肽每日给药1次；阿必鲁肽、杜拉鲁肽和索马鲁肽每周给药1次；艾塞那肽每天给药两次，长效艾塞那肽每周给药1次<br>利拉鲁肽被批准用于减少2型糖尿病患者的心血管疾病发生<br>体重可能减轻<br>具有增加胰腺炎的风险<br>具有甲状腺髓样癌病史的患者禁用 |

图 24.14 口服药物和 GLP-1 受体激动药的主要性质总结。⇔，轻微或无影响

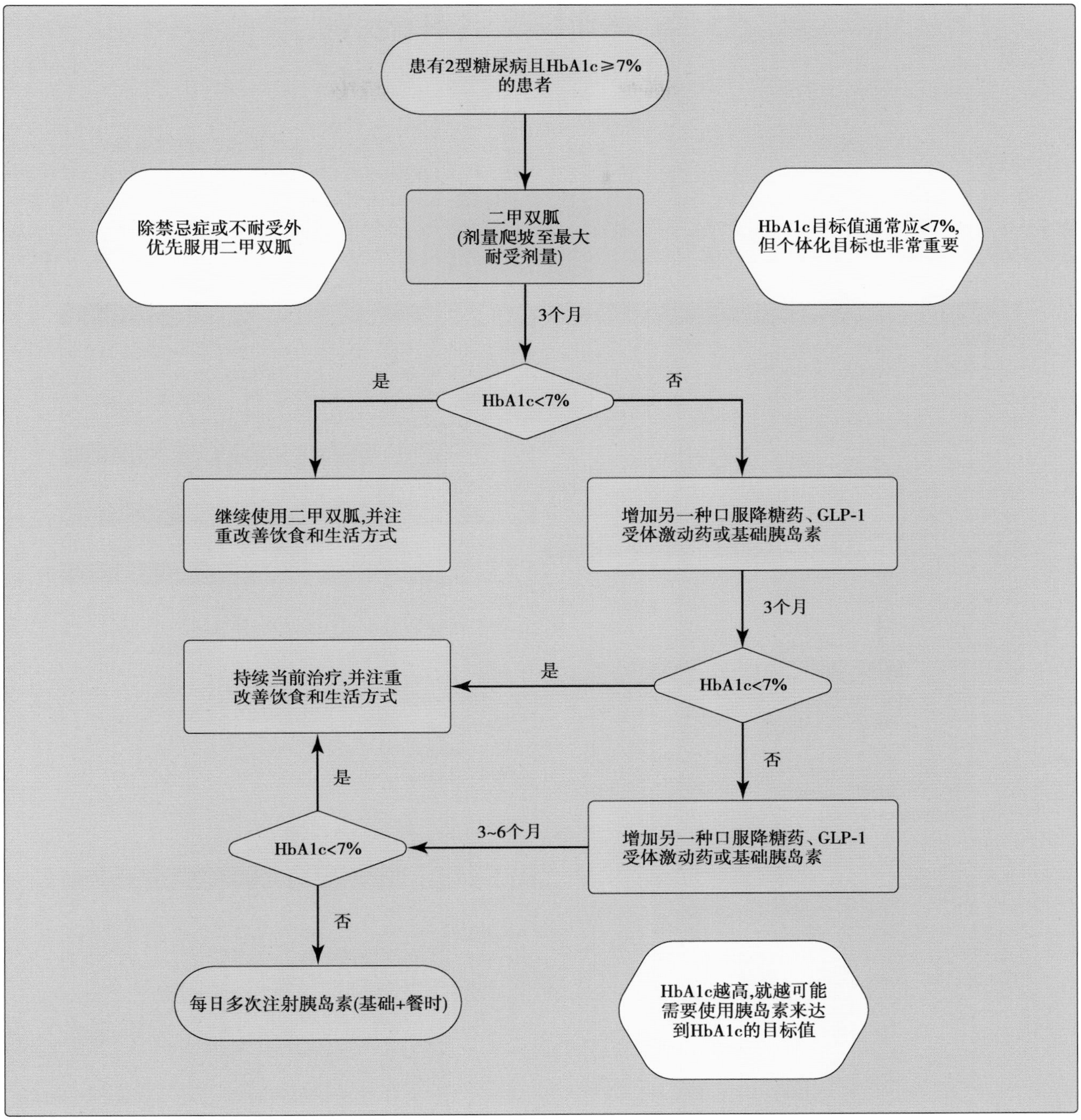
患有2型糖尿病且HbA1c≥7%的患者
除禁忌症或不耐受外优先服用二甲双胍
二甲双胍(剂量爬坡至最大耐受剂量)
HbA1c目标值通常应<7%,但个体化目标也非常重要
3个月
HbA1c<7%
是
否
继续使用二甲双胍,并注重改善饮食和生活方式
增加另一种口服降糖药、GLP-1受体激动药或基础胰岛素
3个月
HbA1c<7%
是
持续当前治疗,并注重改善饮食和生活方式
否
增加另一种口服降糖药、GLP-1受体激动药或基础胰岛素
3~6个月
HbA1c<7%
是
否
每日多次注射胰岛素(基础+餐时)
HbA1c越高,就越可能需要使用胰岛素来达到HbA1c的目标值

图 24.15　2 型糖尿病的治疗指南

（续繁星，白仁仁）

## 思考题

扫描二维码

获取思考题

# 第 25 章　雌激素和雄激素

## Ⅰ. 概述

性腺产生的雌激素（estrogen）和雄激素（androgen）统称为性激素。性激素在受孕、胚胎成熟及第一性征和青春期后第二性征的发育过程中，都发挥着至关重要的作用。性激素的临床应用包括避孕、缓解更年期症状，以及性激素缺乏症的替代治疗。此外，性激素拮抗药可有效治疗或预防激素依赖性癌症。胆固醇（cholesterol）作为性激素的前体，可经过烃链的缩短和甾核的羟化等步骤生成性激素，生物合成雌激素的最后一步为特殊的芳构化反应。图 25.1 总结了本章介绍的各类性激素。

**雌激素类药物**

结合雌激素 (conjugated estrogens, PREMARIN)
酯化雌激素 (EsterifiED estrogens, MENEST)
雌二醇(口服) (estradiol, ESTRACE)
雌二醇(局部) (estradiol, DIVIGEL, ESTROGEL)
雌二醇(经皮) (estradiol, ALORA, CLIMARA, VIVELLE)
雌二醇(阴道) (estradiol, ESTRACE, ESTRING, FEMRING,VAGIFEM)
雌酮硫酸酯哌嗪 (仅有通用名)
苯基雌二醇*

**选择性雌激素受体调节剂(SERM)**

氯米芬 (clomiphene, CLOMID)
奥培米芬 (ospemifene, OSPHENA)
雷洛昔芬 (raloxifene, EVISTA)
他莫昔芬 (tamoxifen, 仅有通用名)

**孕激素类药物**

去氧孕烯** (desogestrel**, DESOGEN)
去氧孕烯** (dienogest**, NATAZIA)
屈螺酮 (drospirenone**, YASMIN, YAZ)
依托孕烯(皮下) (etonogestrel, NEXPLANON)
依托孕烯** (阴道环) (etongestrel, NUVARING)
左炔诺孕酮 (levonorgestrel, PLAN B ONE-STEP)
左炔诺孕酮(IUD) (levonorgestrel , KYLEENA, LILETTA, MIRENA, SKYLA)
甲羟孕酮 (medroxyprogesterone, DEPO-PROVERA, PROVERA)
诺孕曲明**(透皮) (norelgestromin**, XULANE)
炔诺酮 (norethindrone, MICRONOR)
炔诺酮** (norethindrone**, ORTHO-NOVUM, TRI-NORINYL)
醋酸炔诺酮 (norethindrone acetate, AYGESTIN)

**孕激素类药物**

醋酸炔诺酮** (norethindrone acetate**, FEMHRT, LOESTRIN)
诺孕酯** (norgestimate**, ORTHO TRI-CYCLEN, SPRINTEC)
炔诺孕酮** (norgestrel**, LO/OVRAL)
黄体酮 (progesterone, PROMETRIUM)

**孕酮激动药/拮抗药**

醋酸乌利司他 (ulipristal acetate, ELLA)

**孕酮拮抗药**

米非司酮 (mifepristone, MIFEPREX)

**雄激素类药物**

达那唑 (danazol, 仅有通用名)
氟氧甲甾酮 (fluoxymesterone, 仅有通用名)
甲基睾酮 (methyltestosterone, ANDROID, TESTRED)
氧雄龙 (oxandrolone, OXANDRIN)
羟甲烯龙 (oxymetholone, ANADROL)
睾酮(口腔) (testosterone, STRIANT)
睾酮(植入物) (testosterone, TESTOPEL)
睾酮(贴片) (testosterone, ANDRODERM)
睾酮(局部) (testosterone, ANDROGEL, TESTIM, VOGELXO)
环丙酸睾酮 (testosterone cypionate, DEPOTESTOSTERONE)
庚酸睾酮 (testosterone enanthate, DELATESTRYL)

**抗雄激素类药物**

比卡鲁胺 (bicalutamide, CASODEX)
苯扎鲁他胺 (enzalutamide, XTANDI)
氟他胺 (flutamide, 仅有通用名)
尼鲁他胺 (nilutamide, NILANDRON)

图 25.1　性激素类药物概述。* 可与孕激素配伍使用。** 可与炔雌醇配伍使用。[注：地诺孕素可与戊酸雌二醇配伍使用]

## Ⅱ. 雌激素

雌激素由卵巢产生并分泌。在多种雌激素中，雌二醇（estradiol）的生理活性最强。雌二醇还是绝经前女性的主要雌激素。雌酮（estrone）是雌二醇的代谢物，主要由脂肪组织中的脱氢表雄酮（dehydroepiandrosterone，DHEA）转化产生，其生理活性约为雌二醇的 1/3。雌三醇（estriol）为雌二醇的另一种代谢物，生理活性也低于雌二醇。由于雌三醇在胎盘中合成，所以其在怀孕期水平较高。与内源性雌激素相比，人工合成的雌激素，如炔雌醇（ethinyl estradiol），受首关代谢的影响较小，因此低剂量口服便可获得较好的疗效。

### A. 作用机制

类固醇激素（如雌二醇）在血液中与结合的性激素球蛋白或白蛋白解离后，扩散至靶细胞膜上，并与特定的核受体蛋白结合（图 25.2）。激活状态的类固醇-受体复合物可与核染色质发生相互作用，启动激素特异性的 RNA 转录，进而促进不同生理功能的特异蛋白的合成。（注：由于类固醇激素在靶组织中启动 RNA 的特异性转录，因此具有受体和组织特异性。）除此之外，类固醇激素也可通过作用于其他通路介导细胞产生快速反应。

### B. 临床应用

雌激素最常用于避孕和绝经后的激素治疗（hormone therapy，HT）。尽管雌激素此前被广泛用于预防骨质疏松症，但由于雌激素治疗具有一定的风险，目前常使用双膦酸盐（bisphosphonate）等药物代替雌激素进行治疗（参见第 27 章）。

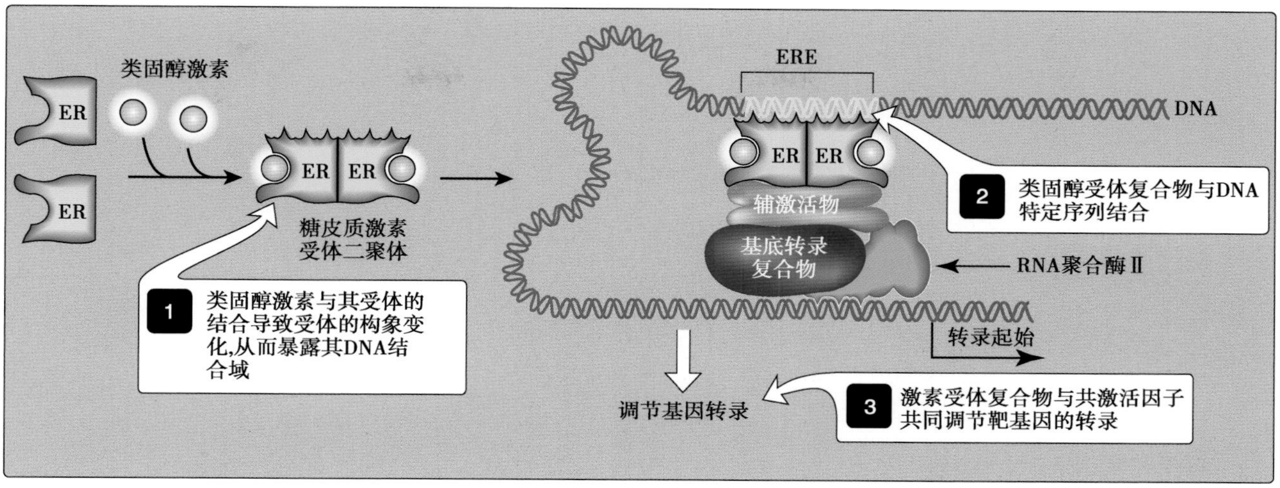
类固醇激素
ER
ER
ER ER
糖皮质激素
受体二聚体
1 类固醇激素与其受体的结合导致受体的构象变化,从而暴露其DNA结合域
ERE
DNA
ER ER
辅激活物
基底转录
复合物
2 类固醇受体复合物与DNA特定序列结合
RNA聚合酶Ⅱ
转录起始
调节基因转录
3 激素受体复合物与共激活因子共同调节靶基因的转录

图 25.2　细胞内类固醇激素受体的转录调控机制

1. 绝经后激素治疗：雌激素治疗的主要适应证为女性因绝经引起的血管舒缩功能异常(如“潮热”和“潮红”)和阴道萎缩等症状(图 25.3)。常用于治疗更年期症状的口服制剂是结合马雌激素(从怀孕母马的尿液中提取),主要含有雌酮硫酸酯和马烯雌酮(equilin)硫酸酯。其他雌激素口服制剂还包括酯化雌激素和雌酮硫酸酯哌嗪(estropipate)。雌二醇透皮制剂也可有效治疗更年期症状。对于具备完整子宫的女性,常在雌激素治疗的同时使用孕激素,这是由于二者联用会降低雌激素诱导的子宫内膜癌的风险。接受过子宫切除术的女性可以单独使用雌激素。(注:用于激素替代治疗的雌激素的剂量明显低于用于避孕的雌激素的剂量,因此,雌激素替代治疗的副作用通常不如避孕的副作用明显。)由于使用激素治疗会增加心血管事件和乳腺癌的风险,所以在缓解更年期症状时,应在最短的时间内以最低的有效剂量使用雌激素。对于只显示阴道萎缩等泌尿生殖系统症状的女性,应该采用阴道给药而非全身给药,从而将使用风险降至最低。

2. 避孕：可通过口服、透皮或阴道给药途径联合给予雌激素和孕激素,以达到有效避孕的目的。

3. 其他用途：雌激素与孕激素联合使用可模拟自然月经周期,治疗患有原发性性腺功能衰退症的年轻女性,促进第二性征发育。同样,这种替代疗法也适用于因手术绝经或卵巢早衰导致激素缺乏的女性。

## C. 药代动力学

1. 天然雌激素：雌激素及其酯化或共轭衍生物很容易经胃肠道、皮肤和黏膜吸收。口服后,雌二醇可被肝微粒体酶迅速代谢(部分失活)。尽管受到首关代谢的影响,口服雌二醇仍然有效,微粉化后可提高其生物利用度。

2. 合成雌激素：炔雌二醇(ethinyl estradiol)和戊酸雌二醇(estradiol valerate)等合成雌激素的口服吸收效果良好。戊酸雌二醇是雌二醇的前体,可快速分解为雌二醇和戊酸。合成的雌激素一般是脂溶性的,能储存在脂肪组织中并缓慢释放。因此,与天然雌激素相比,这些人工合成雌激素具有更长的作用时间及更好的作用效果。

3. 代谢：入血后的雌激素与血清白蛋白或性激素结合球蛋白结合。雌二醇口服后会被代谢为雌酮和雌三醇。雌二醇及其代谢产物主要与葡糖醛酸盐和硫酸盐结合,结合后的产物可经肠肝循环分泌到胆汁中,并经肠道细菌水解后被重新吸收,少量的代谢产物被肝脏 CYP3A4 同工酶代谢后由尿液排出。然而,口服雌二醇后,首关代谢会导致其生物利用度降低。为减少雌二醇的首关代谢,可选用透皮贴剂、局部用药制剂(凝胶剂及喷雾剂)、阴道局部用药制剂(片剂、乳膏及阴道环)或注射剂给予雌二醇。

## D. 不良反应

恶心和乳房压痛是雌激素治疗中最常见的不良反应。此外,雌激素治疗还会增加血栓栓塞事件、心肌梗死、乳腺癌和子宫内膜癌的风险。(注:子宫内膜癌风险的增加可通过在雌激素治疗的同时加入孕激素来消除。)雌激素治疗的其他不良反应见图 25.4。

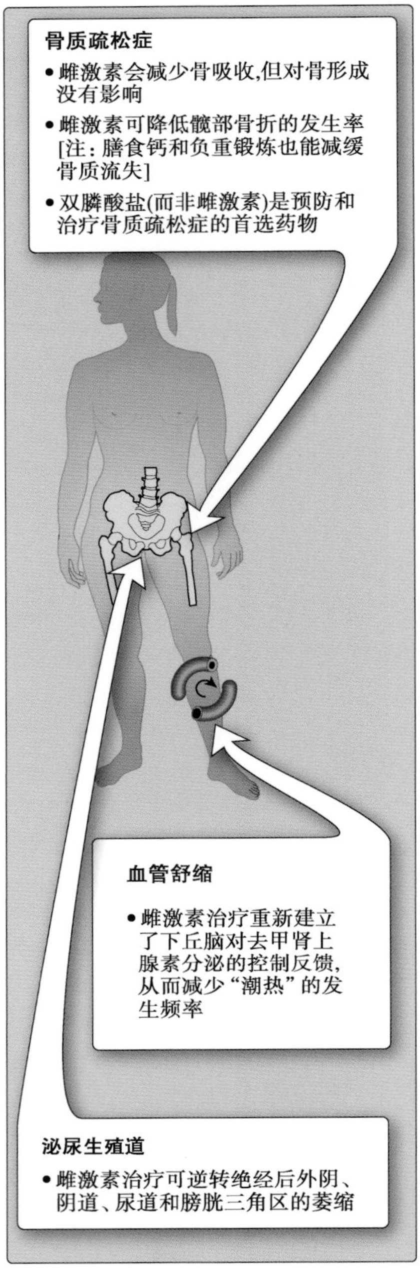
骨质疏松症
•雌激素会减少骨吸收,但对骨形成没有影响
•雌激素可降低髋部骨折的发生率[注:膳食钙和负重锻炼也能减缓骨质流失]
•双膦酸盐(而非雌激素)是预防和治疗骨质疏松症的首选药物
血管舒缩
•雌激素治疗重新建立了下丘脑对去甲肾上腺素分泌的控制反馈,从而减少“潮热”的发生频率
泌尿生殖道
•雌激素治疗可逆转绝经后外阴、阴道、尿道和膀胱三角区的萎缩

图 25.3 绝经后雌激素替代治疗的主要适应证

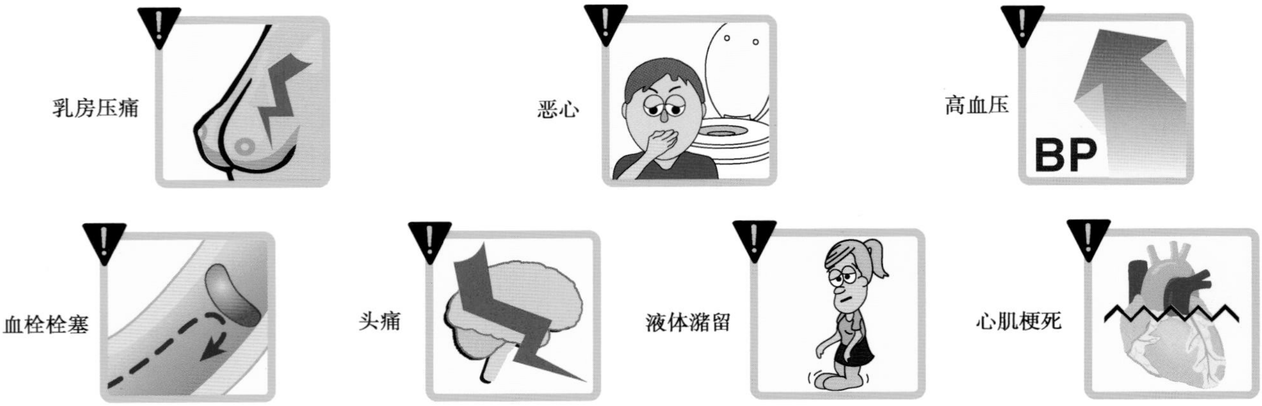
乳房压痛
恶心
高血压
BP
血栓栓塞
头痛
液体潴留
心肌梗死

图 25.4 雌激素的主要不良反应

## Ⅲ. 选择性雌激素受体调节药

选择性雌激素受体调节药(selective estrogen receptor modulator,SERM)是一类与雌激素相关的化合物,根据靶组织类型的不同,表现出对雌激素受体(estrogen receptor,ER)的选择性激动或拮抗作用。此类药物包括他莫昔芬(tamoxifen)、雷洛昔芬(raloxifene)、巴多昔芬(bazedoxifene)、氯米芬(clomiphene)和奥培米芬(ospemifene)。

### A. 作用机制

他莫昔芬和雷洛昔芬可与雌激素竞争性结合乳腺组织中的雌激素受体。(注:由于雌激素可刺激乳房的生长发育,因此,一些激素依赖性乳腺癌会随着他莫昔芬和雷洛昔芬的使用而消退。)雷洛昔芬作为骨骼雌激素受体激动药,会引起骨吸收减少、骨密度增加、椎体骨折发生率降低(图 25.5)。与雌激素和他莫昔芬不同,雷洛昔芬不会引起子宫内膜增生,因此不易诱发子宫内膜癌。此外,雷洛昔芬还能够降低血清总胆固醇(total cholesterol)和低密度脂蛋白(low-density lipoprotein,LDL)的含量。与雷洛昔芬的作用相似,巴多昔芬可拮抗雌激素,减少雌激素对子宫内膜的作用,降低子宫内膜增生的风险。氯米芬作为部分雌激素激动药,可干扰雌激素对下丘脑的负反馈,这种作用会增加促性腺激素释放激素(gonadotropin-releasing hormone)和促性腺激素(gonadotropin)的分泌,从而促进排卵。

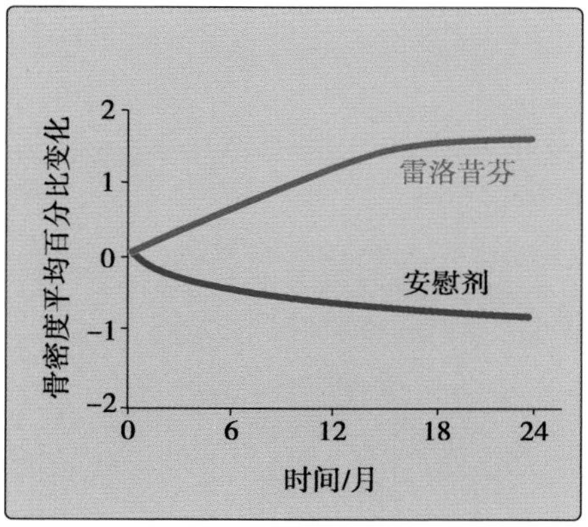
骨密度平均百分比变化
2
1
0
−1
−2
0
6
12
18
24
时间/月
雷洛昔芬
安慰剂

图 25.5　绝经后女性髋骨骨密度随雷洛昔芬服用时间的延长而增加

### B. 临床应用

他莫昔芬目前用于转移性乳腺癌的治疗,还可用于乳腺癌切除或放疗后的辅助治疗。同时,他莫昔芬和雷洛昔芬都可作为预防性治疗药物,以降低高危群体患乳腺癌的风险。雷洛昔芬也被批准用于预防和治疗绝经后女性的骨质疏松症;氯米芬主要用于治疗不孕症;奥培米芬主要用于治疗更年期女性性交疼痛;巴多昔芬可以与共轭雌激素配伍,联合用于治疗具备完整子宫女性的更年期症状。

### C. 药代动力学

SERM 口服后可被迅速吸收。他莫昔芬大部分被细胞色素 P450 系统代谢,其中经 CYP3A4/5 和 CYP2D6 同工酶代谢后可形成活性代谢物。(注:CYP2D6 基因的遗传变异可能导致产生活性较低的代谢物,造成他莫昔芬的药效降低。)雷洛昔芬通过首关代谢被迅速代谢为葡糖醛酸结合物,这些结合物经历肠肝循环,大部分通过胆汁排入肠道,随粪便排出。

### D. 不良反应

他莫昔芬最常见的副作用是潮热和恶心。有报道显示,由于他莫昔芬在子宫内膜中具有雌激素样作用,在治疗过程中可能会导致子宫内膜增生及恶性肿瘤。因此,对某些适应证的治疗需要限制他莫昔芬的用药时间。另外,由于他莫昔芬可由多种 CYP450 同工酶代谢,因此其疗效受到许多药物的影响。(注:他莫昔芬是 P-糖蛋白的抑制剂。)例如,一些 CYP450 抑制剂[如胺碘酮(amiodarone)、氟哌啶醇(haloperidol)、帕罗西汀(paroxetine)]可阻止他莫昔芬活性代谢产物的形成,使疗效降低。雷洛昔芬常见的不良反应为潮热和腿部痉挛,还具有增加深静脉血栓形成和肺栓塞的风险。因此,具有静脉血栓栓塞症既往史或现病史的女性应避免使用此药。氯米芬的不良反应与剂量有关,包括头痛、恶心、血管舒缩性潮红、视觉障碍、卵巢肿大。使用氯米芬会增加多胎妊娠(通常是双胞胎)的发生率;奥培米芬会刺激子宫内膜增生,子宫完整的女性使用时应配合孕激素。

## Ⅳ. 孕激素

内源性孕激素是人体在黄体生成素(luteinizing hormone,LH)刺激下产生的激素,主要是指黄体酮(progesterone),也称为孕酮。女性体内孕激素主要由黄体分泌,妊娠 3~4 个月后改由胎盘分泌,男性则由睾丸分泌。此外,孕激素还可由男性和女性的肾上腺皮质合成。

### A. 作用机制

孕激素的作用方式与其他类固醇激素相似。黄体酮可促进女性分泌性子宫内膜的发育,有利于胚胎的成功着床。在月经周期的后半期(黄体期),黄体释放的大量黄体酮可抑制促性腺激素的分泌,进而抑制排卵。如果受孕,黄体酮将继续分泌,保持子宫内膜处于有利于妊娠的状态,并抑制子宫收缩;如果没有受孕,黄体中黄体酮的释放会突然停止,进而诱发月经。月经周期中的激素变化如图 25.6 所示。

### B. 临床应用

孕激素的主要临床应用为避孕和激素替代治疗,通常与雌激素联合使用。天然的黄体酮因代谢快、生物利用度低,不作为避孕药物使用。

人工合成孕激素包括去氧孕烯(desogestrel)、地诺孕素(dienogest)、屈螺酮(drospirenone)、左炔诺孕酮(levonorgestrel)、炔诺酮(norethindrone)、醋酸炔诺酮(norethindrone acetate)、诺孕酯(norgestimate)和炔诺孕酮(norgestrel)等。由于合成孕激素受首关代谢的影响较小,且更为稳定,所以在用于避孕时通常采用较低的口服剂量。醋酸甲羟孕酮(medroxyprogesterone)的注射剂用于避孕,而口服剂型常用于绝经后的激素治疗。

此外,孕激素还可用于控制功能性子宫出血、痛经、子宫内膜异位症和不孕症。

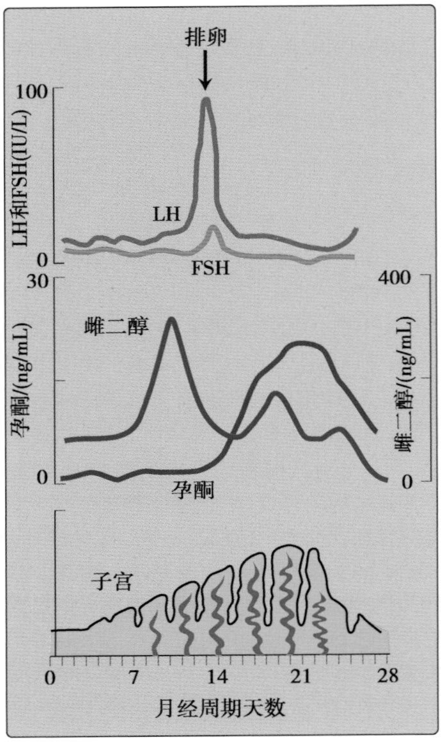

排卵
100
LH和FSH(IU/L)
LH
0
FSH
30
400
雌二醇
孕酮/(ng/mL)
雌二醇/(ng/mL)
0
孕酮
0
子宫
0
7
14
21
28
月经周期天数


图 25.6 血液中的垂体激素和卵巢激素水平，以及子宫内膜形态在月经周期内的变化示意图

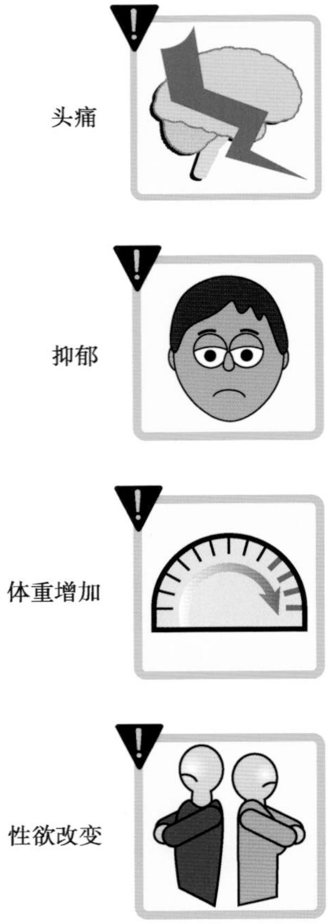

头痛
抑郁
体重增加
性欲改变


图 25.7 孕激素的主要不良反应

### C. 药代动力学

黄体酮的微粉化制剂在口服后可被迅速吸收。该药物的体内半衰期很短，很快被肝脏代谢为孕二醇（pregnanediol）、葡糖醛酸和硫酸盐结合物，代谢产物主要通过尿液排出。合成孕激素代谢速度较慢，如口服醋酸甲羟孕酮的半衰期为 30 h，但当肌内注射或皮下注射该药物时，半衰期约为 40~50 d，且药效可长达 3 个月。其他合成孕激素的半衰期为 7~30 h，需每天给药 1 次。

### D. 不良反应

孕激素的主要不良反应为头痛、抑郁、体重增加及性欲改变（图 25.7）。19-去甲睾酮衍生物（如炔诺酮、醋酸炔诺酮、炔诺孕酮、左炔诺孕酮）的结构与睾酮相似，具有一定的雄激素活性，故可引起痤疮和多毛症。因此，雄激素活性较低的合成孕激素，如诺孕酯和屈螺酮，是患有痤疮女性的首选药物。屈螺酮因具有抗盐皮质激素的活性，会导致血钾升高，所以当与其他增加血钾的药物（如血管紧张素转换酶抑制剂）同时使用时可能增加高钾血症的风险。

### E. 抗孕激素药物

米非司酮（mifepristone，RU-486）是一种黄体酮拮抗药。这种药物会干扰黄体酮，使激素难以达到维持妊娠所需的水平，进而导致妊娠终止。米非司酮常与前列腺素类似物米索前列醇（misoprostol）联用，诱发子宫收缩。米非司酮的主要不良反应是腹痛、子宫出血，并可能诱发不完全流产。

## V. 避孕药

避孕方式有激素类药物避孕和非激素避孕两种方法（如避孕套、避孕膜、避孕海绵和铜质宫内节育器）。各种激素类避孕药和非激素避孕方法的使用情况参见图 25.8。下文概述了几种激素类避孕药物。

### A. 激素避孕药的种类

1. 联合口服避孕药：雌激素和孕激素配伍组成的复方避孕药是最常见的口服避孕药。（注：复方制剂中最常见的雌激素是炔雌醇，最常见的孕激素是炔诺酮、醋酸炔诺酮、左炔诺孕酮、去氧孕烯、诺孕酮和屈螺酮。）这种复合制剂的避孕作用非常有效（图 25.9）。单相口服避孕药含有固定剂量的雌激素和孕激素，服用时间为 21~24 d。三相口服避孕药模拟女性的自然周期，通常含有一个恒定剂量的雌激素，并在 21 d 的时间里逐步增加孕激素的剂量。大多数口服避孕药都包含可服用 21~24 d 的含激素药片，以及 4~7 d 的安慰剂，28 d 为一个完整周期。在无激素（安慰剂）间隔期间可能出现撤退性出血（withdrawal bleeding），使用延长周期的避孕药（84 片含激素药片和 7 d 安慰剂）可降低该现象的发生概率。此外，还有一种避孕药需要连续口服，即需每天服用含激素的药片。

2. 透皮贴剂：避孕药透皮贴剂含有雌激素炔雌醇和孕激素诺孕曲明。以 28 d 为 1 个周期，每周在腹部、上身或臀部敷 1 片贴剂，持续 3 周。第 4 周不敷贴剂，可能会出现撤退性出

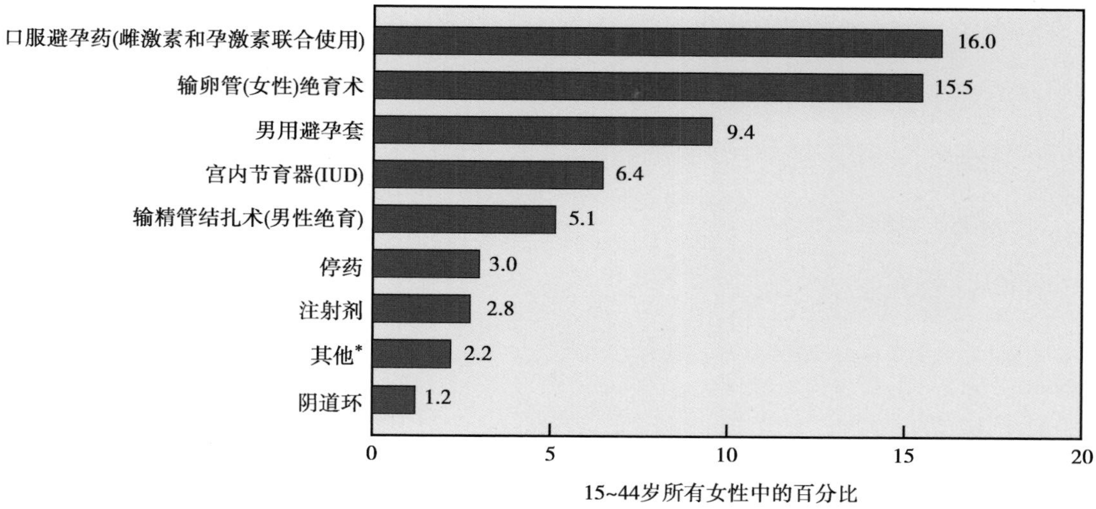
口服避孕药(雌激素和孕激素联合使用)
16.0
输卵管(女性)绝育术
15.5
男用避孕套
9.4
宫内节育器(IUD)
6.4
输精管结扎术(男性绝育)
5.1
停药
3.0
注射剂
2.8
其他*
2.2
阴道环
1.2
0
5
10
15
20
15~44岁所有女性中的百分比

图 25.8　15～44 岁美国女性避孕措施的使用情况比较。* 贴片、植入剂、生育意识避孕法和其他屏障法（如避孕膜）

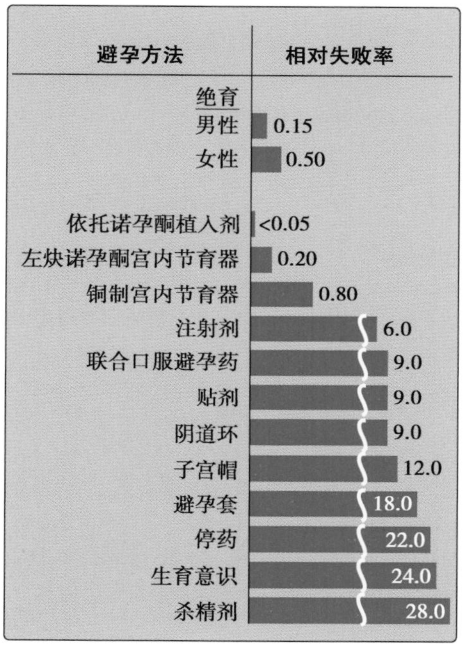
避孕方法
相对失败率
绝育
男性
0.15
女性
0.50
依托诺孕酮植入剂
<0.05
左炔诺孕酮宫内节育器
0.20
铜制宫内节育器
0.80
注射剂
6.0
联合口服避孕药
9.0
贴剂
9.0
阴道环
9.0
子宫帽
12.0
避孕套
18.0
停药
22.0
生育意识
24.0
杀精剂
28.0

图 25.9　不同避孕方法的失败率比较。条形长短表示避孕失败率的高低，即怀孕概率高低

血。透皮贴剂的疗效与口服避孕药相当，但对体重超过 90 kg 的女性效果较差。透皮贴剂总雌激素的生物利用度明显大于口服避孕药。

3. 阴道环：避孕阴道环含有雌激素炔雌醇和孕激素依托孕烯（etonogestrel）。避孕环插入阴道并放置 3 周，第 4 周取出后可能发生撤退性出血。

4. 纯孕激素药物：纯孕激素药物（“迷你药丸”）只含有孕激素，成分通常为炔诺酮，需每天以持续的低剂量服用。然而，该药物不如联合口服避孕药有效，并且可能导致月经周期不规律或者更频繁。与雌激素不同，孕激素对泌乳量没有影响，所以纯孕激素药物适用于母乳喂养期间使用。此外，该类药物也适用于对雌激素不耐受或具有禁忌证的患者。

5. 注射孕激素：使用醋酸甲羟孕酮作为避孕药，需每 3 个月肌内注射或皮下注射 1 次。该药物会持续提供较高水平的孕激素，造成许多女性用药后闭经。一般情况下，停药后可能推迟几个月才会恢复生育能力。醋酸甲羟孕酮的常见不良反应为体重增加，严重时可能会导致骨质丢失，进而造成骨质疏松或骨折。因此，除非患者不能耐受其他的避孕方式，否则该药物不可以持续使用超过 2 年。

6. 孕激素植入剂：在上臂皮下埋植依托孕烯植入剂后，可提供长达 3 年的避孕效果。植入剂和绝育一样可靠，并且皮下埋植是一种可逆的避孕方法。[注：孕激素植入剂和宫内节育器被称为长效可逆避孕措施（long-acting reversible contraceptives，LARC）。]植入剂不良反应包括月经失调和头痛。在体重超过理想体重 130% 的女性群体内，依托孕烯植入剂的使用效果尚不清楚，但估计在这一群体中该药效果可能较差。

7. 孕激素宫内节育器：各种释放左炔诺孕酮的宫内节育器为避孕提供了一种高效的方法。这种避孕方法可以维持 3～5 年，适用于希望长期避孕的女性。左炔诺孕酮宫内节育器可有效抑制经期大量出血。具有盆腔炎或有异位妊娠史的患者应禁止使用。（注：非激素铜质宫内节育器可提供长达 10 年的避孕效果。）

8. 房事后避孕：在没有采取有效避孕措施（图 25.10）的情况下，性交后的紧急避孕可以将怀孕的概率降低至 0.2%～3%，最常见的紧急避孕方法是单次大剂量使用左炔诺孕酮。为了获得最佳的效果，在无保护措施的性交后，最好在 72 h 内尽快采取紧急避孕措施。左炔诺孕酮紧急避孕方案通常比雌孕激素联用方案耐受性更好。另一种紧急避孕药是作为黄体酮激动药/拮抗药的乌利司他（ulipristal）。紧急避孕措施建议在无保护性交后 5 d 内进行。

## B. 作用机制

避孕用外源性雌激素可提供负反馈，抑制垂体释放卵泡刺

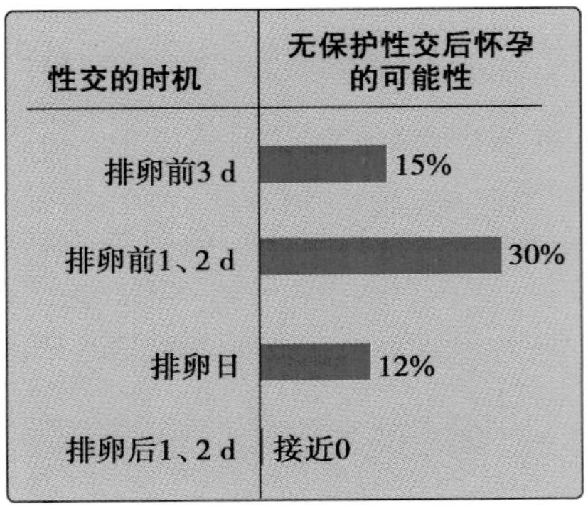
性交的时机
无保护性交后怀孕的可能性
排卵前3 d
15%
排卵前1、2 d
30%
排卵日
12%
排卵后1、2 d
接近0

图 25.10 25 岁左右的年轻夫妇无保护性交后怀孕的风险

激素，而孕激素可抑制黄体生成素的分泌，从而阻止排卵。孕激素还会使宫颈黏液变厚，阻碍精子运输。在安慰剂使用周，黄体酮的停用会导致月经出血。

### C. 不良反应

避孕药的不良反应发生率由所用的特定药物和组合决定。雌激素最常见的副作用是乳房肿胀、液体潴留、头痛和恶心，也可能导致血压升高。孕激素可能导致抑郁症、性欲改变、多毛症和痤疮。使用含雌激素的避孕药出现严重的不良反应（如血栓栓塞、血栓性静脉炎、心肌梗死和卒中）的概率很低。这些严重的不良反应在 35 岁以上吸烟女性中最为常见，所以这一群体应避免使用含雌激素的避孕药，吸烟的老年女性首选仅含孕激素的避孕药物。

人类乳头瘤病毒（human papillomavirus）是诱发宫颈癌的首要因素，由于服用避孕药的女性不太可能使用屏障避孕方法来避免接触该病毒，所以增加了宫颈癌的发病概率。（注：口服避孕药可降低子宫内膜癌和卵巢癌的风险。）在出现脑血管和血栓栓塞疾病、雌激素依赖性肿瘤、肝脏疾病和妊娠时，应禁止使用口服避孕药。CYP3A4 同工酶的诱导药物［如利福平（rifampin）和波生坦（bosentan）］会显著降低口服避孕药的疗效，因此应避免这些药物与口服避孕药同时使用，建议在服用 CYP3A4 同工酶诱导药物期间使用屏障避孕方法。此外，抗生素对正常胃肠道菌群的改变可能会降低雌激素的肠肝循环，从而减弱口服避孕药的效果。应提醒患者注意抗生素和口服避孕药之间的药物相互作用，在抗生素治疗期间采取其他避孕方法。

## Ⅵ. 雄激素类药物

雄激素属于类固醇激素，对男性和女性都具有促进合成代谢和雄性化作用。睾酮（testosterone）是人类最重要的雄激素，大部分由睾丸间质细胞合成，少量由卵巢膜细胞和肾上腺合成。睾丸分泌的其他雄激素还包括 5α-二氢睾酮（5α-dihydrotestosterone，DHT），雄烯二酮（androstenedione）和少量脱氢表雄酮（dehydroepiandrosterone，DHEA）。成年男性睾丸间质细胞的睾酮分泌受下丘脑促性腺激素释放激素的控制。如前文所述，促性腺激素释放激素可刺激垂体前叶分泌卵泡刺激素和黄体生成素。睾酮或其活性代谢物 DHT 会通过负反馈通路抑制这些特定激素的产生，从而调节睾酮的生成（图 25.11）。男性正常发育、精子产生、肌肉蛋白和血红蛋白合成增加及骨吸收减少都需要雄激素的参与。人工合成雄激素通过结构修饰改变了溶解度和代谢敏感性，从而延长了激素的半衰期，同时实现将雄激素发挥的促进合成代谢和雄性化两种作用分开。

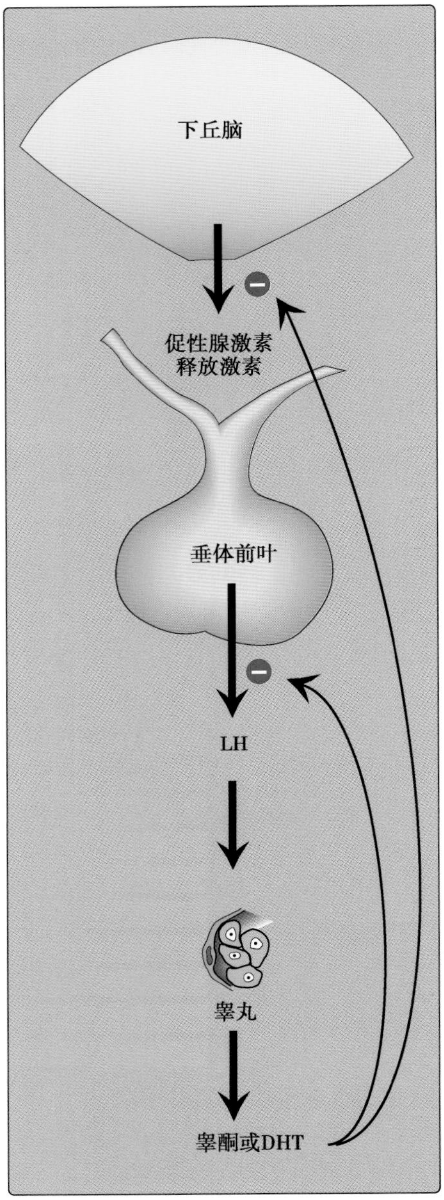
下丘脑
促性腺激素
释放激素
垂体前叶
LH
睾丸
睾酮或DHT

图 25.11 睾酮分泌的调节机制

### A. 作用机制

与雌激素和孕激素一样，雄激素通过与靶细胞中的特定核受体结合而发挥作用。虽然睾酮本身就是肌肉和肝脏中的活性配体，但在其他组织中，其必须被代谢为活性衍生物（如 DHT）才可发挥作用。例如，在睾酮扩散至前列腺、精囊、附睾和皮肤的靶细胞后，会被 5α-还原酶（5α-reductase）转化为 DHT，后者进而与受体结合发挥作用。

## B. 临床应用

雄激素类药物适用于男性的两类性腺功能减退症，分别为由睾丸功能障碍引起的原发性性腺功能减退和由下丘脑或垂体功能衰竭引起的继发性性腺功能减退。（注：睾酮替代疗法仅适用于病理性性腺功能减退症的男性，而不应用于与衰老相关的睾酮水平低下的男性。）合成类固醇可用于治疗与人类免疫缺陷病毒或癌症相关的慢性消瘦。此外，合成类固醇有一种未经批准的用途，即其可以用于增加运动员和健身者的瘦体重、肌肉力量和耐力。

由于睾酮及其衍生物可能被滥用，因此此类药物被列为管控药物。DHEA（睾酮和雌激素的前体）被吹捧为一种抗衰老激素和“功能增强剂”。然而，没有确切的证据表明 DHEA 可以延缓衰老，或者在正常剂量下可以提高身体机能。睾酮及其衍生物（如甲基睾酮）可与雌激素联合使用，适宜于对雌激素无反应的绝经期女性使用。达那唑（danazol）作为一种弱雄激素，可用于治疗子宫内膜异位症和纤维囊性乳腺疾病。（注：达那唑还具有抗雌激素活性。）其不良反应包括体重增加、痤疮、乳房缩小、声音变粗、性欲增强和毛发生长。

## C. 药代动力学

1. 睾酮：由于首关代谢的影响，睾酮口服无效。因此，需要通过透皮贴剂、外用凝胶或溶液、含片、植入微粒等方式给予睾酮。睾酮酯[如睾酮环丙酸（testosterone cypionate）和庚酸睾酮（enanthate）]采用肌内注射给药方式，这种制剂由于脂溶性增加，作用时间可延长至数周。图 25.12 显示了性腺功能低下的男性通过注射和透皮贴剂给予睾酮后的血药水平。睾酮的活性代谢产物包括 DHT 和雌二醇，其活性与 DHT 的形成有关。其他非活性代谢物主要由尿液中排出。睾酮及其酯类的促合成代谢活性和雄性化的活性比为 1∶1。

2. 睾酮衍生物：睾酮 17α 位置的烷基化可降低药物的肝脏代谢，使其更易于口服吸收。该类口服睾酮衍生物包括甲基睾酮（methyltestosterone）和氟氧甲甾酮（fluoxymesterone）；活性 DHT 烷基化的口服衍生物包括氧雄龙（oxandrolone）和羟甲烯龙（oxymodoolone），氧雄龙的合成代谢活性是睾酮的 3～13 倍。

## D. 不良反应

1. 一般作用：雄激素能升高血清中低密度脂蛋白的水平，降低高密度脂蛋白（high-density lipoprotein，HDL）的水平，也可能导致液体潴留和周围水肿。睾酮替代疗法会增加心肌梗死和卒中的风险；17α-烷基化的雄激素可使肝脏出现不良反应；外用制剂常见的不良反应为局部皮肤刺激。

2. 女性：雄激素可导致男性化、痤疮、面部毛发生长、声音加深、男性型脱发、肌肉过度发育，也可能导致月经失调。由于睾酮可能会使女性胎儿男性化，所以孕妇禁用。

3. 男性：过多的雄激素会导致阴茎异常勃起、阳痿、精子生成减少、男性乳腺发育症及其他女性体征变化。雄激素还可刺激前列腺的增生。

4. 儿童：雄激素可导致儿童性成熟异常，以及骺板早闭生长障碍。

5. 运动员：运动员使用合成代谢类固醇（如 DHEA）会导致长骨骨骺过早闭合，从而阻碍生长和发育。年轻运动员服用高剂量的此类药物可能导致睾丸缩小、肝脏异常、攻击性增强（“类固醇狂躁”）、严重情绪障碍，以及上述其他不良反应。

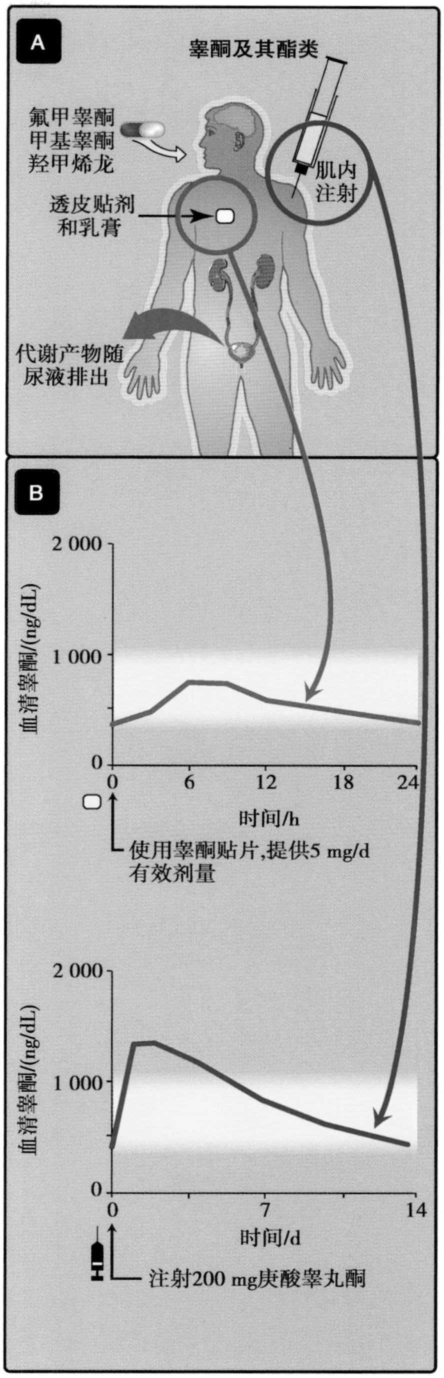
A
睾酮及其酯类
氟甲睾酮
甲基睾酮
羟甲烯龙
肌内
注射
透皮贴剂
和乳膏
代谢产物随
尿液排出
B
2 000
1 000
0
血清睾酮/(ng/dL)
0
6
12
18
24
时间/h
使用睾酮贴片，提供5 mg/d
有效剂量
2 000
1 000
0
血清睾酮/(ng/dL)
0
7
14
时间/d
注射200 mg庚酸睾丸酮

图 25.12　A.雄激素的供给与代谢。B.性腺功能减退的男性经注射或透皮贴剂给药后的血清睾酮水平。黄色区域表示正常值范围

## E. 抗雄激素药物

抗雄激素药物通过干扰雄激素的合成或阻滞雄激素受体（androgen receptor）发挥拮抗雄激素的作用。抗雄激素类药

物包括氟他胺(flutamide)、比卡鲁他胺(bicalutamide)、苯扎鲁他胺(enzalutamide)和尼鲁他胺(nilutamide)。在前列腺癌治疗中,口服抗雄激素类药物可竞争性阻断雄激素与前列腺细胞上的雄激素受体的结合,发挥抗癌作用(参见第35章)。非那雄胺(finasteride)和杜他雄胺(dutasteride)可抑制5α还原酶,导致二氢睾酮合成减少,用于治疗良性前列腺增生(参见第41章)。

(续繁星)

## 思考题

扫描二维码

获取思考题

# 第 26 章　肾上腺激素

## Ⅰ. 概述

肾上腺皮质(adrenal cortex)可分泌雄激素(androgen)和两种皮质激素(corticosteroid),即糖皮质激素(glucocorticoid)和盐皮质激素(mineralocorticoid)(图 26.1)。肾上腺皮质包含三个区域,各区域可利用胆固醇合成不同类型的类固醇激素(steroid hormone)(图 26.2)。肾上腺皮质最外层的球状带主要合成盐皮质激素[如醛固酮(aldosterone)],负责调节机体正常的水和电解质代谢;中层的束状带主要合成糖皮质激素[如皮质醇(cortisol)],参与机体的新陈代谢和应激反应;内层的网状带主要分泌雄激素。下丘脑促肾上腺皮质激素释放激素(corticotropin-releasing hormone,CRH)可促进垂体促肾上腺皮质激素(adrenocorticotropic hormone,ACTH)的合成与释放,进而调节肾上腺皮质两个内层区域类固醇激素的分泌,并较小程度地影响外层区域的分泌功能。而糖皮质激素可反馈性抑制 ACTH 和 CRH 的分泌。

| |
|---|
| **糖皮质激素类药物** |
| 倍他米松 (betamethasone CELESTONE, DIPROLENE®) |
| 可的松 (cortisone, 仅有通用名) |
| 地塞米松 (dexamethasone DECADRON®) |
| 氟氢可的松 (fludrocortisone, 仅有通用名) |
| 氢化可的松 (hydrocortisone, CORTEF®) |
| 甲泼尼龙 (methylprednisolone MEDROL®) |
| 泼尼松龙 (prednisolone ORAPRED, PEDIAPRED®) |
| 泼尼松 (prednisone DELTASONE®) |
| 曲安奈德 (triamcinolone KENALOG, NASACORT, ARISTOSPAN®) |
| **肾上腺皮质激素生物合成或功能抑制药** |
| 依普利酮 (eplerenone INSPRA®) |
| 酮康唑 (ketoconazole NIZORAL®) |
| 螺内酯 (spironolactone ALDACTONE®) |

图 26.1　肾上腺皮质激素类药物总结

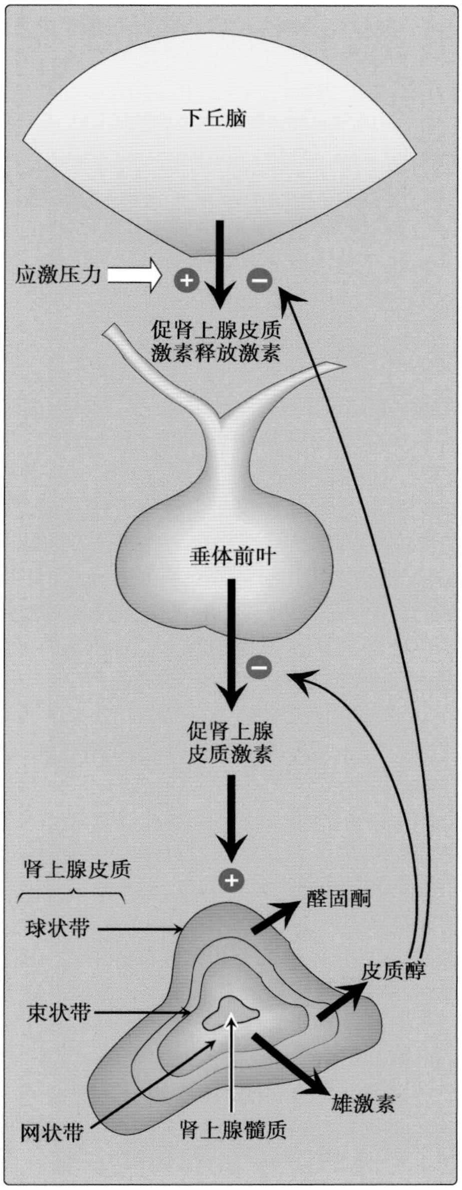
下丘脑
应激压力
促肾上腺皮质
激素释放激素
垂体前叶
促肾上腺
皮质激素
肾上腺皮质
球状带
束状带
网状带
肾上腺髓质
醛固酮
皮质醇
雄激素

图 26.2　皮质激素分泌的调节

## Ⅱ. 皮质激素

不同类型的皮质激素在代谢调控（受糖皮质激素调控）和电解质调节（受盐皮质激素调节）中表现出不同的活性。糖皮质激素的受体广泛分布于全身，而盐皮质激素的受体主要局限于排泄器官，如肾脏、结肠、唾液腺和汗腺。两种激素的受体均在大脑中分布。皮质激素与靶组织中特定细胞内的胞质受体结合后，受体会形成二聚体。随后，受体-激素复合物招募共激活因子（coactivator）或共抑制因子（corepressor），并转移至细胞核中与基因启动子结合，从而作为转录因子发挥组织特异性的基因转录激活（与共激活因子形成复合物）或抑制（与共抑制因子形成复合物）作用（图 26.3）。基于这一调节机制，皮质激素的一些效应需要数小时乃至数天才能发挥出来。本节将着重介绍皮质激素的生理功能和治疗用途。

### A. 糖皮质激素

皮质醇是人体主要的糖皮质激素。正常情况下，皮质醇的分泌具有昼夜节律性，每天清晨为皮质醇的分泌高峰，然后呈下降趋势，在下午晚些时候会出现第二个较小的高峰。此外，应激和体内类固醇水平可影响皮质醇的分泌。皮质醇可发挥多种生理作用，各类糖皮质激素共有的生理功能总结如下：

1. 促进正常的中间代谢：糖皮质激素通过增强参与糖异生的酶的表达以刺激肝脏葡萄糖的产生。同时，糖皮质激素可促进蛋白质与脂肪的分解，为葡萄糖合成提供原料和能量。

2. 提高抗应激能力：糖皮质激素通过提高血糖水平为机体提供能量，以对抗由创伤、恐惧、感染、出血或衰竭性疾病引起的应激压力。[注：糖皮质激素不足可能导致低血糖（如在紧张或禁食期间）。]

3. 改变血细胞水平：糖皮质激素通过促进嗜酸性粒细胞、嗜碱性粒细胞、单核细胞和淋巴细胞从外周向淋巴组织的重新分布，进而降低细胞数量。同时，糖皮质激素还可增加血红蛋白、红细胞、血小板及多形核白细胞的数量。

4. 抗炎作用：强大的抗炎和免疫抑制活性是糖皮质激素最重要的生理活性。糖皮质激素可降低循环淋巴细胞数量，并抑制白细胞和巨噬细胞对有丝分裂原和抗原引起的增殖反应。同时，糖皮质激素还能够抑制促炎性细胞因子的产生和释放。例如，糖皮质激素可通过抑制磷脂酶 $A_2$，阻断花生四烯酸（arachidonic acid，前列腺素和白三烯的前体）的释放，从而发挥抗炎作用。此外，糖皮质激素通过稳定肥大细胞和嗜碱性粒细胞膜以影响炎症反应，从而减少组胺等炎性介质的释放。

5. 影响其他系统：高水平的糖皮质激素可反馈性抑制 ACTH 的产生，并通过抑制糖皮质激素和促甲状腺激素的合成，影响内分泌系统。此外，充足的皮质醇对维持肾小球滤过功能至关重要。皮质类固醇对其他系统的副作用详见下文。

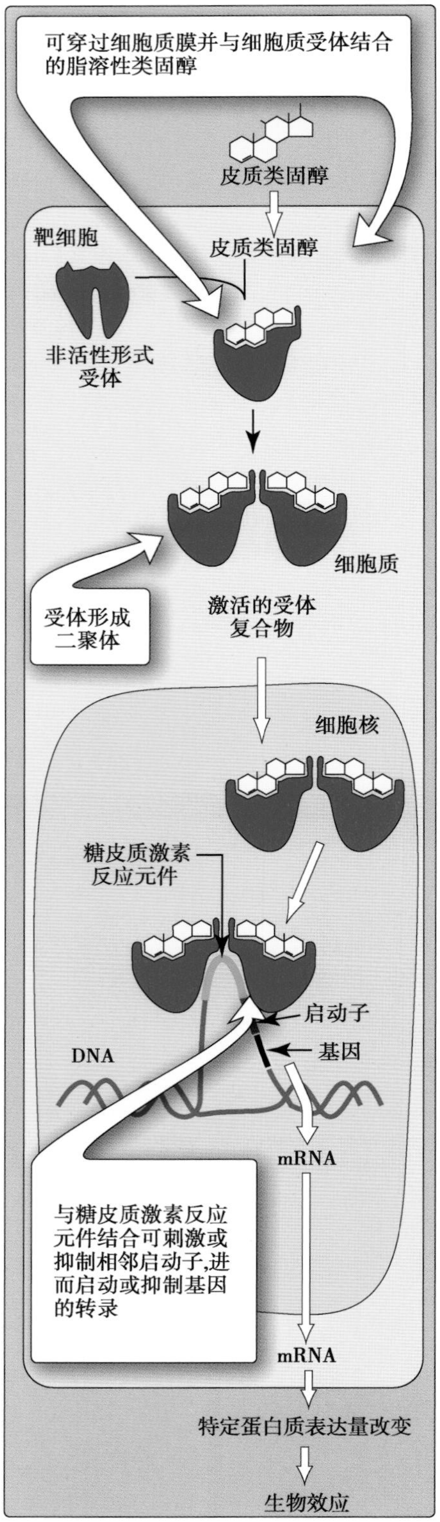

可穿过细胞质膜并与细胞质受体结合的脂溶性类固醇
皮质类固醇
靶细胞
皮质类固醇
非活性形式受体
细胞质
受体形成二聚体
激活的受体复合物
细胞核
糖皮质激素反应元件
启动子
DNA
基因
mRNA
与糖皮质激素反应元件结合可刺激或抑制相邻启动子，进而启动或抑制基因的转录
mRNA
特定蛋白质表达量改变
生物效应

图 26.3 糖皮质激素参与的基因转录调控

### B. 盐皮质激素

盐皮质激素有助于维持体内的水平衡和控制电解质（尤其是钠和钾）的浓度。醛固酮作用于肾脏远端小管和集合管中的盐皮质激素受体，从而导致钠、碳酸氢盐和水的重吸收。相反，醛固酮会降低钾的重吸收，使钾与 $H^+$ 随尿液共同流失。醛固酮还可增强胃肠道黏膜、汗液和唾液腺对钠的重吸收。[注：醛固酮水平升高可能导致碱中毒、低血钾、水钠潴留及血容量和血压的升高。螺内酯（spironolactone）可用于治疗醛固酮过多症。]

### C. 皮质激素的治疗用途

皮质激素的多种半合成衍生物在抗炎活性、盐皮质激素活性和作用持续时间方面各不相同(图 26.4)。这些药物可用于替代治疗,还可用于严重的过敏反应、哮喘、类风湿关节炎,以及其他炎症性疾病和某些癌症的治疗。

1. 原发性肾上腺皮质功能不全的替代治疗:原发性肾上腺皮质功能不全(primary adrenocortical insufficiency),又称为艾迪生病(Addison disease),是由肾上腺皮质功能不全(以 ACTH 刺激无反应为鉴别诊断依据)而导致的,氢化可的松(hydrocortisone)可替代内源性皮质醇治疗这种缺陷。若不采取治疗措施,艾迪生病危象可能导致死亡。氢化可的松应在清晨服用 2/3 的剂量,下午服用剩余的 1/3 剂量,以模拟体内皮质醇水平的正常昼夜节律变化。此外,氟氢可的松(fludrocortisone)作为一种有效的合成盐皮质激素,可用于盐皮质激素缺乏症的替代治疗。

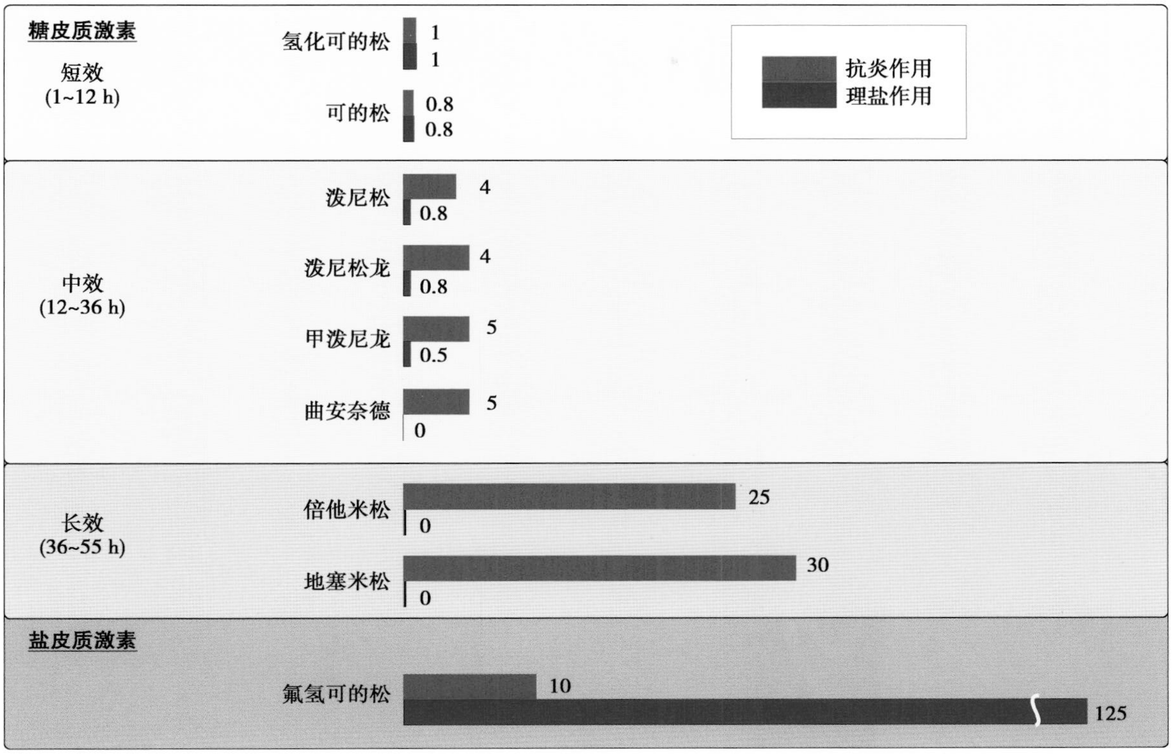
糖皮质激素
短效
(1~12 h)
氢化可的松 1 1
可的松 0.8 0.8
抗炎作用
理盐作用
中效
(12~36 h)
泼尼松 4 0.8
泼尼松龙 4 0.8
甲泼尼龙 5 0.5
曲安奈德 5 0
长效
(36~55 h)
倍他米松 25 0
地塞米松 30 0
盐皮质激素
氟氢可的松 10 125

图 26.4　一些常用的天然和人工合成皮质激素的药理作用和作用时间。图中活性数值是与氢化可的松的相对值

2. 继发性/第三性肾上腺功能不全的替代治疗:此类疾病主要由于垂体分泌的 ACTH 缺乏(继发性肾上腺功能不全)或下丘脑产生的 CRH 缺乏(第三性肾上腺功能不全)所引起。氢化可的松可用于此类疾病的治疗。

3. 库欣综合征的诊断:库欣综合征(Cushing syndrome)是由垂体前叶或肾上腺肿瘤过度释放 ACTH 造成的糖皮质激素分泌过多(高皮质醇)所致。(注:长期大剂量使用糖皮质激素是医源性库欣综合征的常见病因。)测定皮质醇水平(尿液、血浆和唾液)可用于库欣综合征的临床诊断。此外,由于地塞米松可抑制正常人的皮质醇释放,但不会抑制库欣综合征患者皮质醇的释放,因此,地塞米松抑制试验是库欣综合征的另一诊断方法。

4. 先天性肾上腺增生症的替代治疗:先天性肾上腺增生症(congenital adrenal hyperplasia,CAH)是由一种或多种肾上腺皮质激素合成过程中酶的缺陷引起的一组疾病,该疾病可使女性由于肾上腺雄激素分泌过多而造成雄性化。使用足够量的皮质激素的替代治疗可抑制 CRH 和 ACTH 的释放,使其水平正常化,并进一步抑制肾上腺雄激素的产生。替代治疗时激素的选择取决于酶缺陷的类型与程度。

5. 缓解炎症:皮质激素能显著改善类风湿性关节炎和炎症性皮肤病引起的包括发红、肿胀、发热和压痛等症状。同时,皮质激素在控制持续性哮喘症状,以及治疗哮喘和炎症性肠病的恶化也都具有很好的疗效。此外,关节内注射皮质激素可用于缓解骨关节炎的临床症状,然而,却不能彻底治愈该疾病。

6. 治疗过敏:皮质激素可用于治疗过敏性鼻炎、药物过敏反应、血清病样反应和输血过敏反应等。在过敏性鼻炎和哮喘的治疗中,借助计量吸入器,将氟替卡松(fluticasone)和其他药物(图 26.5)吸入呼吸道。由于降低或避免了口服皮质激素的使用,该给药方式减少了全身不良反应的发生。

7. 加速肺成熟:皮质醇可促进胎儿的肺成熟。有早产可能的孕妇在分娩前 48h 接受倍他米松(betamethasone)或地塞米松(dexamethasone)肌内注射,可以加速胎儿的肺成熟并预防呼吸窘迫综合征(respiratory distress syndrome)。

## D. 药代动力学

1. 吸收与体内代谢过程:皮质激素口服后很容易被肠道吸收。某些皮质激素类药物已被开发为静脉注射剂、肌内注射

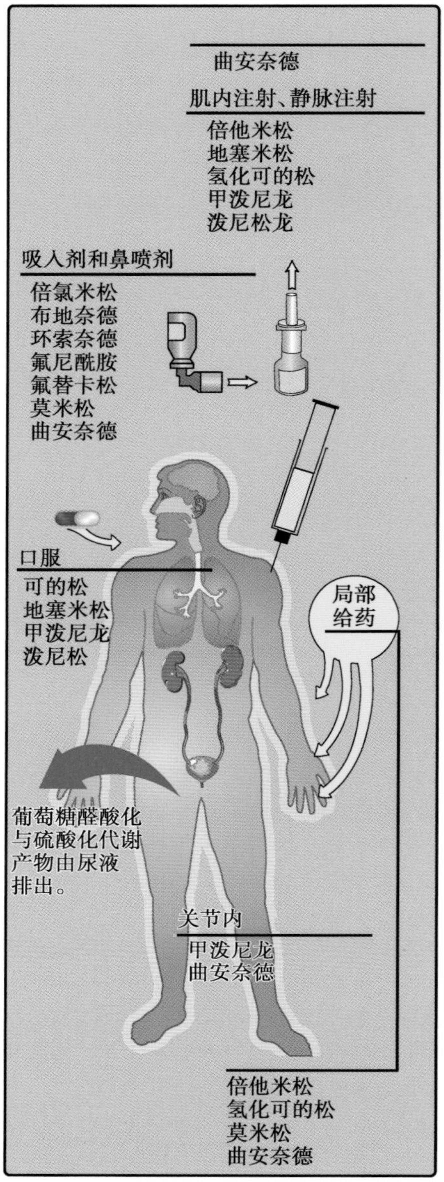
曲安奈德
肌内注射、静脉注射
倍他米松
地塞米松
氢化可的松
甲泼尼龙
泼尼松龙
吸入剂和鼻喷剂
倍氯米松
布地奈德
环索奈德
氟尼酰胺
氟替卡松
莫米松
曲安奈德
口服
可的松
地塞米松
甲泼尼龙
泼尼松
局部
给药
葡萄糖醛酸化
与硫酸化代谢
产物由尿液
排出。
关节内
甲泼尼龙
曲安奈德
倍他米松
氢化可的松
莫米松
曲安奈德

图 26.5 皮质激素的给药和清除途径

剂、关节内注射剂、局部给药制剂、吸入剂和鼻喷剂(图 26.5)。局部使用或吸入的糖皮质激素经不同程度吸收后,可抑制下丘脑-垂体-肾上腺(hypothalamic-pituitary-Adrenal,HPA)轴。90%以上吸收入血的糖皮质激素会与血浆蛋白中的糖皮质激素结合球蛋白和白蛋白等发生结合,并通过肝脏微粒体氧化酶代谢。代谢产物与葡糖醛酸盐或硫酸盐结合后,经肾脏排泄。(注:皮质激素在肝功能障碍患者体内的半衰期可能会明显延长。)泼尼松(prednisone)是一种前药,经孕妇吸收进入胎儿体内后,在胎儿肝脏中不会转化为活性化合物泼尼松龙(prednisolone)。同时,母亲体内形成的泼尼松龙会被胎盘酶转化为泼尼松。由于泼尼松最大限度地减少了类固醇激素对胎儿的影响,因此是妊娠期首选的皮质激素类药物。

2. 剂量:在确定皮质激素剂量时,应考虑的因素包括糖皮质激素与盐皮质激素的活性、作用时间、制剂类型,以及一日中的给药时间。治疗中,如果大剂量使用类固醇皮质激素超过2周,则会抑制 HPA 轴。可采用隔日给药的疗法,促进 HPA 轴的恢复,从而预防不良反应。

### E. 不良反应

长期使用皮质激素治疗的常见不良反应往往与剂量有关(图 26.6)。例如,在类风湿关节炎的治疗中,可通过泼尼松的每日剂量,预测不良反应的发生(图 26.7)。因为糖皮质激素能够抑制肠道钙离子的吸收、抑制骨形成、减少性激素的合成,导致骨质疏松症成为糖皮质激素最常见的不良反应。建议患者在使用糖皮质激素治疗过程中补充钙和维生素 D,或使用双膦酸盐改善骨质疏松症。(注:食欲的增加不一定是激素治疗的不利影响。例如,使用泼尼松治疗癌症的原因之一是增加食欲,改善预后。)若替代治疗中皮质激素使用过量,则可引起患者出现库欣综合征样症状(体内脂肪重新分布、面部浮肿、多毛症和食欲增加)。长期使用皮质激素也可引发白内障的发生,并可能导致高血糖症乃至糖尿病。因此,服用糖皮质激素的糖尿病患者应监测血糖并相应调整药物剂量。此外,局部使用皮质激素可引起皮肤萎缩、瘀斑和紫纹等。

### F. 停药

如果患者的 HPA 轴受到抑制,突然停用皮质激素可能会引起药源性急性肾上腺功能不全,甚至危及生命。加之停药可能使疾病恶化,因此,须根据个体的耐受性逐步减量,并注意密切监察患者状况。

### G. 肾上腺皮质激素的生物合成或功能抑制药

酮康唑(ketoconazole)、螺内酯(spironolactone)和依普利酮(eplerenone)是代表性的肾上腺类固醇激素的合成或功能抑制药。

1. 酮康唑:酮康唑是一种能强烈抑制性腺和肾上腺类固醇激素合成的抗真菌药物,可用于库欣综合征的治疗。

2. 螺内酯:降压药螺内酯可竞争性结合盐皮质激素受体,因此,可抑制肾脏对钠离子的重吸收。螺内酯还可抑制醛固酮和睾丸激素的合成。此外,该药对醛固酮增多症和肝硬化也有效,并可与其他标准疗法联合用于射血分数降低的心力衰竭的治疗。螺内酯对毛囊发挥的抗雄激素活性,也可用于治疗女性多毛症。该药的不良反应包括高钾血症、女性乳腺增生、月经不调和皮疹。

3. 依普利酮:依普利酮可特异性结合于盐皮质激素受体,发挥醛固酮的拮抗作用。这种特异性的拮抗作用,避免了螺内酯所导致的女性乳房发育不良。依普利酮已被批准用于治疗高血压和射血分数降低的心力衰竭。

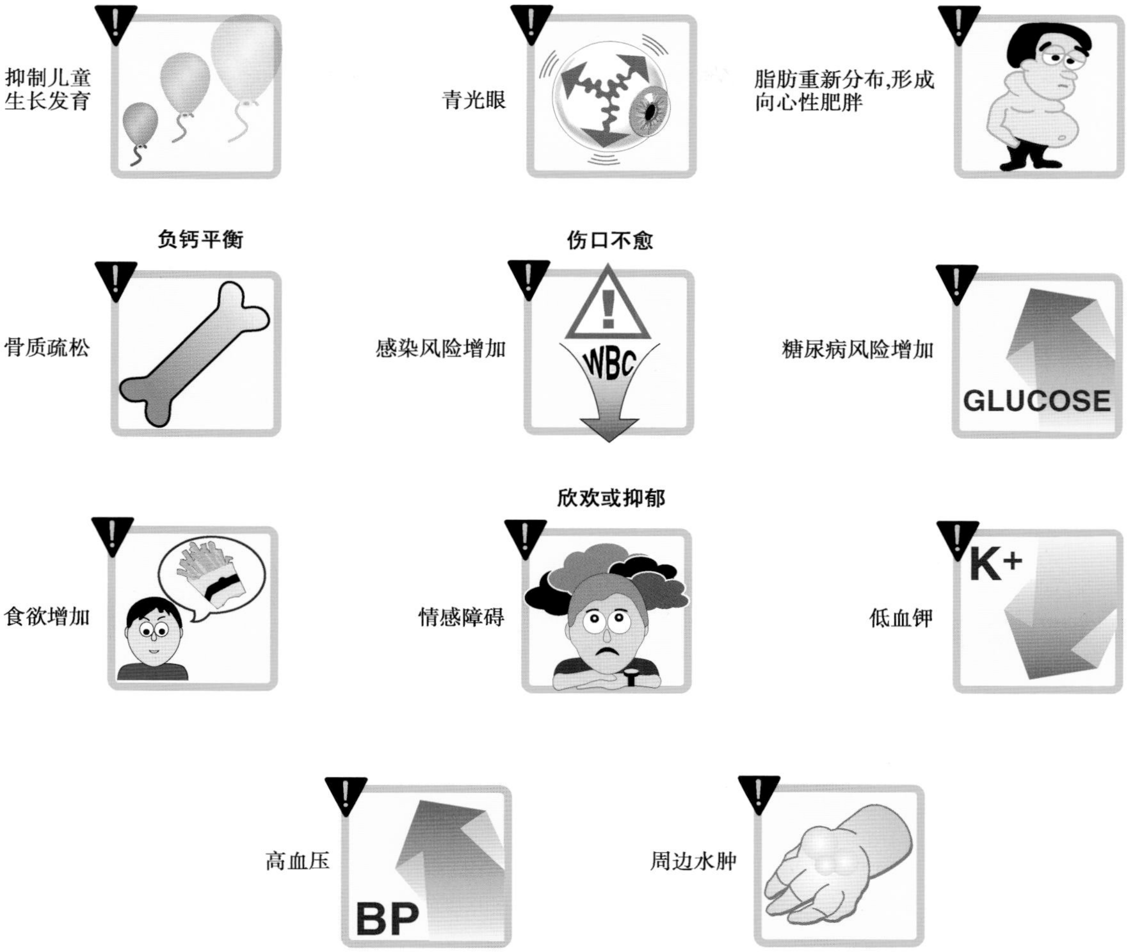
抑制儿童生长发育
青光眼
脂肪重新分布,形成向心性肥胖
负钙平衡
骨质疏松
伤口不愈
感染风险增加
WBC
糖尿病风险增加
GLUCOSE
欣欢或抑郁
食欲增加
情感障碍
低血钾
K+
高血压
BP
周边水肿

图 26.6 长期使用皮质激素的常见不良反应

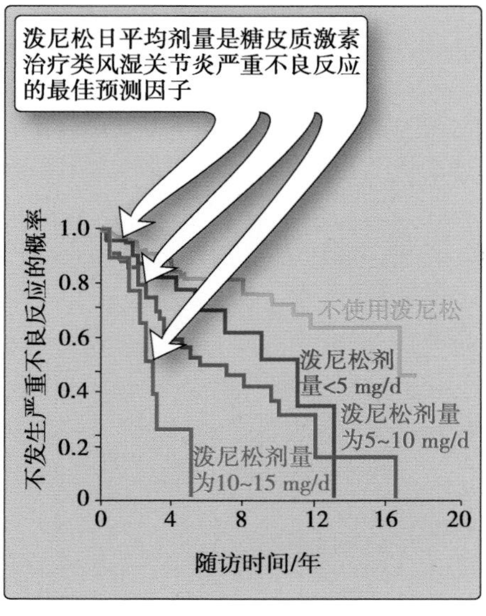
泼尼松日平均剂量是糖皮质激素治疗类风湿关节炎严重不良反应的最佳预测因子
不发生严重不良反应的概率
1.0
0.8
0.6
0.4
0.2
0
不使用泼尼松
泼尼松剂量<5 mg/d
泼尼松剂量为5~10 mg/d
泼尼松剂量为10~15 mg/d
0
4
8
12
16
20
随访时间/年

图 26.7 不同剂量的泼尼松治疗类风湿关节炎时不发生严重不良反应的概率

## 思考题

扫描二维码

获取思考题

（续繁星）

# 第 27 章　影响骨代谢的药物

## Ⅰ. 概述

骨质疏松症(osteoporosis)、畸形性骨炎(Paget disease)和骨软化症(osteomalacia)均为代谢性骨病。其中,骨质疏松症以进行性骨质减少和脆性增加为主要特征,在绝经后妇女和老年人中多见。骨质疏松症容易诱发骨折,从而显著增加患者的致残率。畸形性骨炎是一种骨骼重塑性疾病,会导致骨形成紊乱及骨骼肿大或畸形。与骨质疏松症不同,畸形性骨炎以局部的骨重建异常为特征,患者可能会出现骨痛、骨畸形或骨折。骨软化症大多是由于缺乏维生素 D 而导致的骨骼软化。[注:儿童骨软化症称为佝偻病(rickets)]。由于骨质疏松症最为常见,因此本章重点介绍骨质疏松症的药物治疗(图 27.1)。

| 骨质疏松症的治疗药物 |
| --- |
| 阿巴洛肽 (abaloparatide, TYMLOS®) |
| 阿仑膦酸盐 (alendronate, FOSAMAX, BINOSTO®) |
| 降钙素 (calcitonin, MIACALCIN®) |
| 地诺单抗 (denosumab, PROLIA®) |
| 伊班膦酸盐 (lbandronate, BONIVA®) |
| 雷洛昔芬 (raloxifene, EVISTA®) |
| 利塞膦酸盐 (risedronate, ACTONEL®, ATELVIA®) |
| 特立帕肽 (teriparatide, FORTEO®) |
| 唑来膦酸 (zoledronic acid, RECLAST®, ZOMETA®) |
| **改善骨骼重塑障碍的药物** |
| 依替膦酸盐 (etidronate, 仅有通用名) |
| 帕米膦酸盐 (pamidronate, AREDIA®) |
| 替鲁膦酸盐 (tiludronate, SKELID®) |

图 27.1　用于治疗骨质疏松症和其他骨骼疾病的药物

## Ⅱ. 骨重塑

骨骼在整个生命过程中不断地经历着重塑过程,每年约有 10% 的骨骼被更新。骨重塑(bone remodeling)的作用是去除和替换受损的骨骼,并维持钙稳态。首先,由破骨细胞(osteoclasts)分解旧骨,完成骨吸收过程。随后,由成骨细胞 S(osteoblasts,也称为造骨细胞)合成新骨。在骨骼矿化过程中,被称为羟基磷灰石(hydroxyapatite)的磷酸钙晶体会沉积在新的骨基质中,而矿化程度正是决定骨骼强度的关键。骨重塑周期结束后,骨质将保持休眠状态直至下一个周期开始。骨质流失(bone loss)主要发生在骨吸收超过骨形成的骨重塑过程中。图 27.2 显示了骨质疏松症患者的骨形态变化。

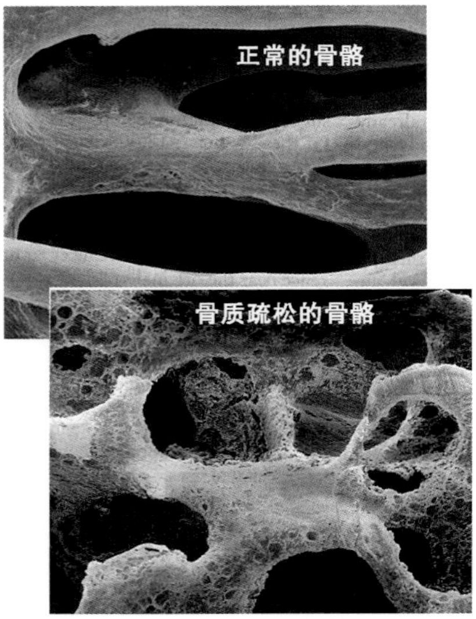
正常的骨骼
骨质疏松的骨骼

图 27.2　骨质疏松症导致的骨形态变化

## Ⅲ. 骨质疏松症的预防

减少绝经后妇女骨质流失的策略包括饮食摄入足够的钙与维生素 D、负重锻炼、戒烟和避免过量饮酒。饮食中钙摄入量不足的骨质疏松症患者需要额外补钙。碳酸钙是一种廉价且常用的补钙剂,其钙元素含量为 40%,建议随餐服用以获取最佳吸收。柠檬酸钙(钙元素含量为 21%)的耐受性更好,可随时服用。补钙剂的副作用包括排气和腹胀。此外,钙可能会干扰补铁剂、甲状腺替代激素、氟喹诺酮和四环素类抗生素的吸收,因此,这些药物应与补钙剂间隔数小时服用。维生素 D 对于钙的吸收和骨骼健康至关重要,而老年患者往往面临维生素 D 缺乏的风险,治疗时建议补充维生素 $D_2$[麦角钙化醇(ergocalciferol)]或维生素 $D_3$[胆钙化醇(cholecalciferol)]。此外,具有患骨质疏松症风险的人群应避免使用增加骨质流失的药物,如糖皮质激素(图 27.3)。[注:使用糖皮质激素,如强的松

| |
| --- |
| 含铝抗酸药 |
| 抗惊厥药(如苯妥英) |
| 芳香酶抑制剂 |
| 呋塞米 |
| 糖皮质激素类药物 |
| 肝素 |
| 醋酸甲羟孕酮 |
| 质子泵抑制药 |
| 选择性5-羟色胺再摄取抑制药 |
| 噻唑烷二酮类药物 |
| 甲状腺激素替代治疗 |

图 27.3　可能增加骨质流失或骨折风险的药物

(prednisone)5 mg/d 或其他等效药物，长达 3 个月或更长时间是造成骨质疏松的一个重要危险因素。]

## Ⅳ. 骨质疏松症的治疗

对于 50 岁及以上曾患有骨质疏松性骨折、骨矿物质密度低于健康年轻人平均值 2.5 个标准差，或低骨量（骨质减少）致使骨折风险较高的绝经后妇女和男性而言，骨质疏松症的药物治疗是十分必要的。

### A. 双膦酸盐类药物

阿仑膦酸盐（alendronate）、利塞膦酸盐（risedronate）和唑来膦酸（zoledronic acid）等双磷酸盐是治疗绝经后骨质疏松症的首选药物。这些双膦酸盐与依替膦酸盐（etidronate）、伊班膦酸盐（ibandronate）、帕米膦酸盐（pamidronate）和替鲁膦酸盐（tiludronate）配伍，可用于治疗骨质疏松症和畸形性骨炎等骨骼疾病，以及骨转移癌和恶性肿瘤高钙血症。

1. 作用机制：双膦酸盐类药物可与骨中的羟基磷灰石晶体结合，并减少破骨细胞的骨吸收，从而使骨质疏松症患者的骨量略有增加，进而降低其骨折的风险。阿仑膦酸盐的长期使用可获得抗骨质疏松症的良好疗效（图 27.4），但停用后效果会逐渐消失。

2. 药代动力学：不同剂型的阿仑膦酸盐、利塞膦酸盐和伊班膦酸盐的用药频率有所不同（图 27.5）。双膦酸盐类药物口服后吸收效果不佳，吸收量不足 1%。食物和其他药物可能会严重干扰此类药物的吸收，应遵循用药指南以获得最大限度的吸收（图 27.5）。由于双膦酸盐类药物与骨中的羟基磷灰石具有很强的亲和力，因此，吸收入血后会在血液中迅速消除。此类药物一旦与骨结合，则需要经数小时乃至数年的时间才能被清除。因双膦酸盐主要由肾脏清除，具有严重肾损伤的患者应避免使用此类药物。对于双膦酸盐类口服药物不耐受的患者，可以选择静脉注射伊班膦酸盐和唑来膦酸。

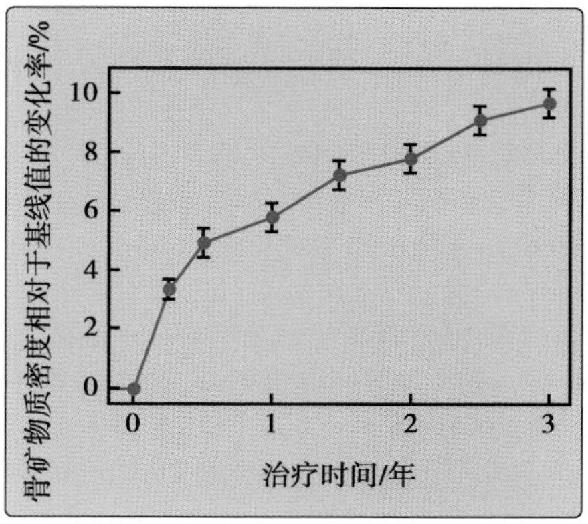
骨矿物质密度相对于基线值的变化率/%
10
8
6
4
2
0
0
1
2
3
治疗时间/年

图 27.4　阿仑膦酸盐治疗对腰椎骨矿物质密度的影响

| 双膦酸盐 | 剂型 | 用药频率* |
|---|---|---|
| 阿仑膦酸盐 | 口服片<br>泡腾片 | 每日或每周<br>每周 |
| 伊班膦酸盐 | 口服片<br>静脉注射剂 | 每日或每月<br>每3个月 |
| 利塞膦酸盐 | 口服片<br>口服缓释片 | 每日，每周或每月<br>每周 |
| 唑来膦酸 | 静脉注射剂 | 每年 |

**口服双膦酸盐的用药说明**

- 仅以6~8 oz(170~227 g)的白水送服
  [注：以至少4 oz(约113 g)的白水送服利塞膦酸盐缓释片]
- 至少在摄入食物、饮料或服用其他药物前30 min(伊班膦酸盐前60 min)服用
  [注：利塞膦酸盐缓释片应在早餐后立即服用]
- 服用后至少30 min(伊班膦酸盐60 min)内保持直立体位，不要平躺或斜倚

图 27.5　用于治疗骨质疏松症的双膦酸盐类药物的剂型和使用说明。* 用药频率随剂量变化，较高剂量药物的用药频率较低

3. 不良反应：双膦酸盐类药物的不良反应包括腹泻、腹痛和肌肉骨骼疼痛。由于阿仑膦酸盐、利塞膦酸盐和伊班膦酸盐还可能诱发食管炎和食管溃疡，患者在口服双膦酸盐类药物后应保持直立体位，以减少食管刺激。此外，也有使用双膦酸盐类药物而导致颌骨坏死和非典型股骨骨折的个案报道，且非典型骨折的风险随着药物使用时间的增加而增加。因此，目前的用药指南建议某些患者在口服双膦酸盐类药物 5 年或唑来膦酸 3 年后停药。图 27.6 显示了不同双膦酸盐类药物的相对效力。

### B. 地诺单抗

地诺单抗（denosumab）是一种以核因子 κ-B 受体激活蛋白配体（receptor activator of nuclear factor kappa-B ligand，RANKL）为靶点，抑制破骨细胞形成和功能的单克隆抗体。地诺单抗被批准用于治疗绝经后妇女高骨折风险的骨质疏松症，每 6 个月皮下注射 1 次。地诺单抗是治疗骨质疏松症的一线药物，尤其

| 双膦酸盐 | 抑制骨吸收活性 |
| --- | --- |
| 依替膦酸盐 | 1 |
| 替鲁膦酸盐 | 10 |
| 帕米膦酸盐 | 100 |
| 阿仑膦酸盐 | 1 000 |
| 利塞膦酸盐 | 5 000 |
| 伊班膦酸盐 | 10 000 |
| 唑来膦酸 | 10 000 |

图 27.6 不同双膦酸盐类药物抑制骨吸收的活性

适用于骨折风险较高的患者。该药与感染、皮肤病、低钙血症的风险增加有关，另有导致颌骨坏死和非典型骨折的个案报道。

### C. 甲状旁腺激素类药物

特立帕肽（teriparatide）是一种重组人甲状旁腺激素（parathyroid hormone），而阿巴洛肽（abaloparatide）是一种甲状旁腺激素相关肽的类似物。这些药物作为甲状旁腺激素受体的激动药，每日皮下注射 1 次即可激发成骨细胞的活性并增加骨形成和骨强度。相反，其他用于治疗骨质疏松症药物的药理机制是抑制骨吸收。甲状旁腺激素受体的激动药适用于高骨折风险的患者，以及其他骨质疏松症疗法无效或不耐受的患者。由于这两种药物均与高钙血症、直立性低血压及大鼠骨肉瘤风险增加有关，建议累计用药时间不超过 2 年。

### D. 选择性雌激素受体调节药

绝经后较低的雌激素水平可促进破骨细胞的增殖和活化，使骨量迅速下降。雌激素替代疗法可有效预防绝经后的骨质流失。然而，由于雌激素可能会增加子宫内膜癌（具备完整子宫的女性未联用孕激素时）、乳腺癌、卒中、静脉血栓栓塞和冠心病的风险，因此不再推荐将其用作骨质疏松症的预防性治疗。雷洛昔芬（raloxifene）是一种选择性雌激素受体调节药，已被批准用于预防和治疗骨质疏松症。由于该药在骨组织中具有雌激素样作用，而在乳腺和子宫内膜组织中发挥拮抗雌激素的作用，因此，可在不增加子宫内膜癌风险的前提下增加骨密度，并降低浸润性乳腺癌的风险。由于雷洛昔芬尚未被证明能降低非椎骨或髋部骨折的风险，因此其在绝经后骨质疏松症的治疗中仅被用作双膦酸盐或地诺单抗的替补药物。该药不良反应包括潮热、腿部痉挛和静脉血栓栓塞的风险增加。

### E. 降钙素

鲑鱼降钙素（salmon calcitonin）适用于妇女绝经 5 年以上的骨质疏松症治疗。该药可减少骨吸收，但疗效不如其他药物，因此不再推荐用于骨质疏松症的常规治疗。降钙素的独特作用是能够缓解骨质疏松性骨折所导致的疼痛。因此，降钙素往往用于伴随着疼痛症状的椎体骨折患者的短期治疗。降钙素鼻用制剂最常用于骨质疏松症的治疗，其不良反应包括鼻炎和其他鼻部症状。

（续繁星）

## 思考题

扫描二维码

获取思考题

# 第六单元 化疗药物

# 第28章 抗菌治疗原理

## Ⅰ. 概述

抗菌治疗是利用病原微生物和机体之间存在的生化差异而进行的治疗。由于具有选择性毒性，抗菌药物(antimicrobial drug)在治疗感染方面尤为有效。换言之，此类药物能够在不损害宿主细胞的情况下清除或杀灭入侵的病原微生物。在大多数情况下，选择性毒性是相对的而不是绝对的，这就要求在宿主仍能耐受的情况下控制药物的浓度，以对抗病原微生物。

## Ⅱ. 抗菌药的选择

在选择最合适的抗菌药物时需要考量以下因素：①机体的特性；②病原体对特定药物的敏感性；③感染部位；④患者因素；⑤药物的安全性和有效性；⑥治疗费用。但是，大多数患者需要接受经验性治疗，也就是在进行菌种鉴定和药物敏感性实验之前即给药治疗。

### A. 致感染微生物的鉴定

对致感染微生物的鉴定是选择合适疗法的核心。有时可以根据革兰氏染色法对病原体的特性进行快速鉴定，这在鉴别无菌体液中微生物的存在和形态特征方面尤其有效(如血液、脑脊液、胸膜液、滑液、腹膜液和尿液)。在进行治疗前，通常需要对感染机体的病原体进行培养，以便得出结论性的诊断并确定其对抗菌药物的敏感性。因此，在开始治疗前，必须获得相应的样本以用于培养，否则会难以区分阴性培养结果是由于病原体不存在还是因为抗生素的抗菌作用所引起的。确定感染病原体可能还需要使用其他技术，如微生物抗原、DNA或RNA检测，以及机体针对病原体产生的炎症或宿主免疫反应(图28.1)。快速聚合酶链反应(polymerase chain reaction，PCR)和基质辅助激光解吸/电离飞行时间(matrix-assisted laser desorption/ionization time-of-flight，MALDI-TOF)质谱等新技术可进行准确、快速和经济的病原微生物鉴定。

### B. 经验性抗菌治疗

在理想情况下，用于治疗感染的抗菌药物是在确认了机体已被病原体感染，并确定其对药物的敏感性之后再进行选择。然而，对于危重病人，这样的延误可能会危及患者的生病，因此需要立即进行经验性治疗。

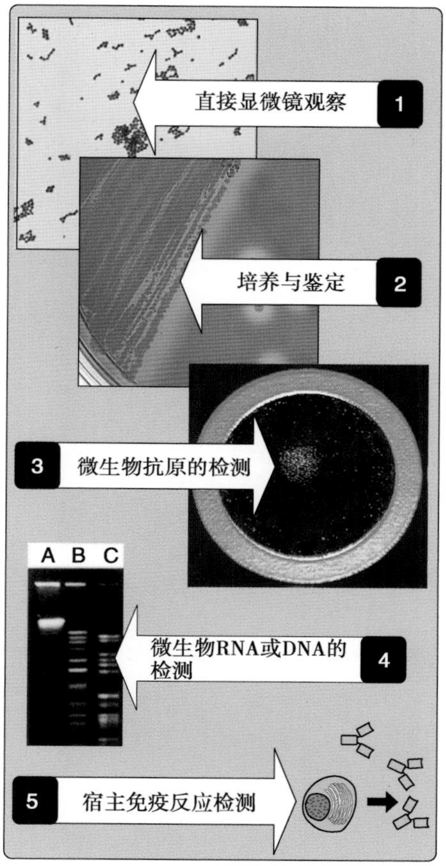
直接显微镜观察
1
培养与鉴定
2
3
微生物抗原的检测
A B C
微生物RNA或DNA的检测
4
5
宿主免疫反应检测

图28.1 微生物疾病诊断中的部分实用实验技术

1. 时间选择：对于不明原因感染的急性患者，如中性粒细胞减少的患者(因中性粒细胞减少而具有被感染风险)或脑膜炎(覆盖大脑和脊髓的外膜的急性炎症)患者需要立即给予治疗。应尽可能在获得实验室检测标本后，或在得到培养和敏感性结果之前开始治疗。

2. 药物选择：在缺乏药物敏感性数据的情况下，药物的选择受感染部位，患者病史(如感染史、年龄、近期旅行史、近期抗菌治疗、免疫状态、感染发生于医院还是社区)和局部药物敏感性数据的影响。当引起感染的病原体未知或可能发生多重菌种感染时，可首先采用广谱治疗方式。在既定的临床环境下，药物的选择也可通过关联特定生物体的已知属性来作为依据。例如，新生儿脊髓液中的革兰氏阳性球菌一般不可能是肺炎链球菌（Streptococcus pneumoniae），最有可能的是对青霉素敏感的无乳链球菌（Streptococcus agalactiae，B 族链球菌）。相反地，某一 40 岁患者脊髓液中的革兰氏阳性球菌最有可能是肺炎链球菌。并且该患者很可能对青霉素已产生了耐药性，需要使用大剂量的第三代头孢菌素（cephalosporin）[如头孢曲松（ceftriaxone）]或万古霉素（vancomycin）进行治疗。

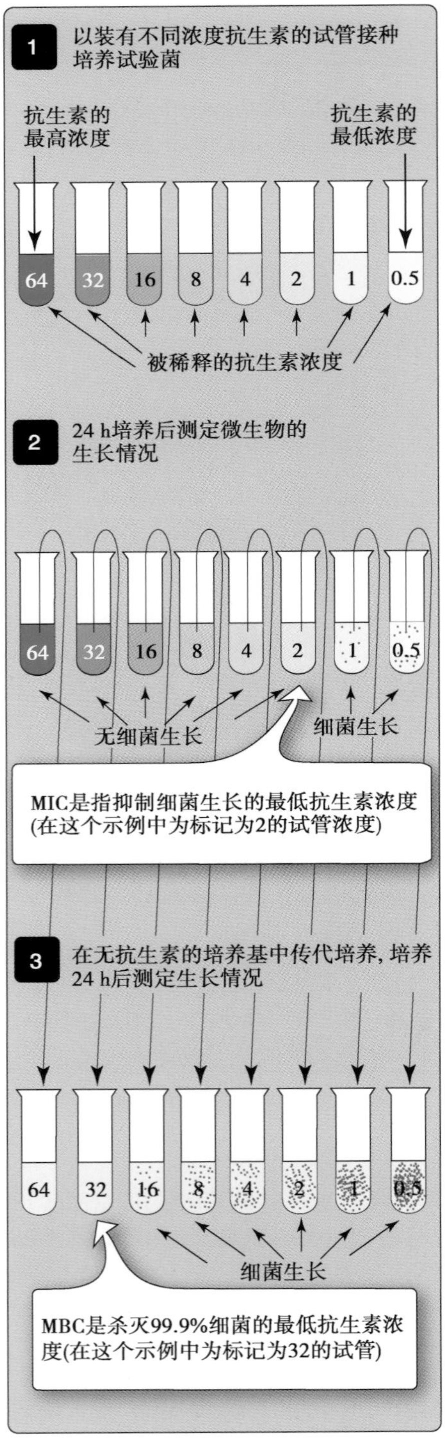
1
以装有不同浓度抗生素的试管接种培养试验菌
抗生素的最高浓度
抗生素的最低浓度
64
32
16
8
4
2
1
0.5
被稀释的抗生素浓度
2
24 h培养后测定微生物的生长情况
无细菌生长
细菌生长
MIC是指抑制细菌生长的最低抗生素浓度(在这个示例中为标记为2的试管浓度)
3
在无抗生素的培养基中传代培养，培养24 h后测定生长情况
细菌生长
MBC是杀灭99.9%细菌的最低抗生素浓度(在这个示例中为标记为32的试管)

图 28.2 抗生素最小抑菌浓度（MIC）和最小杀菌浓度（MBC）的测定

## C. 抗菌药物敏感性测试

在对病原体进行培养后，其对特定抗生素的敏感性可以作为抗菌药物选择的重要依据。部分病原体，如化脓性链球菌（Streptococcus pyogenes）和脑膜炎奈瑟球菌（Neisseria meningitidis），通常对某些抗生素具有可预测的药物敏感性模式。相反，大多数革兰氏阴性杆菌、肠球菌和葡萄球菌往往表现出不可预测的药物敏感性模式，需要进行药物敏感性实验以确定适当的抗菌治疗方法。最低抑菌浓度（minimum inhibitory concentration，MIC）和最低杀菌浓度（minimum bactericidal concentration，MBC）可通过实验来确定，并可用于确定病原体对药物的敏感性（图 28.2）。

1. 抑菌药物和杀菌药物：抗菌药物通常分为抑菌药物（bacteriostatic drug）和杀菌药物（bactericidal drug）。一般认为抑菌药物在患者体内达到治疗浓度时仅能抑制细菌的生长和复制，而杀菌药物在特定的实验室条件下，能够在 18～24 h 内有效杀死≥99.9% 的细菌。但这种分类模式过于简单，因为大多数抑菌药物在达到一定浓度时都能有效地杀灭病原体，只是其无法达到杀菌定义中的临界值。图 28.3 将杀菌药、抑菌药和对照药的实验结果进行了比较。值得注意的是，两种药物均能有效地杀灭病原体，但杀菌药的体外杀灭作用更强。抗生素也可能对一种病原微生物具有抑菌作用，而对另一种微生物却具有杀菌作用。例如，利奈唑胺（inezolid）对金黄色葡萄球菌（Staphylococcus aureus）和肠球菌具有抑菌作用，但对大多数肺炎链球菌却具有杀菌作用。此外，近期数据表明，杀菌药物和抑菌药物在治疗常见的临床感染方面具有相似的疗效。某些因素可能会对治疗效果产生更大的影响，如宿主免疫系统、感染部位的药物浓度，以及疾病的潜在严重程度。

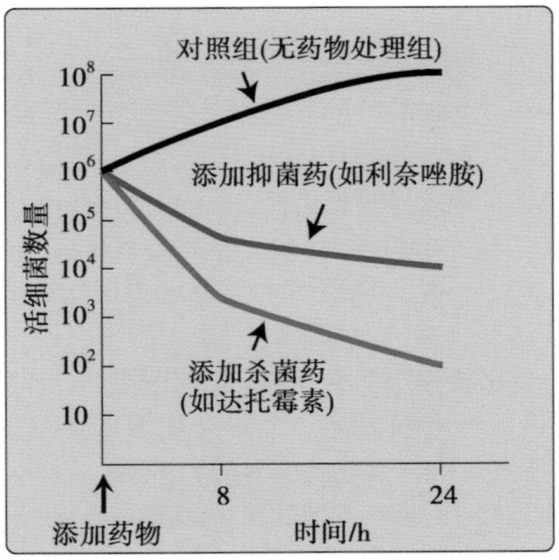
对照组(无药物处理组)
添加抑菌药(如利奈唑胺)
添加杀菌药
(如达托霉素)
活细菌数量
$10^8$
$10^7$
$10^6$
$10^5$
$10^4$
$10^3$
$10^2$
10
8
24
添加药物
时间/h

图 28.3 杀菌和抑菌药物对体外细菌生长的影响

2. 最低抑菌浓度：MIC 是指将药物与病原体共同培养 24 h 后，能阻止病原体生长的最低抗菌药物浓度。这是一种体外敏感性定量测试方法，通常用于简化治疗。计算机自动化提高了 MIC 测试结果的准确性，缩短了检测时间，是临床实验室最常用的方法。

3. 最低杀菌浓度：MBC 是指在过夜孵育的细菌培养基中，能导致菌落计数减少 99.9% 的抗菌药物的最低浓度（图 28.2）。（注：由于时间和治疗需求，临床治疗中很少检测 MBC。）

## D. 感染部位对治疗的影响：血-脑屏障

只有到达感染部位的抗生素浓度足够高，才能有效杀灭入侵的病原微生物。具有不同渗透性的毛细血管可将药物输送到身体各个组织内部。一些组织的毛细血管结构，如前列腺、睾丸、胎盘、眼玻璃体和中枢神经系统（central nervous system，CNS）构成了输送药物的天然屏障。尤其是大脑中的毛细血管，是构成和维持血-脑屏障（blood-brain barrier，BBB）的重要组成部分。这种屏障是由一层紧密连接的内皮细胞所组成的，可以阻止大多数的分子从血液进入大脑，但较小的亲脂性分子除外。抗菌药在脑脊液中的渗透和浓度易受到以下因素的影响：

1. 脂溶性：药物的脂溶性是其穿透 BBB 能力的主要决定因素。脂溶性药物，如氯霉素（chloramphenicol）和甲硝唑（metronidazole），进入 CNS 的能力较强；而 β-内酰胺类抗生素，如青霉素（penicillin），在生理 pH 条件下呈解离状态，脂溶性较低，因此，在正常情况下穿透完整 BBB 的能力十分有限。但在类似脑膜炎的感染中，大脑的炎症造成屏障功能下降，局部通透性增加，导致某些 β-内酰胺类抗生素可进入脑脊液以发挥抗炎作用。

2. 分子量：低分子量的药物具有更强的 BBB 穿透能力，而大分子量化合物［如万古霉素（vancomycin）］的渗透性很差，即使是在脑膜炎情况下也是如此。

3. 蛋白结合：药物的高蛋白结合率限制了其进入脑脊液的能力。因此，血清中游离（未结合）药物的量（而不是药物的总量）对药物的脑脊液穿透力是一个很重要的影响因素。

4. 对转运体或外排泵的敏感性：对细胞膜上转运体具有亲和力或对外排泵（外排转运体）没有亲和力的抗生素往往具有较好的 CNS 渗透性。

## E. 患者因素

在选择抗生素时，必须注意病人的状况。例如，必须考虑患者的免疫系统、肾脏、肝脏、循环系统和年龄状况。对于女性患者，孕期或哺乳期也会影响抗菌药物的选择。

1. 免疫系统：体内清除感染病原体的能力高度依赖于机体完整的免疫系统，而宿主防御系统负责最终清除入侵的病原体。酗酒、糖尿病、艾滋病毒感染、营养不良、自身免疫性疾病、怀孕、高龄和免疫抑制药物均会影响机体的免疫能力。相关患者需要使用更高剂量的杀菌药或接受较长时间的治疗以清除体内的病原体。

2. 肾功能不全：肾功能不良可能会导致某些抗生素在患者体内的积聚，调整剂量可防止药物的体内蓄积和不良反应发生。血清肌酐水平常被用作衡量肾功能的指标，可作为依据调整用药方案。然而，最佳方案是直接监测某些抗生素（如万古霉素、氨基糖苷类）的血药浓度，以确定最大或最小血药浓度，并防止潜在毒性的发生。（注：功能性肾单位的数量随着年龄的增长而减少，因此，即使血清肌酐水平正常，老年患者也特别容易受到经肾脏排泄药物的体内蓄积的影响。）

3. 肝功能不全：在治疗肝功能不全的患者时，必须谨慎使用经肝脏消除的抗生素［如红霉素（erythromycin）和多西环素（doxycycline）］。

4. 低灌注：到达机体解剖部位的有效血液循环减少（如糖尿病患者的下肢血流供应较少），会造成到达感染部位的抗生素浓度减少，使得治疗更加困难。胃肠道血流灌注减少可能会导致机体对药物的吸收减弱，使得药物更难以达到所需的血药浓度。

5. 年龄：新生儿的肾脏或肝脏清除过程通常不完善，导致其特别容易受到氯霉素和磺胺类药物的毒性影响。幼童不应使用四环素类抗生素或喹诺酮类药物，因为相关药物会影响其骨骼生长和关节发育。老年患者的肾功能或肝功能有所下降，可能会改变某些抗生素的药代动力学性质。

6. 妊娠和哺乳：许多抗生素能穿过胎盘屏障（placental barrier）或通过乳汁进入哺乳婴儿的体内，因此，医生在使用前应查阅抗生素的药品标识，以明确妊娠和哺乳期内使用该药物的风险和临床注意事项。虽然抗生素在胎儿血液循环或乳汁中的浓度通常较低，但总量足以危害婴儿的健康。据报道，孕妇在服用四环素类药物后可能导致胎儿出现先天异常，因而在孕期应避免使用此类药物。

7. 多药耐药病原体的危险因素：多药耐药病原体感染时需要用更广谱的抗生素进行治疗。感染多药耐药病原体的常见风险因素包括：在过去 90 d 内接受过抗菌治疗，在过去 90 d 内住院超过 2 d，截至目前住院超过 5 d，从疗养院入院，所在社区或当地医院常发生高频率的耐药事件，以及患有免疫抑制疾病或进行了免疫抑制疗法。

## F. 药物的安全性

青霉素是所有抗菌药物中毒性最小的，因为其只作用于微生物生长过程中的特定阶段和功能。其他抗菌药（如氯霉素）的作用特异性较低，只适用于可能威胁生命的感染，因为可能会产生严重毒性。（注：安全性不仅与药物的固有性质有关，还与上述可能导致毒性的患者因素有关。）

## G. 治疗费用

常见的情况是，几种药物在治疗感染时表现出相似的疗效，但成本却差别很大。例如，耐甲氧西林金黄色葡萄球菌（methicillin-resistant Staphylococcus aureus，MRSA）的治疗通常包括以下药物之一：万古霉素、克林霉素（clindamycin）、达托霉素（daptomycin）或利奈唑胺。虽然治疗药物的选择主要是基于感染部位、病情严重程度，以及是否可以口服等几方面进行考虑，但药物费用相关的考量也很重要。图 28.4 显示了治疗葡萄球菌感染常用药物的相对成本。

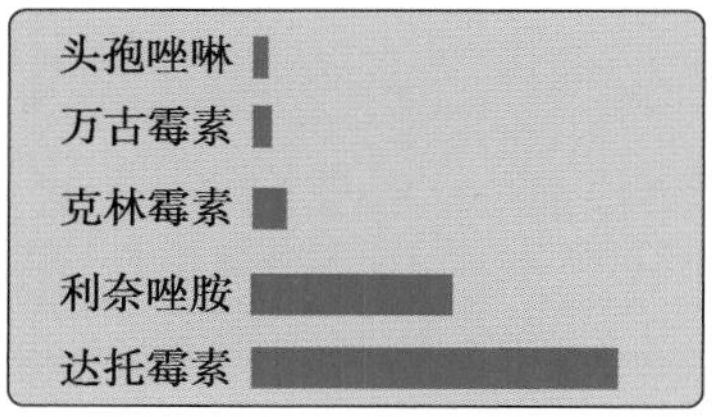
头孢唑啉
万古霉素
克林霉素
利奈唑胺
达托霉素

图 28.4 用于治疗金黄色葡萄球菌的部分药物的相对费用

## Ⅲ. 给药途径

口服给药非常适合可在门诊治疗的轻度感染，注射给药常用于胃肠道吸收不佳的药物和需要达到较高血药浓度的严重感染患者。对于需要接受住院治疗的患者，应尽快将静脉给药方式改为口服。当患者临床体征稳定时，将静脉注射药物改为口服药物可降低医疗费用、缩短住院时间并减少静脉导管并发症。然而，一些抗生素（如万古霉素和氨基糖苷类药物）胃肠道给药后吸收不佳，因此，口服后不能达到足够的血药浓度。

## Ⅳ. 给药剂量的影响因素

抗菌药的合理用药原则是基于药物的药效学（药物浓度与抗菌效果的关系）和药代动力学特性（药物的吸收、分布、代谢和排泄）。对给药频率具有显著影响的三个重要特性是：浓度依赖性杀灭作用、时间依赖性（浓度无关）杀灭作用，以及抗生素后效应（postantibiotic effect）。利用这些特性优化抗生素的给药方案可改善临床治疗的结果，并减少耐药性的发生。

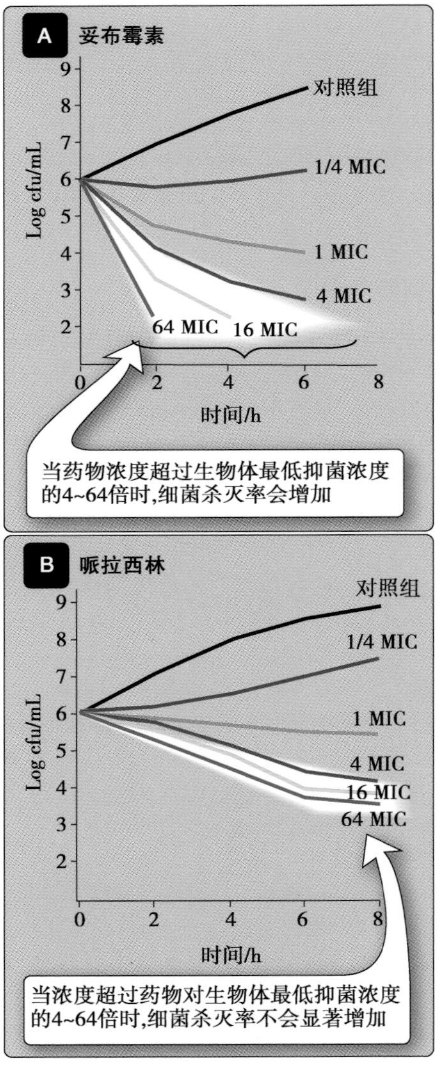
A 妥布霉素
Log cfu/mL
对照组
1/4 MIC
1 MIC
4 MIC
64 MIC
16 MIC
时间/h
当药物浓度超过生物体最低抑菌浓度的4~64倍时,细菌杀灭率会增加
B 哌拉西林
对照组
1/4 MIC
1 MIC
4 MIC
16 MIC
64 MIC
当浓度超过药物对生物体最低抑菌浓度的4~64倍时,细菌杀灭率不会显著增加

图 28.5 A.妥布霉素具有显著的剂量依赖性杀伤效应。B.哌拉西林不具有显著的剂量依赖性杀伤作用

### A. 浓度依赖性杀菌作用

某些抗菌药（包括氨基糖苷类药物和达托霉素），随着其浓度从最低抑菌浓度的 4 倍增加至 64 倍，细菌的杀灭率也显著增加（图 28.5A）。通过 1 次/d 的大剂量输注可使这种浓度依赖性杀菌药物在短时间内达到药峰浓度，这有利于快速杀灭病原体。

### B. 时间依赖性杀菌作用

相比之下，β-内酰胺类、糖肽类、大环内酯类抗生素，以及克林霉素和利奈唑胺则不会表现出浓度依赖性杀菌作用（图 28.5B）。这些抗菌药物的临床疗效可通过药物血药浓度高于 MIC 的时间百分比进行预测。这种效应有时被称为时间依赖性（或浓度依赖性）杀菌效应。例如，为确保青霉素和头孢菌素在体内 50% 和 60% 时间内的血药浓度高于最低抑菌浓度，必须制订相应的给药方案，从而使药物的治疗达到最佳效果。因此，可采用延长（一般 3~4 h）或连续（24 h）输液代替间歇给药（一般 30 min），以延长药物浓度高于 MIC 的持续时间，从而杀灭更多的病菌。其他抗菌药，如氟喹诺酮类药物和万古霉素，通过优化药时曲线下 24 h 面积与 MIC（$AUC_{24}$/MIC）的比值，可达到最佳的抗菌效果。（注：$AUC_{24}$ 是药物在给药间隔期间的总暴露量，并综合考虑了药物的浓度和时间。）

### C. 抗菌后效应

抗菌后效应是指抗生素浓度降至最低抑菌浓度以下后对微生物生长的持续抑制现象。具有较长抗菌后效应的药物（如氨基糖苷类和氟喹诺酮类抗生素）通常每天只需给药 1 次即可达到抗菌效果，尤其是针对革兰氏阴性细菌。

## Ⅴ. 化疗的抗菌谱

根据革兰氏染色、形态、生化或其他特征，临床上将常见的细菌分为八类，具体如图 28.6 所示。列表的第九部分被标记为“其他”类，表示不包括在其他八大类中的其他微生物。图 28.6B~D 显示了特定种类抗生素的抗菌谱。

### A. 窄谱抗生素

只作用于单一或特定微生物群的化疗药物被称为窄谱抗生素（narrow-spectrum antibiotic）。例如，异烟肼只对结核分枝杆菌（Mycobacterium tuberculosis）有效（图 28.6B）。

### B. 次广谱抗生素

次广谱抗生素（extended-spectrum antibiotic）是指经修饰后可有效对抗革兰氏阳性菌和大量革兰氏阴性菌的抗生素。例如，氨苄西林（ampicillin）具有广谱抗菌活性，能有效对抗革兰氏阳性菌和某些革兰氏阴性菌（图 28.6C）。

### C. 广谱抗生素

四环素、氟喹诺酮类和碳青霉烯类抗生素可影响多种微生物，被称为广谱抗生素（broad-spectrum antibiotics）（图 28.6D）。广谱抗生素可极大地改变正常菌群的性质，并用于艰难梭菌

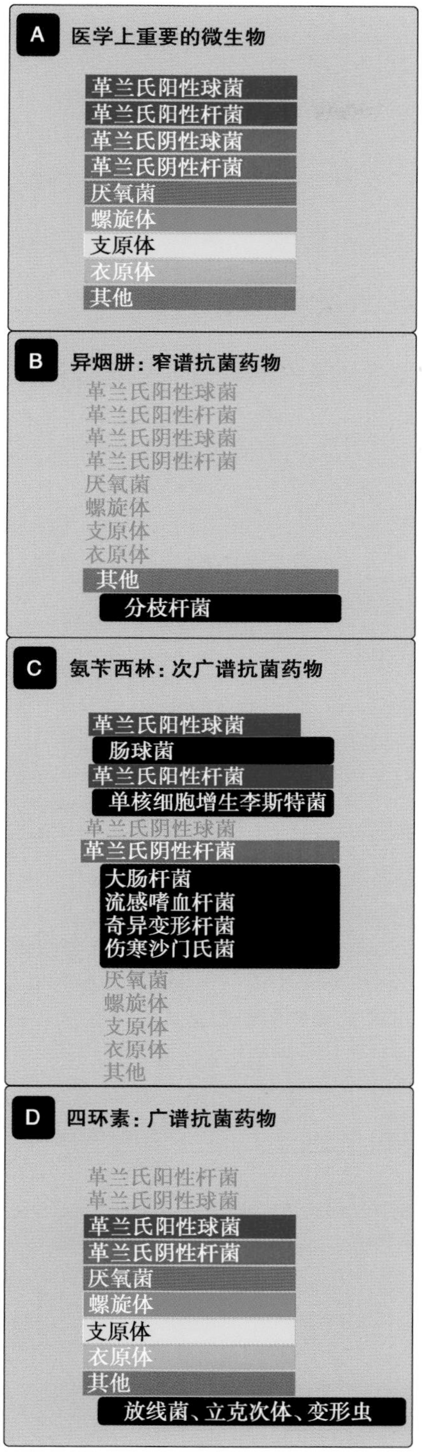
A
医学上重要的微生物
革兰氏阳性球菌
革兰氏阳性杆菌
革兰氏阴性球菌
革兰氏阴性杆菌
厌氧菌
螺旋体
支原体
衣原体
其他
B
异烟肼：窄谱抗菌药物
革兰氏阳性球菌
革兰氏阳性杆菌
革兰氏阴性球菌
革兰氏阴性杆菌
厌氧菌
螺旋体
支原体
衣原体
其他
分枝杆菌
C
氨苄西林：次广谱抗菌药物
革兰氏阳性球菌
肠球菌
革兰氏阳性杆菌
单核细胞增生李斯特菌
革兰氏阴性球菌
革兰氏阴性杆菌
大肠杆菌
流感嗜血杆菌
奇异变形杆菌
伤寒沙门氏菌
厌氧菌
螺旋体
支原体
衣原体
其他
D
四环素：广谱抗菌药物
革兰氏阳性杆菌
革兰氏阴性球菌
革兰氏阳性球菌
革兰氏阴性杆菌
厌氧菌
螺旋体
支原体
衣原体
其他
放线菌、立克次体、变形虫

图28.6 A.医学上重要微生物的彩色编码表。B.异烟肼，窄谱抗菌药。C.氨苄西林，一种次广谱抗菌药。D.四环素，一种广谱抗菌药

(Clostridium difficile)等微生物引起的反复感染，该细菌的生长通常受到其他定殖微生物的抑制。

## Ⅵ. 抗菌药的联合用药

从治疗的角度而言，建议使用一种对感染菌最具特异性杀灭作用的药物来治疗感染。这种策略减少了交叉感染的可能性，也减少了耐药现象的出现，并将药物毒性降至最小。在某些情况下，联合用药是有利的，甚至是必须的。

### A. 联合用药的优势

某些抗生素组合，如联用β-内酰胺类和氨基糖苷类抗生素，会表现出协同效果。换言之，联合用药比单独用药更为有效。由于抗生素之间很少表现出这种协同作用，联合用药仅在特殊情况下适用(如在肠球菌感染的心内膜炎治疗中)。当感染原因不明或存在可变敏感性的微生物时(如治疗结核病时)，可采用多药联合治疗方案。

### B. 联合用药的劣势

许多抗生素只有在生物体繁殖时才会发挥作用。因此，一种具有抑菌作用的药物与另一种具有杀菌作用的药物联用时可能会导致第一种药物干扰第二种药物的作用。比如具有抑菌作用的四环素类药物可能会干扰青霉素类和头孢菌素类药物的杀菌作用。另一个问题是选择药物的风险和给予不必要的联合治疗可能会导致抗生素耐药性的发生。

## Ⅶ. 耐药性

如果在宿主能接受的抗生素最大剂量下仍不能抑制细菌的生长，那么这种细菌就被认为对抗生素产生了耐药性。有些微生物对抗生素具有先天的抵抗力。例如，大多数革兰氏阴性菌对万古霉素具有固有的耐药性。然而，对特定药物具有反应的微生物通常可能通过自发突变、获得性耐药或自然选择作用产生具有更强毒性或耐药性的菌株。其中一些菌株甚至可能对多种抗生素都具有耐药性。

### A. 基因突变导致的耐药性

获得性抗生素耐药性需要暂时或永久改变细菌的遗传物质。耐药性的产生是由于其DNA发生自发突变或DNA发生转移，即从一个生物体转移至另一个生物体(图28.7)。

### B. 蛋白表达改变导致的耐药性

耐药性的产生是由多种机制介导的，如药物作用靶位的改变、药物积聚减少(包括药物进入减少)、外排增加，以及抗生素灭活酶的产生(图28.7)。

1. 靶点的改变：蛋白结构突变导致抗生素作用靶点的改变会使病原菌对一种或多种抗生素产生耐药性。例如，肺炎链球菌对β-内酰胺类抗生素的耐药性涉及一种或多种主要细菌的青霉素结合蛋白酶的改变，导致抗生素与其靶点的结合减少。

2. 药物积聚的减少：抗生素进入减少或外排增加可能导致耐药性的产生，造成药物在其作用部位不能达到有效的浓度。例如，由于细菌外膜通道蛋白的数量和结构发生变化，使得革兰氏阴性菌对某些药物的渗透性降低(如β-内酰胺类抗生素)。此外，外排泵的存在也可限制微生物内的药物浓度(如四环素类药物)。

3. 酶的失活：产生灭活抗菌药物的灭活酶也可能使细菌产生耐药性。抗生素灭活酶包括：①β-内酰胺酶[β-lactamase，也称为青霉素酶(penicillinase)]，其可水解灭活青霉素、头孢菌素和相关药物的β-内酰胺环；②乙酰转移酶(acetyltransferase)，可将乙酰基转移至抗生素结构中，使氯霉素或氨基糖苷类抗生素失去活性；③水解大环内酯环的酯酶。

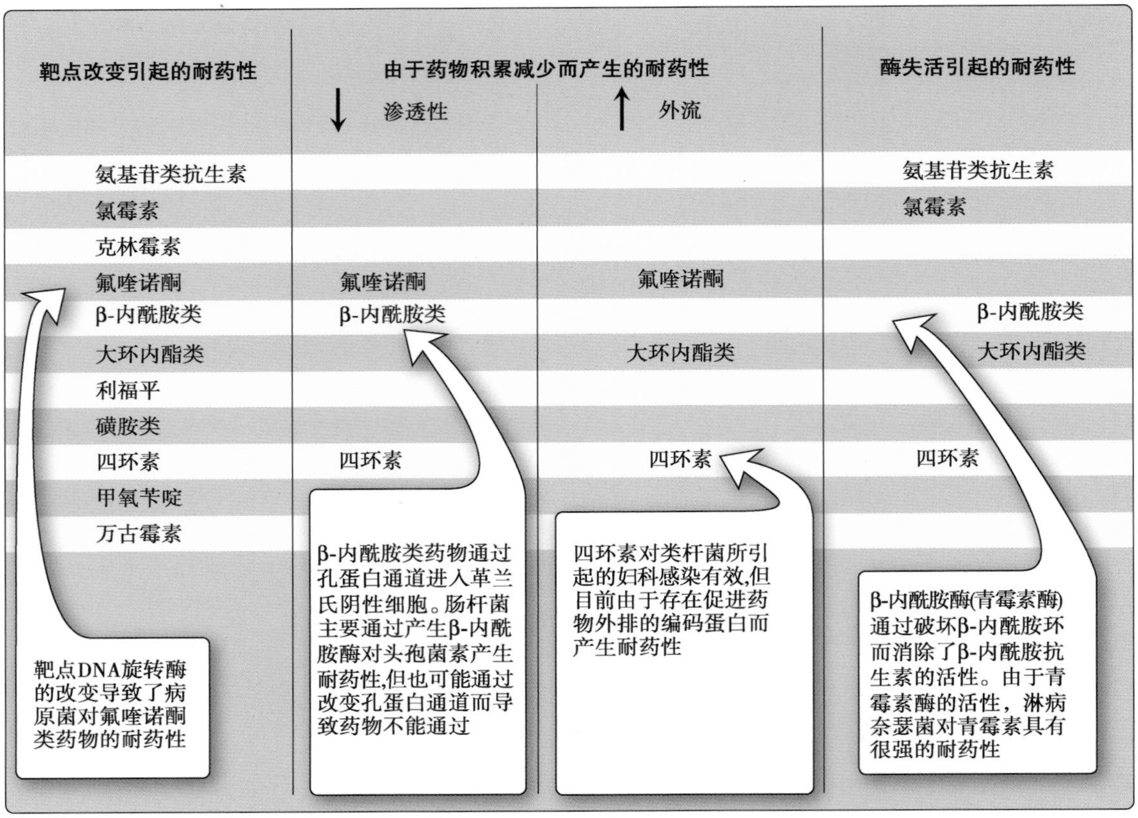

靶点改变引起的耐药性
由于药物积累减少而产生的耐药性
渗透性
外流
酶失活引起的耐药性
氨基苷类抗生素
氯霉素
克林霉素
氟喹诺酮
β-内酰胺类
大环内酯类
利福平
磺胺类
四环素
甲氧苄啶
万古霉素
氟喹诺酮
β-内酰胺类
四环素
氟喹诺酮
大环内酯类
四环素
氨基苷类抗生素
氯霉素
β-内酰胺类
大环内酯类
四环素
靶点DNA旋转酶的改变导致了病原菌对氟喹诺酮类药物的耐药性
β-内酰胺类药物通过孔蛋白通道进入革兰氏阴性细胞。肠杆菌主要通过产生β-内酰胺酶对头孢菌素产生耐药性，但也可能通过改变孔蛋白通道而导致药物不能通过
四环素对类杆菌所引起的妇科感染有效，但目前由于存在促进药物外排的编码蛋白而产生耐药性
β-内酰胺酶(青霉素酶)通过破坏β-内酰胺环而消除了β-内酰胺抗生素的活性。由于青霉素酶的活性，淋病奈瑟菌对青霉素具有很强的耐药性


图 28.7 抗生素耐药性的常见机制

## Ⅷ. 抗生素的预防性应用

在某些临床情况下，如牙科手术和外科手术，需要使用抗生素来预防感染，而不是治疗感染（图 28.8）。由于滥用抗菌药物可能导致细菌的耐药性和重复感染，预防性使用仅限于获益大于潜在风险的临床情况。预防的时间应严格控制，以防止产生不必要的抗生素耐药性。

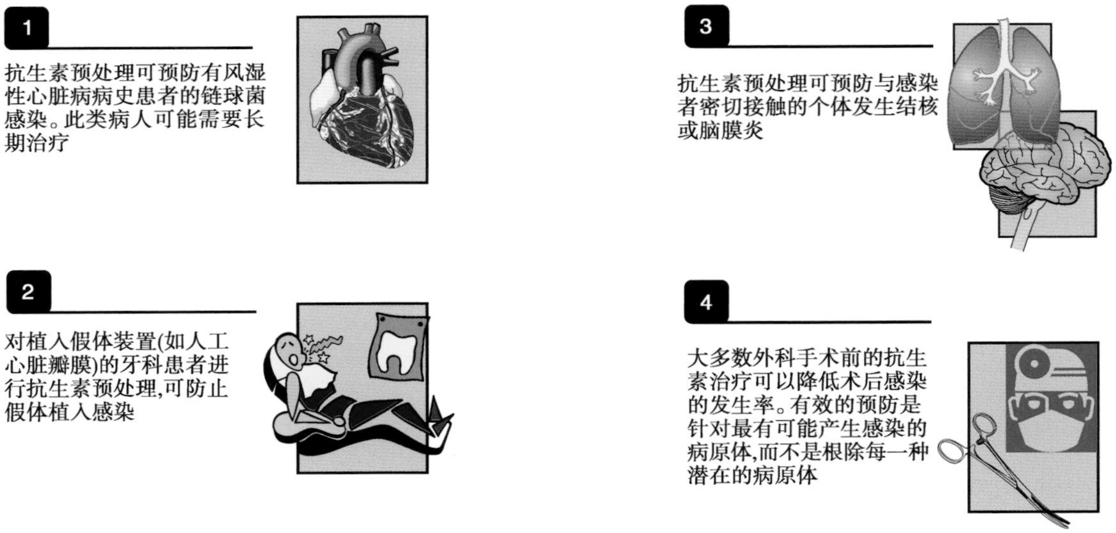

1
抗生素预处理可预防有风湿性心脏病病史患者的链球菌感染。此类病人可能需要长期治疗
2
对植入假体装置(如人工心脏瓣膜)的牙科患者进行抗生素预处理，可防止假体植入感染
3
抗生素预处理可预防与感染者密切接触的个体发生结核或脑膜炎
4
大多数外科手术前的抗生素治疗可以降低术后感染的发生率。有效的预防是针对最有可能产生感染的病原体，而不是根除每一种潜在的病原体


图 28.8 一些抗生素预防性用药的临床情况

## Ⅸ. 抗生素治疗的并发症

尽管抗生素对入侵机体的微生物具有选择性毒性，但仍可能对宿主带来不利影响。例如，药物可能会诱发机体产生过敏反应，或产生与抗菌活性无关的毒性。

### A. 过敏反应

对抗菌药物及其代谢产物的过敏或免疫反应非常常见。例如，尽管青霉素对微生物具有绝对的选择性毒性，但其仍可能会引起严重的过敏问题，从轻度的荨麻疹到严重的过敏性休克。部分过敏反应可能与输注速度有关，如快速输注万古霉素出现的“红人综合征”（red man syndrome）。有文献报道，史-约综合征（Stevens-Johnson syndrome）或中毒性表皮坏死松解症（toxic epidermal necrolysis reaction，皮肤和黏膜严重脱落）患者不应再接受抗生素的治疗，即使是抗生素的脱敏治疗。

### B. 直接毒性

如果某些抗生素在血液中浓度过高，可能会直接影响宿主细胞而产生毒性。例如，氨基糖苷类药物可通过干扰听觉毛细胞的膜功能而引起耳毒性；氯霉素可对线粒体产生直接毒性作用，导致骨髓抑制；氟喹诺酮类药物可对软骨和肌腱产生直接作用；四环素类可对骨骼产生直接作用。此外，还有一些抗生素会引起光敏性。

### C. 重复感染

药物治疗，特别是使用广谱抗生素或多种药物联用，可导致上呼吸道、口腔、肠道和泌尿生殖道的正常微生物菌群发生改变，进而导致机会性致病微生物，特别是真菌或耐药细菌的过度生长。这些感染通常需要使用特定的抗感染药物进行二次治疗。

## Ⅹ. 抗菌药物的作用部位

抗菌药物可通过多种方式进行分类：①根据其化学结构（如 β-内酰胺类或氨基糖苷类药物）；②根据其作用机制（如细胞壁抑制药）；③根据其对特定类型生物体（如细菌、真菌或病毒）的活性。第 29～31 章将根据药物的作用机制进行介绍（图 28.9），而第 32～34 章将根据受药物影响的生物体类型进行介绍。

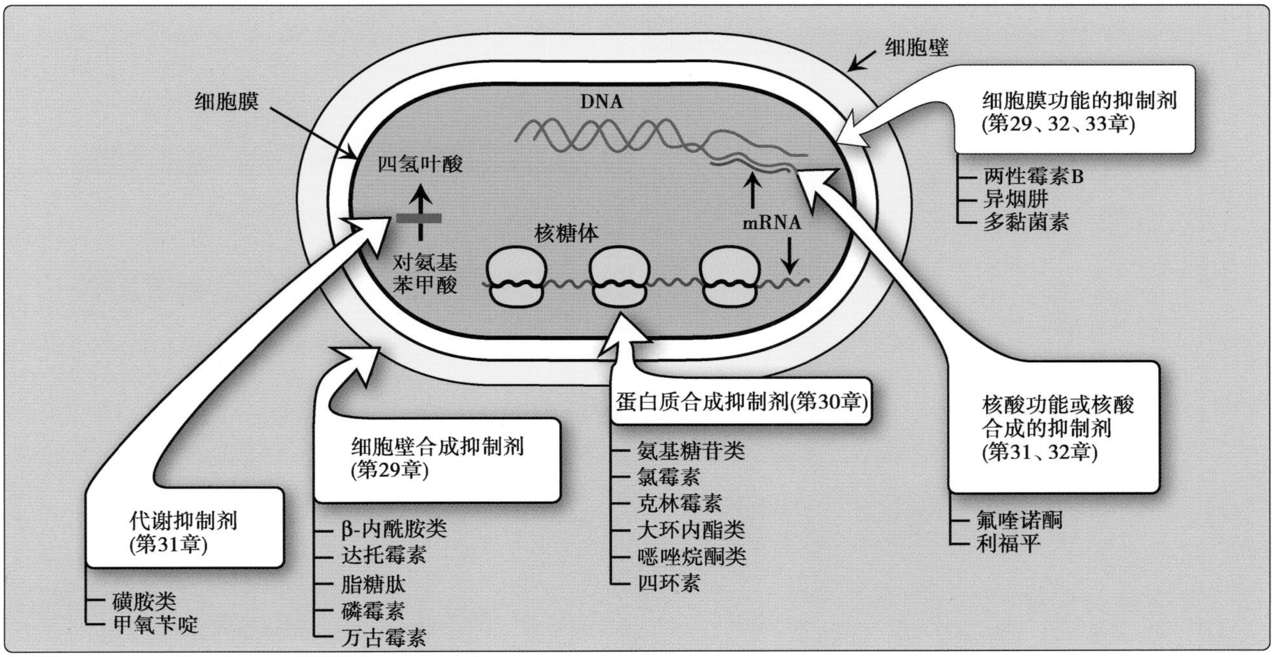

细胞壁
细胞膜
DNA
细胞膜功能的抑制剂
(第29、32、33章)
两性霉素B
异烟肼
多黏菌素
四氢叶酸
对氨基
苯甲酸
核糖体
mRNA
蛋白质合成抑制剂(第30章)
氨基糖苷类
氯霉素
克林霉素
大环内酯类
噁唑烷酮类
四环素
核酸功能或核酸
合成的抑制剂
(第31、32章)
氟喹诺酮
利福平
细胞壁合成抑制剂
(第29章)
β-内酰胺类
达托霉素
脂糖肽
磷霉素
万古霉素
代谢抑制剂
(第31章)
磺胺类
甲氧苄啶


图 28.9　抗菌药物基于作用部位的分类

（吴睿，白仁仁）

### 思考题

28章 思考题


扫描二维码
获取思考题

# 第 29 章　细胞壁抑制药

## Ⅰ. 概述

部分抗菌药物可以选择性地干扰细菌细胞壁的合成，但哺乳动物细胞不具备细胞壁这一结构，因此不受此类药物的影响。细胞壁的主要成分是肽聚糖（peptidoglycan），是由多个聚糖单元通过肽链相互交联连接而成。细胞壁抑制药（cell wall inhibitor）只有在异常增殖的活跃微生物中才能发挥最大的抗菌作用。图 29.1 对影响细胞壁合成的抗生素进行了分类。

**青霉素类抗生素**

阿莫西林 (amoxicillin*, AMOXIL)
氨比西林 (ampicillin**, 仅有通用名)
双氯西林 (dicloxacillin*, 仅有通用名)
那非西林 (nafcillin, 仅有通用名)
苯唑西林 (oxacillin, 仅有通用名)
青霉素G (penicillin G, PFIZERPEN)
苄星青霉素G (penicillin G benzathine, BICILLIN L-A)
青霉素G+苄星青霉素G+普鲁卡因 (penicillin G benzathine and penicillin G procaine, BICILLIN C-R)
青霉素V (penicillin V*, 仅有通用名)

**头孢菌素抗生素**

头孢克洛 (cefaclor*, 仅有通用名)
头孢呋辛 (cefadroxil*, 仅有通用名)
头孢唑啉 (cefazolin ANCEF, KEFZOL)
头孢地尼 (cefdinir*, OMNICEF)
头孢吡肟 (cefepime, MAXIPIME)
头孢噻肟 (cefxime*, SUPRAX)
头孢替坦 (cefotetan, CEFOTAN)
头孢西丁 (cefoxitin, MEFOXIN)
头孢丙烯 (cefprozil*, CEFZIL)
头孢洛林脂 (ceftaroline, TEFLARO)
头孢他啶 (ceftazidime, FORTAZ)
头孢曲松 (ceftriaxone, 仅有通用名)
头孢呋辛 (cefuroxime**, CEFTIN, ZINACEF)
头孢氨苄 (cephalexin*, KEFLEX)

**碳青霉烯类抗生素**

多立培南 (doripenem, DORIBAX)
厄他培南 (ertapenem, INVANZ)
亚胺培南/西司他丁钠 (imipenem/cilastatin, PRIMAXIN)
美罗培南 (meropenem, MERREM)

**单环β-内酰胺类抗生素**

氨曲南(aztreonam, AZACTAM)

**β-内酰胺酶抑制药+抗生素复方药物**

阿维巴坦+头孢他啶 (avibactam + ceftazidime, AVYCAZ)
克拉维酸+阿莫西林 (clavulanic acid + amoxicillin, AUGMENTIN)
舒巴坦+氨苄西林 (sulbactam + ampicillin, UNASYN)
他唑巴坦+头孢妥洛坦 (tazobactam + ceftolozane, ZERBAXA)
他唑巴坦+哌拉西林 (tazobactam + piperacillin, ZOSYN)
伐波巴坦+美罗培南 (vaborbactam + meropenem, VABOMERE)

**脂糖肽类抗生素**

达巴万星 (dalbavancin, DALVANCE)
奥利万星 (oritavancin, ORBACTIV)
泰拉万星 (telavancin, VIBATIV)

**其他抗生素**

黏菌素 (colistin, COLY-MYCIN M)
达托霉素 (daptomycin, CUBICIN)
磷霉素 (fosfomycin, MONUROL)
多黏菌素B (polymyxin B, 仅有通用名)
万古霉素 (vancomycin, VANCOCIN)

图 29.1　影响细胞壁合成的抗菌药物总结。* 仅适用于口服给药；** 适用于口服和静脉注射给药

## Ⅱ. 青霉素类药物

青霉素类（penicillins）药物的基本结构是由一个核心的四元 β-内酰胺环组成，母核连有四氢噻唑环和 R 基侧链。青霉素类药物的不同之处主要是连接至 6-氨基青霉烷酸母核的 R 基侧链的取代基不同（图 29.2）。侧链的改变影响着药物的抗菌谱、对胃酸的稳定性、交叉敏感性和对细菌降解酶[β-内酰胺酶（β-lactamase），也称为青霉素酶（penicillinase）]的敏感性。

### A. 作用机制

青霉素类药物可干扰细菌细胞壁合成的最后一步，此阶段通过转肽酶（transpeptidase）的转肽作用将相邻的肽聚糖链进行交联。由于青霉素在结构上类似于肽聚糖链的末端部分，可竞争性地与青霉素结合蛋白（penicillin-binding protein，PBP）酶

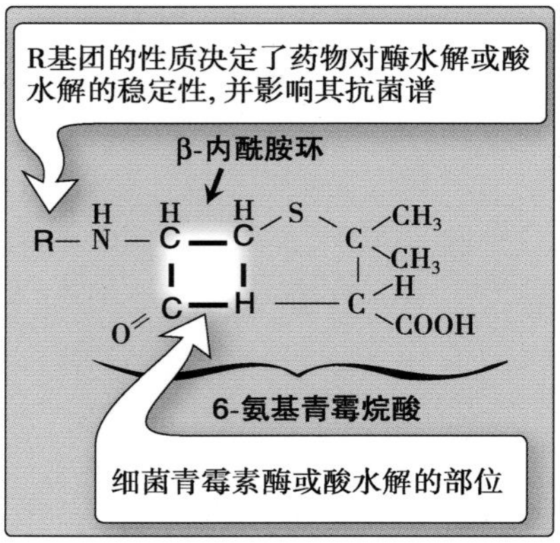
R基团的性质决定了药物对酶水解或酸水解的稳定性，并影响其抗菌谱
β-内酰胺环
6-氨基青霉烷酸
细菌青霉素酶或酸水解的部位

图 29.2　β-内酰胺类抗生素的结构

结合,而该酶可催化转肽酶并促进细胞壁肽聚糖的交联(图 29.3)。对 PBP 酶的抑制会导致细胞壁变得脆弱,最终引起细胞的死亡。基于这一机制,青霉素类药物被认为是一种杀菌药物,并且其杀菌作用具有时间依赖性。

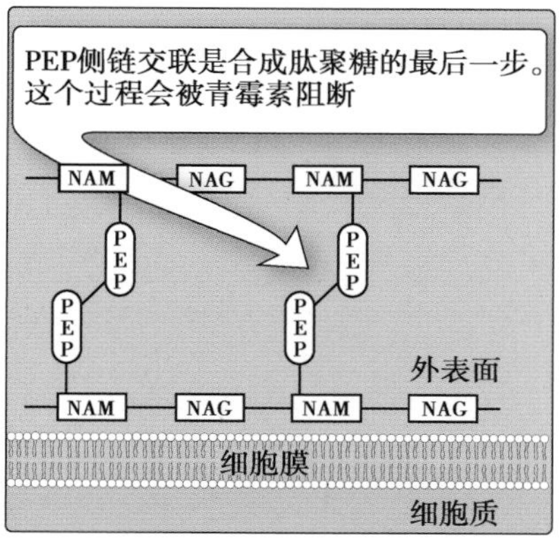
PEP侧链交联是合成肽聚糖的最后一步。这个过程会被青霉素阻断
NAM
NAG
NAM
NAG
PEP
PEP
PEP
PEP
外表面
NAM
NAG
NAM
NAG
细胞膜
细胞质

图 29.3　革兰氏阳性菌的细胞壁。N-acetylmuramic acid, NAM, N-乙酰壁酸; N-acetylglucosamine, NAG, N-乙酰氨基葡萄糖; cross-linking peptide, PEP, 交联肽

## B. 抗菌谱

青霉素类药物的抗菌谱(antibacterial spectrum)部分取决于药物穿过细菌肽聚糖细胞壁,到达壁膜间隙中 PBP 酶的能力。决定 PBP 酶对这些抗生素敏感性的因素包括分子量大小、电荷数,以及部分 β-内酰胺抗生素的疏水性。一般而言,革兰氏阳性菌的细胞壁易于被青霉素穿透,因此,在没有耐药性产生的情况下,对青霉素类药物较为敏感。革兰氏阴性菌细胞壁周围则具有一层脂多糖膜,会对水溶性青霉素形成屏障。然而,革兰氏阴性菌的脂多糖膜中存在一类蛋白,可作为亲水通道[称为孔蛋白(porin)]来实现药物的跨膜转运。

1. 天然青霉素类药物:青霉素 G[penicillin G,也称为苄青霉素(benzylpenicillin)]和青霉素 V(penicillin V)是经产黄青霉菌(Penicillium chrysogenum)发酵而得的。青霉素 G 对多种革兰氏阳性菌、革兰氏阴性菌和螺旋体有效(图 29.4)。该药对奈瑟菌(Neisseria spp.)和某些厌氧菌的药效是青霉素 V 的 5~10 倍。大多数链球菌对青霉素 G 非常敏感,但最近出现了耐青霉素的绿色链球菌(viridans streptococci)和肺炎链球菌(Streptococcus pneumoniae)。目前绝大多数金黄色葡萄球菌(Staphylococcus aureus,90%以上)会产生 β-内酰胺酶,因此对青霉素 G 具有耐药性。尽管青霉素被广泛使用且耐药菌种不断增加,但其仍然是治疗气性坏疽[gas gangrene,也称为产气荚膜梭菌(Clostridium perfringens)]和梅毒(Treponema pallidum)的首选药物。青霉素 V 只有口服剂型,其抗菌谱与青霉素 G 相似,但由于其口服吸收有限,一般不用于治疗严重性感染。酸性条件下青霉素 V 比青霉素 G 更加稳定,可作为治疗较轻症感染的口服制剂。

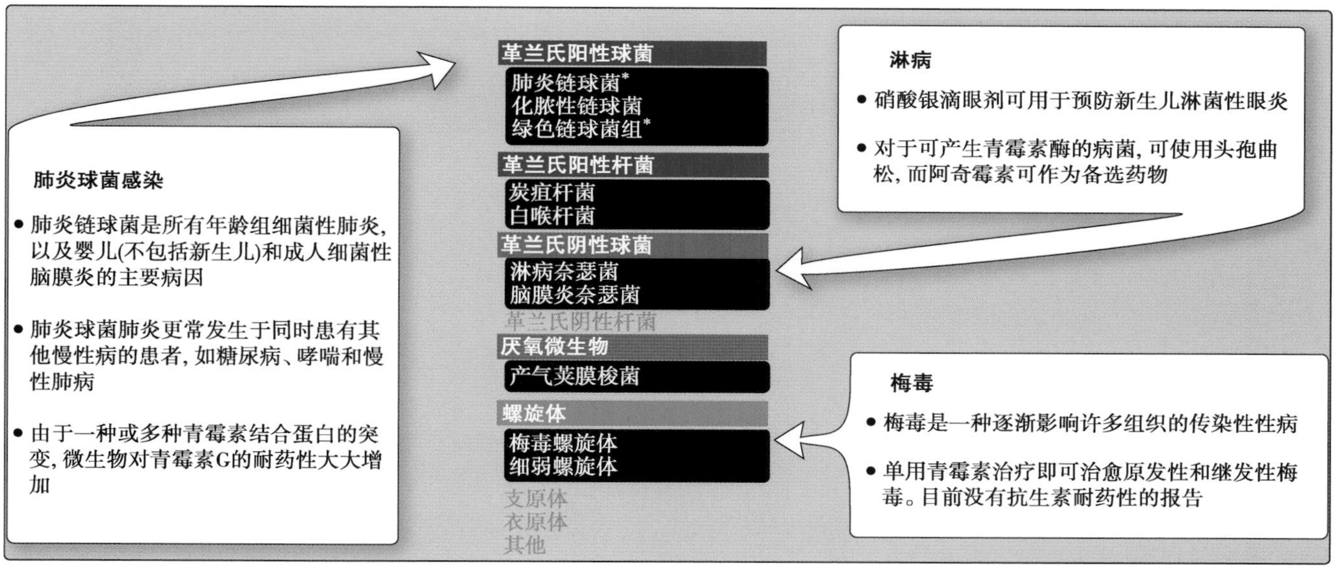
革兰氏阳性球菌
肺炎链球菌*
化脓性链球菌
绿色链球菌组*
革兰氏阳性杆菌
炭疽杆菌
白喉杆菌
革兰氏阴性球菌
淋病奈瑟菌
脑膜炎奈瑟菌
革兰氏阴性杆菌
厌氧微生物
产气荚膜梭菌
螺旋体
梅毒螺旋体
细弱螺旋体
支原体
衣原体
其他
肺炎球菌感染
• 肺炎链球菌是所有年龄组细菌性肺炎,以及婴儿(不包括新生儿)和成人细菌性脑膜炎的主要病因
• 肺炎球菌肺炎更常发生于同时患有其他慢性病的患者,如糖尿病、哮喘和慢性肺病
• 由于一种或多种青霉素结合蛋白的突变,微生物对青霉素G的耐药性大大增加
淋病
• 硝酸银滴眼剂可用于预防新生儿淋菌性眼炎
• 对于可产生青霉素酶的病菌,可使用头孢曲松,而阿奇霉素可作为备选药物
梅毒
• 梅毒是一种逐渐影响许多组织的传染性性病
• 单用青霉素治疗即可治愈原发性和继发性梅毒。目前没有抗生素耐药性的报告

图 29.4　青霉素类药物的常见临床应用。*耐药菌株的出现日益增多

2. 半合成青霉素类药物:氨苄西林(ampicillin)和阿莫西林(amoxicillin,也称为氨基青霉素或广谱青霉素)是通过化学方法将不同的 R 基侧链连接至 6-氨基青霉烷酸上而获得的半合成青霉素类药物。R 基团的引入扩大了氨基青霉素对革兰氏阴性菌的抗菌谱,包括流感嗜血杆菌(Haemophilus influenzae)、大肠埃希菌(Escherichia coli)和奇异变形杆菌(Proteus mirabil)(图 29.5A)。单独使用氨苄西林或与庆大霉素(gentamicin)联用是革兰氏阳性单核细胞增生性李斯特菌(Listeria monocytogenes)和易感肠球菌属感染的首选疗法。此类广谱药物还广泛用于治疗呼吸道感染,牙科医生对高危患者的预防性用药也会使用阿莫西林以预防细菌性心内膜炎。此类药物常与 β-内酰胺酶抑制药(β-lactamase inhibitor)联用,如克拉维酸(clavulanic)或舒巴坦(sulbactam),以对抗 β-内酰胺酶相关菌种引起的感染。例如,在不使用 β-内酰胺酶抑制药时,甲氧西林敏感性金黄色葡萄球菌(methicillin-sensitive Staphylococcus aureus,MSSA)对氨苄西林和阿莫西林都具有耐药性。β-内酰

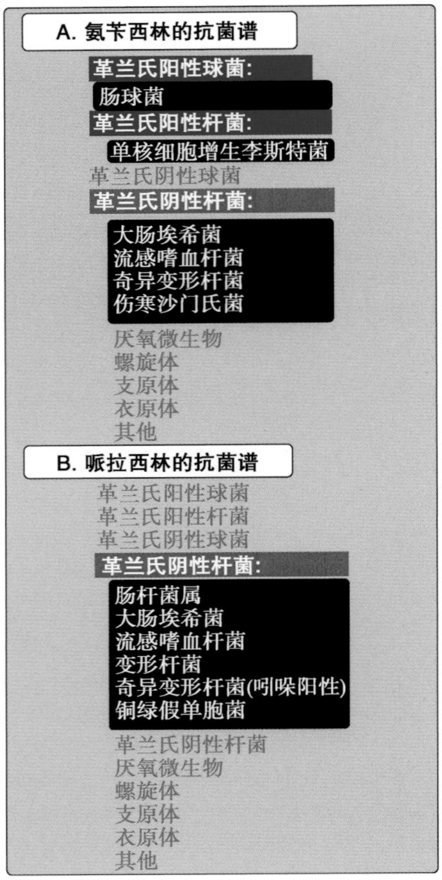
A. 氨苄西林的抗菌谱
革兰氏阳性球菌:
肠球菌
革兰氏阳性杆菌:
单核细胞增生李斯特菌
革兰氏阴性球菌
革兰氏阴性杆菌:
大肠埃希菌
流感嗜血杆菌
奇异变形杆菌
伤寒沙门氏菌
厌氧微生物
螺旋体
支原体
衣原体
其他
B. 哌拉西林的抗菌谱
革兰氏阳性球菌
革兰氏阳性杆菌
革兰氏阴性球菌
革兰氏阴性杆菌:
肠杆菌属
大肠埃希菌
流感嗜血杆菌
变形杆菌
奇异变形杆菌(吲哚阳性)
铜绿假单胞菌
革兰氏阴性杆菌
厌氧微生物
螺旋体
支原体
衣原体
其他

图 29.5 氨苄西林（A）和哌拉西林（B）的抗菌活性

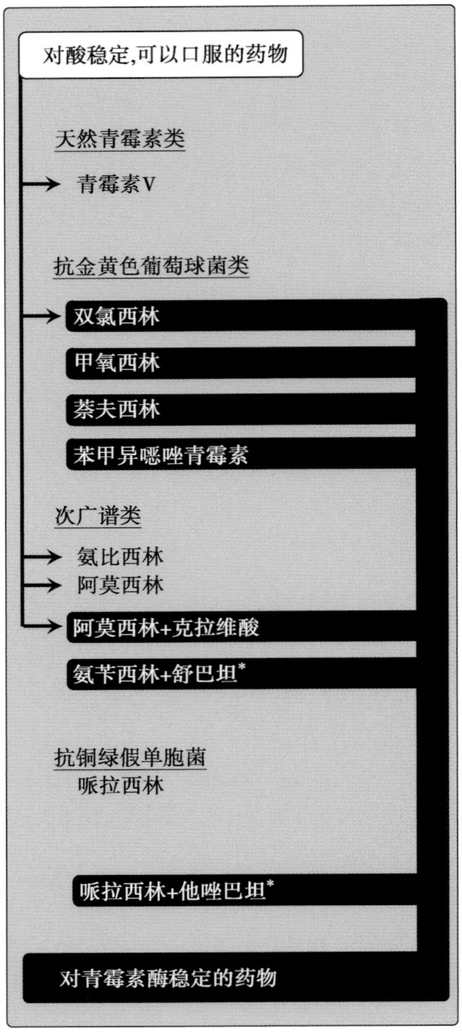
对酸稳定,可以口服的药物
天然青霉素类
青霉素V
抗金黄色葡萄球菌类
双氯西林
甲氧西林
萘夫西林
苯甲异噁唑青霉素
次广谱类
氨比西林
阿莫西林
阿莫西林+克拉维酸
氨苄西林+舒巴坦*
抗铜绿假单胞菌
哌拉西林
哌拉西林+他唑巴坦*
对青霉素酶稳定的药物

图 29.6 青霉素对酸或青霉素酶的稳定性。* 仅针对注射剂型抗生素

胺酶过表达产生的耐药性是临床药物应用的主要问题之一，这也限制了氨基青霉素对某些革兰氏阴性菌感染的应用。

3. 抗链球菌青霉素类药物：甲氧西林（methicillin）、萘夫西林（nafcillin）、苯唑西林（oxacillin）和双氯西林（dicloxacillin）都属于抗β-内酰胺酶的青霉素类药物。此类药物仅限于治疗可产生β-内酰胺酶的金黄色葡萄球菌（Staphylococcus aureus）引起的感染，包括MSSA。（注：由于甲氧西林会引起间质性肾炎，美国临床已不再使用该药物，仅用于实验室试验中对金黄色葡萄球菌耐药株的鉴定。MRSA是目前严重的社区和医院获得性感染的来源，对大多数临床上的β-内酰胺类抗生素均具有耐药性。）此外，耐β-内酰胺酶的青霉素类药物对革兰氏阴性感染几乎没有治疗作用。

4. 抗假单胞菌青霉素：哌拉西林（piperacillin）也被称为抗假单胞菌青霉素（antipseudomonal penicillin），对铜绿假单胞菌（Pseudomonas aeruginosa）具有抗菌活性（图 29.5B）。哌拉西林与他唑巴坦（tazobactam）联用扩大了其抗菌谱，使其也可用于可产生β-内酰胺酶的微生物（如大多数肠杆菌科和类杆菌属）。图 29.6 列举了耐酸和耐酶青霉素类药物的分类。

## C. 耐药性

细菌在β-内酰胺类抗生素存在下存活的机制如下：

1. β-内酰胺酶的产生：β-内酰胺酶可水解β-内酰胺环的环酰胺键，从而导致抗生素失去杀菌活性（图 29.2），这是对青霉素类药物产生耐药性的主要原因，也是一个日益严重的问题。β-内酰胺酶的来源主要是内源性的，主要由细菌染色体转录翻译生成，也可以通过质粒表达产生。一些β-内酰胺类抗生素是β-内酰胺酶的惰性底物，并能抵抗该酶对酰胺环的水解，从而保持对抗β-内酰胺酶相关菌种的活性。[注：某些微生物可被β-内酰胺类抗生素（如第二代和第三代头孢菌素）诱导，产生内源性β-内酰胺酶。]革兰氏阳性菌可在胞外分泌β-内酰胺酶，而革兰氏阴性菌主要在壁膜间质中灭活β-内酰胺类药物。

2. 药物渗透性降低：微生物通过降低抗生素对细菌细胞膜的渗透性，可有效阻止药物到达作用靶点。在革兰氏阳性菌中，肽聚糖层靠近细菌表面，药物到达靶点的过程几乎没有障碍。而药物进入细胞的渗透性降低对革兰氏阴性菌而言却是一个关键问题，因为其具有复杂的细胞壁，而细胞壁上是否存在孔蛋白通道对于耐药性的产生至关重要。如铜绿假单胞菌的细胞壁缺乏高渗透性的孔蛋白，因此易产生耐药性。外排泵（外排转运体）的存在可有效地排出作用部位的抗生素，也可以减少细胞内的药物量[如肺炎克雷伯菌（Klebsiella pneumoniae）]。

3. 青霉素结合蛋白酶的改变：PBP 是参与细胞壁合成和维持细菌形态特征的细菌酶。抗生素对 PBP 酶的抑制会阻止细菌细胞壁的合成，并可能导致易感细菌的形态变化或细菌被裂解。PBP 酶的数量随微生物类型的不同而不同。经过修饰的 PBP 酶对 β-内酰胺类抗生素的亲和力较低，此时只有在临床上难以达到的药物浓度下才能抑制细菌的生长。这也是 MRSA 对大多数 β-内酰胺类抗生素都具有耐药性的重要原因。

## D. 药代动力学

1. 给药：β-内酰胺类抗生素的给药途径取决于药物对胃酸的稳定性和感染的严重程度。

2. 给药途径：氨苄西林与舒巴坦、哌拉西林与他唑巴坦的联合用药，以及抗青霉素类抗生素萘夫西林和苯唑西林的联合应用，都必须通过静脉注射或肌内注射的方式给药。青霉素 V、阿莫西林和双氯西林只能口服给药，其他药物可通过口服、静脉注射或即时注射途径给药（图 29.6）。（注：阿莫西林与克拉维酸的联用在美国仅使用口服制剂。）

3. 储存形式：普鲁卡因青霉素 G（procaine penicillin G）和苄星青霉素 G（benzathine penicillin G）以肌内注射方式给药，并在注射部位缓慢溶解。药物被缓慢地吸收入血，并在很长一段时间内保持在较低水平。

4. 吸收：肠道内的酸性环境不利于青霉素的吸收。以青霉素 V 为例，在最佳条件下只能吸收口服剂量的 1/3。食物会减少机体对青霉素的吸收，因为随着胃排空时间的增加，药物会被胃酸破坏。因此，建议空腹服用青霉素类药物。相反，阿莫西林在胃酸中稳定，很容易被胃肠道吸收。

5. 分布：β-内酰胺类抗生素在体内分布广泛。尽管所有的青霉素类药物都能穿过胎盘屏障，但所有药物都不具有致畸作用。一般情况下，脑脊液（cerebrospinal fluid，CSF）和骨髓中的药物含量较低，但炎症发生时药物含量会提高，能达到有效的治疗浓度（图 29.7 和图 29.8）。（注：发生脑膜炎时脑中青霉素的含量会显著升高，导致 CSF 中药物浓度高于血清浓度。）但前列腺中的青霉素含量较低，不足以达到有效对抗感染的浓度。

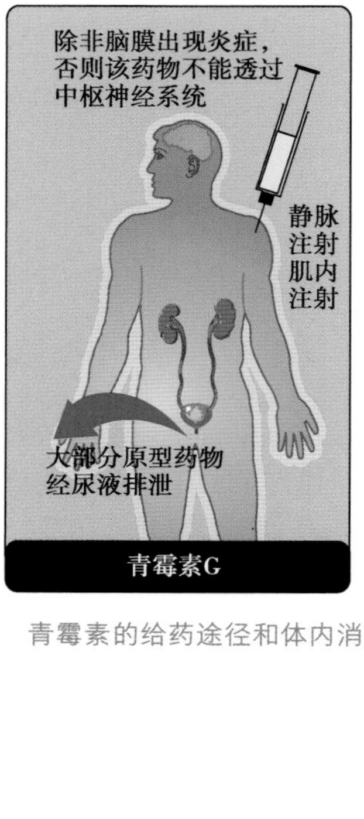
除非脑膜出现炎症，
否则该药物不能透过
中枢神经系统
静脉
注射
肌内
注射
大部分原型药物
经尿液排泄
青霉素G

图 29.7 青霉素的给药途径和体内消除过程

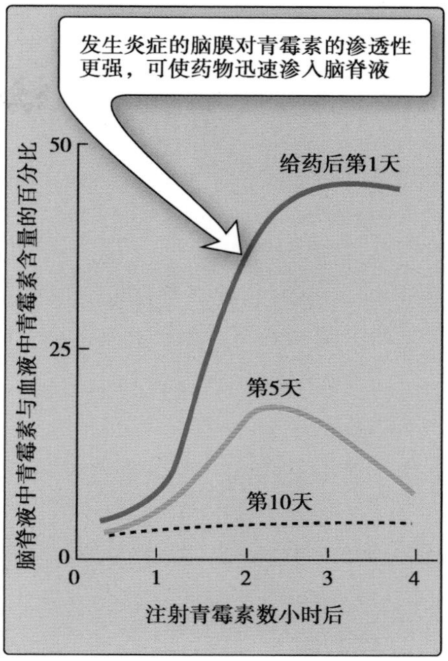
发生炎症的脑膜对青霉素的渗透性
更强，可使药物迅速渗入脑脊液
脑脊液中青霉素与血液中青霉素含量的百分比
50
25
0
给药后第1天
第5天
第10天
0
1
2
3
4
注射青霉素数小时后

图 29.8 青霉素对脑脊液的渗透作用增强

6. 代谢：大多数 β-内酰胺类抗生素在体内通常不会发生代谢，而肾功能损伤患者体内可能会发生青霉素 G 的代谢。但是那非西林和苯唑西林主要在肝脏中代谢。

7. 排泄：青霉素类药物的主要排泄途径是通过肾小管分泌和肾小球滤过作用。肾功能损伤患者必须调整剂量方案。由于那非西林和苯唑西林主要在肝脏中代谢，所以不需要对肾功能不全患者进行剂量调整。丙磺舒（probenecid）可与青霉素竞争肾小管分泌作用，两药联用会提高青霉素的血药浓度，延长其半衰期。此外，青霉素也会通过乳汁中排泄。

## E. 不良反应

青霉素是最安全的药物之一，但可能会出现不良反应（图 29.9）。

1. 过敏：大约 10% 的患者会对青霉素过敏。常见反应包括皮疹、血管性水肿（嘴唇、舌头和眼眶周围的明显肿胀），以及过敏反应。β-内酰胺类抗生素之间存在交叉过敏反应。为了确定 β-内酰胺治疗的安全性，询问并确认患者的既往病史非常必要。

2. 腹泻：腹泻是由于青霉素破坏了肠道微生物正常平衡而引起的一种常见不良反应。腹泻在很大程度上是由于使用了吸收不完全或较广抗菌谱的药物。青霉素也会引起艰难梭菌和其他微生物引起的假膜性结肠炎。

3. 肾炎：青霉素，特别是甲氧西林，有可能引起急性间质性肾炎。（注：甲氧西林已不再用于临床。）

4. 神经毒性：青霉素会刺激神经组织。由于青霉素可抑制 γ-氨基丁酸（gamma-aminobutyric acid，GABA）的神经元兴奋作用，癫痫患者使用后尤其危险。如果鞘内注射或其血药浓度过高可能会引起癫痫发作。

5. 血液毒性：高剂量的哌拉西林和萘非西林可导致凝血功能下降（在某些情况下，青霉素 G 也可能出现这一现象）。

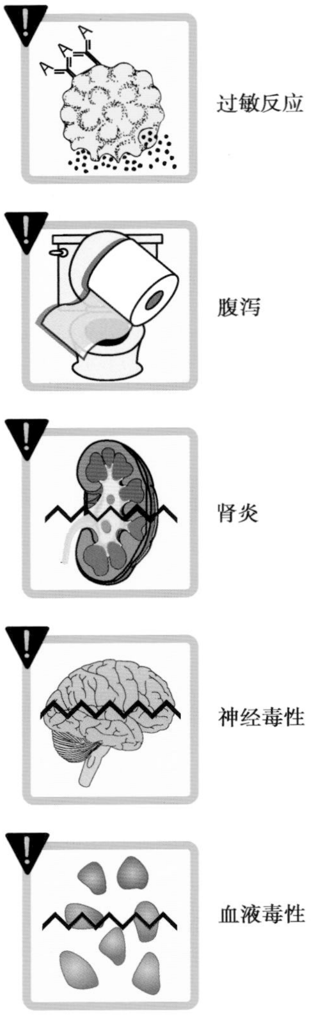
过敏反应
腹泻
肾炎
神经毒性
血液毒性

图 29.9 青霉素类药物的主要不良反应

进行 2 周以上治疗的患者可能会出现血细胞减少症，因此，对于此类患者，应每周进行全血细胞计数监测。

## Ⅲ. 头孢菌素类药物

头孢菌素类（cephalosporins）抗生素也属于 β-内酰胺类抗生素，在结构和功能上与青霉素类药物密切相关。大多数头孢菌素是半合成抗生素，通过在母核 7-氨基头孢烷酸侧链连接不同的基团而得。7 位酰基侧链的变化改变了其抗菌活性，3 位取代基的变化则改变了其药代动力学特性（图 29.10）。头孢菌素类药物与青霉素类药物具有相同的抗菌作用机制，也受到同样耐药机制的影响。然而，头孢菌素类药物往往比青霉素类药物对 β-内酰胺酶更加耐受。

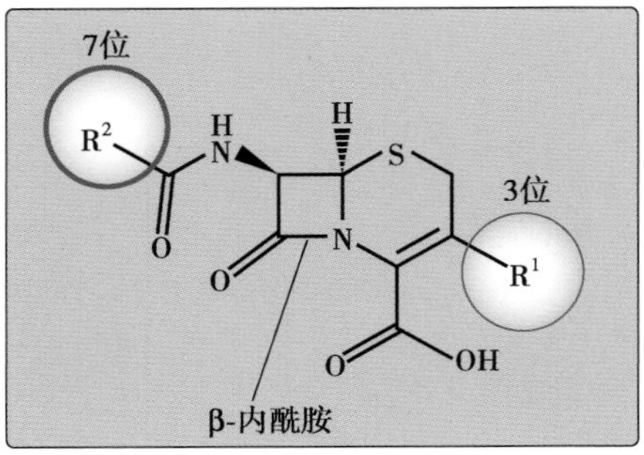
7位
$R^2$
H
N
H
S
3位
$R^1$
O
N
O
O
OH
β-内酰胺

图 29.10 头孢菌素类抗生素的结构特点

**第一代头孢菌素**

**革兰氏阳性球菌**
- 金黄色葡萄球菌*
- 表皮葡萄球菌
- 肺炎链球菌
- 化脓性链球菌
- 厌氧链球菌

**革兰氏阴性杆菌**
- 大肠埃希菌
- 肺炎克雷伯杆菌
- 奇异变形杆菌

**第二代头孢菌素**

**革兰氏阳性球菌**
- 金黄色葡萄球菌*
- 肺炎链球菌
- 化脓性链球菌
- 厌氧链球菌

**革兰氏阴性球菌**
- 淋病奈瑟菌

**革兰氏阴性杆菌**
- 产气肠杆菌
- 大肠埃希菌
- 流感嗜血杆菌
- 肺炎克雷伯菌
- 奇异变形杆菌

厌氧微生物**

**第三代头孢菌素**

**革兰氏阳性球菌**
- 肺炎链球菌
- 化脓性链球菌
- 厌氧链球菌

**革兰氏阴性球菌**
- 淋病奈瑟菌

**革兰氏阴性杆菌**
- 产气肠杆菌
- 大肠埃希菌
- 流感嗜血杆菌
- 肺炎克雷伯菌
- 奇异变形杆菌
- 铜绿假单胞菌†
- 黏质沙雷氏菌

**第四代头孢菌**

抗菌谱可与第三代产品相媲美，但其对 β-内酰胺酶具有更高的稳定性

图 29.11 头孢菌素类抗生素主要临床应用。（* 耐甲氧西林葡萄球菌对其具有耐药性；** 头孢西丁和头孢替坦能对抗厌氧微生物；† 仅头孢他啶有效）

## A. 抗菌谱

根据头孢菌素的抗菌性能和对 β-内酰胺酶的耐受性的不同，可将其分为第一代、第二代、第三代、第四代和第五代药物（图 29.11）。（注：临床上的头孢菌素对单核细胞增多杆菌、艰难梭菌和肠球菌无效。）

1. 第一代：第一代头孢菌素是青霉素 G 的替代药物。其对葡萄球菌 β-内酰胺酶具有耐药性，包括耐甲氧西林金黄色葡萄球菌（Methicillin-sensitive Staphylococcus aureus，MSSA）。对青霉素耐药的肺炎链球菌同样对第一代头孢菌素具有耐药性。这一代药物对革兰氏阴性变形杆菌、大肠埃希菌和肺炎克雷伯菌表现出适度的抗菌活性，对大多数口腔厌氧菌［如消化链球菌（Peptostreptococcus）］较为敏感，但对脆弱拟杆菌（Bacteroides fragilis）具有耐药性。

2. 第二代：第二代头孢菌素对革兰氏阴性菌，如流感嗜血杆菌（H. influenzae）、克雷伯菌、变形杆菌、大肠埃希菌（Escherichia coli）和卡他莫拉菌（Moraxella catarrhalis），表现出更强的活性，但对革兰氏阳性菌的活性较弱。头孢替坦（cefotetan）和头孢西丁（cefoxitin）的抗菌谱还包括厌氧菌（如脆弱拟杆菌）。此类药物是仅有的抗革兰氏阴性厌氧菌的头孢菌素。然而，由于脆弱拟杆菌耐药性的增加，这些药物都不属于一线药物。

3. 第三代：第三代头孢菌素在传染病的治疗中发挥着重要作用。虽然其对 MSSA 的药效不如第一代头孢菌素，但第三代头孢菌素对革兰氏阴性杆菌［包括可产生 β-内酰胺酶的流感嗜血杆菌和淋病奈瑟菌（Neisseria gonorrhoeae）］具有更强的活性。第三代头孢菌素的抗菌谱包括肠道微生物，如黏质沙雷氏菌（Serratia marcescens）和普罗威登斯菌属（Providencia species）。其中头孢曲松（ceftriaxone）和头孢噻肟（cefotaxime）已成为治疗脑膜炎的首选药物。头孢他啶（ceftazidime）对铜绿假单胞菌具有活性，但对其耐药的菌种正在日益增加，因此，应根据具体情况评估患者是否适合使用该药。第三代头孢菌素必须谨慎使用，因为其可能会导致较为严重的间接损伤，包括耐药性的产生和艰难梭菌（Clostridium difficile）感染的暴发。［注：氟喹诺酮类（fluoroquinolones）药物也与间接损伤有关。］

4. 第四代：第四代头孢菌素的代表药物是头孢吡肟（cefepime）。该药必须通过肠道外途径给药。头孢吡肟的抗菌谱较广，对链球菌和葡萄球菌（甲氧西林敏感型）有活性。头孢吡肟对需氧革兰氏阴性菌也有效，如肠道菌群、大肠埃希菌、肺炎克雷伯菌、变形杆菌和铜绿假单胞菌。当选择一种对铜绿假单胞菌有活性的抗生素进行治疗时，临床医生应该参考该药物在当地的抗菌谱（由实验室检测分离菌株对不同抗生素的敏感性）以制订更好的给药方案。

5. 第五代：第五代头孢菌素也称为新一代头孢菌素，代表药物是头孢洛林（ceftaroline），是一种广谱头孢菌素。该药是美国唯一具有抗 MRSA 活性的 β-内酰胺类药物，可用于治疗复杂性皮肤和软组织感染，以及社区获得性肺炎。头孢洛林独特的结构使其能够与 MRSA 和抗青霉素肺炎链球菌中的 PBP 结合。该药除了具有广泛的抗革兰氏阳性菌活性外，还具有与第三代头孢菌素头孢曲松相似的革兰氏阴性抗菌活性。两者不同之处在于该药对铜绿假单胞菌，可产生广谱内酰胺酶（extended-spectrum β-lactamase，ESBL）的肠杆菌科细菌（Enterobacteriaceae）和鲍曼不动杆菌（Acinetobacter baumannii）也具有疗效。但每天 2 次的给药方案限制了其在医疗机构以外的广泛使用。

## B. 耐药性

对头孢菌素类抗生素的耐药性可能是由于 β-内酰胺酶对 β-内酰胺环的水解作用或对 PBP 酶亲和力的降低所致。

## C. 药代动力学

1. 吸收：由于口服吸收不良，许多头孢菌素必须通过静脉注射或肌内注射给药（图 29.12），但也有可口服的药物（图 29.13）。

2. 分布：所有头孢菌素都能很好地分布于体液中。但是，无论机体是否发生炎症，只要服用少量头孢菌素，就可使其在 CSF 中达到有效的治疗浓度。例如，头孢曲松和头孢噻肟在治疗由流感嗜血杆菌引起的新生儿和儿童脑膜炎方面很有效。由于头孢唑啉对可产生 β-内酰胺酶的金黄色葡萄球菌具有活性，且表现出良好的组织和液体渗透性，通常被用于外科手术感染的预防。

3. 代谢：头孢菌素主要通过肾小管分泌或肾小球滤过作用进行清除（图 29.12）。因此，肾功能不全患者须调整给药剂量，以防止其在体内蓄积和毒性的产生。头孢曲松是一个特例，其主要通过胆汁排泄至粪便中，因此，该药常用于肾功能不全的患者。

## D. 不良反应

和青霉素一样，机体对头孢菌素的耐受性很好。但是，此

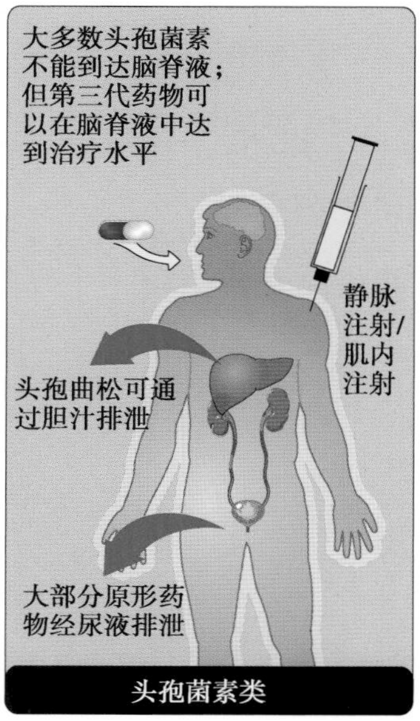
大多数头孢菌素
不能到达脑脊液；
但第三代药物可
以在脑脊液中达
到治疗水平
静脉
注射/
肌内
注射
头孢曲松可通
过胆汁排泄
大部分原形药
物经尿液排泄
头孢菌素类

图 29.12 头孢菌素类药物的给药方式和体内消除过程

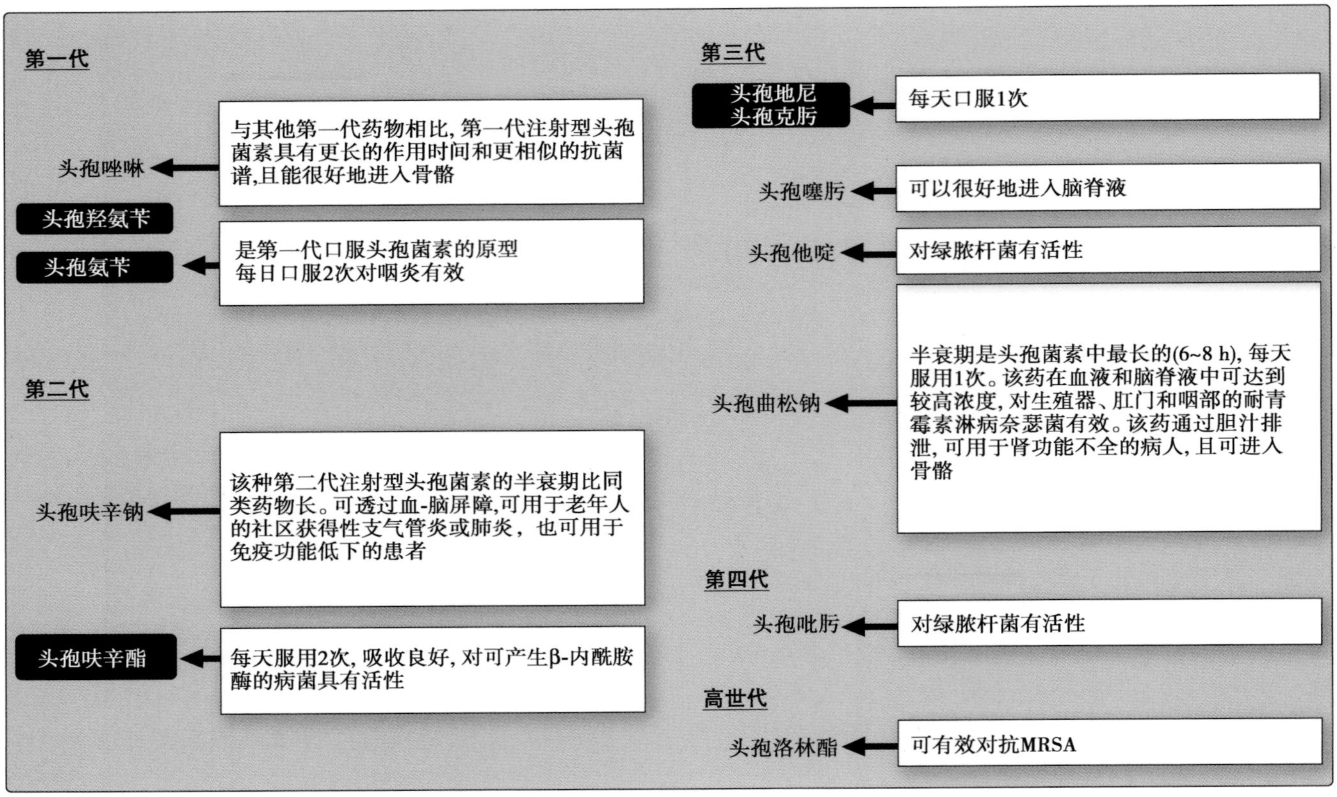
第一代
头孢唑啉
与其他第一代药物相比，第一代注射型头孢菌素具有更长的作用时间和更相似的抗菌谱，且能很好地进入骨骼
头孢羟氨苄
头孢氨苄
是第一代口服头孢菌素的原型
每日口服2次对咽炎有效
第二代
头孢呋辛钠
该种第二代注射型头孢菌素的半衰期比同类药物长。可透过血-脑屏障，可用于老年人的社区获得性支气管炎或肺炎，也可用于免疫功能低下的患者
头孢呋辛酯
每天服用2次，吸收良好，对可产生β-内酰胺酶的病菌具有活性
第三代
头孢地尼
头孢克肟
每天口服1次
头孢噻肟
可以很好地进入脑脊液
头孢他啶
对绿脓杆菌有活性
头孢曲松钠
半衰期是头孢菌素中最长的(6~8 h)，每天服用1次。该药在血液和脑脊液中可达到较高浓度，对生殖器、肛门和咽部的耐青霉素淋病奈瑟菌有效。该药通过胆汁排泄，可用于肾功能不全的病人，且可进入骨骼
第四代
头孢吡肟
对绿脓杆菌有活性
高世代
头孢洛林酯
可有效对抗MRSA

图 29.13 临床上常用头孢菌素的治疗优势

类药物的过敏反应是一个重要的问题。有过敏反应、史-约综合征(Stevens-Johnson syndrome)或青霉素中毒性表皮坏死病史的患者不应接受头孢菌素类药物的治疗。青霉素过敏者也应避免或慎用头孢菌素。目前的数据表明青霉素和头孢菌素的交叉反应性在 3%～5%，这是由其侧链的相似性所决定的，而不是其 β-内酰胺结构。青霉素类药物和第一代头孢菌素类药物过敏反应的交叉敏感率最高。

## Ⅳ. 其他 β-内酰胺类抗生素

### A. 碳青霉烯类药物

碳青霉烯类(carbapenems)抗生素是一种合成的 β-内酰胺类抗生素，其结构与青霉素类抗生素不同，噻唑烷环(图 29. 2)的硫原子被碳原子取代(图 29. 14)。碳青霉烯类抗生素的代表药物包括亚胺培南(imipenem)、美罗培南(meropenem)、多利培南(doripenem)和厄他培南(ertapenem)。

1. 抗菌谱：亚胺培南对 β-内酰胺酶具有高度的稳定性，但无法耐受金属 β-内酰胺酶(metallo-β-lactamase)的水解。此类药物在经验性治疗中发挥作用，因为其对可产生 β-内酰胺酶的革兰氏阳性菌、革兰氏阴性菌、厌氧菌和铜绿假单胞菌都具有活性(图 29. 15)。美罗培南和多利培南具有与亚胺培南相似的抗菌活性。多利培南对耐药假单胞菌也具有活性。与其他碳青霉烯类抗生素不同，厄他培南对铜绿假单胞菌、肠球菌属和不动杆菌属都没有抗菌活性。

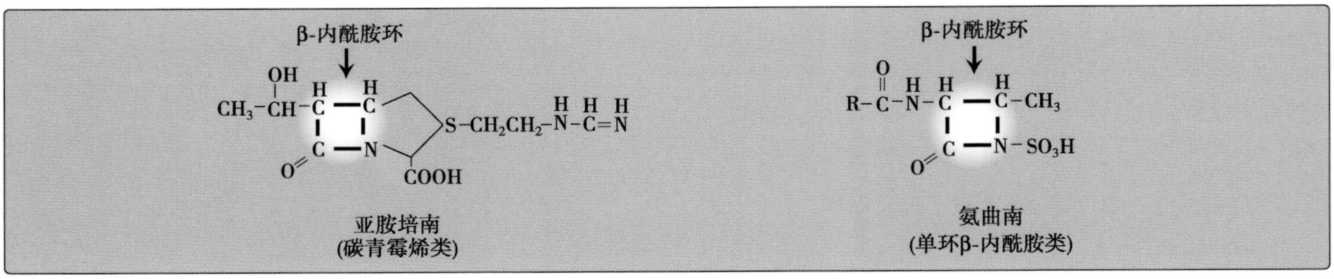
β-内酰胺环
亚胺培南
(碳青霉烯类)
β-内酰胺环
氨曲南
(单环β-内酰胺类)

图 29.14 亚胺培南和氨曲南的结构特征

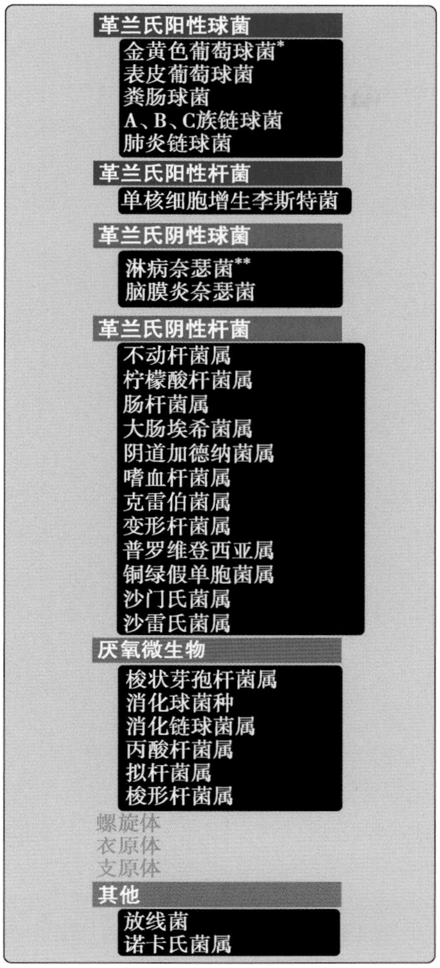
革兰氏阳性球菌
金黄色葡萄球菌*
表皮葡萄球菌
粪肠球菌
A、B、C族链球菌
肺炎链球菌
革兰氏阳性杆菌
单核细胞增生李斯特菌
革兰氏阴性球菌
淋病奈瑟菌**
脑膜炎奈瑟菌
革兰氏阴性杆菌
不动杆菌属
柠檬酸杆菌属
肠杆菌属
大肠埃希菌属
阴道加德纳菌属
嗜血杆菌属
克雷伯菌属
变形杆菌属
普罗维登西亚属
铜绿假单胞菌属
沙门氏菌属
沙雷氏菌属
厌氧微生物
梭状芽孢杆菌属
消化球菌种
消化链球菌属
丙酸杆菌属
拟杆菌属
梭形杆菌属
螺旋体
衣原体
支原体
其他
放线菌
诺卡氏菌属

图 29.15 亚胺培南的抗菌谱。* 耐甲氧西林葡萄球菌耐药。** 包括产青霉素的菌株

2. 药代动力学：当患者脑膜发炎时，静脉注射亚胺培南、美罗培南和多利培南后能够很好地渗透到身体的组织和体液中，包括 CSF。美罗培南即使在没有炎症的情况下也能达到细菌性脑膜炎的治疗浓度。此类药物通过肾小球滤过作用进行排泄。亚胺培南可被近端肾小管刷状缘的脱氢肽酶（dehydropeptidase）裂解。亚胺培南与西司他丁（cilastatin）复方制剂可保护母体药物不受肾脱氢肽酶的影响，从而延长其在体内的药效时间。其他碳青霉烯类药物不需要与西司他丁联用。厄他培南每天静脉注射 1 次。（注：肾功能不全患者使用此类药物时必须调整剂量。）

3. 不良反应：亚胺培南/西司他丁可引起恶心、呕吐和腹泻。相比于其他 β-内酰胺类药物，嗜酸性粒细胞增多症和中性粒细胞减少症发生的情况较少。高浓度的亚胺培南可能会引起癫痫发作，但其他碳青霉烯类药物几乎不会引起这一不良反应。碳青霉烯类和青霉素类药物共用一个双环母核，结构上的相似性使两者存在交叉反应性。虽然理论上而言青霉素过敏者应该谨慎使用碳青霉烯类药物，但研究中发现这种交叉反应率非常低（低于 1%）。

### B. 单环 β-内酰胺类药物

单环 β-内酰胺类药物在结构上是独特的，其 β-内酰胺环没有与另一环融合，也能抑制细菌细胞壁的合成（图 29.14）。氨曲南（aztreonam）是目前临床上唯一使用的单环 β-内酰胺类药物，其抗菌活性主要针对革兰氏阴性菌，包括肠杆菌科和铜绿假单胞菌，但缺乏对抗革兰氏阳性菌和厌氧菌的活性。氨曲南可通过静脉注射或肌内注射给药，在肾功能衰竭患者体内会发生积蓄。该药毒性相对较小，但可能引起静脉炎、皮疹，偶尔还会发生肝功能异常。该药的免疫原性低，与其他 β-内酰胺类药物诱导的抗体交叉过敏反应很少。因此，氨曲南可作为对青霉素、头孢菌素或碳青霉烯类药物过敏患者的安全替代药物。

## V. β-内酰胺酶抑制药

通过酶解或酸水解 β-内酰胺环，可破坏 β-内酰胺抗生素的抗菌活性。β-内酰胺酶抑制药（β-Lactamase inhibitor），如克拉维酸、舒巴坦和他唑巴坦，都含有 β-内酰胺环，但其本身不具有显著的抗菌活性，也不会引起任何明显的不良反应。阿维巴坦（avibactam）和法硼巴坦（vaborbactam）也属于 β-内酰胺酶抑制药，但其结构中并不含有核心的 β-内酰胺环。β-内酰胺酶抑制药的作用机制是使 β-内酰胺酶失活，从而保护作为该酶底物的抗生素的药物活性。因此，β-内酰胺酶抑制药常与 β-内酰胺酶敏感型抗生素（如阿莫西林、氨苄西林和哌拉西林）联用（图 29.1）。图 29.16 显示了克拉维酸和阿莫西林对可生成 β-内酰胺酶的大肠埃希菌生长的影响。（注：克拉维酸几乎没有任何抗菌活性。）

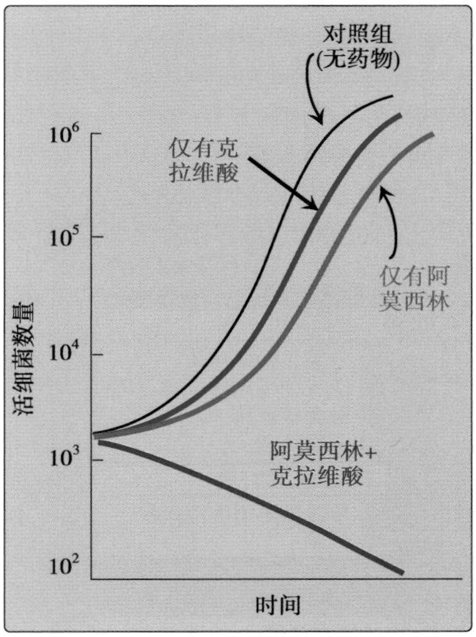
对照组
(无药物)
仅有克
拉维酸
仅有阿
莫西林
阿莫西林+
克拉维酸
$10^6$
$10^5$
$10^4$
$10^3$
$10^2$
活细菌数量
时间

图 29.16 大肠埃希菌在阿莫西林和克拉维酸作用下的体外生长结果

### A. 头孢菌素和 β-内酰胺酶抑制药的复方制剂

头孢洛扎是一种与 β-内酰胺酶抑制药他唑巴坦联合使用的第三代头孢菌素。头孢洛扎/他唑巴坦仅用于静脉给药，其主要用于治疗耐药肠杆菌和多重耐药铜绿假单胞菌引起的感染。头孢洛扎/他唑巴坦对一些可产生 β-内酰胺酶的细菌（如

ESBL 菌株)具有活性。这一组合有一定的抗革兰氏阳性菌活性和有限的抗厌氧菌活性。第三代头孢菌素头孢他啶也可与β-内酰胺酶抑制药阿维巴坦联用。头孢他啶/阿维巴坦仅用于静脉给药,具有广泛的抗革兰氏阴性菌活性,包括肠道菌群和铜绿假单胞菌。阿维巴坦的加入使得头孢他啶能够抵抗广谱β-内酰胺酶(AmpC、ESBL、碳青霉烯酶)的水解,但金属 β-内酰胺酶的作用除外。此外,头孢他啶/阿维巴坦对不动杆菌、厌氧菌和革兰氏阳性菌的活性较差。这两种药物可以联合治疗腹腔感染(与甲硝唑合用)和复杂尿路感染。鉴于其广泛的抗菌活性,头孢洛扎/他唑巴坦,以及头孢他啶/阿维巴坦被用于治疗由多药耐药病原体引起的感染。

### B. 碳青霉烯/β-内酰胺酶抑制药的复方制剂

美罗培南/法硼巴坦是碳青霉烯和 β-内酰胺酶抑制药的复方制剂,被批准用于治疗包括肾盂肾炎在内的复杂尿路感染。这种复方制剂能够对抗肠道菌群产生的广谱 β-内酰胺酶的水解作用,但金属 β-内酰胺酶除外。

## Ⅵ. 万古霉素

万古霉素是一种三环糖肽,对需氧和厌氧革兰氏阳性菌都有活性,包括 MRSA,耐甲氧西林表皮葡萄球菌(methicillin-resistant Staphylococcus epidermidis,MRSE),肠球菌和艰难梭菌(图 29.17)。该药进入细胞后,会与肽聚糖前体结合,进而破坏维持细胞壁完整性所需的肽聚糖的聚合和交联,导致细菌死亡。由于 MRSA 的频繁出现,万古霉素常用于皮肤和软组织感染、感染性心内膜炎和医院获得性肺炎的治疗。给药频率取决于患者的肾功能,在治疗过程中需要监测患者的肌酐清除率,以优化最佳血药浓度并降低毒性。当最低谷浓度维持在 10~20 μg/mL 之间时,患者的治愈率最佳。[注:药时曲线下面积/最小抑制浓度比(AUC/MIC)是万古霉素对金黄色葡萄球菌活性的最佳预测因子,AUC/MIC≥400 时的治疗成功率较高。]为确保使用适当的剂量,药物的初始谷浓度一般应在第 4 次或第 5 次给药前达到。常见的不良反应包括肾毒性、输液相关反应[红人综合征(red man syndrome)和静脉炎]和耳毒性。耐药性在链球菌(Streptococcus)和葡萄球菌属中并不多见,但在屎肠球菌(Enterococcus faecium)感染中较为常见。耐药性是由于与肽聚糖前体结合亲和力的改变而引起的。由于对该药普遍存在耐药性,万古霉素在临床上需谨慎使用。此外,万古霉素口服后吸收不佳,因此,其口服制剂仅限于治疗结肠内艰难梭菌引起的感染。

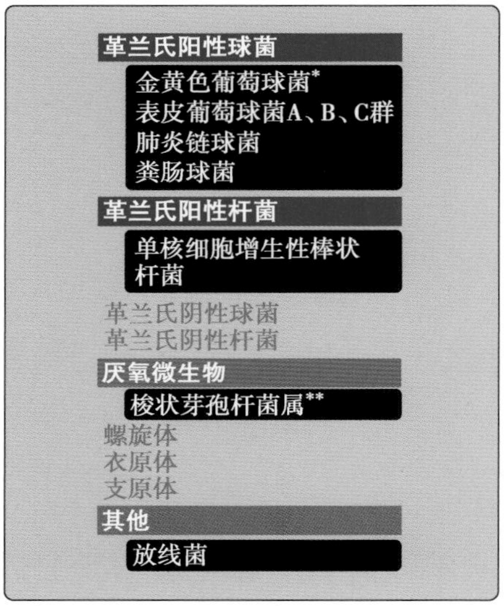
革兰氏阳性球菌
金黄色葡萄球菌*
表皮葡萄球菌A、B、C群
肺炎链球菌
粪肠球菌
革兰氏阳性杆菌
单核细胞增生性棒状杆菌
革兰氏阴性球菌
革兰氏阴性杆菌
厌氧微生物
梭状芽孢杆菌属**
螺旋体
衣原体
支原体
其他
放线菌

图 29.17 万古霉素的抗菌谱。*包括耐甲氧西林菌株;**口服万古霉素仅用治疗艰难梭菌引起的感染

## Ⅶ. 脂糖肽类药物

泰拉万星(telavancin)、奥利万星(oritavancin)和达巴万星(dalbavancin)是具有浓度依赖性杀菌作用的半合成脂糖肽类(lipoglycopeptides,也简称为糖肽类)抗生素,具有抗革兰氏阳性菌活性。脂糖肽类药物的活性与万古霉素相似,主要作用于葡萄球菌、链球菌和肠球菌。由于结构上的差异,此类药物比万古霉素更加有效,可能对万古霉素耐药菌株具有抗菌活性。同万古霉素一样,此类药物也能抑制细菌细胞壁的合成。结构中的脂质尾部能将药物锚定到细胞壁以改善药物与靶点的结合。此外,泰拉万星和奥利万星还会破坏细胞的膜电位。总之,这些改变提高了药物的抗菌活性,同时减少了耐药性。在治疗急性细菌性皮肤及软组织感染(acute bacterial skin and skin structure infection,ABSSSI)和由耐药革兰氏阳性菌(包括 MRSA)引起的医院获得性肺炎中,泰拉万星被用作万古霉素的替代药物。但泰拉万星在临床中的应用受到其不良反应的限制,包括肾毒性、胎儿伤害的风险,以及与已知延长 QT 间期药物(如氟喹诺酮类、大环内酯类)的相互作用。在开始用药前,需要对患者的肾功能、妊娠状态和当前使用的药物进行检测或评估,以确保用药的安全性。

与泰拉万星相比,奥利万星和达巴万星的体内半衰期较长(分别为 245 h 和 187 h),因此,单剂量给药即可治疗急性细菌性皮肤及软组织感染。稳定型 ABSSSI 患者可接受门诊治疗,无须住院、留置导管或每天注射抗生素进行治疗。此类药物在使用后可能会发生与输液有关的反应。奥利万星和泰拉万星会干扰用于评估凝血功能的磷脂试剂。这种情况下需要使用联合肝素的替代疗法。

## Ⅷ. 达托霉素

达托霉素(daptomycin)是一种具有浓度依赖性杀菌作用的环脂肽类抗生素,是某些药物(如万古霉素或利奈唑啉)的替代药物,用于治疗由耐药革兰氏阳性菌引起的感染,包括 MRSA 和耐万古霉素肠球菌(vancomycin-resistant enterococci,VRE)(图 29.18)。达托霉素主要用于治疗由金黄色葡萄球菌引起的复杂皮肤和软组织感染和菌血症,包括右侧感染性心内膜炎,但其治疗左心内膜炎的疗效尚未被证实。此外,达托霉素可被肺表面活性剂灭活,因此,不可用于治疗肺炎。该药需每天静脉注射 1 次。图 29.19 为对万古霉素、达托霉素和脂糖肽类药物的重要特性进行了比较。

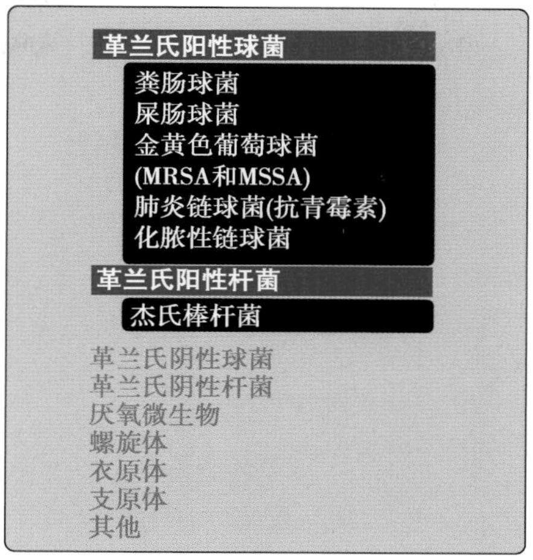
革兰氏阳性球菌
粪肠球菌
屎肠球菌
金黄色葡萄球菌
(MRSA和MSSA)
肺炎链球菌(抗青霉素)
化脓性链球菌
革兰氏阳性杆菌
杰氏棒杆菌
革兰氏阴性球菌
革兰氏阴性杆菌
厌氧微生物
螺旋体
衣原体
支原体
其他

图 29.18　达托霉素的抗菌谱

| | 万古霉素 | 达托霉素 | 泰拉万星 |
|---|---|---|---|
| 作用机制 | 抑制细菌细胞壁的合成 | 导致细胞膜快速去极化，抑制细胞内DNA、RNA和蛋白质的合成 | 抑制细菌细胞壁的合成；破坏细胞膜 |
| 药效学 | 时间和浓度联合依赖性杀菌药 | 浓度依赖性杀菌药 | 浓度依赖性杀菌药 |
| 共同的抗菌谱 | 仅限于革兰氏阳性菌：金黄色葡萄球菌(包括MRSA)、化脓性链球菌、无乳链球菌、耐青霉素肺炎链球菌、杰氏棒杆菌(Corynebacterium jeikeium)、对万古霉素敏感的粪肠球菌，以及屎肠球菌 | | |
| 特有的抗菌谱 | 艰难梭菌(仅口服) | 耐万古霉素粪肠球菌和屎肠球菌(VRE) | 耐万古霉素肠球菌(VRE)的部分分离株 |
| 给药途径 | 静脉注射 口服 | 静脉注射 | 静脉注射 |
| 给药时间 | 60~90 min静脉滴注 | 2 min静脉推注，<br>30 min静脉输液 | 60 min静脉输液 |
| 药代学 | 肾脏清除<br>半衰期为6~10 h，<br>剂量根据肾功能和血清谷水平进行调整 | 肾脏清除，<br>半衰期为7~8 h，<br>根据肾功能调整剂量 | 肾脏清除，<br>半衰期为7~9 h，<br>根据肾功能调整剂量 |
| 特有的不良反应 | 由组胺释放引起的输液相关反应：发热、发冷、静脉炎、潮红(红人综合征)；剂量相关的耳毒性和肾毒性 | 肝转氨酶和肌酸磷酸激酶升高(应每周检查1次)、肌痛和横纹肌溶解症 | 味觉障碍、尿泡沫、QT延长、干扰凝固实验(PT/INR、aPTT、ACT),不建议在怀孕期使用 |
| 关键要点 | 严重MRSA感染的首选药物；口服形式仅用于艰难梭菌感染；应监测血清谷浓度以确保安全性和有效性 | 达托霉素会被肺表面活性剂灭活，不应用于治疗肺炎 | 在临床研究中，由于其具有较高的治疗失败率和死亡率,基线肾功能不全(CrCl<50 mL/min)的患者应谨慎使用；任何必要的凝血实验都应在给药前进行,以避免药物相互作用 |

图 29.19　万古霉素、达托霉素和泰拉万星的特性比较

## Ⅸ. 磷霉素

磷霉素(fosfomycin)是一种具有杀菌作用的合成膦酸衍生物，可通过抑制烯醇丙酮酸转移酶(enolpyruvyl transferase，肽聚糖合成的关键步骤)来抑制细菌细胞壁的合成。该药适用于由大肠埃希菌或粪肠球菌引起的尿路感染，可作为急性膀胱炎的一线治疗药物。由于其独特的结构和作用机制，该药不太可能与其他抗菌药物发生交叉耐药。磷霉素口服后迅速吸收，并分布于肾脏、膀胱和前列腺。该药以其活性形式通过尿液排泄，并能在数天内保持较高浓度，因而允许一次性使用。(注：胃肠外制剂在某些国家可用，并已用于治疗全身性感染。)最常见的不良反应包括腹泻、阴道炎、恶心和头痛。

## Ⅹ. 多黏菌素类药物

多黏菌素(polymyxin)是一种阳离子多肽，可与革兰氏阴性菌细胞膜上的磷脂结合，具有类似于去污剂的作用，可破坏细胞膜的完整性,导致细胞成分泄漏和细胞死亡。多黏菌素是一种浓度依赖性杀菌药,对临床上常见的革兰氏阴性菌(包括铜绿假单胞菌、大肠埃希菌、肺炎克雷伯菌、不动杆菌属和肠道菌群)具有抗菌活性。然而,由于细菌细胞壁结构的变化,许多变形杆菌(Proteus)和沙雷氏菌(Serratia)对此类药物具有固有的耐药性。目前临床上使用的多黏菌素只有两种,即多黏菌素B(polymyxin B)和多黏菌素E[polymyxin E,也称为黏菌素(colistin)]。多黏菌素B多用于肠道外、眼用、耳用和局部制剂中,而多黏菌素E只能作为前药。多黏菌素E甲磺酸钠(colistimethate sodium)可以通过静脉注射或雾化器吸入的方式给药。由于具有肾毒性和神经毒性(如说话含糊不清、肌肉无力)的风险,此类药物的使用受到一定限制。但随着革兰氏阴性菌耐药性的增加,此类药物现被普遍用于多重耐药感染患者的抢救治疗。谨慎用药和对不良反应的监测对于最大限度地提高这些药物的安全性和有效性至关重要。

(吴睿,白仁仁)

## 思考题

29章 思考题

扫描二维码

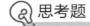

获取思考题

# 第 30 章　蛋白合成抑制药

## Ⅰ. 概述

临床上应用的许多抗生素可靶向细菌核糖体，通过抑制细菌蛋白的合成来发挥抗菌作用。这些药物大多具有抑菌活性而非杀菌活性。细菌核糖体在结构上与哺乳动物细胞质中的核糖体不同，由 30S 和 50S 亚基组成，而哺乳动物的核糖体则由 40S 和 60S 亚基组成。一般而言，药物对细菌核糖体的选择性作用越高，越能最大限度地减少哺乳动物宿主细胞中蛋白合成受阻所引起的潜在不良反应。然而，氯霉素（chloramphenicol）或四环素类（tetracyclines）药物在高浓度下仍可能与哺乳动物线粒体核糖体发生相互作用而引起药物毒性。图 30.1 总结了本章介绍的主要蛋白合成抑制药（protein synthesis inhibitor）。

| 四环素类药物 |
|---|
| 地美环素 (demeclocycline, DECLOMYCIN) |
| 多西环素 (doxycycline DORYX, VIBRAMYCIN) |
| 米诺环素 (minocycline, MINOCIN) |
| 四环素 (tetracycline, 仅有通用名) |
| **甘氨酰环素类药物** |
| 替加环素 (tigecycline, TYGACIL) |
| **氨基糖苷类药物** |
| 阿米卡星 (amikacin, 仅有通用名) |
| 庆大霉素 (gentamicin, 仅有通用名) |
| 新霉素 (neomycin, 仅有通用名) |
| 链霉素 (streptomycin, 仅有通用名) |
| 妥布雷素 (tobramycin TOBI, TOBREX) |
| **大环内酯类/酮内酯类药物** |
| 阿奇霉素 (azithromycin, ZITHROMAX) |
| 克拉霉素 (clarithromycin, BIAXIN) |
| 红霉素 (erythromycin, E.E.S., ERY-TAB) |
| 泰利霉素 (telithromycin, 仅有通用名) |
| **大环类药物** |
| 非达霉素 (fidaxomicin, DIFICID) |
| **林可酰胺类药物** |
| 克林霉素 (clindamycin, CLEOCIN) |
| **噁唑烷酮类药物** |
| 利奈唑胺 (linezolid, ZYVOX) |
| 特地唑胺 (tedizolid, SIVEXTRO) |
| **其他药物** |
| 氯霉素 (chloramphenicol, 仅有通用名) |
| 奎奴普丁/达福普汀 (quinupristin/dalfopristin, SYNERCID) |

图 30.1　蛋白合成抑制药总结

## Ⅱ. 四环素类药物

四环素类药物由四个稠环通过共轭双键组合而成。通过改变环上的取代基可改变相应药物的药代动力学特性和抗菌谱（antibacterial spectrum）。

### A. 作用机制

四环素类药物通过被动扩散和细菌内膜特有的能量依赖性转运体机制进入易感微生物。此类药物主要在易感微生物体内富集，并可逆地与细菌核糖体的 30S 亚基结合。这一作用阻止了 tRNA 与 mRNA-核糖体复合物的结合，进而抑制了细菌蛋白质的合成（图 30.2）。

### B. 抗菌谱

四环素类抗生素的抗菌谱较广，对多种微生物有效，包括革兰氏阳性和革兰氏阴性菌、原生动物、螺旋体、分枝杆菌及非典型微生物，通常用于治疗痤疮和衣原体感染（图 30.3）。

### C. 耐药性

四环素类药物最常见的耐药性是由将药物排出细胞的外排泵所介导的，其将药物排出细胞外，防止其在细胞内积聚。细菌对四环素类药物产生耐药性的其他机制包括：细菌产生的灭活酶使四环素失活，以及细菌产生阻止四环素与核糖体结合的蛋白。对一种四环素类药物产生耐药性并不意味着会对其他四环素类药物也产生耐药性，交叉耐药性的发生也取决于相似的耐药机制。

### D. 药代动力学

1. 吸收：四环素类药物在口服后可被充分吸收（图 30.4）。乳制品或其他含有 2 价和 3 价阳离子的物质（如镁、钙、铝抗酸剂和补铁剂）会降低其吸收率，尤其是四环素（tetracycline），因为药物会与这些物质形成不可吸收的螯合物，进而导致体内药物浓度下降（图 30.5）。多西环素（doxycycline）和米诺环素（minocycline）具有口服和静脉注射制剂。

2. 分布：四环素类药物在胆汁、肝脏、肾脏、牙龈液和皮肤中的浓度很高。此外，此类药物会与钙化组织（如牙齿和骨骼）或高钙含量的肿瘤结合。四环素类药物还可渗透到大多数组织液中，但只有米诺环素和多西环素在脑脊液（cerebrospinal fluid，CSF）中可达到治疗水平。米诺环素在唾液和眼泪中的浓度也很高，因此有助于杀灭脑膜炎球菌。此外，所有四环素类药物均可能穿过胎盘屏障富集在胎儿骨骼和牙列中。

3. 消除：四环素类药物主要通过尿液排泄，而米诺环素则通过肝脏代谢，肾脏排泄的程度较小。多西环素主要通过胆汁随粪便排泄，是肾功能不全患者的首选药物。

### E. 不良反应

1. 胃肠道反应：胃肠道反应一般是由于药物对胃黏膜的刺激引起的（图 30.6），通常是由于患者对四环素类药物的不顺应性所致。可通过将四环素类药物与食物（乳制品除外）或液体同时服用，或使用胶囊剂型（而不是片剂）以将食管炎症控制在最低程度。（注：四环素类药物应空腹服用。）

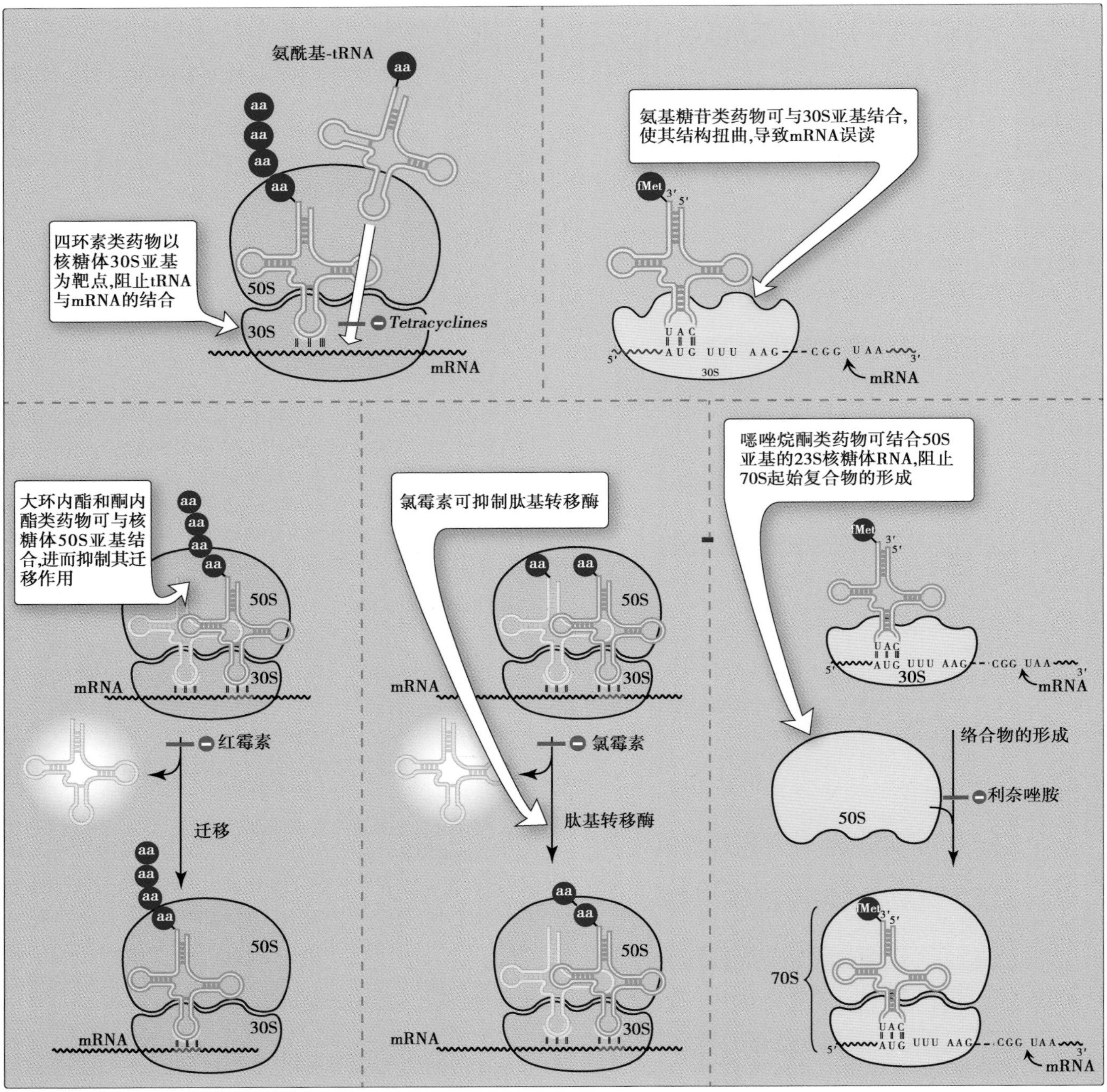

氨酰基-tRNA
四环素类药物以核糖体30S亚基为靶点,阻止tRNA与mRNA的结合
50S
30S
Tetracyclines
mRNA
氨基糖苷类药物可与30S亚基结合,使其结构扭曲,导致mRNA误读
fMet
UAC
AUG UUU AAG CGG UAA
30S
mRNA
大环内酯和酮内酯类药物可与核糖体50S亚基结合,进而抑制其迁移作用
红霉素
迁移
氯霉素可抑制肽基转移酶
氯霉素
肽基转移酶
噁唑烷酮类药物可结合50S亚基的23S核糖体RNA,阻止70S起始复合物的形成
络合物的形成
利奈唑胺
70S


图 30.2 各种蛋白合成抑制药物的作用机制。aa，amino acid，氨基酸

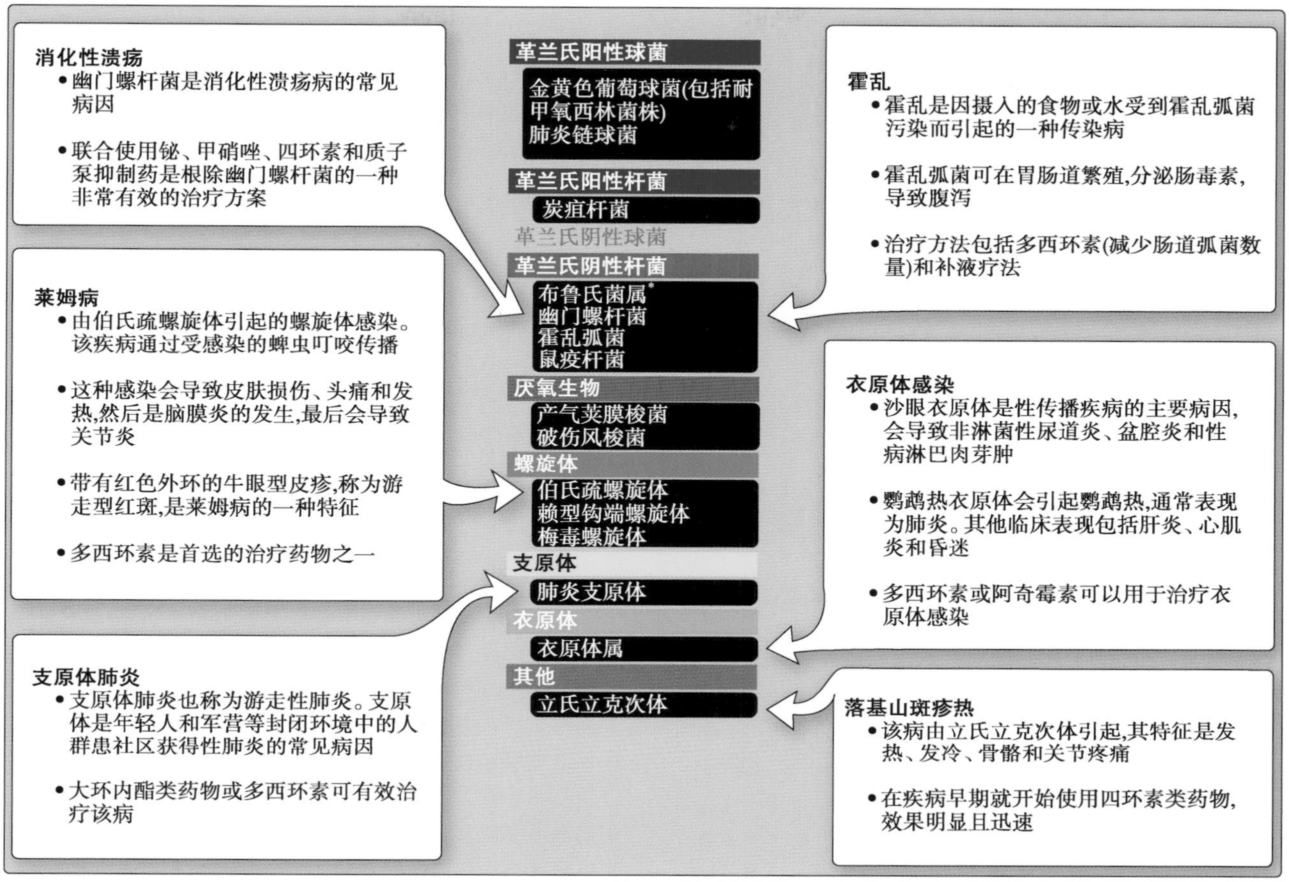
消化性溃疡
•幽门螺杆菌是消化性溃疡病的常见病因
•联合使用铋、甲硝唑、四环素和质子泵抑制药是根除幽门螺杆菌的一种非常有效的治疗方案
莱姆病
•由伯氏疏螺旋体引起的螺旋体感染。该疾病通过受感染的蜱虫叮咬传播
•这种感染会导致皮肤损伤、头痛和发热,然后是脑膜炎的发生,最后会导致关节炎
•带有红色外环的牛眼型皮疹,称为游走型红斑,是莱姆病的一种特征
•多西环素是首选的治疗药物之一
支原体肺炎
•支原体肺炎也称为游走性肺炎。支原体是年轻人和军营等封闭环境中的人群患社区获得性肺炎的常见病因
•大环内酯类药物或多西环素可有效治疗该病
革兰氏阳性球菌
金黄色葡萄球菌(包括耐甲氧西林菌株)
肺炎链球菌
革兰氏阳性杆菌
炭疽杆菌
革兰氏阴性球菌
革兰氏阴性杆菌
布鲁氏菌属*
幽门螺杆菌
霍乱弧菌
鼠疫杆菌
厌氧生物
产气荚膜梭菌
破伤风梭菌
螺旋体
伯氏疏螺旋体
赖型钩端螺旋体
梅毒螺旋体
支原体
肺炎支原体
衣原体
衣原体属
其他
立氏立克次体
霍乱
•霍乱是因摄入的食物或水受到霍乱弧菌污染而引起的一种传染病
•霍乱弧菌可在胃肠道繁殖,分泌肠毒素,导致腹泻
•治疗方法包括多西环素(减少肠道弧菌数量)和补液疗法
衣原体感染
•沙眼衣原体是性传播疾病的主要病因,会导致非淋菌性尿道炎、盆腔炎和性病淋巴肉芽肿
•鹦鹉热衣原体会引起鹦鹉热,通常表现为肺炎。其他临床表现包括肝炎、心肌炎和昏迷
•多西环素或阿奇霉素可以用于治疗衣原体感染
落基山斑疹热
•该病由立氏立克次体引起,其特征是发热、发冷、骨骼和关节疼痛
•在疾病早期就开始使用四环素类药物,效果明显且迅速

图 30.3　四环素类药物的典型治疗应用。* 四环素+庆大霉素

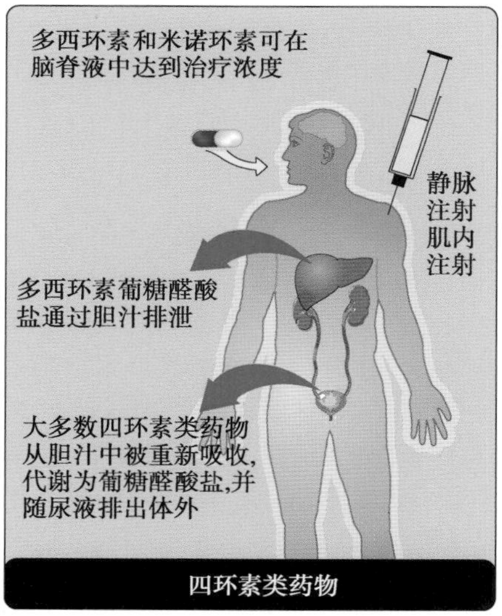
多西环素和米诺环素可在脑脊液中达到治疗浓度
静脉注射
肌内注射
多西环素葡糖醛酸盐通过胆汁排泄
大多数四环素类药物从胆汁中被重新吸收,代谢为葡糖醛酸盐,并随尿液排出体外
四环素类药物

图 30.4　四环素类药物的给药途径和体内消除

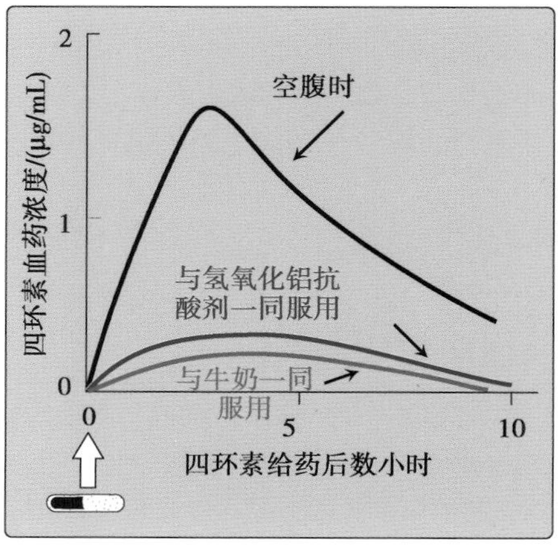
2
1
0
四环素血药浓度/(μg/mL)
空腹时
与氢氧化铝抗酸剂一同服用
与牛奶一同服用
0
5
10
四环素给药后数小时

图 30.5　抗酸剂和牛奶对四环素吸收的影响

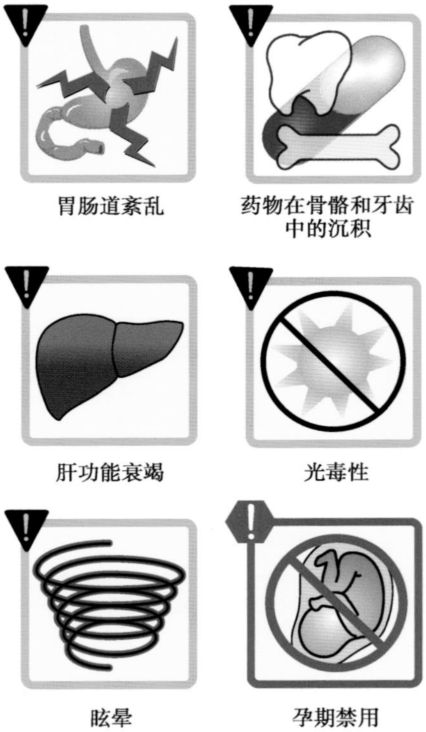
胃肠道紊乱
药物在骨骼和牙齿中的沉积
肝功能衰竭
光毒性
眩晕
孕期禁用

图 30.6 四环素类药物的主要不良反应

2. 对钙化组织的影响：生长中的儿童在钙化过程中，药物会在骨骼和牙列沉积，这可能会导致牙齿变色、发育不全，以及暂时的生长发育迟缓。因此，四环素类药物在儿科的应用非常有限。

3. 肝毒性：此类药物在高剂量时很少引发肝毒性，特别是对于孕妇和已有肝功能障碍或肾功能损害的患者。

4. 光毒性：接受四环素类药物治疗的患者暴露在阳光或紫外线下可能发生严重晒伤，任何四环素类药物都具有这种毒性，但四环素和双环素(demeclocycline)尤其常见。

5. 前庭功能障碍：接受四环素类药物治疗后可能会发生头晕、眩晕和耳鸣，尤其是米诺环素，其主要富集在耳内淋巴中而产生不良反应。

6. 假性脑瘤(pseudotumor cerebri)：用药的成年患者中有很少一部分会发生以头痛和视力模糊为特征的良性颅内高压。虽然停药可逆转这一情况，但尚不确定其是否会引发永久性后遗症。

7. 禁忌证：四环素类药物不应用于孕妇、哺乳期妇女或8岁以下儿童。

## Ⅲ. 甘氨酰环素类药物

替加环素(tigecycline)是米诺环素的衍生物，是第一个甘氨酰环素类(glycylcyclines)抗生素，适用于复杂性皮肤软组织感染、复杂性腹腔感染及社区医院获得性肺炎的治疗。

### A. 作用机制

替加环素通过可逆地结合核糖体的30S亚基和抑制细菌蛋白的合成而表现出抑菌作用。

### B. 抗菌谱

替加环素具有广谱抗菌活性，包括耐甲氧西林葡萄球菌(methicillin-resistant staphylococci，MRSA)，多药耐药链球菌，耐万古霉素肠球菌(vancomycin-resistant enterococci，VRE)，可生成β-内酰胺酶的次广谱革兰氏阴性菌，鲍曼不动杆菌(Acinetobacter baumannii)，以及许多厌氧微生物。

### C. 耐药性

替加环素最初是为了克服微生物利用外排泵和核糖体保护机制导致的四环素耐药性而研发的。目前已观察到对替加环素耐药的微生物，这主要归因于外排泵的过度表达。

### D. 药代动力学

静脉滴注后，替加环素在机体内具有较大的稳态分布容积。该药穿透组织的能力较好，但在血浆中的浓度较低。因此，替加环素不是治疗血液感染的明智选择。

### E. 不良反应

使用替加环素可能会引起严重的恶心和呕吐，也可能会引起急性胰腺炎，甚至死亡(此类不良反应已见报道)。替加环素还可能导致患者转氨酶和血清肌酐水平的升高。使用替加环素治疗引起的死亡要高于其他药物。FDA的黑框警告显示，替加环素应仅在替代疗法不适合的情况下使用。该药其他的副作用与四环素类似，包括光敏性、假性脑瘤、在牙齿发育期间使用使恒牙变色，以及妊娠期间使用会对胎儿造成伤害。替加环素可降低华法林的清除率，因此，当替加环素与华法林联用时，应密切监测凝血酶原时间［即国际标准化比值(international normalized ratio)］。

## Ⅳ. 氨基糖苷类抗生素

氨基糖苷类(aminoglycosides)抗生素主要用于治疗需氧革兰氏阴性杆菌引起的严重感染。但是，由于严重的毒副作用，其临床应用受到限制。

### A. 作用机制

氨基糖苷类抗生素可通过易感微生物外膜的孔蛋白通道(porin channel)进行扩散。这些易感微生物还具有氧依赖性系统，可通过细胞质膜运输药物。在细胞内，此类药物通过与核糖体30S亚基结合，进而干扰功能性核糖体的组装，导致合成蛋白质时发生转录错误并抑制其移位(图30.2)。氨基糖苷类药物具有浓度依赖性杀菌活性，其药效取决于药物的最大血药浓度($C_{max}$)高于其最低抑菌浓度(minimum inhibitory concentration，MIC)的程度。此类药物的$C_{max}$通常是MIC的8~10倍。氨基糖苷类药物还具有抗菌后效应(postantibiotic effect，PAE)，即在药物浓度低于MIC后仍能抑制细菌的繁殖。且药物的剂量越高，抗菌后效应维持的时间就越长。由于这些特性，此类药物经常采用高剂量、长间隔的给药方式，这一给药策略也降低了药物引起肾毒性的风险，且更加方便患者的使用。

## B. 抗菌谱

氨基糖苷类药物对大多数需氧型革兰氏阴性杆菌具有杀灭作用，也包括一些多药耐药的革兰氏阴性杆菌，如铜绿假单胞菌（Pseudomonas aeruginosa）、肺炎克雷伯菌（Klebsiella pneumoniae）和肠杆菌（Enterobacter sp）。此外，氨基糖苷类药物常与耐 β-内酰胺类抗生素联用，特别是对粪肠球菌（Enterococcus faecalis）感染性心内膜炎的治疗。阿米卡星（amikacin）、庆大霉素（gentamicin）、妥布霉素（tobramycin）和链霉素（streptomycin）是目前较为常用的四种氨基糖苷类抗生素，其临床应用如图 30.7 所示。

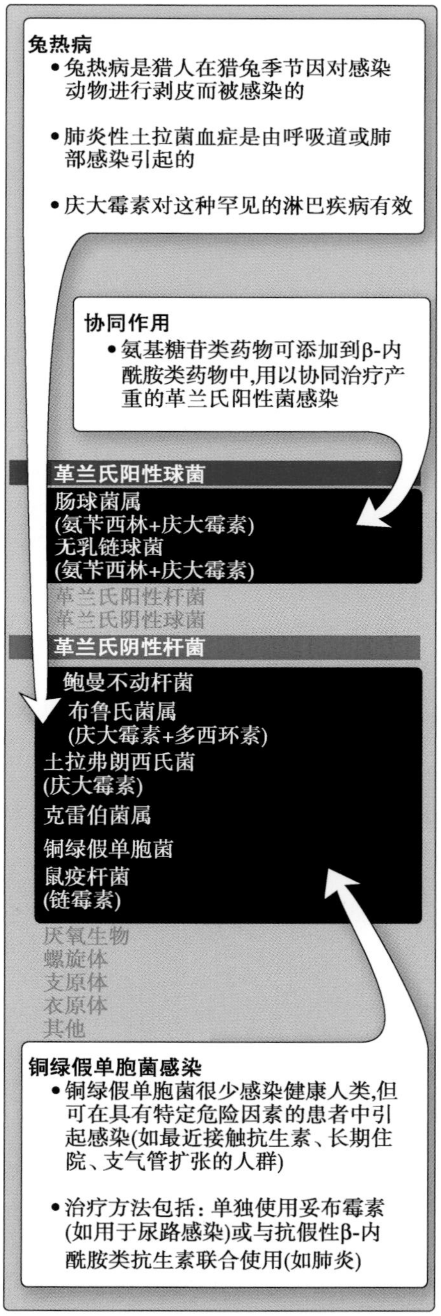

兔热病
•兔热病是猎人在猎兔季节因对感染动物进行剥皮而被感染的
•肺炎性土拉菌血症是由呼吸道或肺部感染引起的
•庆大霉素对这种罕见的淋巴疾病有效
协同作用
•氨基糖苷类药物可添加到β-内酰胺类药物中,用以协同治疗产重的革兰氏阳性菌感染
革兰氏阳性球菌
肠球菌属
(氨苄西林+庆大霉素)
无乳链球菌
(氨苄西林+庆大霉素)
革兰氏阳性杆菌
革兰氏阴性球菌
革兰氏阴性杆菌
鲍曼不动杆菌
布鲁氏菌属
(庆大霉素+多西环素)
土拉弗朗西氏菌
(庆大霉素)
克雷伯菌属
铜绿假单胞菌
鼠疫杆菌
(链霉素)
厌氧生物
螺旋体
支原体
衣原体
其他
铜绿假单胞菌感染
•铜绿假单胞菌很少感染健康人类,但可在具有特定危险因素的患者中引起感染(如最近接触抗生素、长期住院、支气管扩张的人群)
•治疗方法包括：单独使用妥布霉素(如用于尿路感染)或与抗假性β-内酰胺类抗生素联合使用(如肺炎)


图 30.7　氨基糖苷类药物的典型治疗应用

## C. 耐药性

氨基糖苷类抗生素的耐药性主要是通过以下机制产生的：①外排泵；②药物的摄取减少；③细菌产生了可修饰氨基糖苷类药物的灭活酶。每种酶都有独特的氨基糖苷特异性，因此，不能认为它们之间一定会产生交叉耐药性。（注：阿米卡星对这些酶的敏感性低于其他抗生素。）

## D. 药代动力学

1. 吸收：氨基糖苷类药物的高极性和多阳离子结构，使其口服后不能被胃肠道充分吸收。因此，除新霉素（neomycin）外，所有氨基糖苷类药物必须通过注射给药以达到足够的血药浓度（图 30.8）。（注：由于新霉素具有严重的肾毒性，不能采用注射方式给药，仅限于局部用药治疗皮肤伤口感染。）

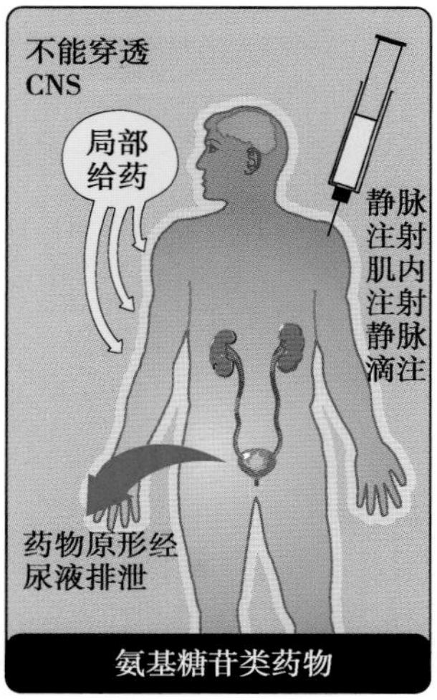

不能穿透
CNS
局部
给药
静脉
注射
肌内
注射
静脉
滴注
药物原形经
尿液排泄
氨基糖苷类药物


图 30.8　氨基糖苷类药物的给药途径和体内消除

2. 分布：由于氨基糖苷类药物具有较强的亲水性，此类药物的组织浓度低于其有效治疗浓度，并且其渗透到细胞内液的程度也大不相同。甚至在脑膜炎治疗时也难以在 CSF 中达到有效的浓度。对于中枢神经系统（central nervous system，CNS）感染的治疗，可采用鞘内或脑室内途径给药。所有氨基糖苷类药物均可通过胎盘屏障（placental barrier），并可能积累于胎儿血浆和羊水中。

3. 消除：氨基糖苷类药物在体内不发生代谢，大部分以药物原形随尿液排出体外（图 30.8）。此类药物会在肾功能不全患者体内蓄积，因此需调整剂量。新霉素主要以药物原形形式通过粪便排泄。

## E. 不良反应

必须对庆大霉素（gentamicin）、妥布霉素（tobramycin）和阿米卡星（amikacin）的血浆浓度进行监测，以确保合适的给药剂量并最大限度地降低剂量相关毒性反应（图 30.9）。老年患者特别容易受到药物肾毒性和耳毒性的影响。

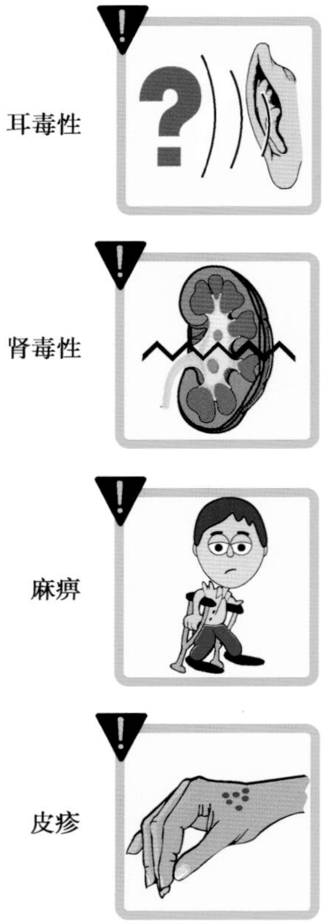
耳毒性
肾毒性
麻痹
皮疹

图 30.9 氨基糖苷类药物的主要不良反应

1. 耳毒性：耳毒性（前庭和听觉）与药物达峰浓度和治疗时间直接相关。氨基糖苷主要积聚在内耳的内淋巴液和外周淋巴液中，可能会引起不可逆的耳聋，并会影响正在发育的胎儿。与其他可能导致耳毒性的药物［如顺铂（cisplatin）或袢利尿药］联用时的毒性风险更大。部分患者还会发生眩晕症，特别是接受链霉素治疗的患者。

2. 肾毒性：肾小管，尤其是近曲小管细胞对药物的保留破坏了钙调节转运过程，导致肾脏损害，轻则引起可逆性肾损伤，重则会导致潜在的不可逆急性肾小管坏死。

3. 神经肌肉麻痹：该不良反应的发生与药物浓度的迅速增加（如短时间内注射高剂量药物）或同时给予神经肌肉阻滞药有关。重症肌无力患者的风险更大。及时服用葡萄糖酸钙或新斯的明（neostigmine）可以逆转药物导致的神经肌肉麻痹。

4. 过敏反应：接触性皮炎是局部应用新霉素的常见不良反应。

## V. 大环内酯和酮内酯类抗生素

大环内酯类（macrolides）抗生素是一组具有大环内酯结构的抗生素，其结构上连有一个或多个脱氧糖基结构。红霉素（erythromycin）是第一个用于临床治疗的大环内酯类药物，是对β-内酰胺类抗生素过敏患者的首选药物，也是青霉素的替代药物。克拉霉素（clarithromycin）（红霉素的甲基化衍生物）和阿奇霉素（azithromycin）（具有较大的内酯环结构）与红霉素具有一些共同的特征，而其他特性均是在红霉素的基础上有所改善。泰利霉素（telithromycin）是红霉素的半合成衍生物，是一种酮内酯类（ketolides）抗生素（目前在美国已不再使用）。

### A. 作用机制

大环内酯和酮内酯类药物能够不可逆地与细菌核糖体50S亚基结合，从而抑制蛋白合成的移位过程（图 30.2）。此类药物也可能干扰其他过程，如对转肽酶的抑制等。此类药物通常具有抑菌作用，但在较高剂量时也具有杀菌作用。其结合位点与克林霉素（clindamycin）和氯霉素的结合位点相似或相近。

### B. 抗菌谱

1. 红霉素：该药的抗菌谱与青霉素类似（图 30.10），因此，可作为青霉素过敏患者的替代药物。

2. 克拉霉素：克拉霉素的活性与红霉素相似，对流感嗜血杆菌（Haemophilus influenzae）也有效，对细胞内病原体［如衣原体（Chlamydia）、军团菌（Legionella）、莫拉克菌（Moraxella）、脲原体（Ureaplasma species）和幽门螺杆菌（Helicobacter pylori）等］的活性更强。

3. 阿奇霉素：尽管阿奇霉素对链球菌和葡萄球菌的作用弱于红霉素，但其对呼吸道病原体［如流感嗜血杆菌和卡他莫拉菌（Moraxella catarrhalis）］的作用显著强于其他类似药物。但阿奇霉素的广泛使用加剧了肺炎链球菌（Streptococcus pneumoniae）耐药现象的出现。

4. 泰利霉素：泰利霉素的抗菌谱与阿奇霉素相似。最常见的耐药机制是通过对酮内酯类化合物的结构修饰使大环内酯类药物失效。

### C. 耐药性

大环内酯类药物的耐药性主要与以下因素有关：①机体对抗生素的吸收较差；②外排泵的存在导致药物积聚减少；③由于革兰氏阳性菌23S细菌核糖体RNA特定核苷酸残基的甲基化，导致抗生素与50S核糖体亚基的亲和力降低；④肠杆菌科等革兰氏阴性菌中存在细菌编码的红霉素酯酶。由于红霉素耐药性的增加，其临床应用受到限制。克拉霉素和阿奇霉素都与红霉素具有交叉耐药性。泰利霉素可能对耐大环内酯的微生物有效。

### D. 药代动力学

1. 吸收：红霉素会被胃酸破坏，因此可使用肠溶片或其酯化形式，使其口服后易于被广泛吸收（图 30.11）。克拉霉素、阿奇霉素和泰利霉素在胃酸中稳定且易于吸收。进食会干扰红霉素和阿奇霉素的吸收，但不会干扰对泰利霉素的口服吸收，还可增加克拉霉素的吸收。此外，红霉素和阿奇霉素也可通过静脉给药。

2. 分布：红霉素广泛分布于各种组织液中（CSF 除外）。该药是为数不多能扩散至前列腺组织液的抗生素，也能在巨噬细胞中积聚。这四种药物在肝脏中浓度最高。克拉霉素、阿奇霉素、泰利霉素广泛分布于组织中，阿奇霉素集中在中性粒细胞、巨噬细胞和成纤维细胞中，血清浓度很低，并且是以上药物中体内分布范围最广的药物。

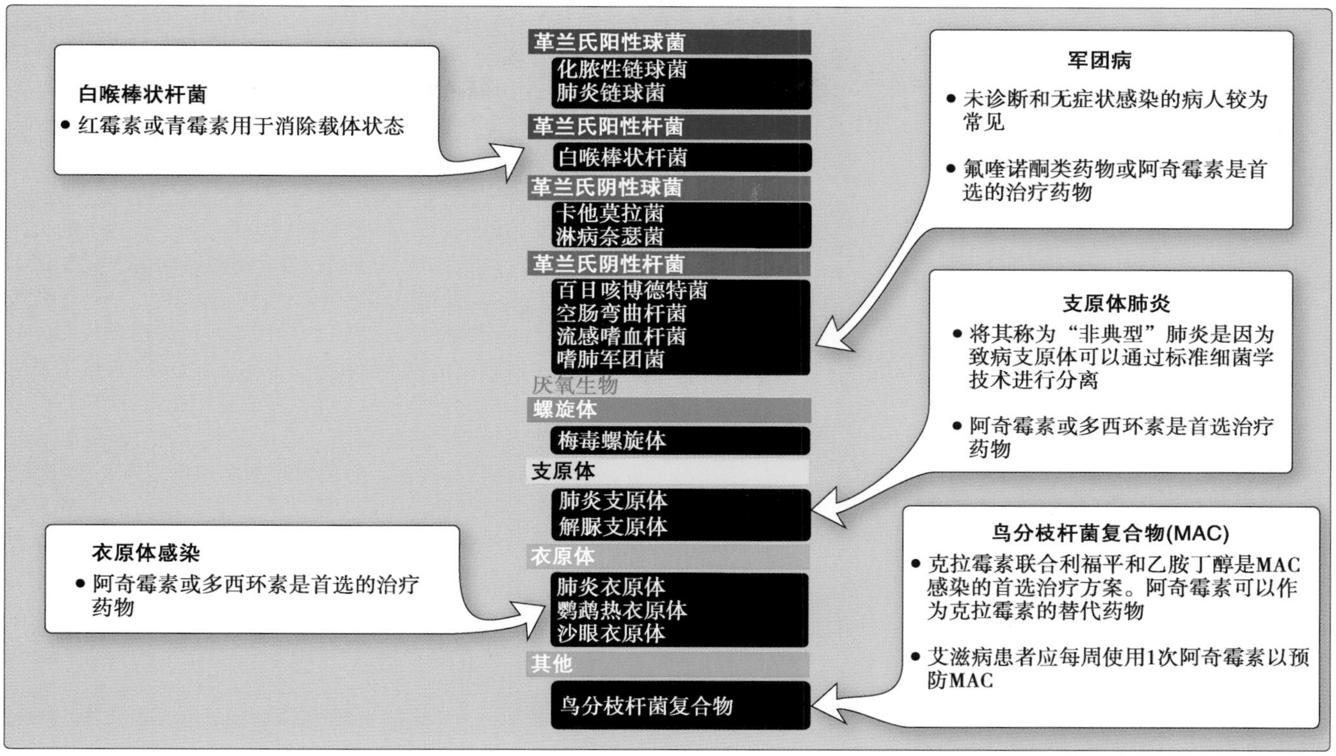
白喉棒状杆菌
• 红霉素或青霉素用于消除载体状态
革兰氏阳性球菌
化脓性链球菌
肺炎链球菌
革兰氏阳性杆菌
白喉棒状杆菌
革兰氏阴性球菌
卡他莫拉菌
淋病奈瑟菌
革兰氏阴性杆菌
百日咳博德特菌
空肠弯曲杆菌
流感嗜血杆菌
嗜肺军团菌
厌氧生物
螺旋体
梅毒螺旋体
支原体
肺炎支原体
解脲支原体
衣原体
肺炎衣原体
鹦鹉热衣原体
沙眼衣原体
其他
鸟分枝杆菌复合物
军团病
• 未诊断和无症状感染的病人较为常见
• 氟喹诺酮类药物或阿奇霉素是首选的治疗药物
支原体肺炎
• 将其称为“非典型”肺炎是因为致病支原体可以通过标准细菌学技术进行分离
• 阿奇霉素或多西环素是首选治疗药物
衣原体感染
• 阿奇霉素或多西环素是首选的治疗药物
鸟分枝杆菌复合物(MAC)
• 克拉霉素联合利福平和乙胺丁醇是MAC感染的首选治疗方案。阿奇霉素可以作为克拉霉素的替代药物
• 艾滋病患者应每周使用1次阿奇霉素以预防MAC

图 30.10　大环内酯类药物的典型临床应用

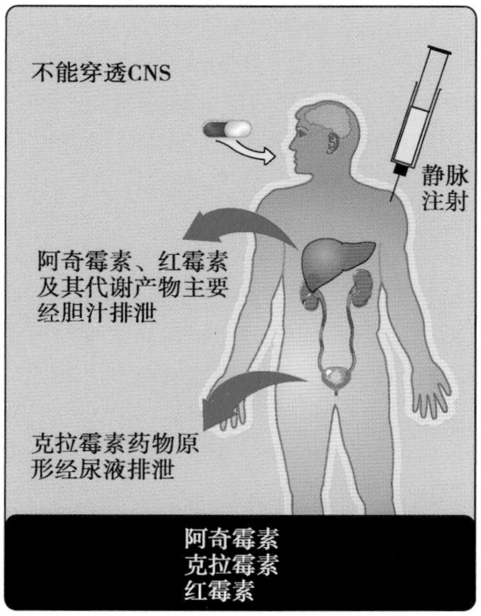
不能穿透CNS
静脉注射
阿奇霉素、红霉素及其代谢产物主要经胆汁排泄
克拉霉素药物原形经尿液排泄
阿奇霉素
克拉霉素
红霉素

图 30.11　大环内酯类抗生素的给药途径和体内消除

3. 消除：红霉素和泰利红霉素主要经肝脏代谢，通过与细胞色素 P450 的相互作用抑制许多药物的氧化过程。有报道表明克拉霉素会干扰某些药物的代谢，如茶碱、他汀类药物，以及部分抗癫痫药物。

4. 排泄：阿奇霉素大部分以药物原形形式经胆汁排泄。红霉素及其代谢物也可由胆汁排泄（图 30.11）。此类药物可部分通过肠肝循环被机体重吸收。相比之下，克拉霉素通过肝脏代谢，其活性药物成分及其代谢产物主要通过尿液排泄（图 30.12），因此肾功能受损患者应调整用药剂量。

| | 红霉素 | 克拉霉素 | 阿奇霉素 | 泰利霉素 |
|---|---|---|---|---|
| 口服吸收 | 是 | 是 | 是 | 是 |
| 半衰期/h | 2 | 3.5 | 68 | 10 |
| 转化为活性代谢物 | 否 | 是 | 否 | 是 |
| 尿排泄百分比 | <15 | 30~50 | <10 | 13 |

图 30.12　大环内酯类抗生素主要特性

## E. 不良反应

1. 胃肠道反应：胃肠道不适是大环内酯类药物最常见的不良反应，可能导致患者依从性变差（尤其是红霉素）。患者对其他大环内酯类药物的依从性相对较好（图 30.13）。高剂量的红霉素会引起平滑肌收缩，导致胃内容物向十二指肠移动，这种不良反应有时也可用于治疗胃轻瘫或术后肠梗阻。

2. 淤积性黄疸：引起这一不良反应最常见的药物是红霉素丙酸酯十二烷基硫酸酯。然而，此类药物中的其他剂型也有出现此不良反应的报道。

3. 耳毒性：有些患者在使用红霉素后会出现暂时性耳聋，在高剂量下尤为明显。阿奇霉素还可能引起不可逆的感音

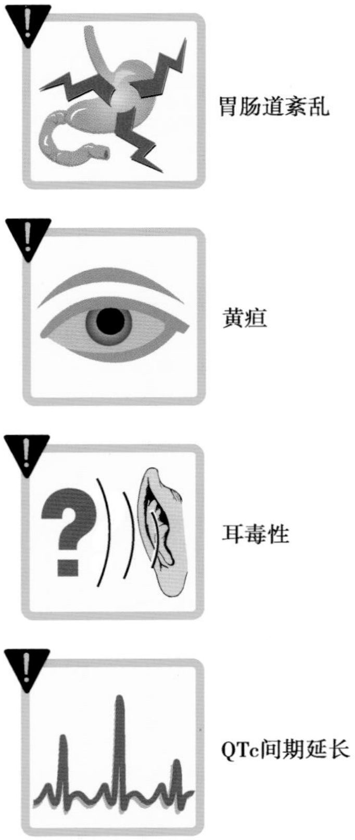
胃肠道紊乱
黄疸
耳毒性
QTc间期延长

图 30.13 大环内酯类抗生素的主要不良反应

神经性听力损失。

4. QT 间期延长：大环内酯和酮内酯类药物可延长 QT 间期的时间间隔，有心律失常症状或同时使用可导致心律失常药物的患者应慎用。

5. 禁忌证：肝功能障碍的患者应谨慎使用红霉素、泰利霉素或阿奇霉素，因为这些药物大多在肝脏中积累。泰利霉素的严重肝毒性限制了其使用，需使用替代疗法。

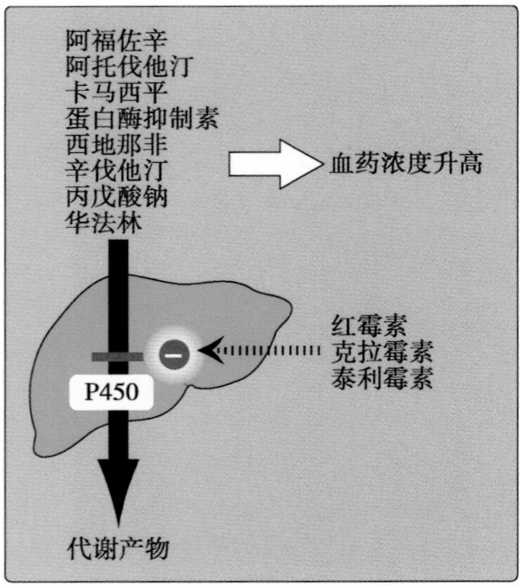
阿福佐辛
阿托伐他汀
卡马西平
蛋白酶抑制素
西地那非
辛伐他汀
丙戊酸钠
华法林
血药浓度升高
红霉素
克拉霉素
泰利霉素
P450
代谢产物

图 30.14 红霉素、克拉霉素和替红霉素对细胞色素 P450 系统的抑制作用

6. 药物相互作用：红霉素、泰利霉素和克拉霉素会干扰某些药物的肝脏代谢，导致其在体内蓄积（图 30.14）。此类药物还可能与地高辛发生相互作用，可能的作用机制是抗生素杀灭了某种会使地高辛失去活的肠道菌群，导致地高辛在肠肝循环中的重吸收作用增强。

## Ⅵ. 非达霉素

非达霉素（fidaxomicin）是一种结构类似于大环内酯的大环抗生素，但其作用机制较为独特。非达霉素可作用于细菌 RNA 聚合酶的 σ 亚基，从而破坏细菌转录，终止蛋白质合成，导致微生物死亡。该药的抗菌谱很窄，仅限于革兰氏阳性需氧和厌氧菌。虽然其具有抗葡萄球菌和肠球菌的活性，但主要作用是治疗艰难梭菌所致的感染。由于其独特的作用靶点，该药与其他抗生素的交叉耐药性未见报道。非达霉素口服后全身吸收较少，主要停留在胃肠道内。对于发生在肠道的艰难梭菌感染，非达霉素是首选药物。该药的常见不良反应为恶心、呕吐和腹痛。少部分情况也会出现贫血和中性粒细胞减少。过敏反应包括血管性水肿、呼吸困难和瘙痒。大环内酯过敏患者应谨慎使用非达霉素，可能会增加过敏的风险。

## Ⅶ. 氯霉素

氯霉素是一种广谱抗生素，仅限用于没有其他药物选择时威胁生命的感染。

### A. 作用机制

氯霉素能可逆地与细菌 50S 核糖体亚基结合，阻断转肽酰酶的作用，抑制蛋白的合成（图 30.2）。由于哺乳动物核糖体与细菌核糖体类似，因此，高浓度的氯霉素也会抑制哺乳动物细胞器中蛋白和 ATP 的合成，从而产生骨髓毒性。（注：由于氯霉素的毒性，其口服制剂已从美国撤市。）

### B. 抗菌谱

氯霉素抗菌谱较广，包括衣原体、立克次体（rickettsiae）、螺旋体和厌氧菌。该药属于抑菌药，但在高浓度有时也表现出杀菌作用，这取决于药物剂量和作用的病原微生物。

### C. 耐药性

耐药性是由灭活氯霉素的氯霉素乙酰转移酶引起的。其他机制包括外膜通透性降低和核糖体结合位点的改变。

### D. 药代动力学

氯霉素经静脉注射给药后，可广泛分布于全身各处。其在 CSF 中浓度较其他抗生素高，可达到治疗浓度。该药主要通过肝脏代谢转化为无活性的葡糖醛酸盐，经肾小管分泌并随尿液排出。对于肝功能障碍或肝硬化患者，需要减少剂量。氯霉素也会分泌到乳汁中，处于哺乳期的母亲慎用。

### E. 不良反应

1. 贫血：患者可能出现剂量相关性贫血，溶血性贫血［葡萄糖-6-磷酸脱氢酶（glucose-6-phosphate dehydrogenase）缺乏症患者可能出现该症状］和再生障碍性贫血。（注：再生障碍性贫血的出现与剂量无关，在停药后也可能发生。）

2. 灰婴综合征：新生儿对氯霉素的葡糖醛酸酯化代谢能力较低，且其肾功能发育不全，降低了排泄药物的能力。这导致药物的蓄积，进而干扰线粒体核糖体的功能，导致喂养不良、呼吸困难、心血管衰竭、灰婴综合征（gray baby syndrome）和死亡。服用高剂量氯霉素的成人患者也可能出现相关毒性。

3. 药物相互作用：氯霉素可抑制某些肝脏混合功能氧化酶，抑制华法林和苯妥英等药物的代谢，从而增强这些药物的药效。

## Ⅷ. 克林霉素

克林霉素（clindamycin）的作用机制与大环内酯类药物相似。该药主要用于治疗革兰氏阳性菌引起的感染，包括 MRSA 和链球菌及厌氧菌。其耐药机制与红霉素相同，交叉耐药性也有见报道。艰难梭菌对克林霉素耐药，且克林霉素对革兰氏阴性厌氧菌（如拟杆菌）的抑菌作用由于耐药性的增加而减弱。克林霉素具有静脉注射和口服两种剂型，但口服克林霉素受到胃肠道不耐受的限制。克林霉素能较好地分布于所有组织液中，但不易进入 CSF。该药经氧化代谢生产活性和无活性的代谢产物，并排泄至胆汁和尿液中。活性药物的低尿液排泄量限制了其在尿路感染治疗方面的临床应用（图 30.15）。有报道称克林霉素可在严重肾功能损伤或肝衰竭患者体内蓄积。该药最常见的不良反应是皮疹和腹泻，这可能是由艰难梭菌过度生长引起的严重假膜性结肠炎。口服甲硝唑（metronidazole）或万古霉素通常可以有效治疗艰难梭菌引起的感染。

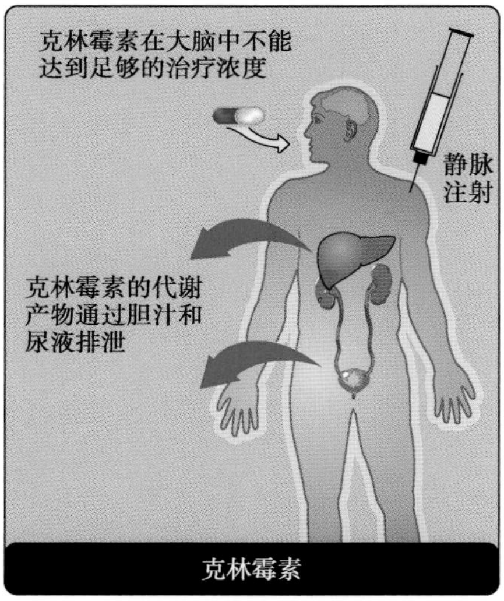
克林霉素在大脑中不能
达到足够的治疗浓度
静脉
注射
克林霉素的代谢
产物通过胆汁和
尿液排泄
克林霉素

图 30.15　克林霉素的给药途径和体内消除

## Ⅸ. 奎奴普丁/达福普汀

奎奴普丁/达福普汀（quinupristin/dalfopristin）是将两种药物按照 30∶70 的质量比混合而成的复方制剂。由于严重的不良反应，该药通常用于没有其他治疗选择的情况下，治疗对万古霉素耐药的肠球菌（Enterococcus Faecium，VRE）引起的严重感染。

### A. 作用机制

复方药物中的奎奴普丁和达福普汀可与细菌核糖体 50S 亚基的不同位点结合。达福普汀通过干扰肽链上氨基酸的添加而破坏其延伸，而奎奴普丁的作用机制与大环内酯类药物相似，可影响蛋白合成的晚期阶段，并导致不完整肽链的释放。因此，奎奴普丁/达福普汀可协同阻断蛋白的合成，对大多数易感生物具有杀菌活性，且具有较长的抗生素后效应。

### B. 抗菌谱

奎奴普丁/达福普汀主要对革兰氏阳性球菌有效，包括对其他抗生素耐药的球菌。该药主要用于治疗屎肠球菌（E. faecium）引起的感染，包括 VRE 肠球菌，但对粪肠球菌（E. faecalis）无效。

### C. 耐药性

酶促反应是细菌产生耐药性的常见机制。例如，核糖体甲基化酶可使细菌 23S 核糖体 RNA 位点发生甲基化，进而干扰奎奴普丁与蛋白的结合。在某些情况下，酶对细菌内蛋白的修饰可将药物的杀菌作用转变为抑菌作用。此外，细菌体内产生的乙酰转移酶也会使达福普汀失活。此外，主动外排泵还可降低细菌中抗生素的浓度。

### D. 药代动力学

奎奴普丁/达福普汀可通过静脉注射给药，其在 CSF 中无法达到治疗浓度。两药都经肝脏代谢，并通过粪便排泄。

### E. 不良反应

当奎奴普汀/达福普汀通过外周静脉而不是中央静脉给药时，通常会导致局部炎症反应。为减少静脉给药的局部反应，常通过中心静脉给药。

大约 25% 的病人会发生高胆红素血症（hyperbilirubinemia），这是由于抗生素与胆红素竞争排泄过程所引起的。较高剂量的奎奴普汀/达福普汀还会导致关节痛、肌痛。该药可抑制 CYP3A4 同工酶，与通过此途径代谢的药物同时使用可能引起中毒。

## Ⅹ. 噁唑烷酮类药物

利奈唑胺和特地唑胺（tedizolid）是新型噁唑烷酮类（oxazolidinones）合成抗菌药，主要用于抗革兰氏阳性菌，包括 MRSA、VRE 和耐青霉素的链球菌。

### A. 作用机制

利奈唑胺和特地唑胺可与细菌 23S 核糖体的 50S 亚基结合，从而抑制 70S 起始复合物的形成（图 30.2）和细菌蛋白的翻译。

### B. 抗菌谱

噁唑烷酮类药物的抗菌作用主要针对革兰氏阳性菌，如葡萄球菌、链球菌、肠球菌、棒状杆菌和单核细胞增生性李斯特菌（Listeria monocytogenes）。该药对结核分枝杆菌也具有中等活性（图 30.16）。此类药物的主要临床用途是治疗由耐药革兰氏阳性菌引起的感染。与其他干扰细菌蛋白合成的药物一样，利奈唑胺和特地唑胺具有抑菌作用，但利奈唑胺对链球菌还具有杀菌作用。利奈唑胺是达托霉素（daptomycin）的替代药物，用于治疗耐万古霉素肠球菌引起的感染。由于噁唑烷酮对 MRSA 只有抑菌作用，因此不建议将其作为菌血症的一线治疗药物。

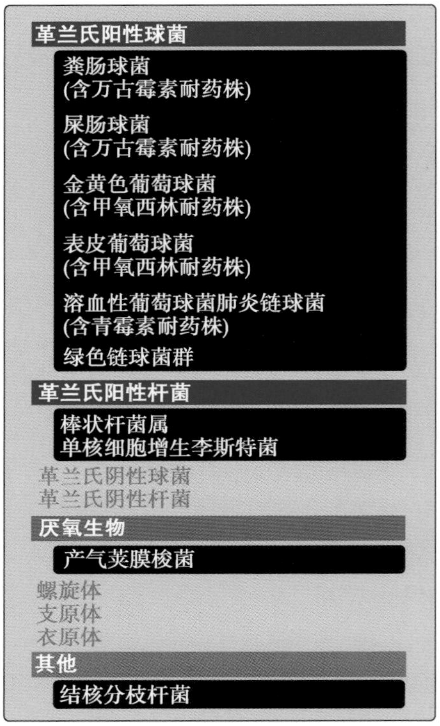
革兰氏阳性球菌
粪肠球菌
(含万古霉素耐药株)
屎肠球菌
(含万古霉素耐药株)
金黄色葡萄球菌
(含甲氧西林耐药株)
表皮葡萄球菌
(含甲氧西林耐药株)
溶血性葡萄球菌肺炎链球菌
(含青霉素耐药株)
绿色链球菌群
革兰氏阳性杆菌
棒状杆菌属
单核细胞增生李斯特菌
革兰氏阴性球菌
革兰氏阴性杆菌
厌氧生物
产气荚膜梭菌
螺旋体
支原体
衣原体
其他
结核分枝杆菌

图 30.16 噁唑烷酮类药物的抗菌谱

C. 耐药性

耐药性主要是由于药物与靶点的结合减少所致。据报道，金黄色葡萄球菌和肠球菌对该药物的敏感性已经降低。此外，不存在与其他蛋白合成抑制药交叉耐药的情况。

D. 药代动力学

利奈唑胺和特地唑胺口服后吸收良好，给药后药物可分布至全身各处，也具有静脉注射制剂。虽然利奈唑胺的代谢途径尚未明确，但已知其可被氧化代谢为两种无活性的代谢产物。该药主要经肾脏和非肾脏途径排泄。特地唑胺主要经肝脏代谢为硫酸盐形式，并随粪便排出。对于肾功能或肝功能不全的患者不需要调整两药的剂量。

E. 不良反应

最常见的不良反应包括胃肠道反应、恶心、腹泻、头痛和皮疹。据报道，服药超过 10 d 的患者通常会发生血小板减少症。利奈唑胺和特地唑胺具有非选择性单胺氧化酶（monoamine oxidase，MAO）抑制活性，如果与大量含酪胺的食物，选择性 5-羟色胺再摄取抑制药（selective serotonin reuptake inhibitor，SSRI）或单胺氧化酶抑制药（monoamine oxidase inhibitor，MAOI）同时服用，可能会导致 5-羟色胺综合征（serotonin syndrome），但这种综合征在停药后是可逆的。使用该药物超过 28 d 可能会导致不可逆性周围神经病变和可导致失明的视神经炎，这极大限制了该药物的长期使用。

（吴睿，白仁仁）

## 思考题

扫描二维码

获取思考题

# 第 31 章　喹诺酮类药物、叶酸拮抗药和尿路抗菌药

## Ⅰ. 氟喹诺酮类药物

喹诺酮(quinolone)类抗菌药物的发现引领了大量临床药物的开发。继 20 世纪 60 年代早期合成萘啶酸(nalidixic acid)之后,研究人员对喹诺酮母核进行了持续的结构修饰,进一步扩大抗菌谱,改善药代动力学性质,提高稳定性,克服常见的耐药机制。基于上述突破,喹诺酮类抗生素被迅速地应用于人体和农业医学。然而,其过度使用导致革兰氏阴性和革兰氏阳性菌的耐药率持续上升,艰难梭菌(*Clostridium difficile*)感染的频率和药物不良反应不断增加。因此,喹诺酮类抗菌药被降级为相关适应证的二线治疗药物。本章主要介绍氟喹诺酮(fluoroquinolone)类药物的主要特点及其在临床中的应用。相关药物和其他抗生素总结于图 31.1 中。

| 氟喹诺酮类药物 |
|---|
| 环丙沙星 (ciprofloxacin, CIPRO) |
| 德拉沙星 (delafloxacin, BAXDELA) |
| 吉米沙星 (gemifloxacin, FACTIVE) |
| 左氧氟沙星 (levofloxacin, LEVAQUIM) |
| 莫西沙星 (moxifloxacin, AVELOX, MOXEZA, VIGAMOX) |
| 氧氟沙星 (ofloxacin, 仅有通用名) |
| **叶酸合成抑制药** |
| 磺胺米隆 (mafenide, SULFAMYLON) |
| 磺胺嘧啶银 (silver sulfadiazine, SILVADENE, SSD, THERMAZENE) |
| 磺胺嘧啶 (sulfadiazine, 仅有通用名) |
| 柳氮磺胺吡啶 (sulfasalazine, AZULFIDINE) |
| **叶酸还原抑制药** |
| 乙胺嘧啶 (pyrimethamine, DARAPRIM) |
| 甲氧苄啶 (trimethoprim, PRIMSOL, TRIMPEX) |
| **叶酸合成和抑制药的复方制剂** |
| 复方新诺明[(甲氧苄啶+磺胺甲噁唑), cotrimoxazole(trimethoprim+sulfamethoxazole), BACTRIM, SEPTRA] |
| **尿路抗菌药** |
| 乌洛托品 (methenamine, HIPREX, URE) |
| 呋喃妥因 (nitrofurantoin, MACROBID, MACRODANTIN) |

图 31.1　本章药物总结

### A. 作用机制

大多数细菌都包含两种不同亚型的拓扑异构酶Ⅱ[topoisomerase Ⅱ,协助脱氧核糖核酸(deoxyribonucleic acid, DNA)的复制],拓扑异构酶Ⅳ及 DNA 旋转酶(DNA gyrase)。DNA 旋转酶通过破坏 DNA 双链和引入负超螺旋(negative supercoil),在复制叉之前减少扭转应力。而拓扑异构酶Ⅳ主要是在 DNA 复制完成后帮助子染色体进行分离。氟喹诺酮类药物通过孔蛋白(porin protein)通道进入细胞壁后,会与上述酶结合并干扰 DNA 的结合。这种干扰可增加永久性断裂的染色体数量,触发细胞裂解。一般而言,氟喹诺酮类药物对革兰氏阴性菌(DNA 旋转酶)和革兰氏阳性菌(拓扑异构酶Ⅳ)的作用靶点不同,但均可导致细菌的快速死亡。

### B. 抗菌谱

氟喹诺酮类药物具有显著的杀菌作用,并表现出曲线下面积/最低抑菌浓度(area-under-the-curve/minimum inhibitory concentration, AUC/MIC)依赖性杀菌作用。其发展的一个方向主要集中在提高抗菌谱。喹诺酮类药物母核的结构修饰稳定地提高了药物对拓扑异构酶的抑制活性,并增强了对细菌细胞壁的渗透性。这些优化增强了药物对多种病原体的活性,包括需氧型革兰氏阴性菌和革兰氏阳性菌、非典型微生物[如衣原体(*Chlamydia*)、军团菌(*Legionella*)和支原体(*Mycoplasma*)]和厌氧菌。氟喹诺酮类药物通常可根据其抗菌谱进行以下分类:

第一代药物,如萘啶酸,抗菌谱较窄,用于抗需氧型革兰氏阴性杆菌(主要是肠杆菌科)。第二代药物,如环丙沙星(ciprofloxacin),具有更好的细胞渗透性和更广的抗菌谱,包括肠杆菌属、铜绿假单胞菌(*Pseudomonas aeruginosa*)、流感嗜血杆菌(*Haemophilus influenzae*)、奈瑟菌(*Neisseria* spp.)、衣原体和军团菌。第三代药物,如左氧氟沙星(levofloxacin),在保持第二代药物抗菌谱的同时,提高了抗链球菌(*Streptococcus* spp.)的活性,包括肺炎链球菌(*S. pneumoniae*)、对甲氧西林(methicillin)敏感的金黄色葡萄球菌(*Staphylococcus aureus*)、嗜麦芽窄食单胞菌(*Stenotrophomonas maltophilia*)和分枝杆菌(*Mycobacterium* spp.)。第四代药物,如莫西沙星(moxifloxacin)、吉米沙星(gemifloxacin)和德拉沙星(delafloxacin),抗革兰氏阳性菌(包括葡萄球菌和链球菌)的活性更强。德拉沙星对耐甲氧西林金黄色葡萄球菌(methicillin-resistant *Staphylococcus aureus*, MRSA)和粪肠球菌(*Enterococcus faecalis*)具有抑制作用。此外,德拉沙星和莫西沙星对脆弱拟杆菌(*Bacteroides fragilis*)和普雷沃菌(*Prevotella* spp.)均有活性,对肠杆菌科和流感嗜血杆菌也有活性。上述第四代药物中只有德拉沙星具有抗铜绿假单胞菌的活性。这些药物的抗菌谱也包括了非典型病原体。莫西沙星和德拉沙星还显示出抗分枝杆菌(*Mycobacteria* spp.)的活性。氟喹诺酮类药物的常见治疗应用如图 31.2 所示。

### C. 耐药性

氟喹诺酮类药物针对的临床致病菌存在多种耐药机制。尽管细胞渗透性的减弱、转运体外排和酶的降解也发挥了一定作用,但高水平的氟喹诺酮耐药性主要是由于编码拓扑异构酶的染色体突变所驱动的。相关耐药性机制主要包括以下方面:

1. 靶点结合位点的改变:编码 DNA 旋转酶或拓扑异构酶

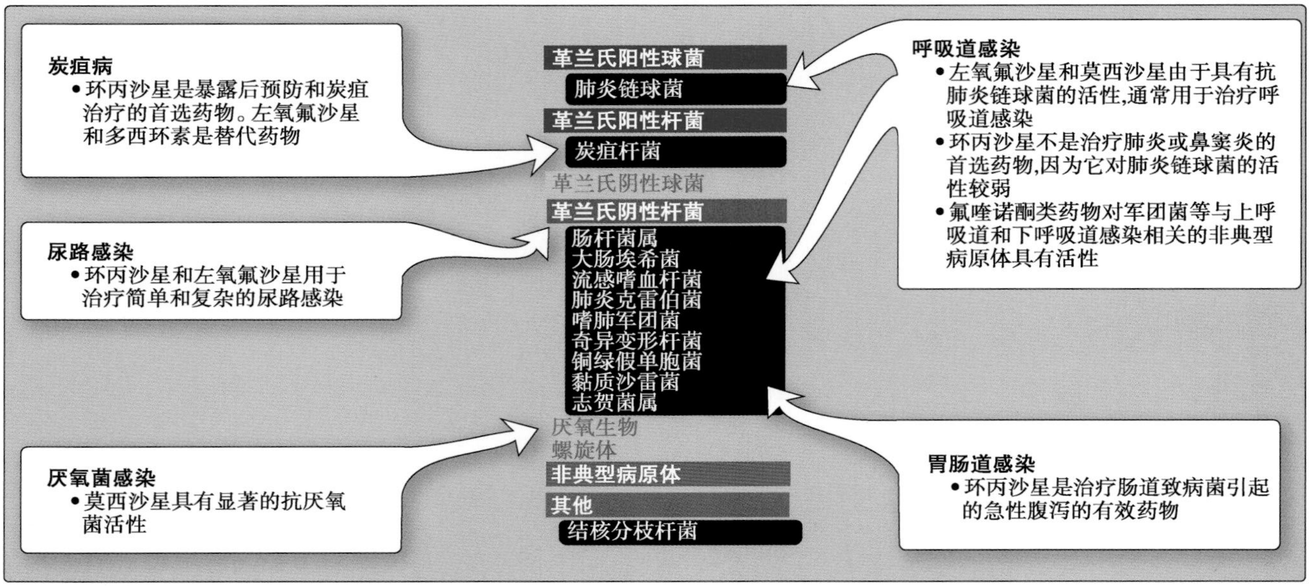
炭疽病
•环丙沙星是暴露后预防和炭疽治疗的首选药物。左氧氟沙星和多西环素是替代药物
尿路感染
•环丙沙星和左氧氟沙星用于治疗简单和复杂的尿路感染
厌氧菌感染
•莫西沙星具有显著的抗厌氧菌活性
革兰氏阳性球菌
肺炎链球菌
革兰氏阳性杆菌
炭疽杆菌
革兰氏阴性球菌
革兰氏阴性杆菌
肠杆菌属
大肠埃希菌
流感嗜血杆菌
肺炎克雷伯菌
嗜肺军团菌
奇异变形杆菌
铜绿假单胞菌
黏质沙雷菌
志贺菌属
厌氧生物
螺旋体
非典型病原体
其他
结核分枝杆菌
呼吸道感染
•左氧氟沙星和莫西沙星由于具有抗肺炎链球菌的活性,通常用于治疗呼吸道感染
•环丙沙星不是治疗肺炎或鼻窦炎的首选药物,因为它对肺炎链球菌的活性较弱
•氟喹诺酮类药物对军团菌等与上呼吸道和下呼吸道感染相关的非典型病原体具有活性
胃肠道感染
•环丙沙星是治疗肠道致病菌引起的急性腹泻的有效药物

图 31.2 氟喹诺酮类药物的典型临床应用

Ⅳ的细菌基因突变(如 gyrA 或 parC)导致靶点结构的改变,致使酶和氟喹诺酮类药物的结合效率降低。

2. 蓄积的减少:细胞内药物浓度和膜的通透性降低主要与外排转运体(外排泵)有关,外排转运体可高效地去除细胞内的氟喹诺酮类药物。而膜通透性的改变是通过外膜孔蛋白的减少所介导的,从而限制了药物与拓扑异构酶的作用。

3. 氟喹诺酮类药物的降解:氨基糖苷乙酰转移酶(aminoglycoside acetyltransferase)变体可将氟喹诺酮乙酰化,使其失去活性。

## D. 药代动力学

1. 吸收:氟喹诺酮类药物口服后吸收良好,左氧氟沙星和莫西沙星的生物利用度均超过 90%(图 31.3)。服用氟喹诺酮类药物同时摄入含铝或镁的抗酸剂,或含铁、锌的膳食会减少药物的吸收。钙和其他 2 价阳离子也会干扰此类药物的吸收(图 31.4)。

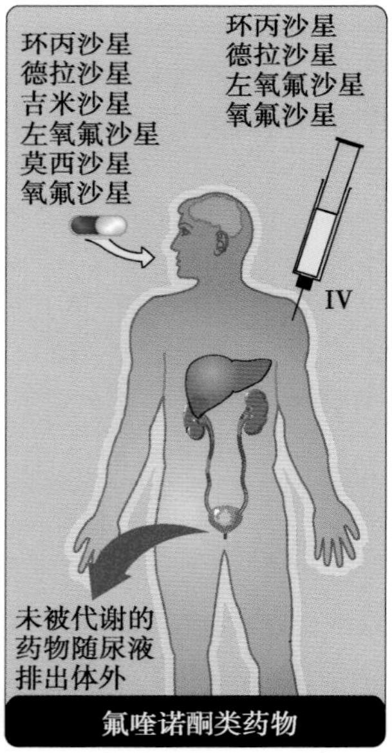
环丙沙星
德拉沙星
吉米沙星
左氧氟沙星
莫西沙星
氧氟沙星
环丙沙星
德拉沙星
左氧氟沙星
氧氟沙星
IV
未被代谢的药物随尿液排出体外
氟喹诺酮类药物

图 31.3 氟喹诺酮类药物的给药途径和体内消除过程

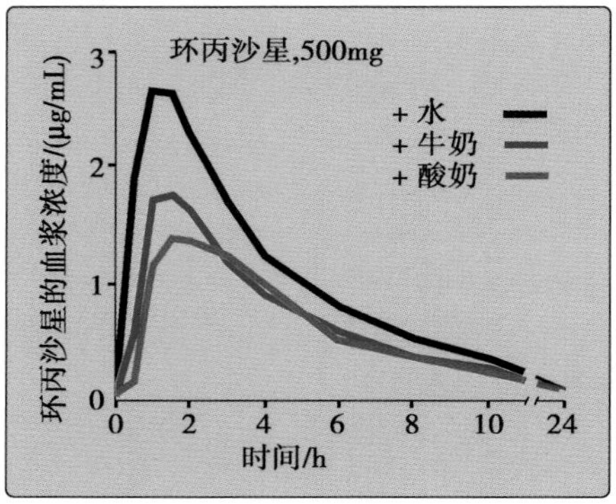
环丙沙星,500mg
+水
+牛奶
+酸奶
环丙沙星的血浆浓度/(μg/mL)
时间/h
0
1
2
3
0
2
4
6
8
10
24

图 31.4 食物中的钙对环丙沙星吸收的影响

2. 分布:氟喹诺酮类药物与血浆蛋白的结合率在 20% ~ 84%,在所有组织和体液中分布良好。与血清相比,骨骼、肾、前列腺组织(前列腺液除外)和肺部,以及尿液(莫西沙星除外)中的浓度较高。这些药物的血-脑屏障渗透性较好,可能是某些中枢神经系统(central nervous system,CNS)感染的治疗药物。巨噬细胞和多形核白细胞的聚积对细胞内病原体具有抑制活性,如李斯特菌(*Listeria*)、衣原体和分枝杆菌。

3. 消除:大多数氟喹诺酮类药物通过肾脏排泄。因此,肾功能不全患者需要调整给药剂量。而莫西沙星主要由肝脏代谢,同时一部分药物通过肾脏排泄,肾损伤患者不需要调整用药剂量(图 31.3)。

## E. 不良反应

一般而言,氟喹诺酮类药物的耐受性良好(图 31.5),常见的不良反应包括恶心、呕吐、头痛和头晕。此外，该类药物可对肌腱炎、肌腱断裂、周围神经病变和中枢神经系统造成影响，并具有相关不良反应（幻觉、焦虑、失眠、精神错乱和癫样发作）的黑框警告。服用氟喹诺酮类药物的患者还可能面临光毒性的风险，会导致晒伤。因此，患者在用药期间应使用防晒霜，避免过度暴露于紫外线下。氟喹诺酮类药物引发关节病的案例虽较为罕见，但该类药物用于儿童患者时，具有引发关节痛和关节炎的可能。在儿童群体中的应用仅限于一些特殊的临床情况，如囊性纤维化恶化。用药相关的肝毒性或血糖紊乱通常发生在口服降糖药或应用胰岛素的糖尿病患者中。一旦出现这些不良反应，应立即停药。氟喹诺酮类药物还可能延长 QT 间期，表现出心律失常倾向或服用延长 QT 间期相关药物的患者应避免使用。此外，环丙沙星可抑制 CYP1A2 和 CYP3A4 酶介导的代谢，可能导致茶碱（theophylline）、替扎尼定（tizanidine）、华法林（warfarin）、罗匹尼罗（ropinirole）、度洛西汀（duloxetine）、咖啡因（caffeine）、西地那非（sildenafl）和唑吡坦（zolpidem）等药物的血清浓度升高（图 31.6）。

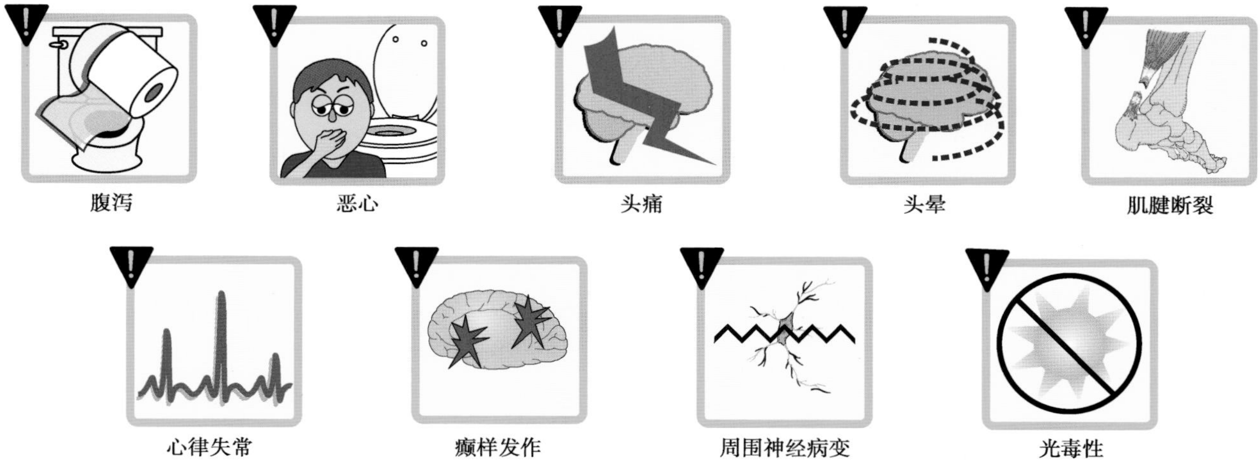
腹泻
恶心
头痛
头晕
肌腱断裂
心律失常
癫样发作
周围神经病变
光毒性

图 31.5　氟喹诺酮类药物的部分不良反应

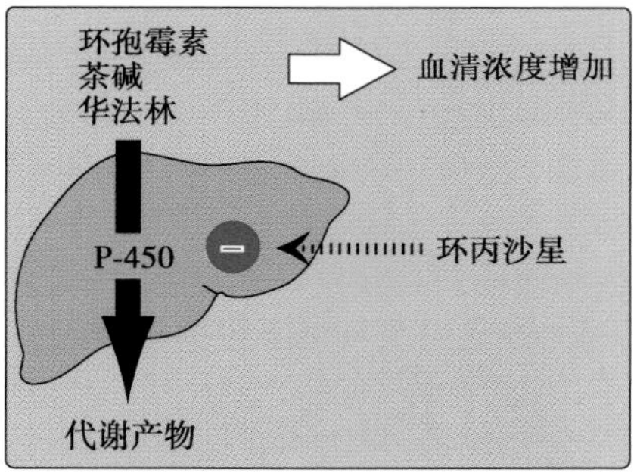
环孢霉素
茶碱
华法林
血清浓度增加
P-450
环丙沙星
代谢产物

图 31.6　环丙沙星的药物相互作用

## F. 临床应用的氟喹诺酮类药物实例

由于耐药性增加和黑框警告，氟喹诺酮类药物应谨慎使用。如果患者不能耐受其他药物（如严重的 β-内酰胺过敏症），也可以考虑应用此类药物，或在具有药物敏感性的情况下作为最终治疗药物。以下列举了此类药物的潜在适应证。

1. 环丙沙星：环丙沙星是一种二线药物，对革兰氏阴性杆菌（如铜绿假单胞菌）具有良好的抑制作用，在临床上用于治疗腹泻、伤寒和炭疽病，也用于治疗腹腔内、肺部、皮肤或尿路感染。值得注意的是，治疗假单胞菌感染时应加大用药剂量。

2. 左氧氟沙星：左氧氟沙星与环丙沙星具有相似的活性，在治疗革兰氏阴性杆菌（如铜绿假单胞菌）感染时，经常互换使用。左氧氟沙星对肺炎链球菌的抑制活性更强，是社区获得性肺炎（community-acquired pneumonia，CAP）的一线治疗药物，同时是嗜麦芽窄食单胞菌感染的二线治疗药物。

3. 莫西沙星：莫西沙星对革兰氏阳性菌（如肺炎链球菌）、革兰氏阴性厌氧菌和分枝杆菌均具有较强的活性。该药物可用于治疗 CAP，但对抗铜绿假单胞菌的活性较差，不能用于医院获得性肺炎。莫西沙星也可用于轻度至中度腹腔内感染，但如果患者在前 3 个月内使用过氟喹诺酮类药物，由于脆弱拟杆菌耐药性增加，应避免使用该药物。莫西沙星还可作为治疗药物敏感性结核病的二线药物。

4. 吉米沙星：吉米沙星主要用于治疗社区获得性呼吸道感染。与其他药物不同的是，吉米沙星只能作为口服药物。

5. 德拉沙星：德拉沙星对革兰氏阳性球菌[如 MRSA 和肠球菌（*Enterococcus* spp.）]的活性有所提高。由于抗菌谱较广，德拉沙星已成为治疗急性细菌性皮肤病和皮肤组织感染的治疗药物，包括静脉注射和口服两种制剂。

# Ⅱ. 叶酸拮抗药

叶酸（folate）是合成核糖核酸（ribonucleic acid，RNA）、DNA 和某些氨基酸所必需的辅酶。没有叶酸，细胞将不能正常生长和分裂。人体利用食物中的叶酸来合成关键的叶酸衍生物——四氢叶酸（tetrahydrofolic acid）。相比之下，许多细菌对叶酸衍生物不具有渗透性，因此叶酸的产生依赖于它们从头合成叶酸的能力（图 31.7）。磺胺类药物（sulfonamide）是一类抑制叶酸从头合成的抗生素。另一类叶酸拮抗药是甲氧苄啶（trimethoprim），其可抑制微生物将二氢叶酸（dihydrofolic acid）

转化为四氢叶酸。因此，磺胺类药物和甲氧苄啶都会干扰细菌的 DNA 合成和其他基本细胞功能的发挥。复方新诺明（cotrimoxazole），一种磺胺甲噁唑（sulfamethoxazole）与甲氧苄啶的复方制剂，具有显著的协同抗菌作用。

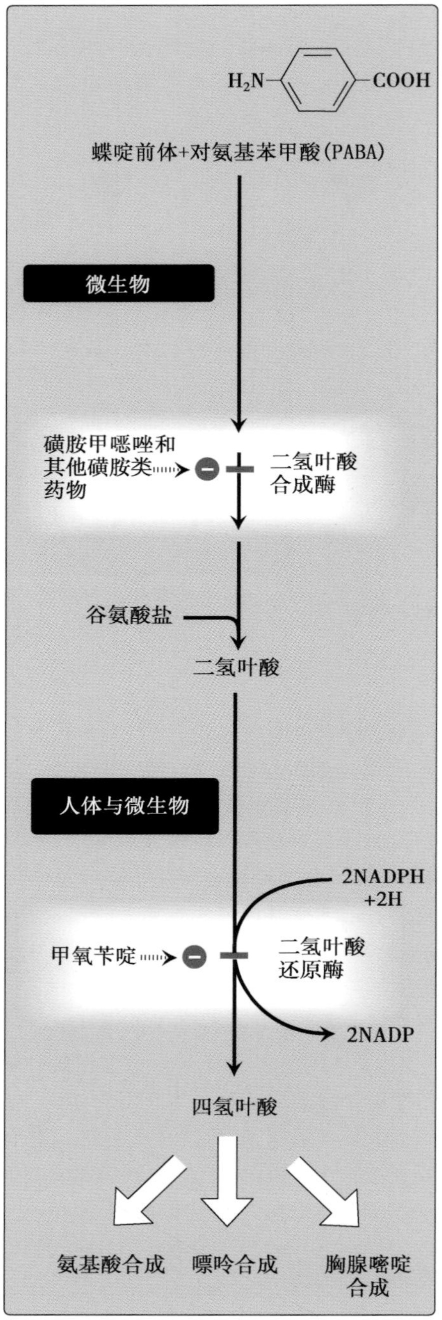

$H_2N$—⟨苯环⟩—COOH
蝶啶前体+对氨基苯甲酸(PABA)
微生物
磺胺甲噁唑和其他磺胺类药物
二氢叶酸合成酶
谷氨酸盐
二氢叶酸
人体与微生物
2NADPH +2H
甲氧苄啶
二氢叶酸还原酶
2NADP
四氢叶酸
氨基酸合成
嘌呤合成
胸腺嘧啶合成


图 31.7 磺胺类药物和甲氧苄啶对四氢叶酸合成的抑制作用

## Ⅲ. 磺胺类药物

磺胺类药物是最早应用于临床的抗生素之一。此类药物虽然价格低，但疗效差，除了在一些发展中国家应用，已经很少被单独使用。

### A. 作用机制

微生物可以以对氨基苯甲酸（*p*-aminobenzoic acid，PABA）为前体，利用二氢叶酸合成酶（dihydropteroate synthetase）合成二氢叶酸。磺胺类药物是 PABA 的类似物，由于其结构与 PABA 相似，因此可对 PABA 产生竞争性拮抗作用，抑制二氢叶酸合成酶，进而阻断细菌二氢叶酸的生成（图 31.7）。

### B. 抗菌谱

磺胺类药物对革兰氏阴性和革兰氏阳性菌具有体外活性，包括肠杆菌科、流感嗜血杆菌、链球菌、葡萄球菌和诺卡菌（*Nocardia*）。此外，磺胺嘧啶（sulfadiazine）与二氢叶酸还原酶（dihydrofolate reductase）抑制剂乙胺嘧啶（pyrimethamine）联合用药是治疗弓形虫病（toxoplasmosis）的首选疗法。

### C. 耐药性

从环境中获取叶酸的细菌对磺胺类药物具有天然的抵抗性。获得性耐药菌对磺胺类药物的耐药性可由质粒转移或随机突变造成，可能是由于二氢叶酸合成酶的改变、细胞对磺胺类药物的通透性降低或天然底物 PABA 的生成能力增强所引起的。（注：对该药物家族中某一成员耐药的病原体，会对所有成员都具有耐药性。）

### D. 药代动力学

1. 吸收：大多数磺胺类药物口服后吸收良好（图 31.8）。柳氮磺胺吡啶（sulfasalazine）在口服或作为栓剂使用时不能被吸收，因此被用于治疗慢性肠炎。（注：肠道菌群将柳氮磺吡啶分解为磺胺吡啶和 5-氨基水杨酸，发挥抗炎作用。磺胺吡啶的吸收会导致患者产生慢性乙酰化物中毒。）静脉注射磺胺类药物通常用于不能服用口服制剂或严重感染的患者。由于存在致敏风险，磺胺类药物通常不在局部使用。然而，在烧伤部位，磺胺嘧啶银（silver sulfadiazine）或醋酸磺胺米隆（mafenide acetate，α-氨基-对甲苯磺酰胺）乳膏可有效降低烧伤相关败血症

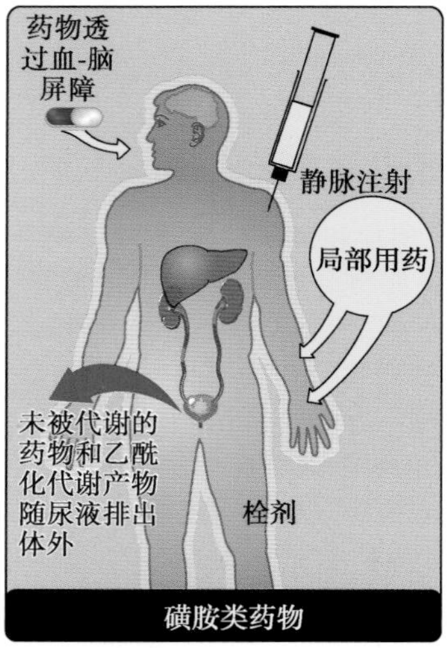

药物透过血-脑屏障
静脉注射
局部用药
未被代谢的药物和乙酰化代谢产物随尿液排出体外
栓剂
磺胺类药物


图 31.8 磺胺类药物的给药途径和体内消除过程

的发生，因为其可防止细菌定植（colonization of bacteria）。（注：治疗中首选磺胺嘧啶银，因为醋酸磺胺米隆在使用时会产生疼痛，其吸收可能导致酸碱紊乱。）

2. 分布：磺胺类药物可广泛分布于机体各组织中，可与血清白蛋白结合。磺胺类药物也能很好地透过血-脑屏障进入脑脊液，也可穿过胎盘屏障进入胚胎组织。

3. 代谢：磺胺类药物主要在肝脏中代谢，发生乙酰化和偶联。乙酰化产物不具有抗菌活性，但在中性或酸性 pH 下表现出沉积物毒性，这会导致结晶尿（结石形成）和潜在的肾脏损伤。

4. 排泄：未被代谢的磺胺类药物和代谢产物通过肾小球滤过和分泌被清除，需要根据肾损伤情况调整给药剂量。此外，磺胺类药物还可通过母乳消除。

### E. 不良反应

1. 结晶尿：结晶尿可能导致肾毒性（图 31.9）。通过降低药物浓度或促进其离子化，尿液充分的水合作用和碱化可避免这一问题。

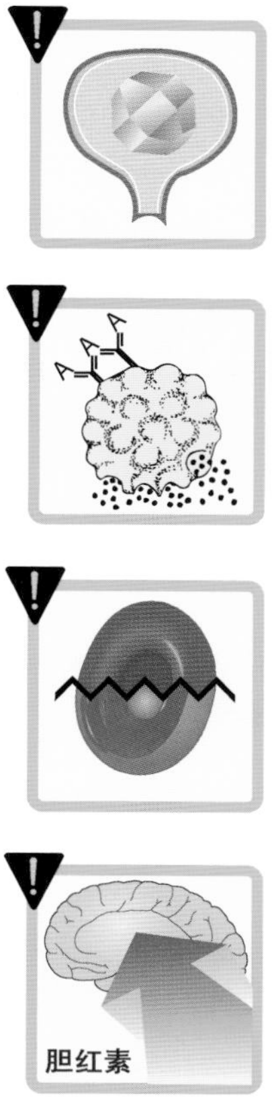
结晶尿
超敏反应
溶血性贫血
核黄疸
胆红素

图 31.9　磺胺类药物的部分不良反应

2. 超敏反应：磺胺类药物可能引起超敏反应，如皮疹、血管性水肿或史-约综合征（Stevens-Johnson syndrome）。当患者有磺胺过敏史时，对其进行适当的用药指导是至关重要的。

3. 造血功能障碍：葡萄糖-6-磷酸脱氢酶（glucose-6-phosphate dehydrogenase，G6PD）缺乏的患者会发生溶血性贫血。同时，粒细胞减少症和血小板减少症也可能发生。据报道，粒细胞缺乏症、再生障碍性贫血和其他血液异常，可能造成致命反应。

4. 核黄疸：对于新生儿而言，其血-脑屏障尚未发育完全。磺胺类药物可取代血清白蛋白结合部位的胆红素，而游离的胆红素随后自由进入 CNS，可能会引发胆红素相关的脑损伤［核黄疸（kernicterus）］。

5. 药物增强作用：由于磺胺甲噁唑可抑制 CYP2C9，导致华法林清除率降低，进而增强了华法林的抗凝血作用。磺胺类药物也可以取代血清白蛋白结合位点的华法林。血清甲氨蝶呤（methotrexate）水平也可能通过蛋白结合替换而升高。对于其他 CYP2C9 底物，如苯妥英（phenytoin），当与磺胺类药物一起给药时，浓度可能增加。

6. 禁忌证：由于存在核黄疸的危险，新生儿、2 个月以下的婴儿，以及足月孕妇应避免使用磺胺类药物。此外，磺胺类药物不应用于接受甲氨蝶呤治疗的患者，因为甲氨蝶呤产生的甲醛可导致其结晶。

## Ⅳ. 甲氧苄啶

甲氧苄啶是一种有效的细菌二氢叶酸还原酶抑制剂，最初与磺胺甲噁唑联合使用，后来被批准作为单一药物应用。如今，甲氧苄啶最常与磺胺甲噁唑联用。

### A. 作用机制

甲氧苄啶是细菌二氢叶酸还原酶的有效抑制剂（见图 31.7）。抑制该酶可抑制生成具有代谢活性形式的叶酸，即四氢叶酸，从而干扰细菌正常的细胞功能。甲氧苄啶与细菌二氢叶酸还原酶的结合能力比与人体二氢叶酸还原酶的结合更强，说明该药物具有选择性毒性。

### B. 抗菌谱

甲氧苄啶的抗菌谱与磺胺甲噁唑相似。但是，甲氧苄啶的药效是磺胺类药物的 20～50 倍。甲氧苄啶可单独用于治疗尿路感染（urinary tract infection，UTI）和细菌性前列腺炎（但氟喹诺酮类药物和复方新诺明是优选药物）。

### C. 耐药性

革兰氏阴性菌的耐药性是由于存在对甲氧苄啶亲和力较低的变异二氢叶酸还原酶，同时外排转运体和药物渗透性的降低也可能发挥作用。

### D. 药代动力学

甲氧苄啶口服后可被迅速吸收，广泛分布于身体组织和体液中，包括脑脊液。因为甲氧苄啶属于弱碱，所以在相对酸性的前列腺液和阴道液中的浓度较高。甲氧苄啶可发生 *O*-去甲基化代谢，但 60%～80% 的甲氧苄啶未经代谢而直接经肾脏排泄。

### E. 不良反应

甲氧苄啶可导致叶酸缺乏的相关副作用，包括巨幼细胞性贫血、白细胞减少和粒细胞减少，尤其体现在孕妇和营养不良群体中。这些血液疾病可以通过补充叶酸来逆转，但叶酸不会进入细菌内。此外，甲氧苄啶具有保钾作用，可能导致高钾血症，尤其是在较高剂量时或与其他导致高钾血症的药物（如血管紧张素转换酶抑制剂）联用时。

## V. 复方新诺明

复方新诺明是甲氧苄啶与磺胺甲噁唑的复方制剂，显示出比单独使用等量的两种药物更强的抗菌活性（图 31.10）。选择这种组合的原因是因为这两种药物的半衰期相似，并具有协同作用。

### A. 作用机制

复方新诺明的协同抗菌活性源于其对四氢叶酸合成中两个连续步骤的抑制。磺胺甲噁唑抑制了 PABA 与二氢叶酸前体的反应，而甲氧苄啶阻断了二氢叶酸还原为四氢叶酸（图 31.7）。

### B. 抗菌谱

复方新诺明的抗菌谱比磺胺类药物更广（图 31.11），可有效治疗尿路感染和呼吸道感染，以及杰氏肺囊虫（*Pneumocystis jirovecii*）、弓形体病、单核细胞性李斯特菌（*Listeria monocytogenes*）和沙门菌（*Salmonella*）感染。其具有抗耐甲氧西林金黄色葡萄球菌的活性，特别适用于治疗该微生物引起的皮肤和软组织感染。复方新诺明也是敏感型诺卡菌和嗜麦芽窄食单胞菌感染的首选药物。

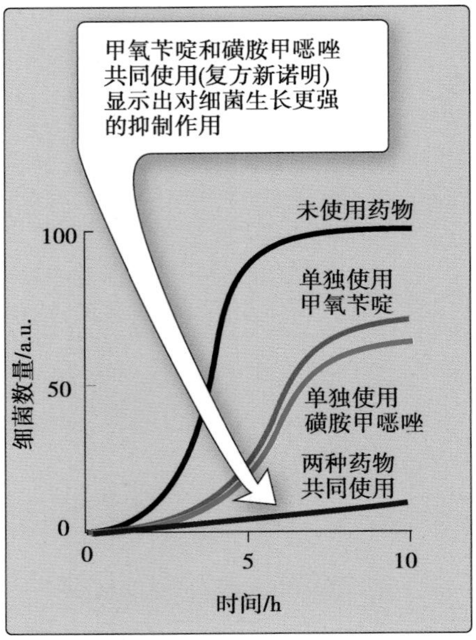
甲氧苄啶和磺胺甲噁唑共同使用(复方新诺明)显示出对细菌生长更强的抑制作用
未使用药物
单独使用甲氧苄啶
单独使用磺胺甲噁唑
两种药物共同使用
细菌数量/a.u.
100
50
0
0
5
10
时间/h

图 31.10 甲氧苄啶和磺胺甲噁唑之间的协同作用抑制了大肠埃希菌的生长

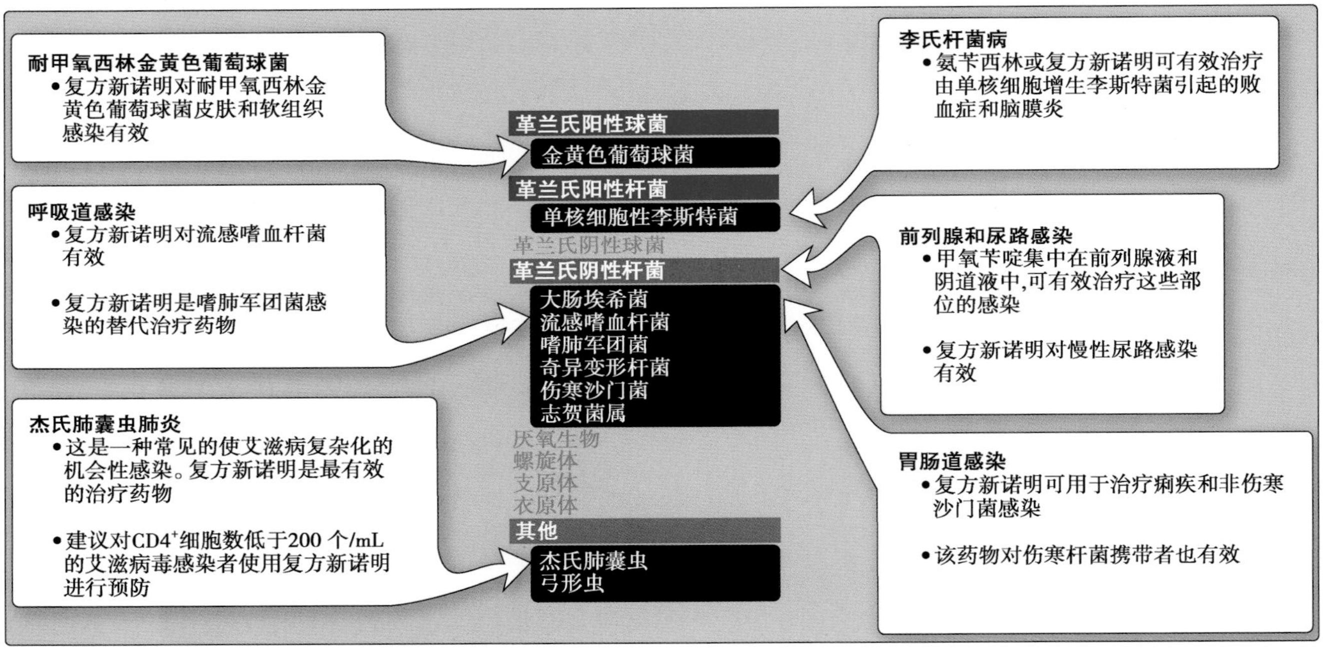
耐甲氧西林金黄色葡萄球菌
•复方新诺明对耐甲氧西林金黄色葡萄球菌皮肤和软组织感染有效
呼吸道感染
•复方新诺明对流感嗜血杆菌有效
•复方新诺明是嗜肺军团菌感染的替代治疗药物
杰氏肺囊虫肺炎
•这是一种常见的使艾滋病复杂化的机会性感染。复方新诺明是最有效的治疗药物
•建议对CD4⁺细胞数低于200 个/mL的艾滋病毒感染者使用复方新诺明进行预防
革兰氏阳性球菌
金黄色葡萄球菌
革兰氏阳性杆菌
单核细胞性李斯特菌
革兰氏阴性球菌
革兰氏阴性杆菌
大肠埃希菌
流感嗜血杆菌
嗜肺军团菌
奇异变形杆菌
伤寒沙门菌
志贺菌属
厌氧生物
螺旋体
支原体
衣原体
其他
杰氏肺囊虫
弓形虫
李氏杆菌病
•氨苄西林或复方新诺明可有效治疗由单核细胞增生李斯特菌引起的败血症和脑膜炎
前列腺和尿路感染
•甲氧苄啶集中在前列腺液和阴道液中，可有效治疗这些部位的感染
•复方新诺明对慢性尿路感染有效
胃肠道感染
•复方新诺明可用于治疗痢疾和非伤寒沙门菌感染
•该药物对伤寒杆菌携带者也有效

图 31.11 复方新诺明（磺胺甲噁唑+甲氧苄啶）的典型临床应用

### C. 耐药性

甲氧苄啶-磺胺甲噁唑联合用药耐药性出现的频率低于单独用药的耐药性，因为细菌需要同时具备对两种药物的耐药性。目前已证明，许多临床相关微生物都具有明显的耐药性，包括大肠埃希菌（*E. coli*）。

### D. 药代动力学

复方新诺明通常口服给药（图 31.12），静脉给药可用于治疗杰氏肺囊虫引起的重症肺炎。两种药物均可在全身广泛分布。甲氧苄啶集中在相对酸性的前列腺液中，这说明甲氧苄啶-磺胺甲噁唑可应用于前列腺炎的治疗。复方新诺明很容易穿过血-脑屏障。母体药物及其代谢产物都通过尿液排出体外。

### E. 不良反应

复方新诺明的不良反应和药物相互作用与磺胺甲噁唑和甲氧苄啶单独使用时相似（图 31.13）。最常见的不良反应包括恶心、呕吐、皮疹、血液毒性和高钾血症。

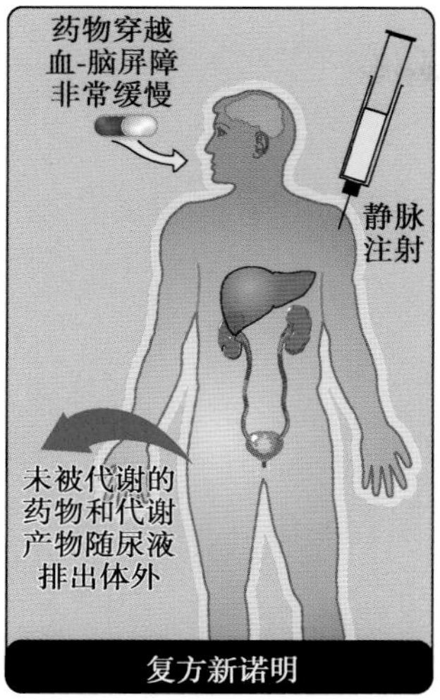
药物穿越
血-脑屏障
非常缓慢
静脉
注射
未被代谢的
药物和代谢
产物随尿液
排出体外
复方新诺明

图 31.12　复方新诺明的给药途径和体内消除过程

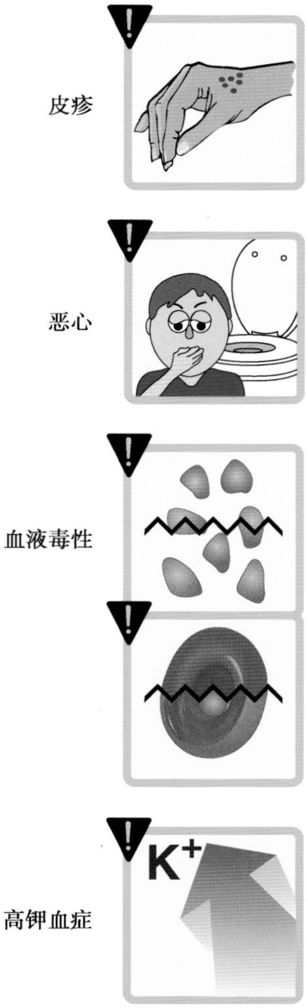
皮疹
恶心
血液毒性
高钾血症
K+

图 31.13　复方新诺明的部分不良反应

## Ⅵ. 尿路抗菌药

尿路感染是世界上最常见的细菌感染之一，主要发生于妇女和老年人。历史上，氟喹诺酮类药物和复方新诺明是治疗尿路感染的一线药物。然而，常见病原体（如大肠埃希菌）的耐药性不断增加。因此，可以考虑将乌洛托品（methenamine）、呋喃妥因（nitrofurantoin）和磷霉素（fosfomycin）用于治疗或抑制复发，这些药物对常见病原体具有显著的疗效且在尿液中的浓度较高。

### A. 乌洛托品

1. 作用机制：乌洛托品的盐可在酸性尿液（pH≤5.5）中水解成氨和甲醛。甲醛促使蛋白和核酸变性，导致细菌的死亡。乌洛托品与弱酸（如马尿酸）结合可维持尿液酸性并促进甲醛的生成（图 31.14）。

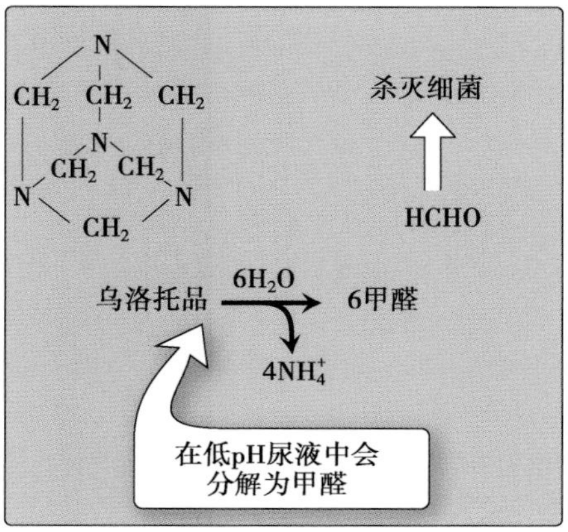
杀灭细菌
HCHO
乌洛托品
6H2O
6甲醛
4NH4+
在低pH尿液中会
分解为甲醛

图 31.14　在酸性条件下乌洛托品可生成甲醛

2. 抗菌谱：乌洛托品主要用于慢性抑制治疗，以降低尿路感染的频率。其对大肠埃希菌、肠球菌和葡萄球菌均具有活性，对变形杆菌（*Proteus* spp.）和铜绿假单胞菌也有一定的活性，但尿液必须保持酸性才能发挥杀菌效果。乌洛托品的主要优点是耐药性低。

3. 药代动力学：如果没有肠溶包衣的保护，乌洛托品虽可被口服吸收，但在胃液中的分解率高达 30%。乌洛托品通过肾小管分泌和肾小球滤过进入尿液，浓度足以杀灭病原微生物感染。由于乌洛托品会生成氨，肝功能不全患者应避免使用。

4. 不良反应：乌洛托品的主要不良反应是胃肠道不适，在较高剂量时，可能会发生蛋白尿、血尿和皮疹。乌洛托品扁桃酸盐（methenamine mandelate）禁用于肾功能不全患者，因为扁桃酸可能会发生沉积，应使用乌洛托品马尿酸盐（methenamine hippurate）制剂作为替代药物。[注：磺胺类药物（如复方新诺明）可与甲醛反应，不能与乌洛托品同时使用，因为联合用药增加了结晶尿和相互拮抗的风险。]

### B. 呋喃妥因

在 20 世纪 50 年代早期，呋喃妥因主要用于治疗膀胱炎。几十年来，临床上很少应用呋喃妥因，但随着肠杆菌科细菌对抗生素耐药性的增加，其被重新使用，并成为治疗单纯性膀胱炎的一线药物。呋喃妥因通过抑制 DNA 和 RNA 的合成而发挥药效。对其敏感的微生物包括大肠埃希菌、克雷伯菌（*Klebsiella* spp.）、肠球菌和葡萄球菌。口服后，呋喃妥因可被迅速吸收，近 40% 以药物原形通过尿液排出体外。总体而言，呋喃妥因耐受性良好。常见的不良反应包括恶心、呕吐和腹泻，其微晶制剂的使用降低了胃肠毒性的发生率。罕见并发症包括肺纤维化、神经病变和自身免疫性肝炎。这些症状一般在用药时间超过 1 个月时出现。此外，由于不良反应风险的增加，肾功能受损的患者不应使用呋喃妥因。

（李达翊，白仁仁）

## 思考题

扫描二维码
获取思考题

# 第 32 章 抗分枝杆菌药

## Ⅰ. 概述

分枝杆菌(mycobacteria)是一种杆状好氧菌,繁殖较慢,在体外每 18~24 h 可繁殖一代。该菌属因细胞壁含有分枝菌酸(mycolic acid)而得名,分枝菌酸是一种长链 $\beta$-羟基化脂肪酸。分枝杆菌的细胞壁中含有大量脂质,因此革兰氏染色法很难对其染色。一旦细菌被染色,将不容易被酸化的有机溶剂脱色。因此,这种微生物也被称为“抗酸杆菌”(acid-fast bacilli)。分枝杆菌感染多为慢性过程,并伴有肉芽肿,可导致体内任意部位的组织被感染破坏。

结核分枝杆菌(*Mycobacterium tuberculosis*)可引起潜伏性结核感染(latent tuberculosis infection, LTBI)和结核病(tuberculosis, TB)。[注:在 LTBI 中,患者感染了结核分枝杆菌,但没有活动性结核病(active TB disease)的体征或症状。]结核病是全球范围内的主要感染致死原因,全世界约 1/4 的人口感染了结核病。由非结核分枝杆菌(nontuberculous mycobacteria, NTM)引起疾病的发生频率正在增加。这些杆菌包括鸟-胞内分枝杆菌(*M. avium-intracellulare*)、龟分枝杆菌(*M. chelonae*)、脓肿分枝杆菌(*M. abscessus*)、堪萨斯分枝杆菌(*M. kansasii*)和偶发分枝杆菌(*M. fortuitum*)。而麻风分枝杆菌(*M. leprae*)可引起麻风病(leprosy)。

常使用四种一线药物治疗结核病(图 32.1)。二线药物通常疗效较差、毒性较大,且未经过广泛研究,通常用于不能耐受一线药物或耐药的患者。目前,没有专门开发用于 NTM 感染的药物,常使用大环内酯类药物、利福霉素和氨基糖苷类药物进行治疗,但 NTM 对不同有机体的治疗方案差异较大。

| 抗结核病药物 |
|---|
| 乙胺丁醇 (ethambutol, MYAMBUTOL) |
| 异烟肼 (isoniazid, 仅有通用名) |
| 吡嗪酰胺 (pyrazinamide, 仅有通用名) |
| 利福布丁 (rifabutin, MYCOBUTIN) |
| 利福平 (rifampin, RIFADIN) |
| 利福喷丁 (rifapentine, PRIFTIN) |
| **抗结核病药物(二线药物)** |
| 氨基糖苷类 (aminoglycosides) |
| 氨基水杨酸 (aminosalicylic acid, PASER) |
| 贝达喹啉 (bedaquiline, SIRTURO) |
| 卷曲霉素 (capreomycin, CAPASTAT) |
| 环丝氨酸 (cycloserine, SEROMYCIN) |
| 乙硫异烟胺 (ethionamide, TRECATOR) |
| 氟喹诺酮类药物 (fluoroquinolones) |
| 大环内酯类抗生素 (macrolides) |
| **抗麻风病药物** |
| 氯法齐明 (clofazimine, LAMPRENE) |
| 氨苯砜 (dapsone, 仅有通用名) |
| 利福平 [rifampin (rifampicin), RIFADIN] |

图 32.1 用于治疗分枝杆菌感染的药物总结

## Ⅱ. 结核病的化学疗法

结核分枝杆菌生长缓慢,通常需要治疗数月乃至数年。LTBI 可以采用异烟肼(isoniazid, INH)单一疗法治疗 9 个月,或每周 12 次联合使用更大剂量的 INH 和利福喷丁(rifapentine)进行治疗。相反,活动性结核病必须使用几种药物联合治疗。药物敏感性结核病的治疗至少要维持 6 个月,而多药耐药结核病(multidrug-resistant TB, MDR-TB)的治疗一般需要 2 年左右。

### A. 耐药性的解决策略

结核分枝杆菌中包含少量对特定药物具有天然耐药性的种类。在治疗不足的情况下,尤其是单一疗法,这些耐药菌可能会成为优势菌群。如图 32.2 所示,仅给予链霉素(streptomycin)治疗的结核病患者可能迅速产生耐药性。因此,需采用药物联合疗法来抑制这些耐药菌。由于具有很好的疗效且毒性发生率在可控范围内,一线药物异烟肼、利福平(rifampin)、乙胺丁醇(ethambutol)和吡嗪酰胺(pyrazinamide)可作为首选药物。在某些情况下,利福布丁(rifabutin)或利福喷丁可替代利福平。活动性结核病总是需要采用联合用药方案,最好是三种或更多种对分离菌具有体外活性的药物。尽管在治疗的最初几周内即可能会表现出临床改善,但治疗仍需要持续更长的时间,以根除持续性感染并防止复发。

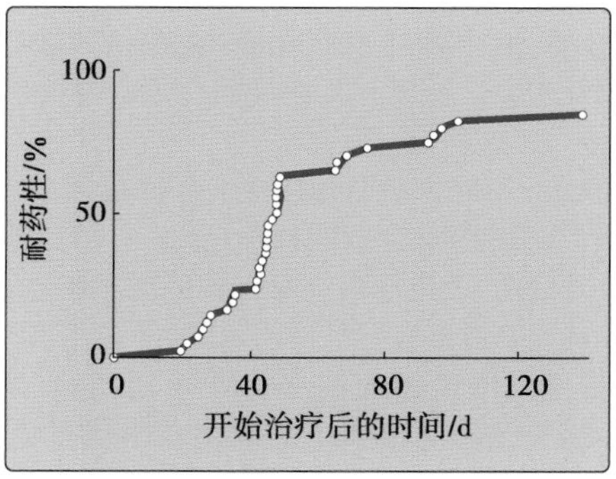
100
50
0
耐药性/%
0
40
80
120
开始治疗后的时间/d

图 32.2 结核分枝杆菌菌株对链霉素耐药性的累积百分比

结核病的标准短期化疗包括应用异烟肼、利福平、乙胺丁醇和吡嗪酰胺 2 个月(强化期),然后使用异烟肼和利福平 4 个月(延续期;图 32.3)。一旦获得药物敏感性数据,便可对药物治疗方案进行个体化调整。MDR-TB(至少对异烟肼和利福平耐药的 TB)的二线治疗方案通常包括一种氨基糖苷类药物[链霉素、卡那霉素(kanamycin)、阿米卡星(amikacin)或卷曲霉素(capreomycin)(均为注射剂)],一种氟喹诺酮类药物[通常为左氧氟沙星(levofloxacin)或莫西沙星(moxifloxacin)]、任何一种仍然保持活性的一线药物,以及以下药物中的一种或多种:环丝氨酸(cycloserine)、乙硫异烟胺(ethionamide)或对氨基水杨酸(*p*-aminosalicylic acid)。对于具有广泛耐药性的结核病

(extensively drug-resistant TB,XDR-TB),可以凭借经验使用其他药物,如氯法齐明(clofazimine)和利奈唑胺(linezolid)。

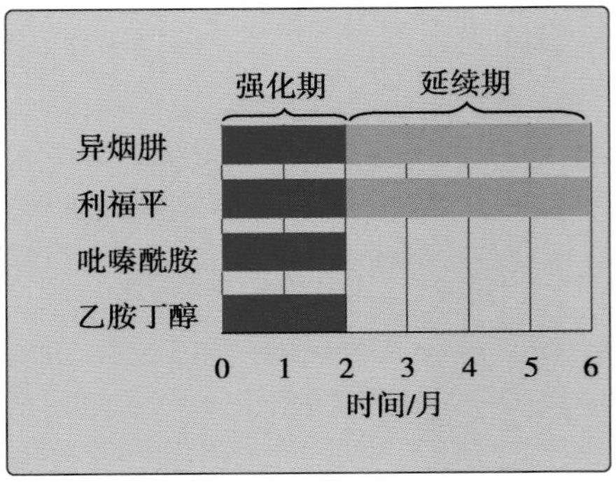
强化期
延续期
异烟肼
利福平
吡嗪酰胺
乙胺丁醇
0 1 2 3 4 5 6
时间/月

图 32.3 一种治疗结核病的联合用药方案的时间安排

当联合用药方案持续 6 个月或更长时间时,患者依从性可能会变低。直接监督疗法(directly observed therapy,DOT)是获得更高治疗成功率的一种有效策略,患者将在医疗团队成员的监督下坚持用药。DOT 显著降低了耐药性并提高了治愈率。大多数公共卫生部门都提供 DOT 服务。

## B. 异烟肼

异烟肼是治疗结核病最重要的两种药物之一,另一种是利福平。

1. 作用机制:异烟肼是一种前药,由分枝杆菌过氧化氢酶-过氧化物酶(catalase-peroxidase,KatG)激活。异烟肼靶向酰基载体蛋白还原酶(acyl carrier protein reductase,InhA)和 β-酮酰基 ACP 合酶(β-ketoacyl-ACP synthase,KasA),这些酶对合成分枝菌酸至关重要。抑制分枝菌酸的合成会导致细菌细胞壁的破裂。

2. 抗菌谱:尽管堪萨斯分枝杆菌在较高的药物浓度下可能易发感染,但异烟肼对结核分枝杆菌具有特异性。大多数 NTM 对 INH 抵抗。该药物对快速生长的细菌特别有效,对细胞内的微生物也具有活性。

3. 耐药性:染色体的突变可产生耐药性,主要包括:①KatG 的突变或缺失(产生不能进行前药活化的突变体);②酰基载体蛋白的各种突变;③靶酶 InhA 的过表达。异烟肼和乙硫异烟胺之间可能会发生交叉耐药。

4. 药代动力学:异烟肼口服后易于吸收。如果将其与食物(特别是高脂饮食)一同服用,则吸收会受到影响。异烟肼可扩散至所有体液、细胞和干酪性坏死物质中(类似于结核病病变中产生的干酪样坏死组织)。脑脊液(cerebrospinal fluid,CSF)中的药物浓度与血清中的药物浓度相似。异烟肼可进行 *N*-乙酰化和水解,生成惰性代谢产物。异烟肼的乙酰化过程受基因调控,在快速乙酰化剂存在时的血清半衰期为 90 min,而在慢速乙酰化剂存在下的半衰期为 3~4 h(图 32.4)。该药物主要通过肾小球的滤过和分泌排泄代谢产物(图 32.5)。其中,慢速乙酰化剂会排泄更多的母体化合物。

5. 不良反应:肝炎是使用异烟肼所引发的最严重不良反应。如果没有及时发现而继续用药,则可能危及生命。对于同时服用利福平或每天饮酒的患者,发病率会随年龄(>35 岁)的增加而增加。周围神经病变表现为手脚感觉异常,可能是由于异烟肼引起的吡哆醇(维生素 $B_6$)相对缺乏造成的。每天补充吡哆醇可避免这一情况。此外,也可能产生中枢神经系统(central nervous system,CNS)不良反应,如惊厥反应。其超敏反应包括皮疹和发热。因为异烟肼可抑制卡马西平(carbamazepine)和苯妥英(phenytoin)的代谢(图 32.6),因此可增强这些药物的不良反应(如眼球震颤和共济失调)。

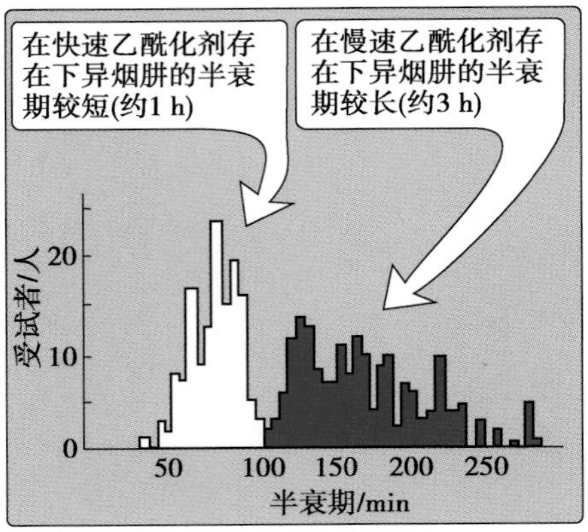
在快速乙酰化剂存在下异烟肼的半衰期较短(约1 h)
在慢速乙酰化剂存在下异烟肼的半衰期较长(约3 h)
受试者/人
0
10
20
50 100 150 200 250
半衰期/min

图 32.4 由于药物的快速乙酰化和缓慢乙酰化所引起的异烟肼半衰期的双峰分布

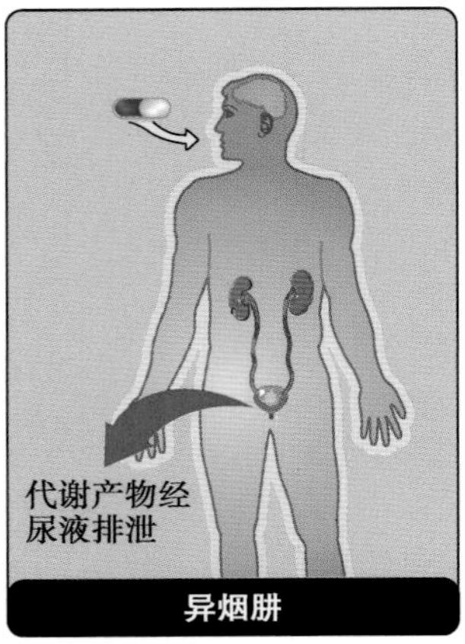
代谢产物经尿液排泄
异烟肼

图 32.5 异烟肼的给药途径和体内消除过程

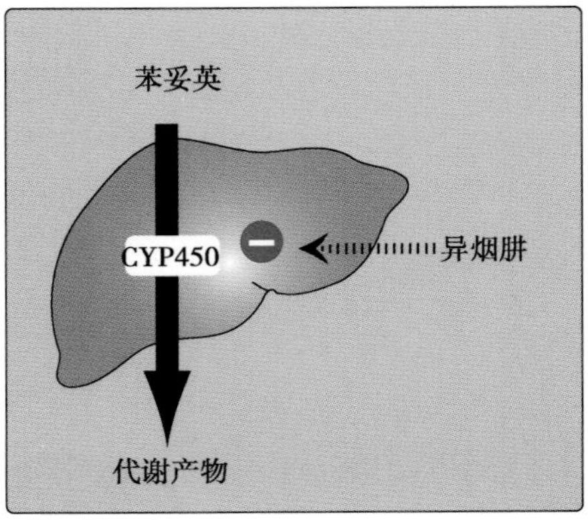
苯妥英
CYP450
异烟肼
代谢产物

图 32.6 异烟肼增强了苯妥英的副作用

## C. 利福霉素：利福平、利福布丁和利福喷丁

利福平、利福布丁和利福喷丁均被视为利福霉素，是一组结构相似的大环类抗生素，均是结核病的一线口服药物。

1. 利福平：利福平具有比异烟肼更广谱的抗菌活性，可用于治疗几种不同的细菌感染。由于耐药性菌株在单独用药治疗期间迅速出现，因此不能单独用药治疗活动性肺结核。

a. **作用机制**：利福平通过与分枝杆菌 DNA 依赖性 RNA 聚合酶（polymerase）的 β 亚基相互作用来阻断 RNA 的转录。

b. **抗菌谱**：利福平对细胞内和细胞外分枝杆菌（包括结核分枝杆菌）和 NTM［如堪萨斯分枝杆菌和鸟分枝杆菌复合物（*Mycobacterium avium* complex，MAC）］均具有杀菌作用。其对许多革兰氏阳性和革兰氏阴性菌均有效，并对由脑膜炎球菌或流感嗜血杆菌（*Haemophilus influenzae*）引起的脑膜炎具有预防作用。利福平还对麻风分枝杆菌表现出很高的活性。

c. **耐药性**：利福平耐药性的产生是由于细菌 DNA 依赖性 RNA 聚合酶基因发生突变，进而对药物的亲和力改变而引起的。

d. **药代动力学**：利福平口服给药后吸收良好。药物可分布于所有体液和器官。CSF 中的药物浓度是可变的，通常是血药浓度的 10%～20%。该药可被肝脏吸收并经历肝肠循环（enterohepatic recycling）。利福平可诱导肝 CYP450 和转运蛋白（参见第 1 章），从而导致许多药物相互作用。这与其对 CYP450 的影响无关，而是由其自身诱导作用造成的。在给药期间的前 1～2 周内，利福平的消除半衰期缩短。利福平及其代谢产物的清除主要是通过胆汁进入粪便，另一小部分通过尿液清除（图 32.7）。（注：用药患者的尿液、粪便和其他分泌物会呈橘红色，因此应提前提醒患者。患者眼泪甚至可能会将软性角膜接触镜染成橙红色。）

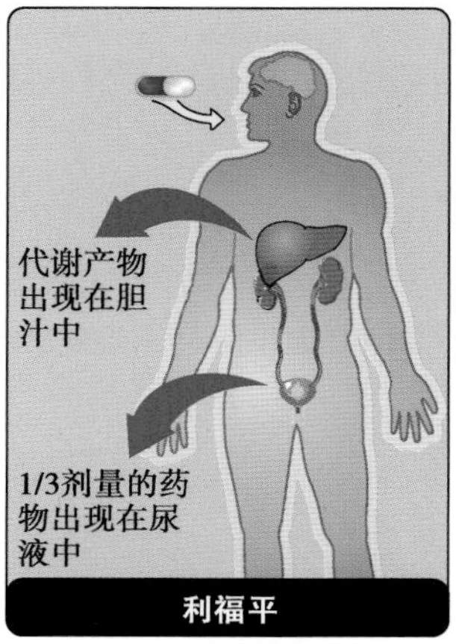
代谢产物出现在胆汁中
1/3剂量的药物出现在尿液中
利福平

图 32.7　利福平的给药途径和体内消除过程。（注：应警告患者尿液和眼泪可能会变成橙红色）

e. **不良反应**：利福平通常耐受良好。最常见的不良反应包括恶心、呕吐和皮疹，肝炎和因肝衰竭导致的死亡很少见。但是，该药物应谨慎用于老年患者、酗酒者或慢性肝病患者。当利福平与异烟肼、吡嗪酰胺联用时，肝功能障碍的发生率会相应增加。间歇使用利福平，尤其是高剂量时，会出现类似流行性感冒的综合征，伴有发热、畏寒和肌痛，有时甚至发展为急性肾衰竭、溶血性贫血和休克。

f. **药物相互作用**：由于利福平能诱导多种Ⅰ相 CYP450 和Ⅱ相酶（参见第 1 章），因此其可以缩短通过这些酶代谢的联用药物的半衰期（图 32.8）。这可能需要加大共同给药药物的剂量或改用受利福平影响较小的药物，或采用利福布丁替代利福平来避免。

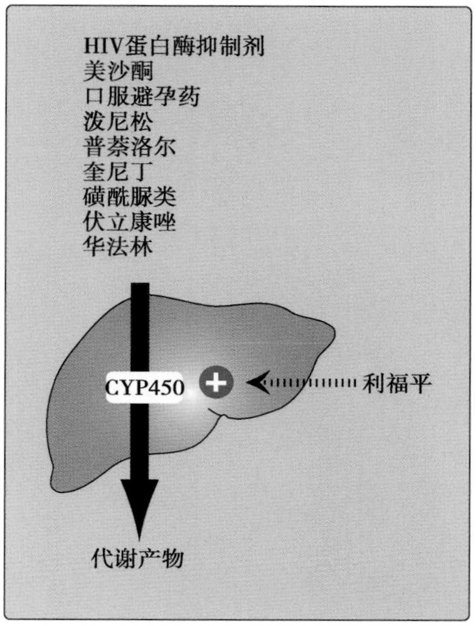
HIV蛋白酶抑制剂
美沙酮
口服避孕药
泼尼松
普萘洛尔
奎尼丁
磺酰脲类
伏立康唑
华法林
CYP450
利福平
代谢产物

图 32.8　利福平可诱导 CYP450，进而减少被该酶系代谢的联用药物的半衰期

2. 利福布丁：利福布丁是利福平的衍生物，对于感染了人类免疫缺陷病毒（human immunodeficiency virus，HIV）并正在接受蛋白酶抑制剂（protease inhibitor）或几种非核苷类逆转录酶抑制剂（reverse transcriptase inhibitor）的结核病患者是最优选择。利福布丁是 CYP450 的诱导剂，但较利福平弱（约减少 40%），从而减轻了药物相互作用。利福布丁的不良反应与利福平相似，还可能引起葡萄膜炎（uveitis）、皮肤色素沉着和中性粒细胞减少。

3. 利福喷丁：利福喷丁的半衰期较利福平长。对于 LTBI 患者和某些 HIV 阴性结核病患者，可每周联用利福喷丁与异烟肼。

## D. 吡嗪酰胺

吡嗪酰胺是一种与异烟肼、利福平和乙胺丁醇联合使用的口服有效的速效药，其确切的作用机制尚不明确。吡嗪酰胺需在吡嗪酰胺酶（pyrazinamidase）作用下水解，以释放出药物的活性形式吡嗪酸。部分菌株因缺乏吡嗪酰胺酶而产生耐药性。吡嗪酰胺对酸性病变部位和巨噬细胞中的结核杆菌具有活性。该药物可分布于全身，并进入 CSF。吡嗪酰胺可能导致肝毒性，且常引起尿酸潴留，但痛风副作用较少发生。吡嗪酰胺的大部分临床优势主要表现在治疗早期，因此，通常在 6 个月治疗方案的 2 个月后停药。

### E. 乙胺丁醇

乙胺丁醇具有抑菌作用，对分枝杆菌具有特异性。其能够抑制对分枝杆菌细胞壁合成非常重要的阿拉伯糖基转移酶（arabinosyl transferase）。乙胺丁醇与吡嗪酰胺、异烟肼和利福平联合用药的可行性还需要相关药物敏感性数据的支持。（注：如果确定分离菌株对异烟肼、利福平和吡嗪酰胺敏感，则可以停用乙胺丁醇。）乙胺丁醇在人体中分布良好，渗透到CNS的药物浓度是可变的，但该浓度对于治疗结核性脑膜炎而言是足够的。母体药物及其肝脏代谢产物主要经尿液排出。最严重的不良反应是视神经炎，会导致视敏度降低及辨别红色和绿色的能力丧失。增加用药剂量和肾功能不全患者的视神经炎风险相应增加。在开始治疗之前，应先检查视敏度和辨色力，此后也应定期检查。乙胺丁醇还可减少尿酸排泄，痛风患者应格外注意。图 32.9 总结了一线药物的主要特点。

| 药物 | 副作用 | 用药建议 |
|---|---|---|
| 乙胺丁醇 | 视神经炎伴有视力模糊、红绿色盲 | 建立视力和色觉基线;每月检测 |
| 异烟肼 | 肝酶升高、肝炎、周围神经病变 | 进行基线肝酶检测;如果存在异常、患者处于风险中或出现相关症状，需进行重复检测<br>临床上，与苯妥英和卡马西平具有明显的药物相互作用 |
| 吡嗪酰胺 | 恶心、肝炎、高尿酸血症、皮疹、关节痛、痛风(罕见) | 进行基线肝酶和尿酸检测;如果存在异常、患者处于风险中或出现相关症状，需进行重复检测 |
| 利福平 | 肝炎、胃肠道不适、皮疹、流感样综合征，以及与一些药物明显的相互作用 | 进行基线肝酶检测和全血细胞计数测试；如果存在异常、患者处于风险中或出现相关症状，需进行重复检测<br>警告患者尿液和眼泪可能会变为橙红色 |

图 32.9 用于治疗结核病的一线药物的主要特点

### F. 备选二线药物

链霉素、对氨基水杨酸、卷曲霉素、环丝氨酸、乙硫异烟胺、贝达喹啉（bedaquiline）、氟喹诺酮类药物和大环内酯类药物都属于二线 TB 治疗药物。总体而言，这些药物比一线药物的效果更差，毒性更大。图 32.10 总结了二线药物的主要特点。

| 药物 | 副作用 | 用药建议 |
|---|---|---|
| 氟喹诺酮类 | 胃肠道不耐受、肌腱炎、包括咖啡因样作用的CNS毒性 | 监测LFT、血清肌酐/BUN、QT间期延长。避免同时摄入抗酸药、多种维生素及含有2价或3价阳离子的药物 |
| 氨基糖苷类、卷曲霉素 | 肾毒性、耳毒性 | 不能口服给药。监测前庭、听觉和肾毒性 |
| 大环内酯类 | 胃肠道不耐受、耳鸣 | 监测LFT、血清肌酐/BUN、QT间期延长。监测CYP抑制引起的药物相互作用(阿奇霉素除外) |
| 乙硫异烟胺 | 胃肠道不耐受、肝毒性、甲状腺功能减退 | 监测LFT、TSH。大多数患者胃肠道不耐受。可能与异烟肼存在交叉耐药 |
| 对氨基水杨酸(PAS) | 胃肠道不耐受、肝毒性、甲状腺功能减退 | 监测LFT、TSH。有G6PD缺乏症的患者溶血性贫血的风险增加 |
| 环丝氨酸 | CNS毒性 | 需要密切监测抑郁、焦虑和意识错乱等情况。可能会加剧癫痫患者的癫痫发作。监测血清肌酐 |

图 32.10 结核病二线治疗药物的主要特点。BUN，血尿素氮；CYP，细胞色素；G6PD，葡萄糖-6-磷酸脱氢酶；LFT，肝功能检查；TSH，促甲状腺激素

1. **链霉素**：链霉素是一种氨基糖苷类抗生素（参见第 30 章），是治疗 TB 的首批有效药物之一。其对细胞外微生物的作用更大。一些链霉素耐药菌通常对卡那霉素或阿米卡星敏感，因此可通过这两种药物进行治疗。

2. **对氨基水杨酸**：对氨基水杨酸通过叶酸抑制作用而发挥疗效。虽然目前治疗敏感性 TB 的首选药物是乙胺丁醇，但

PAS 仍然是许多 MDR-TB 治疗方案的重要组成部分。

3. 卷曲霉素：卷曲霉素是一种与氨基糖苷类药物相似的抑制蛋白质合成的非肠道给药多肽，主要用于治疗 MDR-TB。为了减少肾毒性和耳毒性，必须仔细监测患者的肾功能和听力情况。

4. 环丝氨酸：环丝氨酸是一种口服有效的抗结核药物，可破坏 D-丙氨酸与细菌细胞壁的结合。其在包括 CSF 在内的所有体液中分布良好，主要以原形药物形式经尿液排出。肾功能不全患者可能出现积聚。环丝氨酸的不良反应主要包括 CNS 紊乱，如嗜睡、注意力不集中、焦虑和自杀倾向，并可能诱发癫痫。

5. 乙硫异烟胺：乙硫异烟胺是异烟肼的结构类似物，也会干扰分枝菌酸的合成。其作用机制与异烟肼不同，但在耐药模式上两者存在一定的重叠。乙硫异烟胺可广泛分布于全身，包括 CSF。其代谢范围广泛，最有可能在肝脏代谢为有活性和无活性的代谢产物。限制其使用的副作用包括恶心、呕吐和肝毒性。此外，甲状腺功能减退、男性乳房发育、脱发、阳痿和 CNS 副作用也已被报道。

6. 氟喹诺酮类药物：氟喹诺酮类药物（参见第 31 章），尤其是莫西沙星和左氧氟沙星在多药耐药结核病治疗中占有重要地位。部分 NTM 对其也较为敏感。

7. 大环内酯类抗生素：大环内酯类抗生素（参见第 30 章）阿奇霉素（azithromycin）和克拉霉素（clarithromycin）可应用于几种 NTM 感染的治疗，包括 MAC。由于克拉霉素既是 CYP450 的底物又是其抑制剂，所以阿奇霉素可能是具有较高药物相互作用风险患者的首选药物。

8. 贝达喹啉：贝达喹啉，一种二芳基喹啉，是 ATP 合酶（ATP synthase）抑制剂，用于治疗 MDR-TB。口服贝达喹啉对多种分枝杆菌有效。贝达喹啉因引发 QT 延长而具有黑框警告，并建议对患者行心电图监测。肝脏代谢酶升高也有报道，因此治疗期间应监测肝功能。该药物主要通过 CYP3A4 代谢，应避免联用强 CYP3A4 诱导剂，如利福平。

## Ⅲ. 抗麻风病药物

麻风病[leprosy，也称为汉森病（Hansen disease）]在美国虽不常见，但在世界范围内却是一个严重的健康问题（图 32.11）。氨苯砜（dapsone）和利福平可有效治疗麻风病（图 32.12）。

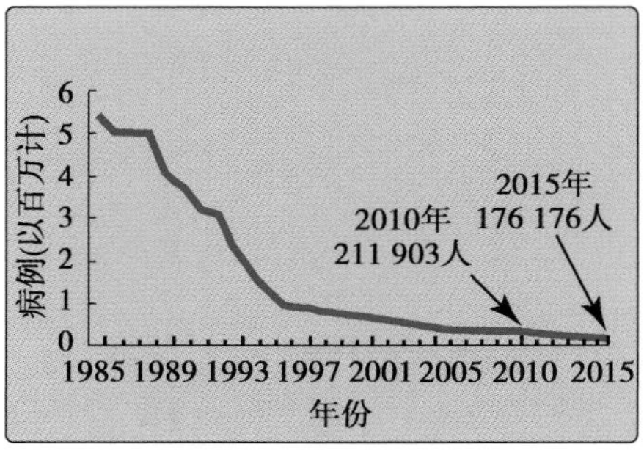
病例(以百万计)
6
5
4
3
2
1
0
2015年
176 176人
2010年
211 903人
1985 1989 1993 1997 2001 2005 2010 2015
年份

图 32.11　世界范围内麻风病的患病人数

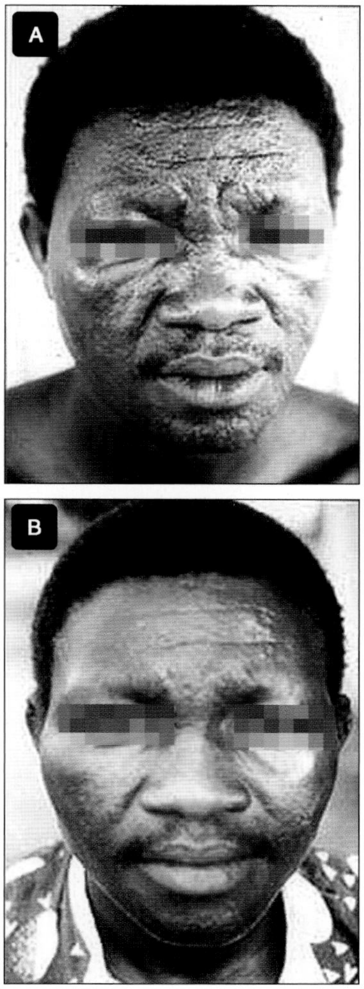
A
B

图 32.12　麻风病患者

### A. 氨苯砜

氨苯砜在结构上与磺胺类药物相关，同样可抑制叶酸合成途径中的二氢叶酸合酶。其对麻风分枝杆菌具有抑菌作用，但也存在耐药菌。氨苯砜也被用于治疗免疫抑制患者由杰氏肺囊虫（*Pneumocystis jirovecii*）引起的肺炎。该药物在胃肠道吸收良好，分布于全身，且在皮肤中浓度很高。原药经肝脏乙酰化，与代谢产物经尿液消除。不良反应包括溶血[尤其是具有葡萄糖-6-磷酸脱氢酶（glucose-6-phosphate dehydrogenase）缺乏症的患者]，高铁血红蛋白血症和周围神经病变。

### B. 氯法齐明

氯法齐明（clofazimine）是一种吩嗪染料。其作用机制可能涉及与 DNA 的结合，也有其他机制的相关报道。其氧化还原性质可能会产生对细菌有毒性的氧自由基。氯法齐明对麻风分枝杆菌具有杀菌作用，对结核分枝杆菌和 NTM 有潜在的活性。世界卫生组织推荐将该药作为 MDR-TB 的短期治疗方案（9~12 个月）的一部分。口服吸收后，氯法齐明主要蓄积在组织中，但不进入 CNS，可进行间歇给药。此外，应事先告知患者，用药后皮肤通常会出现从粉色到棕黑色的颜色改变。据报道，嗜酸性和其他形式的肠炎，有时需要手术治疗。而氯法齐明具有一定的抗炎和抗免疫活性，因此，使用该药物的患者可能不会出现麻风结节性红斑。

（李达翃，白仁仁）

## 思考题

32章 思考题

扫描二维码

获取思考题

# 第33章 抗真菌药

## Ⅰ. 概述

由真菌引起的传染性疾病称为真菌病(mycoses),通常是慢性病。真菌感染可能只涉及皮肤感染(表皮真菌病),但也可能引起皮下或全身感染。真菌不同于细菌,其属于真核生物,具有刚性的细胞壁。然而,真菌细胞壁的组成成分并不是肽聚糖(大多数细菌细胞壁的特征性成分),而是甲壳素(chitin)。此外,真菌细胞膜中还含有麦角固醇(ergosterol),而不含有哺乳动物细胞膜中的胆固醇(cholesterol)。这些特性结构都是用于真菌病治疗的化疗药物的有效靶点。通常,真菌对抗生素具有耐药性;与之相反,细菌对抗真菌药物(antifungal drugs)也具有耐药性。近几十年来,由于器官移植,癌症化疗和人类免疫缺陷病毒(human immunodeficiency virus,HIV)感染所造成的慢性免疫抑制(chronic immune suppression)的患者数量不断增加,使得念珠菌血症(candidemia)等真菌病的发病率呈不断上升的趋势。与此同时,新的治疗方案也被陆续研发出来用于真菌病的治疗。图 33.1 归纳了临床上对皮肤性和系统性真菌病有效的药物。图 33.2 列举了真菌界常见的病原微生物。图 33.3 概述了各种抗真菌药物的作用机制。

| 治疗皮下和全身真菌病的药物 |
|---|
| 两性霉素B (amphotericin B, 多种商品名) |
| 阿尼芬净 (anidulafungin, ERAXIS) |
| 卡泊芬净 (caspofungin, CANCIDAS) |
| 氟康唑 (fluconazole, DIFLUCAN) |
| 氟胞嘧啶 (flucytosine, ANCOBON) |
| 艾沙康唑 (isavuconazole, CRESEMBA) |
| 伊曲康唑 (itraconazole, ONMEL, SPORANOX) |
| 酮康唑 (ketoconazole, EXTINA, NIZORAL, XOLEGEL) |
| 米卡芬净 (micafungin, MYCAMINE) |
| 泊沙康唑 (posaconazole, NOXAFIL) |
| 伏立康唑 (voriconazole, VFEND) |
| **治疗皮肤真菌病的药物** |
| 布替萘芬 (butenafine, LOTRIMIN ULTRA, MENTAX) |
| 布康唑 (butoconazole, GYNAZOLE) |
| 克霉唑 (clotrimazole, CRUEX, DESENEX, LOTRIMIN AF, 多种商品名) |
| 环吡罗司 (ciclopirox, LOPROX, PENLAC) |
| 益康唑 (econazole, ECOZA, SPECTAZOLE) |
| 艾氟康唑 (efinaconazole, JUBLIA) |
| 灰黄霉素 (griseofulvin, GRIS-PEG) |
| 咪康唑 (miconazole, 多种商品名) |
| 萘替芬 (naftifine, NAFTIN) |
| 制霉菌素 (nystatin, 多种商品名) |
| 奥昔康唑 (oxiconazole, OXISTAT) |
| 舍他康唑 (sertaconazole, ERTACZO) |
| 硫康唑 (sulconazole, EXELDERM) |
| 他伐硼罗 (tavaborole, KERYDIN) |
| 特比萘芬 (terbinafine, LAMISIL) |
| 特康唑 (terconazole, TERAZOL) |
| 噻康唑 (tioconazole, MONISTAT-1, VAGISTAT-1) |
| 托萘酯 (tolnaftate, LAMISIL AF, TINACTIN) |

图 33.1 抗真菌药物总结

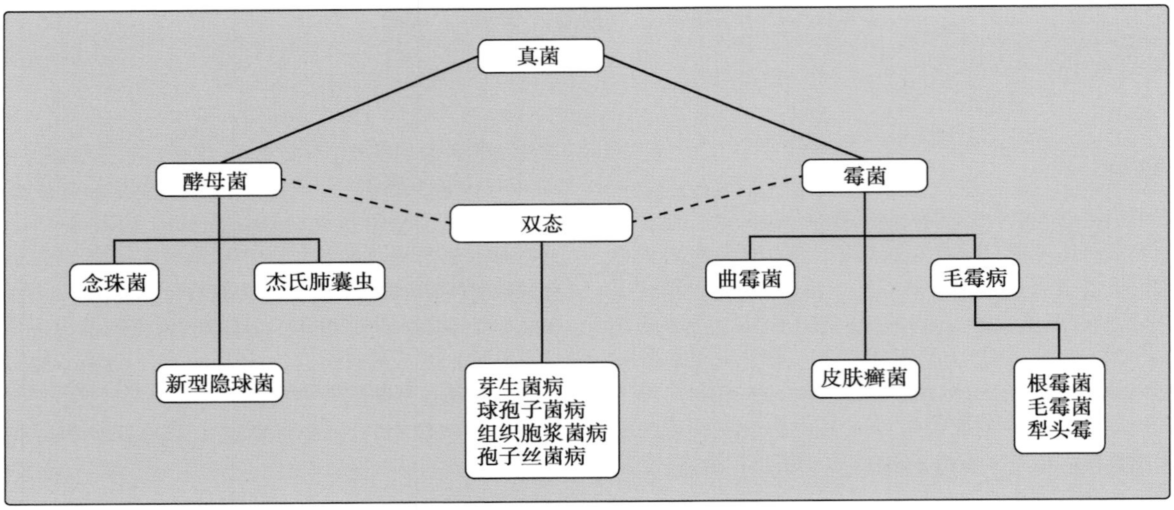
真菌
酵母菌
霉菌
双态
念珠菌
杰氏肺囊虫
曲霉菌
毛霉病
新型隐球菌
芽生菌病
球孢子菌病
组织胞浆菌病
孢子丝菌病
皮肤癣菌
根霉菌
毛霉菌
犁头霉

图 33.2 真菌界常见的病原微生物

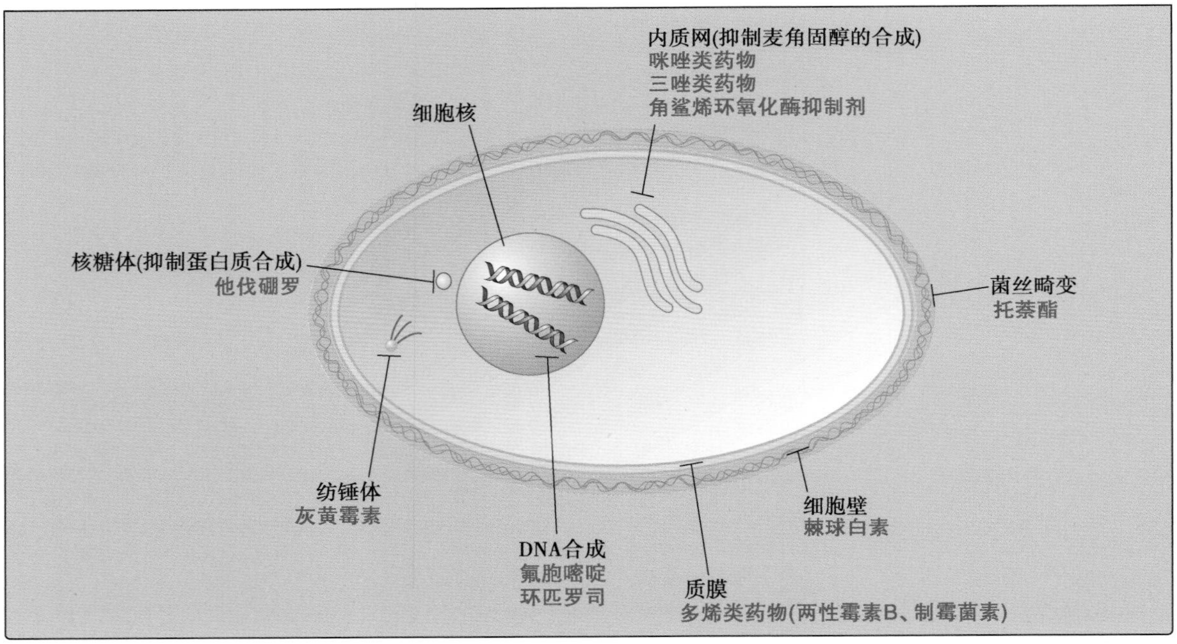
内质网(抑制麦角固醇的合成)
咪唑类药物
三唑类药物
角鲨烯环氧化酶抑制剂
细胞核
核糖体(抑制蛋白质合成)
他伐硼罗
菌丝畸变
托萘酯
纺锤体
灰黄霉素
细胞壁
棘球白素
DNA合成
氟胞嘧啶
环匹罗司
质膜
多烯类药物(两性霉素B、制霉菌素)

图 33.3 抗真菌药的细胞靶点

## Ⅱ. 皮肤性和系统性真菌感染的治疗药物

### A. 两性霉素 B

两性霉素(amphotericin B)是由结节链霉菌(*Streptomyces nodosus*)产生的天然多稀类抗真菌药。尽管两性霉素 B 具有潜在的毒性,但仍是治疗几种危及生命的真菌病的首选药物。

1. 作用机制:两性霉素 B 可与真菌细胞质膜中的麦角固醇结合,借助于和固醇之间的疏水作用,在真菌细胞膜上形成孔洞(通道)(图 33.4),进而破坏了细胞膜的功能,造成电解质(特别是钾离子)和小分子物质从细胞中渗出,导致真菌细胞死亡。

2. 抗真菌谱:两性霉素 B 既是杀菌剂又是抑菌剂,这取决于微生物的种类及药物的浓度。两性霉素 B 对多种真菌有效,包括白念珠菌(*Candida albicans*)、荚膜组织胞浆菌(*Histoplasma capsulatum*)、新型隐球菌(*Cryptococcus neoformans*)、粗球孢子菌(*Coccidioides immitis*)、皮炎芽生菌(*Blastomyces dermatitidis*),以及许多株曲霉菌(*Aspergillus*)。[注:两性霉素 B 也可用于治疗原生动物感染引起的利什曼病(leishmaniasis)。]

3. 耐药性:真菌对两性霉素 B 产生耐药性主要与真菌细胞膜中麦角固醇的含量降低有关,但较为少见。

4. 药代动力学:两性霉素 B 主要采用缓慢静脉注射的方式给药(图 33.5)。该药不溶于水,必须与常规脱氧胆酸钠或人造脂类共同配制成脂质体溶液。脂质体制剂也可以降低药

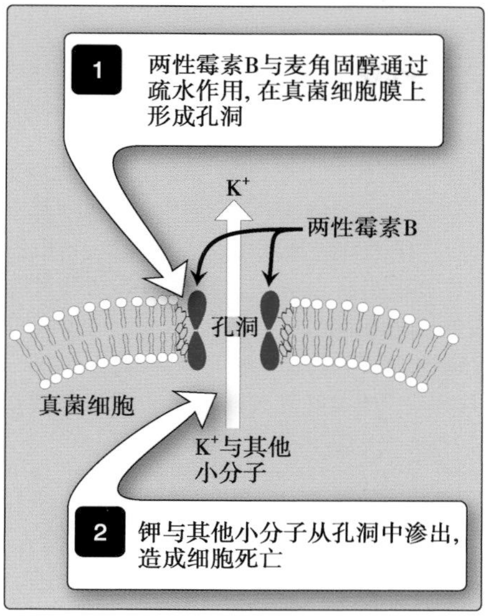
1
两性霉素B与麦角固醇通过疏水作用，在真菌细胞膜上形成孔洞
K+
两性霉素B
孔洞
真菌细胞
K+与其他小分子
2
钾与其他小分子从孔洞中渗出，造成细胞死亡

图 33.4 两性霉素 B 在磷脂双层膜上形成孔洞的示意图

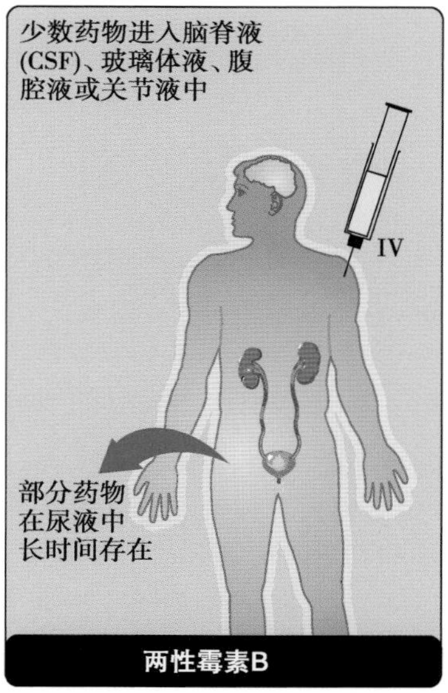
少数药物进入脑脊液(CSF)、玻璃体液、腹腔液或关节液中
IV
部分药物在尿液中长时间存在
两性霉素B

图 33.5 两性霉素 B 的给药途径与体内消除过程

物的肾毒性和注射毒性，但成本更高。两性霉素 B 可广泛与血浆蛋白结合，并分布于全身。炎症有助于药物渗透到各种体液中，但药物不会进入脑脊液(cerebral spinal fluid，CSF)，玻璃体液，腹腔液和关节液。两性霉素 B 及其代谢产物主要通过尿液排泄，但排泄周期较长。

5. 不良反应：两性霉素 B 的治疗指数偏低，相关毒性如图 33.6 所示。

a. **发热和寒战**：多发生于开始静脉注射后的 1~3 h，但通常会在重复给药后逐渐消退。可采用皮质类固醇药或退烧药来预防这一不良反应。

b. **肾损伤**：尽管尿液中排出的药物含量很低，但患者可能会表现出肾小球滤过率降低以及肾小管功能的减弱。血清肌

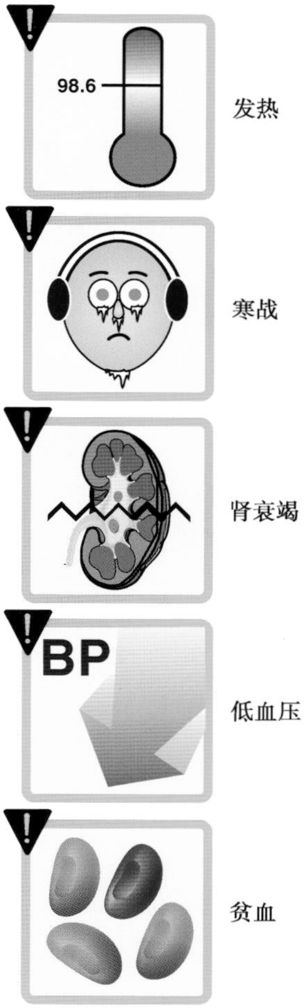
98.6
发热
寒战
肾衰竭
BP
低血压
贫血

图 33.6 两性霉素 B 的副作用

酐水平也可能会升高且其清除率下降，还可能出现钾镁流失。肾功能通常会在停药后恢复，但高剂量给药时可能会因药物残留而继续造成损伤。其他肾毒性药物如氨基糖苷类药物、环孢菌素(cyclosporine)和万古霉素(vancomycin)会加重氮质血症，但适当的水合作用可以减轻其严重程度。在使用常规制剂或两性霉素 B 脂质体产品之前，可注射生理盐水以补充钠，从而将肾毒性风险降至最低。

c. **低血压**：用药后可能出现休克样血压下降，并伴有低钾血症，需要补充钾。服用地高辛(digoxin)和其他可能引起血钾水平波动药物的病人必须进行必要的护理。

d. **血栓性静脉炎**：对于静脉注射引发的血栓性静脉炎，可在输液时加入肝素以缓解。

## B. 抗代谢物抗真菌药

氟胞嘧啶(flucytosine，5-FC)是一种人工合成的嘧啶类抗代谢药，常与其他抗真菌药物联用。

1. 作用机制：5-FC 通过一种特异性胞嘧啶通透酶(permease)进入真菌细胞，但该酶并不存在于哺乳动物细胞中。随后 5-FC 被转化为一系列化合物，包括 5-氟尿嘧啶(5-fluorouracil，5-FU)和 5-氟脱氧尿嘧啶 5′-单磷酸，最终破坏核酸与蛋白的合成(图 33.7)。(注：两性霉素 B 可增加细胞的通透性，从而使更多的 5-FC 进入细胞，产生协同效应。)

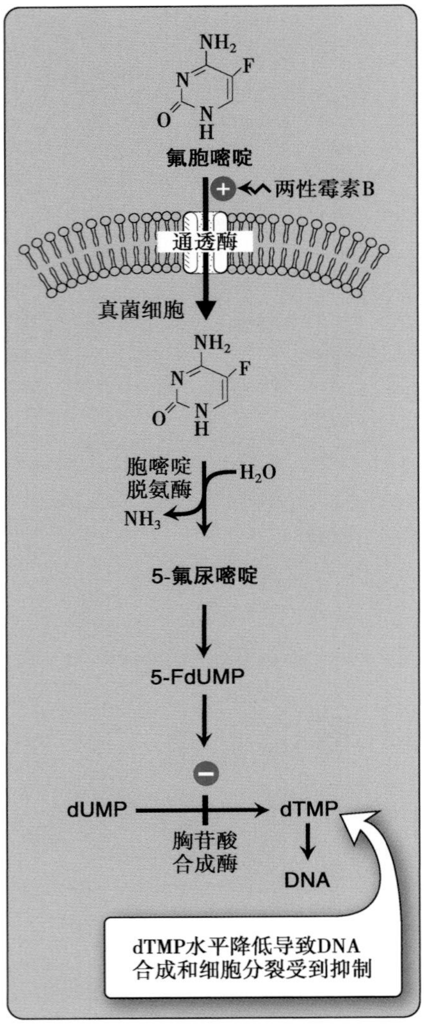

$NH_2$
F
N
O
N
H
氟胞嘧啶
两性霉素B
通透酶
真菌细胞
$NH_2$
F
N
O
N
H
胞嘧啶
脱氨酶
$H_2O$
$NH_3$
5-氟尿嘧啶
5-FdUMP
dUMP
dTMP
胸苷酸
合成酶
DNA
dTMP水平降低导致DNA
合成和细胞分裂受到抑制


图 33.7 氟胞嘧啶的作用模式。5-FdUMP，5-氟脱氧尿苷-5′-单磷酸；dTMP，脱氧胸苷-5′-单磷酸

2. 抗真菌谱：5-FC 是一种杀菌剂，可与伊曲康唑（itraconazole）联用，从而有效治疗着色芽生菌病（chromoblastomycosis）。该药还可与两性霉素 B 联合，用于治疗系统性真菌病及由新型隐球菌与白念珠菌引起的脑膜炎。对于念珠菌尿路感染的治疗，如不宜使用氟康唑（fluconazole）时，也可用氟胞嘧啶来治疗，但反复使用会产生耐药性。

3. 耐药性：在 5-FC 转化为 5-FU 及其他代谢物的过程中，任何一种酶的水平降低都有可能产生耐药性。若 5-FC 与另外一种抗真菌药联用，则耐药真菌出现的概率会降低。因此，5-FC 不作为抗真菌药单独使用。

4. 药代动力学：5-FC 口服后吸收良好，分布于体液中并能很好地进入 CSF。患者体内也可检测到 5-FU，可能是由于肠道细菌对 5-FC 的代谢引起的。母体药物及代谢产物的排泄都需要经过肾小球的滤过，肾功能受损的患者必须调整用药剂量。

5. 不良反应：5-FC 可造成可逆性中性粒细胞和血小板减少，以及剂量相关的骨髓抑制。此外，还可能引起伴随血清转氨酶升高的可逆性肝功能不全。恶心、呕吐、腹泻是常见的不良反应，也有可能出现严重的小肠结肠炎。

## C. 唑类（azoles）抗真菌药

唑类抗真菌药主要由两类药物组成：咪唑类（imidazoles）和三唑类（triazoles）药物。虽然这些药物有着类似的作用机制和活性范围，但其药代动力学性质及治疗用途的差异很大。一般而言，咪唑类药物可用于治疗局部皮肤感染，而三唑类药物可系统性给药用于治疗或预防皮肤性真菌病及系统性真菌病。（注：咪唑类抗真菌药将在皮肤真菌感染药部分讨论。）系统性三唑类抗真菌药包括氟康唑、伊曲康唑、泊沙康唑（posaconazole）、伏立康唑（voriconazole）和艾沙康唑（isavuconazole）。

1. 作用机制：唑类抗真菌药主要表现为抑菌作用。此类药物可抑制 14-α 去甲基化酶（14-α demethylase），一种 CYP450 酶，从而抑制羊毛固醇去甲基化生成麦角固醇（图 33.8）。由于麦角固醇的合成受到抑制，破坏了真菌细胞膜的结构和功能，进而抑制了真菌的生长。

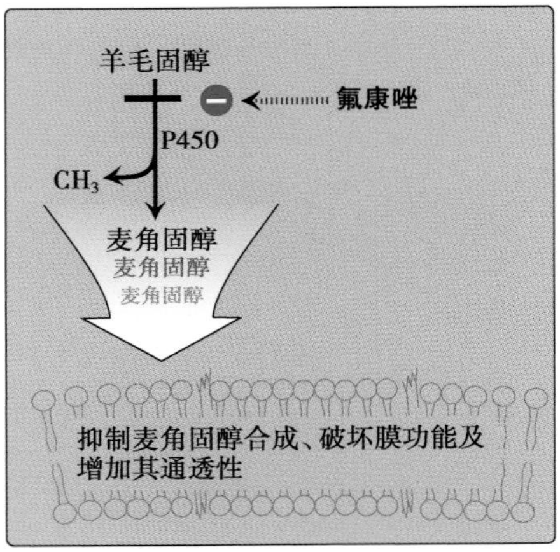

羊毛固醇
氟康唑
P450
$CH_3$
麦角固醇
麦角固醇
麦角固醇
抑制麦角固醇合成、破坏膜功能及
增加其通透性


图 33.8 唑类抗真菌药的作用模式

2. 耐药性：唑类抗真菌药的耐药性是一个严重的临床问题，特别是对于那些需要长期治疗的免疫低下患者，如晚期 HIV 感染或骨髓移植患者等。耐药机制包括 14-α 去甲基化酶基因的突变，造成唑类药物的结合减弱，从而导致疗效下降。此外，一些真菌菌株生成了外排转运体，可将药物从细胞内排出；还有一些真菌菌株细胞壁中的麦角固醇水平降低。

3. 药物相互作用：所有唑类药物均可不同程度地抑制肝细胞 CYP3A4 的同工酶。患者同时服用这种同工酶的底物药物，可使唑类药物的浓度提高从而增加中毒的风险。几种唑类药物，包括伊曲康唑和伏立康唑，都是由 CYP3A4 和其他 CYP450 同工酶代谢的。因此，同时使用有效的 CYP450 抑制剂，如利托那韦（ritonavir），以及 CYP450 诱导剂，如利福平（rifampin）和苯妥英（phenytoin），可分别造成唑类药物的不良反应加重和临床治疗失败。

4. 禁忌证：唑类药物具有致畸作用，除非潜在的治疗收益大于对胎儿的风险，否则应避免在孕期应用此类药物。

## D. 氟康唑

氟康唑是首个三唑类抗真菌药，是所有三唑类药物中活性最低的药物，其抗菌谱仅限于酵母菌及一些双态真菌，对治疗曲霉病和接合菌病无效。但其对新型隐球菌及某些种类的念珠菌，如白念珠菌和近平滑念珠菌（*C. parapsilosis*）具有很好的活性。与克柔念珠菌（*C. krusei*）和光滑念珠菌（*C. glabrata*）在内的其他真菌一样，耐药性是一个值得关注的问题。氟康唑用于预防骨髓移植接受者发生的侵袭性真菌感染。对于新型隐球菌感染，在使用两性霉素B及氟胞嘧啶进行诱导治疗后，氟康唑是首选药物。氟康唑还被用于治疗念珠菌血症及球孢子菌病。此外，该药对大多数皮肤黏膜念珠菌病有效。通常使用单剂量口服的方式来治疗外阴阴道念珠菌病。氟康唑既可口服给药，也可静脉注射给药。口服后吸收良好，广泛分布于体液和组织中，主要通过尿液排泄原形药物，肾功能不全的患者必须减少剂量。氟康唑最常见的不良反应是恶心、呕吐、头痛和皮疹。

### E. 伊曲康唑

伊曲唑康是一种人工合成的三唑类药物，与氟康唑相比，其抗真菌谱更广。伊曲康唑是治疗芽生菌病、孢子丝菌病、副球孢子菌病和组织胞浆菌病的首选药物。因为已有更有效的药物，所以其很少用于治疗由念珠菌和曲霉菌引起的感染。伊曲唑康可制成胶囊、片剂或口服液使用。胶囊和片剂应与食物一同服用，最好是与碳酸饮料一起服用，可以加强人体对药物的吸收。相反，口服液应在空腹时服用，因为食物可减弱人体对药物的吸收。伊曲唑康在包括骨骼和脂肪组织在内的大多数组织中分布良好，主要在肝脏中代谢，原形药物和非活性代谢物经尿液和粪便排泄。伊曲唑康的不良反应包括恶心、呕吐、皮疹（尤其是免疫功能低下的患者）、低钾血症、高血压、水肿和头痛。当与其他具有肝毒性药物同时使用时，也有可能出现肝毒性。此外，伊曲康唑具有负性肌力作用，心衰等心室功能不全的患者应避免使用该药。

### F. 泊沙康唑

泊沙康唑是一种人工合成的三唑类广谱抗真菌药，结构类似于伊曲康唑。泊沙康唑可制成口服混悬剂、口服片剂或静脉注射剂使用，常用于预防和治疗免疫功能严重低下患者的侵袭性念珠菌和曲霉菌感染。由于泊沙康唑的抗真菌谱较广，还可用于治疗由丝孢菌（*Scedosporium*）和接合菌（*Zygomycetes*）引起的侵袭性真菌感染。该药口服生物利用度低，应与食物共同服用。与其他唑类药物不同，泊沙康唑是通过葡糖醛酸化作用清除，而不经过CYP450的代谢。口服泊沙康唑时，质子泵抑制剂等增加胃部pH值的药物可能会影响人体对泊沙康唑的吸收，应尽量避免同时使用此类药物。此外，泊沙康唑是CYP3A4的强效抑制剂，不可与麦角类生物碱、阿托伐他汀（atorvastatin）、西酞普兰（citalopram）及利培酮（risperidone）等药物同时使用。

### G. 伏立康唑

伏立康唑是一种与氟康唑有关的人工合成三唑类广谱抗真菌药，包括口服和静脉注射两种剂型。伏立康唑已取代两性霉素B成为治疗曲霉病的首选药物，还可用于治疗侵袭性念珠菌病及丝孢菌和镰刀菌（*Fusarium*）引起的严重感染。伏立康唑具有较高的口服生物利用度，并能很好地渗透到组织中。该药主要由CYP2C19、CYP2C9和CYP3A4同工酶进行代谢，代谢产物经尿液排泄。这些同工酶的抑制剂和诱导剂可能会影响伏立康唑的药物水平，分别导致中毒和临床治疗无效。伏立康唑呈现出非线性动力学性质，这可能是受药物相互作用和药物遗传变异性的影响，尤其还会受到CYP2C19多态性的影响。高浓度可造成视听幻觉并增加肝中毒的概率。伏立康唑也是CYP2C19、CYP2C9和CYP3A4同工酶的抑制剂，作为这些同工酶底物的药物会受其影响（图33.9）。由于严重的药物相互作用，伏立康唑禁止与利福平、利福布丁（rifabutin）、卡马西平（carbamazepine）和圣约翰草（St. John's wort）等药物同时使用。

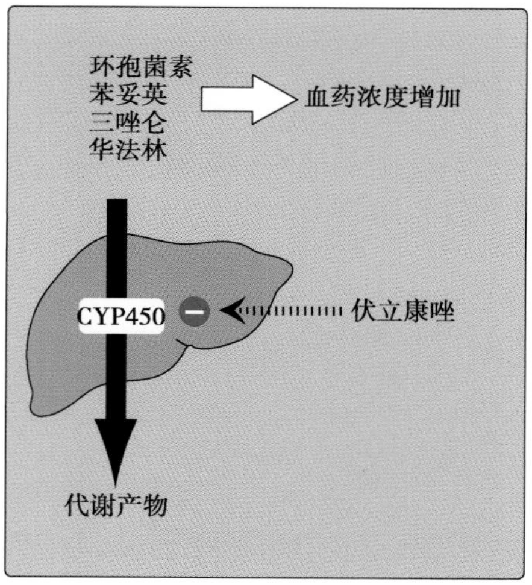

环孢菌素
苯妥英
三唑仑
华法林
血药浓度增加
CYP450
伏立康唑
代谢产物


图33.9 伏立康唑通过抑制CYP450导致其他药物的毒性增强

### H. 艾沙康唑

艾沙康唑是一种广谱抗真菌药，包括口服和静脉注射两种给药方式。艾沙康唑鎓离子（isavuconazonium）为其前药形式，可被血浆酯酶迅速水解为艾沙康唑。艾沙康唑的活性谱与伏立康唑相似，被批准用于治疗侵袭性曲霉菌病和侵袭性毛霉菌病。艾沙康唑鎓离子口服后生物利用度较高，可很好地分布至组织中。该药物由CYP3A4/5酶和尿苷二磷酸-葡糖醛酸转移酶（uridine diphosphate-glucuronosyltransferases）代谢。艾沙康唑禁止与强CYP3A4酶抑制剂或诱导剂联用。该药也是CYP3A4酶同工酶抑制剂，因此能增加CYP3A4酶底物的药物浓度。常见不良反应为恶心、呕吐、腹泻和低钾血症。

图33.10和图33.11总结了唑类抗真菌药的相关性质。

### I. 棘球白素类抗真菌药

棘球白素类抗真菌药通过抑制β（1，3）-D-葡聚糖的合成来干扰真菌细胞壁的形成，导致真菌细胞溶解和死亡。代表药物包括卡泊芬净（caspofungin）、米卡芬净（micafungin）和阿尼芬净（anidulafungin），均为每日1次的静脉注射剂型。其中米卡芬净是唯一一种不要求负荷剂量的棘球白素。棘球白素类抗真菌药具有良好的曲霉菌属和大多数念珠菌属抗真菌活性，对唑类抗真菌药耐药的念珠菌也有效，但对其他真菌活性极低。最常见的不良反应为发热、皮疹、恶心和输液部位静脉发炎。棘球白素类抗真菌药在快速输注时会引起组胺样作用（脸红），因此应缓慢静脉输注给药。

| | 氟康唑 | 伊曲康唑 | 艾沙康唑 | 伏立康唑 | 泊沙康唑 |
|---|---|---|---|---|---|
| 活性谱 | + | ++ | +++ | +++ | ++++ |
| 给药途径 | 口服、静脉注射 | 口服 | 口服、静脉注射 | 口服、静脉注射 | 口服、静脉注射 |
| 口服生物利用度/% | 95 | 55(溶液) | 98 | 96 | 可变的 |
| 药物水平受食物、胃的pH影响 | 否 | 是 | 否 | 否 | 是 |
| 蛋白结合率/% | 10 | 99 | 99 | 58 | 99 |
| 主要消除方式 | 肾脏 | 肝CYP3A4 | 肝CYP3A4、UGT | 肝CYP2C19、2C9、3A4 | 肝葡糖醛酸化 |
| 抑制细胞色素P450酶 | CYP3A4、2C9、2C19 | CYP3A4、2C9 | CYP3A4 | CYP2C19、2C9、3A4 | CYP3A4 |
| 半衰期($t_{1/2}$) | 25 h | 30~40 h | 130 h | 剂量依赖 | 20~66 h |
| 脑脊液渗透 | 是 | 否 | 是 | 是 | 是 |
| 活性药物肾排泄率/% | >90 | <2 | 45 | <2 | <2 |
| TDM推荐(依据) | 不推荐 | 推荐(有效) | 未知(治疗水平尚不确定) | 推荐(有效且安全) | 推荐(有效) |

图 33.10 三唑类抗真菌药性质总结。TDM，治疗药物监测

| 相互作用的药物 | 唑类药物 | 对药物暴露量的影响 | 相互作用后主要的临床后果 |
|---|---|---|---|
| 胺碘酮、决奈达隆、西酞普兰、匹莫齐特、奎尼丁 | 艾沙康唑、伊曲康唑、氟康唑、伏立康唑、泊沙康唑* | ↑相互作用药物暴露量 | QT间期延长伴有尖端扭转型室性心动过速风险 |
| 卡马西平 | 艾沙康唑、伏立康唑 | ↓伏立康唑暴露量 | 伏立康唑治疗失败 |
| 依非韦伦 | 艾沙康唑、伏立康唑 | ↓伏立康唑暴露量 | 伏立康唑治疗失败 |
| | | ↑依非韦伦暴露量 | 依非韦伦中毒风险 |
| 麦角生物碱 | 艾沙康唑、伊曲康唑、氟康唑、伏立康唑、泊沙康唑* | ↑麦角生物碱暴露量 | 麦角中毒 |
| 洛伐他汀、辛伐他汀 | 伊曲康唑、伏立康唑、泊沙康唑 | ↑HMG-CoA还原酶抑制剂暴露量 | 横纹肌溶解风险 |
| 咪达唑仑、三唑仑 | 艾沙康唑、伊曲康唑、伏立康唑、泊沙康唑 | ↑苯二氮䓬暴露量 | 嗜睡 |
| 苯妥英 | 艾沙康唑、伏立康唑、泊沙康唑 | ↓伏立康唑、泊沙康唑暴露量 | 治疗失败 |
| | | ↑苯妥英暴露量 | 眼球震颤、共济失调 |
| 利福布丁 | 艾沙康唑、伏立康唑、泊沙康唑 | ↓伏立康唑暴露量 | 伏立康唑治疗失败 |
| | | ↑利福布丁暴露量 | 葡萄膜炎 |
| 利福霉素(利福平) | 艾沙康唑、伏立康唑、泊沙康唑 | ↓伏立康唑暴露量 | 伏立康唑治疗失败 |
| 高剂量利托那韦(2次/d，每次400mg) | 艾沙康唑、伏立康唑 | ↓伏立康唑暴露量 | 伏立康唑治疗失败 |
| 长春新碱、长春碱 | 艾沙康唑、伊曲康唑、伏立康唑、泊沙康唑 | ↑长春花生物碱暴露量 | 神经毒性 |
| 西罗莫司 | 艾沙康唑、伏立康唑、泊沙康唑 | ↑西罗莫司暴露量 | 西罗莫司中毒风险 |

图 33.11 重要或危及生命的唑类药物的药物相互作用。↑表示增加；↓表示减少。* 当有一种三唑类药物存在药物相互作用时，此禁忌证可拓展至所有其他药物

1. 卡泊芬净：卡泊芬净是侵袭性念珠菌病（包括念珠菌血症）患者的一线治疗药物，同时也是对两性霉素 B 和唑类药物治疗无效或不耐受的患有侵袭性曲霉菌病患者的二线治疗药物。中度肝功能不全患者应调整卡泊芬净的剂量，与 CYP450 酶诱导剂（如利福平）联用时需增加其剂量。卡泊芬净和环孢菌素联用时，患者肝转氨酶水平升高的发生率较高，所以两者不应同时给药。

2. 米卡芬净和阿尼芬净：米卡芬净和阿尼芬净是侵袭性念珠菌病（包括念珠菌血症）的一线治疗药物。米卡芬净也可用于造血干细胞移植患者侵袭性念珠菌感染的预防。米卡芬净和阿尼芬净不是 CYP450 酶的底物，因此无相关的药物相互作用。

## Ⅲ. 皮肤真菌感染的治疗药物

可引起皮肤感染的霉菌样真菌被称为皮肤癣菌（dermatophytes）或皮肤癣（tinea）。皮肤癣一般根据感染部位进行分类，如足癣是指足部的感染。表现为环状或带有清晰中心圆形红色斑块的皮肤癣，常称为“环癣”（ringworm）。但这一名称并不恰当，因为引发疾病的是真菌而不是蠕虫（worm）。大部分皮肤感染是由毛癣菌（*Trichophyton*）、小孢子癣菌（*Microsporum*）和表皮癣菌（*Epidermophyton*）引起的。图 33.1 列举了治疗皮肤真菌病的相关药物。

### A. 角鲨烯环氧化酶抑制剂

角鲨烯环氧化酶（squalene epoxidase）抑制剂通过抑制角鲨烯环氧化酶的活性，阻断真菌细胞膜重要组成成分麦角固醇的生物合成（图 33.12），造成细胞膜通透性增加从而导致其死亡。

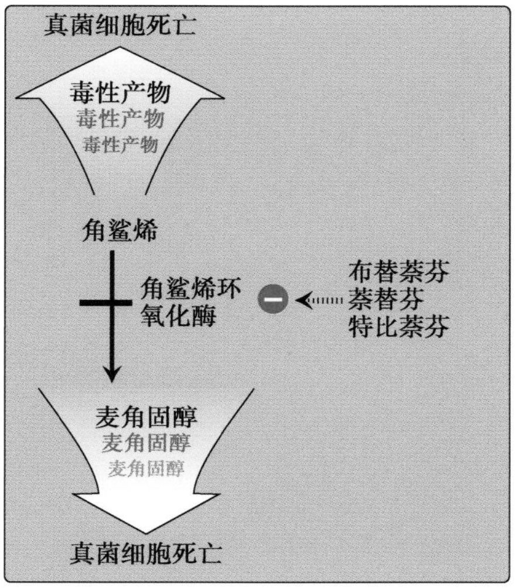
真菌细胞死亡
毒性产物
毒性产物
毒性产物
角鲨烯
角鲨烯环
氧化酶
布替萘芬
萘替芬
特比萘芬
麦角固醇
麦角固醇
麦角固醇
真菌细胞死亡

图 33.12　角鲨烯环氧化酶抑制剂的作用模式

1. 特比萘芬：特比萘芬（terbinafine）是治疗皮肤癣菌性甲癣（指甲的真菌感染）的首选药物。该药比伊曲康唑和灰黄霉素对毛癣菌的耐受性更好、治疗时间更短、更有效。特比萘芬治疗时间较长，通常需要 3 个月左右，但比灰黄霉素的治疗时间短很多。口服特比萘芬也可用于治疗头癣（头皮真菌感染）。（注：治疗头癣需要口服灰黄霉素、特比萘芬和伊曲康唑，而使用局部抗真菌药无效。）局部外用抗真菌药（1%乳膏、凝胶或溶液）主要用来治疗由糠秕马拉色菌（*Malassezia furfur*）引起的足癣、体癣、股癣（腹股沟真菌感染或“jock itch”）和花斑癣，治疗通常需持续 1 周。

a. **抗菌谱：**特比萘芬具有抗毛癣菌活性，对念珠菌、表皮癣菌和帚霉菌（*Scopulariopsis*）也有效，但对由这些病原菌引起的临床感染的疗效尚未确定。

b. **药代动力学：**特比萘芬可口服和局部给药。由于首关效应，口服给药的生物利用度只有 40%。该药蛋白结合率高，可沉积在皮肤、指甲和脂肪组织中。最终半衰期可延长至 200~400 h，可在上述组织中缓慢释药。口服的特比萘芬可被多种 CYP450 酶同工酶代谢，代谢产物主要经尿液排泄（图 33.13）。中度至重度肾损伤或肝功能异常患者应避免服用此药。此外，特比萘芬是 CYP2D6 酶同工酶的抑制剂，与 CYP2D6 酶底物药物一同给药可能会增加发生不良反应的风险。

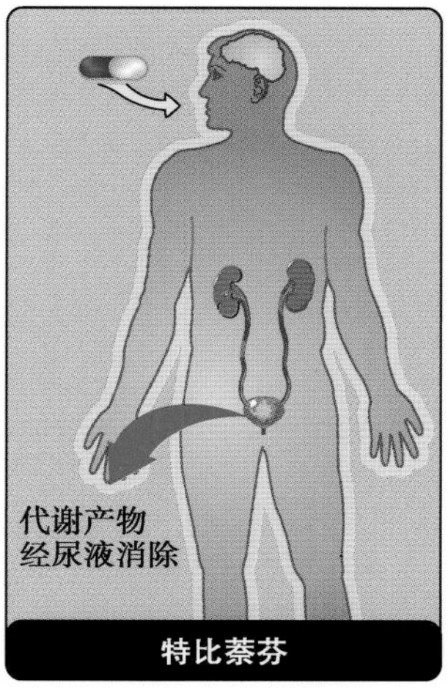
代谢产物
经尿液消除
特比萘芬

图 33.13　特比萘芬的给药方式和体内消除过程

c. **不良反应：**特比萘芬的常见不良反应包括腹泻、消化不良、恶心、头痛和皮疹。已有报道指出，特比萘芬会引起味觉和视觉功能障碍，以及血清肝转氨酶水平升高。

2. 萘替芬：萘替芬（naftifine）具有抗毛癣菌、小孢子癣菌和表皮癣菌活性。萘替芬乳膏和凝胶制剂用于体癣、股癣和足癣的局部治疗，治疗时间通常为 2~4 周。

3. 布替萘芬：布替萘芬（butenafine）具有抗红色毛癣菌（*Trichophyton rubrum*）、表皮癣菌和马拉色菌（*Malassezia*）活性。与萘替芬一样，布替萘芬乳膏用于皮肤癣感染的局部治疗。

### B. 灰黄霉素

灰黄霉素（griseofulvin）能破坏有丝分裂纺锤体，抑制真菌有丝分裂（图 33.14）。尽管灰黄霉素仍用于治疗头皮和头发的癣菌病，但其在甲癣的治疗中基本已被特比萘芬取代。灰黄霉素具有真菌抑制作用，治疗时间长，如治疗甲癣需 6~12 个月。治疗时间的长短取决于健康皮肤或指甲的更替速度。超细晶体灰黄霉素制剂在胃肠道中可被充分吸收，高脂膳食可促进其吸收。药物主要集中分布在皮肤、头发、指甲和脂肪组织中。灰黄霉素可诱导肝脏的 CYP450 酶活化，从而使包括抗凝血药在内的多种药物的代谢率提高。孕妇和卟啉症（porphyria）患者禁用灰黄霉素。

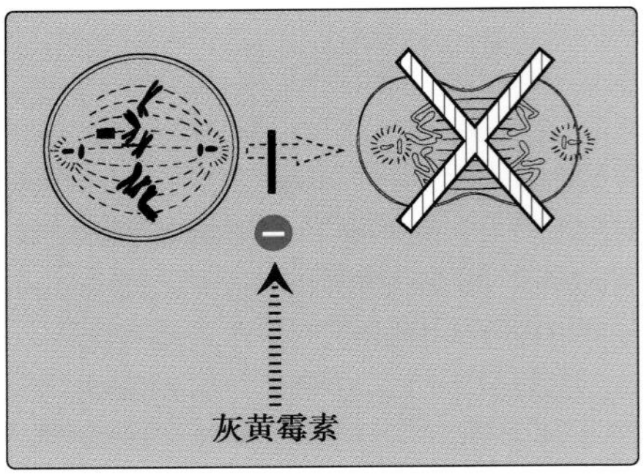
灰黄霉素

图 33.14 灰黄霉素对有丝分裂的抑制作用

### C. 制霉菌素

制霉菌素（nystatin）为多烯类抗真菌药，其结构、化学性质、作用机制和耐受性与两性霉素 B 相似，主要用于治疗皮肤和口腔念珠菌感染。制霉菌素在胃肠道中几乎不能吸收。由于全身毒性效应（急性输注相关的不良反应和肾毒性），制霉菌素不用于胃肠外给药。口服（漱口"并"吞下"或"漱口"并"吐出"）用于治疗口咽部念珠菌病（鹅口疮），阴道内给药用于治疗外阴阴道念珠菌病，局部外用治疗皮肤念珠菌病。

### D. 咪唑类抗真菌药

咪唑类抗真菌药是唑类抗真菌药的衍生物，包括布康唑（butoconazole）、克霉唑（clotrimazole）、益康唑（econazole）、酮康唑（ketoconazole）、咪康唑（miconazole）、奥昔康唑（oxiconazole）、舍他康唑（sertaconazole）、硫康唑（sulconazole）、特康唑（terconazole）和噻康唑（tioconazole）。作为一类局部抗真菌药，其活性范围广，可抗表皮癣菌、小孢子癣菌、毛癣菌、念珠菌和马拉色菌。局部应用的咪唑类抗真菌药具有多种临床用途，包括治疗体癣、股癣、足癣、口咽念珠菌病及外阴阴道念珠菌病。局部用药可能会引起接触性皮炎、外阴刺激和水肿。克霉唑也可用作片剂，而咪康唑含片用于治疗鹅口疮。由于口服酮康唑可能引发严重肝损害、肾功能损伤和不良的药物相互作用风险，目前已很少使用。

### E. 艾氟康唑

艾氟康唑（efinaconazole）是一种局部外用三唑类抗真菌药，用于治疗由红色毛癣菌和须毛癣菌（*Trichophyton mentagrophytes*）引起的甲癣。治疗周期为 48 周。艾氟康唑也表现出抗白念珠菌活性。

### F. 环匹罗司

环匹罗司（ciclopirox）为吡啶类抗真菌药，通过抑制真菌细胞必需的元素的转移，阻断 DNA、RNA 和蛋白质的合成。环匹罗司具有抗毛癣菌、表皮癣菌、小孢子癣菌、念珠菌和马拉色菌的活性。该药具有多种剂型，环匹罗司香波用于治疗脂溢性皮炎，环匹罗司乳膏、凝胶和悬浮液用于治疗足癣、体癣、股癣、皮肤念珠菌病和花斑癣。甲癣也可用环匹罗司指甲涂剂进行治疗。

### G. 他伐硼罗

他伐硼罗（tavaborole）通过抑制氨酰转移核糖核酸合成酶（aminoacyl-transfer ribonucleic acid synthetase）的活性，造成真菌蛋白合成受阻。他伐硼罗具有抗红色毛癣菌、须癣毛癣菌和白念珠菌活性，局部外用溶液用于脚趾甲癣的治疗，治疗周期为 48 周。

### H. 托萘酯

托萘酯（tolnaftate）是一种局部外用硫代氨基甲酸酯药物，通过扭曲敏感真菌的菌丝，阻碍其菌丝体的生长。托萘酯有抗表皮癣菌、小孢子癣菌和糠秕马拉色菌的活性。（注：托萘酯对念珠菌无效。）托萘酯可制成溶液、乳膏或粉末制剂，用于治疗足癣、股癣和体癣。

（李达翊）

## 思考题

扫描二维码

获取思考题

# 第 34 章　抗 病 毒 药

## Ⅰ. 概述

病毒是细胞内的寄生生物，其缺乏细胞壁和细胞膜，也不具备代谢过程。由于病毒利用宿主细胞的大部分代谢机制进行复制，因此很少有药物具有足够的选择性，能够在不伤害受感染宿主细胞的情况下阻断病毒的复制。由于病毒性疾病的临床症状往往出现在疾病的晚期，而此时已有大量病毒完成了复制，导致病毒性疾病的治疗非常复杂。在病毒感染阶段的许多情况下，抗病毒药物的效果有限。然而，现有的抗病毒药物可对一部分病毒发挥作用，部分药物可用作感染预防药物。为了便于对这些药物进行介绍，图 34.1 根据所针对的病毒感染类型对相关药物进行了分类。

**呼吸道病毒感染**

金刚烷胺 (amantadine, 只有通用名)
奥司他韦 (oseltamivir, TAMIFLU)
利巴韦林 (ribavirin, VIRAZOLE)
金刚乙胺 (rimantadine, FLUMADINE)
扎那米韦 (zanamivir, RELENZA)

**肝病毒感染 (乙型肝炎)**

阿德福韦 (adefovir, HEPSERA)
恩替卡韦 (entecavir, BARACLUDE)
拉米夫定 (lamivudine, EPIVIR-HBV)
聚乙二醇干扰素-α-2a (peginterferon alfa-2a, PEGASYS)
替诺福韦艾拉酚胺 (tenofovir alafenamide, VEMLIDY)
富马酸替诺福韦二吡呋酯 (tenofovir disoproxil fumarate, VIREAD)

**肝病毒感染 (丙型肝炎)**

达卡他韦 (daclatasvir, DAKLINZA)
艾尔巴韦/格拉瑞韦 (elbasvir/grazoprevir, ZEPATIER)
格卡瑞韦/哌仑他韦 (glecaprevir/pibrentasvir, MAVYRET)
雷迪帕韦/索非布韦 (ledipasvir/sofosbuvir, HARVONI)
帕利瑞韦/利托那韦/奥比他韦 (paritaprevir/ritonavir/ombitasvir, TECHNIVIE)
帕利瑞韦/利托那韦/奥比他韦+达卡他韦 (paritaprevir/ritonavir/ombitasvir+dasabuvir, VIEKIRA)
利巴韦林 (ribavirin, MODERIBA, REBETOL)
索非布韦 (sofosbuvir, SOVALDI)
索非布韦/维帕他韦 (sofosbuvir/velpatasvir, EPCLUSA)
索非布韦/维帕他韦/伏西瑞韦 (sofosbuvir/velpatasvir/voxilaprevir, VOSEVI)

**疱疹病毒和巨细胞病毒感染**

阿昔洛韦 (acyclovir, ZOVIRAX)
西多福韦 (cidofovir, 仅有通用名)
泛昔洛韦 (famciclovir, 仅有通用名)
膦甲酸 (foscarnet, FOSCAVIR)
更昔洛韦 (ganciclovir, CYTOVENE)
喷昔洛韦 (penciclovir, DENAVIR)
曲氟尿苷 (trifluridine, VIROPTIC)
伐昔洛韦 (valacyclovir, VALTREX)
缬更昔洛韦 (valganciclovir, VALCYTE)

**HIV：核苷和核苷酸逆转录酶抑制剂**

阿巴卡韦 (abacavir, ZIAGEN)
去羟肌苷 (didanosine, VIDEX)
恩曲他滨 (emtricitabine, EMTRIVA)
拉米夫定 (lamivudine, EPIVIR)
司他夫定 (stavudine, ZERIT)
富马酸替诺福韦二吡呋酯 (tenofovir disoproxil fumarate, VIREAD)
齐多夫定 (zidovudine, RETROVIR)

**HIV：非核苷逆转录酶抑制剂**

地拉韦啶 (delavirdine, RESCRIPTOR)
依非韦仑 (efavirenz, SUSTIVA)
依曲韦林 (etravirine, INTELENCE)
奈韦拉平 (nevirapine, VIRAMUNE)
利匹韦林 (rilpivirine, EDURANT)

**HIV：蛋白酶抑制剂**

阿扎那韦 (atazanavir, REYATAZ)
达芦那韦 (darunavir, PREZISTA)
福沙那韦 (fosamprenavir, LEXIVA)
茚地那韦 (indinavir, CRIXIVAN)
洛匹那韦/利托那韦 (lopinavir/ritonavir, KALETRA)
奈非那韦 (nelfinavir, VIRACEPT)
沙奎那韦 (saquinavir, INVIRASE)
替拉那韦 (tipranavir, APTIVUS)

**HIV：进入抑制剂**

恩夫韦肽 (enfuvirtide, FUZEON)
马拉韦罗 (maraviroc, SELZENTRY)

**HIV：整合酶抑制剂**

比特拉韦*(bictegravir*)
多替拉韦 (dolutegravir, TIVICAY)
埃替拉韦*(elvitegravir*)
拉替拉韦 (raltegravir, ISENTRESS)

**HIV：药代动力学促进剂**

可比司他 (cobicistat, TYBOST)
利托那韦 (ritonavir, NORVIR)

**HIV：固定剂量组合**

阿巴卡韦+拉米夫定 (abacavir+lamivudine, EPZICOM)
阿巴卡韦+拉米夫定+多替拉韦 (abacavir+lamivudine+dolutegravir, TRIUMEQ)
阿巴卡韦+齐多夫定+拉米夫定 (abacavir+zidovudine+lamivudine, TRIZIVIR)
比特拉韦+替诺福韦艾拉酚胺+恩曲他滨 (bictegravir+tenofovir alafenamide+emtricitabine, BIKTARVY)
依非韦仑+恩曲他滨+富马酸替诺福韦二吡呋酯 (efavirenz+emtricitabine+tenofovir disoproxil fumarate, ATRIPLA)
埃替拉韦+可比司他+替诺福韦艾拉酚胺+恩曲他滨 (elvitegravir+cobicistat+tenofovir alafenamide+emtricitabine, GENVOYA)
埃替拉韦+可比司他+富马酸替诺福韦二吡呋酯+恩曲他滨 (elvitegravir+cobicistat+tenofovir disoproxil fumarate+emtricitabine, STRIBILD)
恩曲他滨+替诺福韦艾拉酚胺 (emtricitabine+tenofovir alafenamide, DESCOVY)
恩曲他滨+富马酸替诺福韦二吡呋酯 (emtricitabine+tenofovir disoproxil fumarate, TRUVADA)
利匹韦林+替诺福韦艾拉酚胺+恩曲他滨 (rilpivirine+tenofovir alafenamide+emtricitabine, ODEFSEY)
利匹韦林+富马酸替诺福韦二吡呋酯+恩曲他滨 (rilpivirine+tenofovir disoproxil fumarate+emtricitabine, COMPLERA)
齐多夫定+拉米夫定 (zidovudine+lamivudine, COMBIVIR)

图 34.1　抗病毒药物总结

## Ⅱ. 呼吸道病毒感染的治疗药物

已有治疗药物的病毒性呼吸道感染包括甲型流感(influenza A)、乙型流感(influenza B)和呼吸道合胞病毒(respiratory syncytial virus,RSV)感染。(注:免疫疗法是流行性感冒的首选方法。但是,当患者对疫苗过敏或疫情暴发时,需使用抗病毒药物。)

### A. 神经氨酸酶抑制剂

神经氨酸酶(neuraminidase)抑制剂奥司他韦(oseltamivir)和扎那米韦(zanamivir)对甲型和乙型流感病毒有效,且不会干扰流感疫苗的免疫反应。在暴露前使用神经氨酸酶抑制剂也可预防感染,在症状出现后的 24~48 h 内使用该类药物可适度降低症状的强度和持续时间。

1. 作用机制:流感病毒利用一种特殊的神经氨酸酶插入宿主细胞膜以达到释放新生成病毒粒子的目的。该酶对病毒的生命周期至关重要。奥司他韦和扎那米韦可选择性地抑制神经氨酸酶,从而阻止新病毒粒子的释放及其在细胞间的传播。

2. 药代动力学性质:奥司他韦是一种口服前药,可被肝脏迅速水解为活性形式。扎那米韦口服无效,需要通过吸入方式给药。两种药物均经尿液清除(图 34.2)。

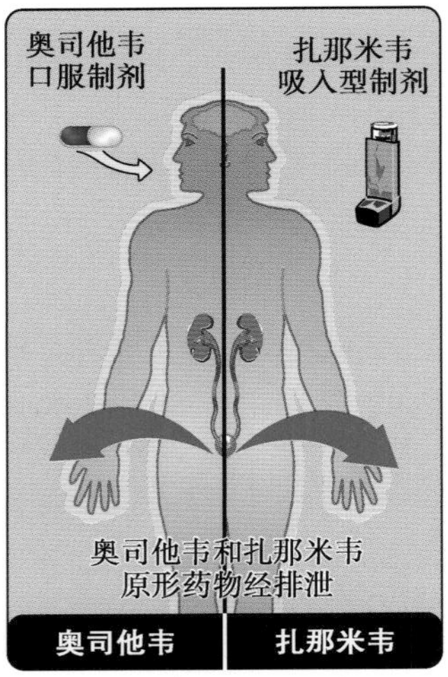
奥司他韦
口服制剂
扎那米韦
吸入型制剂
奥司他韦和扎那米韦
原形药物经排泄
奥司他韦
扎那米韦

图 34.2 奥司他韦和扎那米韦的给药方式和体内消除过程

3. 不良反应:奥司他韦最常见的不良反应是胃肠道(gastrointestinal,GI)不适和恶心,可通过与食物一起服用得以缓解。扎那米韦存在呼吸道刺激不良反应,可能引起支气管痉挛,因此哮喘或慢性阻塞性肺疾病患者应谨慎使用。

4. 耐药性:在接受神经氨酸酶抑制剂治疗的成人中,已发现神经氨酸酶的突变。然而,这些突变体通常比野生型具有更弱的传染性和毒性。

### B. 金刚烷类抗病毒药物

金刚烷衍生物金刚烷胺(amantadine)和金刚乙胺(rimantadine)的治疗谱仅限于甲型流感。由于金刚烷类药物存在广泛的耐药性,美国已不推荐该类药物用于治疗或预防甲型流感。

### C. 利巴韦林

利巴韦林(ribavirin)是一种人工合成的鸟嘌呤核苷类似物,具有广谱抗 RNA 和 DNA 病毒的活性。例如,利巴韦林可用于治疗免疫抑制婴幼儿的严重 RSV 感染。当利巴韦林与其他直接抗病毒药物(direct-acting antiviral,DAA)联合使用时,对慢性丙型肝炎感染也具有疗效。

1. 作用机制:利巴韦林可抑制 RNA 和 DNA 病毒的复制。该药首先被磷酸化为 5′-磷酸衍生物。主要代谢产物三磷酸利巴韦林通过抑制三磷酸鸟苷的形成,阻止病毒信使 RNA(messenger RNA,mRNA)帽化和阻断 RNA 依赖性 RNA 聚合酶而发挥抗病毒作用。

2. 药代动力学:利巴韦林口服和吸入给药均有效。气雾剂用于治疗 RSV 感染。与高脂饮食一起服用,药物的吸收增加。药物及其代谢产物经尿液清除(图 34.3)。

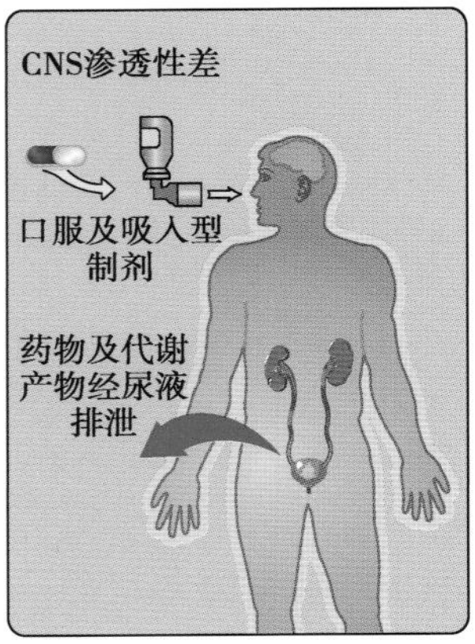
CNS渗透性差
口服及吸入型
制剂
药物及代谢
产物经尿液
排泄

图 34.3 利巴韦林的给药途径和体内消除过程

3. 不良反应:利巴韦林的不良反应包括剂量依赖性短暂性贫血和胆红素升高。气雾剂可能更安全,但在开始气雾剂治疗后,婴儿的呼吸功能可能迅速恶化。因此,监测至关重要。此外,孕妇禁用利巴韦林(图 34.4)。

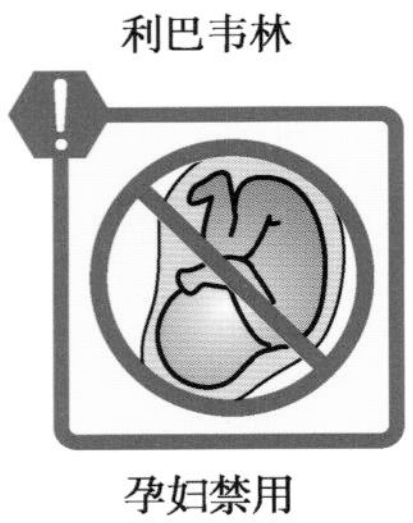
利巴韦林
孕妇禁用

图 34.4 利巴韦林具有致畸作用

## Ⅲ. 肝病毒感染的治疗

目前发现的肝炎病毒(hepatitis viruse)包括甲、乙、丙、丁、戊型,且发病机制各有差异,具体涉及肝细胞的复制和破坏。其中乙型肝炎病毒(一种 DNA 病毒)和丙型肝炎病毒(一种

RNA 病毒）是慢性肝炎、肝硬化和肝癌最常见的病因（图 34.5），也是目前仅有的可治疗的肝炎病毒。（注：甲型肝炎是一种常见的由口腔摄入病毒引起的感染，但其并不是一种慢性病。）慢性乙型肝炎病毒（hepatitis B virus，HBV）感染可每周皮下注射 1 次聚乙二醇干扰素-α-2a（peginterferon-α-2a）进行治疗。慢性乙型肝炎病毒的口服治疗药物包括拉米夫定（lamivudine）、阿德福韦（adefovir）、恩替卡韦（entecavir）和替诺福韦（tenofovir）。慢性丙型肝炎病毒（hepatitis C virus，HCV）的首选治疗方法是联合使用 DAA，DAA 的选择主要基于丙型肝炎的基因型。在某些情况下，在 DAA 方案中添加利巴韦林以增强病毒响应。随着新 DAA 的开发，由于疗效和耐受性差，聚乙二醇干扰素-α 已不常用于 HCV 的治疗，目前指南中已不推荐使用。

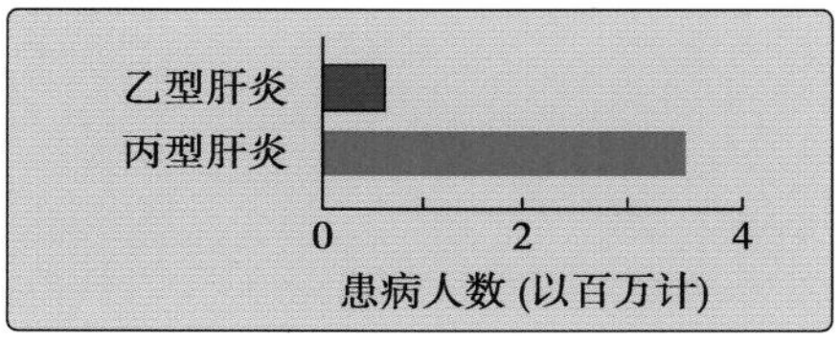
乙型肝炎
丙型肝炎
0
2
4
患病人数 (以百万计)

图 34.5 美国慢性乙型肝炎和丙型肝炎的患病人数

## Ⅳ. 乙型肝炎的治疗

### A. 干扰素

干扰素是一类天然来源的、可诱导的糖蛋白家族，具有干扰病毒感染细胞的能力。可采用重组 DNA 技术合成干扰素。目前，至少存在三种干扰素——α、β 和 γ（图 34.6）。在“聚乙二醇化”制剂中，二单甲氧基聚乙二醇与干扰素-α 共价连接以增加分子的大小。较大的分子量延迟了药物从注射部位的吸收，延长了药物的作用时间，也降低了药物的清除率。

| 干扰素-α | 干扰素-β | 干扰素-γ |
|---|---|---|
| 慢性乙型肝炎和丙型肝炎 | 复发缓解型多发性硬化 | 慢性肉芽肿病 |
| 乳头瘤病毒引起的生殖器疣 | | |
| 毛细胞白血病 | | |
| 慢性髓细胞白血病 | | |
| 卡波西肉瘤 | | |

图 34.6 部分已被批准的干扰素适应证

1. 作用机制：干扰素的抗病毒机制尚不完全明确。该药物可能涉及诱导抑制病毒 RNA 翻译的宿主细胞中的酶，最终导致病毒 mRNA 和 tRNA 的降解。

2. 临床用途：聚乙二醇干扰素-α-2a 被批准用于治疗慢性乙型肝炎，也适用于与其他药物联用治疗丙型肝炎，但由于存在更有效药物，目前已不常使用。

3. 不良反应：包括流感样症状（如发热、寒战、肌肉痛、关节痛和胃肠道紊乱），以及身体虚弱和精神压抑。主要的剂量限制性毒性包括骨髓抑制、严重的身体虚弱、体重减轻、以嗜睡和行为障碍为特征的神经毒性、自身免疫性疾病（如甲状腺炎）和极少出现的心血管疾病（如心力衰竭）。

### B. 拉米夫定

胞嘧啶类似物是乙型肝炎病毒和人类免疫缺陷病毒（human immunodeficiency virus，HIV）逆转录酶（reverse transcriptase，RT）的抑制剂。拉米夫定必须由宿主细胞酶磷酸化为三磷酸活性形式才能发挥疗效。该药物可竞争性地抑制 HBV 的 RNA 依赖性 DNA 聚合酶。与许多核苷酸类似物一样，其三磷酸酯的细胞内半衰期比其血浆半衰期长数个小时。使用拉米夫定长期治疗后，HBV 耐药率升高，因此，现行的乙型肝炎指南不再推荐使用拉米夫定。

### C. 阿德福韦

阿德福韦是一种核苷酸类似物，由细胞激酶磷酸化为阿德福韦二磷酸，然后整合到病毒 DNA 中。此过程导致链延长终止并阻碍乙肝病毒的复制。阿德福韦每日给药 1 次，通过肾小球滤过和肾小管分泌排泄。与其他药物一样，停用阿德福韦可能导致肝炎的严重恶化。长期使用阿德福韦可能会引起肾毒性，肾功能不全患者应慎用。与其他药物相比，阿德福韦疗效较低，在现行的乙型肝炎指南中已不再被推荐使用。

### D. 恩替卡韦

恩替卡韦是治疗 HBV 感染的鸟嘌呤核苷类似物。恩替卡韦在细胞内磷酸化为三磷酸形式后，与天然底物脱氧鸟苷三磷酸竞争性结合病毒逆转录酶。该药对拉米夫定耐药的 HBV 有效，每日给药 1 次。药物以原形形式经尿液排泄，肾功能不全患者需调整用药剂量。此外，应避免联用具有肾毒性的药物。

## Ⅴ. 丙型肝炎的治疗

丙型肝炎病毒（Hepatitis C virus，HCV）与细胞进入因子（entry factor）相互作用后进入肝细胞。一旦进入细胞内，病毒基因组即从核衣壳（nucleocapsid）中释放出来，并通过内部核糖体进入位点进行 HCV 多聚蛋白的翻译。随后，多聚蛋白被细胞和病毒蛋白酶裂解，生成结构蛋白和非结构蛋白。核心 NS3 和 NS5A 蛋白在脂滴上形成复制复合物，作为 RNA 聚合酶复制病毒基因组的支架，然后在成熟病毒非细胞溶解性分泌物分泌之前包装在包膜糖蛋白中。几种直接作用的抗病毒药物靶向作用于 NS3/NS4A 蛋白酶、NS5B 聚合酶，以及参与 HCV 复制和装配的 NS5A 蛋白。

与 DAA 联用是提高 HCV 治疗应答率的必要手段。目前，临床上组合应用多个 DAA，以同时针对 HCV 生命周期的不同阶段（图 34.7）。通过联合治疗，药物能够共同抑制野生型和耐药病毒种群。根据 HCV 的基因型，不同药物组合可能具有不同的疗效。预计将来会陆续开发出更多的药物。有关在特定情况下推荐的现行指南和方案的总结，请参见 www.hcvguidelines.org。

| 通用名 | 商品名 | 获批的HCV基因型 |
|---|---|---|
| 艾尔巴韦/格拉瑞韦 | ZEPATIER | 1, 4 |
| 格卡瑞韦/哌仑他韦 | MAVYRET | 1, 2, 3, 4, 5, 6 |
| 帕利瑞韦/利托那韦/奥比他韦 | TECHNIVIE | 4 |
| 帕利瑞韦/利托那韦/奥比他韦+达赛布韦 | VIEKIRA PAK, VIEKIRA XR | 1 |
| 索非布韦+达卡他韦 | SOVALDI + DAKLINZA | 1, 3 |
| 索非布韦/雷迪帕韦 | HARVONI | 1, 4, 5, 6 |
| 索非布韦/维帕他韦 | EPCLUSA | 1, 2, 3, 4, 5, 6 |
| 索非布韦/维帕他韦/伏西瑞韦 | VOSEVI | 1, 2, 3, 4, 5, 6 |

图 34.7 用于治疗丙型肝炎病毒的直接作用抗病毒药物组合

### A. NS3/NS4A 蛋白酶抑制剂

病毒 NS3/NS4A 丝氨酸蛋白酶对于将 HCV 的 RNA 编码的单个多聚蛋白加工成单独的活性蛋白(如 NS4A、NS4B、NS5A 和 NS5B)至关重要。缺乏这些丝氨酸蛋白,RNA 将无法复制,HCV 的生命周期也将被有效破坏。帕利普韦(paritaprevir)[需要利托那韦(ritonavir)作为增强剂]、格拉瑞韦(grazoprevir)、伏西瑞韦(voxilaprevir)和格卡瑞韦(glecaprevir)是以抑制 NS3/NS4A 丝氨酸蛋白酶作为主要作用机制的 DAA。(注:HCV 蛋白酶抑制剂通常具有后缀"-previr"。)这些药物比其他药物,如索非布韦(sofosbuvir),更易产生耐药性。由于 HCV 蛋白酶抑制剂主要经 CYP3A 酶代谢,因此在药物相互作用中的应用具有很大的潜力。NS3/NS4A 蛋白酶抑制剂的不良反应包括皮疹、瘙痒、恶心、身体虚弱和贫血。

### B. NS5B 聚合酶抑制剂

NS5B 是唯一一种参与 HCV 复制的 RNA 聚合酶,通过病毒 NS3/NS4A 丝氨酸蛋白酶与其他 HCV 蛋白一起加工生成单个多肽。NS5B RNA 聚合酶抑制剂包括两种类型,分别是与酶活性位点进行竞争性结合的核苷/核苷酸类似物,以及靶向酶变构位点的非核苷类似物。索非布韦是目前唯一用于治疗 HCV 感染的 NS5B 核苷酸聚合酶抑制剂,而达塞布韦(sasabuvir)是唯一的非核苷类似物。(注:NS5B 抑制剂的词尾通常是"-buvir"。)NS5B 聚合酶抑制剂耐受性良好,几乎没有不良反应。

### C. NS5A 复制复合体抑制剂

NS5A 是 HCV 的 RNA 复制和组装所必需的病毒蛋白,其在复制中的作用可能是与病毒蛋白 NS4B 共同形成一个膜性网络(membranous web),而这一膜性网络为 RNA 复制提供了一个平台。目前可用的 NS5A 抑制剂包括雷迪帕韦(ledipasvir)、奥比他韦(ombitasvir)、艾尔巴韦(elbasvir)、维帕他韦(velpatasvir)、哌仑他韦(pibrentasvir)和达卡他韦(daclatasvir)。(注:NS5A 抑制剂的词尾通常是"-asvir"。)除达卡他韦外,其他药物均可与其他 DAA 药物联用(见图 34.7)。NS5A 抑制剂因可被肝脏 CYP450 同工酶代谢,并具有 P-糖蛋白(P-glycoprotein,P-gp)抑制作用,存在许多具有临床意义的药物相互作用。例如,达卡他韦可被 CYP3A4 酶广泛代谢,该药物不可与强 CYP3A4 诱导剂联用,会导致疗效的降低。此外,当与强 CYP3A4 抑制剂联用时,达卡他韦的剂量应适量减少,而当与中等 CYP3A4 诱导剂联用时,达卡他韦的剂量应相应增加。随着胃 pH 值的升高,雷迪帕韦的吸收率降低。接受质子泵抑制剂治疗的患者应在使用雷迪帕韦治疗 HCV 期间停止使用此类药物,或在禁食条件下服用雷迪帕韦和质子泵抑制剂,以确保给药时胃部 pH 处于最低点。

### D. 利巴韦林

利巴韦林与标准干扰素、聚乙二醇干扰素或 DAA 联用时,被批准用于治疗慢性 HCV。利巴韦林是一种鸟嘌呤核苷类似物,与其他药物联合使用时,可提高病毒清除率,降低复发率,并提高病毒持续应答率。在基于 DAA 的治疗方案中添加利巴韦林需要根据 HCV 基因亚型、肝硬化状态、突变状态和治疗史等情况。尽管利巴韦林在 HCV 患者中已应用 20 余年,但其治疗作用的确切机制尚不清楚。即使在应用 DAA 治疗的时代,利巴韦林仍然是 HCV 治疗的重要组成部分。但利巴韦林是否有必要用于未来的 DAA 尚不清楚。此外,利巴韦林的剂量总是以体重为基础的,每日 2 次与食物一起服用。

## Ⅵ. 疱疹病毒感染的治疗药物

疱疹病毒与多种疾病相关,如唇疱疹、病毒性脑炎和生殖器感染。对这些病毒有效的药物主要在病毒感染的急性期发挥作用,而在潜伏期则不起作用。

### A. 阿昔洛韦

阿昔洛韦(acyclovir)是典型的抗疱疹治疗药物。1 型和 2 型单纯疱疹病毒(herpes simplex virus,HSV),水痘-带状疱疹病毒(varicella-zoster virus,VZV)和一些 EB 病毒介导的感染均对阿昔洛韦敏感。阿昔洛韦是单纯疱疹病毒性脑炎的首选治疗药物,最常用于生殖器疱疹感染的治疗,还可在骨髓移植和心脏移植后对血清反应阳性的患者进行预防性治疗,以保护此类患者免受疱疹感染。

1. 作用机制:阿昔洛韦是一种鸟苷类似物,在细胞中可被疱疹病毒编码的胸苷激酶单磷酸化(图 34.8)。因此,被病毒感染的细胞是最为敏感的。单磷酸酯类似物可被宿主细胞激酶转化为二磷酸酯和三磷酸酯形式。阿昔洛韦三磷酸酯与脱氧鸟苷三磷酸酯竞争性与病毒 DNA 聚合酶结合，并插入病毒 DNA 中，导致 DNA 链终止。

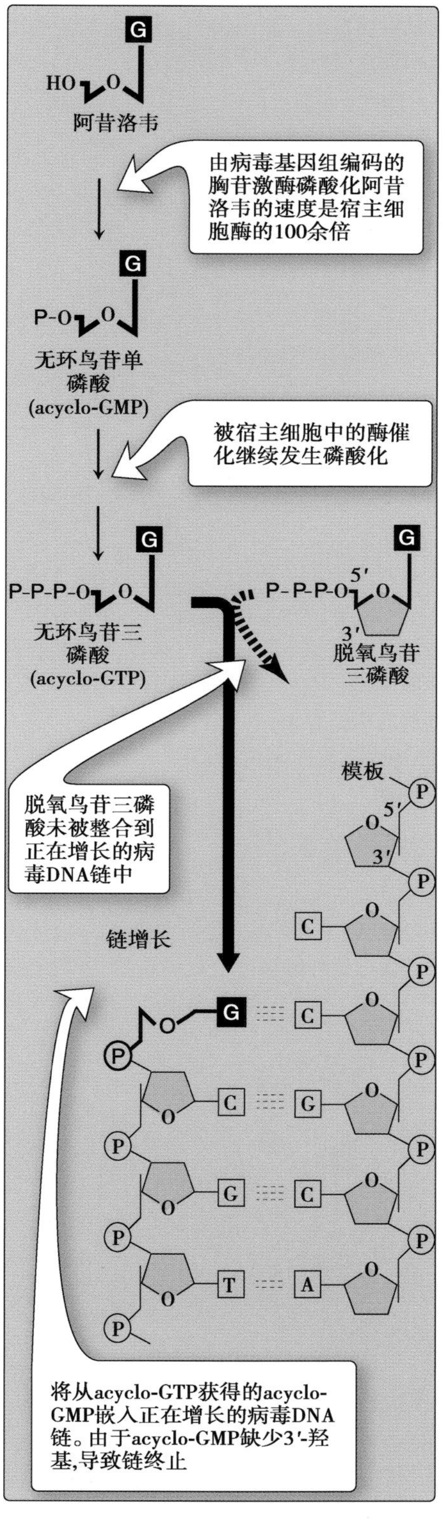
阿昔洛韦
由病毒基因组编码的胸苷激酶磷酸化阿昔洛韦的速度是宿主细胞酶的100余倍
无环鸟苷单磷酸
(acyclo-GMP)
被宿主细胞中的酶催化继续发生磷酸化
无环鸟苷三磷酸
(acyclo-GTP)
脱氧鸟苷三磷酸
脱氧鸟苷三磷酸未被整合到正在增长的病毒DNA链中
模板
链增长
将从acyclo-GTP获得的acyclo-GMP嵌入正在增长的病毒DNA链。由于acyclo-GMP缺少3′-羟基，导致链终止

图 34.8 将阿昔洛韦嵌入复制的病毒 DNA，导致链终止

2. 药代动力学：阿昔洛韦主要通过静脉注射（intravenous，IV），口服或局部给药。（注：局部应用的功效值得商榷。）药物在全身分布良好，包括脑脊液（cerebrospinal fluid，CSF）。阿昔洛韦可被部分代谢为非活性代谢产物，通过肾小球滤过和肾小管分泌两种方式经尿液排泄（图 34.9）。阿昔洛韦可在肾衰竭患者体内容易蓄积。该药的缬氨酸酯前药，伐昔洛韦（valacyclovir），比阿昔洛韦具有更高的口服生物利用度。伐昔洛韦可迅速水解为阿昔洛韦，并在静脉给药后达到与阿昔洛韦相当的水平。

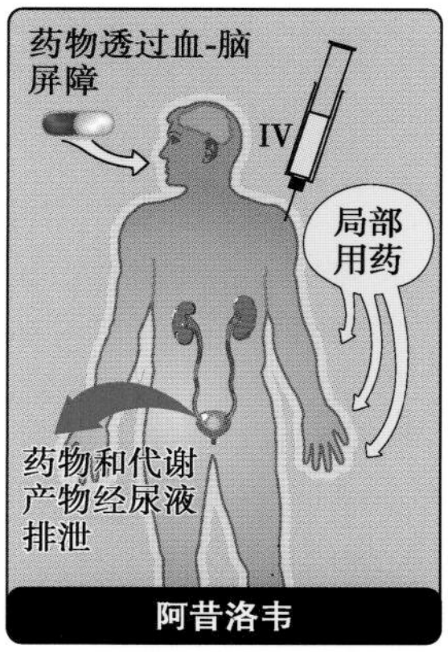
药物透过血-脑屏障
IV
局部用药
药物和代谢产物经尿液排泄
阿昔洛韦

图 34.9 阿昔洛韦的给药途径和体内消除过程

3. 不良反应：阿昔洛韦的副作用取决于给药途径。例如，局部应用可能会产生局部刺激；口服后可能导致头痛、腹泻、恶心和呕吐；高剂量用药或静脉注射给药的脱水患者可能会出现短暂的肾功能障碍。

4. 耐药性：在一些耐药的病毒株中，胸腺嘧啶核苷激酶和 DNA 聚合酶发生改变或缺乏，最常见于免疫功能低下的患者，并可能与其他此类药物发生交叉耐药。

### B. 西多福韦

西多福韦（cidofovir）适用于治疗艾滋病患者的巨细胞病毒（cytomegalovirus，CMV）视网膜炎。（注：CMV 是疱疹病毒家族的成员。）西多福韦是胞嘧啶的核苷酸类似物，其磷酸化不依赖于病毒或细胞酶。该药可抑制病毒的 DNA 合成。该药在活性细胞内代谢产物清除缓慢，因此可延长给药间隔，并消除更昔洛韦治疗所需的永久静脉通路。西多福韦通过静脉注射方式给药，可能产生显著的肾毒性（图 34.10），因此禁用于已有肾损伤和服用肾毒性药物的患者。中性粒细胞减少症和代谢性酸中毒也时有发生。口服丙磺舒和静脉注射生理盐水可降低西多福韦的肾毒性风险。自从研发出高活性抗逆转录病毒疗法以来，免疫功能低下患者的 CMV 感染发生率显著下降，西多福韦对这些患者治疗的重要性也大不如前。

### C. 膦甲酸钠

与大多数抗病毒药物不同，膦甲酸（foscarnet）并非嘌呤或

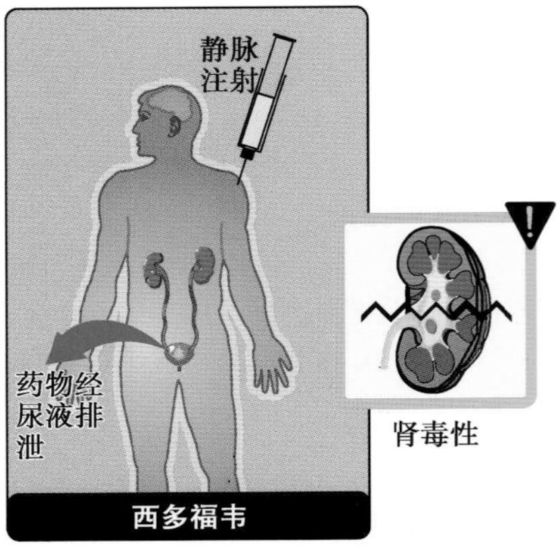
静脉
注射
药物经
尿液排
泄
肾毒性
西多福韦

图 34.10 西多福韦的给药途径、体内消除过程和毒性

嘧啶类似物。相反，其为焦磷酸衍生物，不需要被病毒（或细胞）激酶激活。膦甲酸被批准用于治疗免疫低下患者的巨细胞病毒性视网膜炎，以及对阿昔洛韦耐药的 HSV 感染。膦甲酸的作用机制是可逆性地抑制病毒 DNA 和 RNA 聚合酶，从而干扰病毒 DNA 和 RNA 的合成。聚合酶结构的突变是产生耐药性的原因。膦甲酸口服吸收较差，必须静脉注射给药。血浆药物水平下降时需再次给药以避免复发。膦甲酸可分散于全身各处，超过 10% 的药物进入骨基质，从骨基质中缓慢分散。母体药物通过肾小球滤过和肾小管分泌被清除（图 34.11）。该药的副作用包括肾毒性、贫血、恶心和发热。由于其可与 2 价阳离子的螯合，还可能造成低血钙和低镁血症。此外，低钾血症、低磷血症和高磷血症、癫痫和心律失常也有报道。

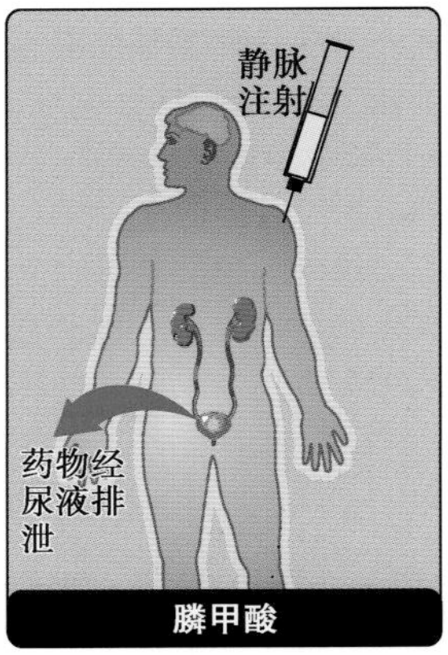
静脉
注射
药物经
尿液排
泄
膦甲酸

图 34.11 膦甲酸的给药途径和体内消除过程

## D. 更昔洛韦

更昔洛韦（ganciclovir）是阿昔洛韦的类似物，具有更强的抗巨细胞病毒活性。该药用于治疗免疫功能低下患者的 CMV 视网膜炎，并在器官移植患者中用于预防 CMV。

1. 作用机制：与阿昔洛韦一样，更昔洛韦通过被病毒和细胞酶转化为核苷三磷酸而被激活。该核苷三磷酸可抑制病毒的 DNA 聚合酶，并插入 DNA 中，导致 DNA 链终止。

2. 药代动力学：更昔洛韦静脉给药后可分布于全身，包括 CSF。通过肾小球滤过和肾小管分泌进入尿液（图 34.12）。与阿昔洛韦一样，更昔洛韦可在肾衰竭患者体内蓄积。更昔洛韦的缬氨酰酯，缬更昔洛韦（valganciclovir），是一种口服药物。缬更昔洛韦具有更高的口服生物利用度，口服后在肠道和肝脏中快速水解引起更昔洛韦的水平升高。

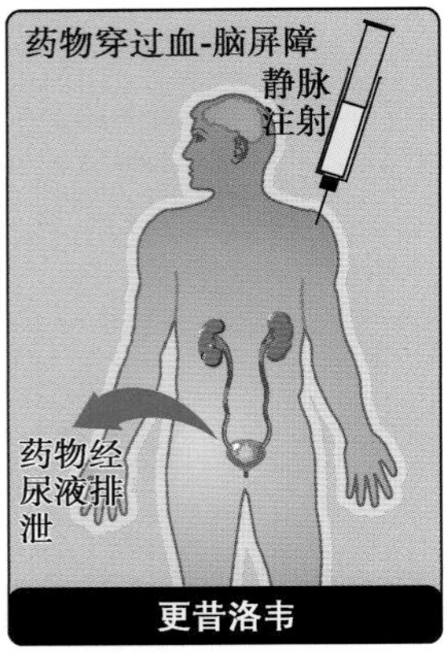
药物穿过血-脑屏障
静脉
注射
药物经
尿液排
泄
更昔洛韦

图 34.12 更昔洛韦的给药途径和体内消除过程

3. 不良反应：更昔洛韦的副作用包括严重的剂量依赖性中性粒细胞减少症。此外，该药还具有致癌性和致畸性，并具有妊娠期慎用的黑框警告。

4. 耐药性：已检测到耐药的巨细胞病毒株，其三磷酸更昔洛韦水平较低。

## E. 喷昔洛韦和泛昔洛韦

喷昔洛韦（penciclovir）是一种无环鸟苷核苷衍生物，对 HSV-1、HSV-2 和 VZV 具有活性。喷昔洛韦主要通过局部给药（图 34.13）。病毒胸苷激酶可将其单磷酸化，再通过细胞酶作用形成核苷三磷酸，从而抑制单纯疱疹病毒 DNA 聚合酶。三

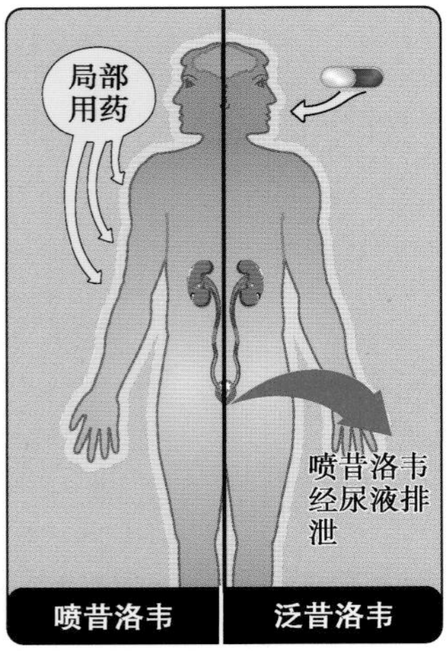
局部
用药
喷昔洛韦
经尿液排
泄
喷昔洛韦
泛昔洛韦

图 34.13 喷昔洛韦和泛昔洛韦的给药途径和体内消除过程

磷酸喷昔洛韦具有比三磷酸阿昔洛韦更长的细胞内半衰期。喷昔洛韦在局部应用时的全身吸收可忽略不计,并且耐受性良好。泛昔洛韦(famciclovir),另一种2′-脱氧鸟苷的无环类似物,是一种可代谢为活性喷昔洛韦的前药。其抗病毒谱与更昔洛韦相似,被批准用于治疗急性带状疱疹、生殖器疱疹病毒感染和复发性唇疱疹。该药物口服有效(见图34.13),副作用包括头痛和恶心。

### F. 曲氟尿苷

曲氟尿苷(trifluridine)是一种氟嘧啶核苷类似物,其结构类似于胸腺嘧啶核苷。一旦被转化为三磷酸形式,可抑制胸腺嘧啶核苷三磷酸插入病毒的DNA,在较小程度上导致缺陷DNA的合成,使病毒无法复制。曲氟尿苷对HSV-1、HSV-2和痘苗病毒具有抑制活性,适用于治疗单纯疱疹性角膜结膜炎和复发性上皮性角膜炎。因为三磷酸形式的曲氟尿苷也能在一定程度上结合于宿主细胞的DNA中,所以该药毒性过大,不能全身使用。因此,曲氟尿苷的使用仅限于局部眼用制剂。该药物半衰期短,需要经常给药。不良反应包括对眼睛的短暂刺激和睑板(眼睑)水肿。

图34.14总结了部分抗病毒药物的性质。

| 抗病毒药物 | 作用机制 | 受影响的病毒或疾病 |
|---|---|---|
| 阿昔洛韦 | 代谢为阿昔洛韦三磷酸,抑制病毒的DNA聚合酶 | 单纯疱疹,水痘-带状疱疹,巨细胞病毒 |
| 金刚烷胺 | 阻滞M2蛋白离子通道,调节细胞内pH | 甲型流感 |
| 西多福韦 | 抑制病毒DNA聚合酶 | 巨细胞病毒;仅适用于病毒性视网膜炎 |
| 泛昔洛韦 | 与喷昔洛韦相同 | 单纯疱疹、水痘-带状疱疹 |
| 膦甲酸 | 在焦磷酸结合位点抑制病毒DNA聚合酶和逆转录酶 | 巨细胞病毒,对阿昔洛韦耐药的单纯疱疹,对阿昔洛韦耐药的水痘-带状疱疹 |
| 更昔洛韦 | 抑制病毒DNA聚合酶 | 巨细胞病毒 |
| 干扰素-α | 诱导干扰病毒蛋白质合成的细胞酶 | 乙型和丙型肝炎、人类疱疹病毒8型、乳头瘤病毒、卡波西肉瘤、毛细胞白血病、慢性髓细胞白血病 |
| 拉米夫定 | 抑制病毒DNA聚合酶和逆转录酶 | 乙型肝炎(慢性病例),人类免疫缺陷病毒1型 |
| 奥司他韦 | 抑制病毒神经氨酸酶 | 甲型和乙型流感 |
| 喷昔洛韦 | 代谢为喷昔洛韦三磷酸,抑制病毒DNA聚合酶 | 单纯疱疹 |
| 利巴韦林 | 干扰病毒信使RNA | 拉沙热、汉坦病毒(肾综合征出血热)、丙型肝炎(与直接作用的抗病毒药联用)、儿童和婴儿RSV |
| 金刚乙胺 | 阻滞M2蛋白离子通道,调节细胞内pH | 甲型流感 |
| 伐昔洛韦 | 与阿昔洛韦相同 | 单纯疱疹、水痘带状疱疹、巨细胞病毒 |
| 扎那米韦 | 抑制病毒神经氨酸酶 | 甲型和乙型流感 |

图34.14 部分抗病毒药物性质总结。RSV,呼吸道合胞病毒

## Ⅶ. HIV感染的治疗药物

在1987年齐多夫定(zidovudine)获批上市之前,对HIV感染的治疗侧重于减少导致人类免疫缺陷病患者的机会性感染,这一机会性感染具有较高的发病率和死亡率。如今,随着对病毒生命周期的不断了解(图34.15),临床上开始使用药物组合物来抑制HIV的复制,并恢复CD4细胞的数量和宿主的免疫能力。这种多药疗法通常被称为抗逆转录病毒疗法(antiretroviral therapy,ART)(图34.16)。抗逆转录病毒药物包括五类,分别为核苷类逆转录酶抑制剂(nucleotide reverse transcriptase inhibitor,NRTI),非核苷类逆转录酶抑制剂(nonnucleoside reverse transcriptase inhibitor,NNRTI),蛋白酶抑制剂(protease inhibitor,PI),进入阻断剂和整合酶抑制剂。每一类药物都针对病毒复制过程中的一个步骤。除了上述的主要五类药物,还有两种药物代谢动力学增强剂也称为"增效剂",它们本身缺乏抗HIV活性,但可用于提高联用的抗逆转录病毒药物的药物水平,并可降低给药频率和维持药物水平。HIV的初始治疗包括两种核苷类逆转录酶抑制剂与一种整合酶抑制剂、NNRTI或PI

增强剂的组合。适当药物联用组合的选择主要基于以下几个方面：①避免使用相同核苷类型的两种药物；②避免毒性与病毒基因型和表型特征的重叠；③患者因素，如疾病症状和并发症；④药物相互作用的影响；⑤治疗方案易于遵循。治疗的目标是最大限度和持久地抑制 HIV 核糖核酸的复制，保持和恢复免疫功能，降低 HIV 相关的发病率和死亡率，并提高生活质量。

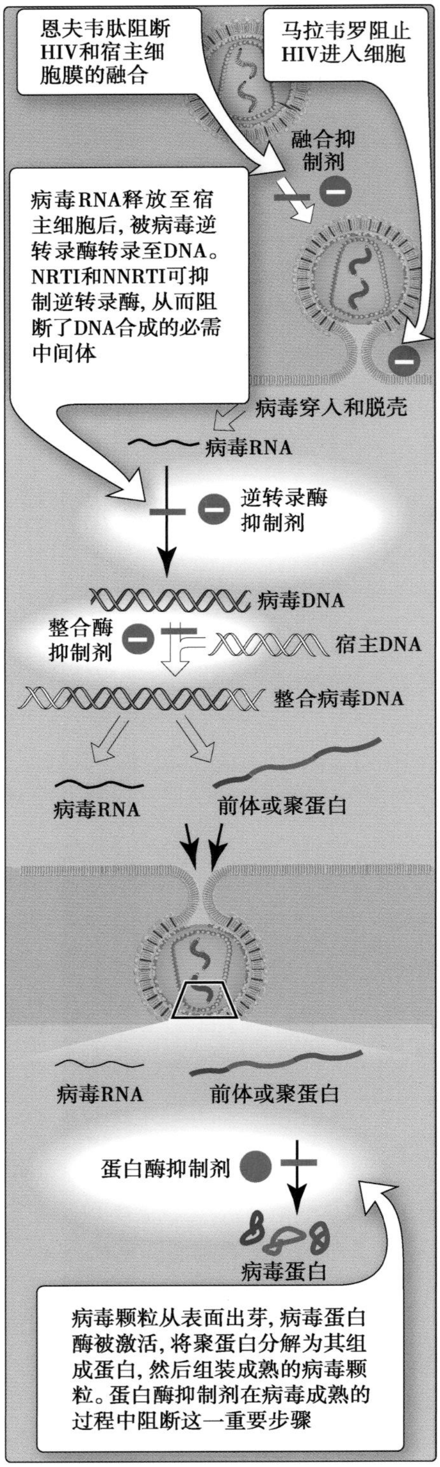
恩夫韦肽阻断HIV和宿主细胞膜的融合
马拉韦罗阻止HIV进入细胞
融合抑制剂
病毒RNA释放至宿主细胞后，被病毒逆转录酶转录至DNA。NRTI和NNRTI可抑制逆转录酶，从而阻断了DNA合成的必需中间体
病毒穿入和脱壳
病毒RNA
逆转录酶抑制剂
病毒DNA
整合酶抑制剂
宿主DNA
整合病毒DNA
病毒RNA
前体或聚蛋白
病毒RNA
前体或聚蛋白
蛋白酶抑制剂
病毒蛋白
病毒颗粒从表面出芽，病毒蛋白酶被激活，将聚蛋白分解为其组成蛋白，然后组装成熟的病毒颗粒。蛋白酶抑制剂在病毒成熟的过程中阻断这一重要步骤

图 34.15 药物抑制 HIV 复制的机制

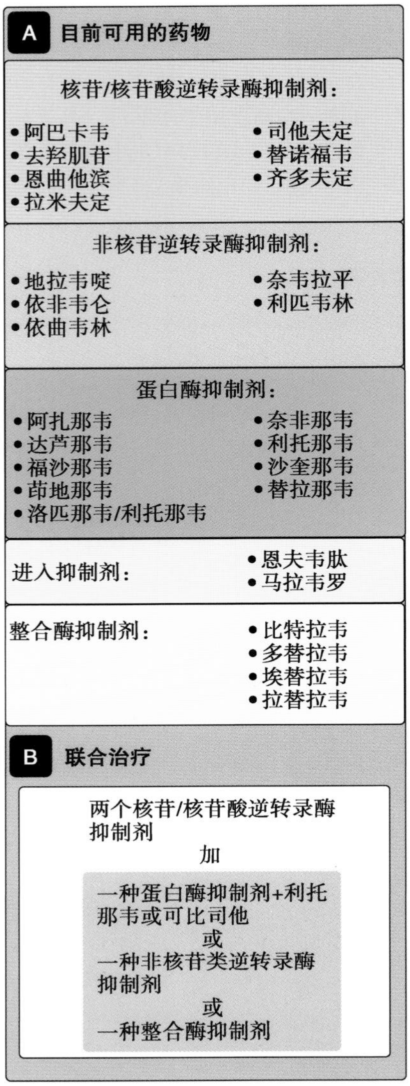
A 目前可用的药物
核苷/核苷酸逆转录酶抑制剂：
•阿巴卡韦
•去羟肌苷
•恩曲他滨
•拉米夫定
•司他夫定
•替诺福韦
•齐多夫定
非核苷逆转录酶抑制剂：
•地拉韦啶
•依非韦仑
•依曲韦林
•奈韦拉平
•利匹韦林
蛋白酶抑制剂：
•阿扎那韦
•达芦那韦
•福沙那韦
•茚地那韦
•洛匹那韦/利托那韦
•奈非那韦
•利托那韦
•沙奎那韦
•替拉那韦
进入抑制剂：
•恩夫韦肽
•马拉韦罗
整合酶抑制剂：
•比特拉韦
•多替拉韦
•埃替拉韦
•拉替拉韦
B 联合治疗
两个核苷/核苷酸逆转录酶抑制剂
加
一种蛋白酶抑制剂+利托那韦或可比司他
或
一种非核苷类逆转录酶抑制剂
或
一种整合酶抑制剂

图 34.16 HIV 的抗逆转录病毒疗法。（注：埃替拉韦可与可比司他联用。可比司他会抑制埃替拉韦的代谢，从而增加其在血浆中的浓度）

## Ⅷ. 用于治疗 HIV 感染的核苷类逆转录酶抑制剂

### A. 核苷类逆转录酶抑制剂概述

核苷类逆转录酶抑制剂（NRTI）是第一种治疗 HIV 感染的药物。目前，大多数初始抗逆转录病毒疗法的主要策略是使用两种 NRTI。可用的 NRTI 包括齐多夫定、拉米夫定、恩曲他滨（emtricitabine）、替诺福韦、去羟肌苷（didanosine）、司他夫定（stavudine）和阿巴卡韦（abacavir）。最常用的 NRTI 是替诺福韦、阿巴卡韦、恩曲他滨和拉米夫定。对于大多数人类免疫缺陷病患者而言，这些 NRTI 是推荐的初始治疗方案的一部分。富马酸替诺福韦二吡呋酯（tenofovir disoproxil fumarate，TDF）与恩曲他滨联合也可用于 HIV 感染高危人群的暴露前预防。

1. 作用机制：NRTI 是 HIV 逆转录酶的抑制剂。此类药

物是天然核苷(核苷或含核糖的核苷酸)的类似物,但缺少3′-羟基。一旦此类药物进入细胞,会被细胞酶磷酸化为相应的三磷酸类似物,并优先逆转录嵌入到病毒的DNA中。因为其不存在3′-羟基,所以不能在嵌入的三磷酸核苷和延长的DNA链之间形成3′,5′-磷酸二酯键,进而终止了DNA链的延伸。尽管线粒体DNA聚合酶γ在治疗浓度下可能是敏感的,但药物对许多宿主细胞DNA聚合酶的亲和力低于对HIV逆转录酶的亲和力。

2. 药代动力学:所有的NRTI都是口服的。(注:齐多夫定也可以作为静脉注射制剂。)替诺福韦具有两种不同的盐形式,即富马酸替诺福韦二吡呋酯(TDF)和替诺福韦艾拉酚胺(tenofovir alafenamide,TAF),均为替诺福韦的前药。替诺福韦前药可被淋巴细胞酶转化为替诺福韦二磷酸,作为药物的活性形式并抑制HIV逆转录酶。TAF以比TDF具有更强的抗HIV活性,使淋巴细胞中的二磷酸盐水平增加了5~7倍,并降低了血液循环中替诺福韦的水平。正因如此,TAF的副作用(肾功能不全和骨密度下降)弱于TDF。NRTI主要通过肾脏排泄,对于肾功能不全患者,除阿巴卡韦(由乙醇脱氢酶和葡糖醛酸转移酶代谢)外,所有药物均需调整用药剂量。

3. 不良反应:NRTI的许多毒性是由于对某些组织中线粒体DNA聚合酶的抑制所导致的。一般而言,双脱氧核苷,如去羟肌苷和司他夫定,对线粒体DNA聚合酶具有更强的亲和力,可引发毒性,如周围神经病、胰腺炎和脂肪萎缩。由于线粒体毒性,去羟肌苷和司他夫定已很少用于目前的抗逆转录病毒疗法。当使用一个以上的NRTI时,需谨慎避免毒性的叠加。所有的NRTI都与潜在的致命肝毒性有关,其特征是乳酸酸中毒和伴有脂肪变性的肝大。阿巴卡韦与超敏反应有关,这种不良反应约影响5%的患者,其特征通常是药物热(drug fever),以及皮疹、胃肠道症状、乏力和呼吸窘迫(图34.17)。过敏患者严禁再次使用阿巴卡韦,因为快速出现的严重反应可能导致死亡。基因测试(HLA-B*5701)可用于筛查患者发生过敏反应的可能性。图34.18显示了核苷类似物常见的不良反应。

4. 药物相互作用:由于NRTI经肾脏排泄,除了齐多夫定和替诺福韦,与这些药物发生相互作用的药物很少。

5. 耐药性:NRTI的耐药性已得到了很深入地阐释。最常见的耐药机制是病毒逆转录酶密码子184处的突变,导致了对拉米夫定和恩曲他滨的高度耐药性。但更重要的是,突变后的酶恢复了对齐多夫定和替诺福韦的敏感性。因为交叉耐药性和拮抗作用可发生在相同类别的药物之间(胸苷嘧啶、胞嘧啶、鸟苷和腺苷),所以禁止同时使用具有相同靶标的药物(例如,齐多夫定和司他夫定都是胸苷嘧啶的类似物,不应同时使用)。

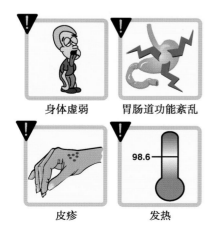
身体虚弱
胃肠道功能紊乱
98.6
皮疹
发热
图34.17 阿巴卡韦的过敏反应

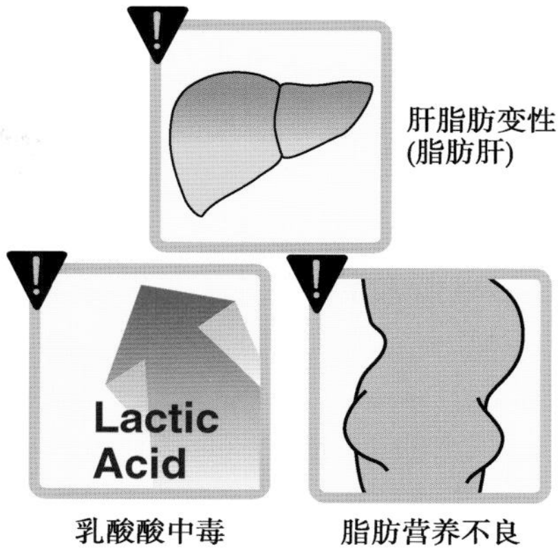
肝脂肪变性
(脂肪肝)
Lactic
Acid
乳酸酸中毒
脂肪营养不良
图34.18 核苷类药物的主要不良反应

## Ⅸ. 用于治疗HIV感染的非核苷类逆转录酶抑制剂

非核苷类逆转录酶抑制剂(NNRTI)是高选择性、非竞争性的HIV逆转录酶抑制剂。此类药物在活性位点附近的变构疏水位点与HIV逆转录酶结合,诱导酶发生构象变化,产生酶抑制作用。NNRTI不需要经细胞酶的激活。NNRTI具有共同的特征包括:与其他NNRTI的交叉耐药性、药物相互作用,以及包括皮疹在内的高发生率过敏反应。NNRTI包括奈韦拉平(nevirapine)、地拉韦啶(delavirdine)、依非韦仑(efavirenz)、依曲韦林(etravirine)和利匹韦林(rilpivirine)。在某些临床情况下,在初始抗逆转录病毒疗法中,建议使用依非韦仑(图34.19)和利匹韦林。例如,依非韦仑用于同时感染结核病的患者是安全的,因为其与利福霉素发生药物相互作用的可能性较低,而利匹韦林的片剂尺寸最小,因此是吞咽困难患者的理想选择。依曲韦林是第二代NNRTI,对许多对第一代NNRTI具有耐药性的HIV表现出活性。依曲韦林仅限用于患有HIV感染且发生多重耐药性及具有持续病毒复制迹象的患者。由于毒性和较差的抗病毒药效,很少使用地拉韦啶和奈韦拉平。

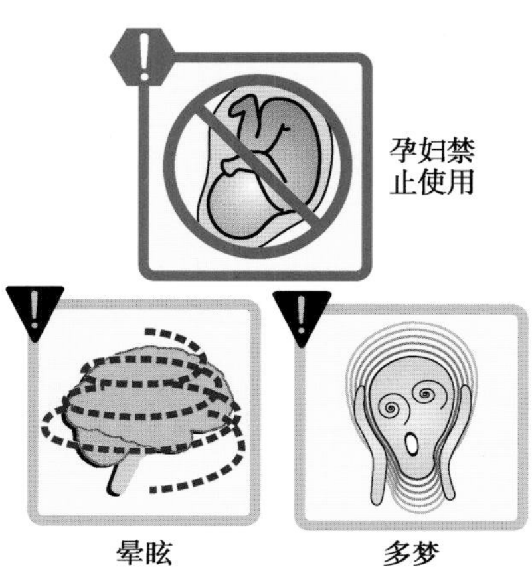
孕妇禁
止使用
晕眩
多梦
图34.19 依非韦仑的主要不良反应

## X. 用于治疗 HIV 感染的蛋白酶抑制剂

HIV 蛋白酶抑制剂(PI)显著改变了这种毁灭性病毒疾病的进程。在采用这一疗法后,美国因 HIV 感染而死亡的人数显著减少并持续下降(图 34.20)。可供使用的 PI 包括阿扎那韦(atazanavir,ATV),达芦那韦(darunavir,DRV),福沙那韦(fosamprenavir,FPV),茚地那韦(indinavir,IDV),洛匹那韦(lopinavir,LPV),奈非那韦(nelfinavir,NFV),沙奎那韦(saquinavir,SQV)和替拉那韦(tipranavir,TPV)。然而,目前的 HIV 指南中只列出了少数几个药物(例如,阿扎那韦和达芦那韦),因为其改善了不良反应,提高了病毒学疗效且易于给药。PI 由于其较高的遗传屏障而较难产生耐药性,因此在某些临床情况下,在初始治疗方案中推荐使用 PI(如不确定依从性的患者或耐药测试结果尚未提供的患者)。

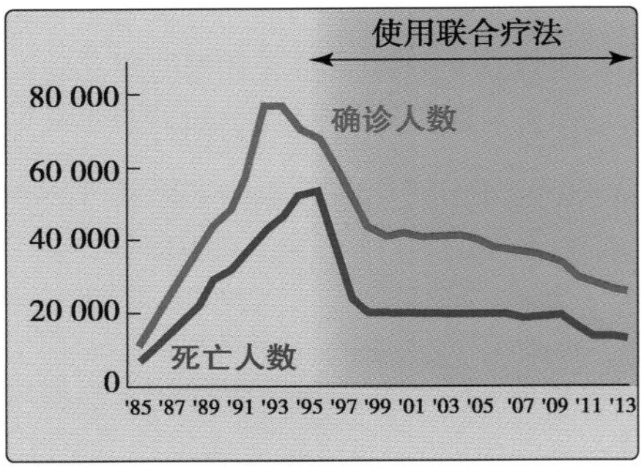
使用联合疗法
80 000
60 000
40 000
20 000
0
确诊人数
死亡人数
'85 '87 '89 '91 '93 '95 '97 '99 '01 '03 '05 '07 '09 '11 '13

图 34.20 美国艾滋病确诊及死亡的推算人数。绿色背景表示联合抗逆转录病毒疗法开始普遍使用后的年份

### A. 概述

这些强效药物具有共同的药理学特征。

1. 作用机制:PI 是 HIV 天冬氨酰蛋白酶(HIV aspartyl protease)的可逆抑制剂,HIV 天冬氨酰蛋白酶是一种病毒酶,其功能是将病毒蛋白切割成许多必需的酶(RT、蛋白酶和整合酶)和一些结构蛋白。这种抑制剂能阻止病毒颗粒的成熟,并产生非传染性的病毒颗粒。

2. 药代动力学:高脂膳食大大提高了部分 PI 的生物利用度,如奈非那韦和沙奎那韦,然而会降低茚地那韦的生物利用度,其他药物基本不受影响。PI 能够与血浆蛋白结合。此外,PI 是 CYP3A4 同工酶的底物,个别 PI 也可被其他 CYP450 同工酶代谢。此类药物的代谢广泛,很少有原形药物经尿液排泄。

3. 不良反应:PI 通常会引起恶心、呕吐和腹泻(图 34.21)。糖和脂代谢也会发生紊乱,导致糖尿病、高甘油三酯血症和高胆固醇血症。长期用药会导致脂肪重分布,包括四肢脂肪流失,腹部和颈部脂肪堆积("水牛背",图 34.22),以及乳房增大。这些身体变化可能向其他人表明,自己感染了 HIV。

4. 药物相互作用:因为 PI 是 CYP450 同工酶的底物和有效抑制剂,因此药物相互作用是其常见问题。药物依赖性代谢的抑制作用,很可能会使其累积至毒性水平。可与 PI 产生药物相互作用的药物包括可引起横纹肌溶解的辛伐他汀(simvastatin)和洛伐他汀(lovastatin),可引起过度镇静作用的咪达唑仑(midazolam)和三唑仑(triazolam),以及可引起呼吸抑制作用的

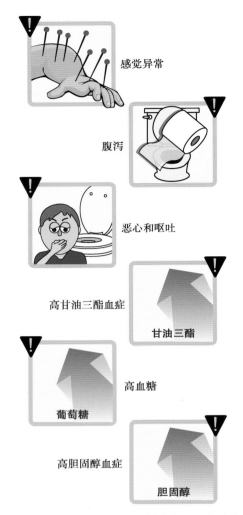
感觉异常
腹泻
恶心和呕吐
高甘油三酯血症
甘油三酯
高血糖
葡萄糖
高胆固醇血症
胆固醇

图 34.21 HIV 蛋白酶抑制剂的主要不良反应

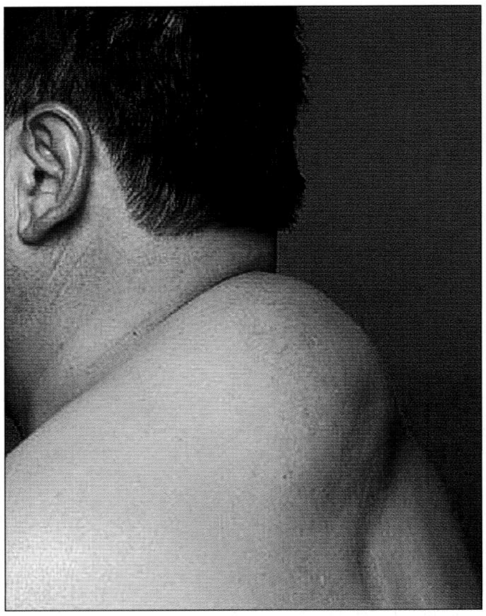

图 34.22 一位应用蛋白酶抑制剂治疗的患者,脂肪于颈部底部堆积

芬太尼(fentanyl)(图34.23)。与PI同时使用时,需要调整剂量和谨慎使用的药物包括华法林(warfarin)、西地那非(sildenafil)和苯妥英(phenytoin)(图34.24)。此外,CYP450同工酶诱导剂可能将PI血浆浓度降低至起效水平以下,导致治疗无效。因此,包括利福平(rifampin)和圣约翰草(St. John's wort)在内的一些药物应禁止与PI同时使用。

| 药物分类 | 举例 |
|---|---|
| 抗心律失常药 | 胺碘酮 |
| 麦角生物碱类衍生物 | 麦角胺 |
| 抗分枝杆菌药 | 利福平 |
| 苯二氮䓬类药物 | 三唑仑 |
| 吸入型类固醇激素类 | 氟替卡松 |
| 草本补充用药 | 圣约翰草 |
| HMG CoA还原酶抑制剂 | 洛伐他汀<br>辛伐他汀 |
| 麻醉药品 | 芬太尼 |
| $β_2$受体激动药 | 沙美特罗 |

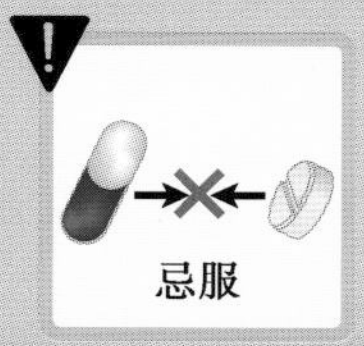
忌服

蛋白酶抑制剂

图34.23 不能与蛋白酶抑制剂同时使用的药物

| 药物分类 | 举例 |
|---|---|
| 抗凝血药 | 华法林 |
| 抗惊厥药 | 苯妥英 |
| 抗真菌药 | 伏立康唑 |
| 抗分枝杆菌药 | 利福布丁 |
| 勃起功能障碍药物 | 西地那非<br>他达拉非<br>伐地那非 |
| 降脂药 | 阿托伐他汀 |
| 麻醉药品 | 美沙酮 |

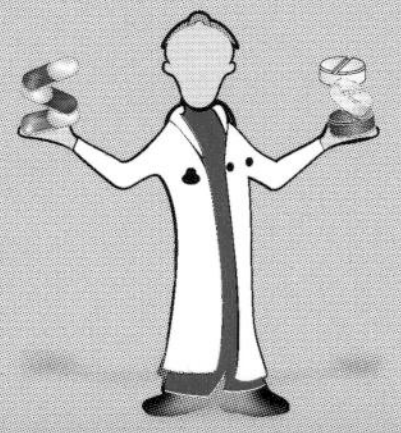

蛋白酶抑制剂

图34.24 与蛋白酶抑制剂联用时需要调整剂量或谨慎使用的药物

5. 耐药性:耐药性的产生是蛋白酶基因逐步突变积累的结果。初始突变导致病毒复制能力下降,但随着突变的积累,出现了对蛋白酶抑制剂具有较高耐药性的病毒。非最佳治疗浓度的PI会导致耐药性病毒株的快速出现。

### B. 阿扎那韦

阿扎那韦口服后吸收良好,但必须与食物一起服用,以增加吸收和生物利用度。阿扎那韦的吸收需要酸性环境。因此,未增效的阿扎那韦禁止与质子泵抑制剂同时使用,并且给药时必须与$H_2$受体拮抗药和抗酸剂分开服用。阿扎那韦可通过利托那韦(ritonavir)或可比司他(cobicistat)达到增效。该药物与蛋白结合度高,并通过CYP3A4同工酶进行广泛的代谢,主要经胆汁排泄。阿扎那韦的半衰期约为7h,但可每日服用1次。阿扎那韦是葡糖醛酸转移酶的竞争性抑制剂,已知的不良反应包括良性高胆红素血症和黄疸。此外,该药物可能会延长PR间期。但与其他PI相比,阿扎那韦的高脂血症风险较低。

### C. 达芦那韦

达芦那韦可与可比司他或小剂量的利托那韦联合使用。达芦那韦被批准用于未经过治疗的HIV患者,以及经过治疗但对其他PI耐药的HIV患者的初始治疗。达芦那韦必须与食物

| 药物 | 主要毒性反应及注意事项 |
|---|---|
| 阿扎那韦 | 恶心、腹部不适、皮疹、高胆红素血症 |
| 达芦那韦 | 恶心、腹部不适、头痛、皮疹 |
| 福沙那韦 | 恶心、腹泻、呕吐、口腔和口周感觉异常、皮疹 |
| 茚地那韦 | 良性高胆红素血症、肾结石、饭前1h或饭后2h服用、可与脱脂牛奶或低脂食物一起食用;每日饮用>1.5L液体 |
| 洛匹那韦 | 胃肠道不适、高脂血症、胰岛素抵抗 |
| 奈非那韦 | 腹泻、恶心、气胀、皮疹 |
| 利托那韦 | 腹泻、恶心、味觉异常、呕吐、贫血、转氨酶升高、甘油三酯升高;胶囊需要冷藏保存,片剂无需冷藏;可与食物同服;巧克力牛奶可改善口味 |
| 沙奎那韦 | 腹泻、恶心、腹部不适、转氨酶水平升高;与高脂肪食物同服或者饭后2h内服用。 |
| 替拉那韦 | 恶心、呕吐、腹泻、皮疹、严重的肝毒性、颅内出血 |

图34.25 蛋白酶抑制剂及其毒性总结。(注:洛匹那韦可与利托那韦联用。利托那韦可抑制洛匹那韦的代谢,从而提高其血浆浓度)

一起服用，以增强吸收。与利托那韦联用时，其消除半衰期为15 h。达芦那韦可被CYP3A同工酶广泛代谢，同时也是CYP3A4同工酶的抑制剂。其不良反应与其他PI相似。此外，达芦那韦可能引发皮疹。

图34.25总结了主要的PI及其性质。

## XI. 进入抑制剂

### A. 恩夫韦肽

恩夫韦肽(enfuvirtide)是一种融合抑制剂(fusion inhibitor)。HIV为了进入宿主细胞，必须将膜结构与宿主细胞膜进行融合。HIV与宿主细胞表面融合时会发生构象变化，这一过程是通过改变病毒跨膜糖蛋白gp41的构象来实现的。恩夫韦肽是一种儿可与gp41结合的多肽，可抑制其发生构象变化。恩夫韦肽与其他抗逆转录病毒药物联用用于经历过治疗，以及继续使用抗逆转录病毒药物但仍出现病毒复制的患者。作为肽类药物，恩夫韦肽必须皮下给药。大多数不良反应与注射有关，包括疼痛、红斑、硬结和结节，几乎所有患者都会发生。此外，恩夫韦肽必须在给药前溶解。

### B. 马拉韦罗

马拉韦罗(maraviroc)是一种可阻断CCR5共同受体的进入抑制剂(entry inhibitor)。CCR5可与gp41发挥协同作用，以促进HIV通过细胞膜进入细胞。HIV可能趋向于结合CCR5共同受体或CXCR4共同受体，或可与两者结合(双重性)。在使用马拉韦罗之前，需要进行一项确定病毒嗜性的测试，以区分HIV病毒株的感染是通过CCR5还是CXCR4，或者两者皆可。只有通过CCR5共同受体进入细胞的HIV病毒株才能成功地以马拉韦罗进行治疗。该药物口服后吸收良好，主要由肝脏CYP3A同工酶代谢，并且当使用大多数PI或强CYP450抑制剂时，用药剂量必须减少。相反，对于接受依法韦仑、依曲韦林或强CYP450诱导剂治疗的患者，剂量应相应增加。马拉韦罗通常具有很好的耐受性，但该药具有严重的肝毒性，可能引起发热或皮疹。此外，使用期间建议监测肝功能。

## XII. 整合酶抑制剂

拉替拉韦(raltegravir)、埃替拉韦(elvitegravir)、多替拉韦(dolutegravir)和比特拉韦(bictegravir)都是整合酶链转移抑制剂(integrase strand transfer inhibitor, INSTI)，也称为整合酶抑制剂。这些药物通过抑制病毒DNA插入宿主细胞基因组而发挥作用。整合酶的活性位点可与宿主细胞DNA结合，其包含两个2价金属离子，可作为INSTI的螯合靶点。因此，当存在INSTI时，整合酶的活性位点被占据，整合过程被抑制。埃替拉韦单独给药时，半衰期为3 h，但在可比司他的作用下可延长至约9 h。埃替拉韦的药代动力学增强后允许每日1次与食物同服。INSTI通常耐受性良好，恶心和腹泻是最常见的不良反应。重要的是，INSTI能与抗酸剂发生螯合作用，导致生物利用度显著降低。因此，INSTI应与抗酸剂和其他多价阳离子间隔几个小时给药。整合酶基因中的单点突变会导致INSTI的耐药性。尽管多替拉韦与其他INSTI的交叉耐药有限，但拉替拉韦和埃替拉韦之间可能会发生交叉耐药。

## XIII. 药代动力学增强剂

### A. 利托那韦

利托那韦已不再被用作单一的PI，而是被用作其他PI的药代动力学增强剂或“增效剂”。利托那韦是CYP3A的有效抑制剂，同时在低剂量给药下增加了第二种PI的生物利用度，使其给药间隔时间延长。在“增效剂”的帮助下，PI可达到更高$C_{\min}$水平，有助于防止HIV耐药性的产生。因此，在某些临床情况下，推荐在初始艾滋病治疗中使用PI“增效剂”。利托那韦由CYP3A4和CYP2D6代谢，胆汁排泄是其主要的清除途径，其半衰期为3~5 h。虽然利托那韦主要是CYP450同工酶的抑制剂，但也可诱导几种CYP450同工酶，其与许多药物的相互作用已被确定。

### B. 可比司他

可比司他是一种用于联合治疗HIV感染的药代动力学增强剂或增效剂。该药物能抑制CYP3A同工酶，用于提高PI阿扎那韦和达芦那韦，以及整合酶抑制剂埃替拉韦的生物利用度。由于可比司他能够抑制CYP3A、CYP2D6和转运体，因此存在广泛的药物相互作用。可比司他可抑制肾小管肌酐的分泌，可导致血清肌酐升高。

(李达翃)

## 思考题

34章 思考题

扫描二维码

获取思考题

# 第35章 抗 癌 药

## Ⅰ. 概述

据估计，超过25%的美国人在其一生中需要进行癌症的诊断，全美每年确诊的新癌症患者人数超过160万。对于25%以内的患者，仅需通过手术或局部放疗(local radiation)即可实现治愈，但大多数患者仍需要接受全身性化疗(systemic chemotherapy)。然而，即便进行了化疗，仍仅有10%的患者可被治愈或生存期可得以延长。但对于大多数患者而言，化疗药物只能缓解症状，癌症的复发或相关并发症最终还是会导致死亡。因此，癌症患者的总体5年生存率仅为68%，癌症也成为仅次于心血管疾病的第二大死亡原因。图35.1总结了本章将讨论的用于化疗的抗癌药物分类及其代表药物。

**抗代谢药物**

阿扎胞苷 (azacitidine, VIDAZA)
卡培他滨 (capecitabine, XELODA)
克拉屈滨 (cladribine, 仅有通用名)
阿糖孢苷 (cytarabine, DEPOCYT)
氟达拉滨 (fludarabine, 仅有通用名)
氟尿嘧啶 (5-fluorouracil, ADRUCIL)
吉西他滨 (gemcitabine, GEMZAR)
6-巯嘌呤 (6-mercaptopurine, PURINETHOL)
甲氨蝶呤 (methotrexate, MTX, TREXALL)
培美曲塞 (pemetrexed, ALIMTA)
普拉曲沙 (pralatrexate, FOLOTYN)

**抗生素**

博来霉素 (bleomycin, 仅有通用名)
柔红霉素 (daunorubicin, CERUBIDINE)
阿霉素 (doxorubicin, ADRIAMYCIN, DOXIL)
表柔比星 (epirubicin, ELLENCE)
伊达比星 (idarubicin, IDAMYCIN)
米托蒽醌 (mitoxantrone, 仅有通用名)

**烷化剂**

白消安 (busulfan, MYLERAN)
卡莫司汀 (carmustine, BICNU)
苯丁酸氮芥 (chlorambucil, LEUKERAN)
环磷酰胺 (cyclophosphamide, CYTOXAN)
达卡巴嗪 (dacarbazine, 仅有通用名)
异环磷酰胺 (ifosfamide, IFEX)
洛莫司汀 (lomustine, GLEOSTINE)
美法仑 (melphalan, ALKERAN)
替莫唑胺 (temozolomide, TEMODAR)

**微管抑制药**

多烯紫杉醇 (docetaxel, TAXOTERE)
紫杉醇 (paclitaxel, TAXOL)
长春碱 (vinblastine, 仅有通用名)
长春新碱 (vincristine, VINCASAR PFS)
长春瑞滨 (vinorelbine, NAVELBINE)

**甾体激素及其拮抗药**

阿那曲唑 (anastrozole, ARIMIDEX)
比卡鲁胺 (bicalutamide, CASODEX)
恩杂鲁胺 (enzalutamide, XTANDI)
依西美坦 (exemestane, AROMASIN)
氟他胺 (flutamide, 仅有通用名)
氟维司群 (fulvestrant, FASLODEX)

**甾体激素及其拮抗药(续)**

戈舍瑞林 (goserelin, ZOLADEX)
来曲唑 (letrozole, FEMARA)
亮丙瑞林 (leuprolide, LUPRON)
尼鲁米特 (nilutamide, NILANDRON)
雷洛昔芬 (raloxifene, EVISTA)
他莫昔芬 (tamoxifen, 仅有通用名)
曲普瑞林 (triptorelin, TRELSTAR)

**单克隆抗体**

贝伐单抗 (bevacizumab, AVASTIN)
西妥昔单抗 (cetuximab, ERBITUX)
达雷木单抗 (daratumumab, DARZALEX)
帕尼单抗 (panitumumab, VECTIBIX)
雷莫芦单抗 (ramucirumab, CYRAMZA)
利妥昔单抗 (rituximab, RITUXAN)
曲妥单抗 (trastuzumab, HERCEPTIN)

**酪氨酸激酶抑制药**

阿法替尼 (afatinib, GILOTRIF)
达拉菲尼 (dabrafenib, TAFINLAR)
达沙替尼 (dasatinib, SPRYCEL)
埃罗替尼 (erlotinib, TARCEVA)
依鲁替尼 (ibrutinib, IMBRUVICA)
艾代拉里斯 (idelalisib, ZYDELIG)
伊马替尼 (imatinib, GLEEVEC)
尼罗替尼 (nilotinib, TASIGNA)
奥西替尼 (osimertinib,TAGRISSO)
帕唑帕尼 (pazopanib, VOTRIENT)
索拉非尼 (sorafenib, NEXAVAR)
舒尼替尼 (sunitinib, SUTENT)
曲美替尼 (trametinib, MEKINIST)
维莫非尼 (vemurafenib, ZELBORAF)

**其他抗癌药物**

阿比特龙 (abiraterone, ZYTIGA)
硼替佐米 (bortezomib, VELCADE)
卡铂 (carboplatin, 仅有通用名)
卡非佐米 (carlzomib, KYPROLIS)
顺铂 (cisplatin, PLATINOL)
依托泊苷 (etoposide, TOPOSAR)
伊沙佐米 (ixazomib, NINLARO)
来那度胺 (lenalidomide, REVLIMID)
纳武单抗 (nivolumab, OPDIVO)
奥沙利铂 (oxaliplatin, ELOXATIN)
派姆单抗 (pembrolizumab, KEYTRUDA)
泊马度胺 (pomalidomide, POMALYST)
沙利度胺 (thalidomide, THALOMID)
拓扑替康 (topotecan, HYCAMTIN)

图35.1 主要化疗药物总结

## Ⅱ. 癌症化疗的原理

癌症化疗(chemotherapy)的主要原理是通过药物的细胞毒性作用或促凋亡活性引起肿瘤细胞的死亡,从而抑制肿瘤的生长。化疗药物的作用靶点主要是肿瘤细胞的脱氧核糖核酸(DNA)或细胞复制过程中的关键代谢位点。例如,基于DNA或核糖核酸(RNA)的构建模块——嘌呤和嘧啶的药物(图35.2)。在理想情况下,抗癌药物应仅干扰肿瘤细胞所特有的细胞过程。但事与愿违的是,大多数传统的抗癌药物不能特异性识别肿瘤细胞,而是会同时作用于各种正常和异常的快速增殖细胞。因此,几乎所有抗肿瘤药物在治疗和毒性作用上都呈现出"陡峭的"剂量-反应曲线(dose-response curve)。目前正在开发的基于不同疗法的新型抗癌药物,主要是通过阻断检查点(checkpoint)并利用患者自身的免疫系统杀灭肿瘤细胞。尽管这一策略彰显出很大的希望,但与传统化疗药物的骨髓抑制副作用相比,其不良反应仍是一个令人关注的问题,并且会以自身免疫毒性的形式出现。

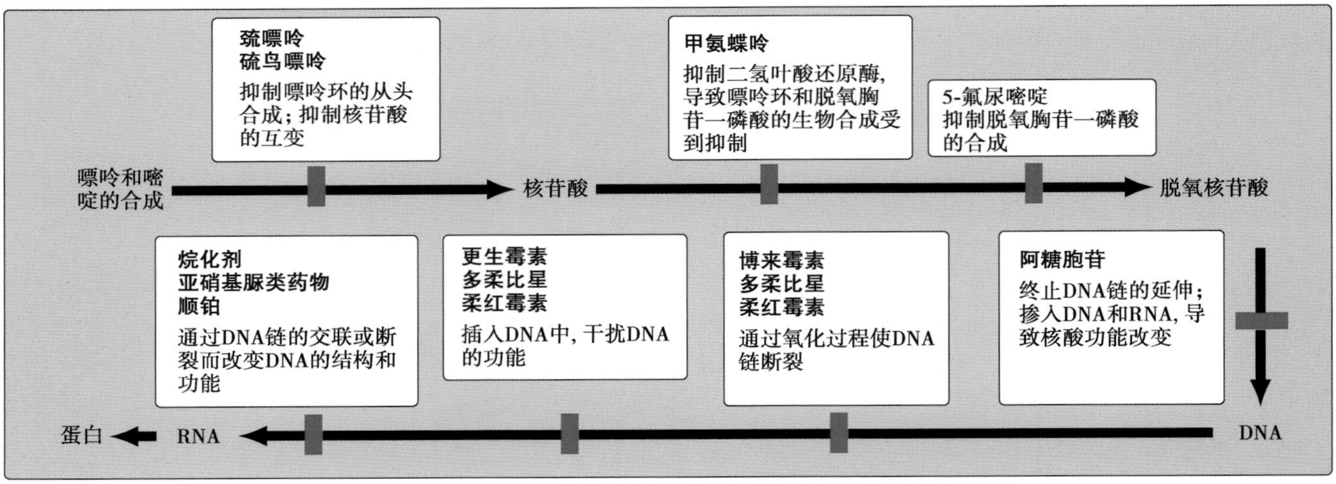
巯嘌呤
硫鸟嘌呤
抑制嘌呤环的从头合成;抑制核苷酸的互变
甲氨蝶呤
抑制二氢叶酸还原酶,导致嘌呤环和脱氧胸苷一磷酸的生物合成受到抑制
5-氟尿嘧啶
抑制脱氧胸苷一磷酸的合成
嘌呤和嘧啶的合成
核苷酸
脱氧核苷酸
烷化剂
亚硝基脲类药物
顺铂
通过DNA链的交联或断裂而改变DNA的结构和功能
更生霉素
多柔比星
柔红霉素
插入DNA中,干扰DNA的功能
博来霉素
多柔比星
柔红霉素
通过氧化过程使DNA链断裂
阿糖胞苷
终止DNA链的延伸;掺入DNA和RNA,导致核酸功能改变
蛋白
RNA
DNA

图35.2 影响RNA和DNA的化疗药物举例

### A. 化疗的策略

1. 化疗的目标:化疗的最终目标是治愈癌症,实现患者的长期无病生存。真正的治愈需要根除每一个肿瘤细胞。如果无法达到治愈,那么化疗的目标则是实现对疾病的控制,即防止肿瘤的增大和扩散,以延长患者的生存期并维持其生活质量。因此,可将癌症转化为一种慢性的疾病,使患者可以维持一种"近乎正常"的生活状态。无论是哪种情况,一般可首先通过手术和放射治疗,直接减少肿瘤细胞的数量,然后再进行化疗、免疫疗法、生物修正疗法或以上策略的联合疗法(图35.3)。在癌症晚期,控制癌症的可能性已微乎其微,目标也仅是缓解症状(减轻症状、避免危及生命的毒性)。也就是说,即便化疗药物无法延长患者的生存期,也可以用于缓解癌症引起的症状以改善生活质量。应时刻牢记癌症的治疗目标,因为这一目标往往会对治疗决策产生重要影响。当然,治疗目标也不是一成不变的,其动态变化情况如图35.4所示。

2. 化疗的适应证:当肿瘤已发生扩散且不适合手术治疗时,往往也会选择化疗。化疗可作为手术和放疗后微小转移的补充疗法,在这种情况下也被称为辅助化疗(adjuvant chemotherapy);为了使肿瘤缩小而在手术之前进行的化疗被称为新辅助化疗(neoadjuvant chemotherapy);而为了延长缓解期所给予的较低剂量的化疗被称为维持化疗(maintenance chemotherapy)。

3. 肿瘤的敏感性和生长周期:处于复制周期的肿瘤细胞的比例,即生长比例(growth fraction),会影响大多数癌症化疗药物的敏感性。快速分裂的细胞通常对化疗更为敏感,而缓慢增殖的细胞则较不敏感。通常,非分裂细胞(处于$G_0$期的细胞,图35.5)在许多化疗药物的毒性作用下仍能够存活。

a. **药物的细胞周期特异性**:正常细胞和肿瘤细胞都具有各自的生长周期(图35.5)。但是,在正常和肿瘤组织中,处于周期各个阶段的细胞数量可能不同。仅对正处于分裂的细胞有效的化疗药物被称为细胞周期特异性(cell cycle specific)化疗药物(图35.5),不具备这一性质的药物则被称为细胞周期非特异性(cell cycle nonspecific)化疗药物。通常,尽管非特异性药物对处于生长周期的细胞具有更强的毒性,但也可用于治疗复制比例较低的肿瘤。

b. **肿瘤的生长速率**:大多数实体瘤的初期生长速率都非常快,但往往随着肿瘤体积的增大,生长速率逐渐变小(图35.3)。这主要是由于血管生成和血液循环不足所引起的营养素和氧气缺乏所致。临床上可通过手术、放疗或细胞周期非特异性药物来减轻肿瘤负荷,从而增加肿瘤细胞对细胞周期特异性化疗药物的敏感性。

### B. 化疗的治疗方案和时程安排

通常根据患者的体表面积"量身"计算每位患者的给药剂量。

1. 对数杀灭现象:化疗药物对癌细胞的杀伤性遵循一级动力学原理,即给定剂量的药物会杀伤恒定比例的细胞,通常以"对数杀灭"(log *kill*)来表示。例如,当白血病细胞总数大约达到$10^9$个时才会被诊断出白血病,因此,如果化疗导致99.999%的杀灭率,则$10^9$个细胞的剩余存活量为$10^4$个(0.001%),这将被定义为"5-log *kill*"。此时,患者不会表现出

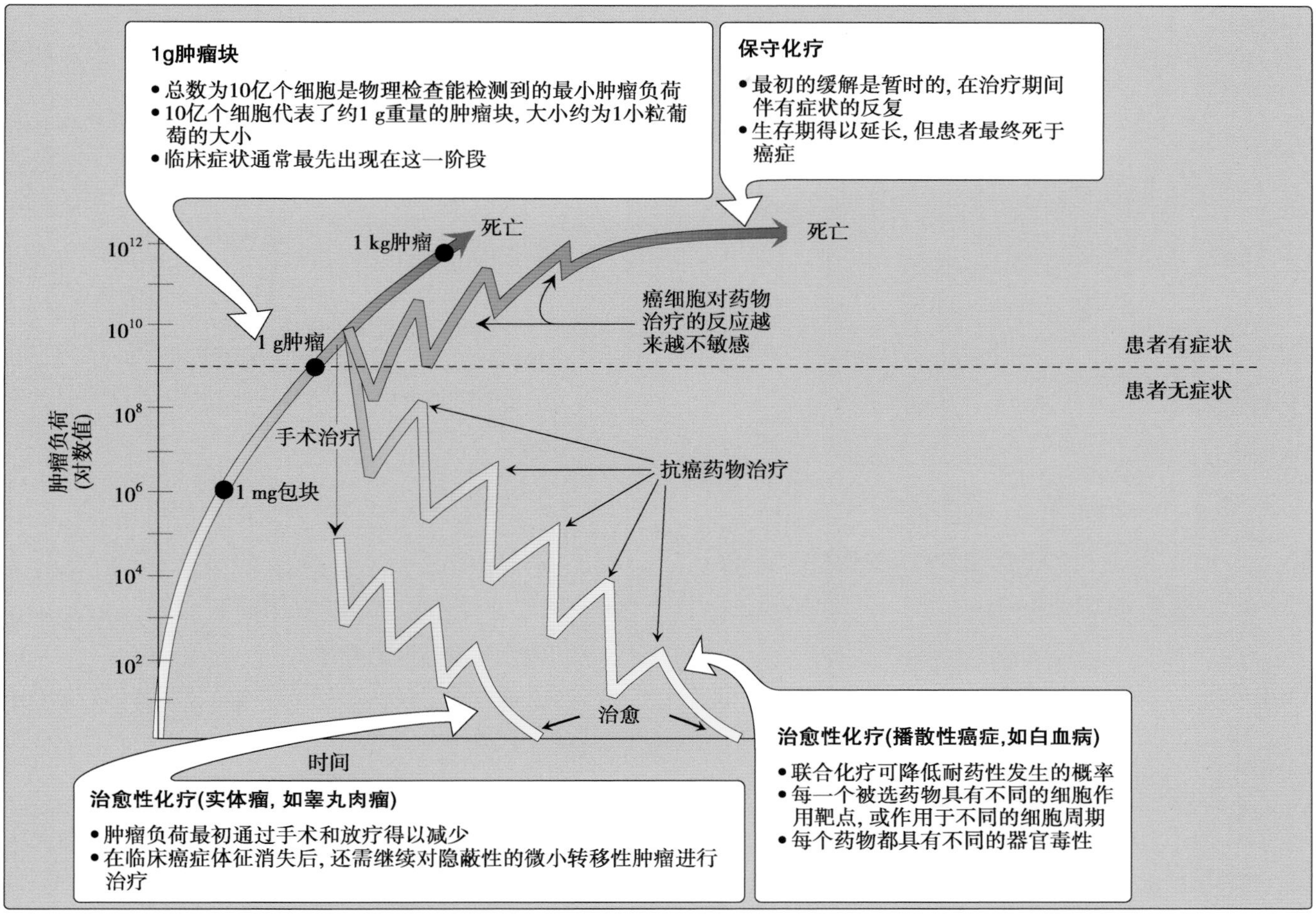
1g肿瘤块
•总数为10亿个细胞是物理检查能检测到的最小肿瘤负荷
•10亿个细胞代表了约1 g重量的肿瘤块，大小约为1小粒葡萄的大小
•临床症状通常最先出现在这一阶段
保守化疗
•最初的缓解是暂时的，在治疗期间伴有症状的反复
•生存期得以延长，但患者最终死于癌症
1 kg肿瘤
死亡
死亡
癌细胞对药物治疗的反应越来越不敏感
1 g肿瘤
患者有症状
患者无症状
手术治疗
抗癌药物治疗
1 mg包块
肿瘤负荷(对数值)
$10^{12}$
$10^{10}$
$10^{8}$
$10^{6}$
$10^{4}$
$10^{2}$
治愈
时间
治愈性化疗(播散性癌症，如白血病)
•联合化疗可降低耐药性发生的概率
•每一个被选药物具有不同的细胞作用靶点，或作用于不同的细胞周期
•每个药物都具有不同的器官毒性
治愈性化疗(实体瘤，如睾丸肉瘤)
•肿瘤负荷最初通过手术和放疗得以减少
•在临床癌症体征消失后，还需继续对隐蔽性的微小转移性肿瘤进行治疗

图 35.3 不同治疗方案对某一假想患者负荷癌细胞的作用

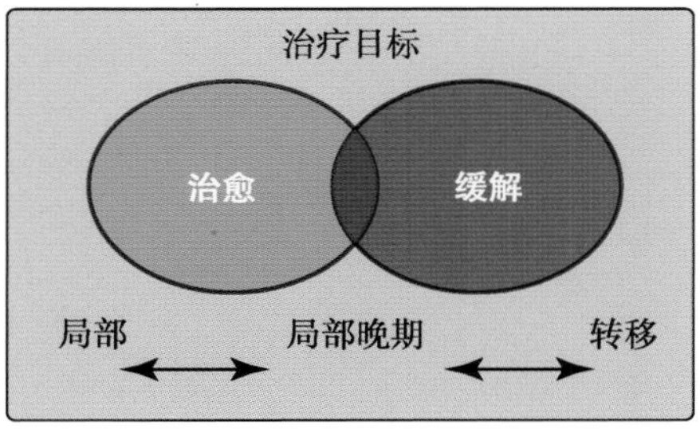
治疗目标
治愈
缓解
局部
局部晚期
转移

图 35.4 化疗药物的治疗目标

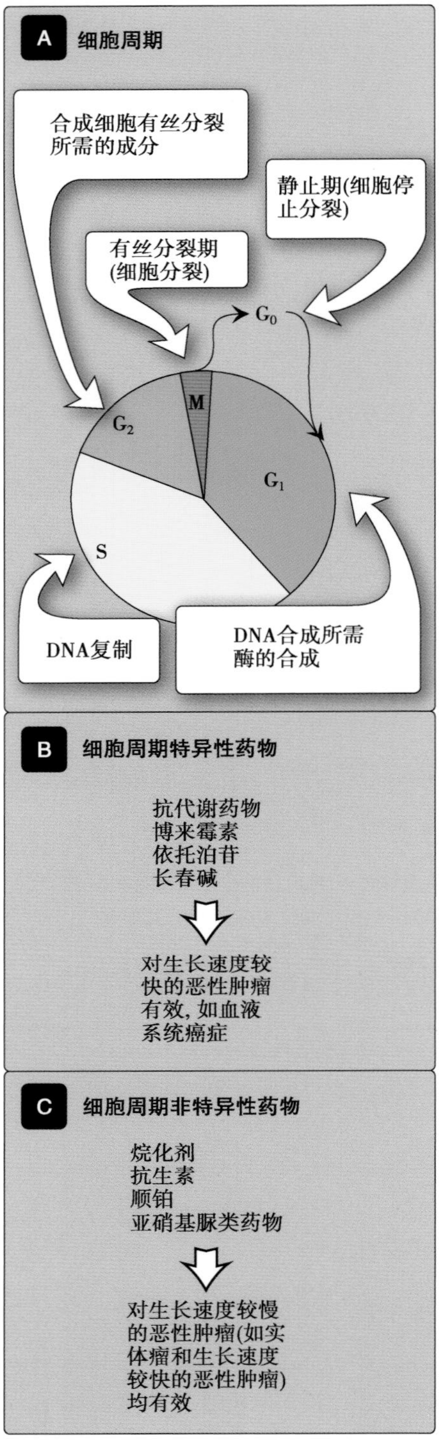
A 细胞周期
合成细胞有丝分裂所需的成分
静止期(细胞停止分裂)
有丝分裂期(细胞分裂)
G0
M
G2
G1
S
DNA复制
DNA合成所需酶的合成
B 细胞周期特异性药物
抗代谢药物
博来霉素
依托泊苷
长春碱
对生长速度较快的恶性肿瘤有效，如血液系统癌症
C 细胞周期非特异性药物
烷化剂
抗生素
顺铂
亚硝基脲类药物
对生长速度较慢的恶性肿瘤(如实体瘤和生长速度较快的恶性肿瘤)均有效

图 35.5 化疗药物对哺乳动物细胞生长周期的影响

症状，并且处于缓解状态（图 35.3）。对于大多数细菌感染，如果微生物数量下降 5-log（剩余原数量的 1/100 000），一般即可实现治愈，因为机体的免疫系统有能力清除体内剩余的细菌。然而癌症却大不相同，肿瘤细胞并非那么容易消除，所以需要额外的治疗以完全清除上述残留的白血病细胞。

2. 肿瘤“避难所”：中枢神经系统（central nervous system，CNS）是白血病细胞和其他肿瘤细胞的“避难所”。由于因为转运抑制阻止了某些化疗药物进入 CNS，因此患者可能需要进行颅脑-脊柱轴向放疗或鞘内注射药物以清除这些部位的白血病细胞。这与一些药物不能进入实体瘤的特定区域类似。

3. 治疗方案：在多数化疗有效的癌症中，联合用药比单一用药更为有效。

a. **联合化疗：**具有不同毒性、作用于不同分子位点，以及具有不同作用机制的细胞毒类药物，通常在全剂量下进行联合应用。由于附加或潜在的细胞毒作用，实现了更高的反应速度，但宿主毒性作用不会叠加。相反，具有类似剂量限制性毒性的药物，比如骨髓抑制、肾毒性、心脏毒性，仅仅通过减少每个药物的用量即可实现安全联用。

b. **联合用药的优点：**化疗药物联用的优点包括：①可在药物毒性耐受范围内最大限度地杀死肿瘤细胞；②抗瘤谱广；③可能延缓或阻止耐药瘤株的形成。

c. **治疗方案：**目前已经建立了多种肿瘤治疗方案，每一方案都应用于特殊的肿瘤状态。常以药物的第一个字母组合命名方案的名称。例如，常用于治疗非霍奇金淋巴瘤（non-Hodgkin lymphoma）的 R-CHOP 治疗方案，是由利妥昔单抗（rituximab），环磷酰胺（cyclophosphamide），阿霉素（hydroxydaunorubicin，多柔比星），长春新碱（oncovin）和泼尼松（prednisone）组成。治疗安排一般包含间歇期，以使化疗药物影响的免疫系统得以恢复，进而降低了严重感染的风险。

## C. 化疗的耐药性和毒性

抗肿瘤药物大多是有毒的物质，可对细胞产生致死性损伤。因此，部分肿瘤细胞进化出复杂的防御机制，以保护自己免受化学毒物（包括化疗药）的损伤。

1. 耐药性：有些肿瘤细胞（如黑色素瘤细胞）对多数抗肿瘤药物具有天然耐药性（resistance）。特别是长期给予未达到最佳标准剂量的药物时，一些肿瘤细胞通过突变获得对细胞毒药物的耐药性。联合用药通过短期、加强和间歇治疗，最大限度减轻了药物的耐药性。联合用药可对肿瘤细胞群中具有耐药性的细胞产生有效的杀伤作用。

2. 多药耐药性：多药耐药性（multidrug resistance）是由于肿瘤细胞逐步选择编码跨膜蛋白［P-糖蛋白（P-glycoprotein，P-gp），图 35.6］的基因进行扩增所致。这种耐药性是通过 P-gp 利用 ATP 介导的药物外排作用实现的。应用结构不同的药物后常可发生交叉耐药性（cross-resistance）。例如，对细胞毒药物长春花生物碱具有耐药性的细胞，同时也会对放线菌素 D（dactinomycin）和蒽环类抗生素（anthracycline antibiotic）、秋水仙碱（colchicine）产生耐药性，反之亦然。这些药物都是天然药物，每一种药物都含有一个疏水性芳香环，在中性 pH 条件下带有正电荷。（注：正常情况下多种类型细胞的 P-gp 表达较低，但在肾脏、肝脏、胰腺、小肠、结肠和肾上腺中表达水平较高。这一结果提示 P-gp 的存在使腺癌患者对化疗具有内在的耐药性。）某些药物，如维拉帕米（verapamil），在高浓度下可抑制 P-gp，进而干扰抗肿瘤药物的外排。但由于这些药自身具有不良反应，因此其在应用中效果不佳。目前正在研发可在药理学上阻断 P-gp 的抑制剂。

3. 毒性：化疗的目的是快速杀死分裂的肿瘤细胞，但同时也会对快速增殖的正常细胞产生不利影响（如口腔黏膜细

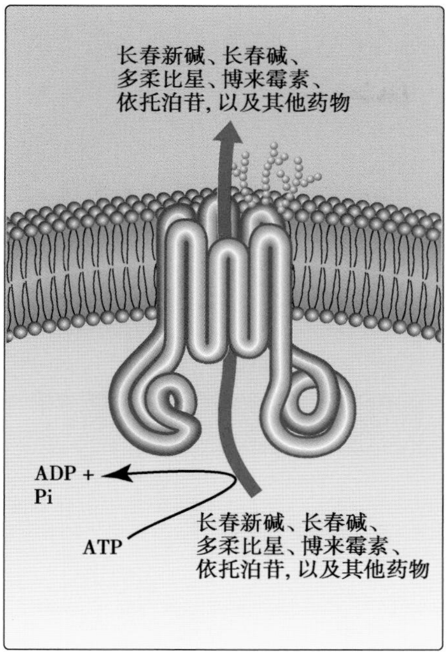
长春新碱、长春碱、
多柔比星、博来霉素、
依托泊苷，以及其他药物
ADP +
Pi
ATP
长春新碱、长春碱、
多柔比星、博来霉素、
依托泊苷，以及其他药物

图 35.6 磷酸化糖蛋白的 6 次跨膜结构形成了一个中央通道，在 ATP 依赖性泵的作用下，将药物泵出细胞

胞、骨髓、胃肠黏膜细胞和发囊），从而造成了化疗的毒性反应。

a. **共性不良反应：**多数化疗药物的治疗窗较窄。在应用大多数化疗药物治疗期间，可引起严重的呕吐、口腔炎、骨髓抑制，以及不同程度的脱发等不良反应。可通过止吐药来控制药物引起的呕吐。毒性反应不仅包括许多化疗药物共同的毒性反应，即骨髓抑制所导致的感染（图 35.7），还包括某些化疗药物引起的特有毒性反应，如环磷酰胺引起的膀胱毒性、阿霉素引起的心脏毒性、博来霉素（bleomycin）引起的肺毒性。不同药

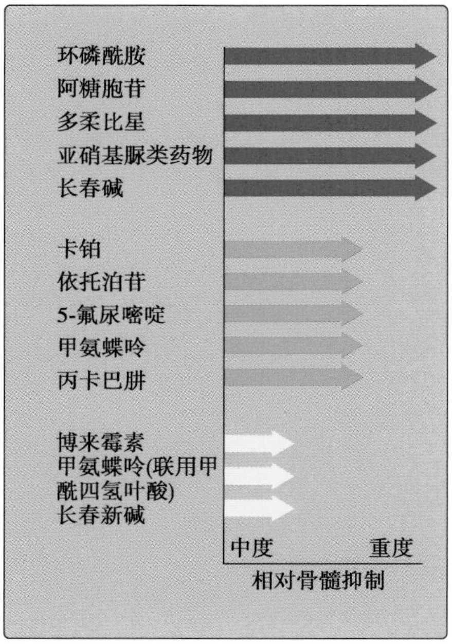
环磷酰胺
阿糖胞苷
多柔比星
亚硝基脲类药物
长春碱
卡铂
依托泊苷
5-氟尿嘧啶
甲氨蝶呤
丙卡巴肼
博来霉素
甲氨蝶呤(联用甲酰四氢叶酸)
长春新碱
中度
重度
相对骨髓抑制

图 35.7 化疗药物骨髓抑制程度的比较

物不良反应的持续时间差别也较大。例如，脱发是暂时性的，但是心脏毒性、肺毒性和膀胱毒性都是不可逆的。

b. **不良反应的最小化：**通过一些干预手段可改善毒性反应，如注射细胞保护药；在肿瘤（如手臂肉瘤）局部注射药物；患者在增强化疗前移取骨髓，化疗后再移植回机体；补充水分生成足量的尿液来防治膀胱毒性。此外，给予亚叶酸［folinic acid，又称为甲酰四氢叶酸（leucovorin）］可有效预防甲氨喋呤（methotrexate，MTX）引起的巨幼红细胞性贫血；给予人粒细胞集落刺激因子，可部分逆转许多化疗药引起的中性白细胞减少症。

4. 治疗所诱发的新肿瘤：由于多数抗肿瘤药物都具有致突变毒性，因此对于治疗原发癌症 10 年或以上的患者，可能会诱发新的肿瘤（如急性非淋巴细胞性白血病）。（注：治疗诱导引起的新肿瘤已经成为烷化剂治疗后的一个特殊问题。）但大多数因癌症化疗药物导致的肿瘤，对治疗策略反应良好。

## Ⅲ. 抗代谢药物

抗代谢药物（antimetabolite）是存在于细胞内，结构与机体正常化合物相关的物质（图 35.8）。此类药物通常干扰了嘌呤和嘧啶核苷酸前体的利用，进而抑制了核苷酸的合成，或竞争抑制了 DNA 或 RNA 合成。抗代谢药物通常在 S 期发挥最大细胞毒性作用，因此属于细胞周期特异性药物。

### A. 甲氨蝶呤、培美曲塞和普拉曲沙

叶酸在一碳单位的转运等各种代谢反应中发挥着非常重要的作用，是细胞复制所必需的物质。叶酸主要来源于日常食物和肠道菌群产生的叶酸。MTX、培美曲塞（pemetrexed）和普拉曲沙（pralatrexate）均为抗叶酸药物。

1. 作用机制：MTX 的化学结构和叶酸相似，通过抑制哺乳动物细胞中的二氢叶酸还原酶（dihydrofolate reductase，DHFR），使叶酸不能转化为其活性辅酶形式四氢叶酸（tetrahydrofolic acid，$FH_4$）（图 35.9）。只有增加超过 1 000 倍的天然底物二氢叶酸（dihydrofolate，$FH_2$）才能使被抑制的 DHFR 恢复活性。因此，也可以通过给予甲酰四氢叶酸，绕过被抑制的 DHFR 以补充叶酸（图 35.9）。（注：甲酰四氢叶酸是 $FH_4$ 的 $N^5$-甲酰基衍生物。）MTX 可特异性作用于细胞周期的 S 期。抗代谢药物培美曲塞的作用机制与 MTX 相似。除抑制 DHFR 外，培美曲塞还可抑制胸苷酸合成酶（thymidylate synthase），以及涉及叶酸代谢和 DNA 合成的其他酶。普拉曲沙也可抑制 DHFR。

2. 临床用途：MTX 通常与其他化疗药物联用治疗急性淋巴细胞性白血病、儿童伯基特淋巴瘤（Burkitt lymphoma）、肺癌、膀胱癌、头颈癌。此外，单用低剂量的 MTX 可用于治疗某些炎症疾病，如严重的银屑病，风湿性关节炎（rheumatoid arthritis，RA），克罗恩病（Crohn's disease）。所有接受 MTX 治疗的患者都需要密切观察可能出现的毒性作用。培美曲塞主要用于非小细胞型肺癌的治疗，而普拉曲沙用于复发性或难治性 T 细胞淋巴瘤。

3. 药代动力学：MTX 低剂量口服后经胃肠道不规则吸收，也可通过肌内注射、静脉注射和鞘内注射给药（图 35.10）。由于 MTX 不易透过血-脑屏障，因此可通过鞘内注射以杀灭 CNS 系统中存活并繁殖的肿瘤细胞。在小肠上皮细胞、肝脏、

| 药物 | 给药途径 | 不良反应 | 重要的药物相互作用 | 监测指标 | 注意事项 |
|---|---|---|---|---|---|
| 氨甲蝶呤 | IV、PO、IM、IT | 恶心、呕吐、腹泻、口腔炎、皮疹、脱发、骨髓抑制、肾损伤(大剂量)、神经毒性(IT) | 奥美拉唑、叶酸、华法林、NSAID、青霉素、头孢菌素 | CBC、肾和肝功能、甲氨蝶呤水平(大剂量注射后) | 给予甲酰四氢叶酸可预防或逆转部分不良反应；肾损害时需调整剂量 |
| 6-巯嘌呤(6-MP) | PO | 恶心、呕吐、腹泻、骨髓抑制、厌食、肝毒性(黄疸) | 华法林、别嘌醇、SMZ/TMP | CBC、肝肾功能 | 服用别嘌醇可预防药物毒性，使6-MP剂量下降50%~75% |
| 氟达拉滨 | IV | 恶心、呕吐、腹泻、骨髓抑制、免疫抑制、发热、水肿、神经毒性 | 阿糖胞苷、环磷酰胺、顺铂、米托蒽醌、喷司他丁 | CBC、肝肾功能、肿瘤溶解综合征 | 感染增加免疫抑制的危险；肾损害时需调整剂量 |
| 克拉曲滨 | IV、SC | 中性粒细胞减少、免疫抑制、发热、恶心、呕吐、致畸、周围神经病 | | CBC、肝肾功能、腹泻 | 感染增加免疫抑制的危险 |
| 5-氟尿嘧啶(5-FU) | IV | 腹泻、脱发、严重的黏膜炎、骨髓抑制(丸剂)、"手足综合征"(连续输液)、冠脉痉挛 | 氨甲蝶呤(抗叶酸类似物) | CBC、肝肾功能、腹泻 | 手足综合征/肢端红肿症，即手掌和脚掌红斑剥脱症 |
| 卡培他滨 | PO | 腹泻、黏膜炎、骨髓抑制、手足综合征、胸痛 | 华法林，苯妥英 | CBC、肝肾功能、腹泻 | 餐后30 min给药，保持皮肤湿润 |
| 阿糖胞苷 | IV、IT | 恶心、呕吐、腹泻、骨髓抑制、肝毒性、神经毒性、结膜炎(大剂量时) | 地高辛、烷化剂、氨甲喋呤 | CBC、肝肾功能、神经毒性 | 甾体类药物滴眼治疗以预防大剂量引起的结膜炎 |
| 阿扎胞苷 | IV、SC | 骨髓抑制(中性粒细胞增多、血小板减少)、恶心、呕吐、便秘，低血钾，肾毒性 | | CBC、肝肾功能 | 配制药物(静脉注射)仅在60 min内稳定 |
| 吉西他滨 | IV | 骨髓抑制(血小板减少)、恶心、呕吐、脱发、皮疹、类流感综合征 | 强效放射增敏剂 | CBC、肝功能、皮疹 | |

图 35.8 抗代谢药物的主要特性。CBC，全血细胞计数；IM，肌内注射；IT，鞘内注射；IV，静脉注射；PO，口服；SC，皮下注射；SMZ/TMP，磺胺甲噁唑/甲氧苄啶

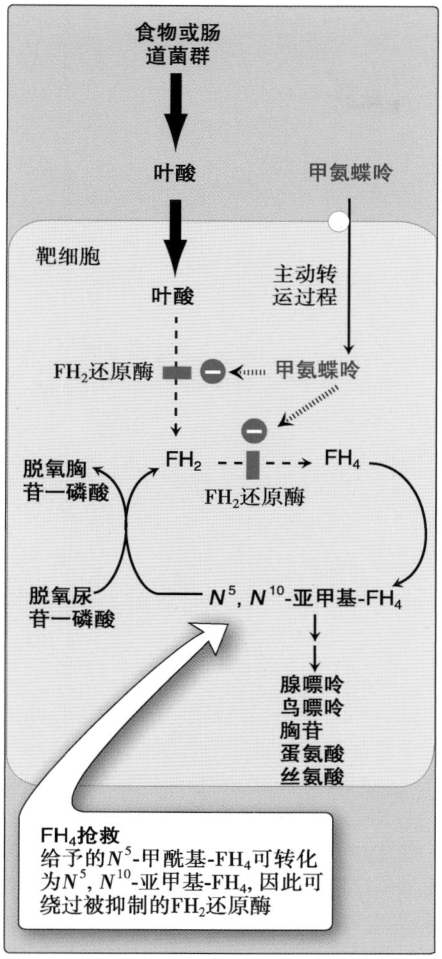
食物或肠道菌群
叶酸
甲氨蝶呤
靶细胞
叶酸
主动转运过程
FH2还原酶
甲氨蝶呤
脱氧胸苷一磷酸
FH2
FH4
FH2还原酶
脱氧尿苷一磷酸
N5, N10-亚甲基-FH4
腺嘌呤
鸟嘌呤
胸苷
蛋氨酸
丝氨酸
FH4抢救
给予的N5-甲酰基-FH4可转化为N5, N10-亚甲基-FH4, 因此可绕过被抑制的FH2还原酶

图 35.9 甲氨蝶呤的作用机制与给予甲酰四氢叶酸的作用

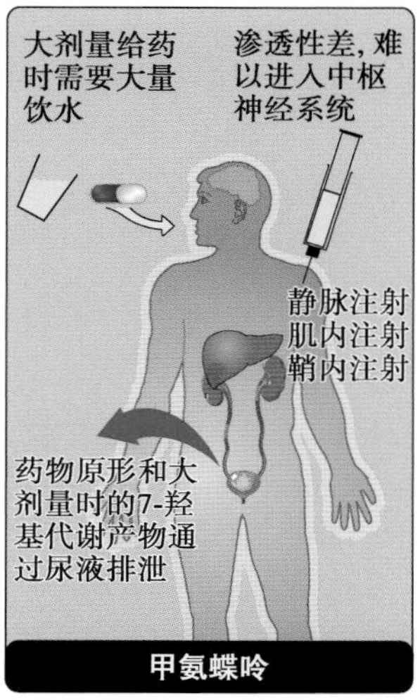
大剂量给药时需要大量饮水
渗透性差，难以进入中枢神经系统
静脉注射
肌内注射
鞘内注射
药物原形和大剂量时的7-羟基代谢产物通过尿液排泄
甲氨蝶呤

图 35.10 甲氨蝶呤的给药途径和体内消除

肾脏、腹水和胸腔积液中的药物浓度较高。此外，MTX 还可分布于皮肤中。少量 MTX 经过 7 位羟基化生成 7-羟基甲氨蝶呤。原药和 7-羟基代谢产物主要通过尿液排泄。这种衍生物与 MTX 相比，水溶性更低，可能形成结晶尿。因此，为避免肾毒性，患者需要大量饮水，碱化尿液。

4. 不良反应：MTX 的不良反应如图 35.8 所示。使用培美曲塞和普拉曲沙时，应该同时补充叶酸和维生素 $B_{12}$ 以减少出血和胃肠道毒性。而在应用培美曲塞时，建议提前给予糖皮质激素以预防药物引起的皮肤反应。

## B. 6-巯嘌呤

6-巯嘌呤（6-mercaptopurine，6-MP）是嘌呤抗代谢药物，属于次黄嘌呤的巯基类似物。6-MP 和 6-硫代鸟嘌呤是临床上第一类成功用于治疗肿瘤的嘌呤类似物。（注：免疫抑制剂硫唑嘌呤在体内可转化为 6-MP 后发挥细胞毒性作用。）6-MP 主要用于急性淋巴细胞性白血病的维持治疗。6-MP 和其类似物硫唑嘌呤也可用于克罗恩病的治疗。该药的不良反应如图 35.8 所示。

## C. 氟达拉滨

氟达拉滨（fludarabine）是阿拉伯糖苷 2-氟腺嘌呤的 5′-磷酸盐，属于嘌呤核苷酸的类似物。该药主要用于治疗慢性淋巴细胞性白血病、多毛细胞白血病、无痛性非霍奇金淋巴瘤。氟达拉滨属于前药，在血浆中经去磷酸化作用生成 2-氟阿糖腺苷，后者进入细胞后重新被磷酸化（由脱氧胞苷激酶催化）。尽管其细胞毒性的确切机制尚不清楚，但三磷酸化药物可掺入 DNA 和 RNA 中，抑制细胞 S 期的 DNA 和 RNA 合成，影响其正常功能。耐药性是由于细胞摄入减少、缺乏脱氧胞苷激酶，以及与 DNA 聚合酶的亲和力降低等原因引起。由于氟达拉滨口服后会被肠道细菌分离结构中的糖，生成毒性很强的代谢产物氟腺嘌呤，因此主要通过静脉给药。

## D. 5-氟尿嘧啶

5-氟尿嘧啶（5-fluorouracil，5-FU）是嘧啶的类似物，在尿嘧啶环的 5 位以一个稳定的氟原子取代了氢原子。氟原子干扰了脱氧鸟苷酸向胸苷酸的转化，因此造成细胞缺乏胸腺嘧啶核苷，而后者是合成 DNA 的必需的前体物质。5-FU 主要用于治疗生长缓慢的实体瘤，如结肠癌、乳腺癌、卵巢癌、胰腺癌和胃癌。外用 5-FU 还可有效治疗浅表基底细胞癌。

1. 作用机制：5-FU 在细胞周期中的 S 期发挥抗肿瘤作用。5-FU 自身缺乏抗肿瘤活性，通过载体转运系统进入细胞内后，可被转化为相应的脱氧核苷酸，即 5-氟尿嘧啶脱氧核苷酸（5-fluorodeoxyuridine monophosphate，5-FdUMP；图 35.11），后者与脱氧尿嘧啶竞争性结合并抑制脱氧胸苷酸合成酶。由于缺乏胸腺嘧啶，DNA 的合成受到抑制，导致细胞生长的不平衡，使快速分裂的细胞出现“胸腺嘧啶缺乏性死亡”。（注：5-FU 通常与甲酰四氢叶酸联用，因为抑制胸苷酸合成酶时，需要还原性的叶酸辅酶。例如，晚期结肠癌的标准治疗方案是依利替康和 5-FU/甲酰四氢叶酸。）5-FU 还可掺入 RNA，在 DNA 中也可检测到低浓度的 5-FU。

2. 药代动力学：由于 5-FU 对胃肠道具有严重的毒性反应，通常采用静脉给药的方式。在治疗皮肤癌时常通过外用给药。该药的渗透性较强，可进入所有组织，包括 CNS。5-FU 在肝脏、肺和肾脏中可迅速发生代谢，最终转化为氟-β-丙氨酸，

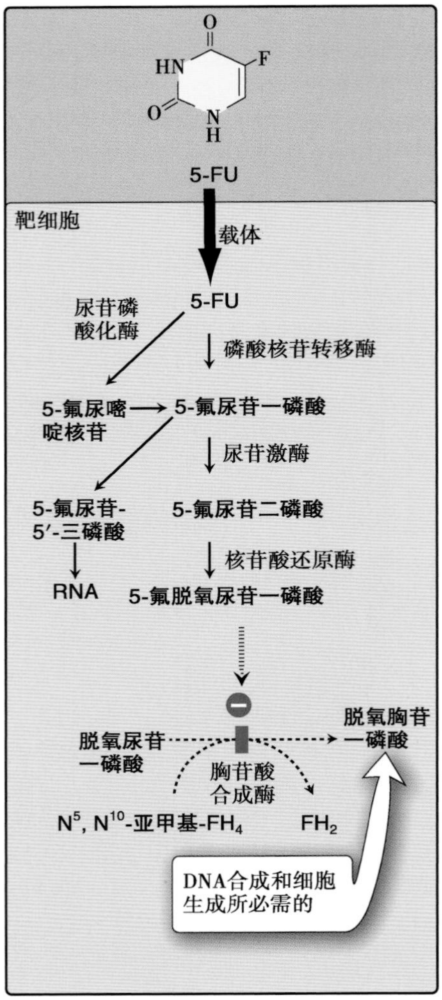
5-FU
靶细胞
载体
5-FU
尿苷磷酸化酶
磷酸核苷转移酶
5-氟尿嘧啶核苷
5-氟尿苷一磷酸
尿苷激酶
5-氟尿苷-5′-三磷酸
5-氟尿苷二磷酸
核苷酸还原酶
RNA
5-氟脱氧尿苷一磷酸
脱氧尿苷一磷酸
脱氧胸苷一磷酸
胸苷酸合成酶
N5, N10-亚甲基-FH4
FH2
DNA合成和细胞生成所必需的

图 35.11 5-FU 的细胞毒性作用机制。5-FU 转化为 5-FdUMP，后者与脱氧尿苷一磷酸竞争性结合胸苷酸合成酶

经尿液排出体外。提高双氢嘧啶脱氢酶（dihydropyrimidine dehydrogenase，DPD）水平可增强 5-FU 的代谢速率，降低其活性。DPD 水平变化存在个体差异，在普通人群中的 DPD 水平差异可达 6 倍。对于 DPD 缺乏的患者，可导致严重的毒性反应，如全血细胞减少症、黏膜炎和致命的腹泻等。对个体患者中 DPD 活性的了解有助于合理选择 5-FU 的剂量。

## E. 卡培他滨

卡培他滨（capecitabine）是一种氟嘧啶氨基甲酸酯，常用于治疗直肠癌、转移性肺癌。卡培他滨口服后吸收较好，其本身无细胞毒性，吸收后经过一系列的酶促反应，最后一步经胸苷磷酸化酶（thymidine phosphorylase）催化水解为 5-FU，该酶主要存在于肿瘤细胞中（图 35.12）。因此，与 5-FU 一样，卡培他滨的细胞毒作用具有肿瘤特异性。5-FU（卡培他滨）抑制的最重要的酶是胸苷酸合成酶（thymidylate synthase）。

## F. 阿糖胞苷

阿糖胞苷（cytarabine）也称为胞嘧啶阿拉伯糖苷（cytosine

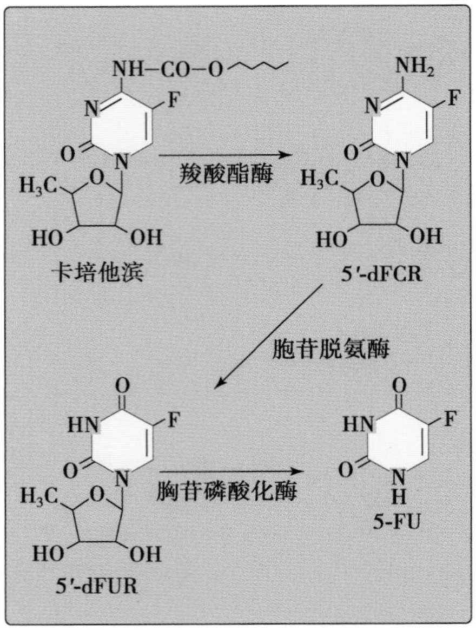
羧酸酯酶
卡培他滨
5′-dFCR
胞苷脱氨酶
胸苷磷酸化酶
5′-dFUR
5-FU

图 35.12 卡培他滨转化为 5-FU 的代谢途径

arabinoside，ara-C），是 2′-脱氧胞嘧啶的类似物，以阿拉伯糖取代了天然的核糖基团。阿糖胞苷作为嘧啶的拮抗药而发挥作用，主要用于治疗急性非淋巴细胞性（髓性）白血病（acute myelogenous leukemia，AML）。与其他嘌呤和嘧啶拮抗药类似，阿糖胞苷通过载体转运进入细胞，随后在脱氧胞啶激酶（deoxycytidine kinase）作用下磷酸化，而在其他核苷酸激酶的作用下可生成核苷酸形式，即胞嘧啶三磷酸阿拉伯糖苷（cytosine arabinoside triphosphate，ara-CTP），进而发挥细胞毒作用。ara-CTP 可有效抑制 DNA 多聚酶的活性，同时还可掺入核内 DNA，终止 DNA 链的延伸。因此，阿糖胞苷属于细胞周期特异性（S 期）药物。

阿糖胞苷口服无效，因为其可被肠黏膜和肝脏中的胞嘧啶脱氨酶（cytidine deaminase）迅速脱氨形成无活性的尿嘧啶阿拉伯糖苷（uridine arabinoside，ara-U）。静脉注射后，药物分布于全身，但大多数药物不能进入 CNS。因此，可以鞘内注射给药。阿糖胞苷在体内经过氧化脱氨后生成无活性的代谢产物 ara-U，阿糖胞苷和代谢产物通过尿液排出体外。

## G. 阿扎胞苷

阿扎胞苷（azacitidine）是胞嘧啶核苷的类似物，用于治疗骨髓增生异常综合征（myelodysplastic syndrome）和 AML。阿扎胞苷经过激活生成核苷代谢产物三磷酸阿扎胞苷，掺入 RNA 中并抑制其功能。阿扎胞苷也属于细胞周期特异性药物，主要作用于 S 期。

## H. 吉西他滨

吉西他滨（gemcitabine）是脱氧胞嘧啶核苷的类似物，通常用于治疗胰腺癌和非小细胞肺癌。吉西他滨是脱氧胞嘧啶激酶的底物，经磷酸化后生成 2’，2’-二氟脱氧胞嘧啶三磷酸（图 35.13）。吉西他滨通过静脉输液给药，经脱氨后生成无细胞毒的二氟脱氧尿苷并经尿排泄。

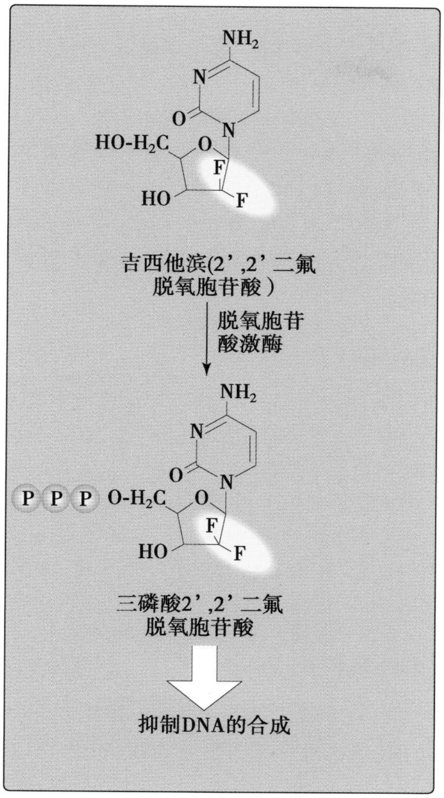
NH₂
HO-H₂C
HO
吉西他滨(2’,2’二氟
脱氧胞苷酸)
脱氧胞苷
酸激酶
P P P O-H₂C
三磷酸2’,2’二氟
脱氧胞苷酸
抑制DNA的合成

图 35. 13 吉西他滨的作用机制

## Ⅳ. 抗生素

抗肿瘤抗生素(antitumor antibiotic;图 35. 14)通过与 DNA 发生相互作用,干扰 DNA 功能,进而发挥细胞毒作用。除了嵌插作用外,此类药物还能抑制拓扑异构酶Ⅰ和Ⅱ(topoisomerases Ⅰ and Ⅱ)并生成自由基。除博来霉素外,其他抗肿瘤抗生素均为细胞周期非特异性药物。

### A. 蒽环类药物:多柔比星、柔红霉素、依达比星、表柔比星和米托蒽醌

多柔比星(doxorubicin)、柔红霉素(daunorubcin)、依达比星(idarubicin)、表柔比星(epirubicin)和米托蒽醌(mitoxantrone)都属于蒽环类抗生素。多柔比星是柔红霉素的羟基化类似物,而依达比星(idarubicin)是柔红霉素 4 位脱甲基的类似物。尽管结构和作用机制非常相似,但此类药物的临床应用却各不相同。多柔比星是最重要也是使用最广泛的抗肿瘤药物之一,常与其他化疗药物联用,用于治疗肉瘤及包括乳腺癌、急性淋巴细胞性白血病和淋巴瘤在内的各种癌症。柔红霉素和依达比星主要用于治疗急性白血病,而米托蒽醌常用于前列腺癌的治疗。

1. 作用机制:多柔比星和其他蒽环类抗生素通过几种不同的机制发挥细胞毒作用。例如,多柔比星产生的自由基可引起膜脂过氧化、DNA 链断裂,以及嘌呤和嘧啶碱基、巯基和胺类的直接氧化(图 35. 15)。

2. 药代动力学:由于蒽环类抗生素在胃肠道中可被灭活,因此需采用静脉给药。注射外渗是一个严重的问题,可导致组织的坏死。此类药物可与血浆蛋白和其他组织结合,且体内分布广泛,不能穿透血-脑屏障或睾丸组织。药物在肝内进一步发生代谢,肝功能损伤患者需调整用药剂量。胆汁排泄是药物排泄的主要途径。此外,由于蒽环类抗生素的颜色呈深红色,因此在静脉注射部位周围的血管可能显色,尿液也会变为红色。

3. 不良反应:不可逆、剂量依赖性的心脏毒性反应是最严重的不良反应,其中柔红霉素和多柔比星的不良反应与依达比星和表柔比星相比更为常见。该不良反应是由药物产生的自由基和脂质过氧化所致。在多柔比星或表柔比星的治疗方

| 药物 | 给药途径 | 不良反应 | 重要的药物相互作用 | 监测指标 | 注意事项 |
|---|---|---|---|---|---|
| 多柔比星 | IV | 骨髓抑制、恶心、呕吐、腹泻、黏膜炎,心脏毒性、脱发、血尿、强烈起疱 | 苯妥英、曲妥珠单抗(心脏毒性)、地高辛 | CBC、肝肾功能、心脏功能;肝功能异常时需调整剂量 | 累积剂量 > 450mg/m² 时会增加心脏毒性的风险。疱疹! |
| 柔红霉素 | IV | | | | 累积剂量 > 450mg/m²时会增加心脏毒性的风险。疱疹! |
| 多柔比星脂质体 | IV | | | | 不是多柔比星的替代品,心脏毒性更小 |
| 表柔比星 | IV | | 西咪替丁 | | 累积剂量 > 900mg/m²时会增加心脏毒性的风险。疱疹!恶心和呕吐更少 |
| 依达比星 | IV | | | 和其余蒽环类药物联用时,可能引起肿瘤溶解综合征 | 累积剂量 > 150mg/m²时会增加心脏毒性风危险。疱疹! |
| 博来霉素 | IV、SC、IM | 肺纤维化、脱发、皮肤反应、手色素沉着、发热、寒战、过敏 | 吩噻嗪类药物、顺铂(肾毒性)、放疗(肺) | 肺功能监测;肾功能异常时调整剂量;过敏监测 | “博来霉素肺”纤维化可致患者死亡。肺功能出现任何异常时应立即停药 |

图 35. 14 抗肿瘤抗生素的主要特性

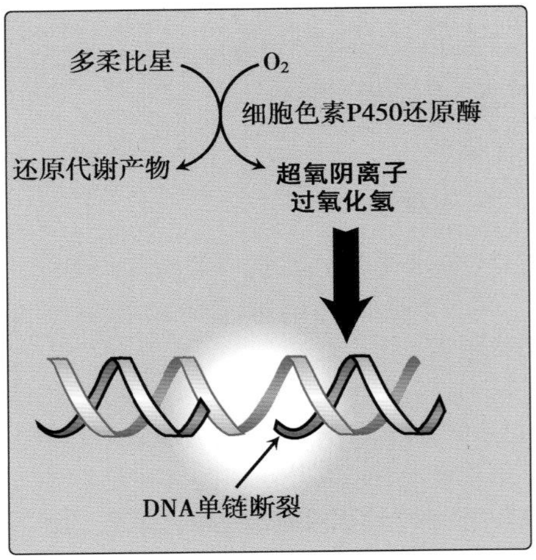
多柔比星
$O_2$
细胞色素P450还原酶
还原代谢产物
超氧阴离子
过氧化氢
DNA单链断裂

图 35.15 多柔比星与氧分子相互作用产生超氧阴离子和过氧化氢，导致 DNA 单链断裂

案中加入曲妥珠单抗（trastuzumab）会增加充血性心力衰竭的风险。目前已报道了一些应用铁离子螯合剂右雷佐生（dexrazoxane）对抗多柔比星心脏毒性的成功案例。据报道，多柔比星脂质体胶囊的心脏毒性较常规剂型更小。

### B. 博来霉素

博来霉素是不同的铜-螯合糖肽的混合物，同蒽环类抗生素一样，通过氧化过程导致 DNA 链的断裂。博来霉素属于细胞周期特异性药物，可使细胞聚积在 $G_2$ 期，主要用于治疗睾丸癌和霍金奇淋巴瘤。

1. 作用机制：DNA-博来霉素-$Fe^{2+}$复合物经过氧化反应会生成博来霉素-$Fe^{3+}$。自由电子与氧反应生成超氧化物或羟基自由基，再依次攻击 DNA 的磷酸二酯键，导致 DNA 链的断裂和染色体畸变（图 35.16）。

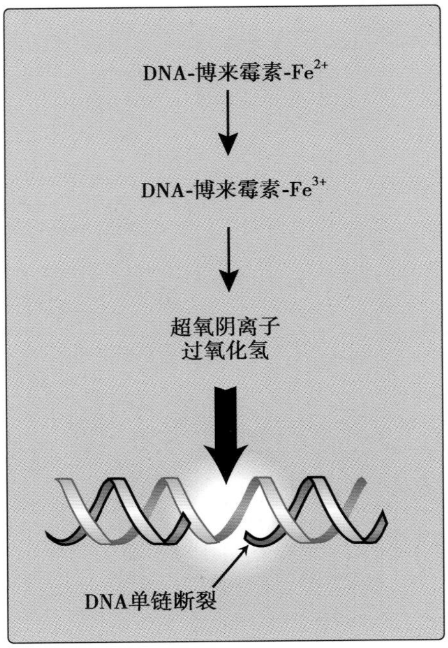
DNA-博来霉素-$Fe^{2+}$
DNA-博来霉素-$Fe^{3+}$
超氧阴离子
过氧化氢
DNA单链断裂

图 35.16 博来霉素通过氧化反应引起 DNA 链断裂

2. 药代动力学：博来霉素可通过多种途径给药。博来霉素灭活酶（一种水解酶）在多个组织中（如肝脏和脾脏）的活性较高，但在肺中活性较低，在皮肤中不表达，这也说明了药物会在这些组织中产生毒性的原因。大多数母体药物以原形形式经尿液排泄，因此，肾衰患者须调整用药剂量。

3. 不良反应：肺毒性是博来霉素最严重的不良反应，从肺部啰音、咳嗽、肺部浸润发展到致命的肺纤维化（fibrosis）。博来霉素引起的肺纤维化通常称为"博来霉素肺"（bleomycin lung）。常见的不良反应还包括皮肤增厚和手色素沉着，但很少引起骨髓抑制。

## V. 烷化剂

烷化剂（alkylating agent；图 35.17）通过与不同细胞组分中的亲核基团共价结合而发挥细胞毒作用，而 DNA 烷化所导致的细胞毒性作用可能导致肿瘤细胞死亡。烷化剂不需要识别细胞是处于增殖期还是静止期，但是对快速分裂的细胞毒性最大。此类药物常与其他抗肿瘤药联用治疗各种淋巴瘤和实体瘤。除细胞毒性外，所有的烷化剂均具有致突变和致癌性，可导致继发性肿瘤，如急性白血病。

### A. 环磷酰胺和异环磷酰胺

环磷酰胺和异环磷酰胺（ifosfamide）与芥子剂非常相似，具有相同的作用机制和毒性。药物在 CYP450 的作用下，经羟基化作用生成烷化剂，才能发挥细胞毒。此类药物在临床上的抗瘤谱广，既可单独使用，也可与其他抗肿瘤药联用治疗多种肿瘤，如非霍奇金淋巴瘤、肉瘤和乳腺癌。

1. 作用机制：环磷酰胺是最常用的烷化剂。环磷酰胺和异环磷酰胺首先在肝内经 CYP450 酶系统生物转化为羟基化中间产物（图 35.18），后者进一步代谢生成有活性的磷酰胺芥子剂和丙烯醛，最终通过磷酰胺芥子剂与 DNA 反应而发挥细胞毒作用。

2. 药代动力学：环磷酰胺既可口服，也可静脉给药，但异环磷酰胺只能通过静脉给药。环磷酰胺在肝脏中代谢为有活性和无活性的代谢产物，只有最少量的原形药物经尿液排泄。异环磷酰胺主要经 CYP3A4 和 CYP2B6 同工酶进行代谢，并经尿液排泄。

3. 不良反应：环磷酰胺和异环磷酰胺最显著的毒性反应是出血性膀胱炎，进而导致膀胱纤维化。使用环磷酰胺后尿液中的丙烯醛和使用异环磷酰胺后尿液中的毒性代谢产物，导致了患者的膀胱毒性。大量饮水和静脉注射可中和毒性代谢产物的美司钠（mesna，2-巯基乙醇磺酸钠），可将膀胱毒性降至最低。已报道在大剂量使用异环磷酰胺后可引发神经毒性，这可能是其代谢产物氯乙醛所致。

### B. 亚硝基脲类药物

卡莫司汀（carmustine）和洛莫司汀（lomustine）属于亚硝基脲类药物。由于其能透过血-脑屏障，因此常用于治疗脑肿瘤。

1. 作用机制：亚硝基脲类药物通过烷化作用抑制 DNA 的复制，最终影响 RNA 和蛋白质的合成，发挥细胞毒性作用。尽管可以对静止期细胞的 DNA 产生烷化作用，但药物的细胞毒性主要针对活跃的分裂期细胞。因此，如果此时 DNA 发生修

| 药物 | 给药途径 | 不良反应 | 重要的药物相互作用 | 监测指标 | 注意事项 |
|---|---|---|---|---|---|
| 环磷酰胺 | IV、PO | 骨髓抑制、出血性膀胱炎、恶心、呕吐、腹泻、脱发、闭经、继发性恶性肿瘤 | 苯巴比妥、苯妥英(P450)、地高辛、抗凝药 | 尿液分析、CBC、肝肾功能 | 应用美司钠和大量饮水可预防膀胱毒性 |
| 异环磷酰胺 | IV | 骨髓抑制、出血性膀胱炎、恶心、呕吐、神经毒性、脱发、闭经 | 苯巴比妥、苯妥英(P450)、西咪替丁、别嘌醇、华法林 | 尿液分析、神经毒性 | 应用美司钠和大量饮水可预防膀胱毒性 |
| 卡莫司汀(BCNU) | IV | 骨髓抑制、恶心、呕吐、潮红、肝毒性、肺毒性、阳痿、不孕 | 西咪替丁、两性霉素B、地高辛、苯妥英 | CBC、肺功能、肝肾功能 | 可采用晶片植入(大脑) |
| 洛莫司汀(CCNU) | PO | 骨髓抑制、恶心、呕吐、肺毒性、阳痿、不孕、神经毒性 | 西咪替丁、乙醇 | CBC、肺功能、肾功能 | 空腹服用 |
| 达卡巴嗪 | IV | 骨髓抑制、恶心、呕吐、流感样综合征、CNS毒性、肝毒性、光敏性 | 苯妥英、苯巴比妥(P450) | CBC、肝肾功能 | 皮肤起泡 |
| 替莫唑胺 | PO | 恶心、呕吐、流感样综合征、头痛、疲乏、光敏性 | | CBC、肝肾功能 | 需预防肺囊肿肺炎 |
| 美法仑 | IV、PO | 骨髓抑制，恶心、呕吐、腹泻、黏膜炎、过敏反应(IV) | 西咪替丁、甾体类药、环孢素 | CBC、肝肾功能 | 空腹服用 |
| 苯丁酸氮芥 | PO | 骨髓抑制、皮疹、肺纤维化(少见)、高尿酸血症、癫痫发作 | 苯巴比妥、苯妥英(P450) | CBC、肝肾功能、尿酸 | 与食物同服 |
| 白消安 | IV、PO | 骨髓抑制、恶心、呕吐、腹泻、黏膜炎、皮疹、肺纤维化、肝毒性 | 对乙酰氨基酚、伊曲康唑、苯妥英 | CBC、肺部症状、肝肾功能 | “白消安肺” |

图 35. 17　烷化剂的主要特性

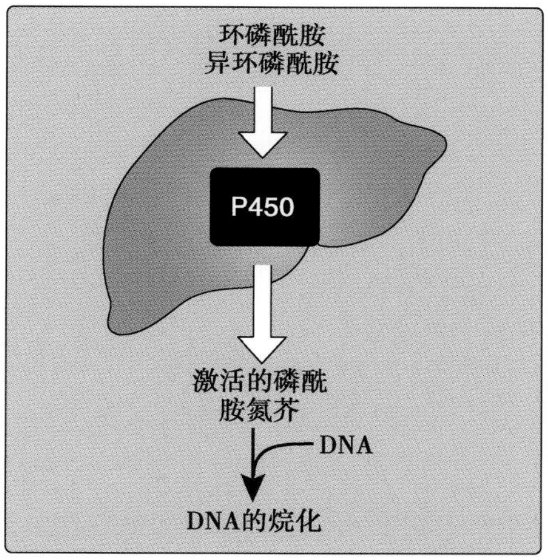
环磷酰胺
异环磷酰胺
P450
激活的磷酰胺氮芥
DNA
DNA的烷化

图 35. 18　肝细胞色素 P450 对环磷酰胺和异环磷酰胺的活化

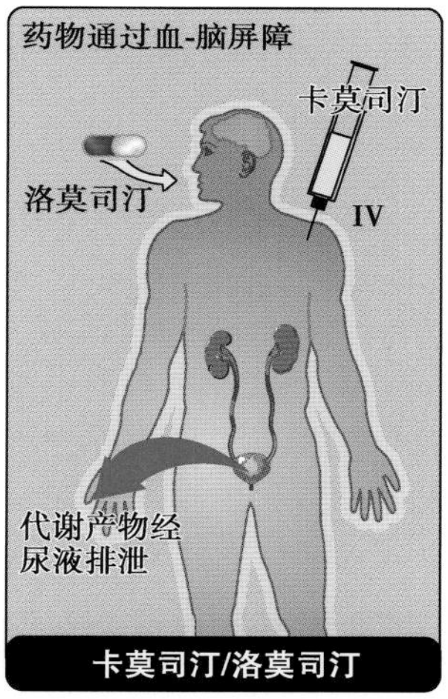
药物通过血-脑屏障
卡莫司汀
洛莫司汀
IV
代谢产物经尿液排泄
卡莫司汀/洛莫司汀

图 35. 19　卡莫司汀/洛莫司汀的给药方式和体内消除

复，可避免引起非分裂细胞的死亡。此类药物还可引起靶细胞蛋白的氨基酸氨甲酰化，抑制多个关键的酶促反应。

2. 药代动力学：卡莫司汀可通过静脉和化疗晶片植入给药，洛莫司汀采用口服给药。由于亲脂性较强，此类药物可在体内广泛分布，且容易进入 CNS。洛莫司汀可代谢生成活性代谢产物。此类药物主要通过肾脏进行排泄（图 35. 19）。

### C. 达卡巴嗪和替莫唑胺

达卡巴嗪（dacarbazine）必须在体内经过生物转化才生成活性代谢产物甲基三氮烯基咪唑（methyltriazenoimidazole carboxamide，MITC），而 MITC 是药物具有烷化剂活性的原因。通过形成带正电荷的甲基离子，MITC 可攻击 DNA 分子中的亲核基团。达卡巴嗪代谢产物可在鸟嘌呤 6 位氧原子将 DNA 甲基化，进而发挥细胞毒性作用。该药主要用于治疗黑色素瘤和霍奇金淋巴瘤。替莫唑胺（temozolomide）与达卡巴嗪相似，因为两者均需在体内经生物转化生成活性代谢产物 MITC，但替莫唑胺可能在鸟嘌呤 6 位氧原子和 7 位氮原子将 DNA 甲基化。

与达卡巴嗪不同的是，替莫唑胺不需要 CYP450 系统进行生物转化，只需在正常生理 pH 条件下完成化学转化。替莫唑胺还可抑制 *O*-6-鸟嘌呤-DNA 烷基转移酶（*O*-6-guanine-DNA alkyltransferase）的修复活性。与达卡巴嗪不同，替莫唑胺可透过血-脑屏障，常用于治疗脑部肿瘤，如胶质母细胞瘤、星形细胞瘤，还用于转移性黑色素瘤的治疗。替莫唑胺可通过静脉注射或口服给药，且口服生物利用度较高。原形药物和代谢产物经尿液排泄（图 35.20）。

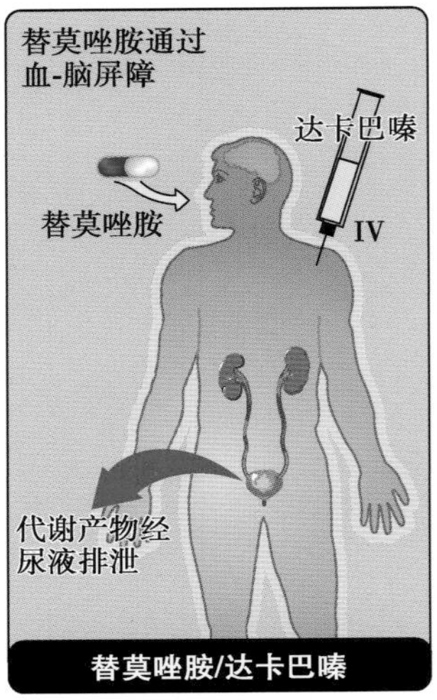

替莫唑胺通过
血-脑屏障
达卡巴嗪
替莫唑胺
IV
代谢产物经
尿液排泄
替莫唑胺/达卡巴嗪


图 35.20 替莫唑胺和达卡巴嗪的给药方式和体内消除

### D. 其他烷化剂

氮芥（mechlorethamine）在第一次世界大战中被用作糜烂性毒剂（芥子气）。氮芥可使淋巴细胞减少，因此可用于淋巴细胞性肿瘤的治疗。美法仑（melphalan）是氮芥的苯丙酸衍生物，常用于治疗多种骨髓瘤。该药是一种双官能团烷化剂，可口服给药，但是由于患者肠道吸收和代谢的不同，血药浓度的个体差异较大。美法仑的给药剂量需要根据患者的血小板和白细胞计数监测结果进行调整。苯丁酸氮芥（chlorambucil）是另外一种双官能团烷化剂，主要用于治疗慢性淋巴细胞性白血病。白消安（busulfan）是一种治疗慢性粒细胞性白血病的烷化剂。该药物可导致肺纤维化，也称为“白消安肺”（busulfan lung）。与其他烷化剂的不良反应相似，此类药物均可能引起白血病。

## Ⅵ. 微管抑制药

有丝分裂纺锤体（mitotic spindle）是细胞骨架的一部分，由染色质和微管蛋白构成的微管系统组成，对所有真核细胞细胞质内发生的结构变化发挥至关重要的作用。此外，对于 DNA 在真核细胞分裂时两个子代细胞中的均等分配，有丝分裂纺锤体同样发挥着非常重要的作用。一些植物来源的抗癌药就是通过破坏微管聚合和解聚间的平衡而发挥细胞毒性作用。图 35.21 总结了主要的微管抑制药物。

### A. 长春新碱和长春碱

长春新碱（vincristine，VX）和长春碱（vinblastine，VBL）是从植物长春花中提取的结构类似的生物碱。与其结构相关的化合物被称为长春花生物碱。虽然这些长春花生物碱结构相似，但临床适应证大不相同，通常与其他药物联合使用。VX 主要用于治疗儿童急性淋巴细胞白血病（acute lymphoblastic leukemia），肾母细胞瘤（Wilms tumor，也称为威尔姆氏瘤），尤文软组织肉瘤（Ewing soft tissue sarcoma），霍奇金淋巴瘤，非霍奇金淋巴瘤，以及其他快速增殖的肿瘤。［注：VX 的前商品名为安可平（Oncovin），是指淋巴瘤 R-CHOP 联合用药方案中的“O”。由于 VX 相对温和的骨髓抑制活性，被用于许多其他联合用药治疗方案中。］VBL 主要与博来霉素（bleomycin）和顺铂（bleomycin）联用用于治疗转移性睾丸癌、系统性霍奇金淋巴瘤和非霍奇金淋巴瘤。长春瑞滨（vinorelbine，VRB）是一种神经毒性较小的长春花属生物碱，一般单用或与顺铂联用，用于治疗晚期非小细胞肺癌。

1. 作用机制：此类药物的作用具有细胞周期和阶段特异性，可将细胞有丝分裂阻断在分裂中期（M 期）。微管抑制药可作用于微管蛋白，与之结合并阻断其聚合形成微管。长春花属生物碱会与微管蛋白二聚体形成亚晶状聚合体，进而抑制微管的聚积和解聚，导致纺锤体失去功能，最终将细胞终止在有丝分裂中期，抑制了染色体分离和细胞增殖（图 35.22）。

2. 药代动力学：静脉注射此类药物会对机体产生急性细胞毒性和破坏作用。细胞被破坏后会释放出嘌呤 DNA 碎片，随后被氧化，导致高尿酸血症（hyperuricemia）。长春花生物碱

| 药物 | 给药方式 | 不良反应 | 常见的相互作用药物 | 监测指标 | 注意事项 |
|---|---|---|---|---|---|
| 长春新碱 | IV | 神经毒性、便秘 | 苯妥英钠、苯巴比妥、卡马西平、唑类抗真菌药 | CBC、肝功能、周围神经病变 | 起泡；鞘内给药可能导致死亡 |
| 长春碱 | IV | 骨髓抑制、神经毒性 | | CBC、肝功能 | |
| 长春瑞滨 | IV | 粒细胞减少 | | | |
| 紫杉醇 | IV | 中性粒细胞减少、神经毒性、脱发、恶心、呕吐 | 瑞格列奈、吉非罗齐、利福平(CYP2C8) | CBC、肝功能、周围神经病变 | 过敏反应(呼吸困难、荨麻疹、低血压)；需要预先用药 |
| 多烯紫杉醇 | IV | 中性粒细胞减少、神经毒性、液体潴留、脱发、腹泻、恶心、呕吐 | 酮康唑、利托那韦(CYP3A4) | | |

图 35.21 微管抑制药的主要特性

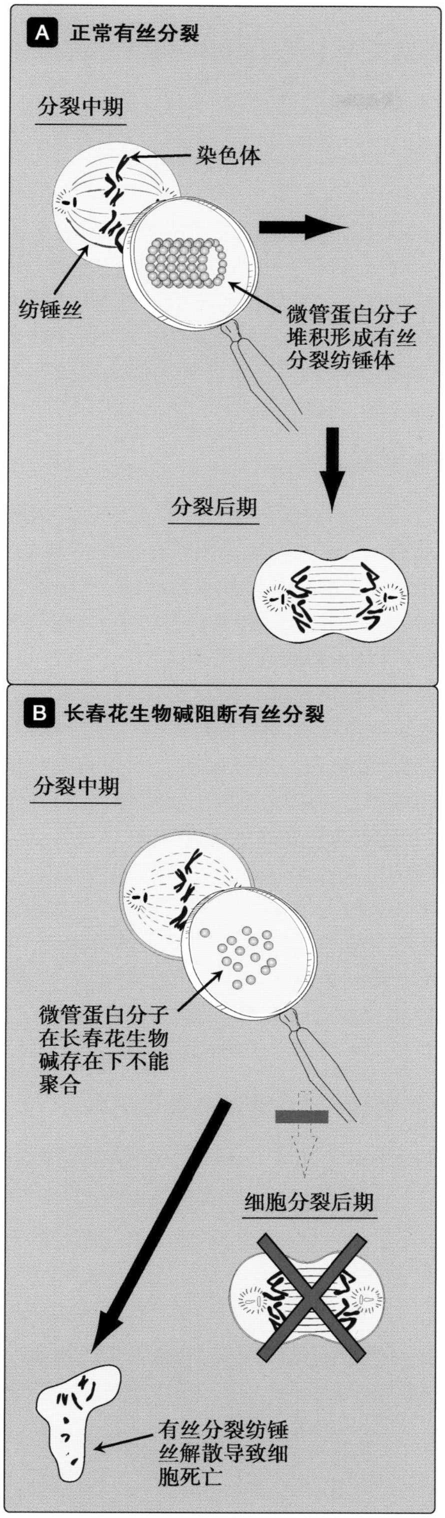
A 正常有丝分裂
分裂中期
染色体
纺锤丝
微管蛋白分子堆积形成有丝分裂纺锤体
分裂后期
B 长春花生物碱阻断有丝分裂
分裂中期
微管蛋白分子在长春花生物碱存在下不能聚合
细胞分裂后期
有丝分裂纺锤丝解散导致细胞死亡

图 35.22 微管抑制药的作用机制

主要通过 CYP450 代谢途径在肝脏中富集和代谢，并随胆汁和粪便排出体外。因此，肝功能受损或胆道梗阻患者需调整用药剂量。

3. 不良反应：如果在注射过程中发生外渗，VX 和 VBL 都会导致静脉炎或蜂窝组织炎（cellulitis），以及恶心、呕吐、腹泻和脱发等不良反应。VBL 的骨髓抑制作用非常明显，而 VX 主要会引起周围神经病变（感觉异常、麻痹、足下垂和共济失调）和便秘等不良反应。此外，此类药物不可用于鞘内注射。药物的不恰当使用可能会导致死亡，在给药前应采取特殊的预防措施。

## B. 紫杉醇和多西紫杉醇

紫杉醇（paclitaxel）是紫杉醇类化合物中第一个用于癌症化疗的药物，而半合成紫杉醇是通过对太平洋红豆杉属植物针叶中的前体物质进行化学修饰而得的。紫杉醇-白蛋白的结合形式也应用于临床。对紫杉醇结构中侧链的修饰得到了药效强于紫杉醇的多西紫杉醇（docetaxel）。紫杉醇可与顺铂联用，对晚期卵巢癌、转移性乳腺癌及非小细胞肺癌具有良好的疗效。多西紫杉醇通常用于前列腺癌、乳腺癌、胃肠道癌和非小细胞肺癌。

1. 作用机制：这两种药物可将肿瘤细胞阻滞在 $G_2/M$ 期，但与长春花生物碱的作用不同，此类药物能够促进微管聚合物的聚合和稳定，而不会影响其分解，从而导致微管的积累（图 35.23）。生成的微管由于过于稳定而无法发挥功能，造成分裂细胞的染色体不能分离，最终导致细胞死亡。

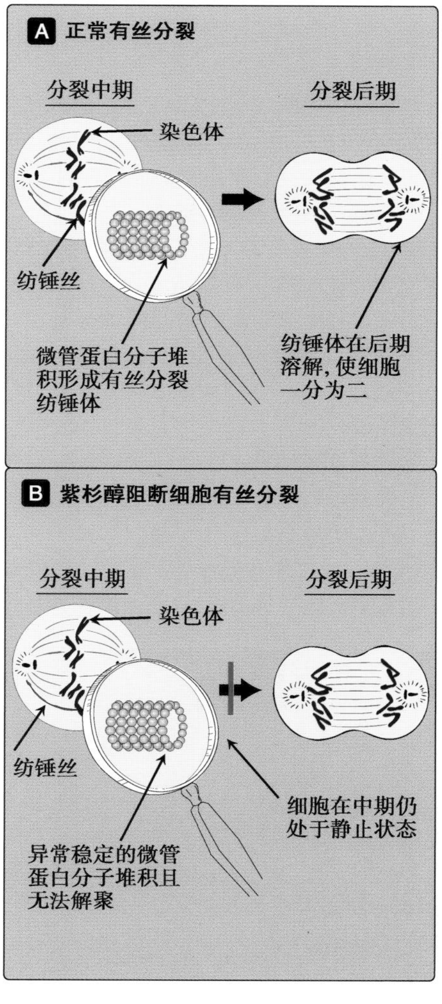
A 正常有丝分裂
分裂中期
分裂后期
染色体
纺锤丝
微管蛋白分子堆积形成有丝分裂纺锤体
纺锤体在后期溶解，使细胞一分为二
B 紫杉醇阻断细胞有丝分裂
分裂中期
分裂后期
染色体
纺锤丝
细胞在中期仍处于静止状态
异常稳定的微管蛋白分子堆积且无法解聚

图 35.23 紫杉醇能促进微管聚积，使其无法发挥正常功能

2. 药代动力学：此类药物通过肝脏 CYP450 酶系统进行代谢，并通过胆道排泄。肝功能不全患者应减少剂量。

3. 不良反应：紫杉醇和多西紫杉醇的剂量限制毒性为中性粒细胞减少症和白细胞减少症。周围神经病变也是紫杉醇的常见不良反应。[注：由于严重的过敏反应（包括呼吸困难、荨麻疹和低血压），使用紫杉醇的患者应预先服用地塞米松（dexamethasone）、苯海拉明（diphenhydramine）及 $H_2$ 受体拮抗药。]

## Ⅶ. 甾体激素及其拮抗药

对激素治疗较为敏感的肿瘤主要包括：①激素响应性肿瘤，即患者在接受特定激素治疗后肿瘤生长受到抑制或消退；②激素依赖性肿瘤，即激素刺激的去除会导致肿瘤的消退；③两者兼而有之。从激素依赖性肿瘤中去除激素刺激的方法包括手术（例如，对于晚期前列腺癌患者，通过睾丸切除手术切除一个或两个睾丸）或药物治疗[例如，在乳腺癌治疗中采用雌激素拮抗药他莫昔芬（tamoxifen）预防雌激素对乳腺癌细胞生长的刺激，图 35.24]。激素影响细胞生长的前提条件是该细胞必须具有激素特异性的细胞内（胞浆）受体（图 35.25A）。

### A. 他莫昔芬

他莫昔芬是一种选择性雌激素调节药，其在乳腺组织中是雌激素的拮抗药，而在其他组织（如骨骼和子宫内膜）中则是雌激素的激动药。他莫昔芬是雌激素受体阳性乳腺癌的一线治疗药物，也用于预防高危女性的乳腺癌。

1. 作用机制：他莫昔芬与雌激素竞争性结合乳腺组织中的雌激素受体，进而抑制雌激素诱导的乳腺癌细胞的生长（图 35.25B）。其结果是雌激素受体的耗竭（下调），进而抑制体内生理水平下激素和其他生长因子的细胞生长促进作用。

2. 药代动力学：他莫昔芬口服有效，可被肝脏部分代谢。部分代谢产物具有雌激素拮抗活性，而另一些代谢产物则具有激动活性。原形药物和代谢产物主要通过胆汁排泄。此外，他莫昔芬还是 CYP3A4 和 P-gp 的抑制剂。

3. 不良反应：他莫昔芬的常见不良反应包括潮热、恶心、呕吐、皮疹、阴道出血和分泌物增加（由于药物及其代谢产物在子宫内膜组织中的雌激素样活性引起）。他莫昔芬还有可能引起子宫内膜癌。其他毒性包括血栓栓塞和对视力的影响。

### B. 氟维司群和雷洛昔芬

氟维司群（fulvestrant）是一种雌激素受体拮抗药，常见的给药方式是肌内注射，主要用于雌激素受体阳性的转移性乳腺癌患者。氟维司群可与肿瘤及其他组织的雌激素受体结合并引起其表达下调。雷洛昔芬（raloxifene）是一种口服雌激素调节剂，可抑制雌激素对子宫和乳腺组织的作用，同时促进雌激素对骨骼的调节作用以治疗骨质疏松。此外，该药可降低绝经后女性患雌激素受体阳性浸润性乳腺癌的风险。这两种药物都会引起潮热、关节痛和肌痛。

### C. 芳香酶抑制药

芳香酶（aromatase）催化的是将肾上腺以外组织中雄烯二酮（androstenedione）经芳香化作用转化成雌激素的反应，通常发生在肝脏、脂肪、肌肉、皮肤和乳腺组织中，包括乳腺恶性肿瘤。外周芳构化是绝经后雌激素的重要来源，而芳香酶抑制药限制了这些女性体内雌激素的产生。

1. 阿那曲唑和来曲唑：阿那曲唑（anastrozole）和来曲唑（letrozole）属于非甾体芳香酶抑制药，是治疗绝经后女性乳腺癌的一线药物。此类药物口服有效，几乎可以完全抑制雌激素的合成，且不易诱发子宫内膜癌。这两种药物在肝脏中代谢，代谢产物和母体药物主要通过尿液排泄。

2. 依西美坦（exemestane）：依西美坦是一种可与芳香酶不可逆结合的甾体类抑制药，口服后吸收良好，体内分布广泛。该药主要通过 CYP3A4 同工酶在肝脏中代谢。由于其代谢产物是通过尿液排泄，因此肾功能衰竭患者必须调整用药剂量。该药的主要不良反应是恶心、疲劳、潮热、脱发和皮炎。

### D. 亮丙瑞林、戈舍雷林和曲普瑞林

促性腺激素释放激素（gonadotropin-releasing hormone，GnRH）通常由下丘脑分泌，可刺激垂体前叶分泌促性腺激素：①黄体生成激素（luteinizing hormone，LH），是睾丸睾酮分泌的主要刺激物；②促卵泡激素（follicle-stimulating hormone，FSH），主要刺激雌激素的分泌。亮丙瑞林（leuprolide）、戈舍雷林（go-

| 药物 | 给药方式 | 不良反应 | 可引起药物相互作用的药物 | 监测指标 | 注意事项 |
|---|---|---|---|---|---|
| 他莫昔芬 | PO | 潮热、恶心、呕吐、阴道出血、高钙血症、血栓栓塞 | 华法林、利福平 | 阴道出血、新的乳房肿块 | 可能导致子宫内膜癌 |
| 阿那曲唑、来曲唑 | PO | 潮热、恶心、关节疼痛、缺血性心血管事件、骨质疏松症 | 含雌激素的药品 | 肝功能、骨密度监测、胆固醇监测 | 绝经前妇女或孕妇禁用 |
| 亮丙瑞林、戈舍雷林、曲普瑞林 | depot、SC、IM | 肿瘤发作、潮热、乏力、女性乳房肥大 | | 骨密度监测、血清睾酮、前列腺特异性抗原 | |
| 氟他胺、尼鲁米特、比卡鲁胺 | PO | 潮热、恶心、女性乳房肥大、疼痛、便秘 | 华法林 | 肝功能、前列腺特异性抗原 | 联合促黄体激素释放激素激动药或手术去势 |

图 35.24 甾体激素及其拮抗药的主要特性

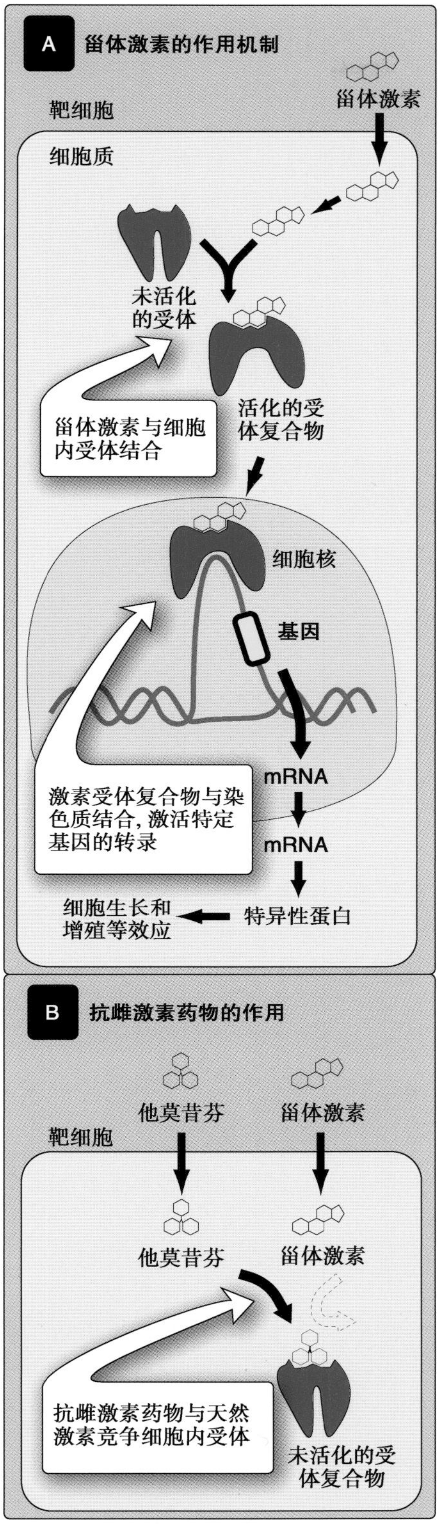
A 甾体激素的作用机制
靶细胞
甾体激素
细胞质
未活化的受体
活化的受体复合物
甾体激素与细胞内受体结合
细胞核
基因
mRNA
激素受体复合物与染色质结合，激活特定基因的转录
mRNA
细胞生长和增殖等效应
特异性蛋白
B 抗雌激素药物的作用
他莫昔芬
甾体激素
靶细胞
他莫昔芬
甾体激素
抗雌激素药物与天然激素竞争细胞内受体
未活化的受体复合物

图 35.25　皮质激素和抗雌激素药物的作用

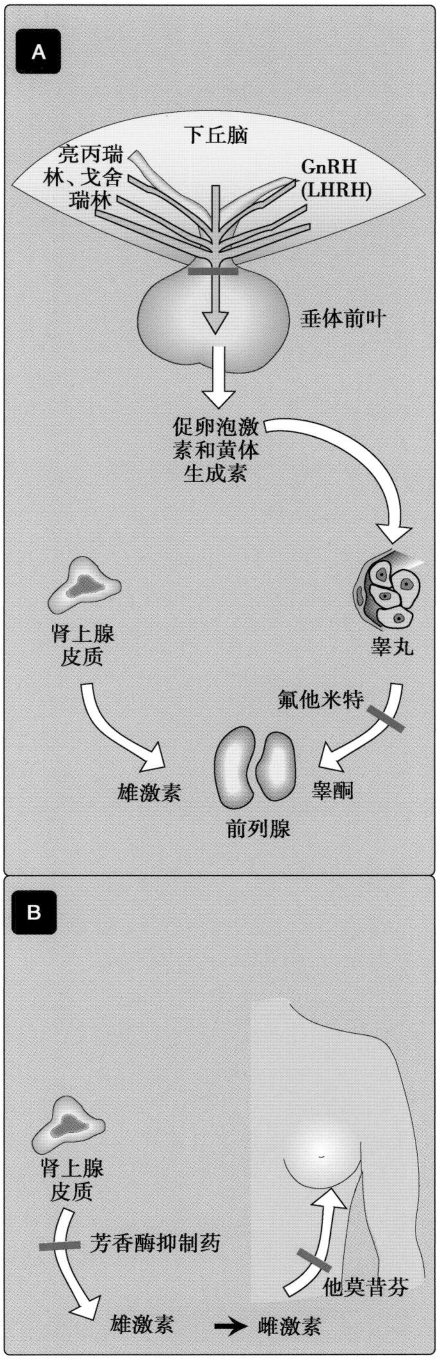
A
下丘脑
亮丙瑞林、戈舍瑞林
GnRH (LHRH)
垂体前叶
促卵泡激素和黄体生成素
肾上腺皮质
睾丸
氟他米特
雄激素
睾酮
前列腺
B
肾上腺皮质
芳香酶抑制药
他莫昔芬
雄激素
雌激素

图 35.26　部分抗癌药物对内分泌系统的影响。A.前列腺癌的治疗。B.绝经后乳腺癌的治疗

serelin）和曲普瑞林（triptorelin）是 GnRH 的合成类似物，能够长期占据垂体中的 GnRH 受体，使其对激素的敏感性下降，从而抑制 FSH 和 LH 的释放，并进一步导致雄激素和雌激素的合成减少（图 35.26）。亮丙瑞林治疗前列腺癌的疗效相当于睾丸切除术的效果，可使肿瘤消退，骨痛减轻。此类药物对绝经前晚期乳腺癌女性也具有一定的疗效，在前列腺癌的治疗中已基本取代了雌激素。亮丙瑞林主要用于治疗转移性前列腺癌，包括每日皮下注射、皮下长效注射和肌内注射三种剂型。醋酸戈舍雷林采用皮下植入给药，而曲普瑞林双羟萘酸盐则采用肌内注射给药。前列腺癌患者的雄激素水平最初可能升高，但随后下降至去势后水平。此类药物的不良反应包括阳痿、潮热和肿瘤发作，与雌激素治疗相比，不良反应相对轻微。

### E. 抗雄激素类药物

氟他胺(flutamide)、尼鲁米特(nilutamide)、比卡鲁胺(bicalutamide)和恩扎鲁他胺(enzalutamide)是治疗前列腺癌的口服抗雄激素类药物,可与雄激素竞争性结合雄激素受体并抑制其在前列腺中的作用(图 35.26)。此类药物的不良反应包括女性乳房发育、便秘、恶心和腹痛。此外,氟他胺很少会引起肝功能衰竭,而尼鲁米特可能会造成患者的视觉障碍。

## Ⅷ. 铂类配合物

### A. 顺铂、卡铂和奥沙利铂

顺铂(cisplatin)是第一个铂类配合物抗肿瘤药物,但由于其毒性较大,随后又研发了毒性更小的卡铂(carboplatin)。这两种药物的效价、药代动力学、分布方式和剂量限制毒性都存在显著差异(图 35.27)。顺铂联合放疗或其他化疗药物可发挥协同的细胞毒性作用,如联合 VBL 和博来霉素治疗转移性睾丸癌、联合环磷酰胺治疗卵巢癌,以及单用治疗膀胱癌等实体瘤。对于不能大量补充水分、肾功能不全,以及易发生神经毒性或耳毒性的患者,可使用卡铂进行治疗。奥沙利铂(oxaliplatin)是用于结直肠癌治疗的卡铂类似物。

1. 作用机制:此类药物的作用机制与烷化剂相似。在血浆中富含氯离子的环境中,顺铂作为中性物质可长期稳定存在;而在低氯离子环境中顺铂可进入细胞内并将氯离子解离。随后,顺铂与 DNA 分子中的鸟嘌呤结合,形成单链和双链间的交叉联结。由此产生的损伤抑制了 DNA 复制和 RNA 合成所需的聚合酶。细胞毒性可发生在细胞周期的任何阶段,但处于 $G_1$ 期和 S 期的细胞最容易受到此类药物的影响。

| 药物 | 给药方式 | 不良反应 | 可引起药物相互作用的药物 | 监测指标 | 注意事项 |
|---|---|---|---|---|---|
| 顺铂 | IV, IP, IA | 神经毒性、骨髓抑制、耳毒性、肾毒性、恶心、呕吐、电解质消耗、输注反应 | 解痉挛药 | CBC、全部代谢检测、电解质、听力 | 需要积极补水,恶心、呕吐发生率高 |
| 卡铂 | IV, IP, IA | 骨髓抑制、恶心、呕吐、输注反应 | 氨基糖苷类药物 | CBC | 根据AUC计算的剂量 |
| 奥沙利铂 | IV | 神经毒性、恶心、呕吐、输注反应、肝毒性、骨髓抑制 | 华法林 | CBC、神经功能、肝功能 | 寒冷相关及累积性周围神经病变 |

图 35.27 铂类配合物的主要特性。IP,腹腔注射;IA,动脉注射

2. 药代动力学:此类药物通过静脉注射给药。顺铂和卡铂在卵巢癌治疗中可通过腹腔注射和动脉内灌注至其他器官进行治疗。药物在肝、肾、肠、睾丸和卵巢细胞中的浓度最高,但很少会进入脑脊液(cerebrospinal fluid,CSF)。肾脏排泄是其排出体外的主要途径。

3. 不良反应:大多数患者在服用顺铂后会出现严重的恶心和呕吐,可能会持续 5 d,需要在术前使用止吐药。主要的剂量限制性毒性是肾毒性,常见于远曲小管和集合管,可以通过大量补水来防止。其他毒性包括耳毒性、高频听力损伤和耳鸣。与顺铂不同,卡铂只会引起轻微的恶心和呕吐,而且很少引发肾毒性、神经毒性或耳毒性,剂量限制性毒性主要是骨髓抑制。奥沙利铂的明显不良反应为寒冷引起的周围神经病变,通常在给药后 72 h 内消失。该药还会引起骨髓抑制和累积性周围神经病变,肝毒性也有见报道。此类药物还可能会引起过敏反应,如皮疹或其他过敏性反应。

## Ⅸ. 拓扑异构酶抑制药

拓扑异构酶通过可逆的单链断裂和重新连接来调节 DNA 的超螺旋结构,可以减少 DNA 的超螺旋(图 35.28)。拓扑异构酶抑制药通过抑制拓扑异构酶而发挥抗癌活性。

| 药物 | 给药方式 | 不良反应 | 可引起药物相互作用的药物 | 监测指标 | 注意事项 |
|---|---|---|---|---|---|
| 伊立替康 | IV | 腹泻、骨髓抑制、恶心、呕吐 | CYP3A4底物 | CBC、电解质 | 急性和迟发性(危及生命)腹泻 |
| 拓扑替康 | IV, PO | 骨髓抑制、恶心、呕吐 | P-gp抑制剂(PO) | CBC | 口服常引起腹泻 |
| 依托泊苷 | IV, PO | 骨髓抑制、低血压、脱发、恶心、呕吐 | | CBC | 可能导致继发性恶性肿瘤(白血病) |

图 35.28 拓扑异构酶抑制药的主要特性

### A. 喜树碱

喜树碱(camptothecin)是从中国喜树中分离而得的植物生物碱,而伊立替康(irinotecan)和拓扑替康(topotecan)是半合成的喜树碱衍生物。拓扑替康主要用于原发性治疗失败的转移性卵巢癌及小细胞肺癌的治疗。伊立替康通常与 5-FU 和亚叶

酸钙联用治疗结肠癌。

1. 作用机制：此类药物能特异性作用于 S 期，抑制细胞复制 DNA 所需的拓扑异构酶 I（图 35.29）。伊立替康的活性代谢产物 SN-38 对拓扑异构酶 I 的抑制作用约为伊立替康的 1 000 倍。

2. 不良反应：拓扑替康的剂量限制性毒性为骨髓抑制和中性粒细胞减少。服用该药的患者应经常进行全血细胞计数。伊立替康的骨髓抑制较轻，不良反应主要为急性和迟发性腹泻，严重时需在输注期间联用阿托品（atropine），或在输注后的几天内大剂量服用洛哌丁胺（loperamide）。

### B. 依托泊苷

依托泊苷（etoposide）是植物生物碱鬼臼毒素（podophyllotoxin）的半合成衍生物。该药以拓扑异构酶 II 为作用靶点，主要作用于 S 期和 $G_2$ 期。药物与异构酶-DNA 复合物的结合会导致该复合物以瞬时可切割的形式持续存在，从而使其易受到不可逆双链断裂的影响（图 35.30）。依托泊苷主要用于肺癌的治疗，并与博来霉素和顺铂联用用于睾丸癌的治疗。依托泊苷可采用静脉注射或口服给药，剂量限制毒性为骨髓抑制（主要是白细胞减少症）。

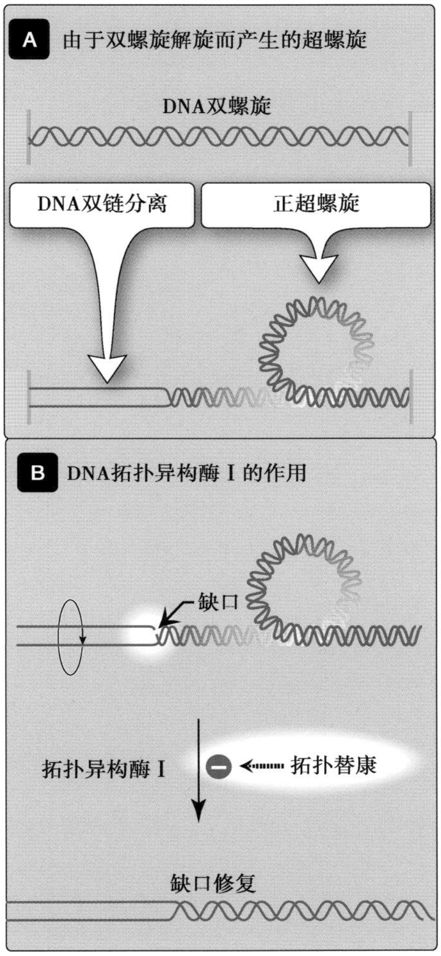
A 由于双螺旋解旋而产生的超螺旋
DNA双螺旋
DNA双链分离
正超螺旋
B DNA拓扑异构酶 I 的作用
缺口
拓扑异构酶 I
拓扑替康
缺口修复

图 35.29 DNA 拓扑异构酶 I 的作用

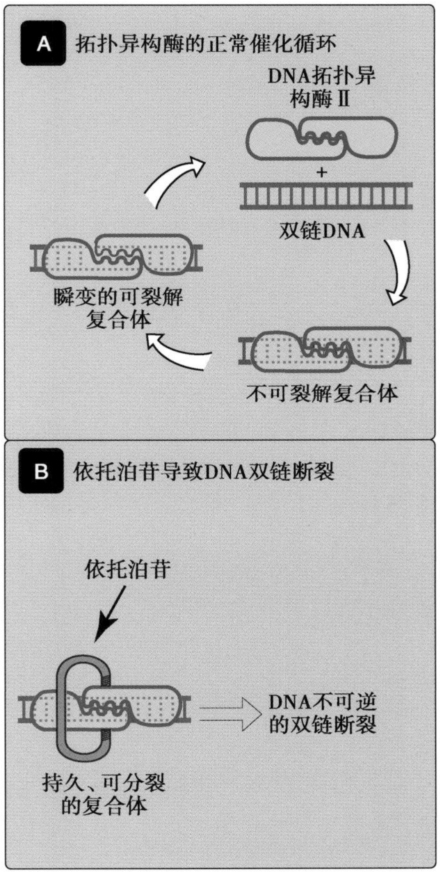
A 拓扑异构酶的正常催化循环
DNA拓扑异构酶 II
+
双链DNA
瞬变的可裂解复合体
不可裂解复合体
B 依托泊苷导致DNA双链断裂
依托泊苷
DNA不可逆的双链断裂
持久、可分裂的复合体

图 35.30 依托泊苷的作用机制

## X. 抗体药物

单克隆抗体（图 35.31）药物的开发是抗癌治疗和其他非肿瘤性疾病药物研发的一个活跃领域。抗体药物针对特定的作用靶点，其不良反应与传统化疗药物相比往往大不相同。（注：单克隆抗体还可用于许多其他疾病，如炎症性肠病、银屑病和 RA）。由于抗体药物都是通过静脉注射给药，因此与输液相关的不良反应较常见。

| 药物 | 作用机制 | 不良反应 | 监测指标 | 注意事项 |
|---|---|---|---|---|
| 贝伐单抗 | 结合VEGF并阻止VEGF与其内皮细胞受体结合；抑制肿瘤血管化 | 高血压、胃肠穿孔、蛋白尿、伤口愈合问题、出血 | 血压、尿蛋白、出血症状 | 等待最近或即将进行的外科手术 |
| 西妥昔单抗 | 与EGFR结合，竞争性地抑制表皮生长因子和其他配体的结合；抑制肿瘤细胞生长，促进凋亡 | 皮疹、电解质消耗、输液反应、腹泻 | 电解质、输液期间的生命体征 | 输注前需使用抗组胺药物；皮疹等反应增强 |
| 达雷木单抗 | 与多发性骨髓瘤细胞上的跨膜蛋白CD38结合，并导致细胞溶解 | 输液反应、腹泻、疲劳、发热 | CBC、输液过程中的生命体征 | 可结合红细胞的CD38；在开始治疗前对患者进行分型筛选；术前服用抗组胺药、退热药和皮质激素 |
| 雷莫芦单抗 | 结合VEGF受体2并阻断VEGF受体与配体的结合 | 蛋白尿、高血压、伤口愈合问题、出血 | 血压、尿蛋白、出血症状 | 等待最近或即将进行的外科手术 |
| 利妥昔单抗 | 靶向表达于前B淋巴细胞和成熟B淋巴细胞表面的CD20抗原 | 致死性输注反应、肿瘤溶解综合征、皮肤黏膜反应、PML | 输液期间的生命体征、肿瘤溶解综合征试验 | 致命性乙肝病毒再激活；与抗组胺药和乙酰氨基酚联用；与顺铂联用时可增加肾毒性的风险 |
| 曲妥单抗 | 抑制过度表达HER2的人体肿瘤细胞的增殖 | 心肌病、输液相关发热和寒战、肺毒性、头痛、恶心、呕吐 | LVEF、CBC、输注反应引起的肺毒性 | 胚胎-胎儿毒性；联合化疗可引起中性粒细胞减少症；术前应用抗组胺药和对乙酰氨基酚 |

图 35.31 抗肿瘤单克隆抗体药物的主要特性。LVEF，左心室射血分数；PML，进行性多灶性白质脑病

## Ⅺ. 酪氨酸激酶抑制药

酪氨酸激酶(tyrosine kinase)是一类具有激酶活性的蛋白家族，参与细胞内的多个重要生命过程，包括信号转导和细胞分裂。[注：至少有 50 种酪氨酸激酶通过信号蛋白的磷酸化介导细胞的生长或分裂。酪氨酸激酶抑制药通常是口服制剂，在癌症治疗中有着广泛的应用(图 35.32)。]

| 药物 | 作用机制 | 不良反应 | 明显的药物相互作用 | 监测指标 | 注意事项 |
|---|---|---|---|---|---|
| 阿法替尼 | 抑制EGFR酪氨酸激酶 | 腹泻、皮疹、口炎、甲沟炎、恶心、呕吐、瘙痒 | P-gp抑制剂和诱导剂 | CBC、CMP | 空腹服用；对显著腹泻患者减少剂量；女性患者采取有效的避孕措施 |
| 达拉菲尼 | 抑制突变的BRAF激酶 | 发热、皮疹、关节痛、咳嗽、胚胎-胎儿毒性 | CYP3A4抑制剂和底物；CYP2C8抑制剂和底物；CYP2C9、CYP2C19或CYP2B6的底物 | 血糖、心力衰竭或出血症状、CBC、BMP、INR(如应用华法林) | 空腹服用；女性患者采取有效的避孕措施；可能导致新的原发性恶性肿瘤 |
| 达沙替尼 | 抑制BCR-ABL酪氨酸激酶 | 骨髓抑制、液体潴留、腹泻 | CYP3A4底物、酸还原剂 | CBC、BCR-ABL、电解液 | QT间期延长 |
| 埃罗替尼 | 抑制EGFR酪氨酸激酶 | 皮疹、ILD、肝毒性 | CYP3A4底物、酸还原剂、华法林 | CMP | 皮疹反应增强 |
| 依鲁替尼 | 抑制布鲁顿酪氨酸激酶 | 中性粒细胞减少症、汤姆氏细胞减少症、腹泻、贫血、疼痛、皮疹、恶心、瘀伤、疲劳、出血、发热 | CYP3A抑制剂和诱导剂 | CBC、CMP、房颤、血压、肿瘤溶解综合征 | 避免与葡萄柚汁和橘子同服；导致乙肝病毒重新激活；女性患者采取有效的避孕措施 |
| 艾代拉里斯 | 抑制磷脂酰肌醇3激酶 | 腹泻、疲劳、恶心、咳嗽、发热、腹痛、肺炎、皮疹、中性粒细胞减少症、感染 | CYP3A诱导剂和底物 | CBC、LFT、肺部症状、感染 | 女性患者采取有效的避孕措施 |

图 35.32 酪氨酸激酶抑制药的主要特性。BMP，基本代谢指标；CMP，完全代谢指标；ECG，心电图；ILD，间质性肺病；INR，国际标准化比值；LFT，肝功能测试；LVEF，左心室射血分数；TSH，促甲状腺激素；UA，尿液分析

| 药物 | 作用机制 | 不良反应 | 明显的药物相互作用 | 监测指标 | 注意事项 |
|---|---|---|---|---|---|
| 伊马替尼 | 抑制BCR-ABL酪氨酸激酶 | 骨髓抑制、液体潴留、心力衰竭 | CYP3A4底物、华法林 | CBC、BCR-ABL | 心力衰竭发展监测 |
| 尼罗替尼 | 抑制BCR-ABL酪氨酸激酶 | 骨髓抑制、QT延长、肝毒性 | CYP3A4底物、酸还原剂 | CBC、BCR-ABL、电解质 | 空腹服用；QT间期延长 |
| 奥西替尼 | 抑制EGFR酪氨酸激酶 | 腹泻、皮疹、皮肤干燥、指甲毒性、疲劳 | 强CYP3A诱导剂 | CBC、ECG、电解质 | 女性患者采取有效的避孕措施 |
| 帕唑帕尼 | 抑制多酪氨酸激酶 | 腹泻、高血压、发色改变、恶心、厌食、呕吐 | CYP3A4抑制剂、诱导剂和底物；CYP2D6或CYP2C8底物；辛伐他汀；降低胃pH值的药物 | ECG、电解质、甲状腺功能测试、LFT、UA、CBC、血压 | 女性患者采取有效的避孕措施 |
| 索拉非尼 | 抑制多种细胞内和细胞表面激酶 | 高血压、手足综合征、皮疹、腹泻、疲劳 | CYP3A4诱导剂、华法林 | 血压、CMP | 伤口愈合并发症；心脏事件 |
| 舒尼替尼 | 抑制多酪氨酸激酶 | 高血压、手足综合征、皮疹、腹泻、疲劳、肝毒性、甲状腺功能减退 | CYP3A4底物 | 血压、CMP 、TSH | 心力衰竭进展监测 |
| 曲美替尼 | 可逆抑制丝裂原激活的细胞外激酶 | 发热、皮疹、腹泻、呕吐、淋巴水肿 | CYP2C8底物、P-gp | 发热、新发皮肤恶性肿瘤、血糖, LVEF、CBC、CMP | 与达布拉非尼合用；空腹服用 |
| 维莫非尼 | 抑制突变的BRAF丝氨酸苏氨酸激酶 | 关节痛、皮疹、脱发、疲劳、光敏感、瘙痒、皮肤乳头状瘤 | CYP3A4抑制剂和诱导剂；CYP1A2底物 | ECG、电解质、CMP、葡萄膜炎 | 可能导致新的原发性皮肤恶性肿瘤；女性患者采取有效的避孕措施 |

图 35.32（续）

## Ⅻ. 免疫疗法

静脉注射免疫检查点抑制药（immune checkpoint inhibitor）的免疫治疗是一种快速发展的肿瘤治疗新选择。免疫检查点抑制药的目标是阻断控制免疫系统的重要检查点信号分子，如程序性死亡（programmed death，PD-1）受体。阻断这些分子有助于免疫系统更好地攻击肿瘤细胞并对其造成破坏。帕博利珠单抗（pembrolizumab）和纳武利尤单抗（nivolumab）是两种最常用的检查点抑制药。此类药物的常见不良反应包括潜在严重的免疫系统介导的不良反应，有时甚至是致命的。这是因为关闭免疫检查点虽可以引起对肿瘤的攻击，但也可能导致对正常组织未经检查的自身免疫反应。此类药物的不良反应包括腹泻、结肠炎、肺炎、肝炎、肾炎、神经毒性、皮肤毒性（严重皮疹），以及如甲状腺功能减退或亢进之类的内分泌疾病。此外，应密切监测患者的潜在症状和体征，如有必要，应及时联合皮质激素进行治疗。

## XIII. 其他药物

### A. 醋酸阿比特龙

醋酸阿比特龙（abiraterone）是一种用于治疗转移性去势抵抗性前列腺癌的口服药物。醋酸阿比特龙与泼尼松（prednisone）联用可抑制 CYP17 酶（雄激素合成所必需的一种酶），从而抑制睾丸激素的产生。联用泼尼松还可以减轻由 CYP17 抑制引起的盐皮质激素过量的影响。该药可能引发肝毒性，应密切监测患者的血压、血钾和体液潴留等情况。该药常见的不良反应包括关节和肌肉不适、潮热和腹泻。

### B. 免疫调节药

沙利度胺（thalidomide）、来那度胺（lenalidomide）和泊马度胺（pomalidmide）是治疗多发性骨髓瘤的常见口服药物。其确切的作用机制尚不清楚，但具有明确的抗血管生成、免疫调节、抗炎和抗增殖等抗肿瘤活性。此类药物通常与地塞米松或其他化疗药物联合使用。不良反应包括血栓栓塞、骨髓抑制、疲劳、皮疹和便秘。沙利度胺曾被用于预防孕妇晨吐，但使用沙利度胺的母亲所生的孩子普遍存在严重的缺陷。由于来那度胺和泊马度胺在结构上与沙利度胺相似，因此在妊娠期间也是禁用的。

### C. 蛋白酶体抑制药

硼替佐米（bortezomib）、伊沙佐米（ixazomib）和卡非佐米（carfilzomib）均属于是蛋白酶体抑制药（proteasome inhibitor），常用于治疗多发性骨髓瘤。此类药物主要通过抑制蛋白酶体而发挥作用，可抑制体内一些促凋亡因子的降解，从而促进细胞程序性死亡的发生（凋亡）。恶性肿瘤细胞之所以生长分裂更快，是由于其凋亡途径受到抑制，因此，蛋白酶体抑制药对多发性骨髓瘤的治疗效果较好。硼替佐米可用作静脉注射，但皮下注射是首选，因为皮下注射所引起的神经病变症状较为轻微。其他不良反应包括骨髓抑制、腹泻、恶心、疲劳和带状疱疹复发。如果患者正在接受硼替佐米的治疗，则应同时进行抗病毒药物的预防性治疗。伊沙佐米是一种口服药物，其常见的不良反应与硼替佐米类似（图 35.33）。

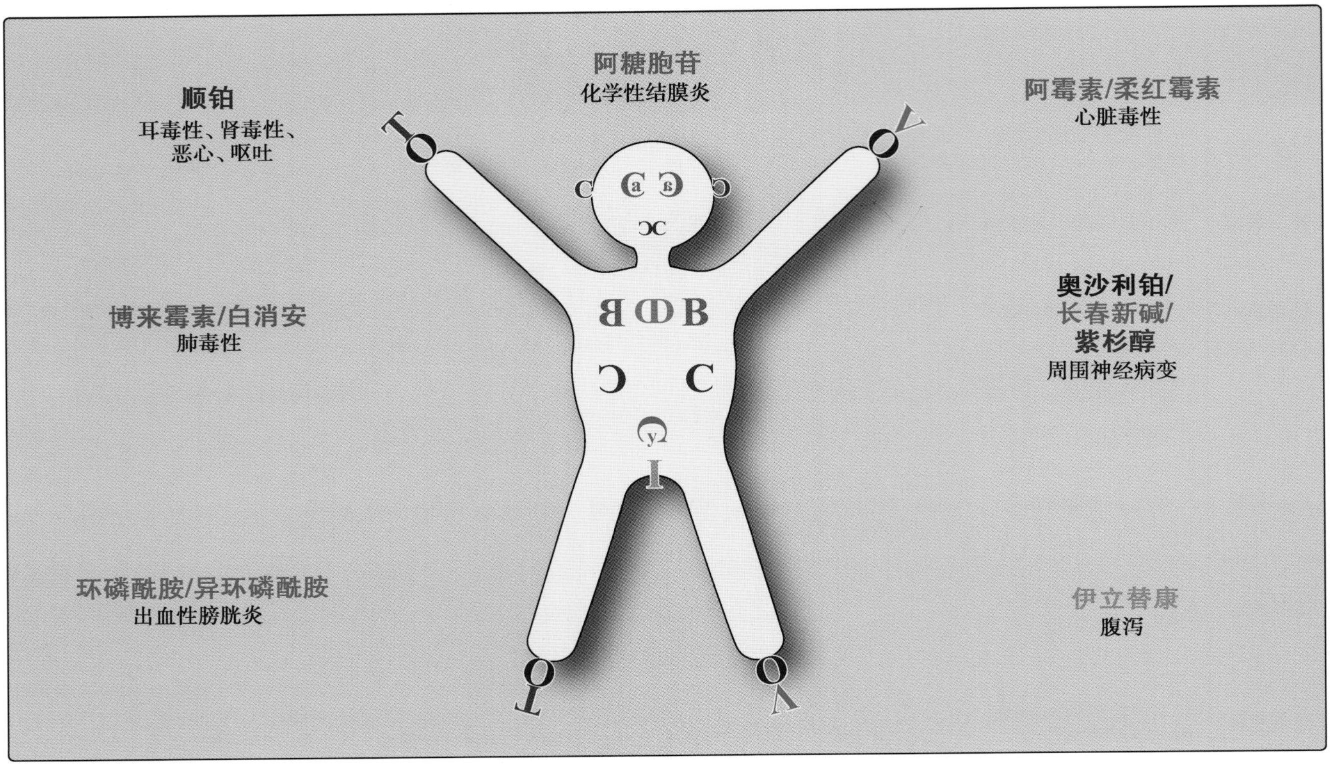
阿糖胞苷
化学性结膜炎
顺铂
耳毒性、肾毒性、
恶心、呕吐
阿霉素/柔红霉素
心脏毒性
博来霉素/白消安
肺毒性
奥沙利铂/
长春新碱/
紫杉醇
周围神经病变
环磷酰胺/异环磷酰胺
出血性膀胱炎
伊立替康
腹泻

图 35.33 化疗药物的毒性总结

（白仁仁，李成檀，吴睿）

## 思考题

扫描二维码
获取思考题

# 第 36 章 免疫抑制药

## Ⅰ. 概述

免疫系统在保护机体免受有害外来物质侵害方面发挥着至关重要的作用。免疫系统是人体最复杂的系统之一，这也使得其难以人为操纵。免疫抑制药(immunosuppressant)是一类抑制免疫系统活化或效应的药物，用于治疗某些疾病[如自身免疫性疾病(autoimmune disease)]或降低机体对移植器官的排斥反应。当免疫系统错误地将个体自身的组织识别为外来组织并对其进行破坏性反应时，就会引起自身免疫性疾病。治疗此类疾病的目标是通过药物来阻止这种不适当且有害的免疫过程。在器官移植中，外来组织被移植到受体体内，此时使用免疫抑制药的治疗目的也是一样的，即通过药物治疗来限制免疫系统造成的损害和对移植器官潜在的排斥反应。由于手术技术的进步和良好的组织配型，器官和组织(如肾脏、心脏或骨髓)的移植已非常常见。现有药物可更有选择性地抑制移植组织的排斥反应，同时防止患者的免疫功能受损，进而延长移植器官的寿命(图 36.1)。早期的药物是非选择性的，由于同时抑制了免疫系统中抗体介导的(体液)免疫和细胞介导的免疫，患者经常死于感染。如今，免疫抑制疗法的主要方法是利用抗免疫蛋白的药物或抗体来改变淋巴细胞的功能。由于单药治疗的毒性较严重，通常采用较低剂量免疫抑制药的联合疗法。免疫抑制药物治疗方案通常由 2~4 种不同作用机制的药物组成，这些药物破坏了 T 细胞活化的不同阶段。[注：尽管本章重点介绍器官移植方面的免疫抑制药，但此类药物也可用于治疗其他疾病。例如，环孢菌素(cyclosporine)可用于治疗银屑病，各种单克隆抗体可用于治疗类风湿性关节炎(rheumatoid arthritis，RA)，多发性硬化症(multiple sclerosis，MS)，克罗恩病(Crohn disease，CD)和溃疡性结肠炎(ulcerative colitis，UC)等多种疾病。]

**抗体**

阿仑单抗 (alemtuzumab, CAMPATH)
抗胸腺细胞球蛋白 (antithymocyte globulins, ATGAM, THYMOGLOBULIN)
巴利昔单抗 (basiliximab, SIMULECT)
利妥昔单抗 (rituximab, RITUXAN)

**钙调神经磷酸酶抑制药**

环孢菌素 (cyclosporine, NEORAL, SANDIMMUNE)
他克莫司 (tacrolimus, ASTAGRAF XL, ENVARSUS XR, PROGRAF)

**共刺激阻断药**

贝拉西普 (belatacept, NULOJIX)

**mTOR抑制药**

依维莫司 (everolimus, ZORTRESS)
西罗莫司 (sirolimus, RAPAMUNE)

**抗增殖药**

硫唑嘌呤 (azathioprine, IMURAN)
吗替麦考酚酯 (mycophenolate mofetil, CELLCEPT)
霉酚酸钠 (mycophenolate sodium, MYFORTIC)

**肾上腺皮质激素类药物**

甲泼尼龙 (methylprednisolone, MEDROL, SOLU-MEDROL)
泼尼松龙 (prednisolone, ORAPRED, PRELONE)
泼尼松 (prednisone, 仅有通用名)

**其他药物**

硼替佐米 (bortezomib, VELCADE)
静脉注射免疫球蛋白(intravenous immunoglobulin, 多种通用名)

图 36.1 免疫抑制药总结

免疫激活级联可以描述为一种三重信号模型(图 36.2)。信号 1 是指当抗原提呈细胞(antigen-presenting cell，APC)表面的抗原同 CD3 受体复合物结合时对 T 细胞的触发。信号 1 还不足以激活 T 细胞，需要信号 2 的参与。信号 2 也被称为共刺激(costimulation)，当 APC 表面的 CD80 和 CD86(也称为 B7.1 和 B7.2)同 T 细胞上的 CD28 结合时会触发信号 2。信号 1 和信号 2 都激活了一些细胞内信号转导通路，其中就包括钙-钙调磷酸酶通路(calcium-calcineurin pathway)。这些通路会触发细胞因子的产生，如白细胞介素 2(interleukin-2，IL-2)。IL-2 与其他 T 细胞表面的 IL-2 受体(也称为 CD25)结合，进而触发信号 3，通过哺乳动物雷帕霉素靶点(mammalian target of *rapamycin*，mTOR)激活细胞周期，引起 T 细胞的增殖。

免疫抑制药可根据其作用部位和作用机制进行分类。诱导型免疫抑制药(强效免疫抑制药)，如单克隆抗体和多克隆抗体，常用于免疫抑制的诱导，可在移植时强力抑制免疫系统，使新器官在受体体内能够发挥作用，并防止移植早期的排斥反应。另一方面，维持型免疫抑制药的药效较弱，能对移植器官提供长期的免疫保护，感染的风险较诱导型药物低。维持型免疫抑制药物在治疗方案中通常是联合应用，以维持足够的免疫抑制作用，同时最大限度地减少不良反应。

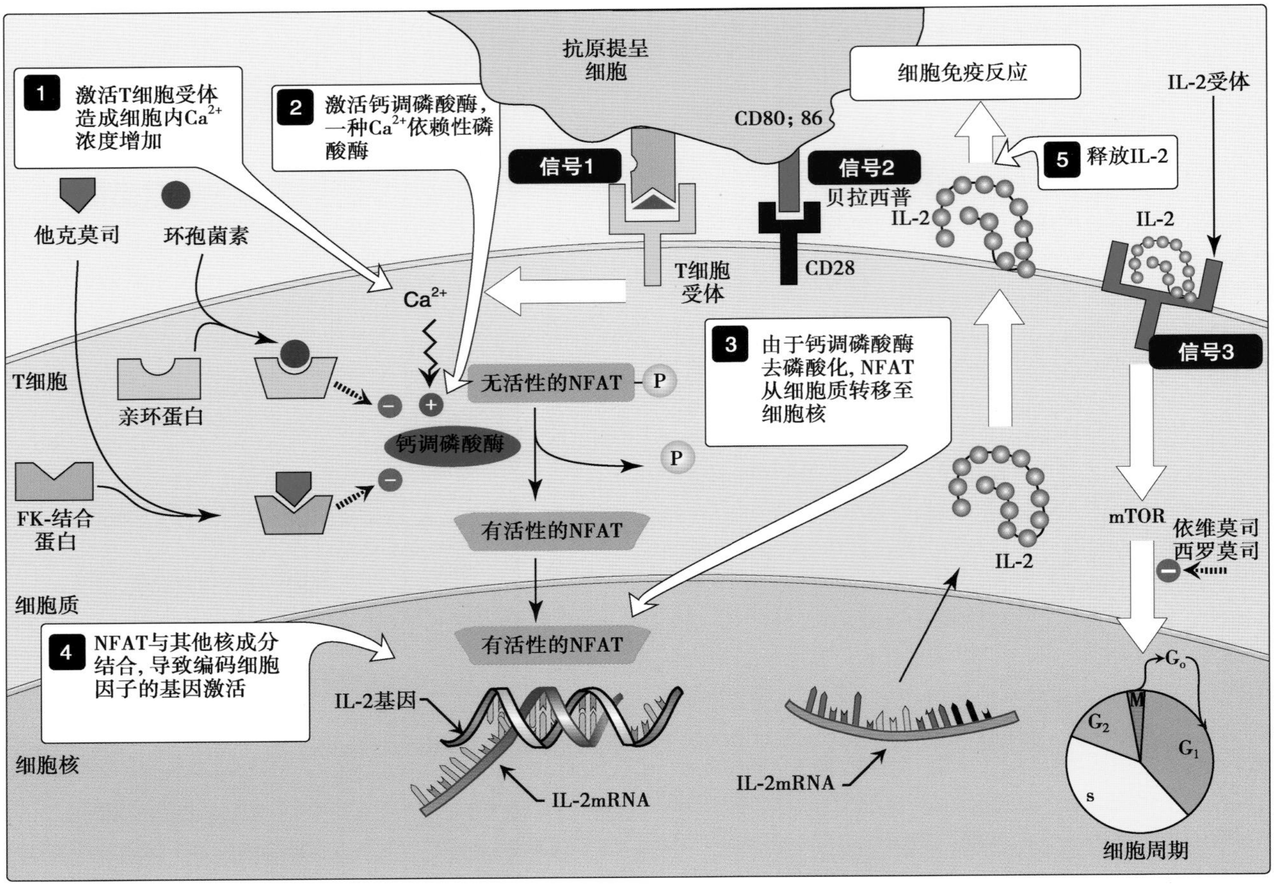
抗原提呈
细胞
细胞免疫反应
IL-2受体
1 激活T细胞受体造成细胞内$Ca^{2+}$浓度增加
2 激活钙调磷酸酶，一种$Ca^{2+}$依赖性磷酸酶
CD80；86
信号1
信号2
5 释放IL-2
贝拉西普
IL-2
IL-2
他克莫司
环孢菌素
T细胞
受体
CD28
$Ca^{2+}$
3 由于钙调磷酸酶去磷酸化，NFAT从细胞质转移至细胞核
信号3
T细胞
亲环蛋白
无活性的NFAT
P
钙调磷酸酶
P
FK-结合
蛋白
有活性的NFAT
mTOR
依维莫司
西罗莫司
IL-2
细胞质
4 NFAT与其他核成分结合，导致编码细胞因子的基因激活
有活性的NFAT
$G_o$
IL-2基因
M
$G_2$
$G_1$
细胞核
IL-2mRNA
IL-2mRNA
s
细胞周期

图 36.2 免疫抑制药的作用机制。NFAT，活化 T 细胞的核因子

## Ⅱ. 诱导型和排斥相关的免疫抑制药

抗体的使用对延长同种异体移植物的存活发挥着重要作用。(注:同种异体移植是指将一个器官或组织从一个人移植到另一个基因不同的人体中。)抗体是以人淋巴细胞免疫家兔或马(产生多克隆抗体的混合物或单克隆抗体),或杂交瘤技术(产生抗原特异性单克隆抗体)制备而得。杂交瘤是将小鼠抗体产生细胞与肿瘤细胞融合而成,随后对杂交细胞进行筛选和克隆,并测定克隆细胞的抗体特异性,最终通过克隆进行大量培养以产生临床所需数量的抗体。重组脱氧核糖核酸(deoxyribonucleic acid,DNA)技术还可用人体遗传物质替换部分小鼠基因序列,从而使抗体"人源化",降低其抗原性。按照惯例,如果单克隆抗体是嵌合的或人源化的,则其名称通常分别含有"xi"或"zu",而后缀"-mab"(单克隆抗体)则表示药物的种类。多克隆抗体虽然生产成本相对较低,但其多变且特异性较低,而单克隆抗体比较均一且特异性高(图 36.3)。

### A. 抗胸腺细胞球蛋白

抗胸腺细胞球蛋白(antithymocyte globulin)是将人胸腺细胞免疫后,从家兔或马的血清中分离出丙种球蛋白(gamma-globulin)而制备的多克隆抗体,可导致循环 T 细胞的清除和活化 T 细胞的凋亡。家兔制剂因药效更强、毒性更小而优于马制剂。

抗胸腺细胞球蛋白(兔)通常与其他免疫抑制药联用,主要用于防止移植时的早期同种异体排斥反应。该药也可用于治疗严重的排斥反应或皮质激素耐受的急性排斥反应。通常使用 3~10 d 就可使淋巴细胞明显减少,并可持续 1 年以上。

抗体通过静脉缓慢注射,半衰期 3~9 d 不等。术前应用皮质激素、对乙酰氨基酚和抗组胺药有助于减少此类药物的注射相关反应。长期使用可能会导致严重的免疫抑制,增加机会性感染或移植后淋巴增生性疾病(posttransplant lymphoproliferative disease,PTLD)的风险。

### B. 巴利昔单抗

巴利昔单抗(basiliximab)是一种嵌合型鼠/人单克隆抗体,可与活化的 T 细胞上 IL-2 受体(CD25)的 α 链结合,从而干扰这些细胞的增殖。阻断这种受体会削弱任何抗原性刺激激活 T 细胞反应系统的能力。

巴利昔单抗联合环孢菌素和皮质激素可预防肾移植的急性排斥反应,这可以减少钙调磷酸酶抑制药的剂量或延迟用药。该药可能对移植肾功能延迟恢复的患者有益,并可能降低钙调磷酸酶抑制药的肾毒性。巴利昔单抗不清除 T 细胞,因此主要用于诱导治疗而不是排斥治疗。巴利昔单抗通过静脉注射给药,血清半衰期约为 7 d。通常该药需要两次给药:第一次是在移植前 2 h,第二次是在手术后第 4 日。一般情况下,巴利昔单抗的耐受性良好。

| 药物 | 分类 | 作用机制 | 适应证 | 不良反应 |
|---|---|---|---|---|
| 阿仑单抗 | 人源化单克隆抗体 | 与B和T淋巴细胞上的CD52结合，导致T细胞和B细胞的消耗 | 诱导、排斥反应治疗 | 注射相关反应(寒战、发热)，严重且长期白细胞减少，中性粒细胞减少症，血小板减少症，感染(CMV、HSV和其他病毒/真菌) |
| 抗胸腺细胞球蛋白 | 多克隆抗体 | T细胞的消耗 | 诱导、排斥反应治疗 | 注射相关反应(寒战、发热)，白细胞减少，血小板减少症，肺水肿，CMV或其他病毒感染，皮疹 |
| 巴利昔单抗 | 嵌合单克隆抗体 | 与CD25(IL-2R)结合并抑制IL-2介导的T细胞增殖(非消耗) | 诱导治疗 | 与安慰剂相比耐受性良好 |
| 硼替佐米 | 蛋白酶体抑制药 | 蛋白酶体抑制导致浆细胞消耗 | 治疗抗体介导的排斥反应 | 白细胞减少、贫血、血小板减少、恶心、呕吐、腹泻、周围神经病变、低血压、肝毒性(不常见) |
| 静脉注射免疫球蛋白 | 免疫球蛋白 | 抗体，B细胞 | 高致敏患者的诱导治疗、排斥反应治疗 | 注射相关反应、头痛、低血压、溶血性贫血、肺水肿、血栓栓塞、无菌性脑膜炎、急性肾衰竭 |
| 甲泼尼龙 | 皮质激素 | 非特异性白细胞介素和肿瘤坏死因子抑制 | 诱导、排斥反应治疗、维持治疗 | HTN、HLD、高血糖、周围水肿、情绪障碍、骨质疏松、体重增加 |
| 利妥昔单抗 | 嵌合单克隆抗体 | $CD20^+$ B细胞的消耗 | 诱导、排斥反应治疗 | 注射相关反应(寒战、发热)，感染(乙型肝炎病毒、CMV和其他病毒/真菌的再激活)，PML，白细胞减少症，血小板减少症，皮肤黏膜反应 |

图 36.3　用于诱导或排斥的免疫抑制药。CMV，巨细胞病毒；HLD，高脂血症；HSV，单纯疱疹病毒；HTN，高血压；IL，白细胞介素；PML，进行性多灶性白质脑病

## C. 阿仑单抗

阿仑单抗(alemtuzumab)是一种人源化单克隆抗体，可与 T 细胞和 B 细胞上的 CD52 结合，导致两种淋巴细胞系的清除。输注后很快观察到 T 细胞和 B 细胞的减少，而后这些细胞逐渐恢复。T 细胞需要 6~12 个月的恢复期，而 B 细胞在 6 个月或更短时间内得以恢复。阿仑单抗被批准用于治疗慢性淋巴细胞白血病，但由于其对 T 细胞和 B 细胞均有抑制活性，已被用于移植时急性细胞排斥反应和抗体介导的排斥反应(antibody-mediated rejection，AMR)的诱导剂和抗排斥剂。由于阿仑单抗具有强效而持久的免疫抑制作用，建议在给药后开始或持续进行肺孢子虫肺炎和疱疹病毒的预防。

2012 年，制药公司将阿仑单抗从美国撤市，并将其用于多发性硬化症，但仍可以通过阿仑单抗分配计划(Campath Distribution Program)获得，继续用于移植患者。

## D. 利妥昔单抗

利妥昔单抗(rituximab)是一种针对前 B 细胞、成熟 B 细胞和记忆 B 细胞 CD20 抗原的嵌合型单克隆抗体。利妥昔单抗通过诱导 B 细胞溶解而导致 B 细胞减少，并阻断 B 细胞的活化，以及最终成熟为抗体产生型浆细胞的过程。已成熟的浆细胞不表达 CD20 抗原，因此不受利妥昔单抗的影响。该药可用于治疗 B 细胞淋巴瘤、PTLD 和 RA。在移植时使用利妥昔单抗的益处是可以去除抗体，因此已用于 ABO(血型)不匹配的移植、脱敏疗法和 AMR 的治疗。

静脉注射利妥昔单抗可导致 B 淋巴细胞快速而持续的减少，B 细胞计数恢复正常需要 9~12 个月。利妥昔单抗可重新激活 JC 病毒，因此具有可导致进行性多灶性白质脑病(progressive multifocal leukoencephalopathy，PML)的黑框警告，这在非移植人群中有过报道。也有报道称该药治疗后乙肝感染被激活，所以应监测肝炎相关的血清指标。

## E. 硼替佐米

AMR 涉及浆细胞产生的抗体增多，这些抗体或是 B 细胞新产生的，或是移植前已经生成的。控制 AMR 的一种机制是作用于浆细胞所生成的抗体。硼替佐米(bortezomib)是一种蛋白酶体(proteasome)抑制药，可造成正常浆细胞细胞周期的停滞和凋亡，从而降低致敏患者抗体的生成。

硼替佐米可用于治疗多发性骨髓瘤，但之前已被用于治疗移植患者的 AMR。该药可通过静脉团注(intravenous bolus)或皮下注射给药，因此出现注射相关反应的可能性较低。硼替佐米主要由 CYP450 代谢，多周期给药很少出现肝功能障碍。

## F. 静脉注射免疫球蛋白

静脉注射免疫球蛋白(intravenous immunoglobulin，IVIG)是来源于献血者血浆制备的免疫球蛋白。其具有免疫调节作用，常用于自身免疫性疾病、移植前脱敏疗法和 AMR 的治疗。高剂量时该药对 T 细胞和 B 细胞具有免疫调节作用，低剂量时也可通过替代血浆分离过程中去除的免疫球蛋白来预防感染。IVIG 作用机制尚不清楚，但高剂量时可诱导 B 细胞凋亡并调节 B 细胞信号转导。IVIG 还能抑制抗体与移植物的结合，以

及补体系统的激活。IVIG 的血清半衰期约为 3~4 周。

IVIG 的不良反应包括头痛、发热、发冷、肌肉酸痛及低血压或高血压,但都可以通过减慢输液速度来减轻。严重的不良反应比较罕见,包括无菌性脑膜炎、急性肾衰竭和血栓事件。

## Ⅲ. 维持型免疫抑制药

维持型免疫抑制药旨在提供足够的免疫抑制作用,以防止同种异体排斥反应,同时尽量减少感染、恶性肿瘤和药物引起的不良反应。通常是 2~4 种药物联合应用,通过使用不同作用机制的药物来减少药物的毒性。此类药物可进一步分为四大类:①钙调磷酸酶抑制药[环孢菌素和他克莫司(tacrolimus)];②共刺激阻断药[贝拉西普(belatacept)];③mTOR 抑制药[西罗莫司(sirolimus)和依维莫司(everolimus)];④抗增殖药[霉酚酸(mycophenolate)和硫唑嘌呤(azathioprine)](图 36.4)。

| 药物 | 分类 | 适应证 | 药动学 | 不良反应 |
|---|---|---|---|---|
| 硫唑嘌呤 | 抗增殖药 | SOT(肾)、RA | 被谷胱甘肽S-转移酶活化DDI(别嘌醇、华法林) | 骨髓抑制、恶心、呕吐、腹泻、胰腺炎、肝毒性 |
| 贝拉西普 | 共刺激阻断药 | SOT(肾) | 消除半衰期约10d | 贫血、白细胞减少症 |
| 环孢菌素 | 钙调磷酸酶抑制药 | SOT(肾、肝、心脏)、银屑病、RA、急性GVHD | 由CYP3A4代谢DDI很多 | HTN、HLD、高血糖、高钾血症、多毛症、牙龈增生、神经毒性、肾毒性 |
| 依维莫司 | mTOR抑制药 | SOT (肾、肝)、肿瘤 | 由CYP3A4代谢DDI很多 | HTN、HLD(尤其是TG、TC)、口腔炎症、蛋白尿、伤口愈合受损、皮疹、骨髓抑制 |
| 甲泼尼龙<br>泼尼松龙<br>泼尼松 | 皮质激素 | 多种适应证 | 活化为泼尼松龙 | HTN、HLD、高血糖、外周水肿、情绪障碍、骨质疏松、体重增加 |
| 吗替麦考酚酯 | 抗增殖药 | SOT (肾、肝、心脏) | 被葡糖醛酸化代谢DDI(胆酸螯合剂) | 白细胞减少症,血小板减少,恶心,呕吐,腹泻 |
| 西罗莫司 | mTOR抑制药 | SOT(肾)、淋巴管肌瘤病 | 由CYP3A4代谢DDI很多 | HTN、HLD(尤其是TG、TC)、口腔炎症、蛋白尿、伤口愈合受损、皮疹、骨髓抑制、肺炎 |
| 他克莫司 | 钙调磷酸酶抑制药 | SOT (肾、肝、心脏) | 由CYP3A4代谢DDI很多 | HTN、HLD、高血糖、高钾血症、脱发、神经毒性(手震颤、头痛、癫痫)、肾毒性 |

图 36.4 用于维持免疫抑制治疗的药物。DDI,药物-药物相互作用;GVHD,移植物抗宿主病;HLD,高脂血症;HTN,高血压;TC,总胆固醇;TG,甘油三酯

### A. 钙调磷酸酶抑制药

钙调磷酸酶抑制药环孢菌素和他克莫司通过阻滞信号 1 下游的钙-钙调磷酸酶通路而抑制 T 细胞的活化。钙调磷酸酶是一种钙依赖性蛋白磷酸酶,可使活化 T 细胞的核因子(nuclear factor of activated T cell,NFAT)去磷酸化,使 NFAT 进入 T 细胞细胞核并与 DNA 结合,导致转录过程和 IL-2 等细胞因子的产生。环孢菌素与亲环蛋白(cyclophilin)结合,而他克莫司可与 FK-结合蛋白(FK-binding protein,FKBP)结合。这些药物-蛋白复合物抑制了钙调磷酸酶的活性,从而阻止了 T 细胞的活化(见图 36.2)。与环孢菌素相比,他克莫司是更好的钙调磷酸酶抑制药,因为它降低了移植物排斥反应的发生率。尽管他克莫司仅被批准用于肾、肝和心脏移植,但其是所有实体器官移植(solid organ transplant,SOT)的主要维持型免疫抑制药。

在胃肠道和肝脏中表达的 CYP3A4、CYP3A5 和 P-糖蛋白(P-glycoprotein,P-gp)是导致环孢菌素和他克莫司口服吸收和代谢出现个体间差异的主要原因。剂量设定是基于 12 h 的谷值,目标谷值因器官和移植时间的不同,以及移植中心的特定规范而有所不同。

肾毒性是钙调磷酸酶抑制药应用受限的主要原因之一,这也促进了该类药物与其他免疫抑制药之间的联合应用。与所有的免疫抑制药一样,应用钙调磷酸酶抑制药后可能导致感染,因此患者在移植术后通常会给予预防性药物治疗。多毛症或毛发过度生长是环孢菌素的常见不良反应。

### B. 共刺激阻断药

贝拉西普是第二代共刺激阻断药,是 CTLA-4 的重组融合蛋白,与 CD28 一样,结合于 APC 上的 CD80 和 CD86。贝拉西普与 CD80 和 CD86 的结合抑制了 T 细胞激活的信号 2。贝拉西普可与巴利昔单抗、吗替麦考酚酯和皮质激素联合用于肾移植。该药可替代钙调磷酸酶抑制药,避免了环孢菌素和他克莫司引起的有害且长期的肾毒性、心血管和代谢并发症。[注:第一代共刺激阻断药阿巴西普(abatacept)可用于治疗 RA。]

贝拉西普是第一种静脉注射的维持型免疫抑制药,分两个阶段给药。最初,在第 1 个月以高剂量给药 4 次,以增加药物浓度,然后减少到每月 1 次。4 个月后,再次降低剂量。对于用药依从性存在问题的患者,每月给药可能有益。贝拉西普的消除不受年龄、性别、种族、肾功能或肝功能的影响。该药可显著增加中枢神经系统 PTLD 的风险。因此,贝拉西普禁用于 EB 病毒(Epstein-Barr virus,EBV)血清阴性的患者,而 EBV 是 PTLD 的常见病因。EBV 的血清学滴度通常用于进一步确认用药的风险。

## C. mTOR 抑制药

西罗莫司(也称为雷帕霉素)和依维莫司可抑制 mTOR 蛋白,阻断信号 3 激活的信号转导途径,从而抑制细胞周期和 T 细胞的增殖(图 36.5)。mTOR 抑制药在多药联合方案中较为常用,可减少钙调磷酸酶抑制药的剂量并避免其肾毒性不良反应。

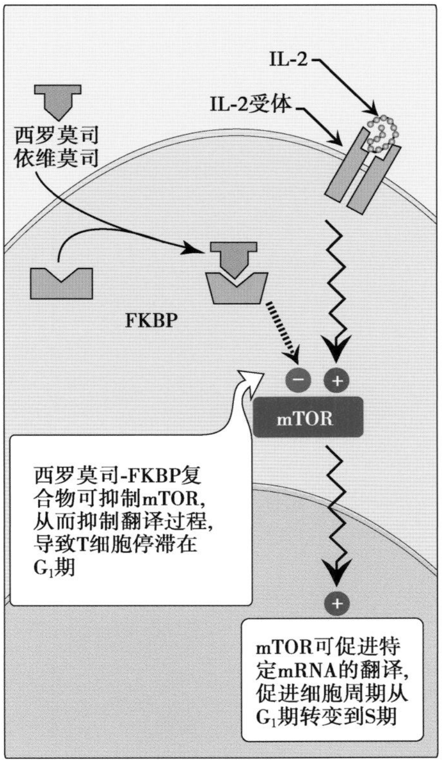

IL-2
IL-2受体
西罗莫司
依维莫司
FKBP
mTOR
西罗莫司-FKBP复合物可抑制mTOR,从而抑制翻译过程,导致T细胞停滞在$G_1$期
mTOR可促进特定mRNA的翻译,促进细胞周期从$G_1$期转变到S期


图 36.5　西罗莫司和依维莫司的作用机制。FKBP, FK-结合蛋白

与钙调磷酸酶抑制药一样,西罗莫司和依维莫司均由 CYP3A4 代谢,同时是 P-gp 的底物,并受到多种药物-药物相互作用(drug-drug interaction,DDI)的影响。这两种药物都需要监测药物的谷浓度以优化治疗方案。西罗莫司的半衰期比钙调磷酸酶抑制药或依维莫司长,每天只需给药 1 次,有助于提高用药的依从性。西罗莫司的抗增殖作用在心脏病治疗中也有价值,因为西罗莫司涂层支架可以通过减少内皮细胞的增殖来抑制血管的再狭窄。依维莫司还可用于治疗多种不同类型的癌症,包括乳腺癌、肾细胞癌和神经内分泌肿瘤。肿瘤治疗的用药剂量要高于移植中使用的剂量。

## D. 抗增殖药

抗增殖药硫唑嘌呤和霉酚酸通过抑制核酸合成来阻断淋巴细胞增殖。硫唑嘌呤是最早在器官移植中得到广泛应用的药物之一。该药是一种前药,首先转化为 6-巯基嘌呤(6-mercaptopurine,6-MP),然后转化为相应的核苷酸类似物硫代肌苷酸(thioinosinic acid)。这种类似物被整合到核酸链中,阻止了 DNA 的进一步延伸。霉酚酸是一种有效的、可逆的、非竞争性的肌苷单磷酸脱氢酶(inosine monophosphate dehydrogenase)抑制药,可阻断鸟苷酸的从头合成(图 36.6)。由于淋巴细胞无法利用核苷酸合成的补救途径,霉酚酸通过抑制鸟苷酸的从头合成,可有效地阻止 T 细胞和 B 细胞的增殖。

此类药物被用作辅助免疫抑制药,主要与钙调磷酸酶抑制药联合应用,也可加入皮质激素类药物。霉酚酸由于具有更高的安全性和疗效,在很大程度上已取代了硫唑嘌呤在这一方面的应用。硫唑嘌呤的主要剂量限制性不良反应是骨髓抑制。别嘌醇可抑制硫唑嘌呤的代谢,从而增加硫唑嘌呤的不良反应,因此,同时使用别嘌醇时需要显著降低硫唑嘌呤的剂量。

霉酚酸有两种形式可用,包括前药吗替麦考酚酯和活性药物霉酚酸。吗替麦考酚酯在胃肠道中迅速水解成霉酚酸。霉酚酸在肝脏中被葡糖醛酸化生成非活性代谢产物,但药物的肠肝循环延长了药效时间。霉酚酸是一种肠溶片剂,理论上可以减轻吗替麦考酚酯引起的胃肠道不适。

## E. 皮质激素

皮质激素是第一种用于移植和多种自身免疫性疾病的免疫抑制药物,目前仍然是减少排斥反应的主要药物之一。对于移植而言,最常用的药物是泼尼松(prednisone)和甲泼尼龙(methylprednisolone),而泼尼松和泼尼松龙(prednisolone)主要用于自身免疫性疾病。(注:在移植中,此类药物与本章前面所述的药物联用。)皮质激素可用于抑制实体器官移植的急性排斥反应和慢性移植物抗宿主病。此外,此类药物对多种自身免

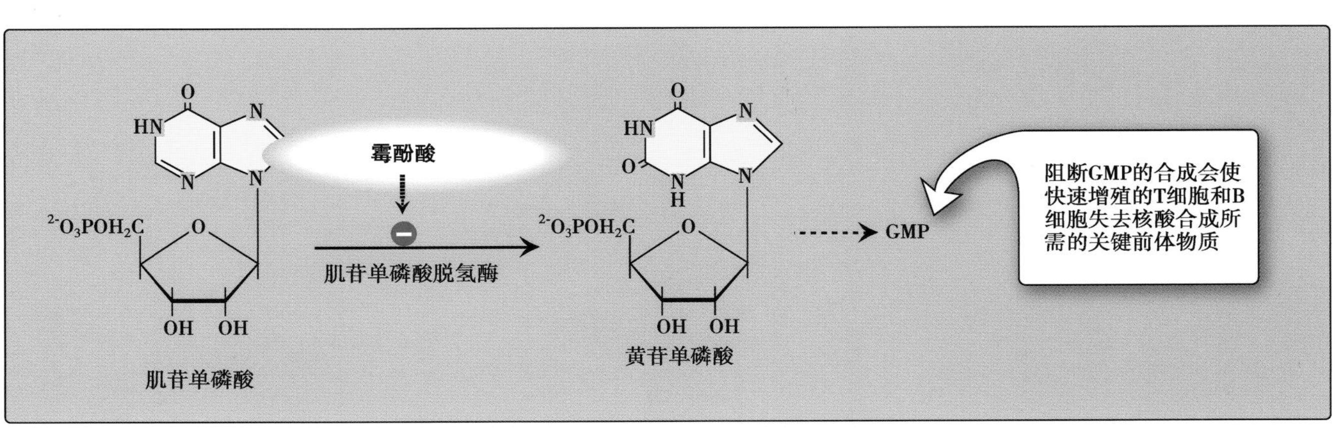

霉酚酸
肌苷单磷酸脱氢酶
肌苷单磷酸
黄苷单磷酸
GMP
阻断GMP的合成会使快速增殖的T细胞和B细胞失去核酸合成所需的关键前体物质


图 36.6　霉酚酸的作用机制。GMP, 磷酸鸟苷

疫性疾病也有效，包括难治性 RA、系统性红斑狼疮、颞动脉炎和哮喘。皮质激素免疫抑制作用的确切机制尚不清楚，但受影响最大的是 T 淋巴细胞。此类药物能够使细胞裂解或再分布从而迅速减少淋巴细胞的数量。皮质激素进入细胞后与糖皮质激素受体结合，该结合物进入细胞核并调节 DNA 的转录。受影响的基因中包含参与炎症反应的基因。使用此类药物会产生许多不良反应，如长期服用可导致糖尿病，并可导致高胆固醇血症、白内障、骨质疏松症和高血压。因此，减少或消除皮质激素在维持同种异体移植中的使用是我们面临的挑战。

（胡 苹）

## 思考题

扫描二维码

获取思考题

# 第七单元
# 药理学特殊主题

# 第 37 章　组胺与 5-羟色胺

## Ⅰ. 概述

组胺（histamine），5-羟色胺（serotonin，5-hydroxytryptamine，5-HT）和前列腺素（prostaglandin）同属于一类内源性化合物，被称为自体活性物质（autacoid）。这些物质虽然在结构和药理活性上差异很大，但都具有一个共同的特征，即都是由其所作用的组织分泌生成，并发挥着局部激素的作用。［注："自体活性物质"一词来源于希腊语：autos（自己）和 akos（药物制剂或药物）。］自体活性物质不是由特定的内分泌腺分泌，而是由许多组织产生，因此与血液循环中的激素不同。本章所介绍的药物包括自体活性物质及其拮抗药（抑制某些自体活性物质合成或干扰其与受体相互作用的药物）。

## Ⅱ. 组胺

组胺是一种主要存在于肥大细胞内的化学信使，通过多种受体系统介导广泛的细胞应答，包括过敏和炎症反应、胃酸分泌，以及大脑部分区域的神经传递。组胺本身无治疗用途，但抑制组胺作用的药物［抗组胺药（antihistamine）或组胺受体拮抗药（histamine receptor blocker）］具有重要的临床应用。图 37.1 总结了主要的抗组胺药物。

**组胺 $H_1$ 受体拮抗药**

阿卡他定 (alcaftadine, LASTACAFT)
氮䓬斯汀 (azelastine, ASTEPRO)
贝他斯汀 (bepotastine, BEPREVE)
溴苯那敏 (brompheniramine, BROMAX, LO-HIST)
西替利嗪 (cetirizine, ZYRTEC)
氯苯那敏 (chlorpheniramine, CHLOR-TRIMETON)
氯马斯汀 (clemastine, TAVIST)
赛克利嗪(cyclizine, MAREZINE)
赛庚啶 (cyproheptadine, 仅有通用名)
地氯雷他定 (desloratadine, CLARINEX)
茶苯海明 (dimenhydrinate, DRAMAMINE)
苯海拉明 (diphenhydramine, BENADRYL)
多西拉敏 (doxylamine, UNISOM SLEEPTABS)
依美斯汀 (emedastine, EMADINE)
非索非那定 (fexofenadine, ALLEGRA)
羟嗪 (hydroxyzine, VISTARIL)
酮替芬 (ketotifen, ALAWAY, ZADITOR)
左西替利嗪 (levocetirizine, XYZAL)
氯雷他定 (loratadine, ALAVERT, CLARITIN)
美可洛嗪 (meclizine, BONINE, ANTIVERT)
奥洛他定 (olopatadine, PATADAY, PATANASE, PATANOL)
异丙嗪 (promethazine, PHENERGAN)
曲普利啶 (triprolidine, HISTEX)

图 37.1　抗组胺药物总结

### A. 组胺的分布、合成和释放

1. 分布：组胺几乎存在于所有组织中，在肺部、皮肤、血管和胃肠道（gastrointestinal，GI）中存在大量的组胺，在肥大细胞和嗜碱性粒细胞中的含量也很高。组胺在大脑中发挥着神经递质的作用。昆虫叮咬的毒液成分和分泌物中也含有组胺。

2. 合成：组胺是由组氨酸经组氨酸脱羧酶（histidine decarboxylase）脱羧而产生的一种生物胺，可在全身细胞中表达，包括神经元、胃壁细胞、肥大细胞和嗜碱性粒细胞（图 37.2）。在肥大细胞中，组胺以聚积颗粒形式储存。未被储存的组胺会迅速被胺氧化酶灭活。

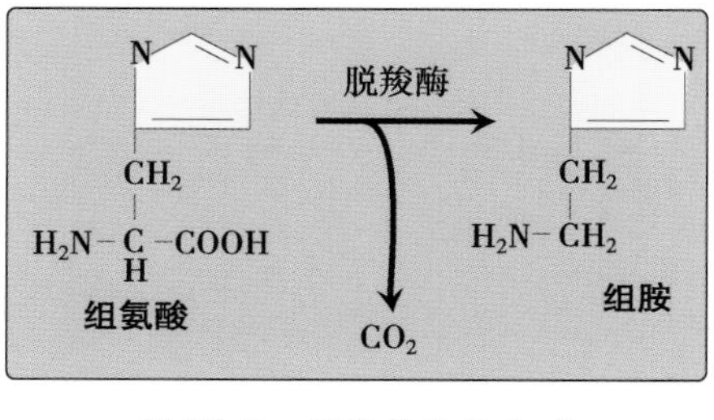
脱羧酶
组氨酸
组胺
$CO_2$

图 37.2　组胺的生物合成

3. 组胺的释放：在大多数情况下，组胺只是机体被刺激时释放的几种化学介质中的一种。能使组织释放组胺的刺激因素包括寒冷造成的细胞破坏、生物毒素、昆虫和蜘蛛的毒液以及创伤。局部过敏（allergy）和全身过敏反应（anaphylaxis）也会引发组胺的大量释放。

### B. 作用机制

在特定刺激下释放的组胺通过与各种组胺受体（$H_1$、$H_2$、$H_3$ 和 $H_4$）结合而发挥作用。组胺 $H_1$ 和 $H_2$ 受体表达广泛，介导了广泛的药理作用，也是临床常用药物的靶点。例如，$H_1$ 受体在平滑肌收缩和毛细血管通透性增加方面非常重要（图 37.3）。组胺也可使血管内皮细胞释放一氧化氮以促进小血管扩张。此外，组胺还能促进多种细胞和局部组织分泌炎症因子。总之，组胺 $H_1$ 受体介导多种病理过程，包括过敏性鼻炎、过敏性皮炎、结膜炎、荨麻疹、支气管收缩、哮喘和全身过敏反应。组胺也会刺激胃壁细胞，通过激活 $H_2$ 受体增加胃酸的分泌。

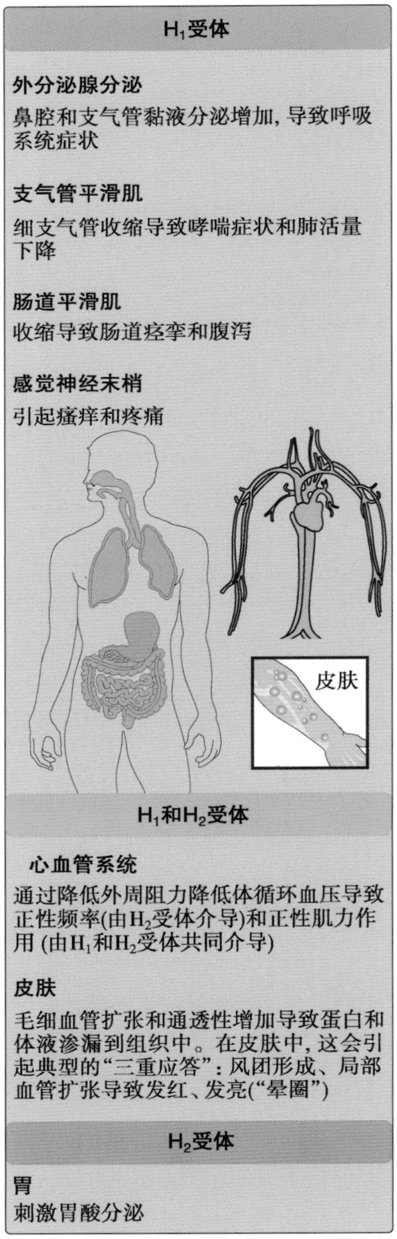
$H_1$受体
外分泌腺分泌
鼻腔和支气管黏液分泌增加，导致呼吸系统症状
支气管平滑肌
细支气管收缩导致哮喘症状和肺活量下降
肠道平滑肌
收缩导致肠道痉挛和腹泻
感觉神经末梢
引起瘙痒和疼痛
皮肤
$H_1$和$H_2$受体
心血管系统
通过降低外周阻力降低体循环血压导致正性频率（由$H_2$受体介导）和正性肌力作用（由$H_1$和$H_2$受体共同介导）
皮肤
毛细血管扩张和通透性增加导致蛋白和体液渗漏到组织中。在皮肤中，这会引起典型的“三重应答”：风团形成、局部血管扩张导致发红、发亮（“晕圈”）
$H_2$受体
胃
刺激胃酸分泌

图 37.3　组胺的生理作用

### C. 组胺在局部和全身过敏反应中的作用

静脉注射组胺引起的症状与过敏性休克和局部过敏反应相似，包括气道平滑肌收缩、分泌物增多、毛细血管扩张且通透性增加，以及对感觉神经末梢的刺激。局部过敏和过敏性休克的症状是由于某些介质从储存部位释放而引起的。这些介质包括组胺，5-HT，白三烯（leukotriene，LT）和过敏性嗜酸性粒细胞趋化因子。在某些情况下，这些介质会引起局部过敏反应，如皮肤或呼吸道的过敏反应。而在其他情况下，这些介质可能引起全身过敏反应。这两种情况之间的差异主要是由介质释放的部位和速率的不同造成的。例如，如果组胺的释放速度缓慢到可以在进入血液之前被灭活，则只会产生局部过敏反应，然而，如果组胺释放过快而无法被有效灭活，则会引发全身过敏反应。

## Ⅲ. 组胺 $H_1$ 受体拮抗药

抗组胺药主要指经典的 $H_1$ 受体拮抗药。$H_1$ 受体拮抗药可分为第一代和第二代药物（图 37.4）。较老的第一代药物有效且便宜，目前仍被广泛使用。但是此类药物大多数会进入中枢神经系统（central nervous system，CNS）并引起镇静作用。此外，第一代药物往往与其他受体相互作用，引起多种不良反应。相比之下，第二代药物对外周 $H_1$ 受体具有特异性。第二代抗

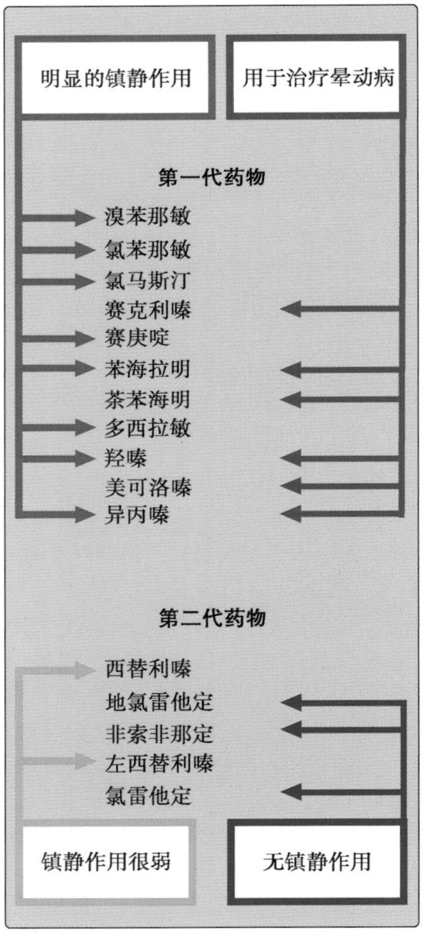
明显的镇静作用
用于治疗晕动病
第一代药物
溴苯那敏
氯苯那敏
氯马斯汀
赛克利嗪
赛庚啶
苯海拉明
茶苯海明
多西拉敏
羟嗪
美可洛嗪
异丙嗪
第二代药物
西替利嗪
地氯雷他定
非索非那定
左西替利嗪
氯雷他定
镇静作用很弱
无镇静作用

图 37.4　部分 $H_1$ 组胺受体拮抗药的优缺点

组胺药的极性较大，主要是通过引入羧基[例如，西替利嗪(cetirizine)是羟嗪的羧基化衍生物]而实现的，因此，与第一代药物相比，不会透过血-脑屏障，CNS 抑制作用较少。在第二代药物中，地氯雷他定(desloratadine)、非索非那定(fexofenadine)和氯雷他定(loratadine)的镇静作用最小(图 37.5)，而西替利嗪和左西替利嗪(levocetirizine)具有部分镇静作用。

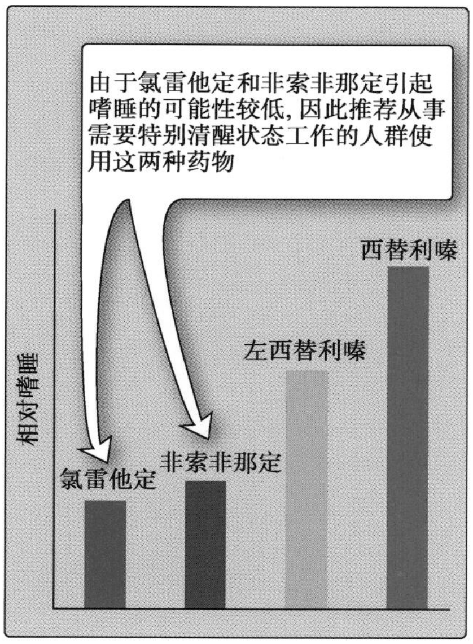

由于氯雷他定和非索非那定引起嗜睡的可能性较低，因此推荐从事需要特别清醒状态工作的人群使用这两种药物
相对嗜睡
西替利嗪
左西替利嗪
非索非那定
氯雷他定


图 37.5　接受第二代组胺 $H_1$ 受体拮抗药治疗的患者引起嗜睡的相对可能性

## A. 药理作用

所有 $H_1$ 受体拮抗药的药理作用在性质上是相似的。这些药物大多不会影响组胺的形成和释放，而是阻断靶组织中受体介导的反应。相对而言，药物能更有效地预防症状的出现，而不是在症状出现后逆转症状。然而，大多数药物都具有拮抗 $H_1$ 受体以外的其他作用，而这些作用反映了 $H_1$ 受体拮抗药与胆碱能、肾上腺素能或 5-HT 受体的结合(图 37.6)。例如，赛庚啶(cyproheptadine)也作为食欲中枢的 5-HT 拮抗药，可刺激食欲。抗组胺药氮䓬斯汀(azelastine)和酮替芬(ketotifen)除具有组胺受体拮抗作用外，还表现出肥大细胞稳定作用。

## B. 临床应用

1. 过敏和炎症性疾病：$H_1$ 受体拮抗药可用于治疗和预防抗原作用于免疫球蛋白 E 抗体所引起的过敏反应。例如，口服抗组胺药是控制过敏性鼻炎和荨麻疹症状的首选药物，因为组胺是肥大细胞释放的主要介质。眼用抗组胺药，如氮䓬斯汀、奥洛他定(olopatadine)、酮替芬等，可用于治疗过敏性结膜炎。但是，$H_1$ 受体拮抗药不用于治疗支气管哮喘，因为组胺只是引起支气管反应的几种介质之一。(注：肾上腺素对平滑肌的作用与组胺相反，其作用于平滑肌的 $\beta_2$ 受体，引起 cAMP 介导的松弛作用。因此，肾上腺素是治疗全身过敏反应和其他涉及组胺大量释放的疾病的首选药物。)

2. 防晕止吐：抗组胺药可以预防或减轻由化学感受器和前庭通路介导的恶心和呕吐。这些药物的止吐作用似乎是因为它们拮抗了中枢 $H_1$ 和 $M_1$ 毒蕈碱受体。$H_1$ 受体拮抗药苯海拉明(diphenhydramine)，茶苯海明(dimenhydrinate，苯海拉明和氯化茶碱衍生物的化学组合)，赛克利嗪(cyclizine)，美可洛嗪(meclizine)和异丙嗪(promethazine)，可与抗毒蕈碱的药物东莨菪碱(scopolamine)共同作为预防晕动病最有效的治疗手段。美可洛嗪还可用于治疗伴有前庭障碍的眩晕。这些药物通常对已经出现的症状无效，因此应在预期的旅行前服用。

3. 失眠症：尽管不是首选药物，但许多第一代抗组胺药，如苯海拉明和多西拉敏(doxylamine)，具有很强的镇静作用，

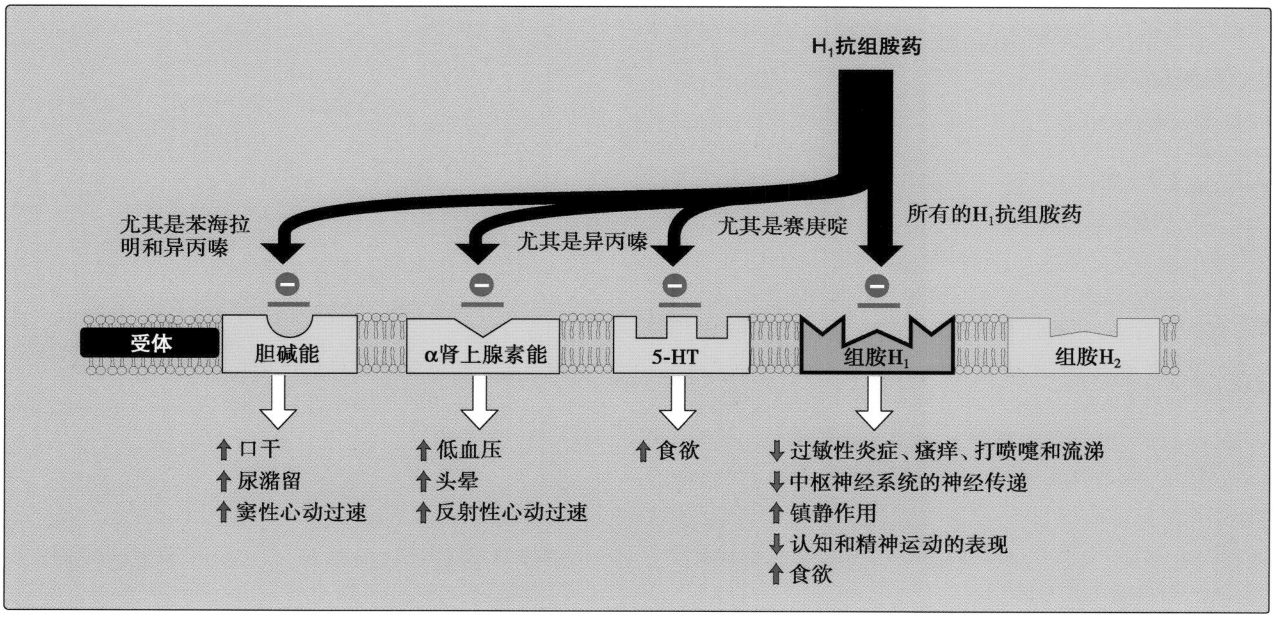

$H_1$抗组胺药
尤其是苯海拉明和异丙嗪
尤其是异丙嗪
尤其是赛庚啶
所有的$H_1$抗组胺药
受体
胆碱能
α肾上腺素能
5-HT
组胺$H_1$
组胺$H_2$
↑口干
↑尿潴留
↑窦性心动过速
↑低血压
↑头晕
↑反射性心动过速
↑食欲
↓过敏性炎症、瘙痒、打喷嚏和流涕
↓中枢神经系统的神经传递
↑镇静作用
↓认知和精神运动的表现
↑食欲


图 37.6　$H_1$ 抗组胺药对组胺、肾上腺素能、胆碱能和 5-HT 受体的作用

可用于治疗失眠。第一代组胺 $H_1$ 受体拮抗药禁用于从事需要高度清醒状态的工作人群，而第二代抗组胺药没有催眠作用。

### C. 药代动力学

$H_1$ 受体拮抗药口服后吸收良好，1～2 h 达到血液峰浓度，平均血浆半衰期为 4～6 h，但美可洛嗪和第二代药物的半衰期为 12～24 h，可每天给药 1 次。第一代 $H_1$ 受体拮抗药可分布于所有组织，包括 CNS。所有第一代和部分第二代组胺 $H_1$ 受体拮抗药（如地氯雷他定和氯雷他定），都由肝 CYP450 系统代谢。西替利嗪和左西替利嗪（左西替利嗪是西替利嗪的活性对映体）大部分以药物原形经尿液排泄，而非索非那定单次口服给药后 1～3h 起效，大部分以药物原形经粪便排泄。氮䓬斯汀、奥洛他定、酮替芬、阿卡他定（alcaftadine）、贝他斯汀（bepotastine）和依美斯汀（emedastine）可制成眼用制剂，以更好地靶向局部组织。氮䓬斯汀和奥洛他定也包括鼻腔给药制剂。

### D. 不良反应

第一代 $H_1$ 受体拮抗药的特异性较低，不仅与组胺受体相互作用，还会与毒蕈碱胆碱能受体、α 肾上腺素能受体和 5-HT 受体相互作用（图 37.6）。药物与这些受体的作用程度，以及因此产生的不良反应因药物结构的不同而不同。大部分不良反应可能是不被期望的，但也有部分不良反应可能具有治疗价值。此外，药物不良反应的发生率和严重程度因患者而异。

1. 镇静作用：第一代组胺 $H_1$ 受体拮抗药，如氯苯那敏（chlorpheniramine）、苯海拉明、羟嗪（hydroxyzine）和异丙嗪，可与 $H_1$ 受体结合，进而阻断组胺在 CNS 中的神经递质作用。最常见的不良反应是镇静（图 37.7）。其他中枢不良反应包括疲劳、头晕、动作协调障碍和震颤，老年患者对其更为敏感。此外，苯海拉明还可能导致幼儿多动症。镇静作用在第二代药物中不太常见，因为其不易进入 CNS，但对外周 $H_1$ 受体具有特异性。

2. 其他效应：第一代组胺 $H_1$ 受体拮抗药具有抗胆碱能作用，可引起鼻腔和口腔干燥，也可能导致视力模糊和尿潴留。第二代抗组胺药最常见的不良反应是头痛。此外，苯海拉明外用制剂可引起局部过敏反应，如接触性皮炎。

3. 药物相互作用：$H_1$ 受体拮抗药与其他药物的相互作用会导致严重的后果，如增强其他 CNS 抑制药（包括酒精）的作用。服用单胺氧化酶抑制药（monoamine oxidase inhibitor，MAOI）[如苯乙肼（phenelzine）]的患者，不应联用抗组胺药，因为 MAOI 会加剧抗组胺药的镇静和抗胆碱能作用。此外，第一代具有抗胆碱能（抗毒蕈碱）作用的抗组胺药（苯海拉明等），可能会降低胆碱酯酶抑制药[多奈哌齐（donepezil）、利斯的明（rivastigmine）和加兰他敏（galantamine）]治疗阿尔茨海默病（Alzheimer's disease，AD）的疗效。

4. 用药过量：虽然 $H_1$ 受体拮抗药的安全系数相对较高，慢性毒性较少，但急性中毒较为常见，尤其是对于幼儿。急性中毒最常见且最危险的是对 CNS 的作用，包括幻觉、兴奋、共济失调和抽搐。如果不予治疗，患者可能会出现深度昏迷和心肺系统衰竭。

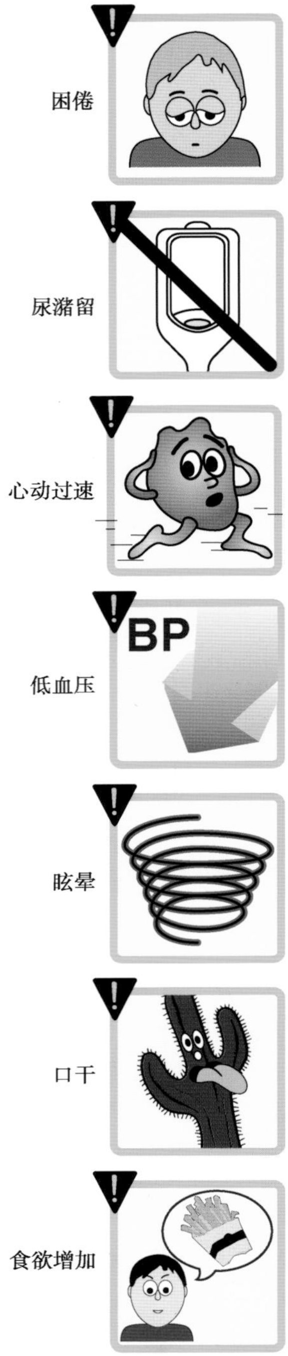
困倦
尿潴留
心动过速
BP
低血压
眩晕
口干
食欲增加
图 37.7 抗组胺药的主要不良反应

## Ⅳ. 组胺 $H_2$ 受体拮抗药

组胺 $H_2$ 受体拮抗药对 $H_1$ 受体几乎没有亲和力。尽管 $H_2$ 受体拮抗药可拮抗组胺对所有 $H_2$ 受体的作用，但其主要临床应用是作为胃酸分泌的抑制药，用于治疗溃疡和胃灼热。$H_2$ 受体拮抗药西咪替丁（cimetidine）、雷尼替丁（ranitidine）、法莫替丁（famotidine）和尼扎替丁（nizatidine）将在第 40 章中介绍。

## V. 5-羟色胺

5-HT 是肠神经系统和 CNS 内的一种神经递质，具有收缩血管、抑制胃液分泌、刺激平滑肌收缩等作用。在胃肠道内，5-HT 可作为一种局部激素影响胃肠道运动和分泌功能。在大脑中，5-HT 能神经元可调节情绪、食欲、体温和睡眠。虽然 5-HT 本身没有临床应用价值，但选择性 5-HT 激动药在治疗抑郁症和偏头痛等方面具有重要的临床应用价值。

### A. 5-羟色胺的分布、合成和释放

1. 分布：5-HT 主要存在于胃肠道的肠嗜铬细胞中，在血小板和脑干中缝核的储存颗粒中也有分布。

2. 合成：5-HT 是由 *L*-色氨酸经历吲哚环的羟基化和脱羧反应合成的。

3. 释放：合成后的 5-HT 储存于囊泡中，并在动作电位作用下通过囊泡的胞吐作用释放出来。神经元和血小板对 5-HT 的摄取，以及 MAO 的代谢会终止其作用。

### B. 作用机制

5-HT 受体包括 7 种亚型（分别用数字下标 1～7 来表示），大多数为 G 蛋白偶联受体，但 5-$HT_3$ 受体是配体门控阳离子通道。5-$HT_1$ 和 5-$HT_2$ 受体又可细分为多个亚型，如 5-$HT_{2C}$（数字后以字母来区分）。不同类型的 5-HT 受体介导了广泛的功能。例如，CNS 中 5-$HT_{2C}$ 受体的激活可能导致食欲下降；刺激胃肠道和呕吐中枢的 5-$HT_3$ 受体可能引起呕吐。（注：5-$HT_3$ 受体拮抗药对化疗或术后恶心呕吐非常有效。）

### C. 临床应用

选择性 5-HT 激动药具有多种临床适应证，具体取决于受体的特异性。5-HT 在临床抑郁症的病理生理学中发挥着重要作用，选择性 5-HT 再摄取抑制药（selective serotonin reuptake inhibitor，SSRI）和 5-HT-去甲肾上腺素再摄取抑制药（serotonin and norepinephrine reuptake inhibitor，SNRI）都是治疗抑郁症的有效药物（参见第 10 章）。5-HT 激动药在治疗偏头痛和肥胖症中的临床应用将在下文中进一步阐述。

## VI. 头痛治疗药物

头痛严重影响生活质量，并耗费相当大的医疗费用。头痛最常见的类型包括偏头痛（migraine）、紧张性头痛（tension-type headache）和丛集性头痛（cluster headache）。偏头痛通常可以根据图 37.8 所示的特性与丛集性头痛和紧张性头痛区分开来。患有严重偏头痛的患者每月经历 1～5 次的中重度疼痛发作，通常是单侧的。头痛的控制手段包括避免头痛诱因（如酒精、巧克力和压力），对急性头痛的终止性治疗，以及对频繁或严重偏头痛患者进行的预防性治疗（图 37.9）。5-HT 激动药［曲坦类药物（triptans）和麦角生物碱（ergot alkaloid）］是能抑制偏头痛的药物。

### A. 偏头痛的类型

偏头痛主要有两种类型。第一种是无先兆偏头痛，是一种严重的单侧搏动性头痛，通常持续 2～72 h。这种头痛常因体力活动而加重，并伴有恶心、呕吐、畏光（对光过敏）和恐声症（对声音过敏）。大多数偏头痛患者没有先兆。第二种类型是有先兆的偏头痛，在头痛之前有可作为先兆的神经系统症状，可以是视觉上、感觉上的症状，或出现语言或运动障碍。最常见的先兆症状是视觉上的闪光、锯齿状线和眩光，发生在头痛开始前的大约 20～40 min。15% 的偏头痛患者在头痛之前具有先兆，而先兆本身可用于诊断。但有或没有先兆的偏头痛症状都是类似的。女性患这两种偏头痛的概率大约是男性的 3 倍。

### B. 偏头痛的生物学基础

有先兆的偏头痛的最初表现是大脑半球最后部神经元活动的广泛性抑制，并伴有血流减少。这种灌注不足逐渐从大脑皮质表面扩散到大脑的其他相邻区域。血管的改变伴随着功

| | 偏头痛 | 丛集性头痛 | 紧张性头痛 |
|---|---|---|---|
| 家族史 | 有 | 无 | 有 |
| 性别 | 女性多于男性 | 男性多于女性 | 女性多于男性 |
| 发病时间 | 不固定 | 睡觉期间 | 有压力时 |
| 发病部位 | 通常是单侧 | 在一只眼的后面或周围 | 头部两侧带 |
| 特点和严重程度 | 搏动、跳动 | 剧痛、锐痛、持续性疼痛 | 钝痛、持续性疼痛、紧绷性疼痛 |
| 持续时间 | 每次2~72 h | 每次15~90 min | 每次30 min~7 d |
| 伴随症状 | 视觉上的先兆、对光和声音敏感、面色苍白、恶心呕吐 | 单侧或双侧出汗、面部潮红、鼻塞、流泪、瞳孔改变 | 轻度不耐光和噪音、厌食 |

图 37.8　偏头痛、丛集性头痛和紧张性头痛的特性

| 曲坦类药物 |
| --- |
| 阿莫曲坦 (almotriptan, AXERT) |
| 依来曲坦 (eletriptan, RELPAX) |
| 夫罗曲坦 (frovatriptan, FROVA) |
| 那拉曲坦 (naratriptan, AMERGE) |
| 利扎曲坦 (rizatriptan, MAXALT, MAXALT-MLT) |
| 舒马曲坦 (sumatriptan, IMITREX, ONZETRA, ZEMBRACE) |
| 佐米曲坦 (zolmitriptan, ZOMIG) |
| **麦角生物碱** |
| 二氢麦角胺 (dihydroergotamine, DHE45, MIGRANAL) |
| 酒石酸麦角胺 (ergotamine tartrate, ERGOMAR) |
| **非甾体抗炎药** |
| 阿司匹林 (aspirin, BAYER, BUFFERIN, ECOTRIN) |
| 布洛芬 (ibuprofen, ADVIL, MOTRIN) |
| 吲哚美辛 (indomethacin, INDOCIN) |
| 酮咯酸 (ketorolac, 仅有通用名) |
| 萘普生 (naproxen, ALEVE, ANAPROX, NAPROSYN) |
| **预防性药物** |
| 抗惊厥药 |
| β受体拮抗药 |
| 钙通道阻滞药 |
| 三环类抗抑郁药 |

图 37.9 偏头痛的治疗药物总结

能的改变。灌注不足贯穿先兆期，并一直持续到头痛期。无先兆的偏头痛患者不表现出灌注不足。两种类型偏头痛的疼痛可能都是由于颅外和颅内动脉血管扩张，并导致神经因子的释放，如 P 物质（substance P）、神经激肽 A（neurokinin A）和降钙素基因相关肽（calcitonin gene-related peptide）。

## C. 急性偏头痛的对症治疗

急性治疗可分为非特异性（对症）治疗或偏头痛特异性治疗。非特异性治疗包括镇痛的非甾体抗炎药（nonsteroidal anti-inflammatory drug，NSAID）和止吐药（如丙氯拉嗪）等。当严重偏头痛的其他治疗方法不成功时，阿片类药物可作为抢救药。偏头痛特异性治疗包括曲坦类药物和麦角生物碱，分别是 $5\text{-HT}_{1B/1D}$ 和 $5\text{-HT}_{1D}$ 受体激动药。有研究认为，这些药物激活 $5\text{-HT}_1$ 受体会导致血管收缩或抑制支配颅血管的三叉神经上促炎神经肽的释放。

1. 曲坦类药物：此类药物包括阿莫曲坦（almotriptan）、依来曲坦（eletriptan）、夫罗曲坦（frovatriptan）、那拉曲坦（naratriptan）、利扎曲坦（rizatriptan）、舒马曲坦（sumatriptan）和佐米曲坦（zolmitriptan）。舒马曲坦是第一种曲坦类药物，也是这类药物的原形。这些药物能迅速有效地终止或显著减轻约 70% 偏头痛患者的病情。曲坦类药物是 5-HT 激动药，作用于支配颅内血管系统的小外周神经上的 5-HT 受体亚群。二氢麦角胺（dihydroergotamine）引起的恶心和麦角胺（ergotamine）引起的血管收缩（见下文）在曲坦类药物中并不多见。舒马曲坦可通过皮下、鼻内或口服给药（舒马曲坦也可与萘普生联用），佐米曲坦可通过口服和鼻喷雾给药，其他药物都是口服制剂。胃肠外给药的舒马曲坦的起效时间约为 20 min，而口服时约为 1～2 h。该药作用时间短，消除半衰期为 2 h。头痛通常在单次给药后 24～48 h 内复发，但对大多数患者而言，第二次给药可有效消除头痛。夫罗曲坦是作用时间最长的曲坦类药物，半衰期超过 24 h。曲坦类药物的个体反应各不相同，成功治愈可能需要不止一种曲坦类药物。使用曲坦类药物后可能出现血压升高和其他心血管事件。因此，在给药前未进行心脏评估的情况下，不应将曲坦类药物用于有冠心病风险的患者。曲坦类药物的其他不良反应包括胸部、颈部、咽喉和颏部的疼痛和压力感，以及头晕和不适。

2. 麦角生物碱：麦角胺和二氢麦角胺（麦角胺的半合成衍生物）是治疗偏头痛的麦角生物碱类药物。麦角生物碱的作用机制复杂，能够与 $5\text{-HT}_1$ 受体、α 受体和多巴胺受体结合。位于颅内血管上的 $5\text{-HT}_1$ 受体是此类药物引起血管收缩的靶点。麦角胺可通过舌下给药，对早期偏头痛最为有效。该药也可制成口服片剂或包含麦角胺和咖啡因（caffeine）的栓剂。由于麦角胺可造成依赖性和反弹性头痛，因此该药的使用有着严格的每日和每周剂量限制。二氢麦角胺通过静脉或鼻内给药，仅用于严重的偏头痛，其疗效与舒马曲坦相似。恶心是常见的不良反应。由于麦角胺和二氢麦角胺的血管收缩作用很强，因此禁用于心绞痛和外周血管疾病患者。

3. 非特异性治疗：其他治疗急性偏头痛发作的药物包括镇痛药、止吐药、NSAID 和皮质激素类药物。

## D. 偏头痛的预防

如果偏头痛 1 个月发作 2 次或以上，头痛很严重，或伴有严重的神经症状，就需要进行偏头痛的预防性治疗。β 受体拮抗药是偏头痛预防的首选药物。钙通道阻滞药、抗惊厥药，以及三环类抗抑郁药也对预防偏头痛有效（图 37.10）。

## E. 紧张和丛集性头痛的治疗药物

镇痛药[非甾体抗炎药，如对乙酰氨基酚（acetaminophen）和阿司匹林（aspirin）]可用于缓解紧张性头痛的症状，咖啡因和布他比妥（butalbital）常与对乙酰氨基酚或阿司匹林联用。曲坦类药物联合 100% 氧气吸入是治疗丛集性头痛的一线疗法。

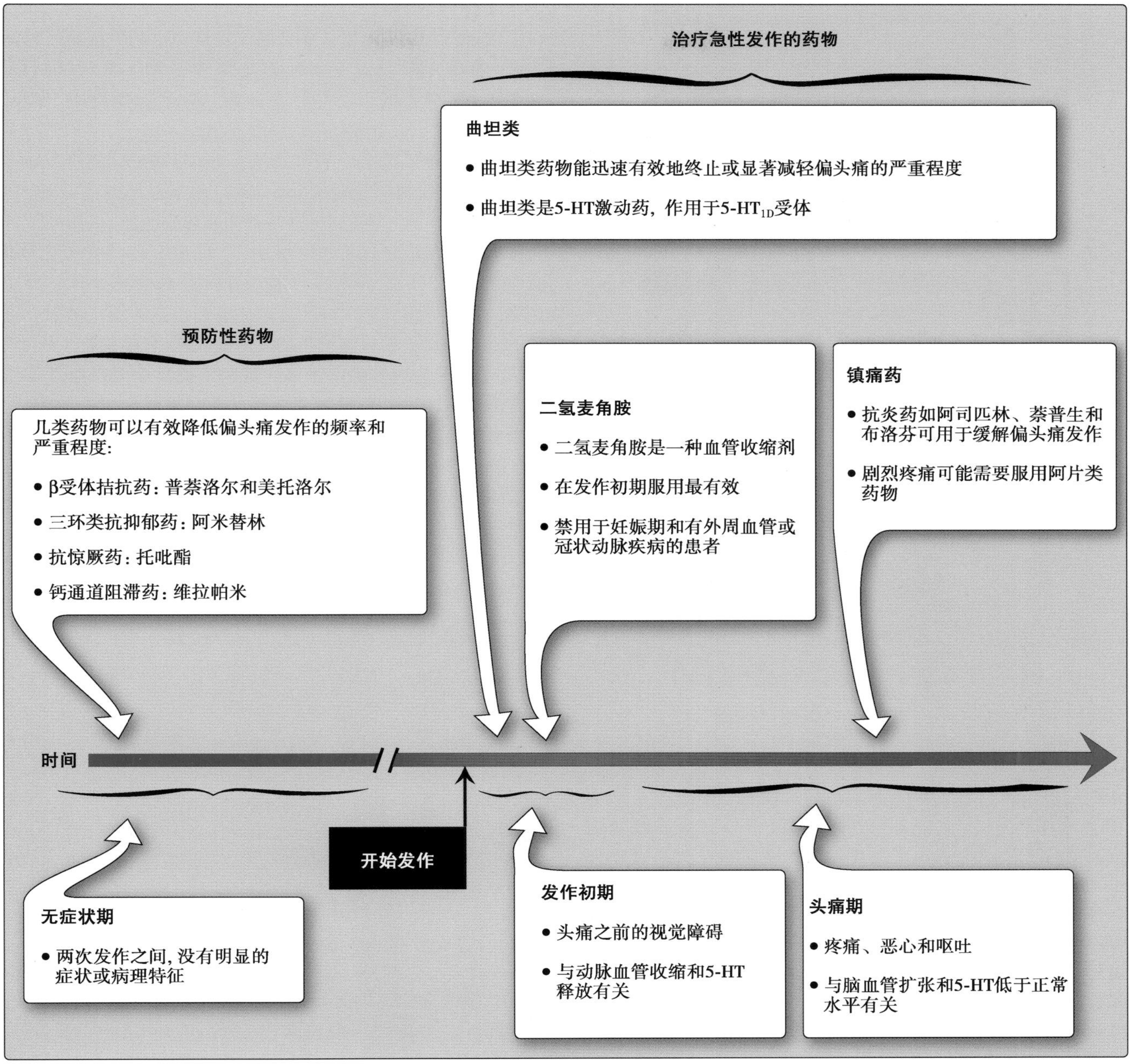
治疗急性发作的药物
曲坦类
• 曲坦类药物能迅速有效地终止或显著减轻偏头痛的严重程度
• 曲坦类是5-HT激动药，作用于5-HT$_{1D}$受体
预防性药物
几类药物可以有效降低偏头痛发作的频率和严重程度：
• β受体拮抗药：普萘洛尔和美托洛尔
• 三环类抗抑郁药：阿米替林
• 抗惊厥药：托吡酯
• 钙通道阻滞药：维拉帕米
二氢麦角胺
• 二氢麦角胺是一种血管收缩剂
• 在发作初期服用最有效
• 禁用于妊娠期和有外周血管或冠状动脉疾病的患者
镇痛药
• 抗炎药如阿司匹林、萘普生和布洛芬可用于缓解偏头痛发作
• 剧烈疼痛可能需要服用阿片类药物
时间
开始发作
无症状期
• 两次发作之间，没有明显的症状或病理特征
发作初期
• 头痛之前的视觉障碍
• 与动脉血管收缩和5-HT释放有关
头痛期
• 疼痛、恶心和呕吐
• 与脑血管扩张和5-HT低于正常水平有关

图 37.10 治疗和预防偏头痛的药物

## Ⅶ. 肥胖症治疗药物

肥胖是指身体质量指数(body mass index,BMI)≥30 kg/m$^2$。肥胖的部分原因是能量的不平衡。然而，现在人们已经清楚地意识到，遗传、代谢、行为、环境、文化和社会经济地位在肥胖中也发挥着一定的作用。5-HT 激动药能够抑制食欲，已用于肥胖症的治疗。如果肥胖治疗药物与安慰剂相比至少能减轻 5%的体重，则被认为是有效的。大多数肥胖症治疗药物都是短期使用的。图 37.11 列举了治疗肥胖症的主要药物。

### A. 5-羟色胺激动药

首批用于减肥的 5-HT 激动药芬氟拉明(fenfluramine)和右旋芬氟拉明(dexflenfluramine)因潜在的致命不良反应(包括心脏瓣膜病)而撤市，这可能与 5-HT$_{2B}$ 受体有关。氯卡色林(lorcaserin)是一种选择性 5-HT$_{2C}$ 受体激动药，与其他减肥药不同，该药用于慢性体重控制。

1. 作用机制：氯卡色林可选择性地激活 5-HT$_{2C}$ 受体，这种受体几乎只存在于 CNS。这一激活作用刺激了阿黑皮素原(proopiomelanocortin,POMC)神经元，并激活了促黑素受体(melanocortin receptor)，从而导致食欲的下降(图 37.12)。如果患者在用药 12 周后体重未下降至少 5%，则应停药。

2. 药代动力学：氯卡色林可在肝脏中代谢为两种无活性的代谢产物，然后经尿液排出。该药在严重肝损害患者中的应用目前没有相关研究，也不推荐用于严重肾功能损害患者。

3. 不良反应：氯卡色林最常见的不良反应是恶心、头痛、

| 食欲抑制药物 |
|---|
| 安非拉酮 (diethylpropion, TENUATE)<br>芬特明 (phentermine, ADIPEX-P) |
| **GLP-1受体激动药** |
| 利拉鲁肽 (liraglutide, SAXENDA) |
| **脂肪酶抑制药** |
| 奥利司他 (orlistat, ALLI, XENICAL) |
| **5-HT激动药** |
| 氯卡色林 (lorcaserin, BELVIQ) |
| **复方药物** |
| 安非他酮/纳曲酮 (bupropion/naltrexone, CONTRAVE)<br>芬特明/托吡酯 (phentermine/Topiramate, QSYMIA) |

图 37.11　肥胖症治疗药物总结

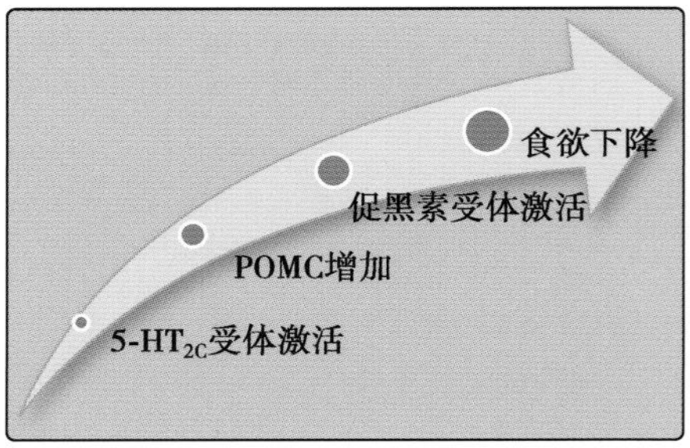
食欲下降
促黑素受体激活
POMC增加
5-HT$_{2C}$受体激活

图 37.12　氯卡色林的作用机制

口干、头晕、便秘和嗜睡。虽然很少见，但情绪变化和自杀念头也会发生。由于使用 5-HT 激动药后可能会导致危及生命的"血清素综合征"或"抗精神病药恶性综合征"，因此在使用该药时应监测患者是否出现这些症状。为防止"血清素综合征"的风险增加，该药应避免与 SSRI、SNRI、MAOI 或其他 5-HT 能药物同时使用。如前所述，心脏瓣膜病变与 5-HT$_{2B}$ 受体激动作用有关，尽管 5-HT$_{2C}$ 受体激动药氯卡色林的研究中并未发现瓣膜病发病率的显著增加，但仍应监测患者此类病情的发展。因此，有心力衰竭病史的患者应该谨慎使用此类药物。

## B. 其他肥胖症治疗药物

除氯卡色林外，还包括几种具有不同作用机制的药物可用于减肥和肥胖症的治疗。

1. 食欲抑制药：芬特明（phentermine）和安非拉酮（diethylpropion）属于食欲抑制药，通过增加神经末梢去甲肾上腺素和多巴胺的释放并抑制这些神经递质的再摄取，从而增加大脑中神经递质的水平以发挥食欲抑制作用。去甲肾上腺素的增加向身体传递了一种或战或逃（fight-or-flight）的反应信号，进而降低食欲。机体对此类药物减重效果的耐受性在几周内形成，接下来的体重减轻通常会处于停滞期。增加剂量一般不会导致体重的进一步下降，一旦达到停滞期，通常建议停止用药。由于可能产生依赖性或滥用，食欲抑制药物被归为管制药物。口干、头痛、失眠和便秘是常见的不良反应。此类药物还可使心率和血压升高，因此有高血压、心血管疾病、心律失常、心力衰竭或中风病史的患者应避免使用。应避免食欲抑制药与 MAOI 或其他拟交感神经药物联合应用。

2. 脂肪酶抑制药：奥利司他（orlistat）是减肥药物中唯一一种脂肪酶抑制药（lipase inhibitor），用于减肥或维持体重。奥利司他是一种戊酸酯，可抑制胃和胰腺脂肪酶，从而减少饮食中脂肪分解成可被吸收的小分子。服用奥利司他可使脂肪吸收减少约 30%。脂肪吸收减少导致的热量减少是其减肥作用的主要原因。图 37.13 显示了奥利司他的治疗效果。该药的临床应用受到胃肠道不良反应的限制，包括油性大便、肠胃胀气、大便急迫和排便增多。这些不良反应可以通过低脂饮食和同时使用考来烯胺来缓解。奥利司他禁用于孕妇、慢性吸收不良综合征和胆汁淤积症患者。该药还会干扰脂溶性维生素和 β 胡萝卜素的吸收。建议患者服用含有维生素 A、D、E、K 和 β 胡萝卜素的复合维生素补充剂。奥利司他还会干扰其他药物的吸收，如胺碘酮（amiodarone）、环孢菌素和左甲状腺素（levothyroxine）。如果开始使用奥利司他，应监测这些药物的临床反应。服用左甲状腺素应与奥利司他间隔至少 4 h。

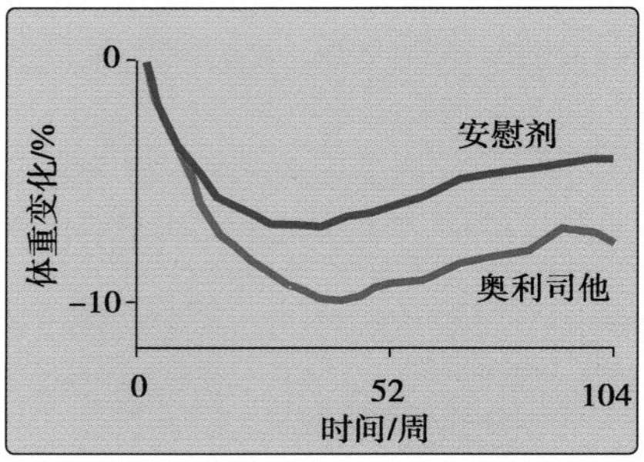
0
-10
体重变化/%
安慰剂
奥利司他
0
52
104
时间/周

图 37.13　奥利司他的体重控制效果

3. 胰高血糖素样肽-1 受体激动药：利拉鲁肽（liraglutide）是一种可注射的胰高血糖素样肽-1（glucagon-like peptide-1, GLP-1）受体激动药，用于治疗肥胖症。关于 GLP-1 受体激动药的详细讨论可参见第 24 章。

4. 联合治疗：芬特明和托吡酯（topiramate）联合用药已被批准用于肥胖的长期治疗。抗惊厥药托吡酯的最初研究观察到用药患者的体重下降。由于托吡酯具有镇静作用，所以加入了兴奋药芬特明可抵消其镇静作用且增加减肥作用。如果患者以最高剂量服用该药 12 周后体重未能下降 5%，应停止用药。此类药物不能突然停药，否则可能会诱发癫痫。托吡酯与包括腭裂在内的出生缺陷有关，因此，芬特明/托吡酯的联合用药在妊娠期禁用。安非他酮（bupropion）和纳曲酮（naltrexone）是另一种被批准用于慢性体重控制的联合用药。图 37.14 总结了肥胖症治疗药物的主要特性。

| 药物 | 靶点 | 作用机制 | 药代动力学 | 不良反应 |
|---|---|---|---|---|
| 安非他酮+纳曲酮 | 安非他酮：CNS——POMC神经元刺激<br>纳曲酮：CNS——阻断下丘脑促黑素系统的自我抑制性反馈 | 联合用药调节中脑边缘奖励系统，导致食欲抑制 | 通过CYP2D6进行广泛代谢 | 恶心、头痛、口干、头晕、便秘、自杀倾向 |
| 利拉鲁肽 | GLP-1受体激动药 | 减缓胃排空和增加饱腹感 | 肾脏排泄，肝脏代谢 | 恶心呕吐、胰腺炎、低血糖、急性胆囊疾病、心率升高、自杀倾向 |
| 氯卡色林 | CNS——5-$HT_{2C}$受体激动药 | 食欲抑制 | 肝脏内广泛代谢 | 恶心、头痛、口干、头晕、便秘、自杀倾向、嗜睡 |
| 奥利司他 | GI系统——抑制胃和胰腺脂肪酶 | 脂肪吸收减少约30%，从而减少总的热量摄入 | 全身吸收最少 | 胃肠道症状，如油性大便、肠胃气胀、大便急迫和排便增多 |
| 芬特明 | CNS——增加NE和多巴胺释放且抑制其再摄取 | 食欲抑制 | 肾脏排泄 | 口干、头痛、失眠、便秘<br>心率和血压可能升高 |
| 安非拉酮 | CNS——增加NE和多巴胺释放且抑制其再摄取 | 食欲抑制 | 主要通过肾脏排泄 | 口干、头痛、失眠、便秘<br>心率和血压可能升高 |
| 芬特明+托吡酯 | 芬特明：CNS——增加NE和多巴胺释放且抑制其再摄取<br>托吡酯：CNS——增加GABA | 食欲抑制和增加饱腹感 | 主要通过肾脏排泄，肝脏代谢有限 | 感觉异常、味觉改变、头晕，失眠、口干、便秘<br>孕妇禁用 |

图 37.14　肥胖症治疗药物的特性。CNS，中枢神经系统；GABA，γ-氨基丁酸；GI，胃肠道；GLP，胰高血糖素样肽；NE，去甲肾上腺素；POMC，阿黑皮素原

（胡　苹）

## 思考题

37章 思考题

扫描二维码

获取思考题

# 第 38 章　解热、镇痛、抗炎药

## Ⅰ. 概述

炎症(inflammation)是机体对创伤、有害化学物质或微生物等致炎因子引起的组织损伤所产生的一种防御反应,也是机体清除入侵生物及外源刺激物、促进组织修复的适应性反应。当机体自我修复完成时,炎症反应通常能够消退。免疫系统的异常激活也能诱发炎症反应和类风湿性关节炎(rheumatoid arthritis,RA)等免疫性疾病。正常情况下,免疫系统具备识别自身和外源物质的能力,然而在 RA 发病过程中,白细胞将滑膜误认为是外源物质,并诱发炎症反应。白细胞的激活首先引起 T 淋巴细胞的活化,随后 T 淋巴细胞募集并激活单核细胞和巨噬细胞,促使这些细胞分泌促炎因子(proinflammatory cytokine)[如肿瘤坏死因子 α(tumor necrosis factor TNF-α)和白介素 1(interleukin 1,IL-1)等]并进入滑膜腔,最终导致以关节损伤为特征的全身性自身免疫病。除 T 淋巴细胞激活外,B 淋巴细胞还通过促进类风湿因子(rheumatoid factor)和其他自身抗体来维持炎症反应,这些防御反应会导致慢性组织损伤,造成关节损伤和糜烂、生理功能损伤、疼痛及生活质量下降。治疗 RA 的常用药物包括抗炎药物(anti-inflammatory drug)和免疫抑制剂(immunosuppressive agent),通过缓解炎症和疼痛以减缓疾病的进展。本章介绍的药物主要包括非甾体抗炎药(nonsteroidal anti-inflammatory drug,NSAID),改善病情的抗风湿药(disease-modifying antirheumatic drug,DMARD)和抗痛风药(antigout drug)(图 38.1)。

**非甾体抗炎药(NSAID)**

阿司匹林 (aspirin, BAYER, BUFFERIN, ECOTRIN)
塞来昔布 (celecoxib, CELEBREX)
双氯芬酸 (diclofenac, FLECTOR, PENNSAID, VOLTAREN)
二氟尼柳 (diflunisal, 仅有通用名)
依托度酸 (etodolac, 仅有通用名)
非诺洛芬 (fenoprofen, NALFON)
氟比洛芬 (flurbiprofen, 仅有通用名)
布洛芬 (ibuprofen, ADVIL, MOTRIN)
吲哚美辛 (indomethacin, INDOCIN)
酮咯酸 (ketorolac, ACULAR, ACUVAIL)
酮洛芬 (ketoprofen, 仅有通用名)
甲氯芬那酸 (meclofenamate, 仅有通用名)
甲灭酸 (mefenamic acid, PONSTEL)
美洛昔康 (meloxicam, MOBIC)
水杨酸甲酯 (methyl salicylate, WINTERGREEN OIL)
萘丁普酮 (nabumetone, 仅有通用名)
萘普生 (naproxen, ALEVE, ANAPROX, NAPROSYN)
奥沙普秦 (oxaprozin, DAYPRO)
吡罗昔康 (piroxicam, FELDENE)
双水杨酯 (salsalate, 仅有通用名)
舒林酸 (sulindac, 仅有通用名)
妥美丁 (tolmetin, 仅有通用名)

**其他镇痛药**

对乙酰氨基酚 (acetaminophen, paracetamol, OFIRMEV, TYLENOL)

**类风湿关节炎治疗药物**

阿巴西普 (abatacept, ORENCIA)
阿达木单抗 (adalimumab, HUMIRA)
赛妥珠单抗 (certolizumab, CIMZIA)
依那西普 (etanercept, ENBREL)
高利单抗 (golimumab, SIMPONI)
羟化氯喹 (hydroxychloroquine, PLAQUENIL)
英夫利昔单抗 (infliximab, INFLECTRA, REMICADE, RENFLEXIS)
来氟米特 (leflunomide, ARAVA)
甲氨蝶呤 (methotrexate, OTREXUP, TREXALL)
利妥昔单抗 (rituximab, RITUXAN)
沙立芦单抗 (sarilumab, KEVZARA)
柳氮磺吡啶 (sulfasalazine, AZULFIDINE)
托珠单抗 (tocilizumab, ACTEMRA)
托法替尼 (tofacitinib, XELJANZ)

**痛风治疗药物**

别嘌醇 (allopurinol, ZYLOPRIM)
秋水仙碱 (colchicine, COLCRYS)
非布司他 (febuxostat, ULORIC)
培戈洛酶 (pegloticase, KRYSTEXXA)
丙磺舒 (probenecid, 仅有通用名)

图 38.1　抗炎药物总结

## Ⅱ. 前列腺素

NSAID 的作用机制是通过抑制环氧合酶(cyclooxygenase,COX)的活性,阻断花生四烯酸(arachidonic acid,AA)进一步代谢生成前列腺素(prostaglandin,PG)。因此,理解 NSAID 的作用机制需要首先了解二十烷酸类物质 PG 的合成过程和生理学功能。

### A. 前列腺素作为局部介质所发挥的作用

几乎所有组织都能产生少量的 PG 及相关衍生物,其主要在合成组织中发挥局部作用,并在合成部位被迅速代谢为非活性产物。因此,PG 在血液循环中的浓度较低。血栓素(thromboxane,TX,也称为血栓烷或凝血噁烷)和白三烯(leukotriene,LT)则是由 PG 前体合成的相关衍生物。

### B. 前列腺素的合成

AA 是合成 PG 及其衍生物的主要前体,是细胞膜磷脂的组成部分。在激素等因子的刺激下,游离的 AA 在磷脂酶 $A_2$(phospholipase $A_2$,$PLA_2$)的作用下,首先从组织细胞膜磷脂中释放出来,随后经 COX 或脂氧合酶(lipoxygenase,LOX)两条途径合成二十烷酸类物质。

1. COX 途径：具有环状结构的二十烷酸类物质[如 PG、TX 和前列环素(prostacyclin,$PGI_2$)]是通过 COX 途径合成的。COX 存在两种亚型:环氧合酶-1(cyclooxygenase-1,COX-1),负责生理性前列腺素的合成;以及环氧合酶-2(cyclooxygenase-2,COX-2),可引起慢性疾病和炎症部位 PG 水平的升高。COX-1

为结构型酶，主要参与细胞的正常生理学功能，如保护胃黏膜细胞、维持血管稳态、促进血小板聚集、参与生殖和肾脏功能等。而 COX-2 为诱导型酶，在脑、肾、骨骼等组织中均有表达。在慢性炎症状态下，COX-2 在其他组织中的表达明显增加。两种酶与底物的结合位点有所差异，因此也为开发 COX-2 选择性抑制剂提供了重要的理论依据（图 38.2）。此外，促炎因子（如 TNF-α 和 IL-1）可诱导 COX-2 的表达，而糖皮质激素（glucocorticoid）则通过抑制 COX-2 而发挥显著的抗炎作用（图 38.3）。

2. 脂氧合酶（LOX）途径：AA 也可在几种脂氧合酶的作用下生成 LT（图 38.3）。抗 LT 药物主要包括齐留通（zileuton）、扎鲁司特（zafirlukast）和孟鲁司特（montelukast）等（参见第 39 章）。

### C. 前列腺素的作用机制

PG 通过与细胞膜上不同的 G-蛋白偶联受体结合而发挥作用，PG 及其代谢产物的功能主要依赖于所作用的细胞类型。例如，在组织损伤过程中，血小板释放血栓素 $A_2$（thromboxane $A_2$，$TXA_2$），进而引发新的血小板聚集和局部血管收缩。然而，内皮细胞产生的 $PGI_2$ 具有相反的作用，可抑制血小板的聚集并产生血管舒张作用。对血小板和血管的作用取决于 $TXA_2$ 和 $PGI_2$ 的综合作用。

### D. 前列腺素的临床用途

PG 在调控疼痛、炎症和发热等病理过程中均具有重要作用，能够调控胃酸的分泌、胃肠道黏液的分泌、子宫收缩和肾血

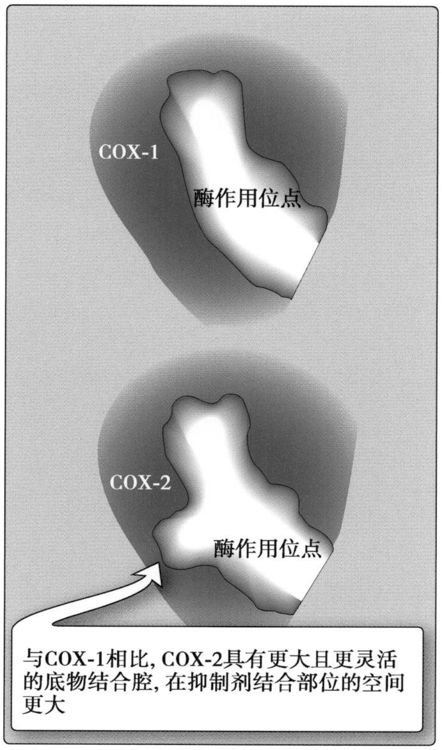
COX-1
酶作用位点
COX-2
酶作用位点
与COX-1相比，COX-2具有更大且更灵活的底物结合腔，在抑制剂结合部位的空间更大

图 38.2 COX-1 和 COX-2 活性位点的结构差异

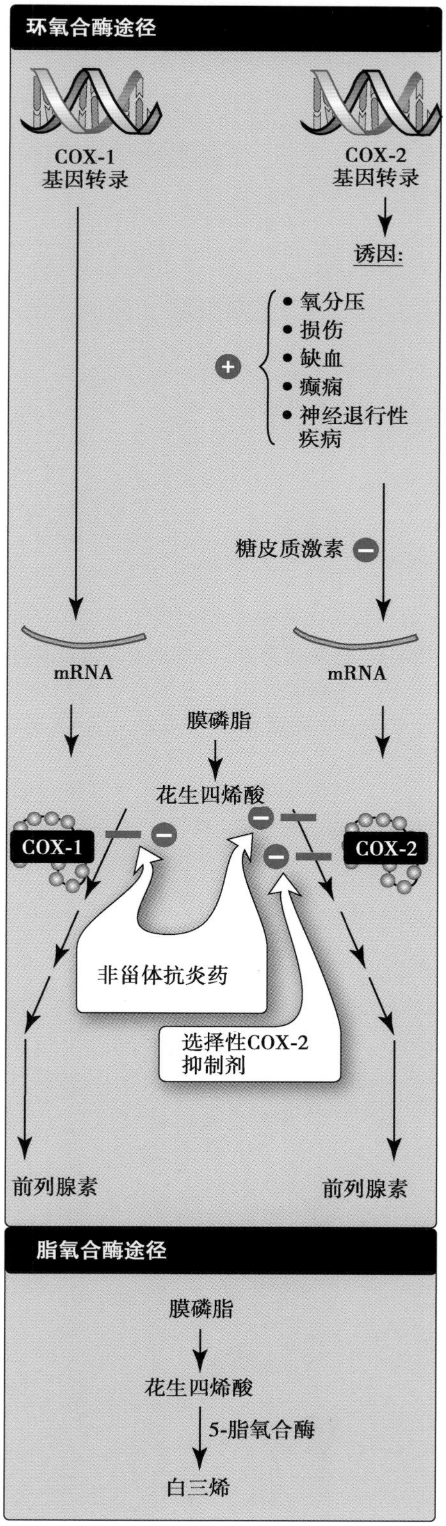
环氧合酶途径
COX-1
基因转录
COX-2
基因转录
诱因:
• 氧分压
• 损伤
• 缺血
• 癫痫
• 神经退行性疾病
糖皮质激素
mRNA
mRNA
膜磷脂
花生四烯酸
COX-1
COX-2
非甾体抗炎药
选择性COX-2
抑制剂
前列腺素
前列腺素
脂氧合酶途径
膜磷脂
花生四烯酸
5-脂氧合酶
白三烯

图 38.3 前列腺素和白三烯的合成途径

流量等生理功能。此外，PG 还是过敏和炎症过程中释放的化学介质之一，因此还具有其他用途（图 38.4）。

**前列腺素 $E_1$ 类似物**

前列地尔 (alprostadil, CAVERJECT, EDEX, MUSE, PROSTIN VR)

鲁比前列酮 (lubiprostone, AMITIZA)

米索前列醇 (misoprostol, CYTOTEC)

**前列腺素 $F_{2\alpha}$ 类似物**

贝美前列素 (bimatoprost, LATISSE, LUMIGAN)

拉坦前列素 (latanoprost, XALATAN)

他氟前列素 (tafluprost, ZIOPTAN)

曲伏前列素 (travoprost, TRAVATAN Z)

**前列环素类似物**

依前列醇 (epoprostenol, FLOLAN, VELETRI)

伊洛前列素 (iloprost, VENTAVIS)

曲前列环素 (treprostinil, ORENITRAM, REMODULIN, TYVASO)

图 38.4 前列腺素和前列环素类似物总结

## E. 前列地尔

前列地尔（alprostadil）是一种前列腺素 $E_1$（prostaglandin $E_1$，$PGE_1$）类似物，主要在精囊、海绵组织、胎盘和胎儿动脉导管等组织中生成。前列地尔具有直接扩张血管和抑制血小板聚集的作用，可增加血流量，改善微循环。$PGE_1$ 在妊娠期间可以维持动脉导管的通畅。导管在分娩后很快关闭，使肺部和心脏之间的血液循环恢复正常。在先天性心脏病新生儿中，输注前列地尔可保持导管通畅，直至矫正手术完成。此外，前列地尔也用于治疗勃起功能障碍（参见第 41 章）。

## F. 鲁比前列素

鲁比前列素（lubiprostone）是一种 $PGE_1$ 衍生物，用于治疗慢性特发性便秘、阿片类药物引起的便秘和肠易激综合征便秘（irritable bowel syndrome with constipation，IBS-C）。其作用机制是刺激肠上皮细胞管腔内的氯离子通道，从而增加肠液的分泌。常见不良反应包括恶心和腹泻（图 38.5），与食物一起服用时，可减轻恶心症状。

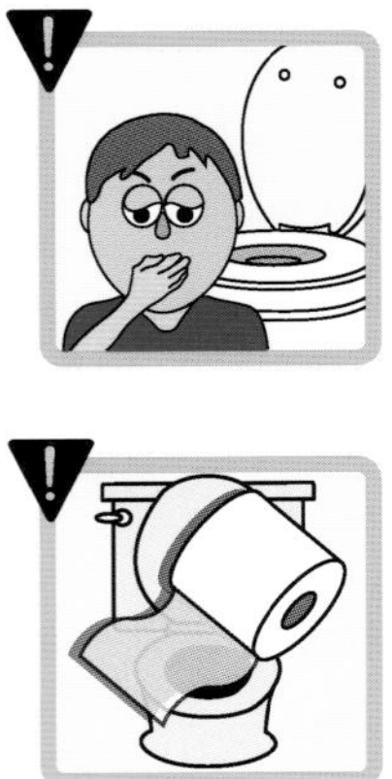
恶心
腹泻

图 38.5 鲁比前列素的部分不良反应

## G. 米索前列醇

米索前列醇（misoprostol）是一种 $PGE_1$ 类似物，用于胃黏膜保护。米索前列醇可与胃壁细胞上的前列腺素受体相互作用，进而减少基础胃酸的分泌。此外，米索前列醇通过刺激黏液和碳酸氢盐的分泌来保护肠道细胞。这两种效应大大降低了 NSAID 所诱发的胃溃疡。例如，NSAID 双氯芬酸和米索前列醇可制成复方制剂。米索前列醇在产科用于引产，因为其可通过与子宫中的 PG 受体相互作用来增加子宫的收缩。但是，米索前列醇会诱发流产，因此孕妇禁用此药。腹泻和腹痛等常见不良反应也极大限制了米索前列醇的临床应用。

## H. 前列腺素 $F_{2\alpha}$ 类似物

贝美前列素（bimatoprost）、拉坦前列素（latanoprost）、他氟前列腺素（tafluprost）和曲伏前列素（travoprost）均属于前列腺素 $F_{2\alpha}$（prostaglandin $F_{2\alpha}$，$PGF_{2\alpha}$）类似物，此类药物可增加葡萄膜巩膜（uveoscleral）外流，降低眼压，用于治疗开角青光眼。此类药物在降低眼压方面与噻吗洛尔（timolol）作用相当或效果更佳，一般用作滴眼液，每天使用 1 次。贝美前列素还能增加睫毛的突出度、长度和暗沉，被批准用于治疗睫毛稀少症。眼部不良反应包括视力模糊、虹膜颜色改变（增加褐色色素沉着）、睫毛数量和色素增加、眼部刺激和异物感。

## I. 前列环素类似物

依前列醇（epoprostenol）（一种类似于生理性前列环素的药物），以及前列环素类似物伊洛前列素（iloprost）和曲前列环素（treprostinil），可有效扩张肺部血管，用于肺动脉高压的治疗。这些药物能够发挥类似于生理性前列环素对内皮细胞的作用，可显著降低肺动脉阻力，增加心脏供血供氧。此类药物的半衰期很短，依前列醇和曲前列环素可采用连续静脉滴注的给药方式，曲前列环素也可通过口服、吸入、皮下滴注等方式给药。吸入型伊洛前列素由于半衰期短，需要频繁给药（图 38.6）。常见的不良反应包括头晕、头痛、面红和昏厥（图 38.7），吸入伊洛前列素后也可能发生支气管痉挛和咳嗽。

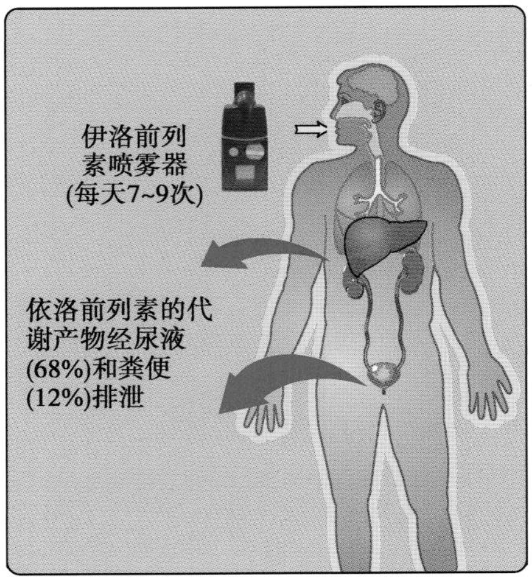
伊洛前列
素喷雾器
(每天7~9次)
依洛前列素的代
谢产物经尿液
(68%)和粪便
(12%)排泄

图 38.6 伊洛前列素的给药途径及体内消除过程

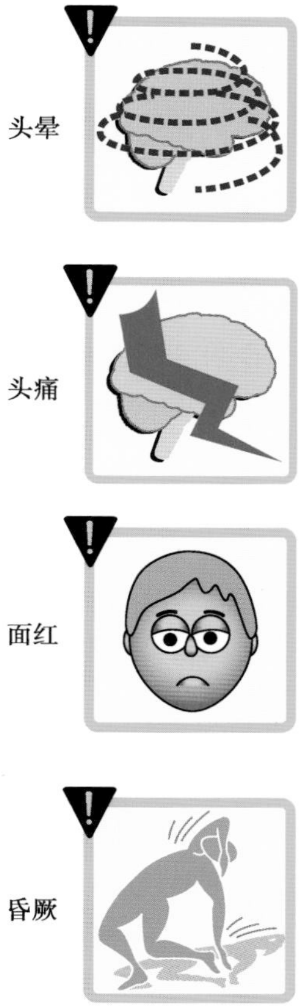
头晕
头痛
面红
昏厥

图 38.7　依洛前列素的主要不良反应

## Ⅲ. 非甾体抗炎药

NSAID 是一类化学性质各异，具有解热、镇痛和抗炎作用的药物。NSAID 主要包括六类药物。①水杨酸类：阿司匹林（aspirin）、二氟尼柳（diflunisal）、双水杨酯（salsalate）；②丙酸类：布洛芬（ibuprofen）、非诺洛芬（fenoprofen）、氟比洛芬（flurbiprofen）、酮基布洛芬（ketoprofen）、萘普生（naproxen）、奥沙普秦（oxaprozin）；③乙酸类：双氯芬酸（diclofenac）、依托度酸（etodolac）、吲哚美辛（indomethacin）、酮咯酸（ketorolac）、萘普酮（nabumetone）、舒林酸（sulindac）、甲苯酰吡啶乙酸（tolmetin）；④烯醇酸类：美洛昔康（meloxicam）、吡罗昔康（piroxicam）；⑤灭酸酯类：甲芬那酸（mefenamic acid）、甲氯芬那酸（meclofenamate）；⑥COX-2 选择性抑制药：塞来昔布（celecoxib）等。NSAID 主要通过抑制 COX 来发挥作用，而 COX 是催化 PG 生物合成的第一步。COX 的抑制作用导致了 PG 的合成减少，产生对人体有害或有益的作用。（注：NSAID 安全性和有效性的差异是由于其对 COX-1 或 COX-2 酶的选择性所致。）目前认为，NSAID 对 COX-2 的抑制作用是发挥药效的作用基础，而对 COX-1 的抑制作用可引起不良反应。

### A. 阿司匹林及其他非选择性非甾体抗炎药

阿司匹林是一种传统的 NSAID，但其只有在较高剂量下才会表现出抗炎活性。低剂量给药可用于预防心血管疾病，如卒中和心肌梗死（myocardial infarction，MI）。阿司匹林与其他 NSAID 不同，是一种不可逆的 COX 抑制剂。

1. 药理作用：阿司匹林是一种有机弱酸，可使 COX 不可逆地乙酰化而失活（图 38.8）。其他 NSAID 为 COX 的可逆抑制剂。NSAID 具有三种主要治疗作用：减轻炎症（抗炎作用）、减轻疼痛（镇痛作用）和退热（解热作用）（图 38.9）。然而，不同 NSAID 的以上治疗效果各有差异。

a. **抗炎作用**：NSAID 通过抑制 COX，减少了 PG 的形成，从而调节了 PG 介导的炎症反应。NSAID 能抑制关节炎的炎症反

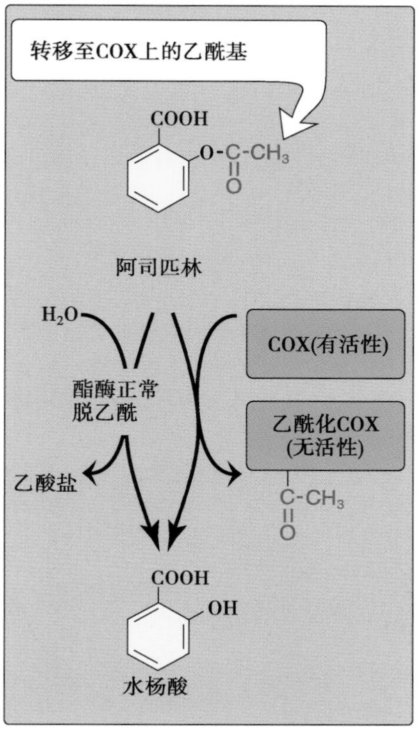
转移至COX上的乙酰基
COOH
O-C-CH3
O
阿司匹林
H2O
酯酶正常
脱乙酰
COX(有活性)
乙酰化COX
(无活性)
乙酸盐
C-CH3
O
COOH
OH
水杨酸

图 38.8　阿司匹林的代谢及 COX 的乙酰化

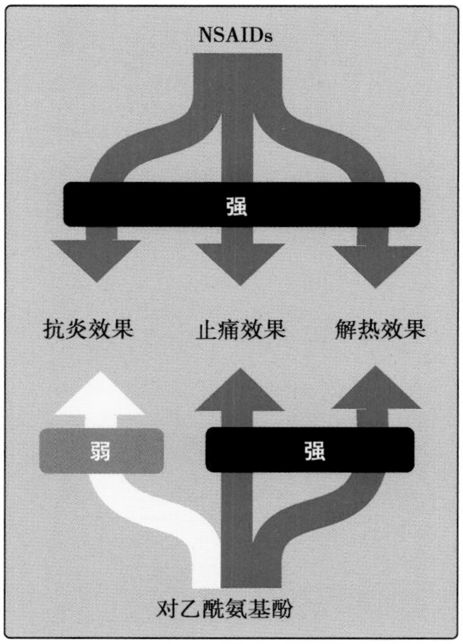
NSAIDs
强
抗炎效果
止痛效果
解热效果
弱
强
对乙酰氨基酚

图 38.9　非甾体抗炎药和对乙酰氨基酚的作用

应，但无法阻止疾病的进展。

b. **镇痛作用：**$PGE_2$ 可使神经末梢对炎症部位释放的缓激肽（bradykinin）、组胺等介质变得更加敏感。因此，NSAID 可通过减少 $PGE_2$ 的合成，缓解疼痛感。由于 COX-2 在炎症反应和机体损伤时表达，因此对 COX-2 的抑制作用被认为是 NSAID 发挥镇痛效果的分子机制。不同 NSAID 的镇痛效果差别较小，主要用于治疗肌肉骨骼疾病引起的轻度至中度疼痛。然而，酮洛芬较为特别，可用于治疗更严重的疼痛，但只能持续较短的时间。

c. **解热作用：**感染、过敏、肿瘤或炎症均能激活白细胞，促进白细胞释放热原，导致 $PGE_2$ 的合成，引起下丘脑体温调节中枢的设定值升高，造成人体发热。NSAID 通过抑制 $PGE_2$ 的合成和释放来降低体温，同时扩张外周血管并加速出汗，进而迅速降低患者体温，使体温恢复正常。但是，NSAID 对正常体温没有影响。

2. 临床应用

a. **消炎止痛作用：**NSAID 用于治疗骨关节炎、痛风、风湿性关节炎，并用于缓解头痛、关节痛、肌痛和痛经等疼痛。阿片类药物和 NSAID 的复方制剂可用于缓解恶性肿瘤所引起的疼痛，而 NSAID 的加入可降低阿片类药物的使用剂量。NSAID 只有在高剂量时才能表现出抗炎活性（图 38.10）。例如，规格为 325mg/片的阿司匹林，每日服用 4 次，每次 2 片可产生镇痛作用，而每天服用 12～20 片既能产生镇痛作用，又能发挥抗炎作用。

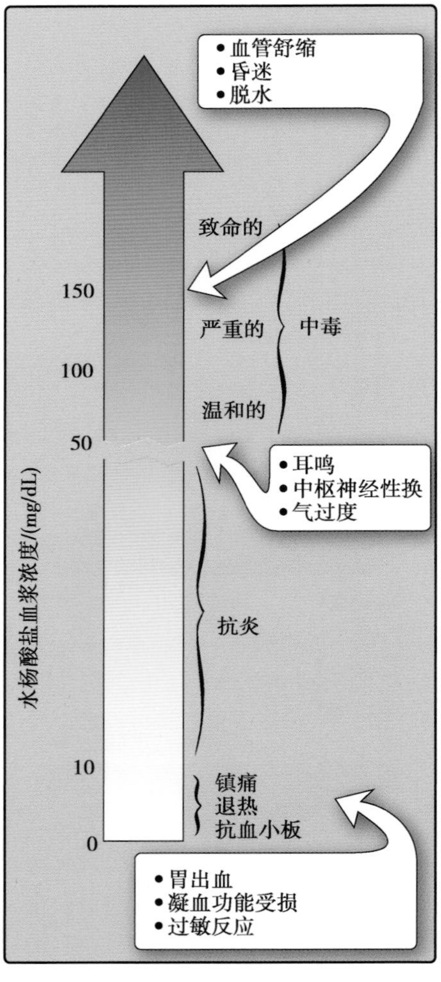

• 血管舒缩
• 昏迷
• 脱水
致命的
150
严重的
中毒
100
温和的
50
• 耳鸣
• 中枢神经性换
• 气过度
水杨酸盐血浆浓度/(mg/dL)
抗炎
10
镇痛
退热
抗血小板
0
• 胃出血
• 凝血功能受损
• 过敏反应


图 38.10 水杨酸盐的剂量依赖效应

b. **解热作用：**阿司匹林、布洛芬和萘普生可用于退热。［注：对于 19 岁以下的病毒性感染患者，如水痘或流行性感冒，应避免服用阿司匹林，以预防瑞夷综合征（Reye syndrome）。瑞夷综合征会导致患者发生重型肝炎伴脑水肿，严重时可引起死亡。］

c. **保护心血管作用：**阿司匹林不可逆地抑制 COX-1 介导的 $TXA_2$ 的合成，从而抑制血管收缩和血小板聚集等心血管毒性（图 38.11）。低剂量的阿司匹林（通常为 75～162mg，一般为 81mg）可用于降低心肌梗死、短暂性脑缺血发作（transient ischemic attack，TIA）和卒中的风险，以及具有心肌梗死、TIA 或卒中病史患者的死亡风险。阿司匹林也被用于治疗急性心肌梗死（acute myocardial infarction，AMI）和接受血管再生术的患者，以减少死亡风险。

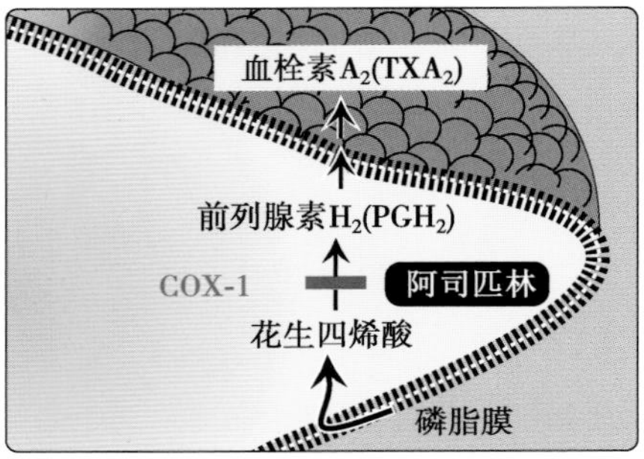

血栓素 $A_2$($TXA_2$)
前列腺素 $H_2$($PGH_2$)
COX-1
阿司匹林
花生四烯酸
磷脂膜


图 38.11 阿司匹林不可逆地抑制血小板的 COX-1

d. **其他作用：**水杨酸用于局部治疗痤疮、鸡眼、老茧和疣。水杨酸甲酯又称冬青油，是一种外用的皮肤搽剂，用于治疗关节炎和运动损伤。双氯芬酸可制成外用制剂，用于治疗膝盖和手骨关节炎。此外，酮咯酸眼用制剂被批准用于治疗季节性变应性结膜炎，以及眼部手术后的炎症和疼痛。

3. 药代动力学

a. **阿司匹林：**阿司匹林口服后可迅速被胃肠道黏膜吸收，少部分经胃部吸收，大部分经小肠吸收，然后迅速被酯酶水解发生去乙酰化反应，生成水杨酸。代谢产物水杨酸以盐的形式存在，并发挥药理活性。水杨酸与血浆蛋白的结合率为 80%～90%，游离的水杨酸盐可分布于全身组织，也能进入关节腔、脑脊液、乳汁和胎盘。水杨酸盐经肝脏代谢后水溶性增加，可被肾脏经一级消除动力学迅速清除，半衰期为 3.5 h。使用抗炎剂量的阿司匹林（超过 4 g/d）时，肝脏代谢途径达到饱和，并以零级消除动力学进行清除，导致其半衰期延长至 15 h 或更长时间（图 38.12）。水杨酸可被主动分泌至尿液中，进而影响尿酸的排泄。因此，痛风患者应避免使用阿司匹林，如果不可避免，可同时服用丙磺舒（probenecid）以减少肾脏对水杨酸的重吸收，加速其排泄。

b. **其他 NSAID：**大多数 NSAID 口服后吸收良好，并与血浆蛋白高度结合。大部分药物由肝脏代谢，代谢产物一般没有活性，但也有例外，如萘丁美酮（nabumetone）和舒林酸经肝

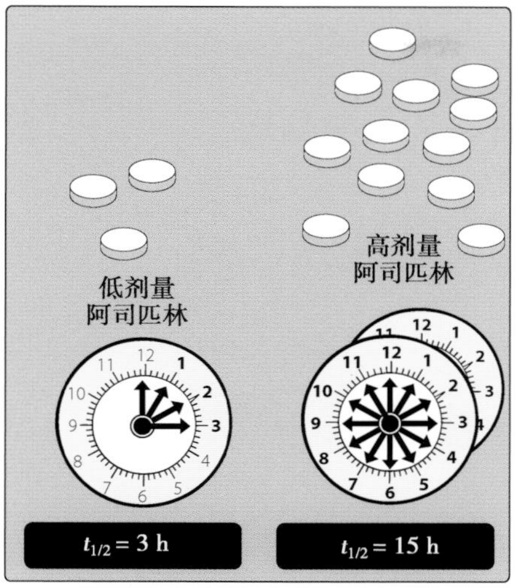
低剂量
阿司匹林
高剂量
阿司匹林
$t_{1/2}$ = 3 h
$t_{1/2}$ = 15 h

图 38.12　剂量对阿司匹林半衰期的影响

脏代谢可产生活性代谢产物。药物和代谢产物主要通过尿液排泄。

4. 不良反应

为了规避 NSAID 的不良反应，应尽量以较低的有效剂量在较短时间内使用。

a. **胃肠道不良反应：**胃肠道不良反应是 NSAID 的最常见不良反应，轻则消化不良，重则引起消化道出血。通常情况下，$PGI_2$ 的产生能抑制胃酸的分泌，而 $PGE_2$ 和 $PGF_{2\alpha}$ 可刺激胃肠分泌保护性黏液。COX-1 抑制药物会减少具有胃肠道保护作用的 PG 的合成，导致胃酸分泌增加，黏液保护层减弱，进而增加胃肠道出血和消化道溃疡的风险。与 COX-2 选择性较高的药物相比，COX-1 选择性较高的药物引发胃肠道不良反应的风险更高。NSAID 应与食物或液体一起服用，以减少肠胃不适。如果 NSAID 用于胃肠道不良反应的高危患者，则应同时联用质子泵抑制药（proton pump inhibitor，PPI）或米索前列醇来预防 NSAID 引起的溃疡（参见第 40 章）。

b. **增加出血风险（抗血小板作用）：**血小板聚集是血栓形成的第一步，而阿司匹林可抑制 COX-1 介导的 $TXA_2$ 的生成，并在血小板生存期内（3～7d）抑制血小板的聚集，因此会导致患者出血时间延长，通常需在术前至少停药 1 周。除阿司匹林外，其他 NSAID 没有抗血小板作用，但是与抗凝药物联用时，仍可造成出血时间延长。阿司匹林联用其他 NSAID 可减少阿司匹林与 COX 的结合。因此，服用阿司匹林保护心脏的患者应避免同时服用其他 NSAID，或在使用 NSAID 至少 30min 前服用阿司匹林。

c. **肾脏不良反应：**NSAID 可抑制 $PGE_2$ 和 $PGI_2$ 的合成，而这些 PG 可维持肾脏的血流量（图 38.13）。PG 合成的减少可导致水钠潴留，并可引起水肿，具有心脏衰竭或肾脏疾病病史患者的风险尤其高。水钠潴留会影响降压药的疗效。在易感患者中，NSAID 可导致急性肾损伤。

d. **心脏不良反应：**低剂量阿司匹林对 COX-1 选择性较高，会造成 $TXA_2$ 的合成减少，进而发挥心血管保护作用。然而，COX-2 选择性较高的药物可能通过降低 COX-2 介导的 $PGI_2$ 的合成，进而诱发心血管不良反应。除阿司匹林外，其他的 NSAID 均能引起心肌梗死和卒中等心血管不良反应。除阿司匹林外的 NSAID 都具有心血管不良反应风险增加的用药警告，因此，不建议将其他 NSAID 用于心血管疾病患者。对于无法避免使用 NSAID 的心血管疾病患者，萘普生相对而言危害较小。

e. **其他不良反应：**NSAID 是 COX 的抑制剂，能抑制 PG 的合成，但不会抑制 LT 的合成。因此，哮喘患者应谨慎使用 NSAID，因为抑制 PG 的合成可能会导致 LT 的合成增加，进而加剧哮喘症状，同时有可能出现头痛、耳鸣和头晕等中枢神经系统（central nervous system，CNS）症状。约 15% 服用阿司匹林的患者会出现荨麻疹、支气管收缩和血管性水肿等过敏症状，因此对阿司匹林严重过敏的患者应避免使用 NSAID。

f. **药物相互作用：**约 80%～90% 的水杨酸会与血浆蛋白发生结合，高蛋白结合率的药物可与水杨酸竞争性结合白蛋白位点，导致游离水杨酸盐的血药浓度增加。此外，阿司匹林可使其他高血浆蛋白结合率药物的游离血药浓度增加，如华法林（warfarin）、苯妥英（phenytoin）或丙戊酸（valproic acid）等（图 38.14）。

g. **水杨酸反应：**轻度水杨酸中毒称为水杨酸反应，其特征为恶心、呕吐、头痛、精神错乱、头晕和耳鸣等。当大剂量使用

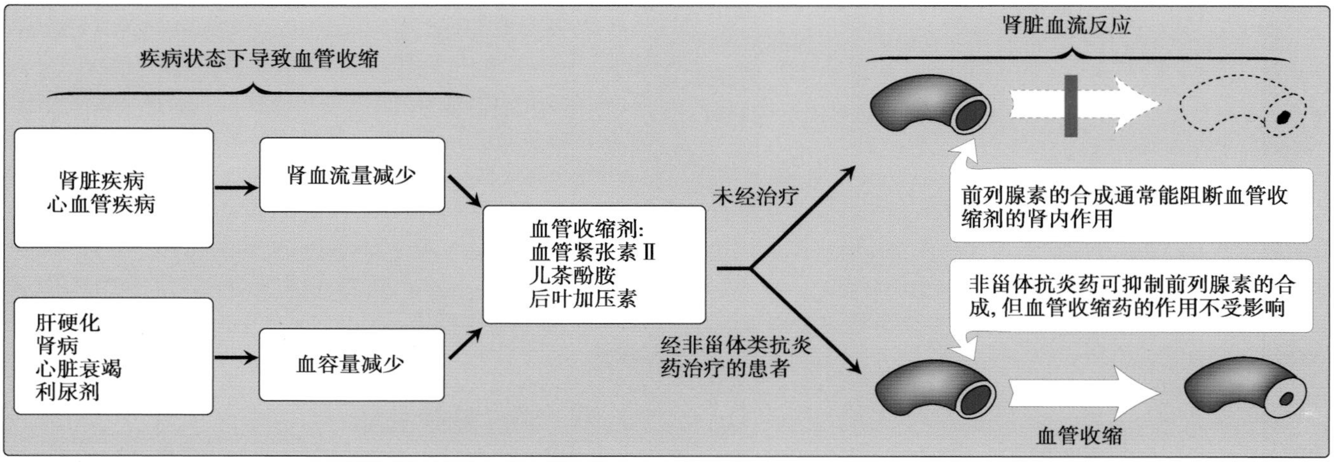
疾病状态下导致血管收缩
肾脏疾病
心血管疾病
肾血流量减少
肝硬化
肾病
心脏衰竭
利尿剂
血容量减少
血管收缩剂:
血管紧张素 Ⅱ
儿茶酚胺
后叶加压素
未经治疗
经非甾体类抗炎药治疗的患者
肾脏血流反应
前列腺素的合成通常能阻断血管收缩剂的肾内作用
非甾体抗炎药可抑制前列腺素的合成，但血管收缩药的作用不受影响
血管收缩

图 38.13　非甾体抗炎药抑制前列腺素合成的肾脏作用

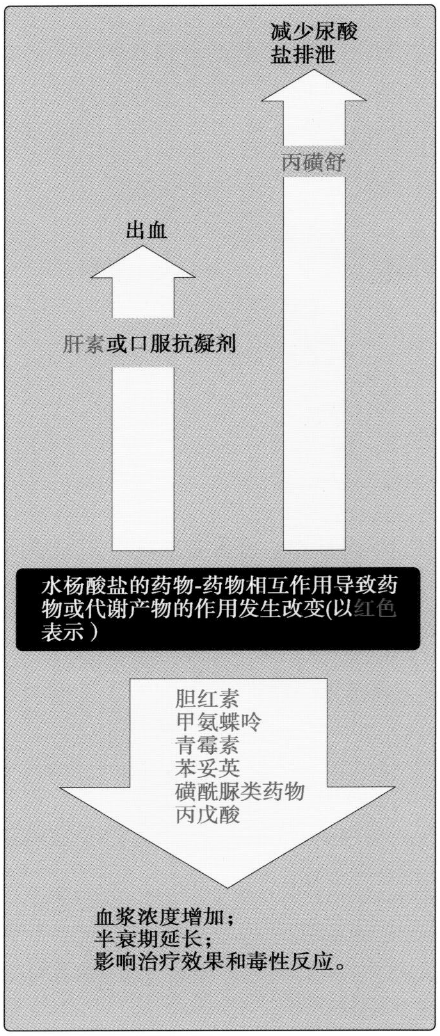
减少尿酸
盐排泄
丙磺舒
出血
肝素或口服抗凝剂
水杨酸盐的药物-药物相互作用导致药物或代谢产物的作用发生改变(以红色表示)
胆红素
甲氨蝶呤
青霉素
苯妥英
磺酰脲类药物
丙戊酸
血浆浓度增加;
半衰期延长;
影响治疗效果和毒性反应。

图 38.14 水杨酸盐的药物相互作用

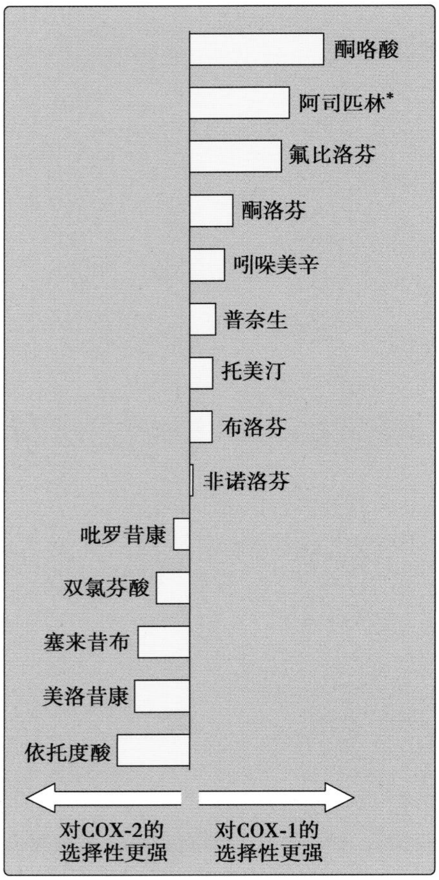
酮咯酸
阿司匹林*
氟比洛芬
酮洛芬
吲哚美辛
普奈生
托美汀
布洛芬
非诺洛芬
吡罗昔康
双氯芬酸
塞来昔布
美洛昔康
依托度酸
对COX-2的
选择性更强
对COX-1的
选择性更强

图 38.15 几种常用非甾体抗炎药的相对选择性。数据为与 $IC_{80}$（抑制 80% 环氧合酶的药物浓度）比值的对数。* 其中阿司匹林基于 $IC_{50}$ 值进行计算，因为其对 COX-1 的选择性在低剂量下更为显著，而高浓度下则不能准确地反映阿司匹林的选择性

水杨酸盐时,可能会导致严重的水杨酸盐中毒(图 38.10),引起躁动、谵妄、幻觉、抽搐、昏迷、呼吸和代谢性酸中毒,甚至因呼吸衰竭而导致死亡。儿童尤其容易发生水杨酸中毒,摄入 10g 阿司匹林甚至可能造成死亡。

h. **妊娠**:NSAID 只有在对胎儿发育的利大于弊的情况下才能用于妊娠。(注:如果在妊娠期间需要镇痛或退热,则首选对乙酰氨基酚。妊娠晚期,因存在动脉导管过早闭合的风险,一般应避免使用 NSAID。)

### B. 塞来昔布

塞来昔布(celecoxib)对 COX-2 的选择性明显高于 COX-1(图 38.15),治疗剂量下对 COX-1 活性无明显影响。阿司匹林对 COX-1 的抑制作用是不可逆的,而塞来昔布对 COX-2 的抑制作用是可逆的。

1. 临床用途:塞来昔布被批准用于治疗 RA、骨关节炎、风湿性关节炎、强直性脊柱炎、急性疼痛和原发性痛经,其疗效与治疗疼痛的 NSAID 相似。

2. 药代动力学:塞来昔布口服吸收良好,但可受食物影响。该药主要经肝脏中 CYP2C9 代谢,代谢产物通过粪便和尿液排出。其半衰期约为 11 h,每日服用 1~2 次。中度肝损害患者应减少用药剂量,重度肝肾疾病患者应避免使用塞来昔布。

3. 不良反应:常见不良反应包括头痛、消化不良、腹泻和腹痛。与其他 NSAID 相比,塞来昔布的胃肠道出血和消化不良的发生率相对较低。然而,当阿司匹林与塞来昔布联用时,胃肠道出血和消化不良的发生率增加。与其他 NSAID 一样,塞来昔布也有类似的心血管不良反应,因此对于溃疡患者和需要阿司匹林预防心血管疾病的患者,应避免使用塞来昔布,以免诱发血栓、高血压等心血管疾病。对阿司匹林等非选择性 NSAID 有过敏反应的患者也禁用塞来昔布。对于 CYP2C9 的抑制剂,如氟康唑(fluconazole),可能会增加塞来昔布的血药浓度。

## Ⅳ. 对乙酰氨基酚

对乙酰氨基酚(acetaminophen),又名扑热息痛(paracetamol),能够抑制 CNS 中 PG 的合成,具有解热镇痛作用,

其解热镇痛作用的强度与阿司匹林相似。由于对乙酰氨基酚在周围组织中容易失活，因此其对外周组织中 COX 的影响较小，几乎不具有抗炎和抗风湿作用，同时对血小板功能、凝血时间和尿酸水平均无影响。由于对乙酰氨基酚没有明显的胃肠道刺激作用，因此适用于不宜使用阿司匹林的头痛发热患者。

### A. 治疗用途

对乙酰氨基酚临床用于感冒发热、关节痛、头痛、神经痛和肌肉痛。阿司匹林过敏、消化性溃疡病、阿司匹林诱发哮喘的患者可选用对乙酰氨基酚代替阿司匹林。由于不会诱发溃疡和瑞夷综合征，因此，对乙酰氨基酚是治疗儿童病毒性感染或水痘的首选镇痛和退热药。

### B. 药代动力学

对乙酰氨基酚可迅速经胃肠道吸收，并经过肝脏的首关代谢作用。该药半衰期约为 2~4 h，在肝脏中可生成无活性的葡糖醛酸化或硫酸化代谢产物。部分对乙酰氨基酚可被羟基化，形成 *N*-乙酰基对苯醌亚胺（*N*-acetyl-p-benzoquinoneimine，NAPQI），一种能与巯基结合的代谢产物，对肝脏具有较强的毒性。在治疗剂量下，NAPQI 会与肝脏中的谷胱甘肽发生反应，生成无毒性物质（图 38.16）。长期用药或过量中毒会导致体内谷胱甘肽的耗竭，造成此毒性产物以共价键形式与肝脏和肾脏中重要的酶和蛋白发生不可逆地结合，导致肝细胞、肾小管细胞损伤。对乙酰氨基酚及其代谢产物主要随尿液排出。对乙酰氨基酚也可经静脉和直肠给药。

### C. 不良反应

在正常治疗剂量下，对乙酰氨基酚几乎没有严重的不良反应。当使用大剂量对乙酰氨基酚时，肝脏中可用的谷胱甘肽将被耗尽，导致过量的 NAPQI 将与肝脏蛋白的巯基发生反应（见图 38.17）。肝坏死是一种严重且可能危及生命的疾病，因此对于患有肝病、病毒性肝炎、具有酒精中毒史的患者而言，对乙酰氨基酚诱发肝毒性的风险更高。［注：*N*-乙酰半胱氨酸是对乙酰氨基酚过量使用情况下的解毒剂（参见第 44 章）］。严重肝损伤患者应避免使用对乙酰氨基酚。

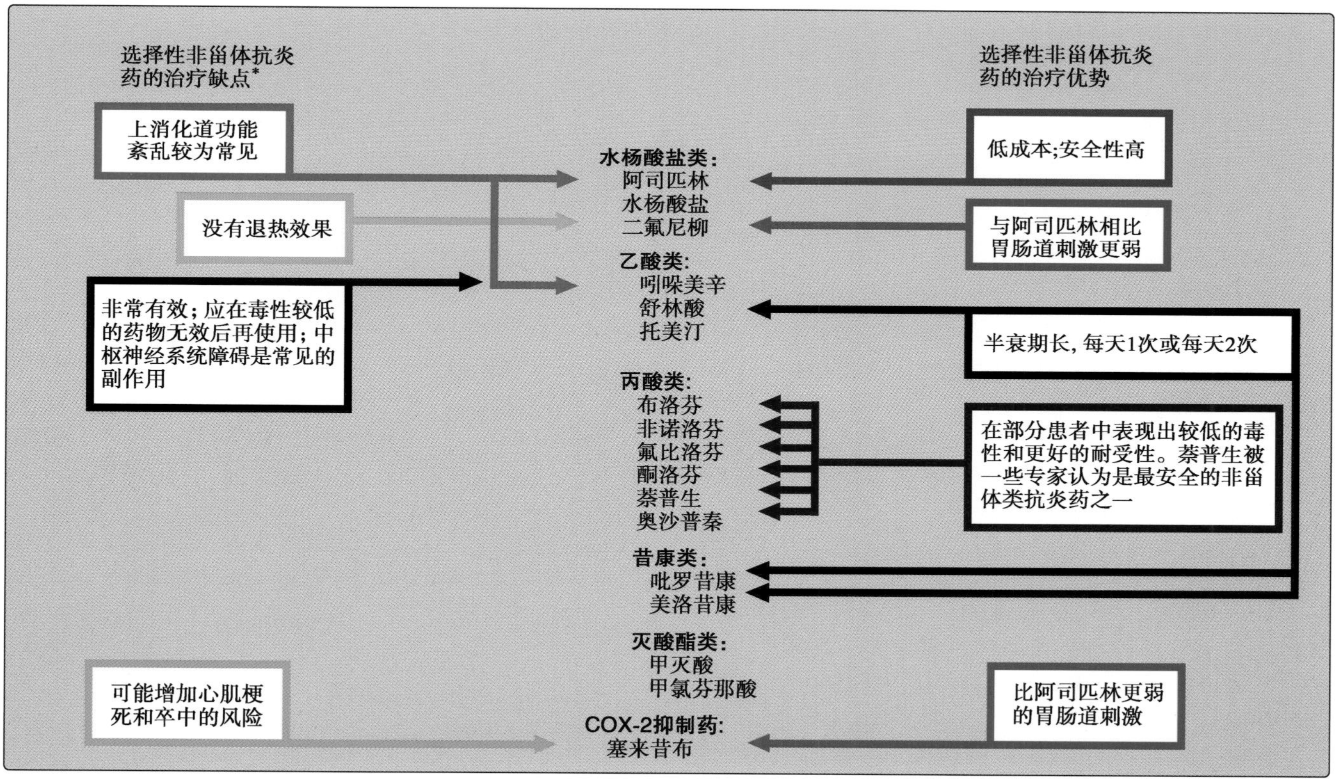
选择性非甾体抗炎药的治疗缺点*
选择性非甾体抗炎药的治疗优势
上消化道功能紊乱较为常见
没有退热效果
非常有效；应在毒性较低的药物无效后再使用；中枢神经系统障碍是常见的副作用
可能增加心肌梗死和卒中的风险
水杨酸盐类：
阿司匹林
水杨酸盐
二氟尼柳
乙酸类：
吲哚美辛
舒林酸
托美汀
丙酸类：
布洛芬
非诺洛芬
氟比洛芬
酮洛芬
萘普生
奥沙普秦
昔康类：
吡罗昔康
美洛昔康
灭酸酯类：
甲灭酸
甲氯芬那酸
COX-2抑制药：
塞来昔布
低成本；安全性高
与阿司匹林相比胃肠道刺激更弱
半衰期长，每天1次或每天2次
在部分患者中表现出较低的毒性和更好的耐受性。萘普生被一些专家认为是最安全的非甾体类抗炎药之一
比阿司匹林更弱的胃肠道刺激

图 38.16　非甾体抗炎药的性质总结。* 除阿司匹林外，此类药物可能会增加心肌梗死和卒中的风险

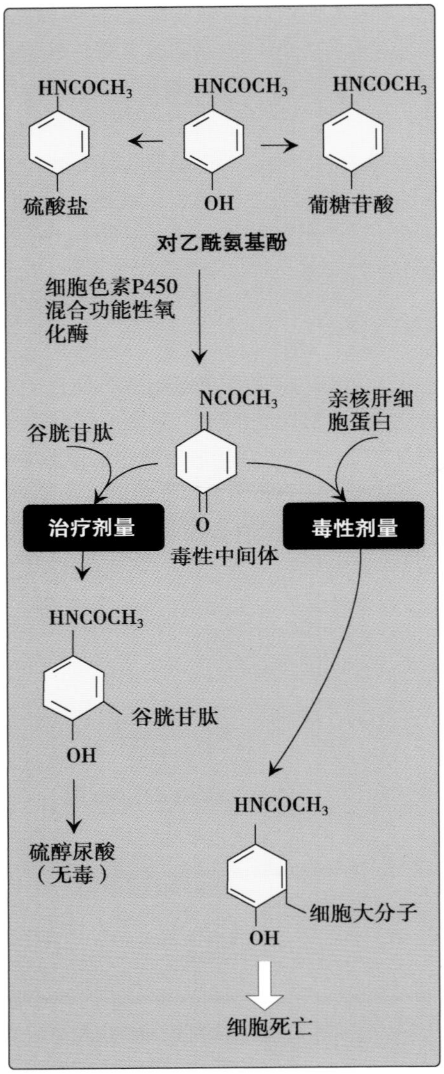
HNCOCH3
HNCOCH3
HNCOCH3
硫酸盐
OH
葡糖苷酸
对乙酰氨基酚
细胞色素P450
混合功能性氧
化酶
NCOCH3
亲核肝细
胞蛋白
谷胱甘肽
O
治疗剂量
毒性剂量
毒性中间体
HNCOCH3
谷胱甘肽
OH
硫醇尿酸
（无毒）
HNCOCH3
细胞大分子
OH
细胞死亡

图 38.17 对乙酰氨基酚的代谢

## V. 缓解病情的抗风湿药

传统的缓解病情的抗风湿药（DMARD），如甲氨蝶呤（methotrexate）、羟基氯喹（hydroxychloroquine）、来氟米特（leflunomide）和磺胺嘧啶（sulfasalazine），可用于 RA 的治疗，已被证明可以减缓疾病的进程，并防止关节和相关组织的进一步损伤。RA 确诊后，应尽快用药，以延缓疾病的进展。甲氨蝶呤通常是首选药物，单一药物疗法可选用任一传统的 DMARD。单一药物疗法效果不佳的患者，可采用 DMARD 的联合治疗，联用 TNF 抑制药，或联用非 TNF 生物药。NSAID 或糖皮质激素也可用于抑制 RA 的炎症反应。

### A. 甲氨蝶呤

甲氨蝶呤是一种叶酸拮抗药，可抑制细胞因子的产生和嘌呤核苷酸的生物合成，产生免疫抑制和抗炎作用，目前已成为 RA 患者的主要治疗药物。甲氨蝶呤疗效的发挥一般在用药后的 3~6 周。如果甲氨蝶呤单药治疗反应不足，可联用其他 DMARD、TNF 抑制药或非 TNF 生物药。治疗 RA 所需的甲氨蝶呤的剂量远远低于癌症化疗所需的剂量，一般每周给药 1 次，从而最大限度地减少了不良反应。甲氨蝶呤治疗 RA 的常见不良反应包括黏膜溃疡、恶心、白细胞减少症和肝硬化，慢性给药会诱发急性肺炎样综合征（acute pneumonia-like syndrome）。（注：补充叶酸可提高甲氨蝶呤的耐受性，进而减少胃肠道和肝脏的不良反应。）建议患者定期进行肝功能检查、全血细胞计数试验和感染迹象监测。此外，妊娠期禁用甲氨蝶呤。

### B. 羟基氯喹

羟基氯喹可用于早期、轻度 RA，也可与甲氨蝶呤联用。大约 6 周~6 个月可发挥疗效。该药治疗自身免疫性疾病的分子机制尚不清楚。羟基氯喹对肝脏和免疫系统的不良反应较少，但可能引起眼部毒性，包括不可逆的视网膜损伤和角膜沉积、CNS 紊乱、胃肠道紊乱、皮肤变色和皮疹。

### C. 来氟米特

来氟米特是一种免疫调节药，通过作用于二氢乳清酸脱氢酶（dihydroorotate dehydrogenase，DHODH，是嘧啶合成所必需的一种酶），抑制自身免疫淋巴细胞。经生物转化后，来氟米特可生成 DHODH 的可逆抑制剂（图 38.18）。来氟米特可作为单一

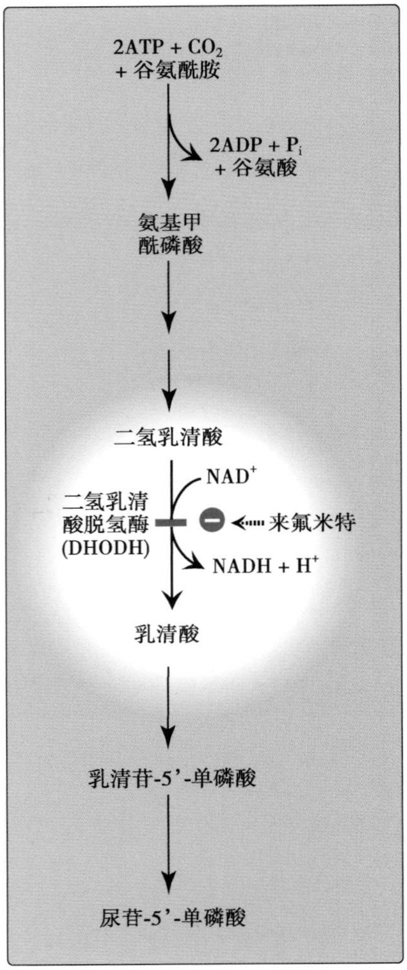
2ATP + CO2
+ 谷氨酰胺
2ADP + Pi
+ 谷氨酸
氨基甲
酰磷酸
二氢乳清酸
NAD+
二氢乳清
酸脱氢酶
(DHODH)
来氟米特
NADH + H+
乳清酸
乳清苷-5'-单磷酸
尿苷-5'-单磷酸

图 38.18 来氟米特的作用位点

疗法用于耐药或禁忌使用甲氨蝶呤的患者，也可与甲氨蝶呤联用，用于单用甲氨蝶呤疗效不佳的患者。常见的不良反应包括头痛、腹泻和恶心。其他不良反应包括体重减轻、过敏反应[流感样综合征(flu-like syndrome)、皮疹、脱发和低钾血症]。来氟米特不推荐用于肝病患者，怀孕期间也应禁用，患者应定期监测感染症状、全血细胞计数、电解质和转氨酶活性。

### D. 磺胺吡啶

磺胺吡啶治疗 RA 的疗效与来氟米特类似，起效时间为 1~3 个月。其作用机制尚不明确，不良反应主要为胃肠道不良反应(恶心、呕吐、厌食)和白细胞减少症。

### E. 糖皮质激素

糖皮质激素(参见第 26 章)是一种有效的抗炎药，通常用于治疗风湿性关节炎，可缓解症状，并缩短其他 DMARD 的起效时间。糖皮质激素应始终在短期内低剂量使用，以避免长期应用诱发的不良反应。

## Ⅵ. 生物药

IL-1 和 TNF-α 同属于促炎细胞因子。滑膜巨噬细胞能分泌 IL-1 和 TNF-α，进而刺激滑膜细胞增殖和胶原酶(collagenase)的合成，从而降解软骨，促进骨吸收，抑制蛋白聚糖的合成。阿达木单抗(adalimumab)、赛妥珠单抗(certolizumab)、高利单抗(golimumab)和英夫利昔单抗(infliximab)等 TNF-α 抑制药是具有抗风湿作用的生物药，已被证实能降低 RA 的症状和体征，减少结构性破坏，改善生理功能，治疗后 2 周内即可观察到治疗效果。TNF-α 抑制药通常应用于传统 DMARD 治疗失败的患者，可单独使用，也可与传统的 DMARD 联用。如果患者使用单一 TNF-α 抑制药治疗失败，可以增加传统 DMARD 或换用其他不同的 TNF-α 抑制药。TNF-α 抑制药可能会导致心脏衰竭或使原有心脏疾病恶化，因此心脏衰竭的患者应该谨慎使用。目前已观察到使用 TNF-α 抑制药可增加患淋巴瘤和其他癌症的风险。

DMARD 的生物制剂包括 TNF-α 抑制药，以及非 TNF 生物药，如阿巴西普(abatacept)、利妥昔单抗(rituximab)、托珠单抗(tocilizumab)。与 TNF-α 抑制剂类似，当患者对传统 DMARD 疗效不佳时，非 TNF 生物药可用于治疗 RA。此类药物可单独使用，也可与传统 DMARD 联用。如果患者使用一种非 TNF 生物药治疗失败，可换用另一种非 TNF 生物药或联用甲氨蝶呤。接受生物 DMARD 治疗的患者可能导致感染风险增加，如结核病、真菌机会感染和败血症。(注：由于存在严重感染的风险，TNF-α 抑制药和非 TNF 生药不能同时使用。)生物药可能导致乙型肝炎的再活化，因此不应对服用任何生物药的患者进行活体疫苗接种。[注：TNF-α 抑制药可应用于治疗多种疾病，如溃疡性结肠炎、克罗恩病(Crohn disease)、牛皮癣和强直性脊柱炎。]

### A. 阿达木单抗

阿达木单抗是一种重组单克隆抗体，通过阻断 TNF-α 与细胞表面受体的相互作用，干扰其生物学功能。阿达木单抗每周或每隔 1 周皮下给药 1 次，可能引起头痛、恶心、粒细胞缺乏症、皮疹、注射部位反应和感染风险增加等不良反应。

### B. 赛妥珠单抗

赛妥珠单抗是一种 TNF-α 抑制药，可与聚乙二醇联合使用，每 2 周皮下注射 1 次。不良反应类似于其他 TNF-α 抑制药。

### C. 依那西普

依那西普是一种人工合成的可溶性 TNF-α 受体融合蛋白，通过特异性地与 TNF-α 结合，竞争性地阻断 TNF-α 与细胞表面的 TNF 受体结合，从而阻断机体 TNF-α 的高应答。依那西普与甲氨蝶呤联用比单独使用更能有效地延缓 RA 的发病过程，并改善和缓解症状(图 38.19)。该药每周皮下注射 1 次，耐受性良好。

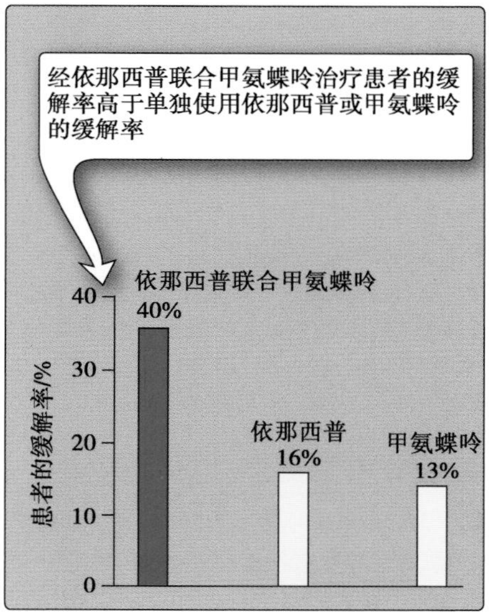
经依那西普联合甲氨蝶呤治疗患者的缓解率高于单独使用依那西普或甲氨蝶呤的缓解率
依那西普联合甲氨蝶呤
40%
依那西普
16%
甲氨蝶呤
13%
患者的缓解率/%
0
10
20
30
40

图 38.19　治疗 1 年后 RA 症状的缓解率

### D. 高利单抗

高利单抗通过特异性地与 TNF-α 结合，竞争性地阻断 TNF-α 与细胞表面的 TNF 受体结合，抑制 TNF-α 的生物活性。高利单抗可与甲氨蝶呤联合使用，每月皮下给药 1 次。该药可增加转氨酶的活性。

### E. 英夫利昔单抗

英夫利昔单抗是一种嵌合性单克隆抗体，由人源 IgG1 恒定区和小鼠可变区组成。该抗体可与 TNF-α 特异性结合，进而抑制 TNF-α 与其受体结合。英夫利昔单抗不适合单独使用，因为会导致抗英夫利昔单抗抗体的产生，使疗效降低。英夫利昔单抗可与甲氨蝶呤联用，一般每 8 周静脉滴注 1 次。可能引起与输液有关的不良反应，如发热、发冷、瘙痒、荨麻疹等。

### F. 阿巴西普

T 淋巴细胞需要两方面的相互作用才能被激活：①巨噬细胞或 B 细胞等抗原呈递细胞必须与 T 细胞上的受体发生相互

作用;②抗原提呈细胞的 CD80/CD86 蛋白必须与 T 细胞的 CD28 蛋白发生相互作用。阿巴西普通过与抗原递呈细胞的 CD80/CD86 结合,进而阻断两者与 T-细胞 CD28 的相互作用,从而抑制 T 细胞的激活。阿巴西普每 4 周静脉滴注 1 次。常见的不良反应包括输液相关反应、头痛、上呼吸道感染和恶心。

### G. 利妥昔单抗

在 RA 发病过程中,B 淋巴细胞通过以下途径维持滑膜的炎症过程:①激活 T 淋巴细胞;②产生自身抗体和类风湿因子;③产生促炎细胞因子,如 TNF-α 和 IL-1。利妥昔单抗是一种重组人-鼠嵌合抗 CD20 单抗,可特异性地结合 B 淋巴细胞表面的 CD20,通过细胞介导的细胞毒作用,以及补体介导的细胞毒作用,促使 B 淋巴细胞凋亡,抑制炎症反应。利妥昔单抗每 16~24 周静脉滴注 1 次。为了减少输液反应,每次输液前可使用甲泼尼松龙(methylprednisolone)、对乙酰氨基酚和抗组胺药物。输液反应通常发生在第 1 次输液,主要包括荨麻疹、低血压和血管性水肿。

### H. 托珠单抗和沙立芦单抗

托珠单抗和沙立芦单抗(sarilumab)属于重组单抗,能与 IL-6 受体结合,并抑制促炎细胞因子 IL-6 的活性。托珠单抗和沙立芦单抗每 2 周皮下注射 1 次,托珠单抗也可每 4 周静脉滴注 1 次。托珠单抗的不良反应包括肝功能指标升高、高脂血症、中性粒细胞减少症、高血压、输液和注射部位的局部不良反应。沙立芦单抗的不良反应与托珠单抗类似。

## Ⅶ. 其他抗类风湿性关节炎药物

JAK 激酶(Janus kinase)参与炎症介质与细胞膜的结合,能够调节免疫细胞的功能。托法替尼(tofacitinib)是一种人工合成的小分子口服 JAK 激酶抑制药,适用于对甲氨蝶呤不敏感或不耐受的中度至重度 RA。托法替尼主要经 CYP3A4 代谢,如果与 CYP3A4 抑制剂或诱导剂一起服用,可能需要调整用药剂量。由于存在贫血风险,在治疗过程中必须监测患者的血红蛋白浓度是否>9 g/dL。同样,在开始治疗前应检测患者淋巴细胞和中性粒细胞的数量,并在治疗期间进行跟踪监测。托法替尼会增加患恶性肿瘤和感染的风险。基于长期安全性考虑,托法替尼通常只用于对其他药物不敏感或不耐受的患者。[注:其他 RA 治疗药物还包括阿那白滞素(anakinra)、硫唑嘌呤(azathioprine)、环孢素(cyclosporine)、金和米诺环素(minocycline)等。]

## Ⅷ. 痛风治疗药物

痛风(gout)是一种代谢性疾病,其临床特征表现为血液中尿酸含量升高。高尿酸血症(hyperuricemia)可导致尿酸钠结晶沉积于组织,特别是关节和肾脏,引发炎症反应,包括粒细胞浸润并吞噬尿酸盐晶体等过程(图 38.20)。急性痛风通常表现为疼痛,肿胀,压痛和关节部位(大脚趾、膝盖、脚踝、手腕或肘部)红肿。引起高尿酸血症的原因是尿酸分泌与尿酸排泄之间的不平衡,因此大多数痛风的治疗可通过干扰尿酸的合成或增加尿酸的排泄,以降低尿酸水平至饱和点(6 mg/dL)以下,从而防止尿酸盐晶体的沉积。

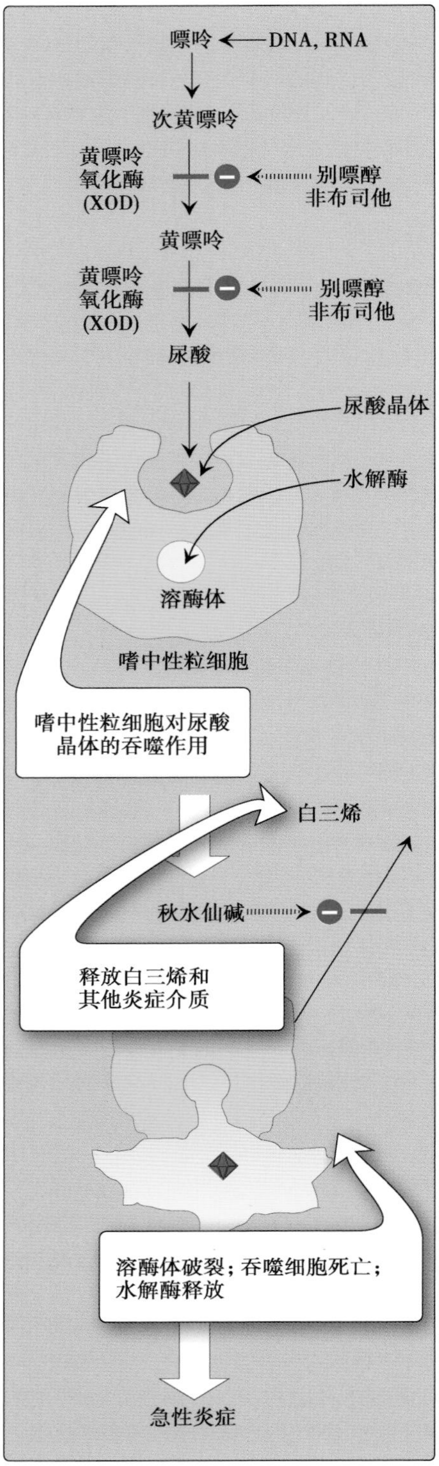

嘌呤
DNA, RNA
次黄嘌呤
黄嘌呤氧化酶(XOD)
别嘌醇
非布司他
黄嘌呤
黄嘌呤氧化酶(XOD)
别嘌醇
非布司他
尿酸
尿酸晶体
水解酶
溶酶体
嗜中性粒细胞
嗜中性粒细胞对尿酸晶体的吞噬作用
白三烯
秋水仙碱
释放白三烯和其他炎症介质
溶酶体破裂;吞噬细胞死亡;水解酶释放
急性炎症


图 38.20 尿酸在痛风炎症中的作用

### A. 急性痛风的治疗

急性痛风(acute gout)发作可由多种原因诱发,包括过度饮酒、高嘌呤饮食和肾脏疾病,其主要治疗药物包括 NSAID、糖皮质激素和秋水仙碱(colchicine)。大多数 NSAID 都可以有效地减少疼痛和炎症,但吲哚美辛是治疗急性痛风的经典 NSAID。当只有一两个关节受到影响时,关节内糖皮质激素给药可适用于急性发作，而全身性糖皮质激素给药更适用于广泛关节受损的患者。秋水仙碱对急性痛风关节炎具有选择性抗炎作用，用药数小时后关节红肿热痛等症状即可明显改善。如果患者每年发作 2 次以上，或患有慢性肾病、肾结石或痛风石（尿酸盐结晶沉积在关节、骨骼、软骨或其他身体部位），则可进行预防性降尿酸治疗。

### B. 慢性痛风的治疗

慢性痛风（chronic gout）的长期治疗是指长期坚持降尿酸治疗，治疗目标是减少痛风发作的频率和并发症，具体策略包括使用黄嘌呤氧化酶（xanthine oxidase，XOD）抑制药以减少尿酸的合成，或者使用促进尿酸排泄的药物以增加尿酸的排泄。别嘌醇（allopurinol）和非布司他（febuxostat）均属于 XOD 抑制药，是一线降尿酸药物。丙磺舒属于促尿酸排泄类药物，可用于对 XOD 抑制药耐药或疗效不佳的患者。（注：开始使用降尿酸药物治疗时，由于血清尿酸盐浓度的快速变化，可能引发急性痛风发作，所以在开始降尿酸治疗时应使用低剂量秋水仙碱、NSAID 或皮质激素以预防痛风的发作，并持续至少 6 个月。）

### C. 秋水仙碱

秋水仙碱是一种植物生物碱，用于治疗急性痛风发作。该药既不促进尿酸排泄也不是镇痛药，但可缓解急性痛风发作时的疼痛。

1. 药理作用：秋水仙碱可与微管蛋白小管蛋白结合，从而阻断微管蛋白聚合形成微管，进而抑制中性粒细胞的活动性，减弱其向发炎关节的迁移。此外，秋水仙碱还通过与有丝分裂纺锤体结合来阻断细胞分裂。

2. 临床应用：秋水仙碱的抗炎作用基于痛风所特有的，通常在用药后 12 h 内即可减轻急性痛风的疼痛症状。（注：秋水仙碱必须在痛风发作后 36 h 内服用才能发挥药效。）出于安全考虑，NSAID 对急性痛风发作的治疗已在很大程度上取代了秋水仙碱。在慢性痛风患者的降尿酸治疗过程中，如果患者出现急性痛风发作，秋水仙碱可作为急性发作的预防药物。

3. 药代动力学：秋水仙碱口服后迅速经胃肠道吸收，可经肝脏 CYP 3A4 代谢。由于其存在肠肝循环，因此不同患者之间的消除半衰期表现出很大的差异。部分药物以原形形式随尿液排出。

4. 不良反应：秋水仙碱可引起恶心、呕吐、腹痛和腹泻等不良反应（图 38.21）。长期给药可导致呕吐、中性粒细胞减少、再生障碍性贫血和脱发。妊娠期禁止使用该药，肝脏、肾脏或心血管疾病患者也应慎用。当与 CYP3A4 抑制药［如克拉霉素（clarithromycin）和伊曲康唑（itraconazole）］或 P-糖蛋白（P-glycoprotein，P-gp）抑制药［如胺碘酮（amiodarone）和维拉帕米（verapamil）］联用时需要调整给药剂量，以防止引发严重肾功能损伤。

### D. 别嘌醇

别嘌醇为嘌呤的类似物，是一种 XOD 抑制药，可竞争性地抑制 XOD 催化尿酸生物合成的最后两个步骤，进而减少尿酸的合成（图 38.20）。

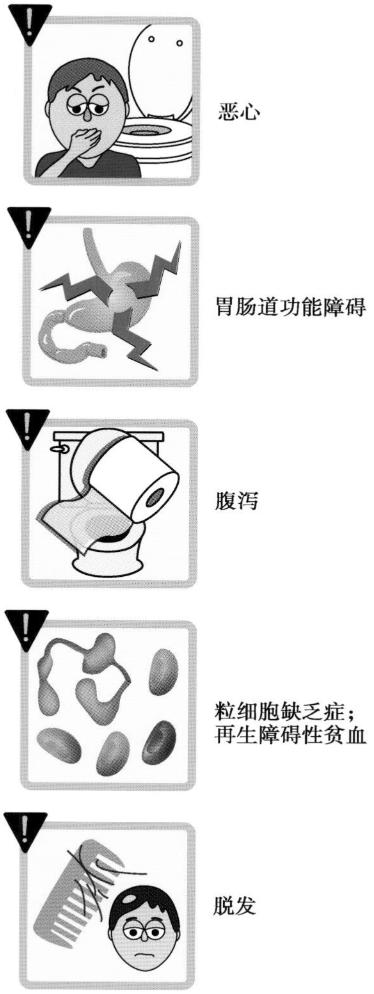
恶心
胃肠道功能障碍
腹泻
粒细胞缺乏症；
再生障碍性贫血
脱发

图 38.21　秋水仙碱的主要副作用

1. 临床应用：别嘌醇可有效降低尿酸盐的水平，可治疗继发于其他病症（如某些恶性肿瘤，特别是化疗后产生大量嘌呤的恶性肿瘤）或肾脏疾病的痛风和高尿酸血症。

2. 药代动力学：别嘌醇口服后可被完全吸收。主要代谢产物别氧黄嘌呤［alloxanthine，也称为羟嘌呤醇（oxypurinol）］也是一种 XOD 抑制剂，半衰期为 15~18 h。别嘌醇每天给药 1 次即可维持对 XOD 的有效抑制。该药物及其活性代谢物主要经尿液排出。如果肾小球滤过率低于 30 mL/(min · 1.73 $m^2$)，则需要调整给药剂量。

3. 不良反应：别嘌醇对大多数患者的耐受性良好。该药可引起过敏反应，最常见的不良反应是皮疹。肾功能减退患者出现不良反应的风险增加。痛风的急性发作可能在治疗的前几个月频繁地发生，因此应同时使用秋水仙碱、NSAID 或皮质激素来预防急性痛风的发作。

### E. 非布司他

非布司他是一种口服的 XOD 抑制药，结构上与别嘌醇不同。其不良反应与别嘌醇相似，但皮疹和过敏反应的风险相对较低。非布司他的肾脏清除率与别嘌醇不同，肾功能降低的患者需要降低剂量。此外，有心脏病或卒中病史的患者应慎用，因为与别嘌醇相比，非布司他可能会加重这些疾病的症状。

### F. 丙磺舒

丙磺舒是一种促进尿酸排泄的口服药物。该药是一种弱有机酸，通过抑制近端小管中的尿酸-阴离子交换器来促进肾脏对尿酸的清除。治疗剂量的丙磺舒能够阻断近端肾小管对尿酸的重吸收。如果肌酐清除率<50 mL/min，应避免使用丙磺舒。该药不良反应包括恶心、呕吐和皮肤反应，以及较少出现的贫血和过敏反应。

### G. 培戈洛酶

培戈洛酶（pegloticase）是尿酸氧化酶（urate oxidase）或尿酸酶（uricase）的重组形式。其作用是将尿酸转化为尿囊素（allantoin），而尿囊素是一种主要由肾脏排出的水溶性无毒代谢产物。培戈洛酶每两周静脉滴注1次，用于对痛风标准治疗方案无效的患者，如XOD抑制药治疗无效的患者。培戈洛酶可引起输液相关反应和过敏反应，患者应预先服用抗组胺药和皮质激素。

（张翀，白仁仁）

## 思考题

38章 思考题

扫描二维码

获取思考题

# 第 39 章　呼吸系统疾病治疗药

## Ⅰ. 概述

哮喘(asthma)、慢性阻塞性肺疾病(chronic obstructive pulmonary disease,COPD)和过敏性鼻炎(allergic rhinitis)是常见的呼吸系统疾病,常伴有咳嗽、咳痰、喘息等症状。哮喘是一种以气道反应过度为特征的慢性疾病,全世界约有 2.35 亿患者,因无法得到有效的诊断和治疗,数百万计的患者出现突发症状,给患者个人和家庭造成了巨大的负担。COPD 目前是世界第四大死亡原因,预计到 2030 年将成为第三大死亡原因。过敏性鼻炎是一种常见的慢性疾病,其特征是发痒、流泪、流鼻涕,会显著降低生活质量。每一种呼吸系统疾病都可以通过改变生活方式和经药物治疗来控制症状。治疗呼吸系统疾病的药物可局部经鼻黏膜或吸入至肺部给药,同时也可利用口服或非口服方式全身给药。鼻喷雾剂或吸入剂等局部给药方式可以规避全身不良反应。图 39.1 总结了常见呼吸系统疾病的治疗药物。

| 药物 | 适应症 |
|---|---|
| **短效 $\beta_2$ 肾上腺素能受体激动药(SABA)** | |
| 沙丁胺醇 (albuterol, PROAIR, PROVENTIL, VENTOLIN) | 哮喘、COPD |
| 左旋沙丁胺醇 (levalbuterol, XOPENEX) | 哮喘、COPD |
| **长效 $\beta_2$ 肾上腺素能受体激动药(LABA)** | |
| 阿福特罗 (arformoterol, BROVANA) | COPD |
| 福莫特罗 (formoterol, FORADIL, PERFOROMIST) | 哮喘、COPD |
| 茚达特罗 (indacaterol, ARCAPTA) | COPD |
| 奥达特罗 (olodaterol, STRIVERDI RESPIMAT) | COPD |
| 沙美特罗(salmeterol, SEREVENT) | 哮喘、COPD |
| **吸入型皮质激素类药物** | |
| 倍氯米松 (beclomethasone, ECONASE AQ*, QVAR) | 过敏性鼻炎、哮喘、COPD |
| 布地奈德 (budesonide, PULMICORT, RHINOCORT*) | 过敏性鼻炎、哮喘、COPD |
| 环索奈德 (ciclesonide, ALVESCO, OMNARIS*, ZETONNA*) | 过敏性鼻炎、哮喘 |
| 氟替卡松 (fluticasone, FLONASE*, FLOVENT) | 过敏性鼻炎、哮喘、COPD |
| 莫米松(mometasone, ASMANEX, NASONEX*) | 过敏性鼻炎、哮喘 |
| 曲安奈德(triamcinolone, NASACORT*) | 过敏性鼻炎、哮喘 |
| **长效 $\beta_2$ 肾上腺素能受体激动药/皮质激素类药物复方制剂** | |
| 福莫特罗/布地奈德 (formoterol/budesonide, SYMBICORT) | 哮喘、COPD |
| 福莫特罗/莫米松 (formoterol/mometasone, DULERA) | 哮喘、COPD |
| 沙美特罗/氟替卡松 (salmeterol/Fluticasone, ADVAIR) | 哮喘、COPD |
| 维兰特罗/氟替卡松 (vilanterol/fluticasone, BREO ELLIPTA) | COPD |
| **短效抗胆碱能药物** | |
| 异丙托溴铵 (ipratropium, ATROVENT) | 过敏性鼻炎、哮喘、COPD |
| **短效 $\beta_2$ 受体激动药/短效抗胆碱能药物复方制剂** | |
| 沙丁胺醇/异丙托溴铵 (albuterol/ipratropium, COMBIVENT RESPIMAT, DUONEB) | COPD |
| **长效抗胆碱能药物(LAMA)** | |
| 阿地溴铵 (aclidinium, TUDORZA PRESSAIR) | COPD |
| 格隆溴铵 (glycopyrrolate, SEEBRI NEOHALER) | COPD |
| 噻托溴铵 (tiotropium, SPIRIVA) | 哮喘、COPD |
| 芜地溴铵松 (umeclidinium, INCRUSE ELLIPTA) | COPD |
| **LABA/LAMA复方制剂** | |
| 福莫特罗/格隆溴铵 (formoterol/glycopyrrolate, BEVESPI AEROSPHERE) | COPD |
| 茚达特罗/格隆溴铵 (indacaterol/glycopyrrolate, UTIBRON NEOHALER) | COPD |
| 维兰特罗/芜地溴铵 (vilanterol/umeclidinium, ANORO ELLIPTA) | COPD |
| 奥达特罗/噻托溴铵 (olodaterol/tiotropium, STIOLTO RESPIMAT) | COPD |
| **白三烯调节药** | |
| 孟鲁司特 (montelukast, SINGULAIR) | 哮喘、过敏性鼻炎、COPD |
| 扎鲁司特 (zafirlukast, ACCOLATE) | 哮喘 |
| 齐留通 (zileuton, ZYFLO CR) | 哮喘 |
| **抗组胺药($H_1$ 受体拮抗药)** | |
| 氮䓬斯汀 (azelastine, ASTELIN*, ASTEPRO*) | 过敏性鼻炎 |
| 西替利嗪 (cetirizine, ZYRTEC) | 过敏性鼻炎 |
| 地氯雷他定 (desloratadine, CLARINEX) | 过敏性鼻炎 |
| 非索非那定 (fexofenadine, ALLEGRA) | 过敏性鼻炎 |
| 氯雷他定 (loratadine, CLARITIN) | 过敏性鼻炎 |
| **α受体激动药** | |
| 羟甲唑啉 (oxymetazoline, AFRIN, DRISTAN) | 过敏性鼻炎 |
| 重酒石酸去氧肾上腺素 (phenylephrine, NEOSYNEPHRINE, SUDAFED PE) | 过敏性鼻炎 |
| 伪麻黄碱 (pseudoephedrine, SUDAFED) | 过敏性鼻炎 |

图 39.1　呼吸系统疾病治疗药物总结。* 表示鼻内给药制剂

| 药物 | 适应症 |
|---|---|
| **咳嗽治疗药物** | |
| 苯佐那酯 (benzonatate, TESSALON PERLES) | 镇咳 |
| 可待因 (含有愈创甘油醚)(codeine, VARIOUS) | 镇咳、祛痰 |
| 右美沙芬 (dextromethorphan, VARIOUS) | 镇咳 |
| 右美沙芬 (含有愈创甘油醚)[dextromethorphan (with guaifenesin), VARIOUS] | 镇咳、祛痰 |
| 愈创甘油醚 (guaifenesin, VARIOUS) | 祛痰 |
| **其他药物** | |
| 贝那利珠单抗 (benralizumab, FASENRA) | 哮喘 |
| 色甘酸 (cromolyn, NASALCROM*) | 哮喘、过敏性鼻炎哮喘 |
| 美泊利单抗 (mepolizumab, NUCALA) | 哮喘 |
| 奥马珠单抗 (omalizumab, XOLAIR) | 哮喘 |
| 瑞利珠单抗 (reslizumab, CINQAIR) | 哮喘 |
| 罗氟斯特 (roflumilast, DALIRESP) | COPD |
| 茶碱 (theophylline, ELIXOPHYLLIN, THEO-24) | 哮喘、COPD |

图 39.1（续）

## Ⅱ. 哮喘治疗的首选药物

哮喘是一种慢性呼吸道炎症性疾病，其特征是急性支气管收缩，导致呼吸短促、咳嗽、胸闷和喘鸣。

### A. 哮喘的病理生理学特征

气流阻塞是由支气管平滑肌收缩、支气管壁炎症和黏液分泌增加所诱发的支气管收缩(图 39.2)。气道慢性炎症是哮喘的基本特征，可导致气道高反应性、气流阻塞、呼吸道症状及慢性呼吸道疾病。哮喘通常是由接触过敏原、运动、压力或呼吸道感染所引起。与 COPD、囊肿性纤维化和支气管扩张症等呼吸道疾病不同，哮喘一般不是一种进行性疾病，但如不及时治疗，可能会引起气道重塑，从而导致哮喘症状的加重，甚至死亡。

### B. 治疗目标

长期控制哮喘的治疗药物旨在逆转和预防气道炎症，治疗的目标是降低哮喘的强度和发病频率，预防进一步恶化，增强诱发哮喘症状的运动耐受性。基于哮喘分类的一线治疗药物如图 39.3 所示。

### C. $\beta_2$ 肾上腺素受体激动药

$\beta_2$ 肾上腺素受体激动药经吸入给药后可直接扩张气道平滑肌，快速缓解哮喘症状，也是长期控制哮喘症状的辅助疗法。

1. 快速缓解：短效 $\beta_2$ 肾上腺素受体激动药(short-acting $\beta_2$ agonist，SABA)可在 5～30 min 内迅速起效，症状缓解时间维持 4～6 h，是治疗哮喘急性发作的首选药物，用于支气管痉挛的对症治疗，能够快速缓解急性支气管收缩。临床上包括吸

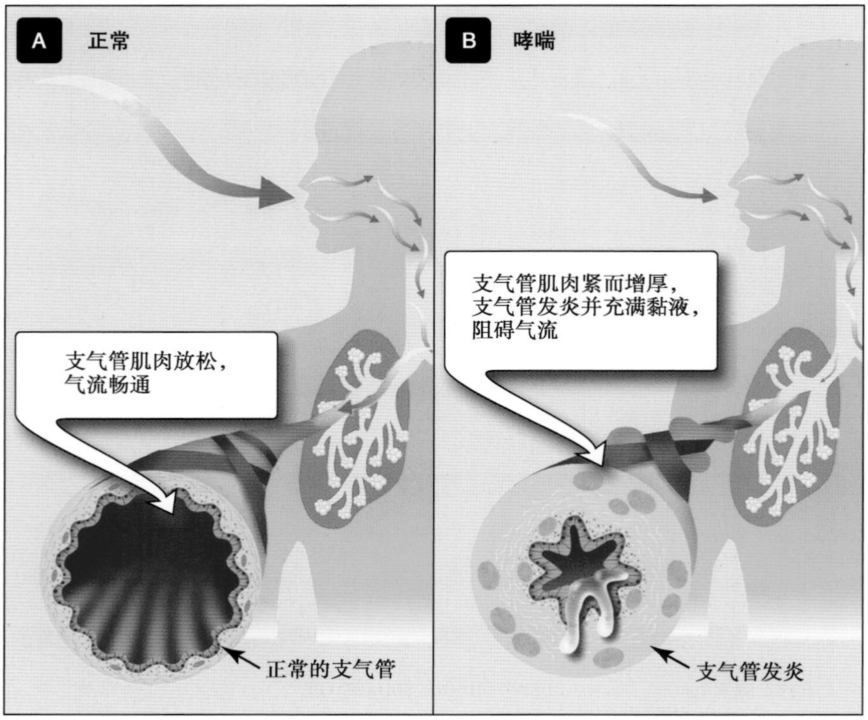
A
正常
支气管肌肉放松，
气流畅通
正常的支气管
B
哮喘
支气管肌肉紧而增厚，
支气管发炎并充满黏液，
阻碍气流
支气管发炎

图 39.2 正常与哮喘情况下的支气管情况比较

| 分类 | 支气管收缩发作 | 峰值流量或肺活量测定结果 | 长期控制 | 快速缓解症状 |
| --- | --- | --- | --- | --- |
| 间歇性 | 少于每周2 d | 接近正常值 | 无须进行每日治疗 | 短效$\beta_2$受体激动药 |
| 温和持续 | 超过每周2 d，不是每天 | 接近正常值 | 低剂量ICS | 短效$\beta_2$受体激动药 |
| 适度持续 | 每天 | 正常值的60%~80% | 低剂量ICS+LABA或中等剂量的ICS | 短效$\beta_2$受体激动药<br>ICS/福莫特罗作为替代疗法 |
| 严重持久性 | 连续的 | 低于正常值的60% | 中等剂量ICS+LABA或高剂量ICS | 短效$\beta_2$受体激动药<br>ICS/福莫特罗作为替代治疗 |

图 39.3　哮喘治疗指南。在所有哮喘患者中，SABA 可实现快速缓解症状。* 预测功能的 80% 或更多

入、口服和静脉注射三种剂型，首选吸入给药方式。哮喘患者应根据需要使用 SABA 吸入剂。$\beta_2$ 受体激动药无抗炎作用，单一药物疗法不能用于持续性哮喘。然而，对于轻度、间歇性哮喘或运动引起的支气管痉挛，可使用 SABA 进行单一药物治疗。常用的药物包括选择性 $\beta_2$ 受体激动药沙丁胺醇（albuterol）和左旋沙丁胺醇（levalbuterol）。这些药物能显著扩张支气管，且不良反应较少。常见不良反应包括心动过速、高血糖、低钾和低镁。与全身给药相比，吸入给药可最大限度地减少 $\beta_2$ 受体介导的骨骼肌震颤。

2. 长期控制：沙美特罗（salmeterol）和福莫特罗（formoterol）属于长效 $\beta_2$ 受体激动药（long-acting $\beta_2$ agonist，LABA），是沙丁胺醇的化学结构类似物。沙美特罗和福莫特罗作用时间较长，可使支气管扩张持续至少 12 h。LABA 只能与其他哮喘控制药物联合使用，与吸入型皮质激素（inhaled corticosteroid，ICS）联用是目前最常用的哮喘控制策略。ICS 是哮喘长期控制的首选，而 LABA 被认为是必要的辅助药物。LABA 与 ICS 的复方制剂如图 39.1 所示。LABA 的副作用类似于 SABA。

### D. 皮质激素

ICS 是用于持续性哮喘长期控制的首选药物（图 39.3）。皮质激素（参见第 26 章）通过抑制磷脂酶 $A_2$（phospholipase $A_2$）阻断花生四烯酸（arachidonic acid，AA）的释放，从而在气道中产生直接的抗炎作用。常规使用皮质激素可有效控制炎症，如治疗严重的持续性哮喘可以配合使用短期的口服或静脉注射皮质激素。

1. 对肺部的作用：皮质激素通过减少嗜酸性粒细胞、巨噬细胞和 T 淋巴细胞所介导的炎症级联反应，逆转黏膜水肿，降低毛细血管通透性，以及抑制白三烯（leukotriene，LT）的释放，直接靶向气道炎症。在几个月的常规使用后，皮质激素可降低气道平滑肌对各种刺激物的高反应性，如过敏原、冷空气等。

2. 给药途径：

a. **吸入给药**：ICS 的开发显著减少了皮质激素的全身性治疗，可有效控制哮喘的症状。但是，与所有吸入型药物一样，合适的吸入技术对治疗的成功与否至关重要。

b. **口服或全身给药**：全身给药的抗炎作用强，平喘效果显著，但不良反应也较多，一般仅适用于哮喘持续状态或其他药物难以控制的严重哮喘。哮喘持续状态需要静脉注射甲泼尼松龙（methylprednisolone）或口服泼尼松（prednisone）来减少气道炎症。在大多数情况下，口服泼尼松短期疗程内，并不抑制下丘脑-垂体-肾上腺皮质轴（hypothalamic-pituitary-adrenal cortex axis），因此，在停药之前，不需要逐渐减少剂量。

3. 不良反应：口服或全身性应用皮质激素具有多种潜在的严重不良反应（参见第 26 章）。而当 ICS 与隔离器（spacer）一起使用时，全身性副作用较少。ICS 会导致口腔和喉黏膜的药物沉积，由于局部免疫抑制可引起口咽念珠菌感染和声音嘶哑，所以在使用吸入剂后，应提示患者经常漱口，以减少此类不良反应。由于可能会产生严重的不良反应，长期口服皮质激素仅用于不受 ICS 控制的患者。

## Ⅲ. 哮喘治疗的替代药物

哮喘治疗的替代药物主要用于常规治疗效果不佳或皮质激素治疗继发不良反应的哮喘患者，与皮质激素联用可应用于大多数患者。

### A. 白三烯调节药

LT 是花生四烯酸经 5-脂氧合酶（5-lipoxygenase，5-LOX）代谢途径的产物，是炎症级联反应的一部分。其中白三烯 $B_4$（leukotriene $B_4$，$LTB_4$）与炎症细胞的趋化有关，而白三烯 $C_4$（leukotriene $C_4$，$LTC_4$）、白三烯 $D_4$（leukotriene $D_4$，$LTD_4$）$LTD_4$ 和白三烯 $E_4$（leukotriene $E_4$，$LTE_4$）统称为半胱氨酰白三烯（cysteinyl leukotriene，CysLT），此类物质可引起细支气管平滑肌收缩，增加内皮细胞渗透性，促进黏液分泌。

5-LOX 存在于骨髓来源的细胞中，如肥大细胞、嗜碱性细胞、嗜酸性细胞和中性粒细胞中。齐留通（zileuton）是 5-LOX 高度选择性和特异性抑制药，能够抑制 $LTB_4$ 和 CysLT 的形成。扎鲁司特（zafirlukast）和孟鲁司特（montelukast）是半胱氨酰白三烯-1 受体（cysteinyl leukotriene-1 receptor，$CysLT_1$ receptor）的选择性拮抗药，可抑制 CysLT 的作用（图 39.4）。这些药物被批准用于哮喘症状的预防，但并不用于哮喘的急性发作。LT 受体拮抗药也具有预防运动性支气管痉挛的作用。

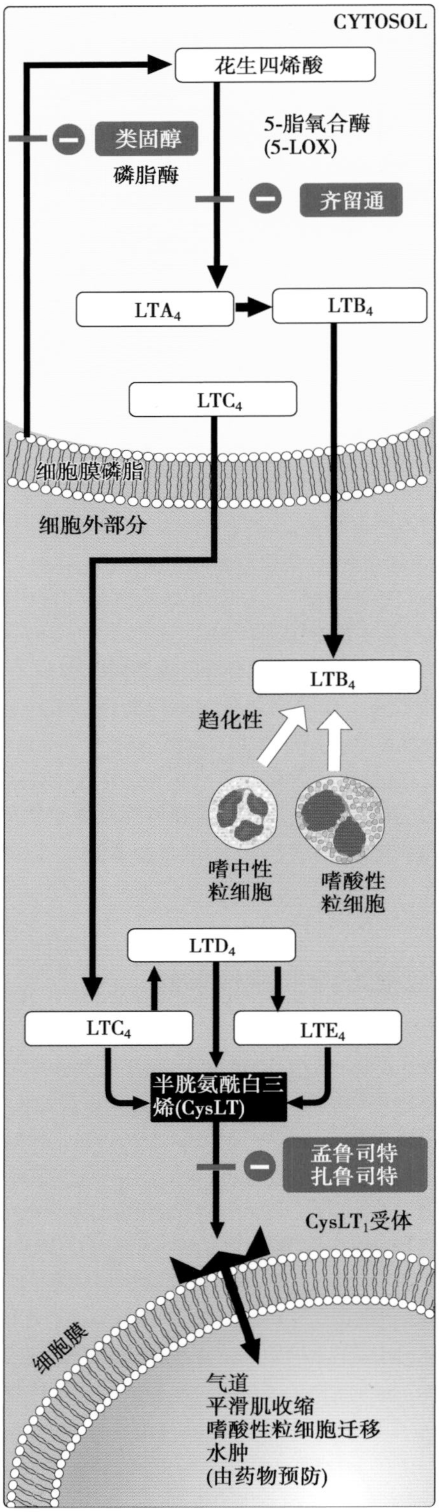
CYTOSOL
花生四烯酸
类固醇
磷脂酶
5-脂氧合酶
(5-LOX)
齐留通
$LTA_4$
$LTB_4$
$LTC_4$
细胞膜磷脂
细胞外部分
$LTB_4$
趋化性
嗜中性
粒细胞
嗜酸性
粒细胞
$LTD_4$
$LTC_4$
$LTE_4$
半胱氨酰白三
烯(CysLT)
孟鲁司特
扎鲁司特
$CysLT_1$受体
细胞膜
气道
平滑肌收缩
嗜酸性粒细胞迁移
水肿
(由药物预防)

图 39.4　呼吸系统药物的作用位点

1. 药代动力学：此类药物具有口服吸收良好和蛋白结合率高等特点。扎鲁司特主要经过肝脏代谢，食物会减少扎鲁司特的吸收。齐留通及其代谢产物通过尿液排出，而扎鲁司特、孟鲁司特及其代谢产物则通过胆汁排泄。

2. 不良反应：此类药物可能导致血清肝酶升高，当超过正常上限的3~5倍时，需要定期监测甚至停药。其他影响包括头痛和消化不良。扎鲁司特是细胞色素P450同工酶CYP2C8、CYP2C9和CYP3A4的抑制剂，齐留通是CYP1A2的抑制剂，因此与这些同工酶底物药物联用会导致药效和毒性的增加。

### B. 色甘酸

色甘酸（cromolyn）是一种预防性的抗炎药，可抑制肥大细胞脱粒和组胺的释放，是轻度持续性哮喘的替代疗法，可制成雾化给药制剂。由于色甘酸没有气道扩张作用，因此不用于治疗哮喘的急性发作。其疗效持续时间短，需要每天给药3~4次，因此患者依从性较差。色甘酸的不良反应比较轻微，包括咳嗽、刺激和难闻的气味。

### C. 抗胆碱药

抗胆碱药可阻断迷走神经介导的气道平滑肌收缩和黏液分泌，但支气管舒张作用弱于$\beta_2$受体激动药。吸入型异丙托溴铵（ipratropium）是阿托品（atropine）的一种短效季铵盐衍生物，由于其起效时间比吸入性SABA慢，因此不推荐用于哮喘急性支气管痉挛的常规治疗，但可用于耐受SABA的患者或同时患有哮喘和COPD的患者。异丙托溴铵与SABA联合用于治疗哮喘的急性发作。噻托溴铵（tiotropium）是一种长效抗胆碱能药物，可作为严重哮喘和有加重病史的成人患者的附加治疗手段。口腔干燥、苦味等不良反应与局部抗胆碱作用有关。

### D. 茶碱

茶碱（theophylline）是一种支气管扩张剂，可缓解慢性哮喘引起的气流阻塞，减轻哮喘症状。茶碱还具有抗炎活性，但其作用机制尚不清楚。由于其治疗窗窄及潜在的药物相互作用和不良反应，目前茶碱已在很大程度上被$\beta_2$受体激动药和皮质激素所取代。过量服用可能引起癫痫或致命的心律失常。茶碱经肝脏CYP1A2和CYP1A2代谢，因此受到许多药物相互作用的影响。如果长期使用茶碱，应进行血清浓度监测。

### E. 单克隆抗体

奥马珠单抗（omalizumab）是一种选择性与人免疫球蛋白E（immunoglobulin E，IgE）结合的单克隆抗体，可造成IgE与肥大细胞和嗜碱性粒细胞表面受体的结合受阻，从而减少过敏性炎症介质的释放。单克隆抗体美泊利单抗（mepolizumab）、贝那利珠单抗（benralizumab）和瑞利珠单抗（reslizumab）是白细胞介素-5（Interleukin-5，IL-5）的拮抗药。IL-5能激活成熟的嗜酸性粒细胞，延长过敏性炎症部位嗜酸性粒细胞的存活时间，并能为嗜酸性粒细胞从骨髓迁移至肺部提供重要的驱化信号。这些药物适用于治疗传统疗法效果不佳的严重持续性哮喘。单克隆抗体的临床应用受到成本高，给药途径（瑞利珠单抗采用静脉给药，其他单抗采用皮下给药）和不良反应等因素的限制。不良反应包括严重的过敏反应（罕见）、呼吸道感染、发烧、皮疹和感染风险增加，目前已报道使用此类药物会诱发恶性肿瘤。

## Ⅳ. 慢性阻塞性肺疾病的治疗

COPD 以持续气流受阻为特征且呈现进行性进展，临床表现为咳嗽、黏液分泌过多、胸闷、疲劳、呼吸和睡眠困难，其症状与哮喘相似，与哮喘最显著的区别是 COPD 具有不可逆的气流阻塞。吸烟是 COPD 的最大诱因，会导致肺功能的逐渐下降［可通过 1 秒内的强迫呼气量（forced expiratory volume in one second，$FEV_1$）进行评估测试］。COPD 患者无论疾病的严重程度或年龄大小，都应戒烟。COPD 药物治疗的目的是缓解症状和预防疾病的进展，但在现有的治疗手段下，许多患者仍会经历肺功能下降的过程。

### A. 支气管扩张药

吸入性支气管扩张药是治疗 COPD 的基础药物，包括 $\beta_2$ 肾上腺素受体激动药、抗胆碱药（毒蕈碱拮抗药）（图 39.5），这些药物能增加气流、缓解症状、减少病情的恶化。除了那些低风险和症状较轻的患者，LABA 和长效 M 受体拮抗药（long-acting muscarinic antagonists，LAMA）是 COPD 的一线治疗药物。LABA 包括每日给药 1 次的茚达特罗（indacaterol）、奥达特罗（olodaterol）和维兰特罗（vilanterol），以及每日给药 2 次的吸入型制剂阿福特罗（arformoterol）、福莫特罗（formoterol）和沙美特罗（salmeterol）。LAMA 主要包括阿地溴铵（aclidinium）、噻托溴铵（tiotropium）、格隆溴铵（glycopyrrolate）和芜地溴铵（umeclidinium）。$\beta_2$ 肾上腺素受体激动药和 M 受体拮抗药的联合用药可用于治疗对吸入型支气管扩张剂不敏感并伴有疾病恶化的患者。

### B. 皮质激素类药物

在长效支气管扩张剂中添加 ICS 可以改善 $FEV_1$ 低于正常值 60% 的 COPD 患者，有效改善哮喘和 COPD 患者的症状、肺功能和生活质量。由于使用 ICS 具有增加肺炎的风险，因此 COPD 的 ICS 治疗应仅限于上述患者。ICS 常用于急性患者，但不推荐用于长期口服皮质激素治疗的 COPD 患者。

### C. 其他药物

罗氟司特（roflumilast）是一种口服磷酸二酯酶-4（phosphodiesterase-4）抑制药，用于减缓严重慢性支气管炎的病情恶化。罗氟司特不是支气管扩张药，也不用于缓解急性支气管痉挛。虽然哮喘不是罗氟司特的适应证，但其理论上可通过增加肺细胞内 cAMP 水平以减轻炎症，临床试验表明其对轻度哮喘的治疗安全且有效。罗氟司特的使用受到常见不良反应的限制，包括体重减轻、恶心、腹泻和头痛。在 COPD 中，茶碱的使用已在很大程度上被更有效和耐受的长效支气管扩张剂所取代。

| 患者组别 | 推荐的第一选择 | 建议升级 |
| --- | --- | --- |
| A<br>低风险、症状较少 | 支气管扩张剂:<br>SABA<br>或<br>LABA<br>或<br>短效抗胆碱能药物<br>或<br>LAMA | 尝试可选择的药物 |
| B<br>低风险、症状较多 | 长效支气管扩张药：<br>LABA<br>或<br>LAMA | LAMA + LABA |
| C<br>高风险、症状较少 | LAMA | LAMA+LABA<br>或LABA+ICS |
| D<br>高风险、症状较多 | LAMA + LABA | LAMA+LABA+ICS<br>(如果 $FEV_1$ < 50%可考虑使用罗氟司特) |

图 39.5　稳定型慢性阻塞性肺疾病的药物治疗指南

## Ⅴ. 吸入器技术

定量雾化吸入器（metered-dose inhaler，MDI）和干粉吸入器（dry powder inhaler，DPI）的吸入技术有所不同。恰当的吸入技术是治疗成功的关键。同时，应该对吸入技术进行定期评估。

### A. 定量雾化吸入器和干粉吸入器

MDI 借助推进剂从筒体中喷射活性药物。应指导患者在启动吸入器前先呼气，然后开始缓慢吸气，同时按压气罐，并在整个启动过程中持续缓慢、深深地吸气。该技术避免了药物对喉部黏膜的影响，使药物更容易到达支气管平滑肌的作用部位。80%～90%的吸入药物（如皮质激素）容易沉积在口腔和咽部或被吞食（图 39.6），剩余的 10%～20% 的吸入药物能够到达气道的作用部位。适当的 ICS 吸入技术可降低全身吸收的风险和不良反应。DPI 是一种不同的吸入技术，应指导患者快速深吸，以帮助药物输送至肺部。使用任何吸入型皮质激素装置的患者在使用后都应漱口，以防止继发性口腔念珠菌感染。

### B. 间隔器

间隔器（spacer）是连接在 MDI 上的大容量腔体。在进入口腔之前，腔体降低了气溶胶的速度，允许大的药物颗粒在设备中沉积。越小、速度越快的药物颗粒越不容易在口腔中沉积，越容易到达目标气道组织（图 39.7）。应建议患者定期清洗间隔器，以减少引起哮喘发作的细菌或真菌的滋生。

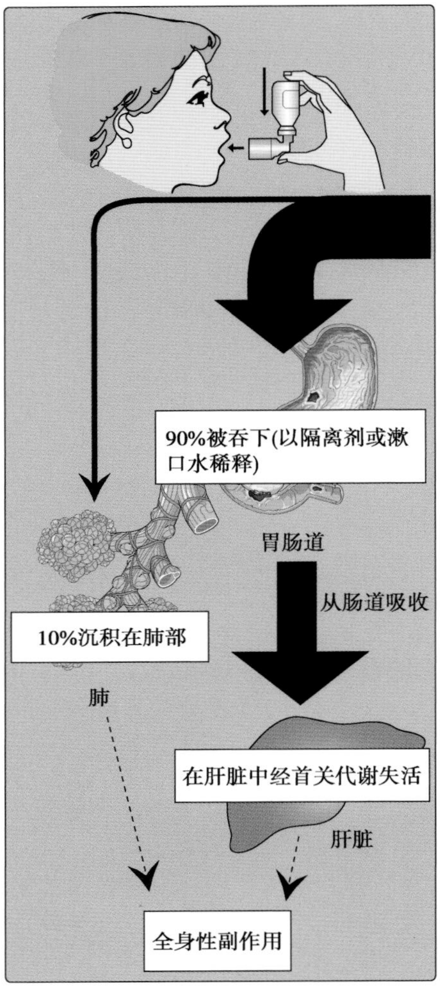

90%被吞下(以隔离剂或漱口水稀释)
胃肠道
从肠道吸收
10%沉积在肺部
肺
在肝脏中经首关代谢失活
肝脏
全身性副作用


图 39.6 吸入型糖皮质激素的药代动力学

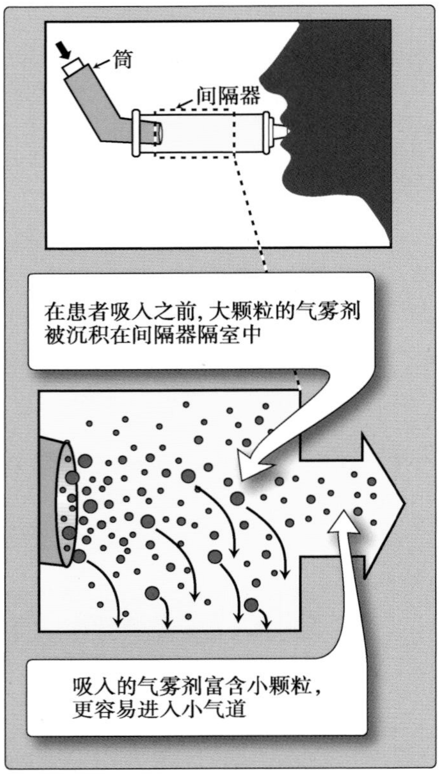

筒
间隔器
在患者吸入之前，大颗粒的气雾剂被沉积在间隔器隔室中
吸入的气雾剂富含小颗粒，更容易进入小气道


图 39.7 间隔器对吸入气雾剂递送的影响

## Ⅵ. 过敏性鼻炎的治疗药物

鼻炎是一种鼻黏膜的炎症反应，症状包括打喷嚏、鼻和眼发痒、流鼻涕、鼻塞，有时还伴有干咳。因吸入过敏原（如灰尘、花粉或动物皮屑）而引起的急性发作称为过敏性鼻炎。致敏原吸入鼻腔后，在鼻黏膜产生相应的 IgE 抗体，并与周围肥大细胞表面的 IgE 受体结合，导致患者处于致敏状态。当再次吸入同类致敏原时，抗原与抗体结合，并激活肥大细胞释出大量过敏介质，从而造成鼻黏膜血管扩张、渗透性增强、大量渗出、腺体分泌增多，以及以嗜酸粒细胞为主的炎性浸润。抗组胺药和皮质激素药物是过敏性鼻炎的首选治疗药物。

### A. 抗组胺药

口服抗组胺药（antihistamine，$H_1$ 受体拮抗药，参见 37 章）适用于由组胺释放引起的过敏性鼻炎症状，如打喷嚏、流鼻涕、眼和鼻发痒等，可快速起效，对于预防轻度或间歇性疾病的症状比在症状开始后进行治疗更为有效。由于具有镇静、性功能障碍和其他抗胆碱副作用，第一代抗组胺药，如苯海拉明（diphenhydramine）和氯苯那敏（chlorpheniramine），通常不作为首选药物。第二代抗组胺药的耐受性相对较好，如非索非那定（fexofenadine）、氯雷他定（loratadine）、地氯雷他定（desloratadine）和西替利嗪（cetirizine）。针对眼和鼻的抗组胺给药装置可用于局部组织的给药。局部鼻内抗组胺药物包括奥洛他定（olopatadine）和氮䓬斯汀（azelastine）。经鼻给药可增加局部组织的药物浓度，减少不良反应。抗组胺药和血管收缩剂联用对鼻炎引起的鼻塞，或鼻内皮质激素药效较差的患者均具有很好的治疗效果。

### B. 皮质激素类药物

鼻内给药的皮质激素类药物是治疗过敏性鼻炎最有效的药物，如倍氯米松（beclomethasone）、布地奈德（budesonide）、氟替卡松（fluticasone）、环索奈德（ciclesonide）、莫米松（mometasone）和曲安奈德（triamcinolone）。在第 1 次给药后的 3～36 h 内，鼻内皮质激素可改善喷嚏、瘙痒和鼻塞等症状。此类药物的全身吸收很少，不良反应仅发生在局部，包括鼻腔刺激、鼻出血、咽喉痛和念珠菌感染。为了最大限度地减少全身吸收，应指导患者在给药期间避免深呼吸，因为药物的作用部位是鼻腔，而不是肺部或咽喉。对于慢性鼻炎患者，在开始治疗后 1～2 周才能观察到症状的改善。

### C. α 肾上腺素受体激动药

短效 α 肾上腺素受体激动药(short-acting α-adrenergic agonist)可作为鼻黏膜血管收缩药，如去氧肾上腺素(phenylephrine)能够收缩扩张的鼻黏膜小动脉，降低气道阻力。长效羟甲唑啉(oxymetazoline)也具有相同的疗效。经鼻给药可迅速起效，全身不良反应较少。鼻内 α 肾上腺素受体激动药可引起药源性鼻炎(反跳性鼻塞)，所以该药使用不应超过 3 d，且不能用于过敏性鼻炎的长期治疗。口服 α 肾上腺素受体激动药具有长期的疗效，但也会增加全身不良反应，如升高血压和加快心率，因此不推荐常规口服去氧肾上腺素和伪麻黄碱(pseudoephedrine)等 α 肾上腺素受体激动药，也不推荐将 α 肾上腺素受体激动药与抗组胺药联用。

### D. 其他药物

色甘酸可用于治疗过敏性鼻炎，在接触过敏原前使用效果较好。为了优化治疗效果，应至少在过敏原暴露前 1~2 周开始给药。LT 受体拮抗药的疗效不如其他药物，但使用 LT 受体拮抗药单一药物治疗或与其他药物联用对于过敏性鼻炎的疗效较好，对于同时患有哮喘的患者的效果也较好。异丙托溴铵的经鼻制剂可用于治疗过敏性鼻炎或普通感冒引起的流涕，但是不能缓解打喷嚏或鼻塞症状。

## Ⅶ. 咳嗽的治疗药物

咳嗽是呼吸系统对刺激物的一种重要防御机制，也是患者就医的常见原因之一。引起咳嗽的病因包括感冒、鼻窦炎或潜在的慢性呼吸道疾病。咳嗽在特定情况下可能是机体对潜在细菌感染的自我防御反应，不应被抑制。在治疗咳嗽之前，应确定咳嗽的病因，以确保是否适宜进行镇咳治疗，应优先治疗引起咳嗽的潜在病因。

### A. 阿片类药物

可待因(codeine)属于阿片类药物，能降低中枢神经系统(central nervous system，CNS)咳嗽中枢对外周刺激的敏感性，减少黏膜的分泌作用，其镇咳剂量低于镇痛剂量。常见的不良反应包括便秘、烦躁和疲劳。可待因具有成瘾性，阿片类药物的成瘾性问题在美国日益严重，这严重限制了可待因的临床应用。右美沙芬(dextromethorphan)是吗啡的一种合成衍生物，其中枢性镇咳作用与可待因相似或略强，但没有镇痛作用，不良反应发生率较少。低剂量右美沙芬的成瘾性较低，高剂量时会导致躁狂，因此应规范使用。祛痰药愈创甘油醚(guaifenesin)是一种单一成分制剂，可与可待因或右美沙芬联用。

### B. 苯佐那酯

苯佐那酯(benzonatate)属于外周性镇咳药，通过外周神经系统抑制呼吸道、肺和胸膜的肺牵张感受器。不良反应包括头晕，以及舌、口、喉麻木。如果咀嚼胶囊或胶囊本身被破坏，局部不良反应会加重。

(张翀，白仁仁)

思考题

39章 思考题

扫描二维码

获取思考题

# 第 40 章　消化系统疾病治疗药

## Ⅰ. 概述

本章主要介绍用于治疗六种胃肠道常见疾病的药物：①消化性溃疡(peptic ulcer)与胃食管反流(gastroesophageal reflux disease, GERD)；②化疗所致的呕吐；③腹泻；④便秘；⑤肠易激综合征(irritable bowel syndrome, IBS)；⑥炎症性肠病(inflammatory bowel disease, IBD)。许多其他章节中介绍的药物也可用于治疗胃肠道疾病。例如，哌替啶(meperidine)的衍生物地芬诺酯(diphenoxylate)可降低肠道蠕动，用于治疗严重的腹泻；$H_2$ 受体拮抗药和质子泵抑制药(proton pump inhibitor, PPI)可用于治疗消化性溃疡。

## Ⅱ. 消化性溃疡和胃食管反流的治疗药物

消化性溃疡的两大诱因是革兰氏阴性菌幽门螺杆菌(*Helicobacter pylori*, Hp)感染和非甾体抗炎药(nonsteroidal anti-inflammatory drug, NSAID)的副作用。胃酸($H^+$)分泌过多和黏膜对胃酸防御不足也是引起溃疡的原因。具体治疗方法包括：①根除幽门螺杆菌感染；②使用 PPI 或 $H_2$ 受体拮抗药以减少胃酸的分泌；③使用胃黏膜保护药物，如米索前列醇(misoprostol)和硫糖铝(sucralfate)。图 40.1 总结了治疗消化性溃疡的相关治疗药物。

| |
|---|
| **抗菌药物** |
| 阿莫西林 (amoxicillin) |
| 铋化合物 (bismuth compounds, PEPTO-BISMOL, KAOPECTATE) |
| 克拉霉素 (clarithromycin, BIAXIN) |
| 甲硝唑 (metronidazole, FLAGYL) |
| 四环素 (tetracycline, 仅有通用名) |
| **$H_2$组胺受体拮抗药** |
| 西咪替丁 (cimetidine, TAGAMET) |
| 法莫替丁 (famotidine, PEPCID) |
| 尼扎替丁 (nizatidine, AXID) |
| 雷尼替丁 (ranitidine, ZANTAC) |
| **质子泵抑制药** |
| *Dexlansoprazole* DEXILANT |
| 埃索美拉唑 (esomeprazole, DEXILANT) |
| 兰索拉唑 (lansoprazole, NEXIUM) |
| 奥美拉唑 (omeprazole, PREVACID) |
| 泮托拉唑 (pantoprazole, PRILOSEC) |
| 雷贝拉唑 (rabeprazole, ACIPHEX) |
| **前列腺素类药物** |
| 米索前列醇 (misoprostol, CYTOTEC) |
| **抗胆碱能药物** |
| 双环维林 (dicyclomine, BENTYL) |
| **抗酸药** |
| 氢氧化铝 (aluminum hydroxide) |
| 碳酸钙 (calcium carbonate, TUMS) |
| 氢氧化镁 (magnesium hydroxide, MILK OF MAGNESIA) |
| 碳酸氢钠 (sodium bicarbonate, ALKA-SELTZER) |
| **黏膜保护药** |
| 水杨酸亚铋 (bismuth subsalicylate, PEPTO-BISMO) |
| 硫糖铝 (sucralfate, CARAFATE) |

图 40.1　消化性溃疡治疗药物总结

### A. 抗菌药

幽门螺杆菌感染引发的消化性溃疡需要通过抗菌药进行治疗。幽门螺杆菌感染的诊断是通过胃镜活检或各种无创性方法，包括血清学检测、粪便抗原测试和尿素呼气测试(图 40.2)。

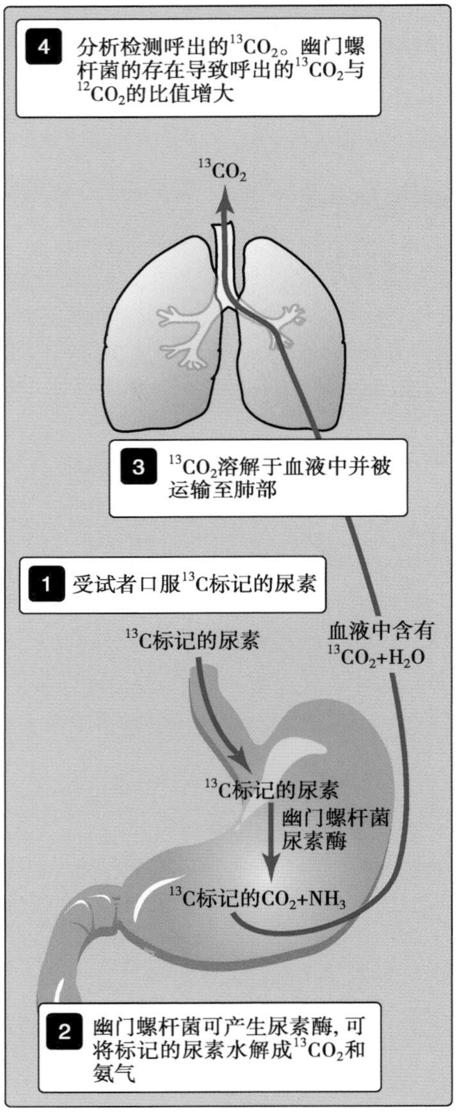
4 分析检测呼出的$^{13}CO_2$。幽门螺杆菌的存在导致呼出的$^{13}CO_2$与$^{12}CO_2$的比值增大
$^{13}CO_2$
3 $^{13}CO_2$溶解于血液中并被运输至肺部
1 受试者口服$^{13}C$标记的尿素
$^{13}C$标记的尿素
血液中含有$^{13}CO_2+H_2O$
$^{13}C$标记的尿素
幽门螺杆菌尿素酶
$^{13}C$标记的$CO_2+NH_3$
2 幽门螺杆菌可产生尿素酶，可将标记的尿素水解成$^{13}CO_2$和氨气

图 40.2　尿素呼气试验是检测幽门螺杆菌的几种无创方法之一

图 40.3 显示了在胃黏膜上发现幽门螺杆菌的活检样本。采用不同的抗菌药物组合能根除幽门螺杆菌，迅速治愈溃疡并降低复发率（低于 15%），而胃酸抑制药治疗溃疡每年的复发率达 60%～100%。目前，水杨酸亚铋（bismuth subsalicylate）、甲硝唑（metronidazole）、四环素（tetracycline）和 PPI 的四联疗法是较好的一线治疗方案，可以达到 90% 甚至更高的根治率。当克拉霉素（clarithromycin）耐药率较低且患者之前未使用过大环内酯类抗生素时，三联疗法，即 PPI 联合阿莫西林［amoxicillin，青霉素过敏患者可换成甲硝唑（metronidazole）］和克拉霉素是另一首选治疗方案。

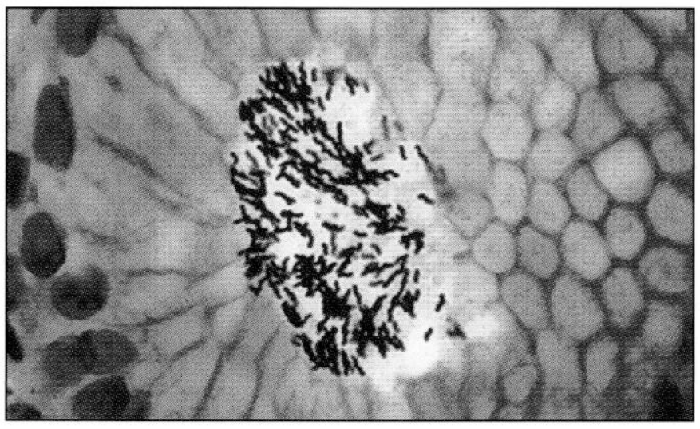

图 40.3 幽门螺杆菌的活检样本

## B. $H_2$ 受体拮抗药

乙酰胆碱、组胺、胃泌素（gastrin）能刺激胃酸的分泌（图 40.4）。乙酰胆碱、组胺或胃泌素与相关受体结合后可激活蛋白激酶（protein kinases），进而刺激 $H^+$-$K^+$-ATP 酶质子泵（$H^+$-$K^+$-ATPase proton pump），分泌 $H^+$，交换 $K^+$ 并进入胃腔。$H_2$ 受体拮抗药可竞争性地拮抗组胺与 $H_2$ 受体的结合，抑制胃酸的分泌。西咪替丁（cimetidine）、法莫替丁（famotidine）、尼扎替丁（nizatidine）和雷尼替丁（ranitidine）能有效抑制基础胃酸的分泌、食物刺激和夜间胃酸分泌，可减少约 70% 的胃酸分泌。西咪替丁是第一个 $H_2$ 受体拮抗药，然而，不良反应和药物相互作用限制了其临床应用。

1. 药理作用：组胺 $H_2$ 受体拮抗药可选择性作用于胃壁细胞基底膜的 $H_2$ 受体。胃壁细胞的 $H_2$ 受体被激活后，可促使细胞内 cAMP 水平增高，进而激活蛋白酶和碳酸酐酶，从而使细胞内的 $H_2CO_3$ 分解为 $H^+$ 和 $HCO_3^-$。此类药物不影响 $H_1$ 受体，是组胺的竞争性可逆拮抗药。

2. 临床应用：随着 PPI 的成功开发，$H_2$ 受体拮抗药的应用已逐渐减少。

a. **消化性溃疡**：以上四种药物在促进十二指肠溃疡和胃溃疡愈合方面效果相当。如果患者存在幽门螺杆菌感染时，仅使用 $H_2$ 受体拮抗药会引起疾病的复发。接受 NSAID 治疗的溃疡患者应联用 PPI，因为 PPI 比 $H_2$ 受体拮抗药能更有效地治愈和预防溃疡。

b. **急性应激性溃疡**：静脉滴注 $H_2$ 受体拮抗药可用于治疗急性应激性溃疡的高危患者。然而，可能会产生耐受性，因此 PPI 常代替此类药物用于该适应证。

c. **胃食管反流疾病**：$H_2$ 受体拮抗药能够有效治疗胃灼热或胃食管反流。$H_2$ 受体拮抗药通过减少胃酸的分泌起，一般在服药 45 min 之后才能起效。抗酸剂能更快、更有效地中和胃酸，但其作用是短暂的。基于这些原因，PPI 现已被优先用于

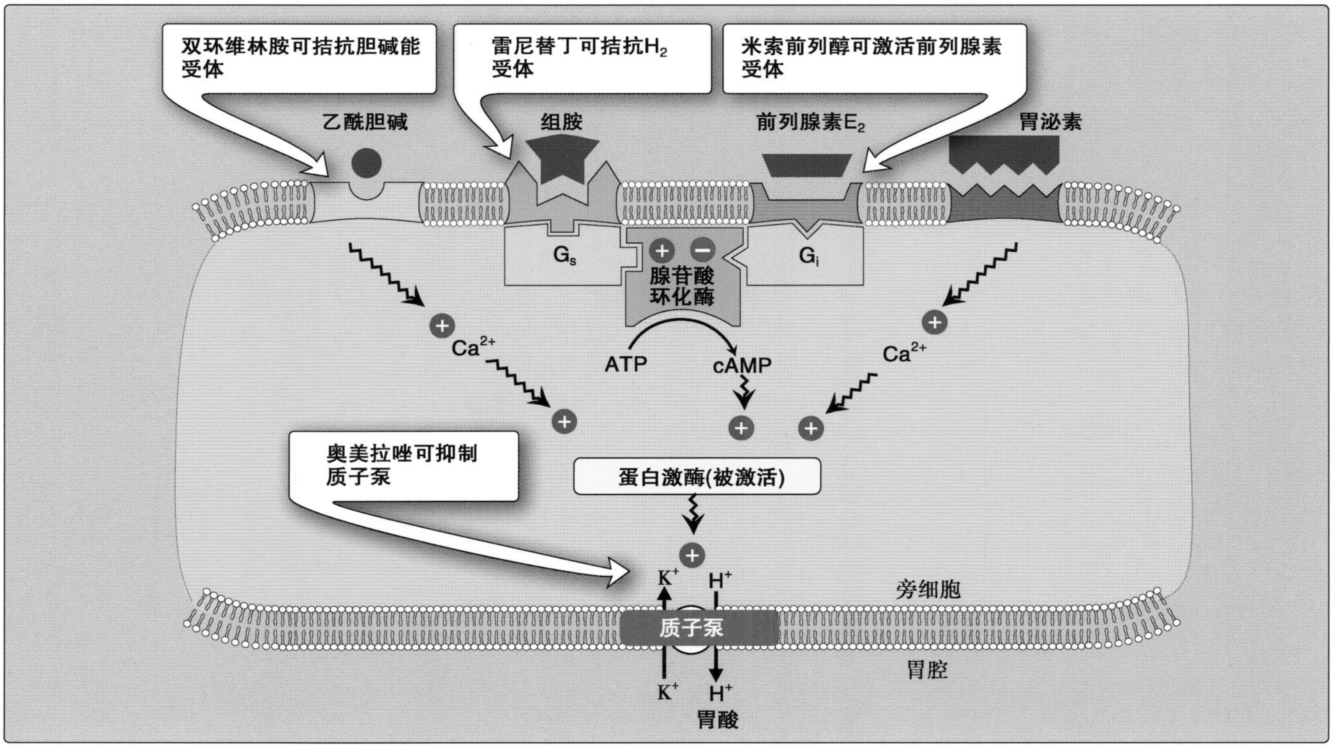

双环维林胺可拮抗胆碱能受体
雷尼替丁可拮抗H2受体
米索前列醇可激活前列腺素受体
乙酰胆碱
组胺
前列腺素E2
胃泌素
Gs
Gi
腺苷酸环化酶
Ca2+
ATP
cAMP
Ca2+
奥美拉唑可抑制质子泵
蛋白激酶(被激活)
K+
H+
旁细胞
质子泵
胃腔
K+
H+
胃酸


图 40.4 乙酰胆碱、组胺、前列腺素 $E_2$、胃泌素对胃壁细胞胃酸分泌的影响。$G_s$ 和 $G_i$ 是介导受体偶联腺苷酸环化酶激活与抑制作用的膜蛋白。ATP，腺苷三磷酸；cAMP，环腺苷磷

GERD 的治疗，特别是对于严重和频繁的胃灼热患者。

3. 药代动力学：药物口服后被迅速吸收，可广泛分布于全身（包括母乳和胎盘），并主要通过尿液排出。西咪替丁、雷尼替丁和法莫替丁也可用于静脉给药。肾功能不全患者的半衰期可能增加，需要调整给药剂量。

4. 不良反应：一般情况下，$H_2$ 受体拮抗药的耐受性良好，不良反应轻，发生率也较低。西咪替丁的不良反应较为常见，表现出非甾体抗雄激素药物的作用，并对内分泌造成影响，可引起男性乳房发育症和溢乳症（galactorrhea，持续释放或排出乳汁）。其他中枢神经系统的影响，如意识混乱和心理状态改变主要发生于老年患者和静脉注射后。$H_2$ 受体拮抗药可降低在酸性环境才能吸收的药物的疗效，如酮康唑（ketoconazole）。西咪替丁可抑制几种细胞色素 P450 同工酶，并干扰许多药物的代谢，如华法林（warfarin）、苯妥英（phenytoin）和氯吡格雷（clopidogrel）（图 40.5）。

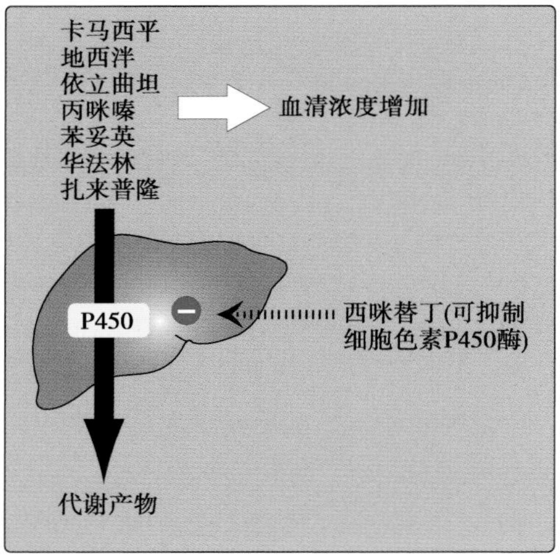
卡马西平
地西泮
依立曲坦
丙咪嗪
苯妥英
华法林
扎来普隆
血清浓度增加
P450
西咪替丁(可抑制细胞色素P450酶)
代谢产物

图 40.5 西咪替丁的药物相互作用

## C. $H^+$-$K^+$-ATP 酶质子泵的抑制药

PPI 可与 $H^+$-$K^+$-ATP 酶（质子泵）结合，抑制 $H^+$ 分泌。胃壁中的膜结合质子泵涉及胃酸分泌的最后一步（图 40.4）。临床上应用的 PPI 主要包括右旋兰索拉唑（dexlansoprazole）、埃索美拉唑（esomeprazole）、兰索拉唑（lansoprazole）、奥美拉唑（omeprazole）、泮托拉唑（pantoprazole）和雷贝拉唑（rabeprazole）等。

1. 药理作用：PPI 属于前药，是苯并咪唑类化合物，呈弱碱性，在酸性环境中不稳定，在胃液中易降解。因此，宜将其制成肠溶制剂，以耐酸的包衣保护其不被胃酸降解。包衣在碱性的十二指肠中被破坏，弱碱性前药被吸收并输送至胃壁细胞，进而转化为次磺酰胺类活性代谢产物，并与 $H^+$-$K^+$-ATP 酶形成稳定的共价键结合，发挥强效的胃酸分泌抑制作用。$H^+$-$K^+$-ATP 酶需要 18 h 才能被重新合成。在此期间，胃酸的分泌被持续抑制。在标准剂量下，PPI 可抑制 90% 以上的基础胃酸和刺激胃酸的分泌。目前有一种含有奥美拉唑和碳酸氢钠的口服制剂，可加快奥美拉唑的吸收。

2. 临床应用：PPI 在抑制胃酸分泌和溃疡愈合方面优于 $H_2$ 受体拮抗药。因此，是治疗胃食管反流病、糜烂性食管炎（erosive esophagitis）、活动性十二指肠溃疡，以及佐林格-埃利森综合征（Zollinger-Ellison syndrome）的首选药物。PPI 可降低阿司匹林和其他 NSAID 引起的溃疡出血风险，并可用于预防或治疗 NSAID 引起的溃疡，也可用于应激性溃疡的预防。PPI 一般与根除幽门螺杆菌的抗菌药物联用。

3. 药代动力学：此类药物口服有效，为了达到最佳效果，应在早餐前 30~60 min 或每天最正式的一餐前服用。（注：左旋兰索拉唑为双重缓控释制剂，可在不考虑食物的情况下服用。）埃索美拉唑、兰索拉唑和泮托拉唑可用于静脉给药。虽然 PPI 的半衰期只有数小时，但由于与 $H^+$-$K^+$-ATP 酶的共价结合，使得其作用时间较长，代谢产物主要通过尿液和粪便排出。

4. 不良反应：PPI 通常耐受性良好。奥美拉唑和埃索美拉唑可抑制代谢氯吡格雷的 CYP2C19 酶，阻止氯吡格雷向其活性代谢物的转化，从而降低其药效，因此不推荐 PPI 和氯吡格雷同时使用。PPI 还可能增加骨折的风险，特别是对于用药时间长达 1 年或更长的患者（图 40.6）。由于 PPI 和 $H_2$ 受体拮抗药对胃酸的长期抑制作用，可能导致血清维生素 $B_{12}$ 水平的降低，因为维生素 $B_{12}$ 的吸收需要胃酸的辅助。pH 值升高也可能影响碳酸钙的吸收，而柠檬酸盐的吸收不受胃 pH 值的影响，因此可作为需要补钙患者的抗酸剂。接受 PPI 治疗的患者可能会出现腹泻和假膜性肠炎（Clostridium difficile colitis），如

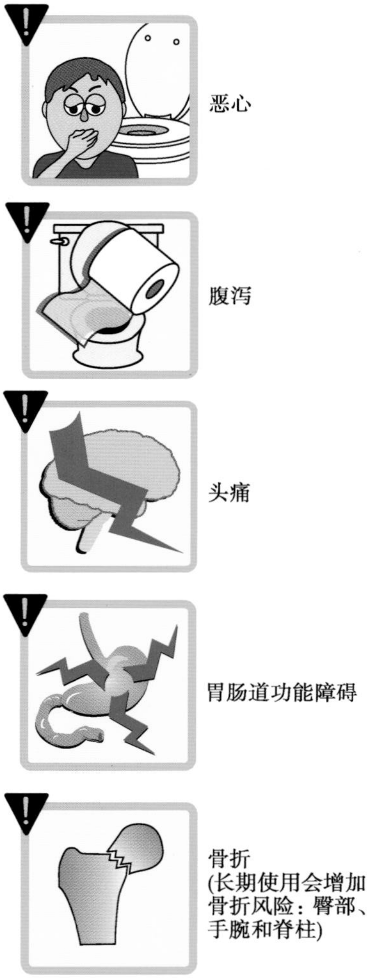
恶心
腹泻
头痛
胃肠道功能障碍
骨折
(长期使用会增加骨折风险：臀部、手腕和脊柱)

图 40.6 质子泵抑制药的主要不良反应

果患者出现持续的腹泻，必须停止使用 PPI。其他不良反应包括低镁血症和肺炎发病率的增加。

### D. 前列腺素类药物

前列腺素 E（Prostaglandin E，PGE）由胃黏膜分泌，可抑制胃酸分泌，同时刺激黏液和碳酸氢盐的分泌，发挥细胞保护作用。前列腺素缺乏被认为与消化性溃疡的发病机制有关。米索前列醇属于前列腺素 $E_1$（Prostaglandin $E_1$，$PGE_1$）的类似物，已被批准用于预防 NSAID 诱发的胃溃疡（图 40.7）。对于 NSAID 引起的溃疡，应预防性地使用米索前列醇，如老年人和具有溃疡病史的患者。此外，米索前列醇可刺激子宫收缩，引起流产，因此孕妇禁用。腹泻是最常见的不良反应，其发生与药物剂量有关，这也限制了前列腺素类药物的临床应用。因此，PPI 仍是预防 NSAID 所诱导溃疡的首选药物。

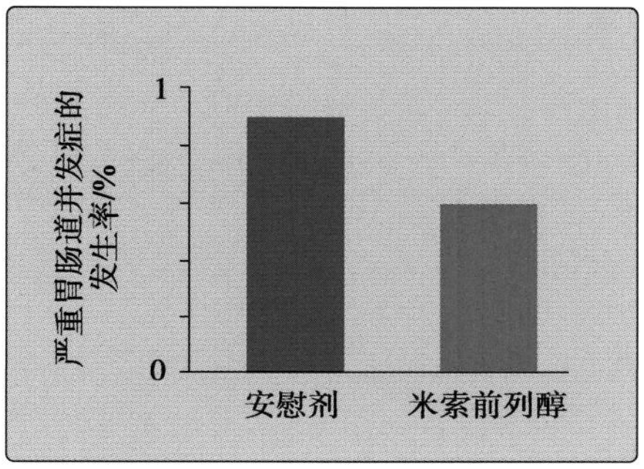
严重胃肠道并发症的发生率/%
1
0
安慰剂
米索前列醇

图 40.7　米索前列醇可减少类风湿关节炎患者接受非甾体抗炎药治疗所引起的严重胃肠道并发症

### E. 抗酸药

抗酸药是一种弱碱类物质，可与胃酸反应生成水和盐以中和胃酸。由于胃蛋白酶（pepsin）是一种蛋白水解酶，在 pH 值>4 时活性减弱，因此抗酸剂能降低胃蛋白酶的活性。

1. 化学成分：抗酸药在化学成分、酸中和能力、钠含量和口味方面差异很大。抗酸剂的功效取决于其中和胃酸的能力，以及空腹或饱腹的状态。食物可以延缓胃排空，使抗酸药发挥更长的时间反应，因此延长了作用时间。常用的抗酸药是铝盐和镁盐的混合物，如氢氧化铝和氢氧化镁。碳酸钙与盐酸反应可生成 $CO_2$ 和 $CaCl_2$。一般不推荐使用碳酸氢钠，因其可引起短暂的代谢性碱中毒，并产生大量的钠负荷。

2. 临床应用：抗酸药用于缓解消化性溃疡、胃灼热和胃食管反流病的症状。应在饭后服用，以达到最佳效果。（注：碳酸钙制剂也用作预防骨质疏松症的钙补充剂。）

3. 不良反应：氢氧化铝容易引起便秘，而氢氧化镁则容易引起腹泻，联合使用这些药物有助于肠功能的正常化。从抗酸剂中吸收阳离子（$Mg^{2+}$、$Al^{3+}$、$Ca^{2+}$）对肾功能正常的患者而言通常不是问题，但肾功能损伤患者可能会出现药物积累和不良反应。

### F. 黏膜保护药

黏膜保护药是一种能保护胃黏膜细胞的化合物，从而防止黏膜损伤、减少炎症，并促进现有溃疡的愈合。

1. 硫糖铝：硫糖铝（sucralfate）是氢氧化铝和硫酸蔗糖的复合物，通过结合于正常和坏死黏膜中带正电荷的蛋白而发挥作用。硫糖铝在酸性环境下可形成不溶性胶体，形成了一个物理屏障，保护溃疡不受胃蛋白酶和胃酸的侵蚀，促进溃疡愈合。尽管硫糖铝对十二指肠溃疡的治疗和对应激性溃疡的预防是有效的，但由于需要每日多次给药、药物-药物相互作用，以及其他更有效药物的研发，使得硫糖铝的应用受到限制。该药需要酸性的 pH 值来激活，所以不能与 PPI、$H_2$ 受体拮抗药或抗酸剂一起使用。硫糖铝的耐受性很好，但可以与其他药物结合并干扰其吸收。

2. 水杨酸亚铋：水杨酸亚铋作为四联疗法的组成部分用于治疗幽门螺杆菌相关的消化性溃疡。该药不仅具有抗菌作用，也能抑制胃蛋白酶的活性，增加黏液的分泌，并与坏死黏膜组织中的糖蛋白发生相互作用，以覆盖和保护溃疡面。

## Ⅲ. 用于控制化疗引起的恶心和呕吐的药物

虽然恶心和呕吐在各种情况下都可能发生（如晕动病、妊娠和胃肠道疾病），但化疗药物诱导的恶心和呕吐（chemotherapy-induced nausea and vomiting，CINV）需要特别有效的治疗。70%～80%接受化疗的患者会发生恶心和呕吐，其发生率和严重程度的影响因素包括化疗药物的种类（图 40.8）、给药剂量、给药途径、给药时间，以及患者的个体差异。例如，年轻患者和女性患者通常比老年患者和男性患者更容易受到影响，

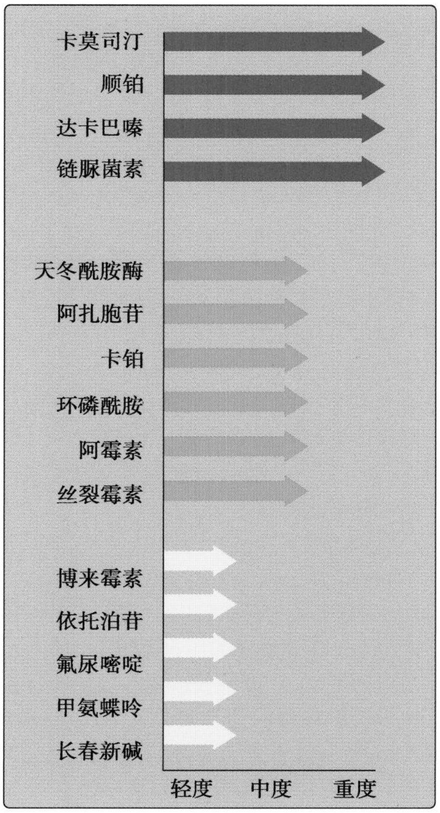
卡莫司汀
顺铂
达卡巴嗪
链脲菌素
天冬酰胺酶
阿扎胞苷
卡铂
环磷酰胺
阿霉素
丝裂霉素
博来霉素
依托泊苷
氟尿嘧啶
甲氨蝶呤
长春新碱
轻度
中度
重度

图 40.8　不同抗癌药物催吐作用的比较

10%~40%的患者在预期化疗时发生恶心或呕吐。CINV不仅影响生活质量，还可能导致对化疗的排斥。此外，如果呕吐不加以控制，则会导致脱水、严重的代谢失衡和营养物质的消耗。

### A. 呕吐的机制

呕吐是一种复杂的反射活动，可由多种因素引起。同时，又是一种机体的自我保护行为。参与呕吐反射的中枢部位包括化学感受器触发区（chemoreceptor trigger zone，CTZ）和呕吐中枢。化学感受器触发区处于脑膜后区，是位于第四脑室末端的一种脑室结构，在血-脑屏障（blood-brain barrier，BBB）之外，可直接对血液或脑脊液中的化学刺激作出反应，反射信号经迷走神经和脊神经下传至相应器官引起呕吐反应。第二个重要部位是呕吐中枢，位于脊髓外侧的网状结构，协调呕吐的运动机制。呕吐中枢也可对来自前庭系统、外周（咽和消化道）、脑干和皮层结构的传入信息做出反应，主要在晕车时发挥作用。

### B. 化疗药物的催吐作用

化疗药物可直接激活髓质CTZ或呕吐中枢。一些神经受体发挥了关键作用，包括多巴胺 $D_2$ 受体和 $5\text{-}HT_3$ 受体。通常，化疗药物的颜色或气味（甚至与化疗相关的刺激）可激活大脑的高级中枢，引发呕吐。也可以通过引起胃肠道细胞损伤和由小肠肠嗜铬细胞释放的 $5\text{-}HT_3$ 来发挥外周作用。$5\text{-}HT_3$ 可激活迷走神经和内脏传入纤维上的 $5\text{-}HT_3$ 受体，然后将感觉信号传递至髓质，导致催吐反应。

### C. 止吐药

呕吐作用机制的复杂性使得止吐药（antiemetic drug）也具有不同的类别（图40.9），这些药物均可产生较好的疗效（图40.10）。抗胆碱药，特别是M受体拮抗药东莨菪碱（scopolamine）和 $H_1$ 受体拮抗药茶苯海明（dimenhydrinate，又称为晕海宁、乘晕宁），美克洛嗪（meclizine），苯海拉明（diphenhydramine）和赛克利嗪（cyclizine），对于晕动病非常有效，但对直接作用于CTZ的化疗药物所引起的呕吐无效。用于控制CINV的药物主要包括以下几类：

1. 吩噻嗪类药物：普鲁氯嗪（prochlorperazine）等吩噻嗪类药物通过拮抗CTZ中的多巴胺受体而发挥作用。普鲁氯嗪对轻度或中度致吐的化疗药物有效[如氟尿嘧啶（fluorouracil）和阿霉素（doxorubicin）]。虽然增加剂量可改善止吐效果，但相应的副作用也会随之增加。

2. $5\text{-}HT_3$ 受体拮抗药：$5\text{-}HT_3$ 受体拮抗药包括多拉司琼（dolasetron）、格拉司琼（granisetron）、昂丹司（ondansetron）和帕洛诺司琼（palonosetron）。此类药物可选择性地拮抗内脏迷走神经传入纤维的 $5\text{-}HT_3$ 受体和CTZ，在治疗CINV中非常重要，一般在化疗前单剂量给药（静脉或口服），对所有级别的致吐反应均有效。昂丹司琼和格拉司琼可预防50%~60%经顺铂治疗患者的呕吐，对治疗术后恶心和呕吐也很有效。$5\text{-}HT_3$ 受体拮抗药可被肝脏代谢，并经尿液排泄，只有昂丹司琼用于肝功能不全患者时需要调整剂量。高剂量的昂丹司琼和多拉司琼可使QT延长，因此，静脉注射多拉司琼不用于CINV预防治疗。

**吩噻嗪类药物**
普鲁氯嗪 (prochlorperazine, 仅通用名)
**$5\text{-}HT_3$ 受体拮抗药**
多拉司琼 (dolasetron, ANZEMET)
格拉司琼 (granisetron, SANCUSO, SUSTOL)
昂丹司琼 (ondansetron, ZOFRAN)
帕洛诺司琼 (palonosetron, ALOXI)
**取代苯甲酰胺类药物**
甲氧氯普胺 (metoclopramide, REGLAN)
**丁酰苯类药物**
氟哌利多 (droperidol, 仅通用名)
氟哌啶醇 (haloperidol, HALDOL)
**苯二氮䓬类药物**
阿普唑仑 (alprazolam, XANAX)
劳拉西泮 (lorazepam, ATIVAN)
**皮质类固醇类药物**
地塞米松 (dexamethasone, DECADRON)
甲泼尼龙 (methylprednisolone, MEDROL)
**P物质/神经肽-1受体拮抗药**
阿瑞匹坦 (aprepitant, EMEND)
福沙吡坦 (fosaprepitant, EMEND)
奈妥吡坦* (netupitant, AKYNZEO)
罗拉吡坦 (rolapitant, VARUBI)

图40.9 用于治疗化疗所引起的恶心和呕吐的药物总结。* 与帕洛诺司琼联合使用

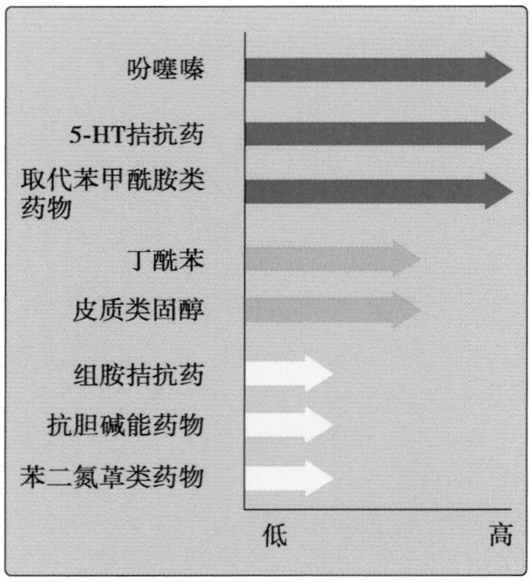

吩噻嗪
5-HT拮抗药
取代苯甲酰胺类药物
丁酰苯
皮质类固醇
组胺拮抗药
抗胆碱能药物
苯二氮䓬类药物
低
高


图40.10 止吐药的疗效

3. 取代苯甲酰胺类药物：甲氧氯普胺（metoclopramide）是一种具有止吐功能的取代苯甲酰胺，通过抑制CTZ中的多巴胺受体来发挥抑制呕吐的效果。该药对高剂量顺铂所引起的呕吐有效，可预防30%~40%的患者及减少大多数患者的呕吐。该药能够引起锥体外系反应，限制了其长期高剂量应用。甲氧氯普胺还能增强胃动力，对胃轻瘫患者也有效。

4. 丁酰苯类药物：氟哌利多（droperidol）和氟哌啶醇（haloperidol）通过拮抗多巴胺受体而发挥作用。丁酰苯类药物是中度有效的止吐药。氟哌啶醇在内镜检查和外科手术中常用于镇静，通常与阿片类药物或苯二氮䓬类药物联用。但是，其可能会延长 QTc 间隔，一般只应用于使用其他药物疗效不佳的患者。

5. 苯二氮䓬类药物：劳拉西泮（lorazepam）和阿普唑仑（alprazolam）的止吐效果较差。其止吐作用可能归因于该类药物的镇静、抗焦虑、记忆力减退等作用。这些特性使得苯二氮䓬类药物在治疗预期性呕吐时非常有效。用药期间应避免饮酒，因为酒精能增加此类药物的中枢神经系统抑制作用。

6. 皮质激素类药物：地塞米松（dexamethasone）和甲泼尼龙（methylprednisolone）可单独使用，对轻度至中度致吐的化疗有效。此类药物大多与其他药物联用。其止吐机制尚不清楚，可能与阻滞前列腺素（prostaglandin，PG）有关。

7. P 物质/神经激肽 1 受体拮抗药：阿瑞吡坦（aprepitant）、奈妥吡坦（netupitant）和罗拉吡坦（rolapitant）作用于呕吐中枢的神经激肽-1 受体（neurokinin-1 receptor），并可阻断 P 物质（substance P）。（注：福沙吡坦是阿瑞吡坦的前药，可静脉给药。）这些口服制剂适用于高度或中度致吐的化疗方案，通常与地塞米松和 $5\text{-HT}_3$ 受体拮抗药联用。与大多数 $5\text{-HT}_3$ 受体拮抗药不同，这些药物对化疗后 24h 或更长时间发生的迟发性 CINV 有效。阿瑞吡坦和罗拉吡坦主要通过肝脏 CYP3A4 酶代谢，因此应避免与 CYP3A4 的强抑制剂或诱导剂［如克拉霉素或圣约翰草（St. John's wort）］联用。阿瑞吡坦是 CYP3A4 和 CYP2C9 的诱导剂，对 CYP3A4 也表现出剂量依赖性抑制作用，从而影响其他作为代谢同工酶底物的药物。阿瑞吡坦也受到许多药物相互作用的影响。罗拉吡坦是 CYP2D6 的中度抑制剂，常见不良反应包括疲劳、腹泻、腹痛和打嗝。

8. 联合用药方案：联用止吐药可增加疗效并降低毒性（图 40.11）。皮质激素类药物，最常见的是地塞米松，当与大剂量的甲氧氯普胺、$5\text{-HT}_3$ 受体拮抗药、吩噻嗪类、丁酰苯类或苯二氮䓬类药物联用时，会增强止吐效果。抗组胺药，如苯海拉明，常与大剂量甲氧氯普胺联用，以减少锥体外系反应；或与皮质激素类药物联用，以对抗甲氧氯普胺引起的腹泻。在 $5\text{-HT}_3$ 受体拮抗药和地塞米松中添加 P 物质/神经激肽 1 受体拮抗药对高度致吐化疗方案有益，特别是那些具有迟发性 CINV 的化疗方案。

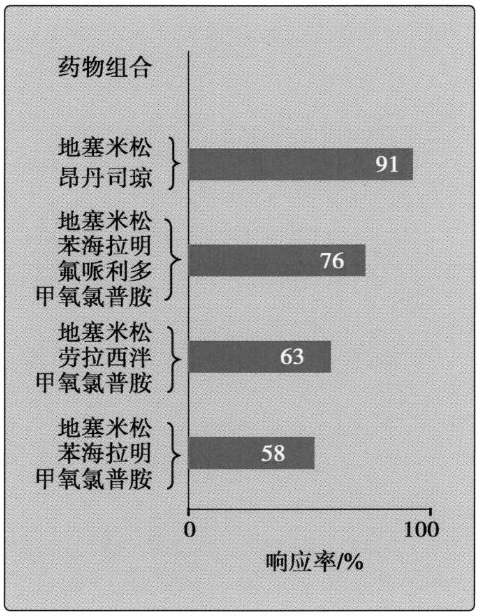
药物组合
地塞米松
昂丹司琼
91
地塞米松
苯海拉明
氟哌利多
甲氧氯普胺
76
地塞米松
劳拉西泮
甲氧氯普胺
63
地塞米松
苯海拉明
甲氧氯普胺
58
0
100
响应率/%

图 40.11　药物组合对顺铂化疗后 24 h 内呕吐发作的抑制作用

## Ⅳ. 止泻药

胃肠道运动增强和液体吸收减少是腹泻的主要因素。止泻药包括抗胃肠道运动药物、吸附剂和改变体液和电解质运输的药物（图 40.12）。

| 减少肠道蠕动的药物 |
| --- |
| 地芬诺酯+阿托品 (diphenoxylate+atropine, LOMOTIL) |
| 洛哌丁胺 (loperamide, IMODIUM A-D) |
| **吸附剂** |
| 氢氧化铝 (aluminum hydroxide, 仅通用名) |
| 甲基纤维素 (methylcellulose, CITRUCEL) |
| **改善体液和电解液运输的药物** |
| 水杨酸亚铋 (bismuth subsalicylate, PEPTO-BISMOL) |

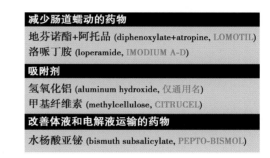

图 40.12　腹泻治疗药物总结

### A. 减少肠道蠕动药物

地芬诺酯（diphenoxylate）和洛派丁胺（loperamide）是两种广泛用于控制腹泻的氟哌啶醇类似物，对肠道有类阿片的作用，可激活肠神经系统突触前的阿片受体，抑制乙酰胆碱的释放，进而减少肠蠕动。此类药物在常规剂量下没有镇痛作用。洛哌丁胺用于急性腹泻的一般治疗，包括旅行者腹泻（traveler's diarrhea）。因为此类药物可能导致严重的结肠炎，所以不应用于儿童或严重结肠炎患者。

### B. 吸附剂

吸附剂（adsorbent agent），如氢氧化铝和甲基纤维素（methylcellulose），均可用于控制腹泻。据推测，这些制剂通过吸附肠道毒素、微生物，或通过覆盖、保护肠道黏膜而发挥作用。吸附剂的疗效远不如抗胃肠蠕动药物，而且会与其他药物发生相互作用，进而干扰其他药物的吸收。

### C. 改善液体和电解质运输的药物

水杨酸亚铋（bismuth subsalicylate）可减少肠道的液体分泌，用于预防和治疗旅行者腹泻。其作用可能是由于水杨酸盐成分及其黏附涂层的作用。不良反应包括黑舌和黑便。

## Ⅴ. 泻药

泻药（laxative）通常用于治疗便秘，可加快肠蠕动、软化粪便，并增加排便的频率。泻药可根据其作用机制的不同进行分类（图 40.13），泻药通过加速药物在肠道内的流动，可能会

| 刺激物和兴奋剂 |
|---|
| 比沙可啶 (bisacodyl, CORRECTOL, DULCOLAX) |
| 蓖麻油 (castor oil, 仅通用名) |
| 番泻叶 (senna, EX-LAX, SENOKOT) |
| **容积性泻药** |
| 甲基纤维素 (methylcellulose, CITRUCEL) |
| 车前草 (psyllium, METAMUCIL) |
| **生理盐水和渗透性泻药** |
| 乳果糖 (lactulose, CONSTULOSE, ENULOSE) |
| 柠檬酸镁 (magnesium citrate, CITROMA) |
| 氢氧化镁 (magnesium hydroxide, MILK OF MAGNESIA) |
| 聚乙二醇 (polyethylene glycol, GOLYTELY, MIRALAX) |
| **湿润性泻药** |
| 多库酯钠 (docusate, COLACE) |
| **润滑性泻药** |
| 甘油栓剂 (glycerin suppositories, 仅通用名) |
| 矿物油 (mineral oil, 仅通用名) |

图 40.13 便秘治疗药物的总结

导致口服吸收不良的制剂、缓释口服制剂失去药效。长期使用还可能导致电解质失衡，需要根据用药患者的风险来进行调整。

### A. 刺激性泻药

1. 番泻叶：番泻叶(senna)是一种广泛使用的刺激性泻药，可促进肠道水和电解质的分泌。其活性成分是一组番泻苷、蒽醌苷的天然混合物。口服番泻叶后会在6~12 h内排便。在制剂中加入大便软化剂，对于治疗阿片类药物引起的便秘非常有效。

2. 比沙可啶：比沙可啶(bisacodyl)是一种有效的结肠兴奋剂，直接作用于结肠黏膜的神经纤维，可作为栓剂和肠溶片使用。

3. 蓖麻油：蓖麻油(castor oil)可在小肠内被分解成蓖麻油酸，可对胃部产生较大的刺激作用，并迅速增加胃肠蠕动。孕妇应避免使用，因为其可能刺激子宫收缩。因其口味差，且可能对胃肠道产生不良影响，一般不推荐使用。

### B. 容积性泻药

容积性泻药(bulk laxative)含有亲水胶体，主要来源于水果和蔬菜中难以消化的部分。容积性泻药可在大肠内形成凝胶，引起水潴留和肠道膨胀，从而增加蠕动活性。甲基纤维素、车前草种子和麸皮也会产生类似的作用。对于因肠梗阻而不能活动的患者，应谨慎使用。车前草可减少其他口服药物的吸收，因此，其他药物应与车前草间隔至少2 h服用。

### C. 盐类泻药和渗透性泻药

盐类泻药(saline cathartic)，如柠檬酸镁(magnesium citrate)和氢氧化镁是不可吸收的盐，通过渗透作用在肠道中保持水分，引起肠道扩张，增加肠道蠕动，用药后可在几小时内排便。含有聚乙二醇的电解质溶液常被用作结肠灌洗液，为放射或内镜检查做准备。不含电解质的聚乙二醇粉末也被用作泻药，且较少引起痉挛和胀气等不良反应。渗透性泻药(osmotic laxative)乳果糖(lactulose)是一种半合成的二糖，具有渗透通便的作用。该药不能被消化酶水解，药物到达结肠后可被结肠细菌降解为乳酸、甲酸和乙酸，从而增加渗透压，引起液体积液、结肠膨胀、软便和排便。乳果糖还能降低氨水平，也被用于治疗肝性脑病(hepatic encephalopathy)。

### D. 软便剂

软便剂(stool softener)主要包括多库酯钠(docusate sodium)和多库酯钙(docusate calcium)。此类药物可与粪便发生乳化，产生较软的粪便，并有利于粪便的排出。一般需要几天才能生效，通常用于预防而非急性治疗。软便剂可增加矿物油的吸收，因此两者不能同时使用。

### E. 润滑性泻药

润滑性泻药(lubricant laxatives)包括矿物油(mineral oil)和甘油栓剂(glycerin suppository)，可促进硬便的排出。矿物油应以直立的姿势口服，以避免引起脂质或类脂性肺炎。

### F. 氯离子通道激活药

鲁比前列酮(lubiprostone)的作用机制是激活氯离子通道，增加肠腔内液体的分泌，减轻粪便通过的负担，但不会改变电解质平衡。鲁比前列酮可用于治疗慢性便秘和肠易激综合征便秘(bowel syndrome with constipation，IBS-C)。因为在胃和空肠中代谢较快，该药与其他药物发生相互作用的概率较小。

## Ⅵ. 肠易激综合征

肠易激综合征(irritable bowel syndrome，IBS)是临床上常见的功能性胃肠道疾病，以腹痛或腹部不适为主要症状，主要分为腹泻型(IBS-D)和便秘型(IBS-C)两种，或两者兼有。控制饮食和改变心理状态在疾病管理和药物治疗中发挥着重要作用(图 40.14)。IBS-C 和 IBS-D 治疗药物的关键特征如图 40.15 所示。

| 治疗肠易激综合征便秘型(IBS-C)的药物 |
|---|
| 利那洛肽 (linaclotide, LINZESS) |
| 鲁比前列酮 (lubiprostone, AMITIZA) |
| **治疗肠易激综合征腹泻型(IBS-D)的药物** |
| 阿洛司琼 (alosetron, LOTRONEX) |
| 伊卢多啉 (eluxadoline, VIBERZI) |
| 利福昔明 (rifaximin, XIFAXAN) |
| **治疗IBS-C和IBS-D的药物** |
| 双环维林 (dicyclomine, BENTYL) |
| 莨菪碱 (hyoscyamine, ANASPAZ, LEVBID, LEVSIN) |

图 40.14 用于治疗肠易激综合征的药物总结

| 药物 | 适应证 | 作用机制 | 不良反应 |
|---|---|---|---|
| 利那洛肽 | IBS-C* | 通过增加cGMP来增加肠液的分泌 | 腹泻、腹痛、胀气、腹胀<br>不适用于17岁以下儿童 |
| 鲁比前列酮 | IBS-C女性患者* | 氯离子通道激活药 | 恶心、呕吐、消化不良、头痛、头晕和低血压 |
| 阿洛司琼 | 严重性IBS-D女性患者 | 5-$HT_3$拮抗药 | 便秘、恶心呕吐、胃灼热、缺血性结肠炎(罕见) |
| 伊卢多啉 | IBS-D | μ阿片类样受体拮抗药 | 便秘、腹痛、恶心、胰腺炎(罕见)<br>可能存在依赖性和过量的风险 |
| 利福昔明 | 短期治疗IBS-D | 减少细菌负荷(结构上类似利福平) | 便秘、腹痛、恶心、胰腺炎(罕见)<br>艰难梭菌感染风险 |
| 双环维林 | IBS-C和IBS-D | 抗M胆碱能相关不良反应;减少胃肠道痉挛和运动 | 嗜睡和口干等抗胆碱相关不良反应 |
| 莨菪碱 | IBS-C和IBS-D | 抗M胆碱能相关不良反应;减少胃肠道痉挛和运动 | 抗胆碱相关不良反应,如嗜睡和口干<br>过量服用可能导致幻觉、心律失常、恶心和呕吐 |

图 40.15 肠易激综合征治疗药物的性质总结。* 也适用于治疗慢性便秘

## Ⅶ. 炎症性肠病治疗药物

炎症性肠病(inflammatory bowel disease,IBD)是一组特发性慢性肠道疾病,其特征是肠道内细菌抗原引起免疫介导的胃肠道炎症反应。IBD 包括克罗恩病(Crohn's disease,CD)和溃疡性结肠炎(ulcerative colitis,UC)两类。CD 是一种慢性肉芽肿性疾病,多见于末端回肠和邻近结肠,但从口腔到肛门各段消化道均可受累,呈节段或跳跃式分布。UC 病变主要位于大肠黏膜与黏膜下层,呈连续性弥漫性分布。UC 病变多自直肠开始,逆行向近段发展,可累及全结肠甚至回肠末端(图 40.16)。IBD 的治疗方案一般是基于疾病的严重程度和并发症的风险。可缓解 IBD 症状的药物主要包括的 5-氨基水杨酸(5-aminosalicylate,5-ASA,直肠、口服给药)类药物,皮质激素(直肠、口腔局部和全身给药)和生物药[TNF-α 抑制药、α-4 整合素抑制药(α-4 integrin inhibitor)和 IL-12/23 抑制药优特克单抗(ustekinumab)]。免疫调节剂[如硫唑嘌呤(azathioprine)、6-巯基嘌呤(6-mercaptopurine)和甲氨蝶呤(methotrexate)]是用于缓解 IBD 的附加药物。图 40.17 总结了用于 IBD 治疗的相关药物。

### A. 5-氨基水杨酸类药物

5-ASA 类药物包括两类,分别是偶氮化合物和美沙拉秦(mesalamine)。偶氮化合物是一种前药,由偶氮(N=N)键将 5-ASA 分子与另一化合物相偶联。此类药物包括巴柳氮(balsalazide)、奥沙拉秦(olsalazine)和柳氮磺吡啶(sulfasalazine,SASP)。美沙拉秦(mesalamine)由单个 5-ASA 分子组成,包裹在肠外膜或半透膜内。柳氮磺吡啶是第一个用于 IBD 治疗的 5-ASA 类药物,是一种由 5-ASA 与磺胺吡啶偶联的前药。该药

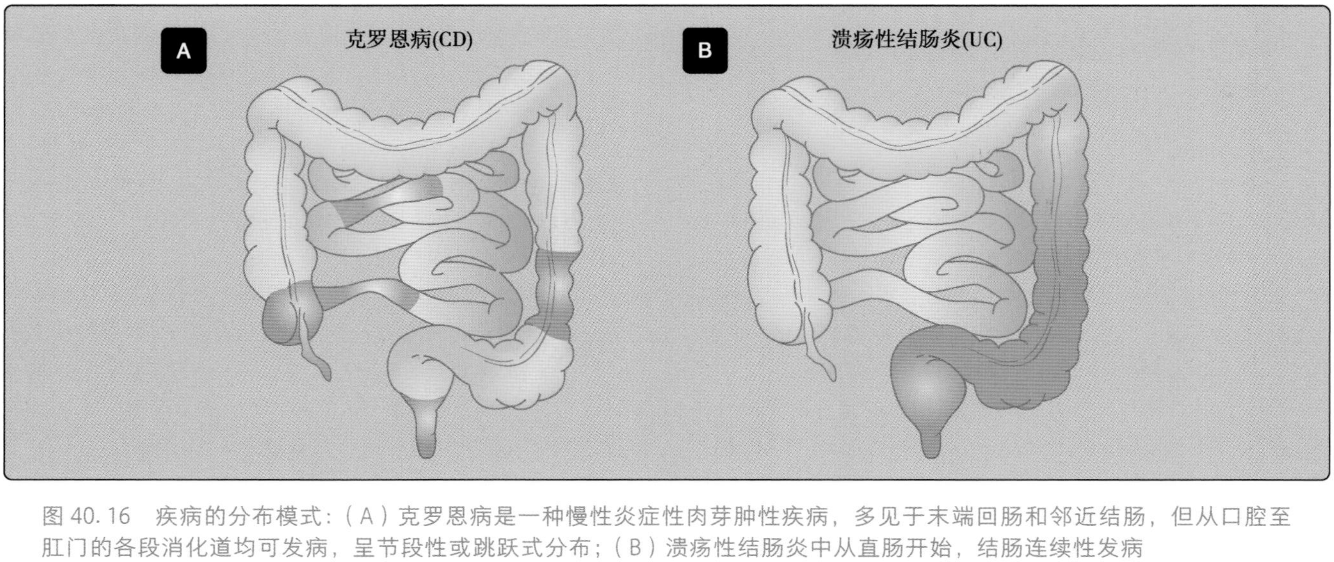
A
克罗恩病(CD)
B
溃疡性结肠炎(UC)

图 40.16 疾病的分布模式:(A)克罗恩病是一种慢性炎症性肉芽肿性疾病,多见于末端回肠和邻近结肠,但从口腔至肛门的各段消化道均可发病,呈节段性或跳跃式分布;(B)溃疡性结肠炎中从直肠开始,结肠连续性发病

**5-氨基水杨酸类药物**

口服制剂

巴柳氮 (balsalazide, COLAZAL, GIAZO)

美沙拉秦 (mesalamine, ASACOL, PENTASA)

奥沙拉秦 (olsalazine, DIPENTUM)

柳氮磺胺吡啶 (sulfasalazine, AZULFIDINE)

直肠配方

美沙拉秦灌肠 (mesalamine enema, ROWASA)

美沙拉秦栓剂 (mesalamine suppository, CANASA)

**皮质类固醇类药物**

口服制剂

延迟释放的布地奈德制剂 (budesonide delayed-release, ENTOCORT EC)

地奈德缓释制剂 (budesonide extended-release, UCERIS)

氢化可的松 (hydrocortisone, CORTEF)

泼尼松 (prednisone, DELTASONE)

甲泼尼龙 (methylprednisolone, MEDROL)

静脉注射配方

氢化可的松 (hydrocortisone, SOLU-CORTEF)

甲泼尼龙 (methylprednisolone, SOLU-MEDROL)

直肠配方

布地奈德泡沫剂 (budesonide foam, UCERIS RECTAL)

氢化可的松栓剂 (hydrocortisone suppository, ANUCORT-HC)

氢化可的松灌肠剂 (hydrocortisone enema, CORTENEMA)

氢化可的松泡沫 (hydrocortisone foam, CORTIFOAM)

**生物药**

TNF-α抑制药

阿达木单抗 (adalimumab, HUMIRA)

赛妥珠单抗 (certolizumab, CIMZIA)

高利单抗 (golimumab, SIMPONI)

英利昔单抗 (infliximab, REMICADE)

α4整合素抑制剂

维多珠单抗 (vedolizumab, ENTYVIO)

IL-12/23抑制药

优特克单抗 (ustekinumab, STELARA)

**免疫调节药**

硫唑嘌呤 (azathioprine, IMURAN)

6-巯基嘌呤 (6-mercaptopurine, 6-MP)

甲氨蝶呤 (methotrexate, 仅有通用名)

图 40.17 IBD 治疗药物总结

口服后小部分在胃肠中吸收，可发生肝肠循环，大部分未被吸收的 SASP 被结肠细菌裂解生成 5-ASA（美沙拉秦）和磺胺吡啶（图 40.18）。柳氮磺吡啶的起疗效部分是 5-ASA，而磺胺吡啶可引起不良反应。随后又开发了非连接的 5-ASA 制剂。然而，未连接的 5-ASA 可被小肠迅速吸收，只有 20% 可到达末端回肠和结肠的作用部位。因此，其他偶氮键合的化合物和美沙拉秦的不同制剂被陆续开发出来，以限制 5-ASA 在近端胃肠道的吸收，并增加了药物输送至结肠的剂量。这些制剂在肠道内局部给药的位置和给药频率不同（图 40.19）。与柳氮磺胺类药物相比，美沙拉秦类药物和其他偶氮键合类药物具有相似的耐

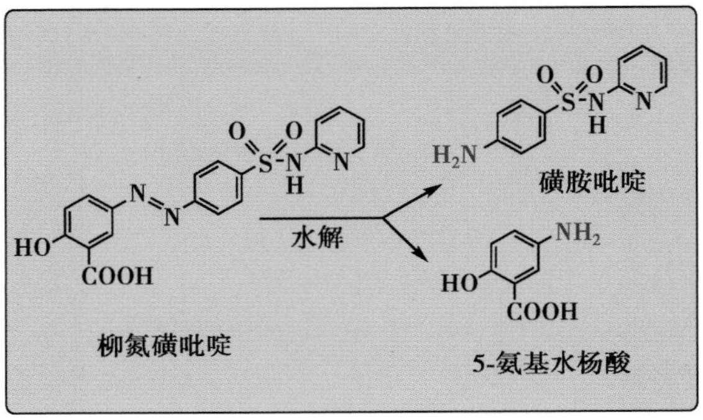
柳氮磺吡啶
水解
磺胺吡啶
5-氨基水杨酸

图 40.18 柳氮磺吡啶的代谢

受性，是治疗 UC 的主要药物。

1. 药理作用：5-ASA 表现出抗炎和免疫抑制的特性，这也是其在 IBD 中发挥疗效的关键因素。5-ASA 的确切作用机制尚不清楚，可能包括以下几个方面：①抑制细胞因子的合成；②抑制白三烯（leukotriene，LT）和 PG 的合成；③自由基清除作用；④抑制 T 细胞的增殖、活化和分化；⑤抑制白细胞的黏附和功能。5-ASA 通过与肠黏膜的局部相互作用而发挥疗效，其口服和直肠给药的作用机制相同。

2. 治疗作用：5-ASA 是 UC 治疗的主要药物。所有 5-ASA 制剂和柳氮磺胺吡啶用于诱导和维持 UC 症状的缓解。目前的治疗指南推荐将这些药物作为轻度至中度 UC 的一线药物。但是，5-ASA 类药物在 CD 中的应用由于普遍缺乏疗效而受到限制。

3. 药代动力学：5-ASA 的药代动力学性质因给药途径、口服制剂类型（图 40.19）和疾病程度不同而有所变化。在 UC 患者中，5-ASA 的吸收随病情加重而增加，随 pH 值的降低而减少，因此，5-ASA 制剂可将药物输送至结肠，以使肠道暴露达到最大，并在局部发挥药效。直肠给药的 5-ASA 的吸收和全身暴露取决于在直肠中停留的时间。由于会发生局部作用，全身暴露的差异与疗效无关，但可能会影响全身不良反应的发生。柳氮磺胺吡啶口服给药时，其磺胺吡啶成分的 60%～80% 被吸收。

4. 不良反应：约 45% 的患者会对柳氮磺吡啶产生不良反应，大多数由于磺胺吡啶所引起。头痛、恶心和疲劳是最常见的不良反应，且与剂量有关。严重的不良反应包括溶血性贫血、骨髓抑制、肝炎、肺炎、肾毒性、发热、皮疹和史-约综合征（Stevens-Johnson syndrome）。一旦出现皮疹或过敏症状，应立即停止治疗。柳氮磺吡啶会可逆地损害男性的生育能力，也会抑制肠道对叶酸的吸收，建议长期服用叶酸补充剂。患者对较新的 5-ASA 剂型耐受性良好，常见不良反应为头痛和消化不良。急性间质性肾炎发生率较低，建议接受 5-ASA 治疗的患者定期监测肾功能。多达 20% 接受奥沙拉秦治疗的患者会出现水样腹泻。5-ASA 的某些剂型的药物释放依赖于 pH（见图 40.19），与增加 pH 值的药物（如 PPI、$H_2$ 受体拮抗药和抗酸剂）联用可能导致 5-ASA 在到达作用部位之前的吸收增加和过早释放，造成到达作用部位的药物减少，不仅会增加机体不良反应，也会使疗效降低。因此，应避免同时使用上述药物，也可以选用不依赖 pH 值释放的 5-ASA 制剂（如奥沙

| 药物 | 商品名 | 给药途径 | 给药频率 | 制剂配方 | 释放部位 |
|---|---|---|---|---|---|
| 巴柳氮 | Colazal | 口服给药 | 每日3次 | 5-ASA与惰性载体分子键合；通过结肠细菌的分裂来释放 | 结肠 |
| 美沙拉秦 | Apriso | 口服给药 | 每日1次 | pH依赖性(≥6)延迟释放与结肠缓释制剂 | 结肠 |
| | Asacol, Asacol HD | 口服给药 | 每日3次 | pH依赖性(≥7)延迟释放 | 回肠末端、结肠 |
| | Canasa | 直肠给药 | 每日1次 | 栓剂 | 直肠 |
| | Lialda | 口服给药 | 每日1次 | pH依赖性(≥7)的远端回肠延迟释放，多基质系统 | 回肠末端、结肠 |
| | Pentasa | 口服给药 | 每日4次 | 乙基纤维素薄膜控释微丸 | 整个小肠、结肠 |
| | Rowasa | 直肠给药 | 每日1次 | 液体灌肠剂 | 直肠、乙状结肠 |
| 奥沙拉秦 | Dipentum | 口服给药 | 每日2次 | 5-ASA的偶氮基与另一分子5-ASA键合；通过结肠细菌的分解释放药物 | 结肠 |

图 40.19　5-氨基水杨酸类药物的制剂

拉秦、巴柳氮）。

## B. 皮质激素类药物

在 IBD 治疗中，皮质激素的抗炎作用与其他炎症的治疗相似（参见第 26 章）。虽然在缓解 IBD 方面非常有效，但应该避免长期使用皮质激素。直肠制剂［如氢化可的松（hydrocortisone）灌肠剂和布地奈德（budesonide）泡沫剂］的不良反应相比于应用全身性皮质激素较少，但仅限于治疗左侧的（left-sided）结肠炎。口服布地奈德肠溶性制剂可将其递送至部分肠道炎症部位。由于其较强的首关代谢作用，使得药物的生物利用度较低，因此该制剂的全身性不良反应较小。延迟释放的布地奈德制剂可将药物递送至回肠末端和大肠近端，主要用于治疗回盲肠 CD。布地奈德缓释剂可在整个结肠部位释放药物，主要用于全结肠炎（pancolitis）的 UC 患者。虽然全身暴露量少于其他皮质激素，但由于具有长期安全性方面的顾虑，布地奈德延长 UC 缓解期的治疗受到一定限制。

## C. 生物药

TNF-α 抑制药、α-4 整合素抑制药，以及 IL-12/23 抑制药优特克单抗也用于 IBD 的治疗，但可能会增加感染的风险，因此在使用前应评估患者是否患有结核病，并在使用前对潜在结核病进行治疗。这些制剂也有其他适应证，如类风湿关节炎（rheumatoid arthritis，RA）（参见第 38 章）或银屑病（psoriasis）（参见第 43 章）。此类药物在其他情况下的作用、药代动力学和不良反应与 IBD 的治疗相似。

1. TNF-α 抑制药：TNF-α 抑制药是有效的非肠道给药的诱导和维持 IBD 症状缓解的药物。英夫利昔单抗（infliximab）和阿达木单抗（adalimumab）对中度至重度 CD 和 UC 均有疗效；赛妥珠单抗（certolizumab）适用于中度至重度的 CD；高利单抗（golimumab）适用于中度至重度的 UC。TNF-α 抑制药目前作为二线药物用于 5-ASA 类药物治疗效果不佳、对皮质激素反应迟钝或依赖于皮质激素治疗的 UC 患者，或者患者出现了更严重的疾病。对于 CD 患者，TNF-α 抑制药可作为重度或高风险患者以及结果较差患者的一线药物。由于免疫原性和耐药抗体的产生，可能导致患者对此类药物的反应降低。

2. α-4 整合素抑制药：α-4 整合素（α-4 integrin）是一种黏附分子，可促进白细胞向炎症部位的迁移，而 α-4 整合素抑制药可抑制这一过程。α-4 整合素抑制药一般用于对 TNF-α 抑制药治疗无效的 IBD 患者。维多珠单抗（vedolizumab）可与 α4β7 整合素特异性结合，适用于难治性 UC 和 CD。最常见的不良反应包括头痛、关节痛、恶心、疲劳和肌肉骨骼痛。

3. IL-12/23 抑制药：优特克单抗可抑制淋巴细胞活化中涉及的细胞因子 IL-12 和 IL-23，适用于银屑病、银屑病关节炎、难治性 CD，或者不能耐受 TNF-α 抑制药的患者。常见的不良反应包括头痛、关节痛、感染、恶心和鼻咽炎。

## D. 免疫调节剂

在 IBD 治疗中最常使用的免疫调节药物是甲氨蝶呤、硫唑嘌呤和 6-巯基嘌呤。甲氨蝶呤在癌症、类风湿性关节炎和牛皮癣的治疗中也有应用（参见第 35、38 和 43 章）。硫唑嘌呤有时也用于肾移植患者（参见 36 章）。免疫调节剂在其他情况下的作用、药代动力学和不良反应与 IBD 治疗相似。

1. 甲氨蝶呤：甲氨蝶呤是一种结构上类似于叶酸的化合物，可抑制叶酸的生成，但其确切的作用机制尚不清楚。只有肌内注射或皮下注射甲氨蝶呤对 CD 有效。其单药用于维持 CD 的症状缓解，但不推荐用于 UC 症状的维持。该药常见的不良反应包括头痛、恶心、呕吐、腹部不适、血清转氨酶升高和皮疹。每日服用叶酸可有效降低胃肠道不良反应的发生率，因此建议接受甲氨蝶呤治疗的患者补充叶酸。

2. 巯嘌呤类药物：硫唑嘌呤和6-巯基嘌呤用于5-ASA制剂和皮质激素无效的顽固性UC，是一线的单用治疗维持症状缓解的药物。由于毒性，硫唑嘌呤在IBD患者中的应用较为局限，不良反应包括骨髓抑制和肝毒性，建议接受硫嘌呤治疗的患者进行全血细胞计数和肝功能检测。

（张翀，白仁仁）

## 思考题

40章 思考题

扫描二维码

获取思考题

# 第 41 章 泌尿系统疾病治疗药

## Ⅰ. 概述

勃起功能障碍(erectile dysfunction,ED)和良性前列腺增生(benign prostatic hyperplasia,BPH)是常见的男性泌尿系统疾病。ED 是指男性阴茎持续或反复地不能达到或维持足够硬度的勃起,无法完成满意的性生活。ED 也称为阳痿(impotence,IMP),专指成年男性阴茎不具有足够的勃起以完成全部性交过程所需的能力。ED 有许多生理和心理原因,包括血管疾病、糖尿病、药物、抑郁和前列腺手术后遗症等。ED 大约影响了美国 3 000 多万男性的正常性生活。良性前列腺增生是前列腺的一种非恶性增大,随着男性年龄的增长而自然发生,是男性老年人的常见疾病。随着前列腺体积的增大,出现下尿路症状(lower urinary tract symptom),最终对患者的生活质量造成很大的影响。图 41.1 总结了 ED 和 BPH 的主要治疗药物。

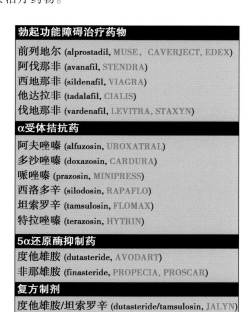

| 勃起功能障碍治疗药物 |
| --- |
| 前列地尔 (alprostadil, MUSE, CAVERJECT, EDEX) |
| 阿伐那非 (avanafil, STENDRA) |
| 西地那非 (sildenafil, VIAGRA) |
| 他达拉非 (tadalafil, CIALIS) |
| 伐地那非 (vardenafil, LEVITRA, STAXYN) |
| **α受体拮抗药** |
| 阿夫唑嗪 (alfuzosin, UROXATRAL) |
| 多沙唑嗪 (doxazosin, CARDURA) |
| 哌唑嗪 (prazosin, MINIPRESS) |
| 西洛多辛 (silodosin, RAPAFLO) |
| 坦索罗辛 (tamsulosin, FLOMAX) |
| 特拉唑嗪 (terazosin, HYTRIN) |
| **5α还原酶抑制药** |
| 度他雄胺 (dutasteride, AVODART) |
| 非那雄胺 (finasteride, PROPECIA, PROSCAR) |
| **复方制剂** |
| 度他雄胺/坦索罗辛 (dutasteride/tamsulosin, JALYN) |

图 41.1 泌尿系统疾病治疗药物总结

## Ⅱ. 勃起功能障碍治疗药物

ED 的治疗包括阴茎植入物、阴茎内注射前列地尔(alprostadil)、尿道内前列地尔栓剂和口服 5 型磷酸二酯酶(phosphodiesterase-5,PDE-5)抑制药。PDE-5 抑制药具有良好的有效性、易用性和安全性,现已成为 ED 的一线治疗药物。

### A. 5 型磷酸二酯酶抑制药

目前获批用于 ED 治疗的 PDE-5 抑制药包括西地那非(sildenafil)、伐地那非(vardenafil)、他达拉非(tadalafil)和阿伐那非(avanafil)。(注:西地那非和他达拉非也可用于治疗肺动脉高压,只是该适应证的给药方案不同。)四种 PDE-5 抑制药在 ED 治疗方面的疗效一致,且药物不良反应相似,但药物的作用时间及食物对药物吸收的影响是不同的。

1. 作用机制:阴茎海绵体(cavernosum)内非肾上腺非胆碱(non-adrenergic non-cholinergic,NANC)神经元和血管内皮细胞中含有一氧化氮合酶(nitric oxide synthase,NOS)。当性刺激时,NOS 催化 L-精氨酸和氧分子反应生成一氧化氮(nitric oxide,NO)。NO 可激活鸟苷酸环化酶(guanylyl cyclase,GC),催化鸟苷三磷酸(guanosine triphosphate,GTP)生成环磷酸鸟苷(cyclic guanosine monophosphate,cGMP)。cGMP 可刺激血管平滑肌中的 cGMP 依赖性蛋白激酶,进而调节离子通道,使细胞内的钙离子浓度降低,引起血管松弛,从而使血流灌入阴茎海绵体而引起阴茎勃起(图 41.2)。PDE-5 抑制药通过降低 PDE-5 的活性,减少 cGMP 的降解,提高 cGMP 的浓度,增强 NO 的作用。目前已发现了至少 11 种 PDE 同工酶。在正常性刺激下,PDE-5 抑制药可增加进入阴茎海绵体的血液流量,而在没有性刺激的情况下则没有作用。

2. 药代动力学:西地那非和伐地那非具有相似的药代动力学特性。一般在预期性行为前 1h 给药,4h 后可观察到勃起增强。因此,服用西地那非和伐地那非的时间必须与预期的性活动相适应。药物口服后吸收迅速,高脂饮食会影响其吸收。伐地那非的口服崩解片(orally disintegrating tablet,ODT)不受高脂饮食的影响,但 ODT 制剂的生物利用度可能会在水的作用下降低,因此,ODT 不应与液体一起服用,而是舌下含服。伐地那非的口服崩解片比普通片剂的生物利用度高,两者不可互换使用。与西地那非和伐地那非相比,他达拉非的起效较慢(图 41.3),但半衰期明显延长,约为 18 h。该药不受高脂饮食的影响,可增强勃起功能长达 36 h,且只需每日给药 1 次。在所有的 PDE-5 抑制药中,阿伐那非起效最快,一般在性活动前 30 min 服用。此类药物均可被 CYP3A4 同工酶代谢,对肝功能轻度至中度障碍的患者,推荐调整西地那非、他达拉非和伐地那非的剂量。严重肝损伤的患者应避免使用 PDE-5 抑制药。对严重肾功能不全的患者,应减少西地那非和他达拉非的剂量,且禁止每日服用他达拉非和阿伐那非。

3. 不良反应:最常见的不良反应包括头痛、面红、消化不良和鼻塞,但症状轻微,ED 患者很少因为不良反应而停止治疗。蓝/绿辨别能力的丧失等视觉障碍与 PDE-5 抑制药有关,可能是与对 PDE-6 的抑制有关。PDE-6 是在视网膜中发现的一种 PDE,对视觉至关重要。他达拉非对 PDE-6 的影响较小。上述不良反应的发生率与剂量相关。PDE-5 抑制药还可能使血管扩张,引起血压改变,导致突发性听力丧失。他达拉非也可能引起背部疼痛和肌痛,这可能与抑制了一种在骨骼肌中发现的 PED-11 有关。性行为存在诱发心脏疾病的风险,因此,有心血管病史或心血管疾病高危患者,应慎用 PED-5 抑制药。此类药物可能导致阴茎异常勃起(一种痛苦的、长时间的勃起),

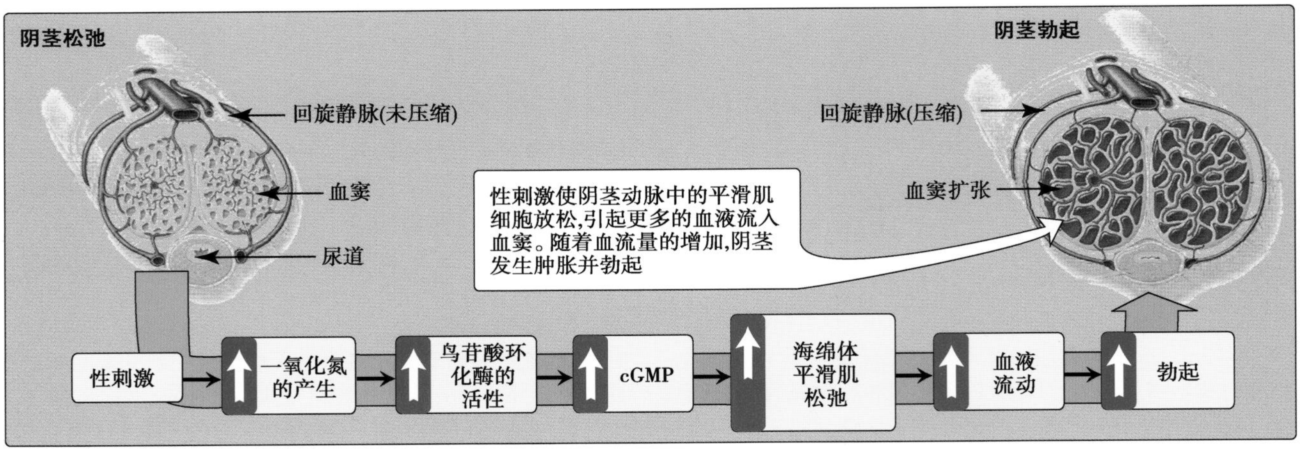
阴茎松弛
阴茎勃起
回旋静脉(未压缩)
血窦
尿道
回旋静脉(压缩)
血窦扩张
性刺激使阴茎动脉中的平滑肌细胞放松,引起更多的血液流入血窦。随着血流量的增加,阴茎发生肿胀并勃起
性刺激
一氧化氮的产生
鸟苷酸环化酶的活性
cGMP
海绵体平滑肌松弛
血液流动
勃起

图 41.2 阴茎勃起机制

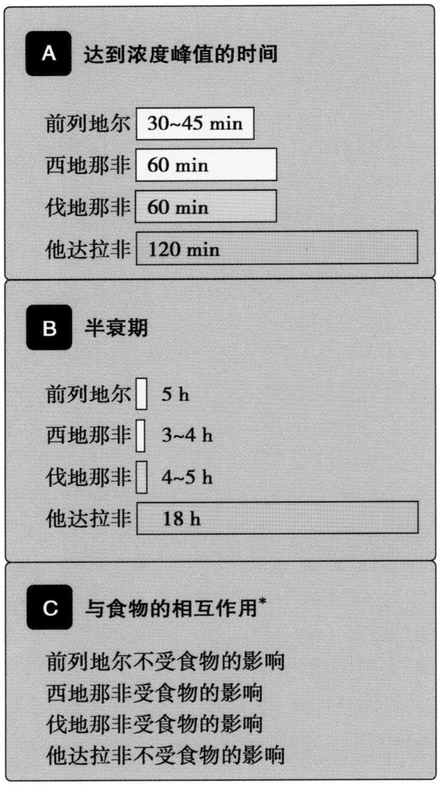
A 达到浓度峰值的时间
前列地尔 30~45 min
西地那非 60 min
伐地那非 60 min
他达拉非 120 min
B 半衰期
前列地尔 5 h
西地那非 3~4 h
伐地那非 4~5 h
他达拉非 18 h
C 与食物的相互作用*
前列地尔不受食物的影响
西地那非受食物的影响
伐地那非受食物的影响
他达拉非不受食物的影响

图 41.3 磷酸二酯酶抑制药的主要性质。* 与高脂肪食物一起服用时，可延迟药物的达峰时间

因此不能频繁使用，一般不应超过每日 1 次。

4. 药物相互作用：与有机硝酸酯类药物[如硝酸甘油（nitroglycerin）、二硝酸异山梨酯（isosorbide dinitrate）或单硝酸异山梨酯（isosorbide mononitrate）]联用时，因其对 PED-5 的抑制，阻断了 cGMP 的降解，进而增强了硝酸酯类药物的降压作用。此外，当使用 α 肾上腺素受体拮抗药治疗高血压或减轻前列腺增生的症状时，PDE-5 抑制药可能增加降压效果，因此应注意这两种药物联用的顺序与方法。α 肾上腺素受体拮抗药应该在 PDE-5 抑制药之前使用，且剂量稳定，而 PDE-5 抑制药应该从小剂量开始。此类药物应避免与 CYP2A4 代谢酶抑制药联用，如克拉霉素（clarithromycin）、利托那韦（ritonavir）和其他蛋白酶抑制药。PDE-5 抑制药还可能引起 QT 间期延长，不建议与伐地那非和决奈达隆（dronedarone）联合使用。

### B. 前列地尔

前列地尔（alprostadil）是一种前列腺素 $E_1$（prostaglandin $E_1$，$PGE_1$）类似物。在阴茎组织中，$PGE_1$ 能使阴茎海绵体平滑肌松弛，可用作尿道内栓剂和注射剂，用于不适合口服治疗的患者。与口服药物相比，前列地尔在局部发挥作用，可减少不良反应的发生。

1. 作用机制：前列地尔可能通过增加海绵体组织内 cAMP 的浓度引起平滑肌松弛。主要是通过激活蛋白激酶，松弛小梁平滑肌和扩张海绵体动脉，增加流向勃起室的血液，并收缩静脉控制血液的流出，从而使血液滞留而引起勃起。

2. 药代动力学：前列地尔的全身吸收很少，一旦进入体内，将迅速被代谢。前列地尔作为尿道栓剂给药 5~10 min 起效，注射给药 2~25 min 起效，产生的勃起效果可能持续 30~60 min 或更长时间，因患者而异。

3. 不良反应：由于前列地尔不发生全身吸收，不良全身效应较为罕见。$PGE_1$ 可引起的血管舒张，导致患者低血压或头痛。前列地尔局部不良反应包括阴茎痛、尿道痛和睾丸痛。插入或注射前列地尔引起的出血较为罕见。前列地尔注射液可引起血肿、瘀斑和皮疹，但这些不良反应也很少见。前列地尔还可引起阴茎异常勃起。

## Ⅲ. 良性前列腺增生治疗药物

以下三类药物用于治疗 BPH：①$\alpha_1$ 肾上腺素受体拮抗药；②5α 还原酶抑制药；③PDE-5 抑制药。

### A. $\alpha_1$ 肾上腺素受体拮抗药

特拉唑嗪（terazosin）、多沙唑嗪（doxazosin）、坦索罗辛（damsulosin）、阿夫唑嗪（alfuzosin），以及西洛多辛（silodosin）是选择性竞争 $\alpha_1$ 受体的拮抗药，均适用于 BPH 的治疗（图 41.1）。α 受体拮抗药哌唑嗪（prazosin）治疗前列腺肥大的适应证不在说明书内，目前的指南也并不支持使用哌唑嗪治疗前列腺增生。

1. 作用机制：$\alpha_{1A}$ 受体主要分布于前列腺组织，$\alpha_{1B}$ 受体分布于前列腺癌和脉管系统，而 $\alpha_{1D}$ 受体主要分布于血管中。通过拮抗前列腺中的 $\alpha_{1A}$ 和 $\alpha_{1B}$ 受体，可引起前列腺平滑肌松弛，改善尿流。多沙唑嗪、特拉唑嗪和阿夫唑嗪可拮抗 $\alpha_{1A}$ 和 $\alpha_{1B}$ 受体，而坦索罗辛和西洛多辛对 $\alpha_{1A}$ 受体的选择性更强。多沙唑嗪、特拉唑嗪和阿夫唑嗪可拮抗 $\alpha_{1B}$ 受体，通过松弛动脉和静脉的平滑肌来降低外周血管阻力和动脉血压。相比之下，坦索罗辛和西洛多辛对血压的影响较小，因为其对前列腺特异性 $\alpha_{1A}$ 受体的选择性更强。

2. 药代动力学：α 受体拮抗药口服后吸收良好。与食物一起服用时，坦索罗辛、阿夫唑嗪和西洛多辛的吸收增加。为了达到最佳的治疗效果，建议患者将药物与食物一起服用，或饭后服用，尤其是晚饭后。多沙唑嗪、阿夫唑嗪、坦索罗辛和西洛多辛通过细胞色素 P450 系统进行代谢。西洛多辛也是 P-糖蛋白（P-glycoprotein，P-gp）的底物。特拉唑嗪在肝脏中代谢，但不通过 CYP 系统。一般而言，α 受体拮抗药的半衰期可达到 8~22 h，给药后 1~4 h 达到峰值。西洛多辛在肾功能损害时需要调整剂量，严重肾功能不全患者禁用。

3. 不良反应：α 受体拮抗药能引起头晕、精力不足、鼻塞、头痛、嗜睡和体位性低血压（图 41.4）。由于坦索罗辛和西洛多辛对 $\alpha_{1A}$ 受体的选择性更强，而 $\alpha_{1A}$ 主要分布于前列腺平滑肌，因此患者虽然会发生头晕和体位性低血压等不良反应，但药物对血压的影响较小。通过拮抗射精管 α 受体和收缩平滑肌，可抑制射精。某些制剂应谨慎用于治疗虹膜松弛综合征（floppy iris syndrome）。（注：虹膜松弛综合征是指眼球手术过程中虹膜松弛，瞳孔缩小的症状。）

4. 药物相互作用：抑制 CYP3A4 和 CYP2D6 的药物[如维拉帕米（verapamil）、地尔硫䓬（diltiazem）]可能会增加多沙唑嗪、阿夫唑嗪、坦索罗辛及西洛多辛的血药浓度。而 CYP450 的诱导剂[如卡马西平（carbamazepine）、苯妥英（phenytoin）和圣约翰草（St. John's wort）]可降低其血浆浓度。阿夫唑嗪可延长 QT 间期，故不可与引起 QT 延长的其他药物（如Ⅲ类抗心律失常药物）联用。由于西洛多辛是 P-gp 的底物，因此，抑制 P-gp 的药物[如环孢素（cyclosporine）]可能会增加西洛多辛的浓度。

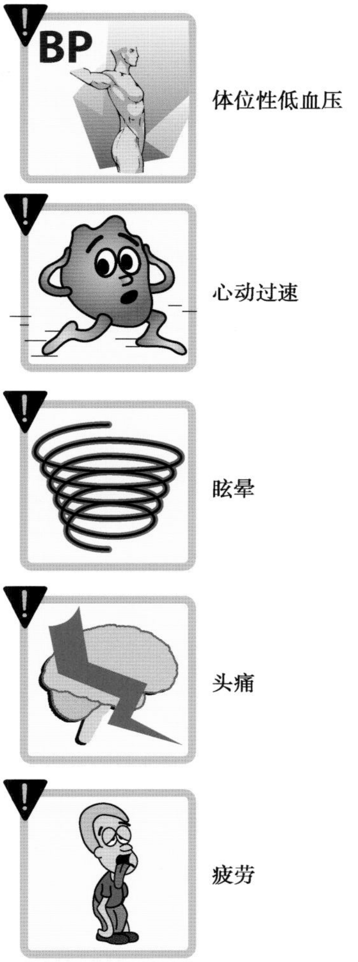
BP
体位性低血压
心动过速
眩晕
头痛
疲劳

图 41.4　非选择性 α 受体拮抗药的主要不良反应

## B. 5α 还原酶抑制药

非那雄胺（finasteride）和度他雄胺（dutasteride）可抑制 5α 还原酶（5α reductase）的活性。α 受体拮抗药可在 7~10 d 内使 BPH 患者的症状得到缓解，而 5α 还原酶抑制药则需要约 12 个月才能缓解症状。

1. 药理作用：5α 还原酶可将睾酮（testosterone）转化为活性更强的二氢睾酮（dihydrotestosterone，DHT），而二氢睾酮是一种刺激前列腺生长的雄激素。非那雄胺和度他雄胺可抑制 5α 还原酶的活性，阻断睾酮向二氢睾酮的转化，使 DHT 的浓度减少，进而消除 DHT 诱发的前列腺增生，改善尿流量。与非那雄胺相比，度他雄胺的作用效果更强，能进一步减少二氢睾酮的产生。5α 还原酶抑制药对伴有前列腺增大患者的疗效较好。但此类药物起效较慢，用药几个月后才能减小前列腺的体积，因此建议与 α 受体拮抗药联用以发挥更好的疗效。图 41.5 和图 41.6 总结了这两类药物的主要区别。此外，非那雄胺和度他雄胺可减少头皮和血清中的 DHT 水平，也被用于治疗脱发。

2. 药代动力学：食物不影响非那雄胺和度他雄胺的吸收。药物口服吸收进入血液后与血浆蛋白高度结合，并由 CYP450 系统代谢。非那雄胺的平均血浆消除半衰期为 6~16 h，而达到稳定浓度后（通常在治疗 6 个月后），非那雄胺的最终消除半衰期为 5 周。

3. 不良反应：5α 还原酶抑制药可引起性相关的副作用，如射精减少、性欲减退、阴茎 ED、男性乳房发育和少精症。非那雄胺和度他雄胺还具有致畸作用，严重时会引起男性胎儿生殖器缺陷，因此孕妇或育龄妇女禁止使用此类药物。虽然这两种药物均由 CYP450 系统代谢，但药物相互作用很少。由于非那雄胺和度他雄胺都能抑制睾酮向其活性形式 DHT 的转化，因此不建议将 5α 还原酶抑制剂与睾酮联用。

## C. 5 型磷酸二酯酶抑制药

他达拉非（tadalafil）是唯一批准用于治疗 BPH 的 PDE-5 抑制药。PDE-5 分布于前列腺和膀胱中，他达拉非通过抑制 PDE-5 使前列腺和膀胱平滑肌血管扩张，从而改善前列腺增生的症状。

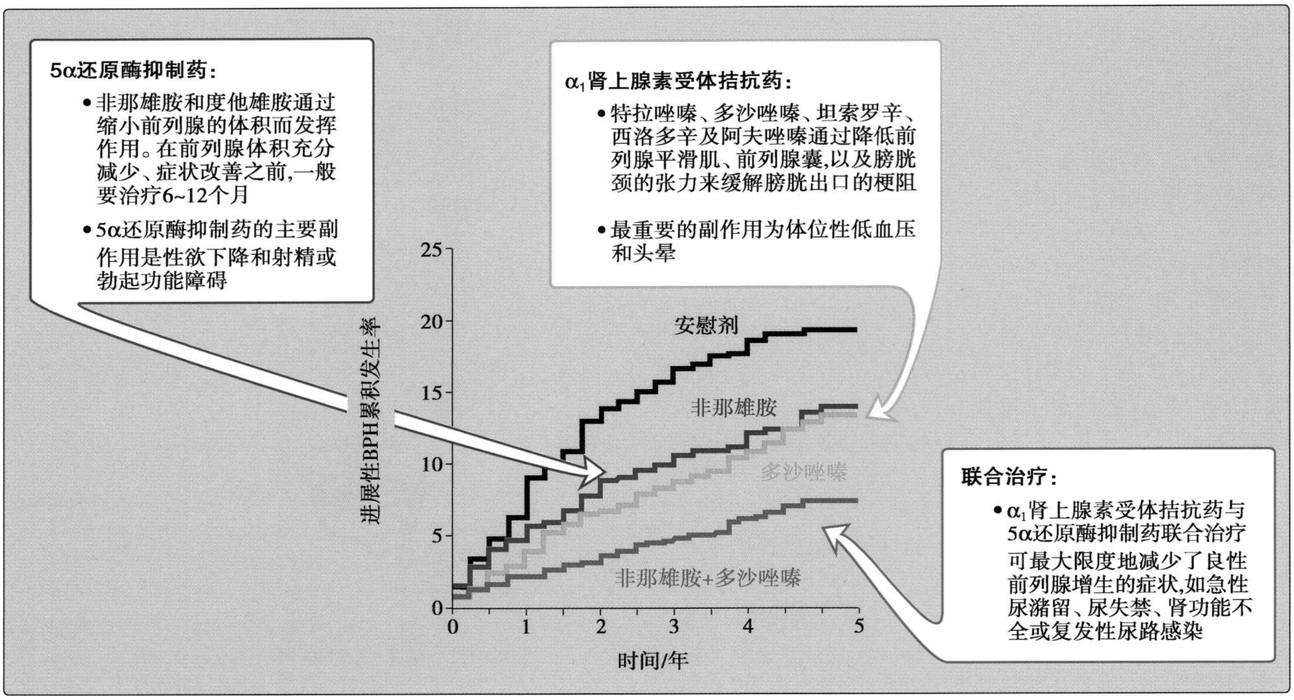
5α还原酶抑制药：
•非那雄胺和度他雄胺通过缩小前列腺的体积而发挥作用。在前列腺体积充分减少、症状改善之前，一般要治疗6~12个月
•5α还原酶抑制药的主要副作用是性欲下降和射精或勃起功能障碍
$\alpha_1$肾上腺素受体拮抗药：
•特拉唑嗪、多沙唑嗪、坦索罗辛、西洛多辛及阿夫唑嗪通过降低前列腺平滑肌、前列腺囊，以及膀胱颈的张力来缓解膀胱出口的梗阻
•最重要的副作用为体位性低血压和头晕
联合治疗：
•$\alpha_1$肾上腺素受体拮抗药与5α还原酶抑制药联合治疗可最大限度地减少了良性前列腺增生的症状，如急性尿潴留、尿失禁、肾功能不全或复发性尿路感染
进展性BPH累积发生率
时间/年
安慰剂
非那雄胺
多沙唑嗪
非那雄胺+多沙唑嗪
0
5
10
15
20
25
1
2
3
4

图 41.5　前列腺增生症的治疗

| | $\alpha_1$肾上腺素受体激动药 | 5α还原酶抑制药 |
|---|---|---|
| 前列腺体积减小 | 否 | 是 |
| 峰值 | 2~4周 | 6~12个月 |
| PSA下降 | 否 | 是 |
| 性功能紊乱 | + | ++ |
| 降压作用 | ++ | – |
| 常用药物 | 坦索罗辛和阿夫唑嗪 | 非那雄胺和度他雄胺 |

图 41.6　前列腺增生症治疗的比较。prostate-specific antigen，PSA，前列腺特异性抗原

（张翀，白仁仁）

## 思考题

扫描二维码

获取思考题

# 第 42 章　贫血治疗药

## Ⅰ. 概述

贫血(anemia)是指血液中血红蛋白(hemoglobin,HbF)浓度、血细胞比容和红细胞数量等指标低于正常值的一种病理状态,多继发于其他疾病。贫血的一般症状和体征包括疲劳、心悸、气短、脸色苍白、头晕和失眠。贫血可由慢性失血、骨髓异常、溶血、感染、恶性肿瘤、内分泌缺陷、肾功能衰竭等多种疾病状态引起。很多药物会对血细胞、血红蛋白的产生或红细胞生成器官造成毒性作用,进而导致贫血。营养性贫血是由于饮食中缺乏正常红细胞生成所必需的铁、叶酸和维生素 $B_{12}$(vitamin $B_{12}$)而引起的。存在贫血遗传倾向的个体,如镰状细胞病(sickle cell disease)患者,除了营养补充,还需要进行药物治疗,如羟基脲(hydroxyurea,HU)。贫血可以通过输血暂时缓解症状。图 42.1 总结了用于贫血治疗的主要药物。

| 贫血治疗药物 |
|---|
| 维生素$B_{12}$ (cyanocobalamin) |
| 达依泊汀 (darbepoetin, ARANESP) |
| 阿法依泊汀 (epoetin alfa, EPOGEN, PROCRIT) |
| 叶酸 (folic acid, 仅有通用名) |
| 铁 (iron, INFED, VENOFER, OTHERS) |
| **嗜中性白血球减少症的治疗药物** |
| 非格司亭 (filgrastim, NEUPOGEN, ZARXIO) |
| 培非格司亭 (pegfilgrastim, NEULASTA) |
| 沙格司亭 (sargramostim, LEUKINE) |
| tbo-非格司亭 (tbo-filgrastim, GRANIX) |
| **镰状细胞性贫血的治疗药物** |
| 羟基脲 (hydroxyurea, DROXIA, HYDREA) |

图 42.1　贫血治疗药物的总结

## Ⅱ. 贫血治疗药物

### A. 补铁剂

铁(iron)主要以铁蛋白(ferritin)的形式存在于肠黏膜细胞、肝脏、脾脏和骨髓中,并通过转铁蛋白(transferrin)运送至骨髓中以生成血红蛋白。缺铁是最常见的营养缺乏,是由于铁储备的消耗或摄入不足,如急性或慢性失血、经期、孕妇或儿童生长加速期,造成的负铁平衡。除贫血的一般症状和体征外,缺铁性贫血还可能引起异食癖(对冰、灰尘、纸等的渴望),反甲(手指和脚趾的指甲向上弯曲),以及嘴角的疼痛和开裂。

1. 药理作用:使用补铁剂可纠正缺铁。美国疾病控制预防中心(Centers for Disease Control and Prevention)建议缺铁性贫血患者每日分次服用(2~3 次)铁元素 150~180 mg。

2. 药代动力学:补铁剂口服后,可被胃酸还原为亚铁离子($Fe^{2+}$)——一种更易于溶解的形式,随后被十二指肠吸收。(注:吸收量取决于目前身体的铁储备。如果铁储备充足,则铁的吸收就会减少;如果储备不足,则会吸收更多的铁。)铁的相对吸收率随剂量的增加而降低。口服制剂包括硫酸亚铁(ferrous sulfate)、富马酸亚铁(ferrous fumarate)、葡萄糖酸亚铁(ferrous gluconate)、多糖铁络合物(polysaccharide-iron complex)和羰基铁制剂(carbonyl iron formulation)。每种口服补铁剂中铁的含量不同(图 42.2)。肠外给药的补铁剂包括右旋糖酐铁

| 铁制剂 | 商品名 | 铁元素含量/% | 说明 |
|---|---|---|---|
| 葡萄糖酸亚铁 | Fergon,Ferro-Tab | 12 | • 铁元素较少,但耐受性与硫酸亚铁相似 |
| 柠檬酸铁铵 | Iron citrate | 18 | • 生物利用度比铁盐低<br>• 必须在肠道内还原为亚铁 |
| 硫酸亚铁 | Fer-in-Sol,Feratab | 20 | • 最常见的口服补铁剂<br>• 成本低,有效性和耐受性良好 |
| 硫酸亚铁(无水) | Slow-Fe | 30 | • 硫酸亚铁缓释配方(每日给药1次)<br>• 成本高于硫酸亚铁 |
| 富马酸亚铁 | Ferretts,Ferrimin,Hemocyte | 33 | • 有效性和耐受性与硫酸亚铁类似<br>• 与其他的铁盐相比几乎没有味道 |
| 羰基铁 | Icar,Feosol | 100 | • 纯化的铁微粒<br>• 在胃里溶解为盐酸盐形式后被吸收<br>• 由于吸收速率较慢,毒性比铁盐小(持续释放铁1~2d) |
| 多糖铁复合物 | Bifera,NovaFerrum,Nu-Iron 150 | 100 | • 无味、无臭<br>• 每日1次的铁元素剂量约为每日2次的硫酸亚铁中铁的含量 |

图 42.2　不同铁制剂的特点

(iron dextran)、葡萄糖酸铁钠(sodium ferric gluconate)、纳米氧化铁(ferumoxytol)、羧基麦芽糖铁(ferric carboxymaltose)和蔗糖铁(iron sucrose)。

3. 不良反应：口服补铁剂最常见的不良反应是由局部刺激(腹痛、便秘、恶心、腹泻)和黑便引起的胃肠紊乱。肠外给药的补铁剂可用于对口服补铁剂不耐受或不能充分吸收的患者，以及接受红细胞生成素(erythropoietin, EPO)治疗的血液透析或化疗患者。接受右旋糖酐铁肠外补铁剂的患者可能发生致死性过敏反应，应该在给予右旋糖酐铁治疗之前，进行小剂量的肠外补铁剂试验，观察患者是否会出现严重的过敏反应。此外，当患者存在感染时，应谨慎使用静脉补铁疗法。(注：铁是细菌生长所必需的。)

### B. 叶酸

叶酸(folic acid)的主要功能是治疗由维生素缺乏所引起的疾病。叶酸缺乏的原因主要包括：①机体对叶酸的需求增加，如孕期和哺乳期；②小肠疾病引起的吸收不良；③酗酒；④使用二氢叶酸还原酶(dihydrofolate reductase)抑制药[如甲氨蝶呤(methotrexate)和甲氧苄啶(trimethoprim)]，直接抑制DNA合成的药物[如硫唑嘌呤(azathioprine)和齐多夫定(zidovudine)]或抑制叶酸吸收的药物[如苯妥英(phenytoin)和苯巴比妥(phenobarbital)]。叶酸缺乏会导致嘌呤和嘧啶的合成受限，使红细胞生成组织不能正常合成DNA，导致细胞无法增殖而出现巨幼红细胞性贫血(图 42.3)。(注：应避免维生素 $B_{12}$ 缺乏引起的神经系统并发症。)一般情况下，口服叶酸的毒性较低，且可以被空肠迅速吸收。在高剂量时，过量的叶酸会随尿排出。肠外注射给药已报告可能出现罕见的超敏反应。

### C. 羟钴胺和氰钴胺

饮食不足、恶性贫血时，胃壁细胞无法产生内因子(intrinsic factor)或吸收维生素必需的肠道受体活性丧失都可导致维生素 $B_{12}$ 的缺乏。非特异性吸收不良综合征(nonspecific malabsorption syndromes)或胃切除也可导致维生素 $B_{12}$ 的缺乏。除了贫血的一般症状和体征，维生素 $B_{12}$ 缺乏引起的贫血还可能造成手脚麻木、行走困难、痴呆，严重情况下还可导致幻觉、偏执或精神分裂症。[注：单用叶酸可治疗血液系统疾病，但是可能会掩盖维生素 $B_{12}$ 的缺乏，从而导致严重的神经功能疾病。需要确定巨幼细胞性贫血(megaloblastic anemia)的病因，以便进行针对性的治疗。巨幼细胞性贫血不应单用叶酸治疗，而应联合用叶酸和维生素 $B_{12}$。]

维生素可口服用于膳食性营养缺乏的治疗，而肌内或皮下给药用于治疗恶性贫血，一般首选羟钴胺(hydroxocobalamin，维生素 $B_{12}$ 补充剂)肌内给药。其具有反应快速、高蛋白结合率和维持较长的血浆药物浓度等优点。在膳食性营养缺乏患者中，维生素 $B_{12}$ 补充剂[如氰钴胺(cyanocobalamin)]需要每日高剂量口服或每月通过肠外途径补充。大剂量服用维生素 $B_{12}$ 的毒性也较低。恶性贫血的治疗必须持续终身。

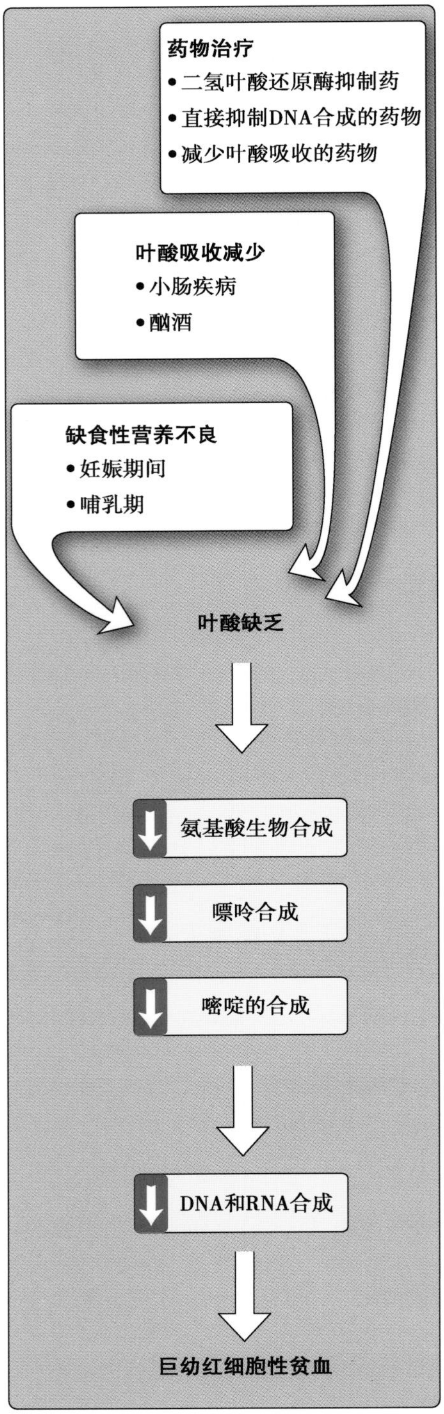
药物治疗
• 二氢叶酸还原酶抑制药
• 直接抑制DNA合成的药物
• 减少叶酸吸收的药物
叶酸吸收减少
• 小肠疾病
• 酗酒
缺食性营养不良
• 妊娠期间
• 哺乳期
叶酸缺乏
氨基酸生物合成
嘌呤合成
嘧啶的合成
DNA和RNA合成
巨幼红细胞性贫血

图 42.3 叶酸缺乏

### D. 依泊汀和达贝泊汀

肾小管周细胞可对缺氧做出反应，合成并释放EPO(一种糖蛋白)。EPO可促进干细胞分化为原红细胞(proerythroblast)，促进网织红细胞(reticulocyte)从骨髓中的释放和血红蛋白的形成。因此，EPO可调节骨髓中的红细胞增殖和分化。利用重组DNA技术生产的阿法依泊汀(epoetin alfa，简称为依泊汀,或称为重组人红细胞生成素)可有效治疗由终末期肾病(end-stage renal disease),人类免疫缺陷病毒(human immunodeficiency virus,HIV)感染,骨髓疾病,早产和恶性肿瘤引起的贫血。阿法达贝泊汀(darbepoetin alfa,也简称为达贝泊汀)是一种长效的 EPO,由于添加了两个碳水化合物链,其半衰期长达依泊汀的 3 倍。以上药物具有良好的耐受性,在肾透析患者中可通过静脉或皮下注射治疗适应证。在某些情况下会出现血压升高和关节痛等副作用。(注:血压升高可能是周围血管阻力或血液黏度增加造成的。此外,可能需要补铁剂以确保该药发挥足够的药效。)

使用依泊汀将血红蛋白浓度控制在 11 g/dL 以上时,可观察到严重的心血管不良反应(如血栓形成和严重的高血压)、死亡风险增加、肿瘤进展时间缩短,以及患者存活率的降低。因此,对于所有接受依泊汀或达贝泊汀治疗的患者,建议药物最低有效剂量下的血红蛋白水平不应超过 12 g/dL,2 周内血红蛋白水平增加不超过 1 g/dL。如果血红蛋白水平超过 10 g/dL,应减少用药剂量或停止治疗。由于这两种药物的起效均较晚,因此在贫血的急性治疗中没有任何临床价值。

## Ⅲ. 中性粒细胞减少症治疗药物

骨髓生长因子或粒细胞集落刺激因子(granulocyte colony-stimulating factor,G-CSF),如非格司亭(filgrastim)、tbo-非格司亭(tbo-filgrastim)和培非格司亭(pegfilgrastim),以及粒细胞-巨噬细胞集落刺激因子(granulocyte-macrophage colony-stimulating factor,GM-CSF),如沙格司亭(sargramostim),都能够增加粒细胞集落形成的单位数,促进中性粒细胞成熟,刺激成熟的粒细胞从骨髓中释放出来,并增强中性粒细胞的趋化及吞噬功能,减少严重中性粒细胞减少症的持续时间。此类药物通常用于减少化疗和骨髓移植后患中性粒细胞减少症的风险。非格司亭和沙格司亭可经皮下或静脉给药,而 tbo-非格司亭和培非格司亭仅通过皮下给药。治疗药物之间的主要区别在于给药的频率,从开始化疗后的 24~72 h 开始,非格司亭、tbo-非格司亭和沙格司亭每天给药 1 次,直到绝对中性粒细胞计数(absolute neutrophil count,ANC)达到 5 000~10 000/μL。培非格司亭是重组人 G-CSF 的聚乙二醇化形式,与其他药物相比,其半衰期更长,并在化疗后 24 h 内以单剂量使用,而不是以每日 1 次的方式使用。服用培非格司亭的患者,通常不需要对 ANC 进行检测。这几种药物的功效、安全性、耐受性是相同的。常见副作用是骨痛。

## Ⅳ. 镰状细胞病治疗药物

### A. 羟基脲

羟基脲是一种口服核糖核酸还原酶(ribonucleotide reductase)抑制药,可减少疼痛性镰状细胞病患者危象发生的频率(图 42.4)。羟基脲可增加胎儿血红蛋白的水平,从而稀释异常血红蛋白 S(hemoglobin S,HbS)并使其浓度降低。在接受治疗的患者中,羟基脲可延迟和减少血红蛋白 S 的聚合,因此疼痛性镰状细胞病患者危象的发生不是由镰状细胞阻塞毛细血管和组织缺氧所引起的。临床反应可能需要 3~6 个月。羟基脲的主要副作用包括骨髓抑制和皮肤血管炎,因此该药物应在有经验医生的监督下使用。羟基脲还用于治疗急性髓细胞白血病(acute myelogenous leukemia,AML),银屑病(psoriasis)和真性红细胞增多症(polycythemia vera,PV)。图 42.5 总结了治疗贫血的主要药物。

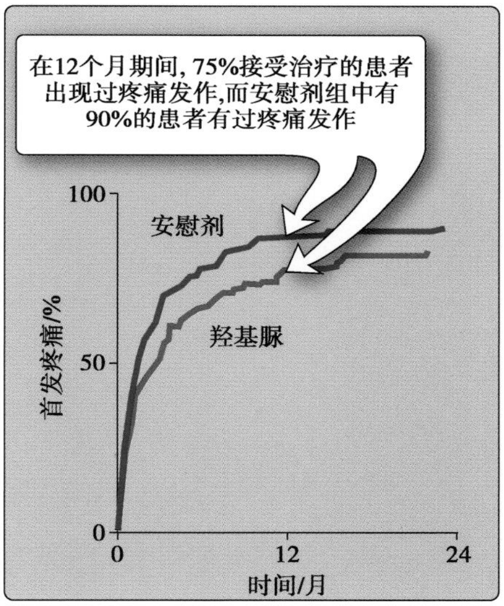
在12个月期间, 75%接受治疗的患者出现过疼痛发作,而安慰剂组中有90%的患者有过疼痛发作
100
安慰剂
羟基脲
50
0
首发疼痛/%
0
12
24
时间/月

图 42.4　羟基脲治疗对镰状细胞首发疼痛发生率的影响

| 药物 | 副作用 | 药物相互作用 | 监测参数 |
|---|---|---|---|
| **贫血的治疗** | | | |
| 维生素$B_{12}$ | 注射部位疼痛、关节痛、头晕、头疼、鼻咽炎、速发型过敏反应 | 质子泵抑制药——可减少$B_{12}$的口服吸收 | 维生素$B_{12}$、叶酸、铁 |
| 红细胞生成素/阿法依泊汀 | 水肿、瘙痒、恶心、呕吐、高血压、脑血管意外、血栓 | 阿法达贝泊汀——反复使用可能增加不良反应 | 血红蛋白和血细胞比容、血清铁蛋白、血压 |
| 阿法达贝泊汀 | 水肿、瘙痒、恶心、呕吐、高血压、脑血管意外、血栓 | 阿法依泊汀——反复使用可增加不良反应 | 血红蛋白和血细胞比容、血清铁蛋白、血压 |
| 叶酸 | 口味差、恶心呕吐、意识混乱、易怒 | 消胆胺——可能干扰其吸收 | 全血细胞计数、血清叶酸 |
| 铁 | 瘙痒、恶心/呕吐/腹泻、头痛、过敏反应 | 去铁胺、二巯基丙醇——可与铁发生螯合 | 血红蛋白和血细胞比容、血清铁、总铁结合力、转铁蛋白、网织红细胞计数 |
| **镰状细胞性贫血的治疗** | | | |
| 羟基脲 | 骨髓抑制、皮肤溃疡、继发性白血病、转氨酶升高 | 抗HIV药物——联用可能会降低CD4细胞的计数；水杨酸类药物——联用可能增加出血风险；丙磺舒——增加尿酸水平 | 全血细胞计数 |

图 42.5 贫血治疗药物的主要性质

（张翀，白仁仁）

思考题

扫描二维码

获取思考题

# 第 43 章　皮肤病治疗药

## Ⅰ. 概述

皮肤是一种复杂和动态的器官，由细胞、组织和生物分子组成，它们相互协调以发挥多种相互依赖的功能，包括保护机体免受外源性有害化学物质、感染性病原体和紫外线辐射的伤害，并在伤口修复、感觉、体温调节和维生素 D 合成等方面发挥重要作用。本章重点介绍常见皮肤疾病的治疗药物，如银屑病、痤疮、酒渣鼻、感染、色素沉着障碍（pigmentation disorder）和脱发等。图 43.1 总结了痤疮、细菌感染和酒渣鼻的主要治疗药物。（注：抗皮肤真菌感染药物参见第 33 章。）

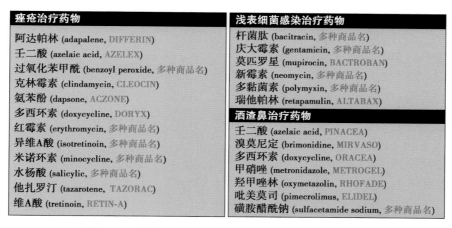

| 痤疮治疗药物 |
|---|
| 阿达帕林 (adapalene, DIFFERIN) |
| 壬二酸 (azelaic acid, AZELEX) |
| 过氧化苯甲酰 (benzoyl peroxide, 多种商品名) |
| 克林霉素 (clindamycin, CLEOCIN) |
| 氨苯酚 (dapsone, ACZONE) |
| 多西环素 (doxycycline, DORYX) |
| 红霉素 (erythromycin, 多种商品名) |
| 异维A酸 (isotretinoin, 多种商品名) |
| 米诺环素 (minocycline, 多种商品名) |
| 水杨酸 (salicylic, 多种商品名) |
| 他扎罗汀 (tazarotene, TAZORAC) |
| 维A酸 (tretinoin, RETIN-A) |

| 浅表细菌感染治疗药物 |
|---|
| 杆菌肽 (bacitracin, 多种商品名) |
| 庆大霉素 (gentamicin, 多种商品名) |
| 莫匹罗星 (mupirocin, BACTROBAN) |
| 新霉素 (neomycin, 多种商品名) |
| 多黏菌素 (polymyxin, 多种商品名) |
| 瑞他帕林 (retapamulin, ALTABAX) |

| 酒渣鼻治疗药物 |
|---|
| 壬二酸 (azelaic acid, PINACEA) |
| 溴莫尼定 (brimonidine, MIRVASO) |
| 多西环素 (doxycycline, ORACEA) |
| 甲硝唑 (metronidazole, METROGEL) |
| 羟甲唑林 (oxymetazolin, RHOFADE) |
| 吡美莫司 (pimecrolimus, ELIDEL) |
| 磺胺醋酰钠 (sulfacetamide sodium, 多种商品名) |

图 43.1　痤疮、浅表细菌感染和酒渣鼻治疗药物总结

## Ⅱ. 外用制剂

皮肤主要由表皮层和真皮层组成（图 43.2）。表皮由数层角化细胞构成，而最外层的角质层是抵御外部损伤的主要屏障。真皮位于表皮和皮下组织之间，由结缔组织构成，其中包含多种特殊结构，如汗腺、皮脂腺、毛囊和血管。由遗传和环境损害引起的皮肤结构和功能缺陷可能导致多种皮肤病，其中大部分可以通过药物进行控制或治愈。

外用药物治疗皮肤病不仅方便，而且全身性不良反应最少。常见的外用剂型包括喷雾剂、粉剂、洗剂、霜剂、糊剂、凝胶、膏剂和泡沫剂。针对特定情况选用剂型需基于诸如封闭性、应用方便性、患者依从性和药效等因素。相关选择还需考虑角质层的厚度和完整性，以及病变部位的类型、位置及损害程度。

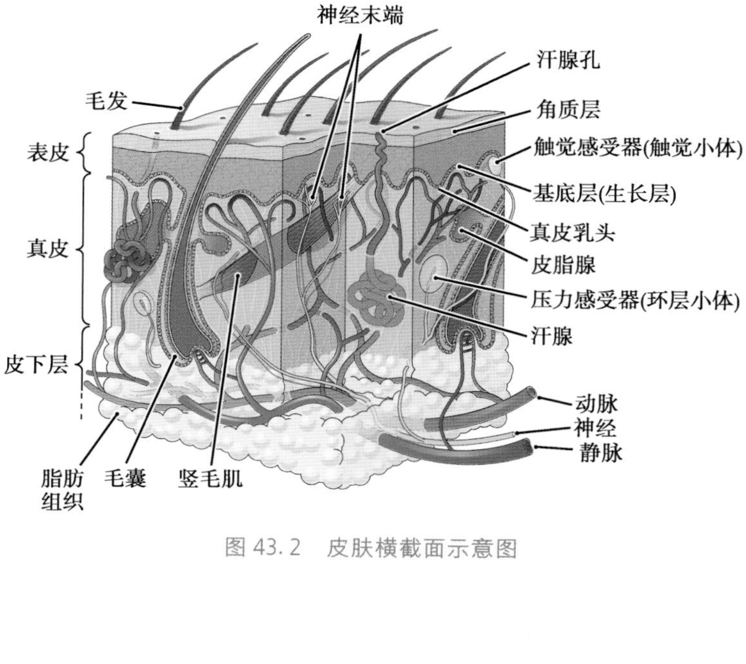
神经末端
汗腺孔
毛发
角质层
表皮
触觉感受器(触觉小体)
基底层(生长层)
真皮
真皮乳头
皮脂腺
压力感受器(环层小体)
汗腺
皮下层
动脉
神经
静脉
脂肪组织
毛囊
竖毛肌

图 43.2　皮肤横截面示意图

## Ⅲ. 痤疮治疗药物

寻常痤疮(acne vulgaris)是一种常见的皮肤病,主要与雄激素分泌增加有关,发病人数占12~24岁人群的85%。[注:使用口服避孕药可能有助于降低循环系统中游离的雄激素水平,并减轻女性的痤疮症状(参见第25章)。]痤疮源于皮肤细胞的过度增殖和黏附,形成角蛋白塞(微小粉刺),造成毛囊封闭(图43.3)。在封闭的毛囊内,皮肤细胞脱落且皮脂继续产生,导致毛囊膨胀形成粉刺。

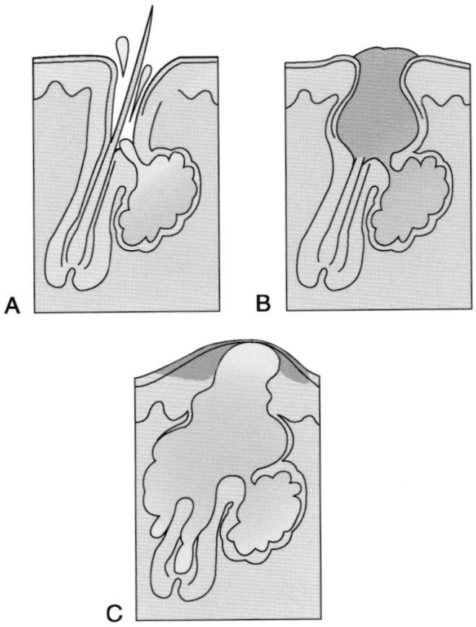
A
B
C

图43.3 寻常痤疮。A.正常皮脂腺和毛囊。B.粉刺的形成。C.脓疱的形成

皮脂是丙酸杆菌(*P. acnes*)增殖的营养物质,可与其他因素一起引发炎症反应,导致脓疱或丘疹-粉刺的形成。如继续发展,囊壁会破裂,引起炎症性结节的形成。不同的药物可以单用或联用,作用于其中的一个或多个病理成分,从而清除痤疮。

### A. 抗生素

局部和口服抗生素(antibiotic)常用于痤疮的治疗,口服抗生素更多用于中度至严重痤疮。抗生素在痤疮中的应用不仅在于其抗菌作用,还基于其抗炎特性。这对部分抗生素而言尤其重要,如四环素(tetracycline)。最常用于痤疮治疗的外用抗生素是克林霉素(clindamycin)(溶液或凝胶)和红霉素(erythromycin)(霜剂、凝胶或洗剂)。最常用的痤疮治疗口服抗生素包括四环素、多西环素(doxycycline)和米诺环素(minocycline)、红霉素、阿奇霉素(azithromycin),以及大环内酯类抗生素(macrolide)。外用制剂的耐受性较好。口服制剂,如四环素,常见的不良反应是胃肠道紊乱和光敏性。而对于大环内酯类药物,常见的不良反应为胃肠道紊乱。使用外用和口服抗生素时最令人担忧的问题是细菌的耐药性。但可通过采取一定措施限制耐药性的发展,包括与其他抗痤疮药物联合使用、尽可能缩短口服抗生素的时间,以及在可能的情况下使用低剂量的口服抗生素(亚抗菌剂量)。此外,一旦痤疮病变开始消除,患者应继续使用有效的非抗生素外用药进行局部维持治疗,如过氧化苯甲酰(benzoyl peroxide)和维A酸类(retinoid)药物。抗生素的有关内容在抗感染药物章节中有更为详细的介绍(参见第30章)。

### B. 壬二酸

壬二酸(azelaic acid)是一种天然的二羧酸,通过抑制痤疮丙酸杆菌蛋白质的合成而发挥抗菌活性。该药还具有抗炎活性,可抑制角质形成细胞的分裂和分化,并显示出粉刺溶解活性。壬二酸对色素沉着过度的皮肤具有减轻作用,可有效治疗炎症性痤疮导致的色素沉着。壬二酸的常用剂型包括霜剂和凝胶剂,主要的不良反应是轻微和短暂的瘙痒、灼烧、针刺感和麻刺感。

### C. 过氧化苯甲酰

过氧化苯甲酰是一种常用的外用药,主要通过杀菌作用改善痤疮症状,其氧化活性可有效杀灭痤疮丙酸杆菌,且不会产生细菌耐药性。该药还能减轻炎症并具有粉刺溶解作用。常用剂型包括外用洗剂、泡沫剂、霜剂和凝胶。主要的不良反应是皮肤干燥、刺激,部分患者还可能出现接触性皮炎。

### D. 氨苯砜

氨苯砜(dapsone)是一种具有抗炎和抗菌双重活性的砜类物质,能有效减少痤疮炎性病变和非炎性病变的数量。抗炎活性源于其对中性粒细胞功能的干预及其抑制单核细胞分泌肿瘤坏死因子(tumor necrosis factor-α,TNF-α)的能力。氨苯砜可作为局部凝胶使用,最常见的不良反应是皮肤出现短暂的油性、干燥和红斑。而这些不良反应部分是由制剂中的非药物成分引起的。

### E. 维A酸类药物

维A酸类药物是维生素A的衍生物,与维A酸受体(retinoid receptor)结合后可调节相关基因的表达,使角化细胞分化正常化,并减少过度增生(粉刺溶解活性)。此类药物还能减少皮脂的产生,并抑制炎症。这些多样化的活性使维A酸类药物成为痤疮、银屑病和严重酒渣鼻等各种皮肤病的有效治疗药物。外用维A酸类药物,如维A酸(tretinoin)、阿达帕林(adapalene)和他扎罗汀(tazarotene),可用于轻度和中度痤疮的治疗,而口服维A酸类药物异维A酸(isotretinoin)则用于严重的结节型痤疮。

外用维A酸类药物的不良反应包括皮肤红斑、脱屑、灼烧和刺痛,通常随时间逐渐消失。其他潜在的不良反应包括黏膜干燥和光敏性,因此患者应注意使用防晒霜。尽管外用制剂的全身吸收有限,但妊娠期间仍应避免使用,尤其是他扎罗汀,是痤疮治疗的三种外用维A酸类药物中致畸性最严重的。用于严重痤疮的异维A酸口服制剂,也有潜在的严重不良反应,包括精神影响和出生缺陷。妊娠期或备孕的妇女禁用此类药物。

### F. 水杨酸

外用水杨酸(salicylic acid)是一种β-羟基酸,可以渗透毛囊皮脂腺,清除粉刺的角质。但水杨酸的粉刺溶解作用不如维

A 酸类药物显著。该药物具有温和的抗炎活性，在较高浓度下具有角质溶解作用。水杨酸可用于治疗轻度痤疮，也是许多非处方药物和洁面乳的成分。该药的不良反应包括轻度皮肤脱皮、干燥和局部刺激。

### G. 磺胺醋酰钠

磺胺醋酰钠（sulfacetamide sodium）可干扰细菌的生长，通常与角质软化剂硫黄合用，用于治疗炎症性痤疮病变。该药也用于治疗酒渣鼻。磺胺醋酰钠可制成洁面乳、霜剂、泡沫剂、凝胶、洗剂、悬浊液和洗涤液。最常见的不良反应包括接触性皮炎、红斑、瘙痒、史-约综合征（Stevens-Johnson syndrome）和皮肤干燥症。

## Ⅳ. 浅表细菌感染治疗药物

一些革兰氏阳性和革兰氏阴性细菌可引多种皮肤感染，如毛囊炎和脓疱炎，以及更深层次的感染，如丹毒（erysipelas）和蜂窝织炎（cellulitis）。在更严重的情况下，这些感染会引发溃疡和全身性感染。本部分主要介绍用于治疗和预防某些浅表皮肤感染的外用抗菌药。

### A. 杆菌肽

杆菌肽（bacitracin）是一种具有抗生素活性的肽，对许多革兰氏阳性菌有效。该药主要是外用剂型，全身性使用的毒性较大。杆菌肽主要用于预防烧伤或轻微擦伤后的皮肤感染。常与新霉素（neomycin）或多黏菌素（polymyxin）制成复方制剂，剂型主要是软膏剂。

### B. 庆大霉素

庆大霉素（gentamicin）可靶向干扰革兰氏阴性菌的蛋白合成，常与其他药物联用治疗革兰氏阴性菌引起的皮肤感染。剂型主要包括霜剂和软膏剂。外用时极少引起全身性不良反应。

### C. 莫匹罗星

莫匹罗星（mupirocin）可靶向抑制革兰氏阳性菌的蛋白合成，可用于治疗脓疱病（由链球菌或葡萄球菌引起的一种具有传染性的皮肤感染疾病；图 43.4）和其他革兰氏阳性菌引起的严重皮肤感染，包括耐甲氧西林金黄色葡萄球菌引起的感染。该药的剂型包括霜剂和软膏剂。（注：莫匹罗星滴鼻剂可用于消除耐甲氧西林金黄色葡萄球菌的定植，并降低住院患者的感染风险。）该药最常见的不良反应是瘙痒、皮疹和烧灼感。

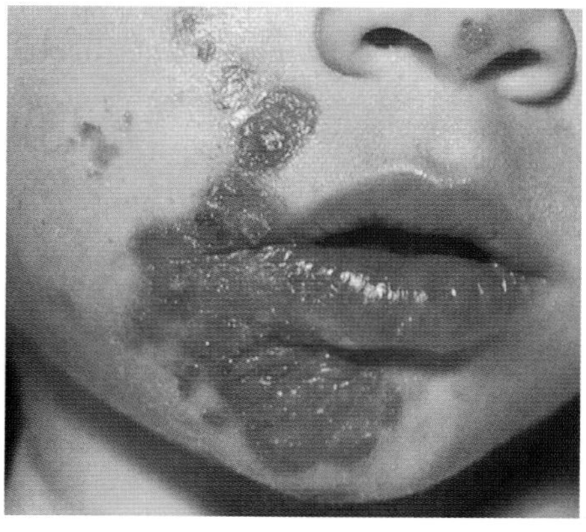

图 43.4　面部脓疱病

### D. 新霉素

新霉素可干扰细菌蛋白的合成，主要对革兰氏阴性菌有效，对革兰氏阳性菌也具有一定的活性，常与其他外用抗感染药（如杆菌肽和多黏菌素）制成复方制剂治疗皮肤感染。市售的复方制剂主要是软膏剂。常见不良反应包括接触性皮炎、红斑、皮疹和荨麻疹。

### E. 多黏菌素

多黏菌素 B 是一种环状疏水性肽，可破坏革兰氏阴性菌细胞膜。如上所述，该药通常与杆菌肽（“双抗生素”），以及与新霉素和杆菌肽（“三联抗生素”）联合外用预防轻微皮肤创伤后的皮肤感染。复方制剂主要是软膏剂。

### F. 瑞他帕林

瑞他帕林（retapamulin）是一种蛋白合成抑制剂，对革兰氏阳性菌有效，用于脓疱疮的治疗。该药唯一可用的剂型是软膏剂，最常见的不良反应是瘙痒和皮肤刺激。

## Ⅴ. 酒渣鼻治疗药物

酒渣鼻（rosacea）是一种常见的影响面部皮肤中央部位的炎症性疾病。常见的临床特征包括面部红斑（面红）和类似痤疮的炎性病变。症状、体征和严重程度决定了这种疾病的治疗方式。壬二酸是一种潜在的酒渣鼻治疗药物。其他外用和口服的酒渣鼻治疗药物如下所述。

### A. 溴莫尼定

溴莫尼定（brimonidine）是一种 $\alpha_2$ 肾上腺素受体激动药，可通过血管收缩作用减少红斑。该药的主要剂型为凝胶，主要不良反应是灼烧感、局部温暖感和潮红。（注：溴莫尼定洗眼剂可用于青光眼的治疗。）

### B. 多西环素

多西环素（doxycycline）是一种低剂量的口服抗菌药，其对酒渣鼻的作用不是通过其杀菌作用，而是基于其抗炎作用。该药的主要剂型包括胶囊和片剂，主要不良反应包括腹泻、恶心、消化不良和鼻咽炎。

### C. 甲硝唑

甲硝唑（metronidazole）是一种外用治疗酒渣鼻的抗菌药。其药效是基于抗炎或免疫抑制而不是抗菌作用。甲硝唑的可用剂型有霜剂、凝胶和洗剂。主要不良反应为灼烧、红斑、皮肤刺激、皮肤干燥和寻常痤疮。

### D. 羟甲唑啉

羟甲唑啉（oxymetazoline）是一种 $\alpha_1$ 肾上腺素受体激动药，可通过血管收缩减少红斑。可用剂型是霜剂，主要不良反应包括用药部位皮炎、炎症病灶恶化、局部瘙痒和红斑，以及烧灼感。

### E. 吡美莫司

吡美莫司（pimecrolimus）是一种外用钙调磷酸酶（calcineurin）抑制剂和免疫抑制剂，可减轻炎症。可用剂型为霜剂，主要不良反应是灼烧、刺激、瘙痒和红斑。

## Ⅵ. 色素沉着障碍治疗药物

皮肤的颜色来自表皮基底层黑色素细胞产生的黑色素（melanin）。当黑色素细胞受损时，黑色素水平就会受到影响，最终导致色素沉着障碍。如果身体不能产生足够的黑色素，皮肤颜色就会变浅（色素减退）；如果身体产生过多的黑色素，皮肤就会变黑（色素沉着）。色素沉着障碍可能呈大范围分布，影响皮肤的许多区域，也可能是局部的影响。图 43.5 总结了色素沉着障碍的主要治疗药物。

| 色素沉着障碍治疗药物 |
|---|
| 氢醌 (hydroquinone, 仅有通用名) |
| 甲氧沙林 (methoxsalen, 仅有通用名) |
| 他扎罗汀 (tazarotene, AVAGE) |
| **银屑病治疗药物** |
| 阿维A酸 (acitretin, SORIATANE) |
| 阿达木单抗 (adalimumab, HUMIRA) |
| 阿普斯特 (apremilast, OTEZLA) |
| 布罗达单抗 (brodalumab, SILIQ) |
| 卡泊三醇 (calcipotriene, DOVONEX) |
| 骨化三醇 (calcitriol, VECTICAL) |
| 赛妥珠单抗 (certolizumab pegol, CIMZIA) |
| 煤焦油 (coal tar, 多种商品名) |
| 伊那西普 (etanercept, ENBREL) |
| 戈利木单抗(golimumab, SIMPONI) |
| 古塞库单抗 (guselkumab, TREMFYA) |
| 英夫利昔单抗 (infliximab, REMICADE) |
| 艾克珠单抗 (ixekizumab, TALTZ) |
| 甲氨蝶呤 (methotrexate, 多种商品名) |
| 水杨酸 (salicylic acid, 多种商品名) |
| 苏金单抗 (secukinumab, COSENTYX) |
| 他扎罗汀(tazarotene, TAZORAC) |
| 乌司奴单抗 (ustekinumab, STELARA) |
| **脱发治疗药物** |
| 非那雄胺 (finasteride, PROPECIA) |
| 米诺地尔(minoxidil, ROGAINE) |

图 43.5 色素沉着障碍、银屑病和脱发治疗药物总结

### A. 氢醌

氢醌（hydroquinone）是一种外用皮肤增白剂，可使皮肤暂时性变浅，减少与雀斑和黄褐斑相关的色素沉着（皮肤上的棕色至灰棕色的斑点；图 43.6）。氢醌经常与外用维 A 酸类药物联用，用于治疗皮肤光老化。氢醌的作用机制是抑制黑色素合成必需的酪氨酸激酶（tyrosinase），通常制备成浓度为

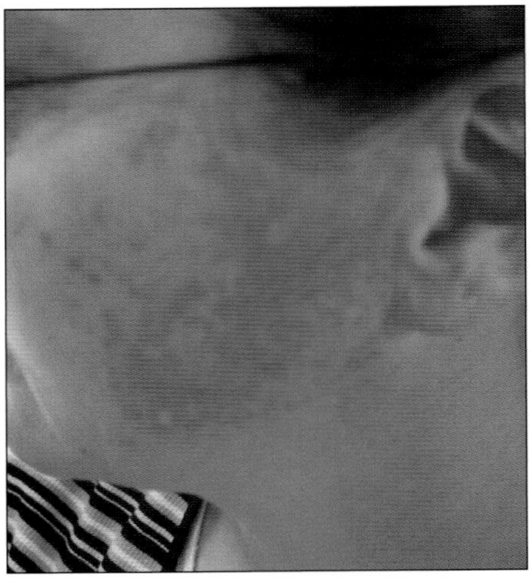

图 43.6 面部黄褐斑

4% 的溶液制剂。由于氢醌具有潜在的致癌性，因此不宜使用高浓度制剂或长期过量使用。最常见的不良反应是局部皮肤刺激。

### B. 甲氧沙林

甲氧沙林（methoxsalen）是一种可刺激黑色素细胞的补骨脂素（psoralen）光敏剂，用于白癜风患者的色素恢复（图 43.7）。该药的作用机制是通过补骨脂素光化学疗法（PUVA）（补骨脂素+UVA 辐射）抑制 DNA 的复制。经紫外线照射光激活后形成 DNA 加合物，进而影响细胞 DNA 的合成。甲氧西林可抑制细胞增殖，促进上皮细胞分化。局部外用甲氧西林可用于治疗小片的白癜风，口服疗法用于更大范围症状的治疗。由于该药有致癌性且可能导致皮肤老化，因此须谨慎使用。

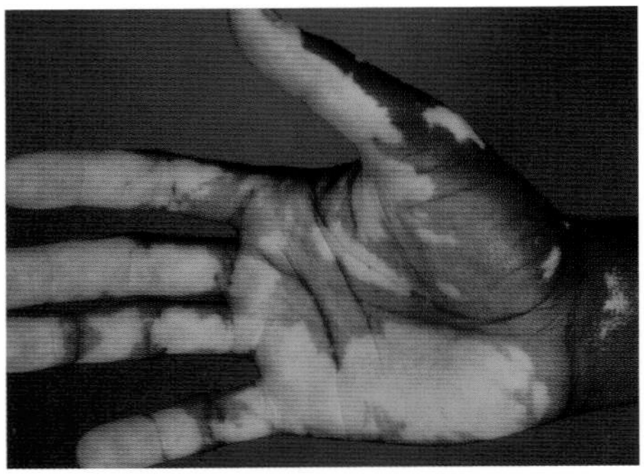

图 43.7 手掌白癜风

### C. 他扎罗汀

他扎罗汀是一种外用维 A 酸类药物，可减少色素沉着，也可用于治疗皮肤光老化。该药可用的剂型包括霜剂、泡沫剂和凝胶。最常见的不良反应为瘙痒、灼烧、红斑、皮疹和干燥。

## Ⅶ. 银屑病治疗药物

银屑病（psoriasia）又称牛皮癣，是一种慢性自身免疫性皮肤病，表现为表皮增生和真皮炎症，症状从轻微到致残不等。

银屑病的发生与基因显著相关，易反复发作。银屑病的突然发作可能是由一系列的环境因素引起，包括压力和皮肤创伤。银屑病包括几种形式，最常见的是斑块型银屑病，其特征是界限清楚，在较厚的红斑斑块上覆盖有细薄的鳞屑（图 43.8）。斑块的大小从 1 至数平方厘米不等。在轻度至中度病例中，这些斑块覆盖的体表面积<5%，但在更严重的病例中，其可覆盖超过 20% 的体表面积。治疗主要是针对炎症和异常的免疫反应，以及表皮增生。

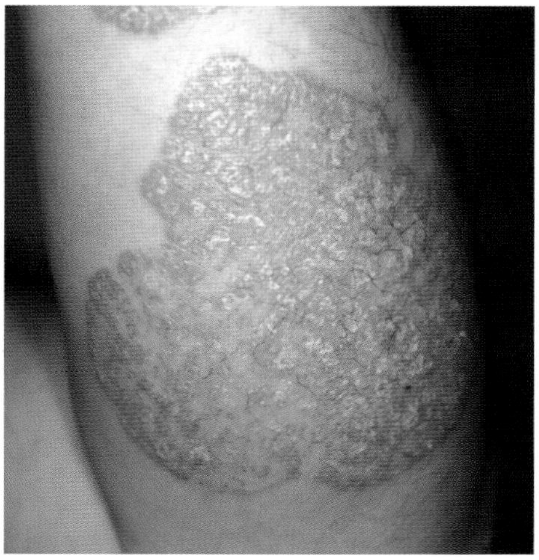

图 43.8　银屑病。图示大的鳞片状红斑

## A. 阿普斯特

阿普斯特（apremilast）是一种被批准用于中度至重度斑块型银屑病的口服药物。该药通过抑制磷酸二酯酶-4（phosphodiesterase-4）而发挥作用，最终抑制与银屑病相关的炎症介质的生成。最常见的不良反应是腹泻、恶心和头痛，抑郁也可能发生。强效 CYP450 诱导剂如卡马西平（carbamazepine）和苯妥英（phenytoin），可降低阿普斯特的疗效，因此不建议联合给药。

## B. 生物药

生物药（biologic agent）是从包括人体、动物和微生物中分离得到的药物，主要由糖、蛋白质、核酸组成，或此类物质的复杂组合物。批准用于银屑病治疗的生物药都是注射剂，主要是通过重组 DNA 技术生产的抗体类蛋白，用于治疗中、重度银屑病。其作用机制是通过与可以诱导或调节 T 细胞效应相关的细胞因子结合，在银屑病等自身免疫性疾病中发挥重要作用。例如，有几种生物药可靶向 TNF-α，后者在银屑病发病机制过程中发挥多种作用，包括激活角化细胞增殖、激活中性粒细胞，以及促进促炎细胞因子的释放。TNF-α 拮抗药包括依那西普（etanercept）、英夫利昔单抗（infliximab）、阿达木单抗（adalimumab）、赛妥珠单抗（certolizumab pegol）和戈利木单抗（golimumab）。针对银屑病发病过程中其他重要细胞因子的生物药包括抗 IL-12/IL-23 单抗药物优特克单抗（ustekinumab）；抗 IL-23 单抗药物古塞库单抗（guselkumab）；和抗 IL-17A 单抗药物苏金单抗（secukinumab）、艾克珠单抗（ixekizumab）和布罗达单抗（brodalumab）。每种药物都具有特定的潜在风险和不良反应，其中普遍存在的不良反应是注射或输液反应，以及由于免疫系统受到抑制而增加的感染风险。此外，由于此类药物都是外源性蛋白，因此有产生抗药抗体的风险，并有可能影响疗效。

## C. 角质软化剂

角质软化剂（keratolytic agent），如煤焦油和水杨酸，对局部的银屑病有效，特别是头皮部位。此类药物可改善皮质激素的渗透性。煤焦油可抑制皮肤细胞的过度增殖，也具有抗炎作用。由于化妆品不能添加煤焦油，且患者对其接受度较低，因此，新的外用药物已在很大程度上取代了煤焦油。

## D. 甲氨蝶呤

甲氨蝶呤（methotrexate）是银屑病最常用的系统性治疗药物。该药用于严重型银屑病，主要作用机制是通过减少免疫细胞（尤其是 T 淋巴细胞）的 DNA 合成，进而发挥免疫抑制作用。甲氨蝶呤包含口服和注射剂型。其常见的潜在不良反应为恶心、腹泻、口腔溃疡、脱发和皮疹。主要的长期风险是潜在的肝损伤。因此，使用甲氨蝶呤的患者需要定期进行肝功能检测。

## E. 维 A 酸类药物

维 A 酸类药物可使角化细胞分化正常化，并减少增生和炎症。他扎罗汀是外用维 A 酸类药物，用于治疗斑块型银屑病。其不良反应类似于其他用于痤疮治疗的外用维 A 酸类药物。阿维 A 酸（acitretin）是第二代维 A 酸类药物，口服用于治疗脓疱型银屑病。与治疗痤疮的口服异维 A 酸类似，阿维 A 酸也具有致畸作用，因此妇女在使用该药后至少 3 年内必须避孕（其潜在的致畸作用持续时间很长）。该药还禁止与乙醇联用。常见的不良反应包括唇炎、瘙痒、皮肤脱皮和高脂血症。

## F. 外用皮质激素

50 多年来，外用皮质激素一直是治疗银屑病的主要药物，同时也用于其他多种皮肤病的治疗。不同药物的药效也有不同，可用的剂型包括溶液剂、洗剂、霜剂、软膏、凝胶和洗发水（图 43.9）。在与细胞内皮质激素受体结合后，此类药物可通过多种机制发挥抗银屑病作用，包括抗炎、抗增殖、免疫抑制和血管收缩等。潜在的不良反应包括皮肤萎缩、纹状、痤疮样皮疹、皮炎、局部感染和色素减退，尤其是长期使用强效皮质激素的患者，更容易引发多种不良反应。在儿童中，表面大范围过度使用强效激素类药物可引起全身毒性，包括可能出现的下丘脑-垂体-肾上腺轴的抑制和生长迟缓。

## G. 维生素 D 类似物

卡泊三醇（calcipotriene）和骨化三醇（calcitriol）是合成的维生素 $D_3$ 衍生物，外用用于治疗斑块型银屑病。此类药物可抑制角化细胞增殖并促进其分化，同时抑制炎症反应。卡泊三醇的剂型包括霜剂、软膏、溶液剂和泡沫剂，而骨化三醇只有软膏剂。潜在的不良反应包括瘙痒、干燥、灼烧、刺激和红斑。

| 低效 | 中效 | 强效 | 超强效 |
|---|---|---|---|
| 0.05%双丙酸阿氯米松(c、o) | 0.05%二丙酸倍他米松(c) | 0.1%安西奈德(c、l、o) | 0.05%二丙酸倍他米松(o、g) |
| 0.1%氯可托龙匹伐酸酯(c) | 0.05%地奈德(c、l、o) | 0.05%二丙酸倍他米松,增强(c、l) | 0.05%丙酸氯倍他索(c、g、o) |
| 0.01%醋酸氟轻松(s) | 0.05%地塞米松(c) | 0.05%地塞米松(o) | 0.05%醋酸双氟拉松 (o) |
| 0.25%~2.5%氢化可的松碱或醋酸盐(o、c) | 0.025%醋酸氟轻松(c、o) | 0.05%醋酸双氟拉松 (o、c) | 0.1%氟轻松醋酸酯(c) |
| 0.025%曲安奈德( c、l、o) | 0.025%~0.5%氟氢缩松(c、o) | 0.05%氟轻松醋酸酯(c、g、o、s) | 0.05%氟氢缩松(l) |
| | 0.005%~0.05%丙酸氟替卡松(o、c) | 0.1%哈西奈德(c、 o) | Halobetasol 0.05%(c, o) |
| | 0.1%丁酸氢化可的松( c、o、s) | 0.5%曲安奈德( c、o) | |
| | 0.2%戊酸氢化可的松( c、o) | | |
| | 0.1%糠酸莫米松( c、o、l) | | |
| | 0.1%~0.2%曲安奈德( c、o) | | |

图 43.9 各种外用皮质激素的疗效。c，cream，霜剂；g，gel，凝胶剂；l，lotion，洗剂；o，ointment，软膏剂；s，solution，溶液剂

## Ⅷ 脱发的治疗药物

脱发症(alopecia)是指正常生长毛发的区域发生部分或全部脱发。最常见的脱发类型是雄激素性脱发(male pattern baldness,也称为男性型脱发),可发生于男性或女性。生发药物用于刺激头发生长或减缓脱发的进程。

### A. 非那雄胺

非那雄胺(finasteride)是口服的 5α 还原酶抑制药,可阻断睾酮转化为强效雄激素 5α 双氢睾酮(dihydrotestosterone, DHT)。高水平的 DHT 会导致毛囊缩小和萎缩。非那雄胺可降低头皮和血清中的 DHT 浓度,进而抑制了雄激素性脱发的一个关键因素。[注:高剂量非那雄胺也可用于治疗良性前列腺增生(参见第 41 章)。]不良反应包括性欲下降、射精减少和勃起功能障碍。由于该药物可导致男性胎儿尿道下裂,因此妊娠期妇女禁用非那雄胺。此外,与米诺地尔类似,该药物必须持续使用才能发挥治疗效果。

### B. 米诺地尔

米诺地尔(minoxidil)最初用作全身性降压药,但发现其具有促进毛发生长的不良反应,继而将其用于脱发的治疗。该药的非处方药外用剂型有泡沫剂或溶液剂,无全身性降压作用。米诺地尔对男性和女性都能有效阻止脱发,有些患者还能重新长出头发。尽管作用机制尚不完全清楚,但至少有部分原因是通过缩短头发周期中的休止期。该药必须持续使用以维持对头发生长的影响。主要的不良反应为红斑和瘙痒。

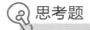

**(林美花,齐敏友)**

## 思考题

43章 思考题

扫描二维码

获取思考题

# 第 44 章　临床毒理学

## Ⅰ. 概述

几千年来，毒物及针对毒物的研究[毒理学(toxicology)]已融入人类的历史发展之中。例如，荷马(Homer)和亚里士多德(Aristotle)描述过毒箭(poison arrow)；苏格拉底(Socrates)被毒芹(poison hemlock)执行死刑；铅中毒可能是导致罗马帝国灭亡的原因；玛丽莲·梦露(Marilyn Monroe)、埃尔维斯·普雷斯利(Elvis Presley)和迈克尔·杰克逊(Michael Jackson)的死因都是过量服用处方药。毒物可以通过吸入、口服、注射和皮肤吸收等途径进入人体(图 44.1)。正确理解各种毒性机制有助于研究对症解毒的方法。本章主要概述中毒患者的紧急治疗措施，并对一些常见毒物的机制、临床表现及临床治疗进行简要的介绍。

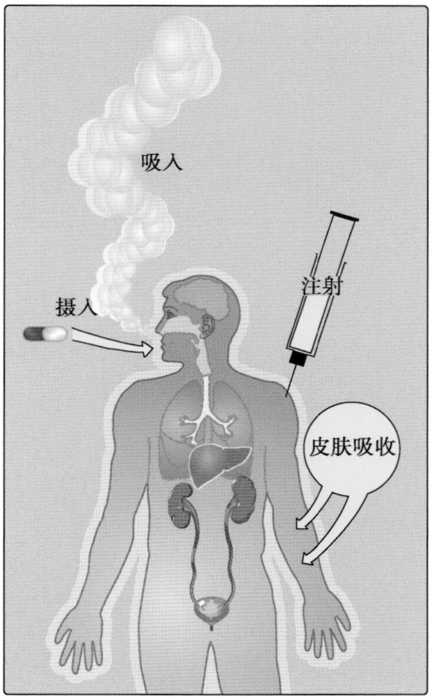
吸入
注射
摄入
皮肤吸收
图 44.1　人体暴露于毒物的途径

## Ⅱ. 中毒患者的紧急治疗

治疗中毒患者的首要原则是对患者的治疗，而不是对毒物的处理。首先，应评估和处理气道、呼吸和循环系统，以及任何其他危及当下生命的毒性作用(例如，血压、心率、呼吸频率、体温的骤升或骤降，以及任何危险性的心律失常)。酸/碱和电解质紊乱、对乙酰氨基酚(acetaminophen)和水杨酸(salicylate)血药浓度水平，以及药物筛选均可在获得实验室结果后进行进一步的评估。其次，在对患者进行吸氧、开放静脉通道及放置心脏监护仪后，应考虑对精神状态改变的中毒患者使用“昏迷鸡尾酒”(coma cocktail)疗法。昏迷鸡尾酒疗法包括静脉注射葡萄糖治疗低血糖，发现精神状态改变可能的毒理学原因，采用纳洛酮(naloxone)治疗可能的阿片类药物或可乐定(clonidine)引起的毒性，以及采用硫胺素(thiamine)治疗乙醇诱导的韦尼克脑病(Wernicke encephalopathy)。

### A. 毒物的清除

一旦患者病情稳定，就可以对毒物进行清除。例如，采用生理盐水或温水冲洗眼睛至中性 pH 值以处理眼部的毒物暴露；采用清水冲洗以处理皮肤的毒物暴露；或通过洗胃、活性炭(activated charcoal)吸附或灌肠(使用聚乙二醇电解质平衡溶液)去除因摄入毒物导致的胃肠道中毒。最好在毒物摄入后 1h 内进行处理。一些毒物不能被活性炭吸附，例如，铅和其他重金属、铁、锂、钾，以及酒精，这也限制了活性炭的应用。

### B. 增强毒物的清除

1. 血液透析：如果毒物满足某些特性，如蛋白结合率低、体积分布小、分子量和水溶性低，则可通过血液透析增强对毒物

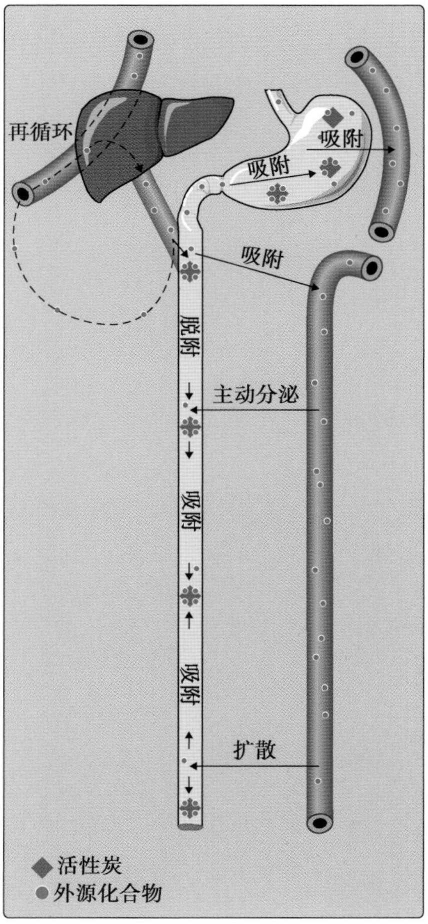
再循环
吸附
吸附
吸附
脱附
主动分泌
吸附
吸附
扩散
活性炭
外源化合物
图 44.2　活性炭多剂量给药的作用机制

的清除。血液透析可去除的药物或物质包括甲醇、乙二醇、水杨酸盐、茶碱(theophylline)、苯巴比妥(phenobarbital)和锂(lithium)。

2. 尿液的碱化：尿液的碱化可促进水杨酸盐或苯巴比妥的清除。通过静脉注射碳酸氢钠能够增加尿液的 pH 值,可将药物转化为一种能阻止其再吸收的离子形式,从而将其局限在尿液中,最终由肾脏排出体外。尿液的目标 pH 值为 7.5~8,同时应确保血浆 pH 值不超过 7.55。

3. 多剂量活性炭：多剂量活性炭有助于消除某些药物(如茶碱、苯巴比妥、地高辛、卡马西平)。活性炭具有极强的多孔性和高表面积,从而在肠道内形成一个浓度梯度。药物可从高浓度区域转移至低浓度区域,进而促进被吸收的药物回到肠道并被活性炭吸附。此外,通过活性炭吸附药物,可阻断肠肝循环药物的再吸收,如苯妥英(phenytoin)(图 44.2)。在每次使患者服用活性炭前需确保能听到正常的肠鸣音,以防肠梗阻的发生。

## Ⅲ. 药物和职业相关的毒性举例

### A. 对乙酰氨基酚

当正常代谢途径饱和时,对乙酰氨基酚就会产生毒性,生成肝毒性代谢产物 *N*-乙酰基对苯醌亚胺(*N*-acetyl-p-benzoquinone imine,NAPQI)(图 44.3)。在服用治疗剂量的对乙酰氨基酚后,肝脏产生的谷胱甘肽可中和 NAPQI 的毒性。然而,一旦过量服用,谷胱甘肽将会被耗尽,过量的代谢产物就会产生毒性作用。对乙酰氨基酚的毒性具有四个典型的阶段(图 44.4)。*N*-乙酰半胱氨酸(*N*-acetylcysteine,NAC)是对乙酰氨基酚中毒的解毒剂,可作为谷胱甘肽前体和谷胱甘肽的替代品,并协助硫化作用。NAC 也可作为一种抗氧化剂来帮助康复。NAC 在毒物摄入后 8~10 h 内使用最为有效。基于对乙酰氨基酚摄入时间和血清水平模拟的 Rumack-Matthew 列线图(图 44.5),可用于确定急性摄入后是否需要采用 NAC 进行治疗。在摄入后 4~24 h 内获得对乙酰氨基酚的血清水平时,该列线图有助于预测对乙酰氨基酚的毒性。

### B. 醇类

1. 甲醇和乙二醇：甲醇(methanol)存在于挡风玻璃清洗液和航空模型燃料之类的产品中,而乙二醇(ethylene glycol)是最常见的散热器防冻剂。这些一级醇相对无毒,主要引起中枢神经系统(central nervous system,CNS)抑郁。然而,甲醇和乙二醇均可被氧化成有毒的物质:甲醇可被氧化为甲酸,乙二醇可被氧化为乙醇酸(glycolic acid)、乙醛酸(glyoxylic acid)和草酸(oxalic acid)。甲吡唑(fomepizole)可通过阻断醇脱氢酶(alcohol dehydrogenase)来抑制醇的氧化途径,以阻止有毒代谢产物的形成,并使醇类以原形的形式通过肾脏排出体外(图 44.6)。(注:如果没有甲吡唑,乙醇可作为替代的解毒剂。)血液透析可除去已产生的有毒酸。此外,辅助因子可用于促进代谢生成无毒性的代谢产物(叶酸对应于甲醇;硫胺素和吡哆醇对应于乙二醇)。如果不加治疗,摄入的甲醇可能导致失明、代谢性酸中毒、癫痫和昏迷。乙二醇的摄入可导致肾衰竭、低钙血症、代谢性酸中毒和心力衰竭。

2. 异丙醇：这种二级醇可通过醇脱氢酶代谢为丙酮。丙酮不能被进一步氧化成羧酸,因此不会发生酸血症。因异丙醇不会代谢生成有毒性的代谢产物,故无须用特定解毒剂治疗异丙醇的摄入。但是,异丙醇是一种已知的 CNS 抑制剂(大约是乙醇的 2 倍)和胃肠道刺激物。相关治疗主要集中在支持性护理方面。

### C. 一氧化碳

一氧化碳(carbon monoxide,CO)是一种无色、无嗅、无味的

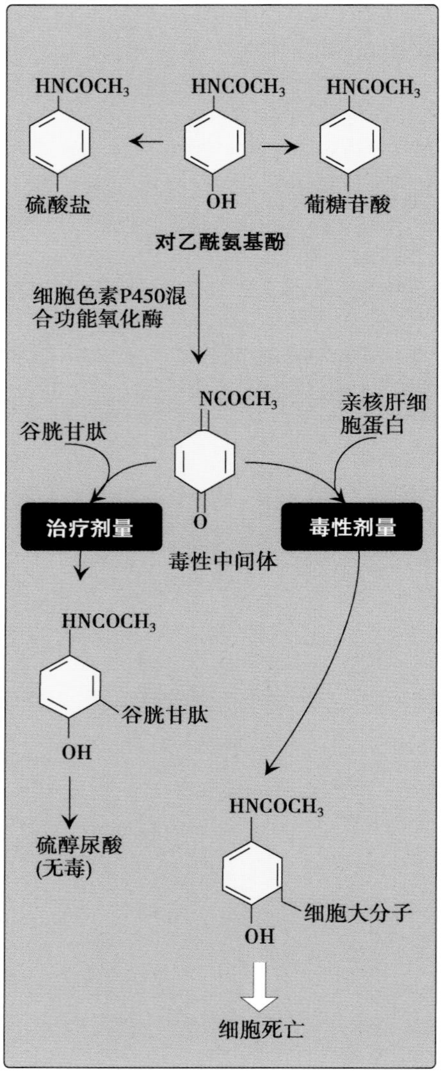
HNCOCH3
HNCOCH3
HNCOCH3
硫酸盐
OH
葡糖苷酸
对乙酰氨基酚
细胞色素P450混合功能氧化酶
NCOCH3
谷胱甘肽
亲核肝细胞蛋白
O
治疗剂量
毒性剂量
毒性中间体
HNCOCH3
谷胱甘肽
OH
硫醇尿酸
(无毒)
HNCOCH3
细胞大分子
OH
细胞死亡

图 44.3 对乙酰氨基酚的代谢

**第一阶段(0~24 h)**：食欲不振、恶心、呕吐、全身不适

**第二阶段(24~72 h)**：腹痛、转氨酶升高

**第三阶段(72~96 h)**：肝坏死、黄疸、脑病、肾衰竭、死亡

**第四阶段(4 d~2周)**：症状和器官衰竭完全消失

图 44.4 对乙酰氨基酚中毒的四个阶段

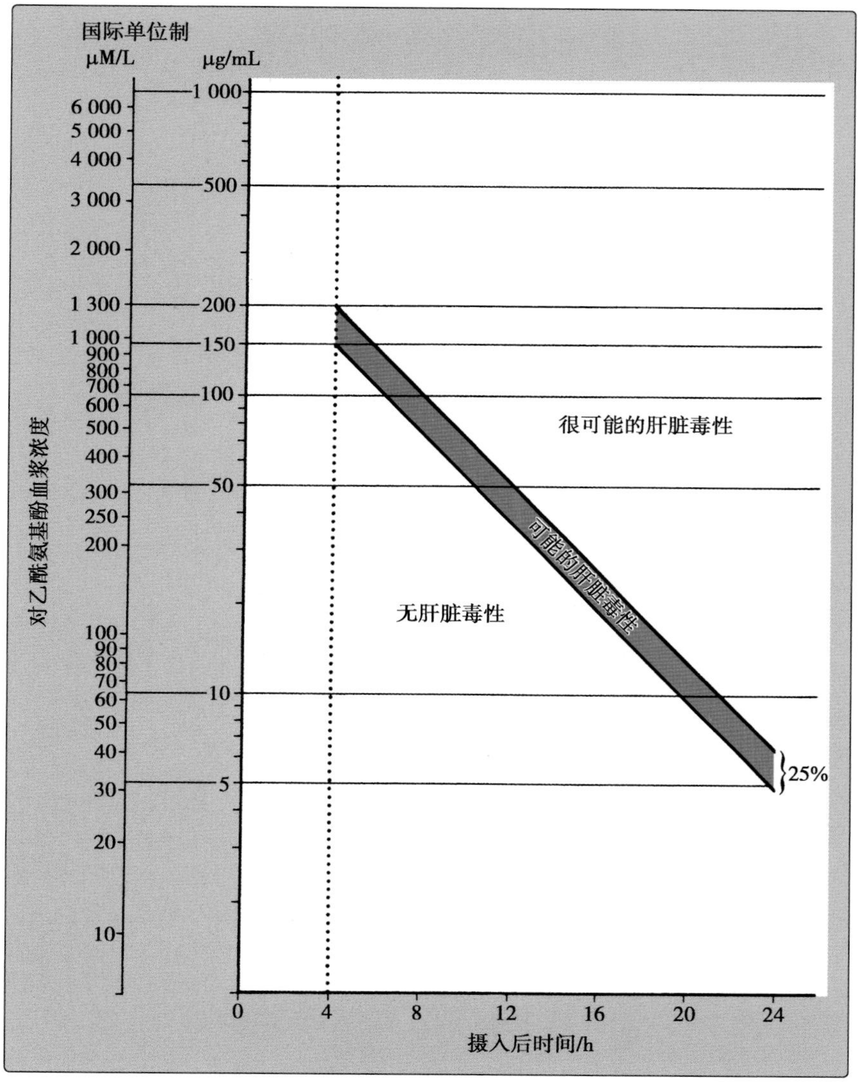
国际单位制
μM/L
μg/mL
6 000
5 000
4 000
3 000
2 000
1 300
1 000
900
800
700
600
500
400
300
250
200
100
90
80
70
60
50
40
30
20
10
1 000
500
200
150
100
50
10
5
很可能的肝脏毒性
可能的肝脏毒性
无肝脏毒性
25%
对乙酰氨基酚血浆浓度
0
4
8
12
16
20
24
摄入后时间/h

图 44.5 评估对乙酰氨基酚中毒的 Rumack-Matthew 列线图。根据对乙酰氨基酚浓度与暴露时间的关系预测潜在毒性和解毒剂的使用。经授权转载自：B. H. Rumack. Acetaminophen overdose in children and adolescents. Pediatr. Clin. North Am. 33：691（1986）

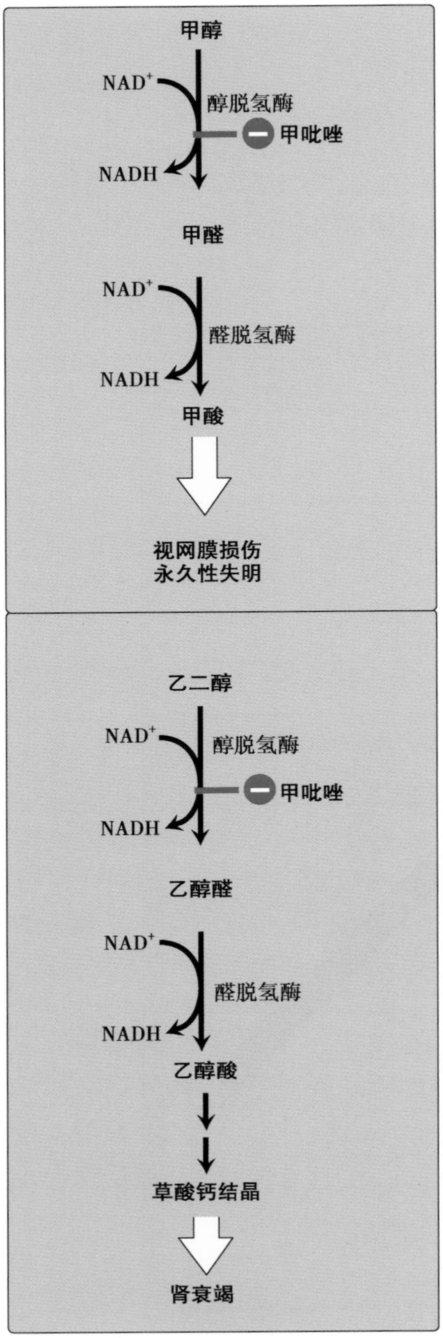
甲醇
NAD⁺
醇脱氢酶
甲吡唑
NADH
甲醛
NAD⁺
醛脱氢酶
NADH
甲酸
视网膜损伤
永久性失明
乙二醇
NAD⁺
醇脱氢酶
甲吡唑
NADH
乙醇醛
NAD⁺
醛脱氢酶
NADH
乙醇酸
草酸钙结晶
肾衰竭

图 44.6 甲醇和乙二醇的代谢

气体，是碳质材料燃烧的产物。常见的来源包括汽车尾气、通风不良的熔炉、壁炉、燃烧木材的火炉、煤油加热器、房屋火灾、木炭烤架和发电机。吸入后，一氧化碳迅速与血红蛋白（hemoglobin，Hb）结合，生成一氧化碳血红蛋白（carbon monoxyhemoglobin，CO-Hb）。一氧化碳与血红蛋白的结合力是氧气与血红蛋白结合力的 230~270 倍。因此，即使空气中一氧化碳浓度很低，也能产生大量的一氧化碳血红蛋白。此外，结合的一氧化碳还增加了血红蛋白在其他氧结合位点对氧气的亲和力。这种高亲和力的氧结合阻止了其在组织部位对氧气的释放，进一步减少了氧气的输送（图 44.7）。这种高氧血的情况可使皮肤

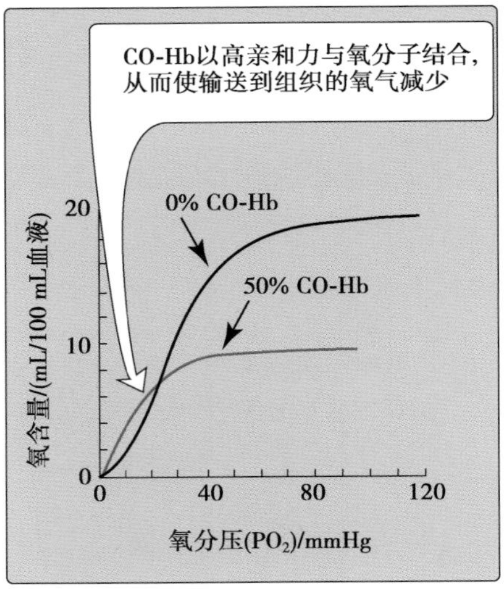
CO-Hb以高亲和力与氧分子结合，从而使输送到组织的氧气减少
0% CO-Hb
50% CO-Hb
氧含量/(mL/100 mL血液)
20
10
0
0
40
80
120
氧分压(PO₂)/mmHg

图 44.7 一氧化碳对血红蛋白氧亲和力的影响

呈现樱桃红的颜色。吸入或摄入脱漆剂中的二氯甲烷也可发生一氧化碳中毒。一旦被吸收，二氯甲烷通过肝 CYP450 途径代谢生成一氧化碳。一氧化碳中毒的症状与缺氧一致，包括头痛、呼吸困难、嗜睡、意识混乱和昏睡。较高的暴露水平会导致癫痫、昏迷和死亡。对一氧化碳中毒患者的救治包括迅速脱离一氧化碳来源的环境，并通过无复吸入面罩或气管导管吸入 100% 纯度的氧气。对于严重中毒的患者，建议在高压氧舱中进行氧合治疗。

### D. 氰化物

氰化物（cyanide）是房屋着火时产生的有毒物质之一，其主要毒性源于细胞色素氧化酶（细胞色素 $a_3$）的失活，进而导致细胞呼吸的抑制。因此，即使在氧气存在的情况下，大脑和心脏等需氧量大的组织也会受到不利影响。由于氧化磷酸化和三磷酸腺苷的产生被抑制，中毒后可迅速引起死亡。羟钴胺（hydroxocobalamin，维生素 $B_{12a}$）是氰化物的解毒剂，通过静脉给药可与其结合并生成氰钴胺（cyanocobalamin，维生素 $B_{12}$），而不会出现类似于较早的解毒剂产生的低血压或高铁血红蛋白的不良反应。较早的氰化物解毒剂含有亚硝酸钠（sodium nitrite），可与氰化物形成氰化高铁血红蛋白和硫代硫酸钠，加速硫氰酸盐的产生，而硫氰酸盐的毒性比氰化物小得多，并可迅速随尿液排出体外。为避免烟雾吸入导致氰化物中毒患者的载氧能力过低，应避免使用亚硝酸钠诱导高铁血红蛋白的疗法，除非体内羧化血红蛋白浓度低于 10%。

### E. 铁

在过去的 20 年间，由于宣传教育的加强及铁产品包装和标签的完善，儿童铁中毒的发生率大大降低。射线不能透过铁，如果铁元素的浓度足够高，可在腹部 X 线片上显示出来。只要摄入 20 mg/kg 的铁元素，就可能引起毒性作用，而摄入 60 mg/kg 的铁元素可能导致死亡。每种铁盐含有不同浓度的铁元素（图 44.8）。应测定血清中的铁含量，因为 500~1 000 μg/dL 范围的血清铁含量与休克有关，高于 1 000 μg/dL 的浓度则与死亡有关。铁中毒患者通常表现为恶心、呕吐和腹痛。根据摄

| 名称 | 铁元素/% |
|---|---|
| 延胡索酸亚铁 | 33 |
| 葡萄糖酸亚铁 | 12 |
| 硫酸亚铁 | 20 |

图 44.8 各种铁制剂中铁元素的含量

取的铁元素的量的不同，患者可能经历一段潜伏期或迅速发展为低血容量、代谢性酸中毒、低血压和凝血功能障碍。最终，可能发展为肝衰竭、多系统衰竭、昏迷和死亡。去铁胺（deferoxamine）是一种铁特异性螯合剂，能与游离铁结合，生成铁胺并随尿液排出。如果快速静脉注射去铁胺而不是持续输注，可能会引发低血压。

## F. 铅

铅（lead）在环境中无处不在，暴露的来源包括旧油漆、饮用水、工业污染、食品和受污染的粉尘。大多数铅的慢性暴露与无机铅盐有关。例如，1978 年以前房屋建造所使用的含有无机铅盐的油漆。成年人可吸收摄入铅的 10%，而儿童则高达 40%。无机物形式的铅最初分布在软组织中，接着缓慢地重新分布至骨骼、牙齿和头发。铅会损害骨骼的形成，并导致长骨钙沉积的增加，这些均可通过 X 线检查得到显示。摄入的铅是不透射线的，如果出现在胃肠道，可通过腹部 X 线片显示。铅在血液中的半衰期约为 1～2 个月，而在骨骼中的半衰期长达 20～30 年。长期接触铅可能对一些组织产生严重的影响（图 44.9）。铅中毒的早期症状可能包括不适和便秘（偶尔发生腹泻），而较高程度的铅中毒还会导致痛苦的肠道痉挛。铅对 CNS 的影响包括头痛、思维混乱、智力障碍、失眠、疲劳和注意力不集中。随着病情发展，可发生阵挛性抽搐和昏迷。由于可通过螯合剂对铅中毒进行治疗，患者极少发生死亡。在没有其他症状的情况下，当儿童血液中的铅水平达到 5～20 μg/dL 时，会导致其智商降低。此外，铅会造成红细胞寿命缩短和血红素的合成中断，进而导致低色素性小细胞性贫血。多种螯合剂可用于铅中毒的治疗。当儿童体内血铅水平＞45 μg/dL，但＜70 μg/dL 时，可首选口服琥珀酸［succimer，二巯基丁二酸（dimercaptosuccinic acid，DMSA）］螯合剂。当血铅水平超过 70 μg/dL 或出现脑病时，需采用双重肠外疗法：肌内注射二巯丙醇（dimercaprol）和静脉注射依地酸钙钠（calcium disodium edetate）。二巯丙醇是花生油的悬浊液，因此对花生过敏者不宜使用。

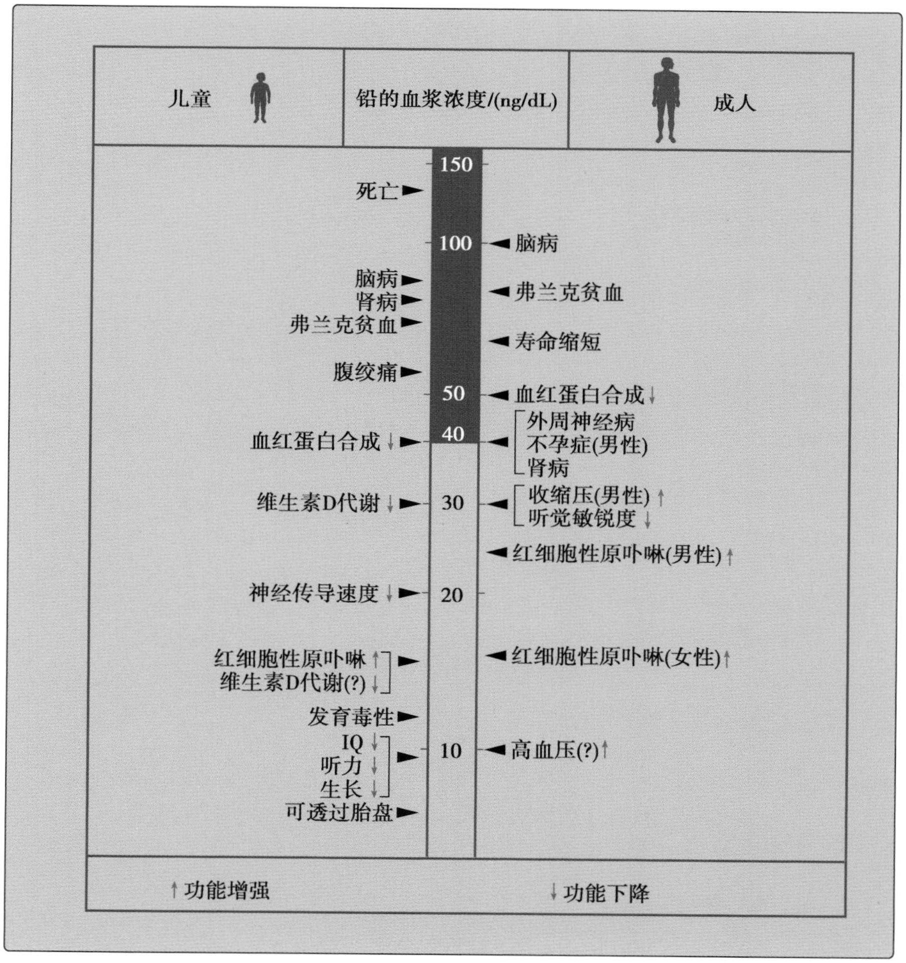
儿童
铅的血浆浓度/(ng/dL)
成人
150
死亡
100
脑病
脑病
肾病
弗兰克贫血
弗兰克贫血
寿命缩短
腹绞痛
50
血红蛋白合成↓
40
血红蛋白合成↓
外周神经病
不孕症(男性)
肾病
维生素D代谢↓
30
收缩压(男性)↑
听觉敏锐度↓
红细胞性原卟啉(男性)↑
神经传导速度↓
20
红细胞性原卟啉↑
维生素D代谢(?)↓
红细胞性原卟啉(女性)↑
发育毒性
IQ↓
听力↓
生长↓
10
高血压(?)↑
可透过胎盘
↑功能增强
↓功能下降

图 44.9 铅对儿童和成人的影响对比。来源：美国疾病控制预防中心，http：//wonder.cdc.gov/

### G. 有机磷和氨基甲酸酯杀虫剂

此类杀虫剂通过抑制乙酰胆碱酯酶发挥毒性，不断积聚的乙酰胆碱会产生烟碱样（瞳孔放大、自发性收缩、肌无力、心动过速、高血压）和毒蕈碱样（腹泻、小便失禁、瞳孔缩小、心动过缓、支气管分泌物增多、呕吐、流泪、流涎）效应。氨基甲酸酯能够可逆地与乙酰胆碱酯酶结合，但有机磷中毒则经历一个老化过程，最终不可逆地使酶失活。有机磷神经毒气，如沙林（sarin）、梭曼（soman）和塔崩（tabun），具有相同的作用机制，但老化过程比杀虫剂要迅速得多。毒蕈碱样受体拮抗药阿托品（atropine）和重激活胆碱酯酶的解磷定（pralidoxime）可通过静脉或肌内注射分别治疗毒蕈碱样和烟碱样作用（参见第 4 章）。

## Ⅳ. 解毒剂

针对若干化学物质或毒物中毒的特定化学解毒剂如图 44.10 所示（该列表未包括所有解毒剂）。

| 毒物 | 解毒剂 |
|---|---|
| 对乙酰氨基酚 | *N*-乙酰半胱氨酸 |
| 抗胆碱能制剂（抗组胺药等） | 毒扁豆碱 |
| 砷 | 二巯丙醇、琥巯酸（二巯琥珀酸，DMSA） |
| 苯二氮䓬类药物 | 氟马西尼 |
| 一氧化碳 | 氧气（± 高压氧舱） |
| 氰化物 | 羟钴胺、亚硝酸钠和硫代硫酸钠 |
| 达比加群酯 | 艾达司珠单抗 |
| 洋地黄 | 地高辛免疫抗原结合分段 |
| 肝素 | 硫酸鱼精蛋白 |
| 氢氟酸 | 钙 |
| 铁 | 去铁胺 |
| 异烟肼和鹿花菌属蘑菇 | 吡哆醇 |
| 铅 | 依地酸钙钠、二巯丙醇、琥巯酸（二巯琥珀酸，DMSA） |
| 甲醇、乙二醇 | 甲吡唑 |
| 高铁血红蛋白症 | 亚甲蓝 |
| 阿片类药物、可乐定 | 纳洛酮 |
| 有机磷酸酯类、神经毒气 | 阿托品、解磷定 |
| 华法林 | 维生素 $K_1$（植物甲萘醌） |

图 44.10 常见解毒剂

（林美花，齐敏友）

思考题

44章 思考题

扫描二维码
获取思考题

# 第 45 章　药 物 滥 用

## Ⅰ. 概述

一位青少年吸入油漆气体来暂时逃避贫困的现实；一群年轻人一起吸食可卡因来享受“醉生梦死的快感”；好奇的女孩吞下一片“莫利”（Molly，一种摇头丸）来感受服用后的兴奋感；一位滥用处方药的男子注射芬太尼来寻求快感；孤独的鳏夫醉酒后再喝一杯威士忌来回忆过去而忘记现在……在这些案例中，化学药物或物质都被用于身体或精神上的非治疗性目的。过度使用或误用药物或乙醇以达到兴奋或情绪改变的目的都属于药物滥用，而这些滥用药物者被认为具有药物使用障碍。图 45.1 列举了部分常见的滥用药物。

| 兴奋剂 |
| --- |
| 苯丙胺 (amphetamines) |
| 可卡因 (cocaine) |
| 二亚甲基双氧安非他明 (methylenedioxymethamphetamine, MDMA) |
| 尼古丁 (nicotine) |
| 合成卡西酮 (cathinones)(“浴盐”) |
| **致幻剂** |
| 麦角酰二乙胺 (lysergic acid diethylamide, LSD) |
| 大麻 (marijuana) |
| 合成大麻类 (cannabinoids) |
| **其他滥用药物** |
| 苯二氮䓬类药物 (benzodiazepines) |
| 乙醇 (ethanol) |
| 阿片类药物 (opioids) |

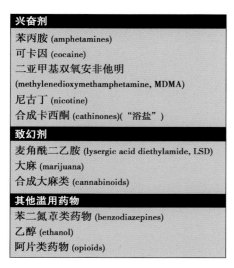

图 45.1　常见的滥用药物总结

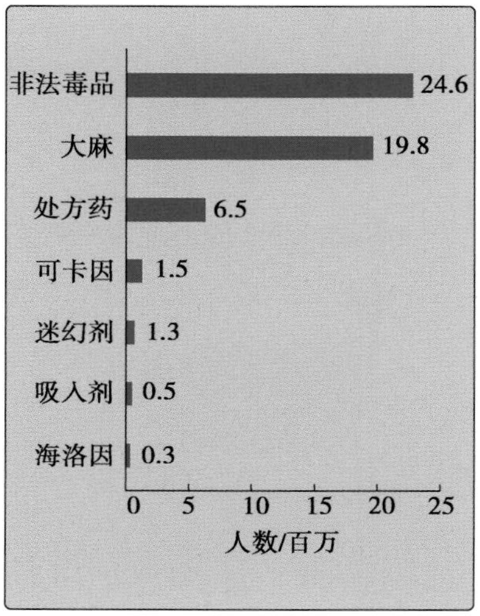

非法毒品
24.6
大麻
19.8
处方药
6.5
可卡因
1.5
迷幻剂
1.3
吸入剂
0.5
海洛因
0.3
0
5
10
15
20
25
人数/百万


图 45.2　12 岁及以上人员过去 1 个月内的非法药物使用情况。非法药物包括大麻、可卡因（包括强效纯可卡因）、海洛因、致幻剂、吸入剂和非医学使用的处方型心理治疗药物

药物使用障碍以多种形式出现，且其影响是多方面的，在整个世界历史上屡见不鲜。成瘾药物的诱惑至今仍在影响着人们。2015 年，美国约有 10.1% 人群属于非法药物的使用者（图 45.2）；6.2% 的人群具有乙醇使用障碍；4.7% 的人群滥用处方药。目前，滥用药物的药效越来越强，且其给药途径越来越有效，导致成瘾风险（图 45.3）和毒性越来越大。本章将对常见滥用药物的给药途径、作用机制及临床毒性进行介绍。

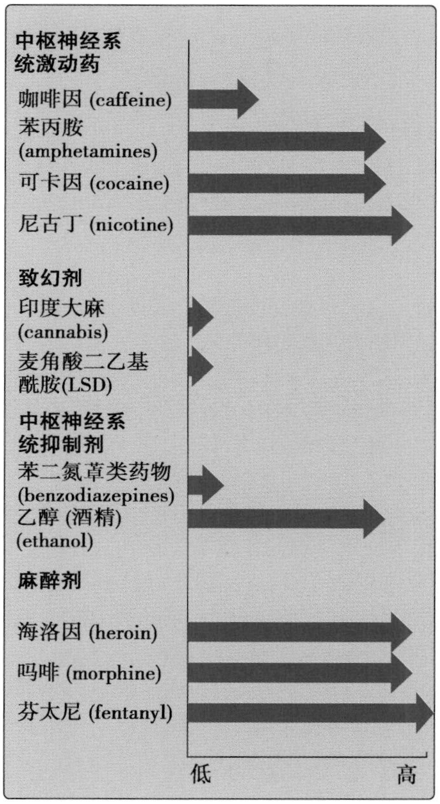

中枢神经系统激动药
咖啡因 (caffeine)
苯丙胺 (amphetamines)
可卡因 (cocaine)
尼古丁 (nicotine)
致幻剂
印度大麻 (cannabis)
麦角酸二乙基酰胺(LSD)
中枢神经系统抑制剂
苯二氮䓬类药物 (benzodiazepines)
乙醇 (酒精) (ethanol)
麻醉剂
海洛因 (heroin)
吗啡 (morphine)
芬太尼 (fentanyl)
低
高


图 45.3　常见滥用物质产生依赖性的相对潜力

## Ⅱ. 拟交感神经药

拟交感神经药（sympathomimetic）是与交感神经系统效应相似的激动药，可产生“或战或逃”反应（“fight-or-flight” responses）。拟交感神经药在作用位点产生的肾上腺素能神经递质通常增加（图 45.4），从而引起心动过速、高血压、体温升高和呼吸急促等症状。这些物质可源于天然产物（如植物），也可能在合法或秘密实验室中合成。除激动效应外，许多物质还能使人产生显著的快感。因此，此类药物的成瘾性和经济价值给非法市场提供了巨大的利润动机。

### A. 可卡因

可卡因（cocaine）是从南美洲安第斯山脉的古柯灌木

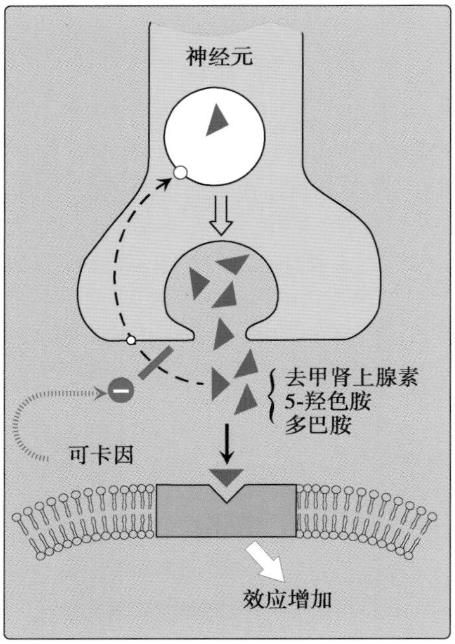
神经元
去甲肾上腺素
5-羟色胺
多巴胺
可卡因
效应增加

图 45.4 可卡因的作用机制

(*Erythroxylum* coca)中提取发现的。该药通过抑制肾上腺素能神经元对去甲肾上腺素的再摄取，激活中枢神经系统(central nervous system, CNS)，从而增加突触儿茶酚胺的释放。可卡因刺激人脑愉快中枢的显著作用被认为是抑制了多巴胺(dopamine)和5-羟色胺(5-hydroxytryptamine, 5-HT)的再摄取产生的。口服可卡因的生物利用度极低，但可卡因盐酸盐粉末可通过吸食或注射给药。此外，可卡因粉末通过吸烟方式加热吸入的效果并不好，因为加热会破坏其结构。然而，以生物碱形式存在的霹雳可卡因(crack cocaine)，却可以通过烟雾的方式吸入。烟雾吸入是一种非常有效的给药途径，因为肺部充满了血液，能在几秒钟内将药物运送至作用部位——大脑。这会产生一种强烈的兴奋性或欣快感，随后是一种强烈的烦躁或崩溃感。正是这种即时的正面强化，以及紧随其后的负面强化效应，使得这种形式毒品的成瘾性非常强大。像大多数滥用毒品一样，街头可卡因粉和强效可卡因通常被掺入模仿可卡因作用的次级品，从而增加非法利润。

可卡因毒性的临床表现是其兴奋作用的结果。使用者到急诊室就诊的常见原因包括精神疾病(因可卡因烦躁、躁动、偏执而诱发的抑郁)、抽搐、体温过高和胸痛。体温过高是由于可卡因诱导了中枢神经兴奋以及可卡因的血管收缩作用，从而增加了热量的产生并使散热能力降至最低。可卡因相关的胸痛本质上可能是胸肌痛或心脏疼痛，因为可卡因会导致冠状动脉血管收缩，加速动脉粥样硬化过程。可卡因相关的胸痛也可能与吸入这种经加热的不纯物质引起的肺损伤有关。通常，可卡因会和乙醇一起被摄入，产生一种次级代谢物可卡乙碱(cocaethylene)。该代谢物具有心脏毒性，进一步导致与可卡因摄入相关的心脏问题。可卡因相关的惊厥是CNS兴奋效应本身的衍生作用(图45.5)。可卡因中毒的治疗方法是让患者平静下来。苯二氮䓬类药物(benzodiazepines)，如劳拉西泮(lorazepam)，有助于安抚激动的患者，并可治疗和预防惊厥的发生。

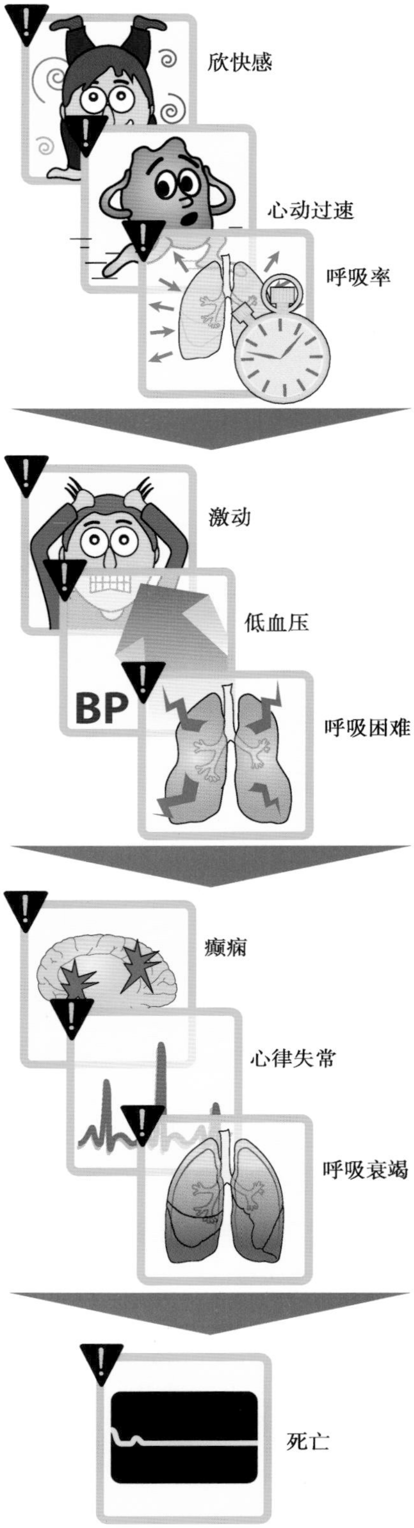
欣快感
心动过速
呼吸率
激动
低血压
BP
呼吸困难
癫痫
心律失常
呼吸衰竭
死亡

图 45.5 可卡因的主要作用

此外，镇定作用有助于使患者冷静并可改善体温过高。这是一种重要的治疗效果，因为高温是可卡因导致死亡的主要原因之一。其他的可卡因毒性可通过短效抗高血压药、抗惊厥药和对症支持加以治疗。

### B. 甲基苯丙胺

苯丙胺(amphetamine)类药物,如甲基苯丙胺(methamphetamine)属于拟交感神经药,临床效果非常类似于可卡因。苯丙胺的作用是增加储存在神经末梢中生物胺的释放。在许多情况下,与可卡因相比,这些效应可能持续更久,产生更多的刺激,但欣快感较少。苯丙胺中毒的治疗与可卡因中毒后的治疗相似。(注:苯丙胺的治疗用途可参见第 15 章。)

### C. 二亚甲基双氧安非他明

二亚甲基双氧安非他明(methylenedioxymethamphetamine,MDMA),俗称摇头丸或莫利(Molly),是一种能引起幻觉的苯丙胺类物质,具有显著地促进 5-HT 释放效果(图 45.6)。但是,像大多数滥用物质一样,MDMA 经常被甲基酮(methylone)等其他药物取代或掺假。甲基酮的化学结构与 MDMA 相差一个羰基(图 45.7),但不产生同样的欣快效应。由于具有独特的 5-HT 特性,MDMA 有时被称为“神入感激发剂”(empathogen),触觉刺激对使用者而言尤其愉快。许多吸毒者将其描述为一种幸福感和社会互动感,性侵犯者也利用了该毒品的这一特性。像许多苯丙胺类药物一样,MDMA 也会引起磨牙症(磨牙)和牙关紧闭症(咬紧下巴),这就很自然地解释了婴儿奶嘴和棒棒糖在“狂欢者”中流行开来的原因。MDMA 滥用所引起的最严重的不良反应包括高热、精神状态改变和 5-HT 综合征。苯二氮䓬类药物有助于使患者平静下来,神经肌肉阻滞药和气管插管用于治疗危及生命的高热症状。赛庚啶(cyproheptadine)是一种 5-HT 拮抗药,可用于治疗 5-HT 综合征,但只能以口服制剂的形式使用。

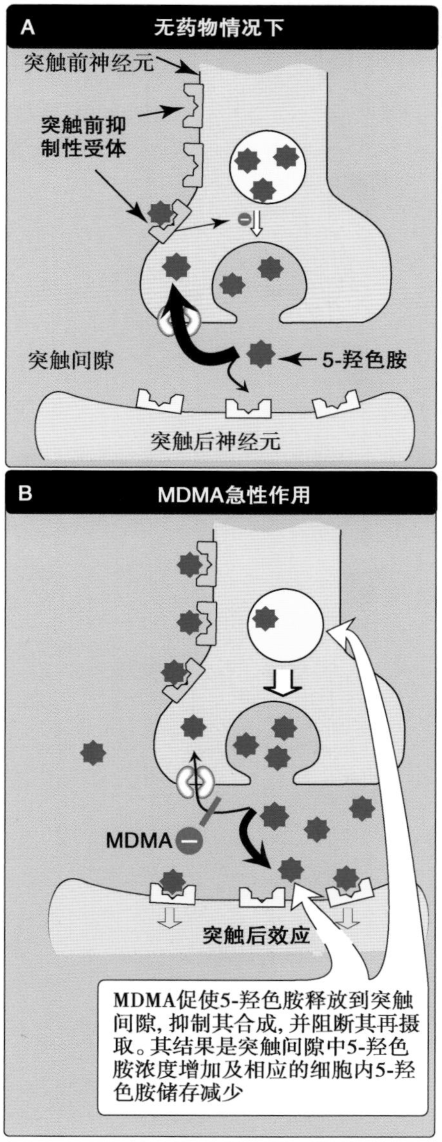
A
无药物情况下
突触前神经元
突触前抑制性受体
突触间隙
5-羟色胺
突触后神经元
B
MDMA急性作用
MDMA
突触后效应
MDMA促使5-羟色胺释放到突触间隙,抑制其合成,并阻断其再摄取。其结果是突触间隙中5-羟色胺浓度增加及相应的细胞内5-羟色胺储存减少

图 45.6 二亚甲基双氧安非他明(MDMA)可能的作用机制

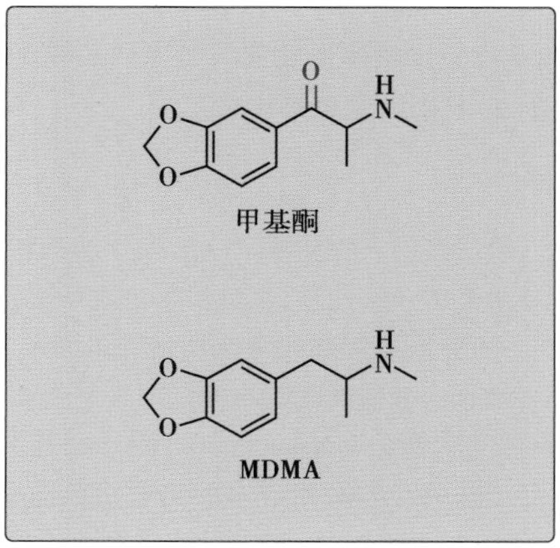
甲基酮
MDMA

图 45.7 二亚甲基双氧安非他明和甲基酮的结构对比

### D. 卡西酮

卡西酮(cathinone)是原产于东非和阿拉伯半岛的常绿灌木阿拉伯茶(*Catha* edulis)中的精神活性成分。人工合成的卡西酮,也被称为“浴盐”(bath salts),已经越来越受欢迎。这些产品包装和标签模仿“浴盐”或“池塘水清洁剂”,以规避检验和执法。许多包装上写着“不能食用”的字样,但买卖双方之间心知肚明。此外,在尿液毒理学筛查中不易检测到卡西酮。

甲卡西酮(methcathinone)、丁酮(butylone)、亚甲基二氧基吡咯烷酮(methylenedioxypyrovalerone)和萘甲酮(naphyrone)是几种常见的卡西酮类物质。这些物质会增加儿茶酚胺类(去甲肾上腺素、肾上腺素和多巴胺)物质的释放并抑制其再摄取,在某种程度上非常类似于可卡因和苯丙胺。卡西酮可产生苯丙胺样的刺激作用,伴随持续不同时间的致幻作用的快速出现。“浴盐”通常以吸入或口服方式摄入,但也可以采用注射方式。其相关毒性作用的治疗类似于苯丙胺和可卡因的紧急治疗。

## Ⅲ. 致幻剂

麦角酰二乙胺(lysergic acid diethylamide,LSD),大麻(marijuana)和合成大麻素(cannabinoid)都属于致幻剂(hallucinogen)。

## A. 麦角酸二乙胺

LSD 可能是最常见的迷幻剂类药物，由艾伯特·霍夫曼（Albert Hoffman）博士于 1938 年首次从麦角中提取分离得到。LSD 是 5-$HT_{2A}$ 受体的部分激动药，通过与受体结合而产生迷幻作用。除了产生五彩缤纷的幻觉，这种药物还会引起情绪变化、睡眠障碍和焦虑。重复使用可以通过降低 5-HT 受体水平而迅速产生耐受性。

虽然身体上的不良反应通常可以忽略，但 LSD 可能会引起瞳孔放大、心动过速、血压和体温升高、头晕、食欲下降和出汗。最令人不安的不良反应是判断力丧失和推理能力受损。这有时是一种极度恐慌的放大效果，可能会导致创伤。最近，一组合成的被统称为“N-Bomb”的 5-HT 激动药，取代了 LSD。但与 LSD 一样，这些物质以液体形式或与吸墨纸一起使用，会导致高血压、抽搐、意外创伤，甚至是死亡。

## B. 大麻

大麻是一种已经被人类使用了一万多年的植物。如今，大麻是使用频率最高的非法药物，也是新手最可能尝试的非法药物（图 45.8）。随着全美大麻相关法律的不断放宽，预计这一数字还会继续增长。某些大麻植物可以用来制作绳子或衣服；然而，部分品种的大麻（Cannabis sativa）因其精神活性特性而最常被用作非法药物。大麻中含有的主要精神活性生物碱是 $\Delta^9$-四氢大麻酚（$\Delta^9$-tetrahydrocannabinol，THC）。在过去的 50 年里，种植技术已经得到了不断改进，植物中的 THC 浓度也增加了 20 倍。

20 世纪 80 年代末，研究者在大脑中发现了与 THC 结合的特异性受体，即大麻素受体（cannabinoid receptor）或 $CB_1$ 受体。当 $CB_1$ 受体被大麻激活，可产生身体放松、嗜食（食欲增加）、心率加快、肌肉协调性下降、结膜炎和按压轻微疼痛等效应（图 45.9）。根据社交场合的不同，THC 可以产生欣快感，继而是困倦和放松。大麻通常会产生温和的幻觉效果，通常不像使用 LSD 时那样强烈。大麻可刺激杏仁核（amygdala），通过增强感官活动，使使用者对遇到的任何事物都有一种新奇感。出于同样的原因，大剂量服用者的 $CB_1$ 受体出现了下调，这使得他们在不服药时会感到无聊。大麻对海马体中 γ-氨基丁酸（γ-aminobutyric acid，GABA）的影响会降低使用者的短期记忆能力，而这种影响似乎在青少年中更为显著。除了对短期记忆和脑内活动产生不利影响，THC 还会降低肌肉强度，损害非常熟练的运动和活动，如驾驶。THC 的影响在吸食大麻后会

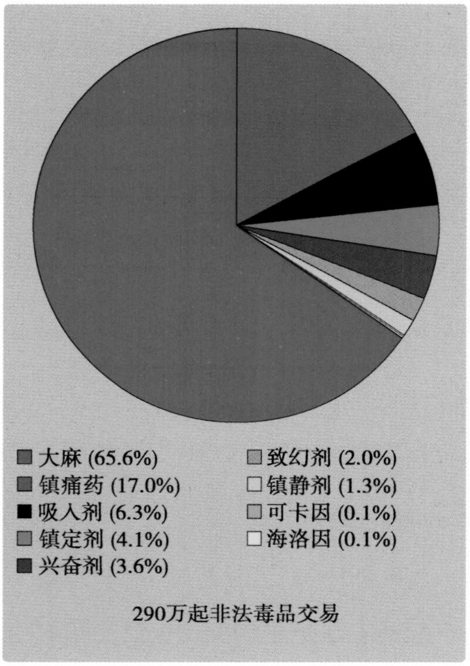

大麻 (65.6%)
镇痛药 (17.0%)
吸入剂 (6.3%)
镇定剂 (4.1%)
兴奋剂 (3.6%)
致幻剂 (2.0%)
镇静剂 (1.3%)
可卡因 (0.1%)
海洛因 (0.1%)
290万起非法毒品交易


图 45.8 美国过往 1 年记录在册的 12 岁及以上吸毒者的非法药物使用情况统计

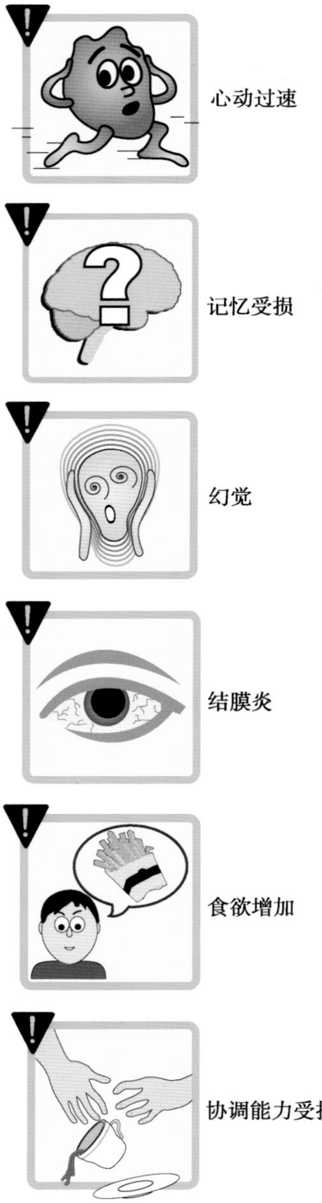

心动过速
记忆受损
幻觉
结膜炎
食欲增加
协调能力受损


图 45.9 四氢大麻酚的作用

立即显现，约 20 min 产生最大效应。3 h 后，这些影响基本消失。

长期吸食大麻者会迅速产生耐受性。9% 的吸食者和 17% 的青少年吸食者会产生依赖性，并出现戒断症状。大麻的长期吸食者在最后一次吸食后 3 个月内仍能在体内检测到大麻的存在。由于这一原因，在以前大量使用大麻的人群中，戒断现象的出现要晚得多。戒断症状包括对大麻的渴望、失眠、抑郁、疼痛和易怒。

虽然大麻的药用价值尚未得到充分研究，但其已作为一种辅助治疗手段，应用于化疗引起的恶心和呕吐（chemotherapy-induced nausea and vomiting，CINV），以及癌症和艾滋病继发恶病质、癫痫、慢性疼痛、多发性硬化症、青光眼和焦虑症。人工合成的 THC 药物为处方药，包括屈大麻酚（dronabinol）和大麻隆（nabilone），用于预防 CINV。萘比莫斯（nabiximols），一种从植物大麻中提取的药物，作为一种口腔黏膜喷剂，在部分国家用于治疗多发性硬化症引起的痉挛。

### C. 合成大麻素

人工合成的大麻素常被喷洒在大麻上，这一过程被称为“喷粉”。第一代产品，如“香料”和“K2”，常通过烟雾吸入的方式令人产生陶醉感。由于合成大麻素的分子结构与大麻植物中发现的大麻素有很大的不同，采用传统的药物检测，THC 结果并不呈阳性。使用者也可能出现拟交感神经效应，包括心动过速和高血压。这些药物使用的最大危险包括偏激的幻觉和精神反应。最近的合成大麻素制剂可引起惊厥、急性肾损伤和死亡。

## Ⅳ. 乙醇

乙醇（酒精）是一种清澈无色的羟基化烃类物质，是水果、谷物或蔬菜发酵的产物。乙醇是现代社会最常见的滥用物质，是导致致命车祸、溺水和致命性坠落的主要原因，也与许多入院治疗相关。在世界某些地区，乙醇使用障碍的患病率高达总人口的 12.6%。酗酒会使预期寿命缩短 10～15 年，并影响了 1/3 的家庭。乙醇通过多种机制发挥其预期的毒性作用，包括增强抑制性神经递质 GABA 的作用，增加内源性阿片类物质的释放，以及改变 5-HT 和多巴胺的水平。低剂量的乙醇是一种选择性的 CNS 抑制剂，导致 CNS 抑制减弱及语言增多或醉酒行为等特征性表现；高剂量的乙醇是一种广谱 CNS 抑制剂，可导致昏迷和呼吸抑制。

尽管最近雾化吸入乙醇开始流行，但传统上的饮用一直是最常见的摄入方式。乙醇在胃部和十二指肠中被吸收，食物会减缓和减少其吸收。摄入 20 min～1 h 内，乙醇含量通常达到峰值。与水平下降时相比，体内乙醇水平上升过程（吸收阶段）会出现明显的主观陶醉感。乙醇主要在肝脏进行分解代谢，首先经醇脱氢酶（alcohol dehydrogenase，ADH）代谢为乙醛，再经醛脱氢酶（acetaldehyde dehydrogenase，ALDH）代谢为乙酸盐（图 45.10）。乙醇按零级动力学消除，速率约为 15～40 mg/(dL·h)。由于血液中的乙醇含量与肺部乙醇气体浓度存在固定的比例，即 2 100∶1，因此可以采用呼气测试检测血液中的乙醇含量。急性乙醇中毒的医疗措施包括对症支持治疗及给予硫胺素（thiamine，维生素 $B_1$）和叶酸（folate）。乙醇含量极高的患者可进行透析治疗，但透析治疗的必要性较低，且可能导致酗酒者迅速产生乙醇戒断症状。

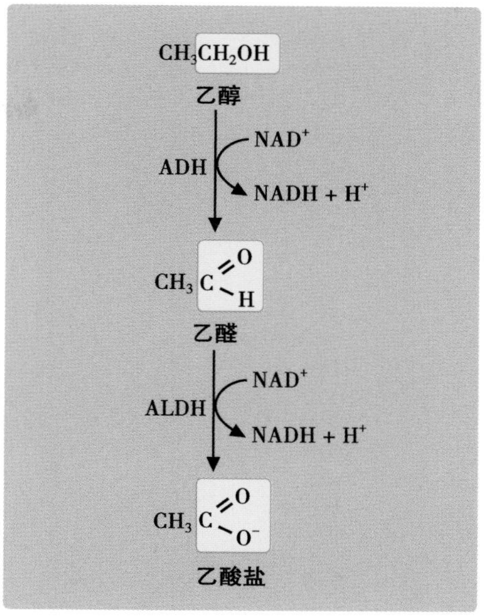

$CH_3CH_2OH$
乙醇
$NAD^+$
ADH
$NADH + H^+$
$CH_3C(=O)H$
乙醛
$NAD^+$
ALDH
$NADH + H^+$
$CH_3C(=O)O^-$
乙酸盐


图 45.10 乙醇的代谢

慢性乙醇滥用可引起严重的肝脏、心血管、肺部、血液、内分泌、代谢和 CNS 损伤（图 45.11）。重度酗酒者突然停止乙醇摄入可引起戒断症状，表现为心动过速、出汗、震颤、焦虑、激动、幻觉和抽搐。乙醇戒断症状可危及生命，应采取对症/支持性护理、苯二氮䓬类药物，以及长期成瘾治疗等医疗措施。以下是用于治疗乙醇依赖的药物。

### A. 双硫仑

双硫仑（disulfiram）通过抑制醛脱氢酶而阻断乙醛氧化为乙酸（图 45.12）。这会导致血液中乙醛的累积，进而引起潮红、心动过速、通气过度和恶心。迫切渴望戒酒的患者可使用双硫仑，以产生一种条件性回避反应，使得患者拒绝乙醇以避免双硫仑引起的乙醛累积这一不良感受。

### B. 纳曲酮

纳曲酮（naltrexone）是一种竞争性的、相对长效的阿片类（opioids）拮抗药，有助于减少对乙醇的渴望。该药应该与支持性心理治疗结合使用。纳曲酮的耐受性比双硫仑好且不会产生令人反感的双硫仑样反应。

### C. 阿坎酸

阿坎酸（acamprosate）是一种用于治疗乙醇依赖的药物，可通过调控 *N*-甲基-*D*-天冬氨酸（*N*-methyl-*D*-aspartate，NMDA）介导的谷氨酸能激动减少对乙醇的需求。该药也应该与支持性心理治疗结合使用。

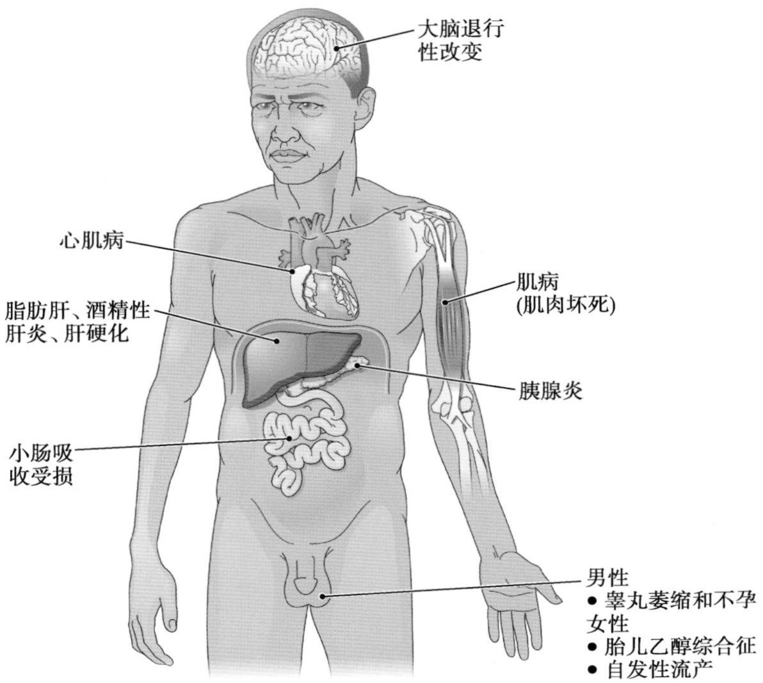
大脑退行性改变
心肌病
肌病(肌肉坏死)
脂肪肝、酒精性肝炎、肝硬化
胰腺炎
小肠吸收受损
男性
• 睾丸萎缩和不孕
女性
• 胎儿乙醇综合征
• 自发性流产

图 45.11 慢性酒精滥用产生的效应

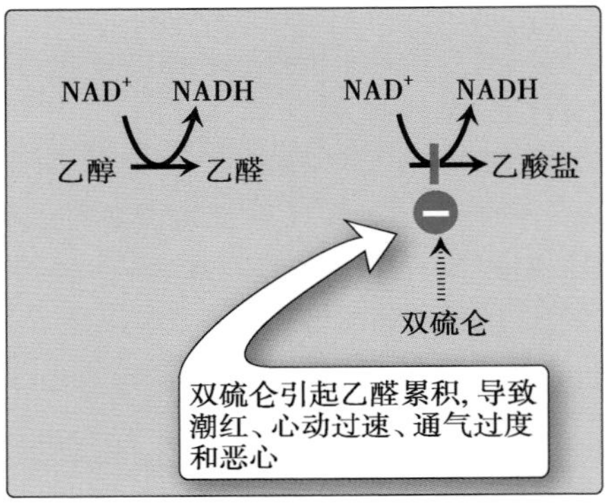
NAD+ NADH
乙醇
乙醛
NAD+ NADH
乙酸盐
双硫仑
双硫仑引起乙醛累积，导致潮红、心动过速、通气过度和恶心

图 45.12 双硫仑对乙醇代谢的影响

## V. 处方药滥用

本章讨论了许多被个人滥用的非法物质。值得一提的是，包括美国和部分欧洲地区在内，处方药滥用正处于流行状态。一些常见的滥用处方药包括阿片类药物和苯二氮䓬类药物。美国在 1997—2007 年间阿片类药物的处方量增长了 600%。到 2010 年，美国销售的阿片类处方止痛药氢可酮（hydrocodone），足够每个美国成年人在 1 个月内每 4 h 服用 5 mg。针对处方药滥用流行的众多可能解释，包括越来越强调将疼痛作为“第五生命体征”的治疗，以及大众群体和公共卫生专业人士对这些药物药效方面的夸大其词，同时忽视其固有毒性。最近已采取措施减少对阿片类处方药的滥用，而这却导致海洛因的使用量增加。海洛因中经常掺入芬太尼（fentanyl）和卡芬太尼（carfentanil）等强效芬太尼衍生物。芬太尼及其衍生物的毒性逆转比吗啡等阿片类药物的逆转要困难得多，这导致了死亡率的急剧上升。仅 2015 年美国就有 3.3 万多人死于此类药物的过量服用（图 45.13）。阿片类药物的毒性和依赖性的治疗详见第 14 章。

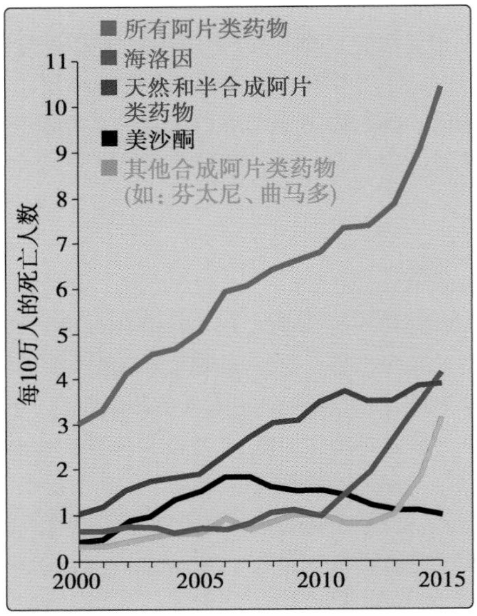
所有阿片类药物
海洛因
天然和半合成阿片类药物
美沙酮
其他合成阿片类药物(如：芬太尼、曲马多)
每10万人的死亡人数
2000
2005
2010
2015

图 45.13 美国 2000—2015 年发生的阿片类药物过量致死的情况

（林美花，白仁仁）

## 思考题

扫描二维码
获取思考题

# 第46章 抗原虫药

## Ⅰ. 概述

在不发达的热带和亚热带国家，由于卫生条件、卫生习惯和控制传播媒介的不足，可引起人类疾病的寄生性原生虫(protozoan parasite)普遍存在。然而，随着世界范围内旅行的日渐增多，原虫疾病不再局限于特定的地理区域。由于原虫是单细胞真核生物，原虫细胞的代谢过程相比于原核细菌病原体更接近于人类宿主的代谢过程。因此，原虫疾病比细菌感染更不易治疗，许多抗原虫药物(antiprotozoal drug)对宿主，尤其是对表现出高代谢活性的细胞会产生严重的毒性反应，而且尚未证明大多数抗原虫药对孕期妇女是安全的。用于治疗原虫感染的药物总结于图46.1中。

**抗阿米巴药**

氯喹 (choloroquine, ARALEN)
去氢依米丁 (dehydroemetine, 仅有通用名)
双碘喹啉 (iodoquinol, YODOXIN)
甲硝唑 (metronidazole, FLAGYL)
巴罗霉素 (paromomycin, 仅有通用名)
替硝唑 (tinidazole, TINDAMAX)

**抗疟药**

蒿甲醚/苯芴醇 (artemether/lumefantrine, COARTEM)
阿托伐醌-氯胍 (atovaquone-proguanil, MALARONE)
氯喹(choloroquine, ARALEN)
甲氟喹 (mefloquine, LARIAM)
伯氨喹 (primaquine, 仅有通用名)
乙胺嘧啶 (pyrimethamine, DARAPRIM)
奎宁/奎尼丁 (quinine/quinidine , QUALAQUIN/QUINIDINE/GLUCONATE)

**抗锥体虫病药**

苯硝唑 (benznidazole, 仅有通用名)
依洛尼塞 (efornithine)
美拉胂醇 (melarsoprol)
硝呋莫司 (nifurtimox)
戊烷脒 (pentamidine, NEBUPENT/PENTAM)
苏拉明 (suramin, GERMANIN)

**抗利什曼病药**

米替福新 (miltefosine, IMPAVIDO)
葡萄糖酸锑钠 (sodium stibogluconate)

**抗弓形体病药**

乙胺嘧啶 (pyrimethamine, DARAPRIM)

**抗贾第虫病药**

甲硝唑 (metronidazole, FLAGYL)
硝唑尼特 (nitazoxanide, ALINIA)
替硝唑 (tinidazole, TINDAMAX)

图46.1 抗原虫药物总结

## Ⅱ. 阿米巴病的治疗药物

阿米巴病/阿米巴痢疾(amebiasis/amebic dysentery)是由溶组织内阿米巴原虫(*Entamoeba* histolytica)引起的肠道感染，在发展中国家较为流行，主要通过粪便—口腔途径或通过摄入污染的食物或水进行传播。大多数感染者无症状，但也可根据宿主因素和滋养体(trophozoite，也称为滋养子)的形成而表现出不同程度的疾病。该疾病可通过粪便中分离得到的痢疾阿米巴原虫进行确诊。由于急性症状患者和无症状的痢疾阿米巴原虫携带者存在发展为侵袭性疾病，以及潜在感染他人的风险，因此，对这类患者应及时给予治疗。图46.2概述了溶组织内阿米巴原虫的生命周期。阿米巴病的治疗药物根据作用部位分为肠腔型、全身型和混合型(图46.2)三类。例如，肠腔型抗阿米巴药物作用于肠腔内的阿米巴原虫，而全身型抗阿米巴药物对肠壁和肝脏中的阿米巴原虫均有效。尽管单药治疗的肠内浓度极低，但混合型抗阿米巴药物对肠内和全身性阿米巴病均有效。

### A. 混合型抗阿米巴药

1. 甲硝唑：甲硝唑(metronidazole)是一种硝基咪唑类药物，是用于治疗阿米巴原虫感染的首选混合型抗阿米巴药。[注：甲硝唑也用于治疗由蓝氏贾第鞭毛虫(*Giardia* lamblia)，阴道毛滴虫(*Trichomonas* vaginalis)，厌氧球菌(anaerobic cocci)，厌氧革兰氏阴性杆菌(anaerobic gram-negative bacilli，如类杆菌)和厌氧革兰氏阳性杆菌(如艰难梭菌)引起的感染。]

a. **作用机制**：阿米巴原虫内部会发生由铁氧化还原蛋白样、低氧化还原电位、电子传递蛋白参与的代谢性电子移除反应。而甲硝唑的硝基可以作为电子受体，与蛋白和脱氧核糖核酸(deoxyribonucleic acid，DNA)结合形成细胞毒性减弱的化合物，最终导致溶组织阿米巴滋养体死亡。

b. **药代动力学**：甲硝唑口服后吸收迅速且完全。[注：对于阿米巴病的治疗，通常联用肠腔型抗阿米巴药，如双碘喹啉(iodoquinol)或巴龙霉素(paromomycin)。这种药物组合的治愈率可达到90%以上。]甲硝唑可在全身组织和体液中均匀分布，在阴道、精液、唾液、母乳和脑脊液(cerebrospinal fluid，CSF)中分布均匀且可达到治疗水平。甲硝唑主要在肝脏中代谢，其侧链被多功能氧化酶氧化，继而发生葡萄糖醛酸化反应，母体药物及其代谢产物通过尿液进行排泄。因此，甲硝唑与细胞色素P450诱导剂[如苯巴比妥(phenobarbital)]联用会增加其代谢，而与抑制剂[如西咪替丁(cimetidine)]联用则会延长药物的半衰期。对于严重肝病患者，药物易在体内发生蓄积。

c. **不良反应**：甲硝唑最常见的不良反应包括恶心、呕吐、上腹疼痛和腹部绞痛(图46.3)，还有一种令人不快的口腔金属味。其他不良反应包括口腔念珠菌病(口腔酵母菌感染)和罕见的神经毒性(头晕、眩晕、四肢麻木或感觉异常)，此时可能需要停药。如果服药期间饮酒，可能会发生双硫仑(disulfiram)样反应。

2. 替硝唑(tinidazole)：替硝唑是第二代硝基咪唑类药

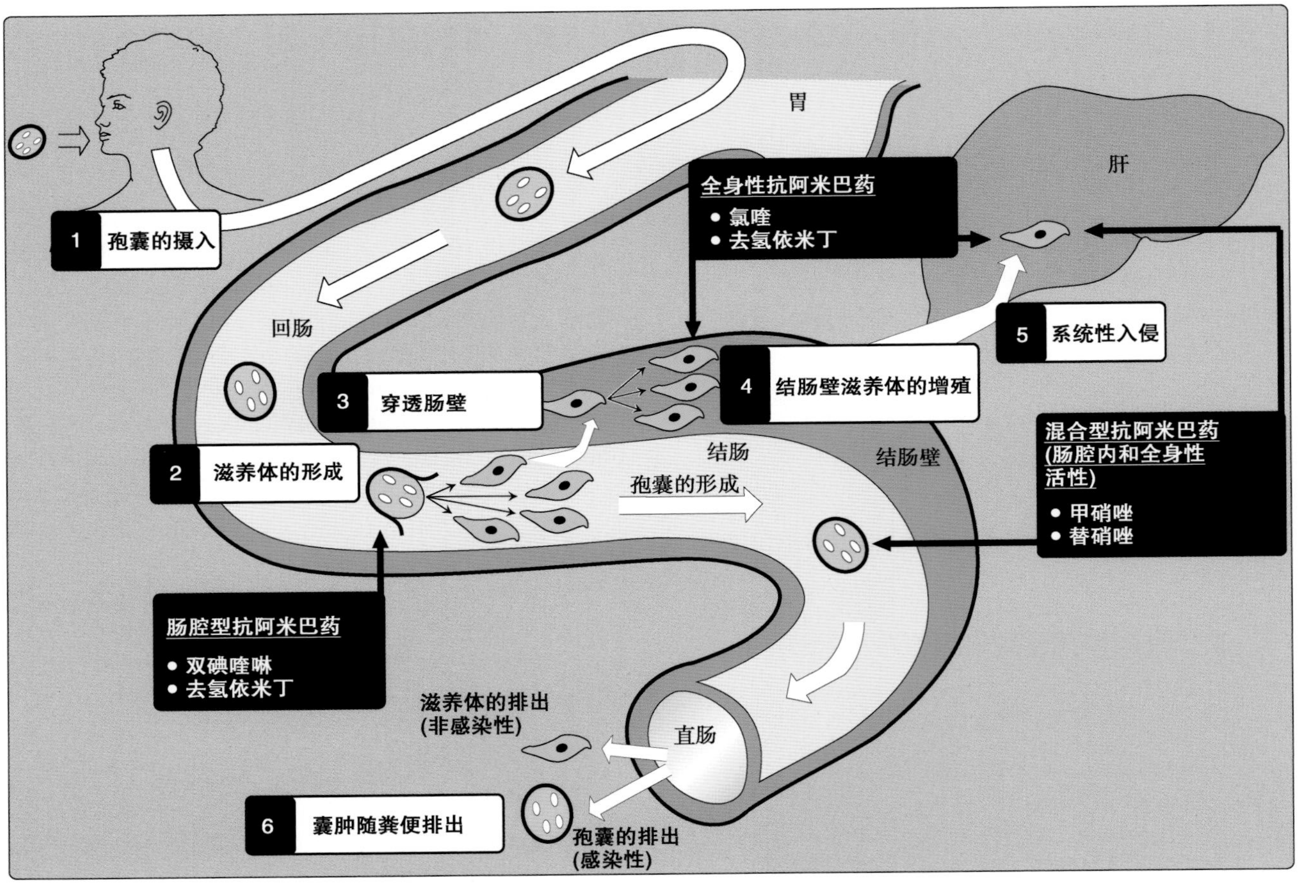
胃
肝
全身性抗阿米巴药
• 氯喹
• 去氢依米丁
1 孢囊的摄入
回肠
5 系统性入侵
3 穿透肠壁
4 结肠壁滋养体的增殖
2 滋养体的形成
结肠
结肠壁
孢囊的形成
混合型抗阿米巴药
(肠腔内和全身性活性)
• 甲硝唑
• 替硝唑
肠腔型抗阿米巴药
• 双碘喹啉
• 去氢依米丁
滋养体的排出
(非感染性)
直肠
6 囊肿随粪便排出
孢囊的排出
(感染性)

图 46.2 溶组织内阿米巴原虫的生命周期及抗阿米巴药的作用位点

恶心
胃肠功能紊乱
金属味
ONE CENT

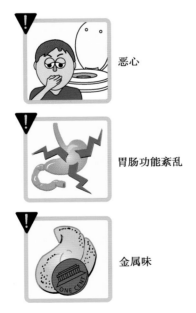

图 46.3 甲硝唑的主要不良反应

物，与甲硝唑在药物活性谱、吸收、不良反应和药物相互作用等方面相似。该药常用于治疗阿米巴病、阿米巴肝脓肿、贾第虫病和滴虫病。替硝唑和甲硝唑一样有效，但价格更贵。此外，服药期间应避免饮酒。

## B. 肠腔型抗阿米巴药

在结束侵袭性肠道或肠道外阿米巴病治疗后，应使用肠腔型抗阿米巴药物，如双碘喹啉、二氯尼特（diloxanide furoate）或巴罗霉素（paromomycin）等，以治疗无症状的定植状态。

1. 双碘喹啉：双碘喹啉是一种卤代 8-羟基喹诺酮，有直接的阿米巴原虫杀灭作用，对肠腔内滋养体和孢囊均有效。双碘喹啉的不良反应包括皮疹、腹泻及剂量相关的周围神经病变，如罕见的视神经炎。应避免长期使用该药物。

2. 巴罗霉素：巴罗霉素是一种氨基糖苷类抗生素，胃肠道吸收极少，因此仅对肠腔内阿米巴原虫有效。巴罗霉素具有阿米巴原虫的直接杀灭作用，也可通过减少肠道菌群来发挥抗阿米巴作用。该药的主要不良反应为胃肠道不适和腹泻。

## C. 全身型抗阿米巴药

此类药物常用于治疗肠道外阿米巴病，如由阿米巴原虫引起的肝脓肿和肠壁感染。

1. 氯喹：氯喹（chloroquine）常与甲硝唑联用（或作为硝基咪唑类药物不耐受的替代药物）治疗阿米巴肝脓肿。该药可消除肝脓肿状态下的滋养体，但对肠腔型阿米巴病无效。因此，后续应使用肠腔型抗阿米巴药物。此外，氯喹也可有效治疗疟疾。

2. 去氢依米丁：去氢依米丁（dehydroemetine）是一种吐根生物碱（ipecac alkaloid），是治疗阿米巴病的替代药物。该药物通过阻断 DNA 链延伸来抑制蛋白质的合成。由于口服时具有刺激性,因此肌内注射是首选的给药途径。但是,去氢依米丁的毒性作用限制了其临床使用,目前已被甲硝唑替代。该药的不良反应包括注射部位疼痛、恶心、心脏毒性(心律失常和充血性心力衰竭)、神经肌肉无力、头晕和皮疹。图 46.4 总结了阿米巴病的常用治疗药物。

| 临床症状 | 药物 |
|---|---|
| 无症状孢囊携带者 | 双碘喹啉<br>或<br>巴罗霉素 |
| 腹泻/痢疾<br><br>肠道外症状 | 甲硝唑+双碘喹啉<br>或巴罗霉素 |
| 阿米巴肝脓肿 | 甲硝唑<br>(或替硝唑)<br>+双碘喹啉<br>或巴罗霉素 |

图 46.4　阿米巴病的常用治疗药物

## Ⅲ. 抗疟药

疟疾(malaria)是由五种原虫属疟原虫(Plasmodium)感染引起的急性传染病,通过雌性按蚊(Anopheles mosquito)的叮咬在人群中传播。疟疾的典型临床表现是发作初期的头痛和疲劳,以及随后出现的发热、发冷和出汗。恶性疟原虫(Plasmodium falciparum)是疟原虫中最危险的一种,也是导致严重疟疾的主要原因,可引起急性、迅速的暴发性疾病,特征是持续高热、高寄生虫血症和器官系统功能障碍。恶性疟原虫感染可导致毛细血管阻塞、脑型疟疾,若未及时治疗,患者可在数天内死亡。间日疟原虫(Plasmodium vivax)、三日疟原虫(malariae)和卵形疟原虫(ovale)引起的疟疾症状较轻微。然而,间日疟原虫和卵形疟原虫也可在肝脏中保持休眠状态(休眠期),这可能导致疾病在数月或数年后复发。诺氏疟原虫(Plasmodium knowlesi)引起的疟疾较为罕见,先前认为其只会感染非人类的灵长类动物,但实际上东南亚地区也出现了人类感染的病例,有时病情甚至较为严重。疟原虫,尤其是恶性疟原虫对抗原虫药物的耐药性带来了新的治疗挑战。图 46.5 概述了疟原虫的生命周期和抗疟药的作用位点。

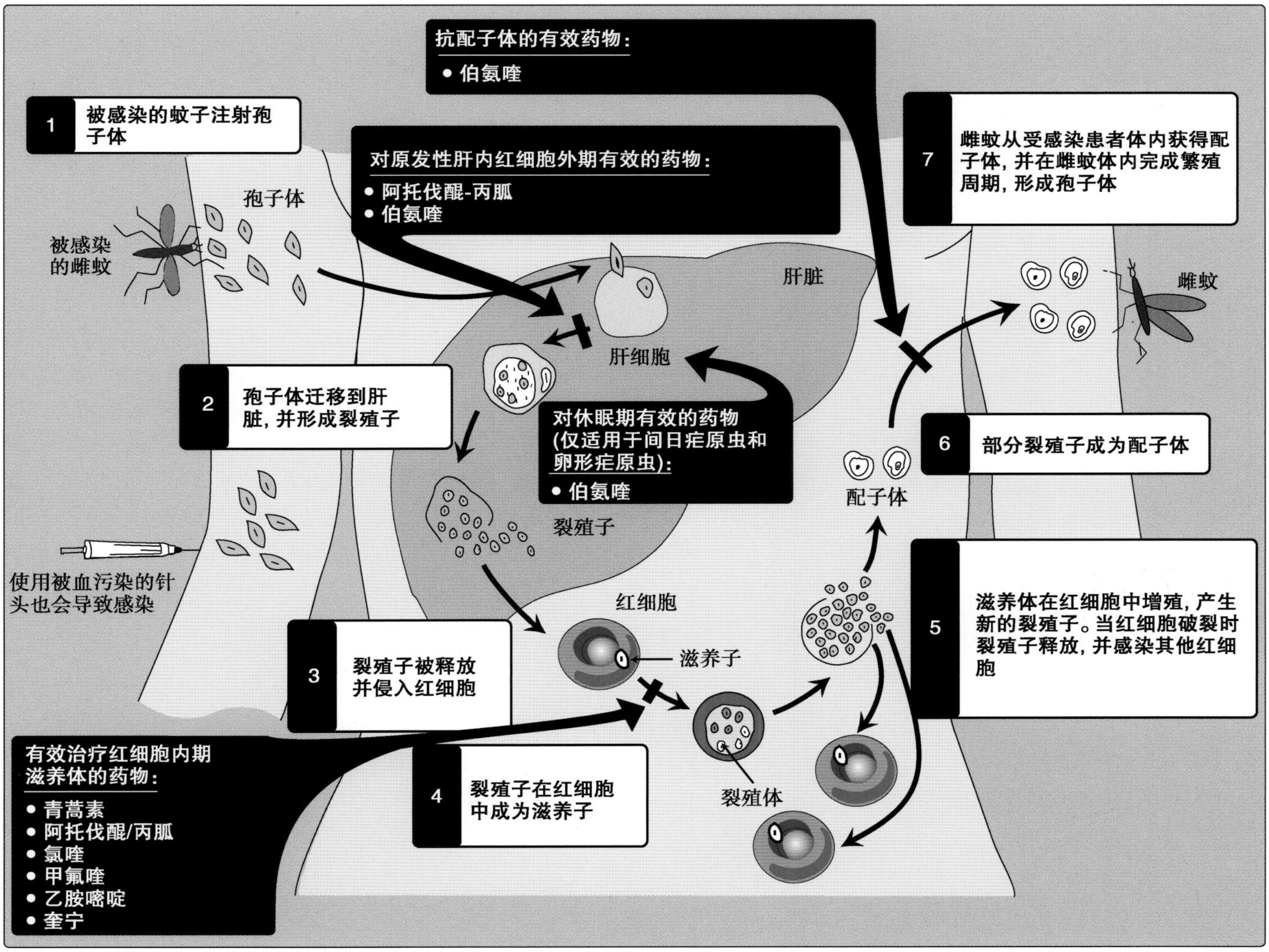

抗配子体的有效药物:
• 伯氨喹
1 被感染的蚊子注射孢子体
对原发性肝内红细胞外期有效的药物:
• 阿托伐醌-丙胍
• 伯氨喹
7 雌蚊从受感染患者体内获得配子体,并在雌蚊体内完成繁殖周期,形成孢子体
孢子体
被感染的雌蚊
肝脏
雌蚊
肝细胞
2 孢子体迁移到肝脏,并形成裂殖子
对休眠期有效的药物(仅适用于间日疟原虫和卵形疟原虫):
• 伯氨喹
6 部分裂殖子成为配子体
配子体
裂殖子
使用被血污染的针头也会导致感染
红细胞
5 滋养体在红细胞中增殖,产生新的裂殖子。当红细胞破裂时裂殖子释放,并感染其他红细胞
滋养子
3 裂殖子被释放并侵入红细胞
有效治疗红细胞内期滋养体的药物:
• 青蒿素
• 阿托伐醌/丙胍
• 氯喹
• 甲氟喹
• 乙胺嘧啶
• 奎宁
4 裂殖子在红细胞中成为滋养子
裂殖体


图 46.5　疟原虫的生命周期及抗疟药的作用位点

## A. 伯氨喹

伯氨喹(primaquine),即8-氨基喹啉,是一种口服抗疟药,可根除原发疟原虫红细胞外期(肝脏)疟原虫和复发疟疾(间日疟原虫和卵形疟原虫)的休眠子。(注:伯氨喹是唯一可以阻止间日疟和卵形疟复发的药物。药物在根除疟原虫红细胞外期后,间日疟原虫和卵形疟原虫还可能以休眠子的形式进入休眠期而留在肝脏中。)所有疟原虫的有性(配子体)形式会在血浆中被破坏或在蚊子体内被阻止成熟,从而终止了疾病的传播。(注:伯氨喹对疟疾的红细胞内期无效,因此不能作为单药治疗。)

1. 作用机制:该药的作用机制虽尚未完全了解,但伯氨喹的代谢产物作为氧化剂,可严重破坏疟原虫线粒体的代谢过程。代谢产物可参与裂殖体的杀灭作用,但也可能引起溶血和高铁血红蛋白血症。

2. 药代动力学:伯氨喹口服后吸收良好,不会在组织中蓄积,很快被氧化成其他代谢产物,主要是脱氨化合物。目前还没有确定哪一代谢产物具有裂殖体杀灭作用。此外,该药物极少通过尿液排泄。

3. 不良反应:伯氨喹可能引起葡萄糖-6-磷酸脱氢酶(glucose-6-phosphate dehydrogenase)缺乏症患者的溶血性贫血(图46.6)。大剂量的药物可能会导致腹部不适(尤其是与氯喹联用时),偶尔可能出现高铁血红蛋白血症。此外,所有的疟原虫都可对伯氨喹产生耐药性。妊娠期禁用伯氨喹。

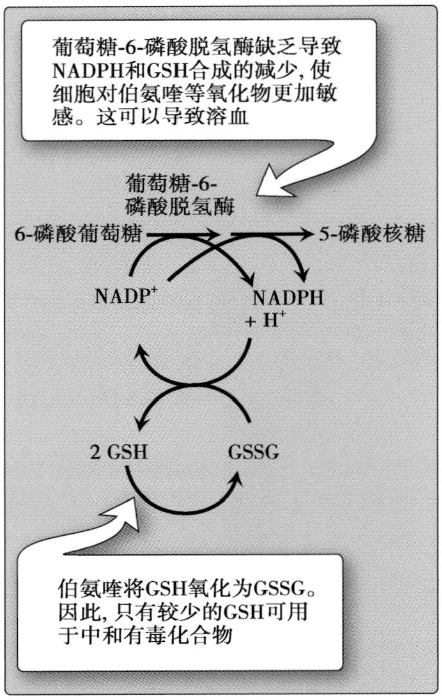
葡萄糖-6-磷酸脱氢酶缺乏导致NADPH和GSH合成的减少,使细胞对伯氨喹等氧化物更加敏感。这可以导致溶血
葡萄糖-6-磷酸脱氢酶
6-磷酸葡萄糖
5-磷酸核糖
NADP+
NADPH + H+
2 GSH
GSSG
伯氨喹将GSH氧化为GSSG。因此,只有较少的GSH可用于中和有毒化合物

图46.6 伯氨喹导致溶血性贫血的机制。GSH, reduced glutathione,还原型谷胱甘肽;GSSG, oxidized glutathione,氧化型谷胱甘肽;$NADP^+$, nicotinamide adenine dinucleotide phosphate,烟酰胺腺嘌呤二核苷酸磷酸;NADPH, reduced nicotinamide adenine dinucleotide phosphate,还原型烟酰胺腺嘌呤二核苷酸磷酸

## B. 氯喹

氯喹是一种合成的4-氨基喹啉,多年来一直是抗疟疾治疗的主要药物。然而,由于恶性疟原虫的耐药性,该药的使用受到了限制。除中美洲部分地区以外,几乎所有疟疾流行地区都出现了这种耐药性。此外,氯喹对间日疟的效果较差,目前作为预防性用药,在对药物敏感的疟疾发生地区使用。氯喹对肠外阿米巴病的治疗也是有效的。

1. 作用机制:氯喹的作用机制尚未完全明确。图46.7概述了氯喹发挥抗疟作用的必要过程。氯喹作为一种双质子弱碱,在穿过红细胞膜和疟原虫膜后,主要通过离子诱捕聚集于疟原虫的酸性食物泡中。在食物泡中,疟原虫消化宿主细胞的血红蛋白以获得必需的氨基酸。然而,这一过程也会释放出大量的可溶性血红素,而其对疟原虫是有毒的。为了保护自己,疟原虫会将血红素聚合成疟原虫色素(hemozoin),以将血红素隔离在食物泡中。氯喹可与血红素特异性结合,以阻止其聚合形成疟原虫色素。pH值的升高和血红素的积聚可导致磷脂膜的氧化损伤,造成疟原虫和红细胞的溶解。

2. 药代动力学:氯喹口服后吸收迅速且完全。该药物分布体积大,主要集中在红细胞、肝脏、脾脏、肾脏、肺、含黑色素的组织和白细胞中,且可持续存在于红细胞中。氯喹还能穿透中枢神经系统(central nervous system,CNS)和胎盘。该药主要在肝脏中代谢,经肝脏混合功能的氧化酶系统脱除烷基,生成的某些代谢产物仍保留抗疟活性。氯喹主要以原形和代谢产物形式经尿液排泄。

3. 不良反应:在较低的预防剂量下,氯喹的不良反应很小。但在高剂量时,可能出现胃肠道不适、瘙痒、头痛和视力模糊等不良反应(图46.8)。由于该药存在潜在的视网膜毒性,故长期用药者应例行眼科检查。慢性用药患者可见甲床和黏膜的颜色改变。患有肝功能障碍、严重胃肠疾病或神经系统疾病的患者,应谨慎使用氯喹。由于银屑病或卟啉症患者使用氯喹时可能引起急性发作,因此此类患者不应使用该药。此外,氯喹可延长QT间期,故应尽量避免联用其他会引起QT间期延长的药物。

## C. 阿托伐醌-氯胍

阿托伐醌-氯胍(atovaquone-proguanil)复方制剂对耐氯喹的恶性疟原虫有效,主要用于预防和治疗来自疟疾流行地区以外的旅行者发生的疟疾。由于疟原虫耐药性的发生率逐渐升高,阿托伐醌-氯胍在疟疾流行地区已不作为常规治疗药物。阿托伐醌是一种羟基萘醌,可抑制线粒体内的电子传递,以及ATP和嘧啶的生物合成。氯胍的活性三嗪代谢产物——环氯胍(cycloguanil),可通过抑制疟原虫二氢叶酸还原酶(dihydrofolate reductase)抑制DNA的合成。阿托伐醌也可用于治疗巴贝斯氏菌(*Babesia* sp)和耶氏肺孢子菌(*Pneumocystis* jirovecii)感染。氯胍主要由CYP2C19代谢,而该酶具有遗传多态性,部分

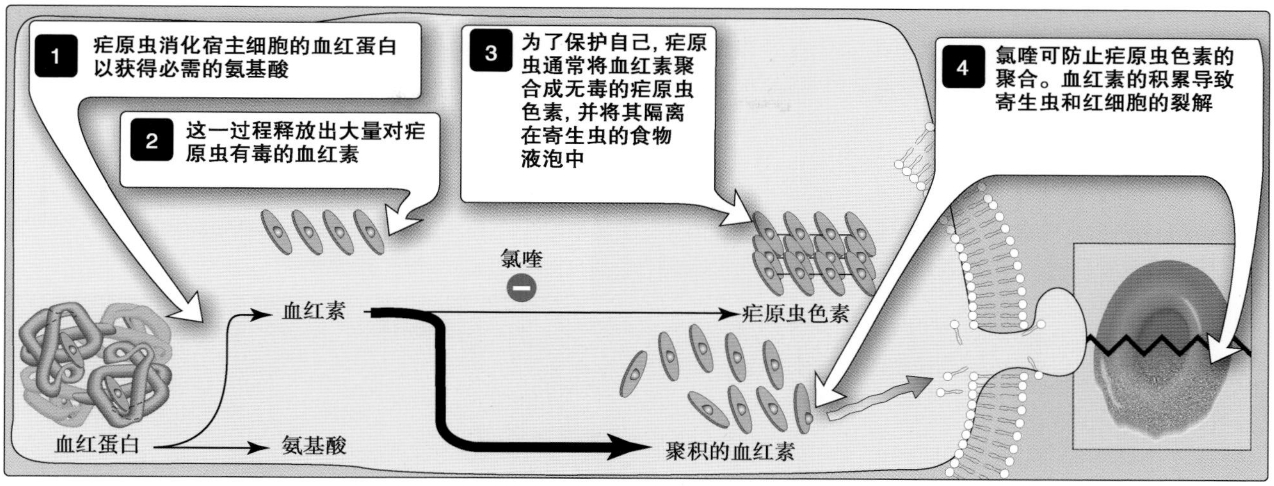
1 疟原虫消化宿主细胞的血红蛋白以获得必需的氨基酸
2 这一过程释放出大量对疟原虫有毒的血红素
3 为了保护自己，疟原虫通常将血红素聚合成无毒的疟原虫色素，并将其隔离在寄生虫的食物液泡中
4 氯喹可防止疟原虫色素的聚合。血红素的积累导致寄生虫和红细胞的裂解
氯喹
血红素
疟原虫色素
血红蛋白
氨基酸
聚积的血红素

图 46.7 氯喹影响疟原虫生成疟原虫色素的作用机制

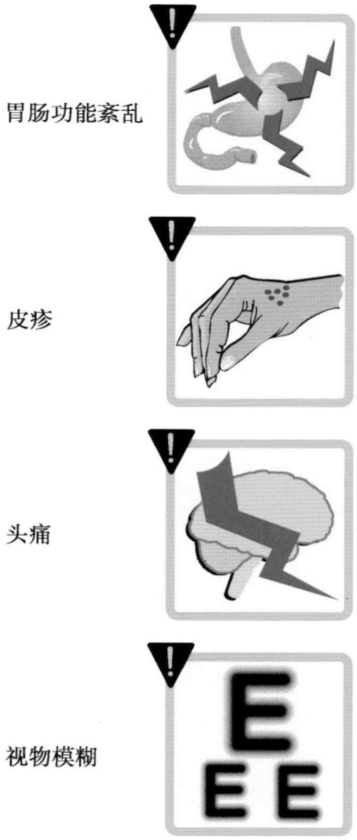
胃肠功能紊乱
皮疹
头痛
视物模糊

图 46.8 氯喹的常见不良反应

患者的药物代谢减弱。该复方药物应与食物或牛奶同服，以增强胃肠吸收。该药常见的不良反应包括恶心、呕吐、腹痛、头痛、腹泻、厌食和头晕。

## D. 甲氟喹

甲氟喹（mefloquine）是一种4-羟甲基喹啉衍生物，在结构上与奎宁（quinine）相关。奎宁是预防所有疟原虫的有效药物，与青蒿素（artemisinin）衍生物联用可治疗多药耐药恶性疟原虫引起的感染。但其确切的作用机制尚不明确。目前已鉴定发现了耐药株，尤其是在东南亚。甲氟喹口服后吸收良好，组织分布广泛。由于存在肠肝循环及各种组织分布，甲氟喹的半衰期长达20 d。该药可经过广泛的代谢，并通过胆汁随粪便排泄。高剂量时药物引起的不良反应包括恶心、呕吐、定向障碍、幻觉和抑郁。由于潜在的神经精神性反应，甲氟喹通常在其他药物不能治疗疟疾时用作候选药物。如果甲氟喹与奎宁或奎尼丁同服，则有可能出现心电图异常和心脏骤停。

## E. 奎宁

奎宁是一种生物碱，最初是从金鸡纳树（cinchona tree）的树皮中分离得到的。该药能干扰血红素聚合，导致红细胞内期疟原虫的死亡，是治疗严重感染和耐氯喹疟疾的备用药物。奎宁通常与多西环素（doxycycline）、四环素（tetracycline）或克林霉素（clindamycin）联用。该药口服后可均匀分布于全身。主要不良反应为金鸡纳反应（cinchonism），一种引起恶心、呕吐、耳鸣和眩晕的综合征。这些影响是可逆的，并不能成为终止治疗的理由。然而，一旦发生溶血性贫血，则应暂停使用奎宁。

## F. 青蒿素

青蒿素从青蒿中提取得到，而青蒿作为传统中药已经被使用了数百年。青蒿素及其衍生物被推荐作为治疗多药耐药恶性疟疾的一线药物。为预防治疗疟疾时出现耐药性，建议将青蒿素与另一抗疟药物联用，或采用基于青蒿素的联合治疗（artemisinin-based combination therapy，ACT）策略。一种口服的ACT复方片剂中含有蒿甲醚（artemether）和本芴醇（lumefantrine），用于治疗单纯性疟疾。（注：本芴醇是一种抗疟药，作用机制类似于奎宁或甲氟喹。）青蒿琥酯（artesunate）可与磺胺多辛-乙胺嘧啶（sulfadoxine-pyrimethamine）、甲氟喹、克林霉素或其他药物联用。青蒿素衍生物的抗疟作用与自由基的产生有关。疟原虫食物泡中的血红素铁蛋白可剪切药物结构中的过氧键，进而生成自由基。青蒿素包含口服、直肠给药、肌内注射和静脉注射制剂，但由于药物的半衰期较短，限制了其作为预防用药的可行性。该药的不良反应包括恶心、呕吐和腹泻。药物高剂量时还可能导致 QT 间期延长。此外，目前还发现该药物可能引起过敏反应和皮疹。

### G. 乙胺嘧啶

乙胺嘧啶可抑制疟原虫的二氢叶酸还原酶，该酶是合成四氢叶酸(核酸合成辅助因子)的必需酶。当蚊子吸食人类宿主的血液时，该药可作为裂殖体杀灭剂和强烈的孢子体杀灭剂。乙胺嘧啶一般不单独用于疟疾的治疗，常与磺胺类抗菌剂磺胺多辛(sulfadoxine)按固定比例组成复方制剂使用。由于疟原虫对该复方制剂已产生了耐药性，因此常与其他药物，如青蒿素衍生物联用治疗疟疾。乙胺嘧啶联用磺胺嘧啶也可用于治疗弓形虫(*Toxoplasma* gondii)感染。如果乙胺嘧啶治疗后发生巨幼细胞性贫血，可采用亚叶酸(leucovorin)进行拮抗治疗。图 46.9 列举了部分用于治疗疟疾的药物。

| 疟疾的治疗 | |
|---|---|
| 单纯性疟疾/恶性疟原虫或未鉴定物种<br><br>氯喹耐药或未知耐药 | 阿托伐醌-丙胍*、<br>蒿甲醚/苯芴醇†、<br>甲氟喹<br>或<br>奎宁+多西环素、<br>四环素或克林霉素 |
| 单纯疟疾/恶性疟原虫或未鉴定物种<br><br>氯喹敏感区 | 氯喹<br><br>替代药物：羟氯喹 |
| 单纯性疟疾/间日疟原虫或卵形疟原虫 | 氯喹+伯氨喹<br><br>替代药物：羟氯喹+伯氨喹 |
| 单纯性疟疾/疟原虫或诺氏疟原虫 | 氯喹<br><br>替代药物：羟氯喹 |
| 严重疟疾 | 青蒿酯†+<br>阿托伐醌-丙胍、甲氟喹、磺胺多辛-乙胺嘧啶或多西环素<br>或<br>奎宁+多西环素、<br>四环素或克林霉素 |
| **疟疾的预防** | |
| 氯喹敏感区 | 氯喹 |
| 所有其他区 | 阿托伐醌-丙胍、<br>多西环素、<br>甲氟喹 |
| 妊娠期间 | 氯喹或甲氟喹 |

图 46.9 疟疾的预防和治疗。* 仅供疟疾流行地区以外的旅行者使用，或添加到联合方案中作为替代治疗方案。† 根据世界卫生组织相关指南，以青蒿素为基础的联合治疗是首选。

## Ⅳ. 锥虫病治疗药物

非洲锥虫病(African trypanosomiasis)[也称为嗜眠病(sleeping sickness)]和美洲锥虫病(American trypanosomiasis)[也称为查加斯病(Chagas disease)]是两种由锥体虫(Trypanosoma)引起的慢性致命性疾病(图 46.10)。在非洲锥虫病中，布氏冈比亚锥虫(T. brucei gambiense)和布氏罗得西亚锥虫(T. brucei rhodesiense)最初存活于血液中，继而侵入 CNS，引起大脑和脊髓炎症反应，从而出现特有的嗜睡症状，最终导致持续性睡眠。查加斯病由克氏锥虫(T. cruzi)引起，在中美洲和南美洲流行。

### A. 喷他脒

喷他脒(pentamidine)对多种原虫感染都有效，包括作用于疾病早期阶段(未累及 CNS 的血淋巴期)的冈比亚锥虫感染引起的非洲锥虫病。喷他脒也是耶氏肺孢子菌(*Pneumocystis jirovecii*)感染的预防或治疗用药。[注：耶氏肺孢子菌是一种非典型真菌，可导致人体免疫缺陷病毒(human immunodeficiency virus，HIV)等免疫缺陷型患者感染肺炎。甲氧苄啶/磺胺甲噁唑(trimethoprim/sulfamethoxazole)是治疗耶氏肺孢子菌感染的首选药物。但是，磺胺类药物过敏患者可选择替代药物喷他脒。]喷他脒也是治疗利什曼病(leishmaniasis)的备选药物。

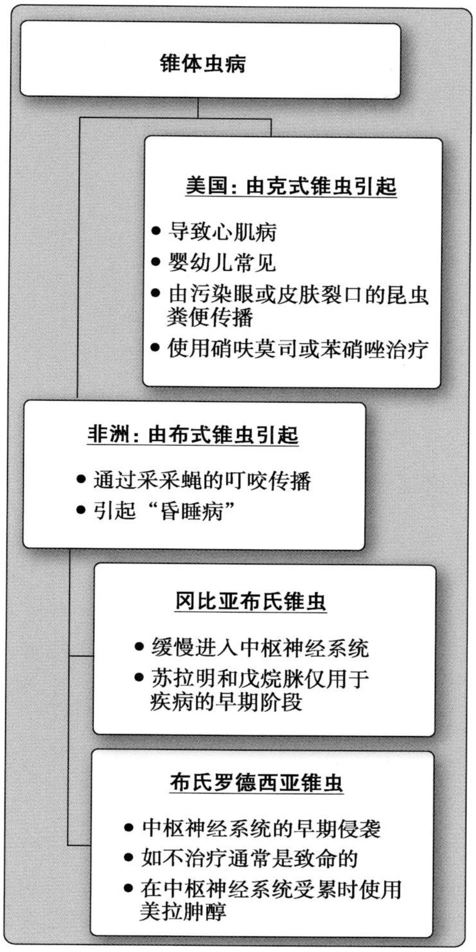
锥体虫病
美国：由克式锥虫引起
• 导致心肌病
• 婴幼儿常见
• 由污染眼或皮肤裂口的昆虫粪便传播
• 使用硝呋莫司或苯硝唑治疗
非洲：由布式锥虫引起
• 通过采采蝇的叮咬传播
• 引起“昏睡病”
冈比亚布氏锥虫
• 缓慢进入中枢神经系统
• 苏拉明和戊烷脒仅用于疾病的早期阶段
布氏罗德西亚锥虫
• 中枢神经系统的早期侵袭
• 如不治疗通常是致命的
• 在中枢神经系统受累时使用美拉胂醇

图46.10 锥虫病的相关总结

1. 作用机制：布氏锥虫通过一种能量依赖、高亲和力摄取系统蓄积喷他脒。（注：喷他脒的耐药性与药物蓄积缺失有关。）尽管其作用机制尚未明确，但有证据表明该药物可干扰原虫核糖核酸（ribonucleic acid，RNA），DNA，磷脂和蛋白的合成。

2. 药代动力学：喷他脒采用肌内注射或静脉注射的给药方式治疗由耶氏肺孢子菌感染引起的锥虫病和肺炎。（注：雾化吸入喷他脒可作为耶氏肺孢子菌肺炎的预防性用药。）该药组织分布广泛，主要蓄积在肝、肾、肾上腺、脾和肺部。由于其无法进入CSF，因此对锥虫病晚期（CNS受累阶段）无效。该药体内不发生代谢，以药物原形通过尿液缓慢排泄。

3. 不良反应：该药可能引起严重的肾功能障碍，停药后可逆转。其他不良反应包括高钾血症、低血压、胰腺炎、室性心律失常和高血糖。由于会发生致死性的低血糖，故应监测血糖。

## B. 苏拉明

苏拉明（suramin）主要用于布氏罗得西亚锥虫感染引起的非洲锥虫病的早期阶段（无CNS受累）。该药具有很强的生物活性，可抑制多种酶，尤其是参与能量代谢的酶，而这恰恰是药物杀灭锥虫的相关机制。苏拉明必须以静脉注射的方式给药，可与血浆蛋白结合，且不易穿透血脑屏障。该药消除半衰期很长（>40d），药物原形经尿液排泄。尽管不良反应发生率低，但可能引起恶心、呕吐、休克和意识丧失、急性荨麻疹、睑缘炎及神经性不良反应，如感觉异常、畏光和手脚感觉过敏等。也可能引起肾功能损伤，但治疗结束后症状消失。此外，也可能发生急性超敏反应，给药前应进行皮试。

## C. 美拉胂醇

美拉胂醇（melarsoprol）是一种三价砷化合物，是治疗布氏罗德西亚锥虫引起的非洲锥虫感染晚期（累及中枢神经系统）的唯一药物。药物可与锥虫和宿主体内包括酶在内的多种物质的巯基发生反应。已出现的锥虫耐药性可能是转运体对药物的摄取减少所致。美拉胂醇对周围组织有很强的刺激作用，需缓慢静脉注射给药。由于美拉胂醇在CSF蓄积的药物浓度足以杀灭锥虫，因此是布氏罗德西亚锥虫感染的首选药物。人体易将美拉胂醇氧化成一种相对无毒的五价砷化合物，因此该药的半衰期极短，可迅速随尿液排泄。美拉胂醇的CNS毒性限制了其使用，如反应性脑病，且10%的患者会出现死亡。其他不良反应包括周围神经病变、高血压、肝毒性和蛋白尿。该药也可出现过敏反应，静注后还可能发生反应性发热。葡萄糖-6-磷酸脱氢酶缺乏症患者可能会出现溶血性贫血。

## D. 依氟鸟氨酸

依氟鸟氨酸（eflornithine，也称为依洛尼塞）是鸟氨酸脱羧酶（ornithine decarboxylase）的不可逆抑制药。该酶的抑制阻止了原虫体内多胺的产生，导致细胞分裂停止。依氟鸟氨酸的静脉注射制剂是布氏冈比亚锥虫感染引起的晚期非洲锥虫病的一线治疗药物。（注：依氟鸟氨酸局部用药可减少女性面部多余的毛发。）该药半衰期短，需频繁注射给药，造成治疗方案较难遵循。尽管依氟鸟氨酸可引起贫血、癫痫和暂时性听力减弱，但总体毒性小于美拉胂醇。

## E. 硝呋莫司

硝呋莫司（nifurtimox）用于治疗克由氏锥虫感染（查加斯病），但感染慢性阶段的药物治疗却呈现出了不同的结果。该药也常联用依氟鸟氨酸用于治疗晚期布氏冈比亚锥虫病。硝呋莫司是一种硝基芳香族化合物，经还原反应最终生成细胞内氧自由基，如超氧自由基和过氧化氢（图46.11）。这些高反应性的自由基对克由氏锥虫具有毒性。硝呋莫司口服给药后在体内广泛代谢，代谢产物主要通过尿液排泄。长期服用该药的不良反应发生率很高，尤其是老年人。主要毒性包括超敏反应（过敏反应、皮炎）和胃肠道反应，后者可严重到引起体重下降。周围神经病变也较为常见，也可能出现头痛和头晕。

## F. 苯硝唑

苯硝唑（benznidazole）是一种硝基咪唑衍生物，作用机制与硝呋莫司类似。在查加斯病治疗方面，其耐受性往往比硝呋莫司更好。副作用主要包括皮炎、周围神经病变、失眠和厌食症。

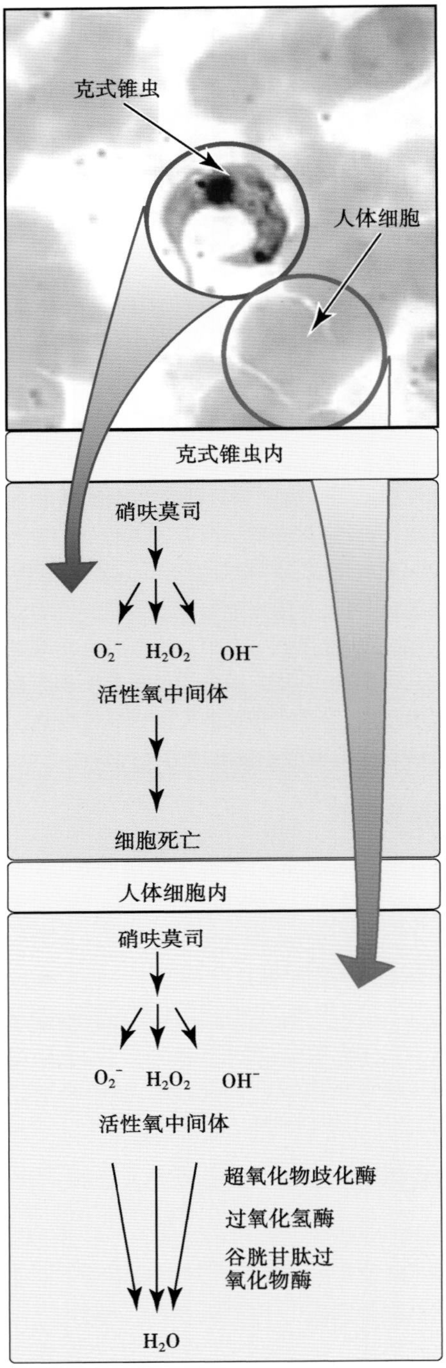
克式锥虫
人体细胞
克式锥虫内
硝呋莫司
$O_2^-$ $H_2O_2$ $OH^-$
活性氧中间体
细胞死亡
人体细胞内
硝呋莫司
$O_2^-$ $H_2O_2$ $OH^-$
活性氧中间体
超氧化物歧化酶
过氧化氢酶
谷胱甘肽过
氧化物酶
$H_2O$

图 46.11 硝呋莫司会生成有毒性的中间体

## Ⅴ. 利什曼病的治疗药物

利什曼病是由多种利什曼原虫(Leishmania)感染引起的。利什曼病有三种表现形式:皮肤型、黏膜型和内脏型。[注:对于内脏型(肝脏和脾脏)利什曼病患者,原虫存在于血液中,如果未经治疗可导致死亡。]该病经由被感染的白蛉(sandfly)叮咬传播。内脏利什曼病的肠道外治疗药物包括两性霉素 B(amphotericin B)和五价锑(pentavalent antimonial),如葡萄糖酸锑钠(sodium stibogluconate)和葡甲胺锑酸盐(meglumine antimoniate)。喷他脒和巴龙霉素(paromomycin)也可作为替代药物。米替福新(miltefosine)是口服制剂,用于治疗内脏利什曼病。治疗药物的选择取决于利什曼原虫种类、宿主因素和感染地区的耐药模式。

### A. 葡萄糖酸锑钠

五价锑药物葡萄糖酸锑钠是一种前药,可还原为活性三价锑化合物。但具体的作用机制尚未明确。葡萄糖酸锑钠口服不吸收,必须经肠道外给药,主要分布于血管外腔室。药物极少被代谢,随尿液排出。不良反应包括注射部位疼痛、胰腺炎、转氨酶升高、关节痛、肌痛、胃肠不适和心律失常。原虫已逐渐出现了对五价锑的耐药性。

### B. 米替福新

米替福新是第一个用于治疗内脏利什曼病的口服药物,也可治疗皮肤和黏膜利什曼病。米替福新确切的作用机制尚不清楚,可能通过干扰原虫细胞膜中的磷脂和甾醇诱导细胞凋亡。恶心和呕吐是常见的不良反应。药物具有致畸性,妊娠期间应避免服用。

## Ⅵ. 弓形虫病的药物治疗

人类最常见的感染之一是由原生动物弓形虫(T. gondii)引起的。当人类食用生的、未充分煮熟的受感染肉类或意外摄取猫粪便中的卵囊时,就会被弓形虫感染。感染的孕期妇女还可以将弓形虫传染给胎儿。对于这种情况,首选的治疗方法是磺胺嘧啶和乙胺嘧啶的联合治疗。(注:乙胺嘧啶在第一次出现皮疹时就应停用,因为此类药物的超敏反应可能很严重。)乙胺嘧啶与克林霉素联用或甲氧苄啶与磺胺甲噁唑联用是治疗弓形虫病的替代疗法。甲氧苄啶/磺胺甲噁唑是免疫功能低下患者弓形虫病的预防性用药。

## Ⅶ. 贾第虫病的治疗药物

蓝氏贾第鞭毛虫(*Giardia* lamblia)是美国最常见的肠道寄生虫。其具有两个生命周期阶段:具有四个鞭毛的双核滋养体阶段和具有抗药性的四核孢囊阶段(图 46.12)。通常在摄食受粪便污染的水或食物后才会导致感染。滋养体存在于小肠内,并以二分裂的方式进行分裂。偶尔会形成孢囊并通过粪便排出。尽管有些感染是无症状的,但也会发生严重的腹泻,这对于免疫功能低下患者尤甚。治疗贾第虫病可选择口服甲硝唑 5 d。另一种替代药物替硝唑为单次给药,在治疗贾第虫病方面与甲硝唑一样有效。硝唑尼特是一种硝基噻唑衍生物,也被批准用于治疗贾第虫病。[注:硝唑尼特还可用于微小隐孢子虫(cryptosporidium parvum)感染引起的隐孢子虫病(cryptosporidiosis,一种最常见于免疫缺陷患者的腹泻疾病)。]硝唑尼特可口服治疗贾第鞭毛虫病,3d 为一个疗程。驱肠虫药阿苯达唑对贾第虫病可能也有效,帕罗霉素有时用于孕期妇女贾第虫病的治疗。

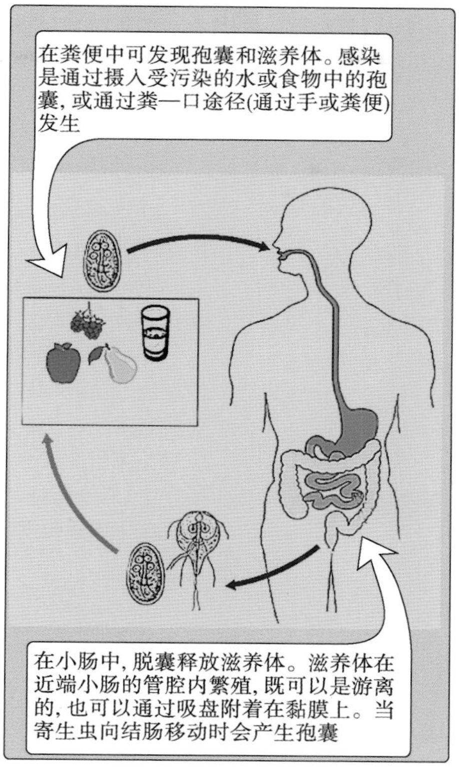
在粪便中可发现孢囊和滋养体。感染是通过摄入受污染的水或食物中的孢囊,或通过粪—口途径(通过手或粪便)发生
在小肠中,脱囊释放滋养体。滋养体在近端小肠的管腔内繁殖,既可以是游离的,也可以通过吸盘附着在黏膜上。当寄生虫向结肠移动时会产生孢囊

图 46.12 蓝氏贾第鞭毛虫的生命周期

（林美花，齐敏友）

## 思考题

扫描二维码

获取思考题

# 第47章 驱蠕虫药

## Ⅰ. 概述

线虫(nematode)、吸虫(trematode)和绦虫(cestode)是可以感染人类的三大主要蠕虫(helminth 或 worm)。驱蠕虫药(anthelmintic drug;图 47.1)作用于寄生虫体内的代谢靶点,而这些靶点在宿主体内并不存在,或者与宿主的代谢靶点具有不同的特征。图 47.2 显示了世界范围内蠕虫感染人数。大多数驱蠕虫药的治疗目的是杀灭宿主体内的寄生虫,并控制感染的传播。

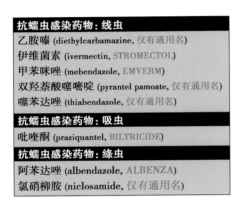

| 抗蠕虫感染药物:线虫 |
|---|
| 乙胺嗪 (diethylcarbamazine, 仅有通用名) |
| 伊维菌素 (ivermectin, STROMECTOL) |
| 甲苯咪唑 (mebendazole, EMVERM) |
| 双羟萘酸噻嘧啶 (pyrantel pamoate, 仅有通用名) |
| 噻苯达唑 (thiabendazole, 仅有通用名) |
| **抗蠕虫感染药物:吸虫** |
| 吡喹酮 (praziquantel, BILTRICIDE) |
| **抗蠕虫感染药物:绦虫** |
| 阿苯达唑 (albendazole, ALBENZA) |
| 氯硝柳胺 (niclosamide, 仅有通用名) |

图 47.1 驱肠虫药物总结

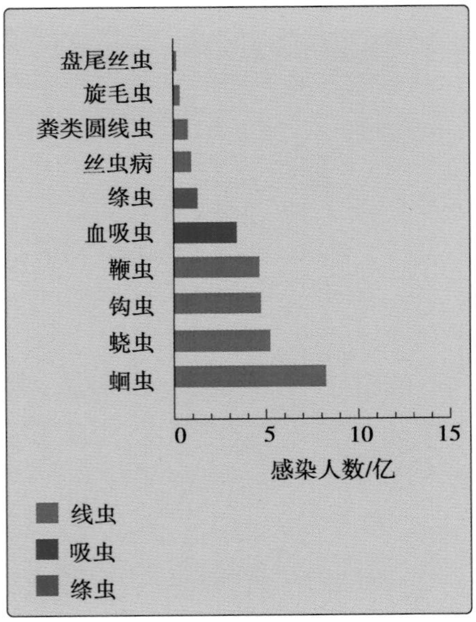
盘尾丝虫
旋毛虫
粪类圆线虫
丝虫病
绦虫
血吸虫
鞭虫
钩虫
蛲虫
蛔虫
0
5
10
15
感染人数/亿
线虫
吸虫
绦虫

图 47.2 世界范围内蠕虫感染人数

## Ⅱ. 线虫驱虫药

线虫是长形的蛔虫,具有完整的消化系统,会引起肠道、血液和组织的感染。

### A. 甲苯咪唑

甲苯咪唑(mebendazole)是一种合成的苯并咪唑类药物,是治疗鞭虫(*Trichuris* trichiura)、蛲虫(*Enterobius* vermicularis)、钩虫(*Necator* americanus 和 *Ancylostoma* duodenale)和蛔虫(*Ascaris* lumbricoides)感染的首选药物。甲苯咪唑和苯并咪唑类药物通过与寄生虫 β-管蛋白(β-tublin)结合,进而抑制微管聚合而发挥疗效。受影响的寄生虫会随粪便排出体外。不良反应包括腹痛和腹泻。妊娠期妇女不宜使用甲苯咪唑。[注:妊娠期间应避免使用许多驱蠕虫药(图 47.3)。然而,在大规模预防或治疗中,某些药物,如甲苯咪唑或阿苯达唑(albendazole)可用于妊娠中期或晚期。]

阿苯达唑
伊维菌素
甲苯咪唑
噻苯达唑
妊娠期禁用

图 47.3 妊娠期间应避免使用阿苯达唑、伊维菌素、甲苯达唑和噻苯达唑

### B. 双羟萘酸噻嘧啶

双羟萘酸噻嘧啶(pyrantel pamoate)可有效治疗蛔虫、蛲虫和钩虫引起的感染(图 47.4)。双羟萘酸噻嘧啶口服吸收较差,仅对肠道感染有效。该药是一种去极化的神经肌肉阻滞药,可促进乙酰胆碱的释放并抑制胆碱酯酶,导致蠕虫痉挛性麻痹,进而被排出体外。不良反应比较轻微,包括恶心、呕吐和腹泻。

### C. 噻苯达唑

噻苯达唑(thiabendazole)是一种合成的苯并咪唑类药物,是一种有效的广谱驱蠕虫药物。目前噻苯达唑仅限于皮肤幼虫移行症(cutaneous larva migrans,匍行疹)的治疗。由于该药具有毒性,在许多国家都已经撤市,因此在很大程度上已被其他药物所替代。

### D. 伊维菌素

伊维菌素(ivermectin)是皮肤幼虫移行症、圆线虫病(strongyloidiasis)和盘尾丝虫病[onchocerciasis,也称为河盲症(river blindness),该药由于对成虫效果差而不能治愈该病]的首选药物。[注:伊维菌素也可用于治疗虱病(pediculosis)和疥

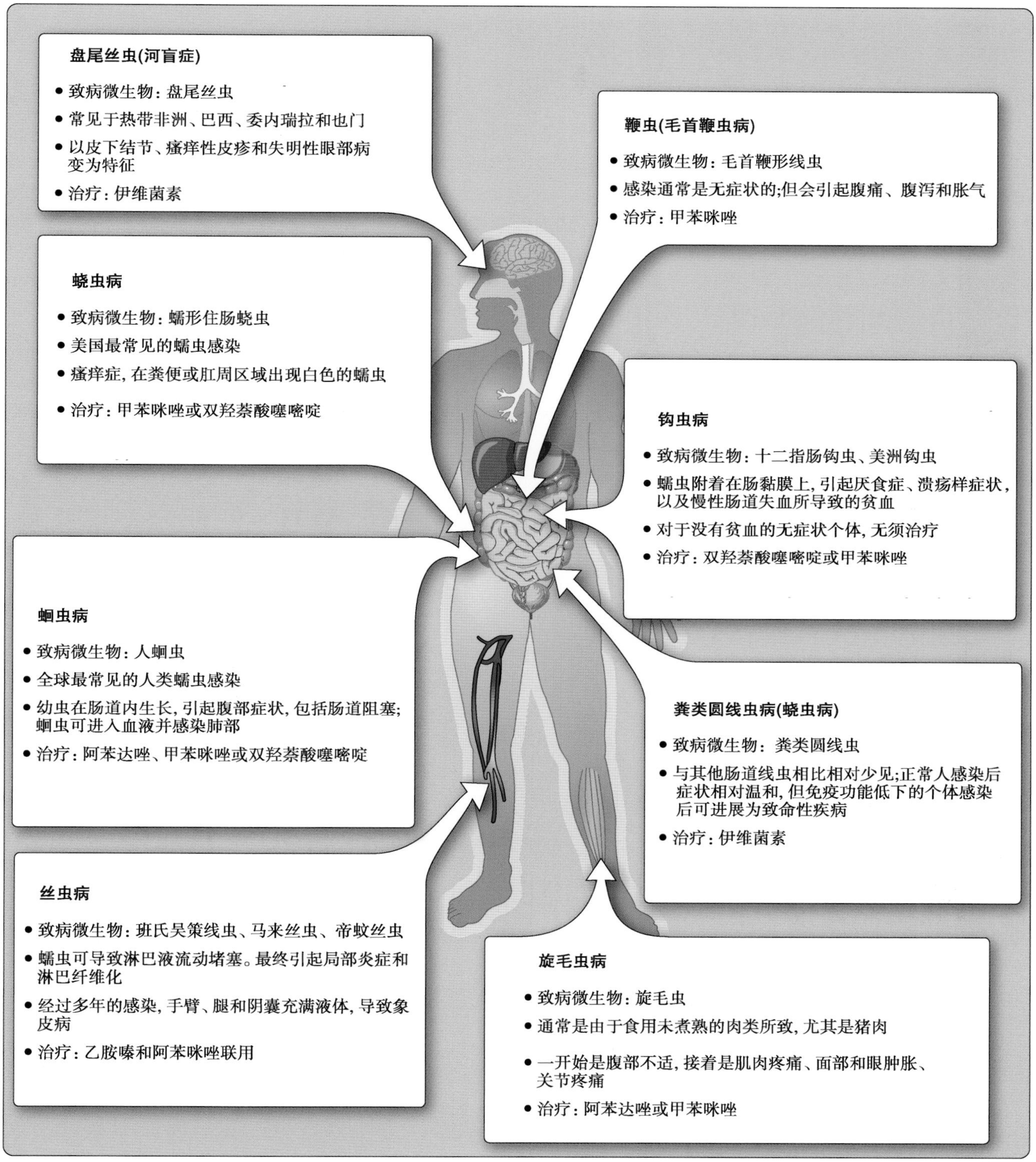
盘尾丝虫(河盲症)
• 致病微生物：盘尾丝虫
• 常见于热带非洲、巴西、委内瑞拉和也门
• 以皮下结节、瘙痒性皮疹和失明性眼部病变为特征
• 治疗：伊维菌素
鞭虫(毛首鞭虫病)
• 致病微生物：毛首鞭形线虫
• 感染通常是无症状的；但会引起腹痛、腹泻和胀气
• 治疗：甲苯咪唑
蛲虫病
• 致病微生物：蠕形住肠蛲虫
• 美国最常见的蠕虫感染
• 瘙痒症，在粪便或肛周区域出现白色的蠕虫
• 治疗：甲苯咪唑或双羟萘酸噻嘧啶
钩虫病
• 致病微生物：十二指肠钩虫、美洲钩虫
• 蠕虫附着在肠黏膜上，引起厌食症、溃疡样症状，以及慢性肠道失血所导致的贫血
• 对于没有贫血的无症状个体，无须治疗
• 治疗：双羟萘酸噻嘧啶或甲苯咪唑
蛔虫病
• 致病微生物：人蛔虫
• 全球最常见的人类蠕虫感染
• 幼虫在肠道内生长，引起腹部症状，包括肠道阻塞；蛔虫可进入血液并感染肺部
• 治疗：阿苯达唑、甲苯咪唑或双羟萘酸噻嘧啶
粪类圆线虫病(蛲虫病)
• 致病微生物：粪类圆线虫
• 与其他肠道线虫相比相对少见；正常人感染后症状相对温和，但免疫功能低下的个体感染后可进展为致命性疾病
• 治疗：伊维菌素
丝虫病
• 致病微生物：班氏吴策线虫、马来丝虫、帝蚊丝虫
• 蠕虫可导致淋巴液流动堵塞。最终引起局部炎症和淋巴纤维化
• 经过多年的感染，手臂、腿和阴囊充满液体，导致象皮病
• 治疗：乙胺嗪和阿苯咪唑联用
旋毛虫病
• 致病微生物：旋毛虫
• 通常是由于食用未煮熟的肉类所致，尤其是猪肉
• 一开始是腹部不适，接着是肌肉疼痛、面部和眼肿胀、关节疼痛
• 治疗：阿苯达唑或甲苯咪唑

图 47.4 常见线虫感染的特点和治疗策略

疮(scabies)。]伊维菌素可作用于谷氨酸门控氯离子通道受体,促使氯离子流入增强,引发细胞超极化,导致蠕虫的麻痹和死亡。口服给药后,伊维菌素不易通过血-脑屏障。妊娠期不应使用伊维菌素(见图 47.3)。此外,杀死盘尾丝虫病中的微丝蚴(microfilaria)可导致危险的马佐蒂反应(Mazzotti reaction,引起发热、头痛、头晕、嗜睡和低血压)。这种反应的严重程度与寄生虫的数量有关。抗组胺药或类固醇可以改善这一症状。

### E. 乙胺嗪

乙胺嗪(diethylcarbamazine)是治疗由班氏丝虫(*Wuchereria* bancrofti)、马来丝虫(*Brugia* malayi)或帝纹丝虫(*Brugia* timori)感染引起的丝虫病的首选药物。乙胺嗪能杀死微丝蚴,对成虫也有杀伤效果。[注:在丝虫病流行的国家,每年可联合使用抗丝虫药(乙胺嗪和阿苯达唑或伊维菌素和阿苯达唑)和抗疟药作为预防性化疗。]乙胺嗪在进餐时服用,口服吸收迅速,主要随尿液排泄。不良反应包括发热、恶心、呕吐、关节痛和头痛。(注:怀疑患有盘尾丝虫病的患者应服用伊维菌素和阿苯达唑,因为乙胺嗪可加速失明并引起严重的马佐蒂反应。)

## Ⅲ. 吸虫驱虫药

吸虫是一种叶形扁虫,可感染肝脏、肺、肠和血液等多种组织(图 47.5)。

### A. 吡喹酮

吡喹酮(praziquantel)是各种形式的血吸虫病、其他吸虫感染和绦虫感染(如带绦虫病)的首选治疗药物。吡喹酮通过增加细胞膜对钙的通透性,引起寄生虫的挛缩和麻痹。该药口服后吸收迅速,应在进餐时服用。药物经代谢生成无活性的代谢产物,并经尿液排泄。常见的不良反应包括头晕、乏力、头痛及胃肠不适。地塞米松(dexamethasone)、苯妥英(phenytoin)、利福平(rifampin)和卡马西平(carbamazepine)可增加吡喹酮的代谢。西咪替丁(cimetidine)可引起吡喹酮水平的升高。眼囊虫病(ocular cysticercosis)禁用吡喹酮治疗,因为破坏眼内生物体可能对眼部造成不可逆转的损害。

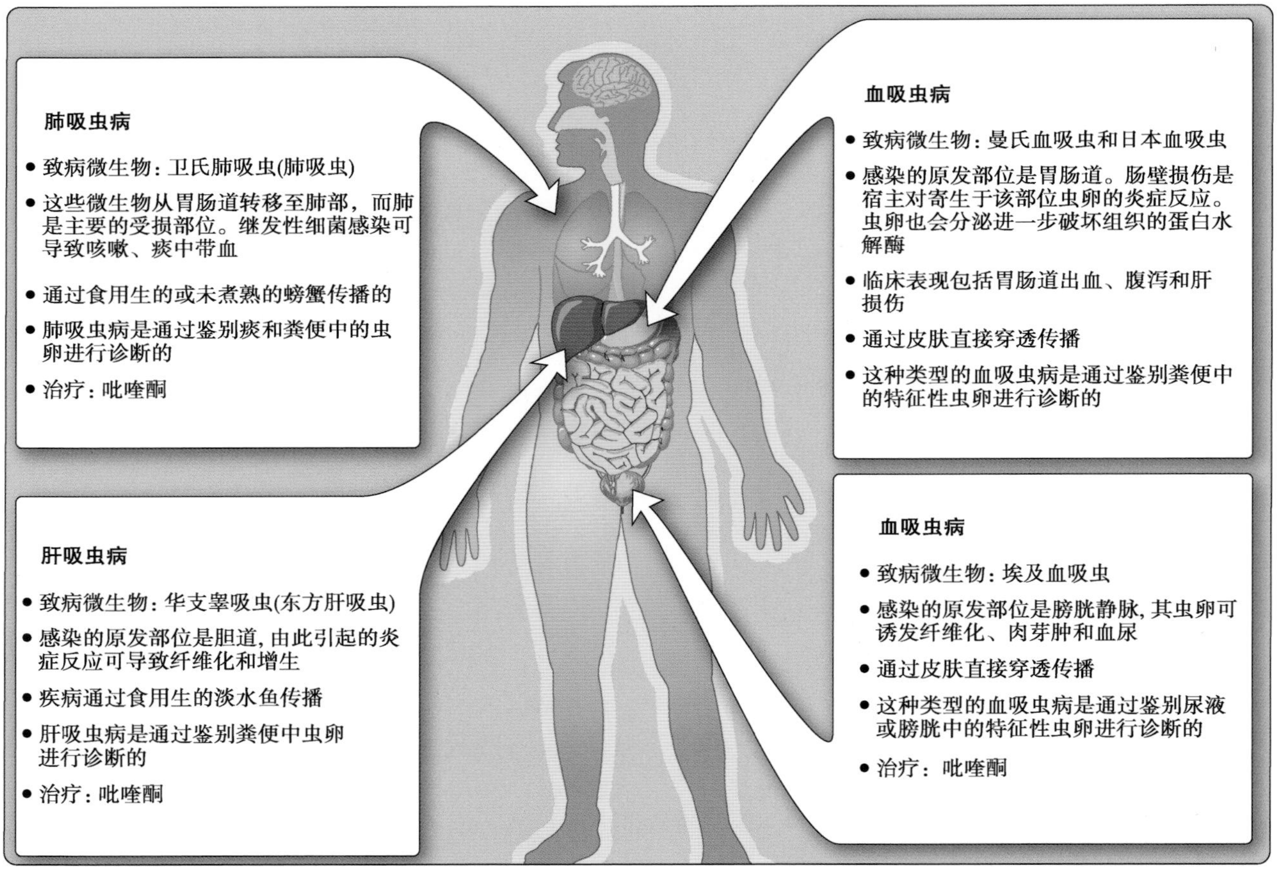

肺吸虫病
• 致病微生物:卫氏肺吸虫(肺吸虫)
• 这些微生物从胃肠道转移至肺部,而肺是主要的受损部位。继发性细菌感染可导致咳嗽、痰中带血
• 通过食用生的或未煮熟的螃蟹传播的
• 肺吸虫病是通过鉴别痰和粪便中的虫卵进行诊断的
• 治疗:吡喹酮
血吸虫病
• 致病微生物:曼氏血吸虫和日本血吸虫
• 感染的原发部位是胃肠道。肠壁损伤是宿主对寄生于该部位虫卵的炎症反应。虫卵也会分泌进一步破坏组织的蛋白水解酶
• 临床表现包括胃肠道出血、腹泻和肝损伤
• 通过皮肤直接穿透传播
• 这种类型的血吸虫病是通过鉴别粪便中的特征性虫卵进行诊断的
肝吸虫病
• 致病微生物:华支睾吸虫(东方肝吸虫)
• 感染的原发部位是胆道,由此引起的炎症反应可导致纤维化和增生
• 疾病通过食用生的淡水鱼传播
• 肝吸虫病是通过鉴别粪便中虫卵进行诊断的
• 治疗:吡喹酮
血吸虫病
• 致病微生物:埃及血吸虫
• 感染的原发部位是膀胱静脉,其虫卵可诱发纤维化、肉芽肿和血尿
• 通过皮肤直接穿透传播
• 这种类型的血吸虫病是通过鉴别尿液或膀胱中的特征性虫卵进行诊断的
• 治疗:吡喹酮


图 47.5 常见吸虫感染的特点和治疗策略

## Ⅳ. 绦虫驱虫药

绦虫通常具有扁平和分段的虫体,附着于宿主的肠道上(图 47.6)。和吸虫一样,绦虫在整个生命周期中都没有嘴和消化道。

### A. 氯硝柳胺

氯硝柳胺(niclosamide)(美国已停止销售)是吡喹酮的替代药物,用于治疗绦虫病、双裂头绦虫病和其他绦虫感染。氯硝柳胺可抑制寄生虫线粒体中的二磷酸腺苷(adenosine

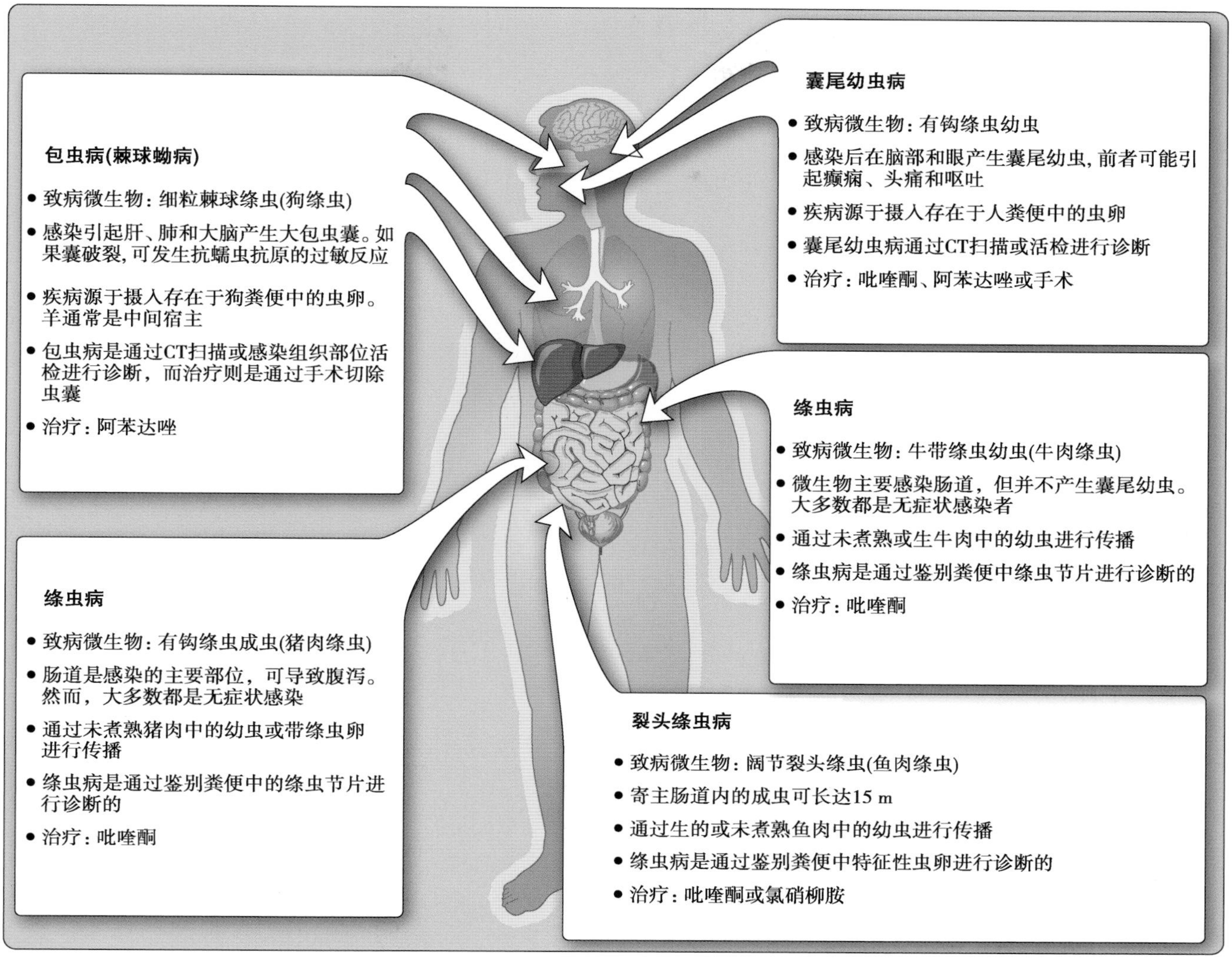
包虫病(棘球蚴病)
• 致病微生物：细粒棘球绦虫(狗绦虫)
• 感染引起肝、肺和大脑产生大包虫囊。如果囊破裂，可发生抗蠕虫抗原的过敏反应
• 疾病源于摄入存在于狗粪便中的虫卵。羊通常是中间宿主
• 包虫病是通过CT扫描或感染组织部位活检进行诊断，而治疗则是通过手术切除虫囊
• 治疗：阿苯达唑
囊尾幼虫病
• 致病微生物：有钩绦虫幼虫
• 感染后在脑部和眼产生囊尾幼虫，前者可能引起癫痫、头痛和呕吐
• 疾病源于摄入存在于人粪便中的虫卵
• 囊尾幼虫病通过CT扫描或活检进行诊断
• 治疗：吡喹酮、阿苯达唑或手术
绦虫病
• 致病微生物：牛带绦虫幼虫(牛肉绦虫)
• 微生物主要感染肠道，但并不产生囊尾幼虫。大多数都是无症状感染者
• 通过未煮熟或生牛肉中的幼虫进行传播
• 绦虫病是通过鉴别粪便中绦虫节片进行诊断的
• 治疗：吡喹酮
绦虫病
• 致病微生物：有钩绦虫成虫(猪肉绦虫)
• 肠道是感染的主要部位，可导致腹泻。然而，大多数都是无症状感染
• 通过未煮熟猪肉中的幼虫或带绦虫卵进行传播
• 绦虫病是通过鉴别粪便中的绦虫节片进行诊断的
• 治疗：吡喹酮
裂头绦虫病
• 致病微生物：阔节裂头绦虫(鱼肉绦虫)
• 寄主肠道内的成虫可长达15 m
• 通过生的或未煮熟鱼肉中的幼虫进行传播
• 绦虫病是通过鉴别粪便中特征性虫卵进行诊断的
• 治疗：吡喹酮或氯硝柳胺

图 47.6 常见绦虫感染的特点和治疗策略

diphosphate，ADP）的磷酸化。而这对绦虫的头节和节段是致命的，但对虫卵细胞却没有杀灭作用。在口服给药之前使用轻泻药，可清除肠内所有绦虫的坏死节段，并增强卵细胞的消化和释放。此外，服用氯硝柳胺后 1 d 内应避免饮酒。

## B. 阿苯达唑

阿苯达唑是另一种苯并咪唑类药物，可抑制线虫体内的微管蛋白合成和葡萄糖摄取，对大多数已知的线虫都有效。但是，该药主要用于治疗绦虫感染，如囊虫病和棘球蚴病（由细粒棘球绦虫幼虫引起）。[注：阿苯达唑对微孢子虫病（一种真菌感染）也非常有效。]阿苯达唑口服后吸收不规律，但高脂饮食可促进其吸收。该药在肝脏被广泛代谢，且发生首关代谢，可生成具有活性的亚砜。代谢产物主要通过胆汁排泄。当用于线虫感染的短期治疗（1～3 d）时，不良反应较为轻微且短暂，包括头痛和恶心。治疗棘球蚴病（3 个月）时有引起肝毒性的风险，但粒细胞缺乏症或全血细胞减少较为罕见。神经囊虫病（neurocysticercosis）的治疗是针对中枢神经系统（central nervous system，CNS）中死亡寄生虫诱发的炎症反应，如头痛、呕吐、发热和癫痫。

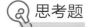

（林美花，白仁仁）

## 思考题

扫描二维码
获取思考题